科学出版社"十三五"普通高等教育本科规划教材

供中医学、中西医临床医学专业五年制、八年制及九年制用

中西医结合妇产科学

第 3 版

王小云　黄健玲　主编

科学出版社

北京

内 容 简 介

本教材为科学出版社"十三五"普通高等教育本科规划教材之一，是第3版。本教材分总论、各论两大部分。总论概述了妇产科学中西医基础理论和诊疗特点。各论论述了妊娠病、产时病、产后病、外阴上皮内非瘤样病变、女性生殖系统炎症、子宫内膜异位症及子宫腺肌病、女性生殖器官发育异常、盆底功能障碍性及生殖器官损伤性疾病、女性生殖器官肿瘤、妊娠滋养细胞疾病、生殖内分泌疾病、不孕症与辅助生殖技术等妇产科常见病症、疑难病症及急症的中西医结合诊治；介绍了计划生育、妇产科常用特殊检查等近代先进诊疗技术。在每个病症附有古文献摘录，常见病还附有病案分析。

本教材主要供中、西医药院校中医学、中西医临床专业五年制、八年制及九年制学生使用，也可供其他从事中医妇科教学、临床工作和研究者阅读。

图书在版编目（CIP）数据

中西医结合妇产科学/王小云，黄健玲主编. —3 版. —北京：科学出版社，2018.1
ISBN 978-7-03-055738-4

Ⅰ. ①中… Ⅱ. ①王… ②黄… Ⅲ. ①妇产科病-中西医结合疗法-医学院校-教材 Ⅳ. ①R710.5

中国版本图书馆 CIP 数据核字（2017）第 293277 号

责任编辑：郭海燕 曹丽英／责任校对：张凤琴
责任印制：李 彤／封面设计：陈 敬

科学出版社 出版
北京东黄城根北街 16 号
邮政编码：100717
http://www.sciencep.com

北京建宏印刷有限公司 印刷
科学出版社发行 各地新华书店经销
*
2003 年 9 月第 一 版 开本：787×1092 1/16
2008 年 2 月第 二 版 印张：39
2018 年 1 月第 三 版 字数：1 100 000
2022 年 12 月第十次印刷
定价：118.00 元
（如有印刷质量问题，我社负责调换）

《中西医结合妇产科学》（第3版）

编委会

主　编　王小云　黄健玲

主　审　司徒仪

副主编　梁雪芳　黎小斌　肖　静

编　委（按姓氏汉语拼音排序）

总　序

在国家大力推进医药卫生体制改革，发展中医药事业和高等中医药教育教学改革的新形势下，为了更好地贯彻落实《国家中医药发展战略规划纲要（2016—2030年)》和《医药卫生中长期人才发展规划（2011—2020年)》，培养推进中西医资源整合、创新中西医结合事业的复合型高等中医药专业人才，广州中医药大学第二临床医学院与科学出版社再次合作，第三次修订"中西医结合系列教材"共10个分册，该系列教材入选科学出版社"十三五"普通高等教育本科规划教材立项项目。

本套教材的编写遵循高等中医药院校教材建设的一般原则，注意教学内容的思想性、科学性、先进性、启发性和适应性。根据教学大纲的要求，坚持体现"三基"（基本理论、基本知识、基本技能）的教学内容，并在相关学科专业的教学内容上进行了拓宽，增加了病种，引用了中西医结合研究的最新成果；注重立足专业教学要求和中西医结合临床工作的实际需要，构筑中西医结合人才必须具备的知识与能力素质结构，强调学生临床思维、实践能力与创新精神的培养。在编写体例方面，注意基本体例保持一致，各学科根据自身不同的特点，有所侧重，加大图表的比例，增加数字化教材元素，使学生更加容易理解与掌握教学内容；在教学内容的有机组合方面，教材既注意中西医内容方面分别阐述，又尽量保持中西医理论各自的完整性；同时，在提供适宜知识素材的基础上，注意进一步拓展专业知识的深度与广度，采用辨病与辨证相结合，力图使中西医临床思维模式达到协调统一。

教材建设是一项长期而艰巨的系统工程，此次修订还需要接受教学实践的检验，恳请有关专家与同行给予指正。本套教材也将会定期修订，以不断适应中医药学术的发展和人才培养的需求。

禤国维

2017 年 11 月

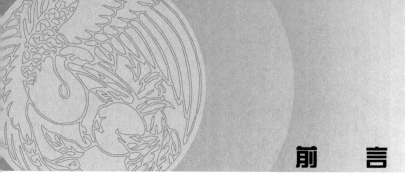

前　言

　　《中西医结合妇产科学》（第3版）是由本学科具有丰富中西医教学和临床实践经验的教授、专家和第一线的临床教师分工编写而成。供高等中、西医学院校五年制、八年制学生及中西医结合专业研究生教学使用，同时亦可作为其他医学专业的临床教学及中西医结合医务人员继续教育的参考书。

　　本教材分总论、各论两大部分。总论一至七章，概述了妇产科学中西医基础理论和诊疗特点。各论八至二十一章，论述了妊娠病、产时病、产后病、外阴上皮内非瘤样病变、女性生殖系统炎症、子宫内膜异位症及子宫腺肌病、女性生殖器官发育异常、盆底功能障碍性及生殖器官损伤性疾病、女性生殖器官肿瘤、妊娠滋养细胞疾病、生殖内分泌疾病、不孕症与辅助生殖技术等妇产科常见病症、疑难病症及急症的中西医结合诊治，在二十、二十一章介绍了计划生育、妇产科常用特殊检查等近代先进诊疗技术。在编写体例上，以西医妇产科病名为主编目，从病因病机中反映了中、西医对疾病发生的原因、形成的机制、病理变化的表现，从临床表现和诊断，指引学者运用目前公认的现代医学诊断标准进行诊断和鉴别诊断。治疗是本书的重点，按病情的实际情况及成熟经验确定中西医结合治疗原则，按实际治疗效果先后陈述其治疗手段，对预防与调护、预后与转归也进行了介绍。在每个病症附有古文献摘录，常见病还附有病案分析。此外，本教材在第一版和第二版编排内容上，增加了"中西医临床诊疗思路"，以指导学生更好地体会和学习中西医结合的优化运用，书后附录有常见中西医妇产科病名对照及妇产科常用实验室检查项目参考值，并编排了中西医妇产科常用英文及缩写和中医方剂索引。

　　这本教材的编写，除遵循教材建设的一般原则，注重教学内容的科学性、先进性和实用性以外，还力求在中西医结合教学上有所创新，力求反映现代医学和中医药学术发展的成熟内容和取得的成果；努力沟通中、西医学的联系，寻求彼此的结合点，尽量使中、西医学两种临床思维模式在临床实践中达到协调。本教材编写借鉴现行西医院校使用的第8版规范教材《妇产科学》，全国高等中医院校规划教材、国家精品课程主讲教材罗颂平主编的《中医妇科学》，以及杜惠兰主编的《中西医结合妇产科学》。本书既突出中医特色，又使中西医方法有机结合起来；既使学生掌握现代妇产科内容，又切实反映现代中医治疗的实际状况。

　　随着中西医结合的不断深化，本教材不可避免存在一些不足之处，希望使用本教材的老师和同学提出宝贵意见，使之日臻完善，共同为中西医结合事业发展而努力。

编　者

2017年3月于广州

目 录

第一篇 总 论

第二篇 各 论

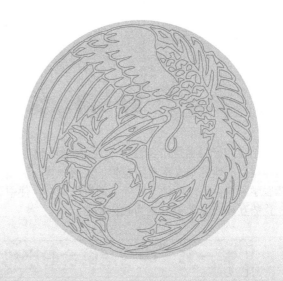

第一篇 总论

第一章 绪 论

中西医结合妇产科学是结合运用中、西医学两种理论、两种思维方法相互借鉴来认识妇女解剖、生理、病理特点，研究妇女疾病的发生、发展规律、防治方法，以及计划生育、优生优育等问题的一门临床医学学科。通过两种不同理论的有机结合，使中、西医理论在妇产科学这门临床学科中扬长避短，优势互补，从而更好地为临床服务。

第一节 中西医结合妇产科学的定义与范围

中西医结合妇产科学的研究范围包括中西医结合妇产科学基础、中西医结合产科学、中西医结合妇科学和计划生育四部分。

中西医结合妇产科学基础分别阐述中医妇产科学与西医妇产科学基础理论体系，包括：①中医妇科学理论基础：中医学对女性生殖系统解剖的认识、对女性生殖系统生理特点的认识（脏腑、经络、气血、天癸在女性生理中的作用，月经、带下、妊娠、产育生理）、中医学妇产科病因病机概要、诊断概要及治法概要（中医妇科常用内治法与外治法）；②西医学对女性生殖系统解剖的认识、对女性生殖系统生理特点的认识（女性一生各阶段的生理特点、卵巢功能及周期性变化、月经生理、妊娠生理、正常分娩、正常产褥等）、诊断概要及治法概要。

中西医结合产科学运用中西医学理论研究妇女妊娠、分娩、产褥过程中所发生的一切生理、心理、病理改变，并在中西医学理论协同指导下进行诊断、治疗。其研究内容包括妊娠病（流产、异位妊娠、妊娠剧吐、妊娠期高血压、妊娠期糖尿病、妊娠合并疾病、胎儿发育异常、前置胎盘等）、产时病（异常分娩、分娩期并发症等）、产后病（产褥感染、晚期产后出血、产后抑郁症等）。中医妇产科学在妊娠病、产后病方面具有不容忽视的优势与特色。

中西医结合妇科学是运用中西医学理论研究妇女非妊娠期生殖系统病理改变，并在中西医学理论指导下进行诊断、处理。其研究内容包括外阴上皮内瘤样变、女性生殖系统炎症、子宫内膜异位症及子宫腺肌症、女性生殖器官发育异常、盆底功能障碍性及生殖器官损伤性疾病、女性生殖系统肿瘤、生殖内分泌疾病、不孕症与辅助生殖技术。

计划生育是为了实现我国人口与经济、社会、资源、环境的可持续发展而实行的一项基本国策，主要介绍了避孕、绝育、避孕失败的补救措施及计划生育措施的选择。

临床实践证明，中西医妇产学各有优势，相辅相成。中医学注重整体观念、辨证论治，西医学的诊断治疗技术伴随着现代科学技术的飞速发展不断进展，在临床中，应紧密联系临床实践，中西医学互为己用，发挥各自的长处，为患者制订最佳的诊疗方案。

第二节 妇产科学发展概要

妇产科学是临床医学的重要组成部分。无论是中医妇产科学，还是西医妇产科学，都是在历史长河中，随着各自医学体系的形成及发展，逐渐建立起来和充实起来的。长期以来对妇女的医疗保健和中华民族的繁衍做出了重要贡献。

一、中医妇产科学发展史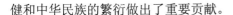

按照历史阶段，中医妇产科学的形成和发展可分为九个时期。

（一）夏、商、周时期

此期为中医妇产科的萌芽阶段，主要是一些关于难产、不孕不育、种子和胎教理论的记载。

在甲骨文的《卜辞》中有"贞，子毋其疏不死"的记载，反映古人对生产问题的关注。现存古典著作《周易》中有"妇孕不育，凶""妇三岁不育"的记载，说明当时古人已对不孕不育问题给予重视。《山海经》中有"种子"和"绝育"药物的记载，如《山海经·中山经》云："青要之山……其中有鸟焉，名曰鹠，其状如凫……食之宜子"；《山海经·西山经》中又说："嶓冢之山……有草焉……名曰骨蓉，食之使人无子"，说明人们对"种子"和"绝育"的药物已有所认识。《列女传》说："太任，王季娶以为妃……及其有身，目不视恶色，耳不听淫声，口不出傲言，能以胎教子，而生文王。"可见当时古人对"胎教"的重视，在今天仍有一定的指导意义。

（二）春秋战国时期

此期中医学逐步出现了专业分科，民间出现了专门从事妇产科工作的医家，称为"带下医"，其中最著名的是扁鹊。此期的妇产科理论主要是生理学、解剖学、优生学、胚胎学等理论。

我国现存第一部医学巨著《黄帝内经》（简称《内经》），成书于战国时代，不但确立了中医学基础理论，也为妇产科学的形成和发展奠定了基础。其有关妇产科经文达30余条，在妇女的解剖、月经生理，妇产科疾病的病因病机、诊断、治则，以及孕期用药原则等方面均有详细论述。如《素问·上古天真论》云："女子七岁，肾气盛，齿更发长，二七而天癸至，任脉通，太冲脉盛，月事以时下，故有子……七七任脉虚，太冲脉衰少，天癸竭，地道不通，故形坏而无子也"，明确阐述了女子一生中生长、发育、性成熟及衰老的规律，指出"肾气""天癸"在女子生长、发育、衰老及生殖过程中的重要作用，对中医妇产科学的基础理论有重大意义。《内经》还记载了历史上第一个妇科方剂——四乌贼骨一藘茹丸。《神农本草经》在"紫石英"条最早提出"子宫"这一解剖名称。

《春秋左氏传》对于妇产科学有较多记载。在优生学方面，如《左传·僖公二十三年》说："男女同姓，其生不蕃"（蕃，生殖之意），明确提出了近亲结婚有害于后代的繁殖；在胚胎学方面，如《文子·九守篇》有"一月而膏，二月而血脉，三月而胚，四月而胎，五月而筋，六月而骨，七月而成形，八月而动，九月而躁，十月而生"的详细论述，反映了古人对胚胎发育过程的认识。

（三）秦汉时期

秦代已有妇产科病案的记载。据《史记·扁鹊仓公列传》说，太仓公淳于意首创"诊籍"，其中"韩女内寒月事不下"及"王美人怀子而不乳"是妇产科最早的病案。

汉代，妇产科进一步发展，出现了"女医（乳医）"、药物堕胎、联体婴儿、手术摘除等记载。长沙马王堆汉墓出土的《胎产书》是现存最早的妇产科专书，书中对按月养生提出一些见解，反映了当时对妊娠保健的认识。东汉张仲景所著《金匮要略》是最早设专篇论述妇产科疾病的专著，具备了妇产科学临床医学的雏形。该书论述的妊娠病、产后病、妇人病三篇开创了妇科辨证论治及外治法治疗妇科疾病的先河。其中温经汤治月经病、胶艾汤治漏下、抵当汤治血瘀经闭、红蓝花酒治痛经等，疗效显著，沿用至今。此外，张仲景还开创了妇科阴道冲洗和纳药治法的先河。汉代另一位著名医家华佗，不仅发明了麻沸散、神膏，成功地进行了开腹手术，而且据《后汉书·华佗传》记载，华佗凭脉证测知双胎难产，并以针药合治，成功引产死胎。可见当时的外科学和妇产科学已具有相当高的水平。

（四）魏、晋、南、北朝及隋时期

晋隋时期的主要成就是脉学及病源证候学的出现，进一步了推动妇产科学的发展。晋代王叔和著有《脉经》，把脉学理论运用于妇产科，书中记载了妇女妊娠、产后、带下、月经病及妇女杂病的脉法和辨证，首先提出"月经"之名，还提出了"居经""避年""激经"及临产时的"离经脉"和"五崩"的证候。

南宋褚澄《褚氏遗书·求嗣门》提出晚婚、节欲及优生优育。如"精血篇"云："合男子必当其年，男虽十六而精通，必三十而娶；女虽十四而天癸至，必二十而嫁，皆欲阴阳气完实而交合，则交而孕，孕则育，育而为子，坚壮强寿。"北齐徐之才的《逐月养胎方》，论述了胎儿逐月发育的情况，明确提出妊娠不同时期孕妇在饮食起居方面应该注意的问题。

隋代巢元方等编著的《诸病源候论》是当时中医证候学巨著，其中有 8 卷论述了妇产科疾病的病因、病机及临床证候。其中强调的胞宫、冲任是妇产科疾病的主要病机，对今天妇产科疾病病机的阐述仍有重要意义。

（五）唐宋时期

唐代建立了比较完善的医事制度，设立了"太医署"，是国家最高的医学教育机构和医疗机构，用来专门培养医药人才。此期出现了很多综合性医书，有关于妇产科理论阐述和产科的专著，为妇产科独立分科创造了条件。

当时著名医家孙思邈著《备急千金要方》，其中把妇人方列于卷首，广泛讨论求子、妊娠、难产、胞衣不出、月经、带下及杂病等。如对不孕患者，孙思邈认为：或因"子脏闭塞不受精"，或因"丈夫有五劳七伤、虚羸百疾"所致，阐明不孕不育与男女双方都有关系。此外，该书对临产及产后护理的描述也颇为贴切，书中还提出治疗难产的方药及针刺引产的穴位和方法。王焘的《外台秘要》全书共 40 卷，其中有妇人病 2 卷 35 门，除论述妊娠、难产、产后、崩中、带下外，还记载了一些堕胎断产的方法，可见在唐代已出现节制生育的措施。唐代妇产科发展的另一个重要标志是昝殷撰著了我国最早的妇产科专著《产宝》，可惜早已散佚。现存《经效产宝》是根据清代光绪年间影刻北宋本加句缩影，并补抄目录印成。全书共 3 卷，简要论述了妊娠、难产、产后等病的常见诊断和治疗，首次提出产后败血"冲心"之说。至此妇产科的框架已基本形成。

宋代妇产科已发展成为独立专科，太医局设九科中就有产科，并有产科教授，这是世界医事制度上妇产科最早的独立分科。这一时期妇产科迅速发展，涌现出一大批妇产科专著，其中比较著名的有杨子健的《十产论》，详细论述了各种异常胎位和助产方法；朱端章的《卫生家宝产科备要》，明确记述了产后"冲心""冲胃""冲肺"的证候和治疗方法；齐仲甫的《女科百问》，首次提出了"胞宫"一词，并将有关女人的生理、病理、经、带、胎、产，以及妇科杂病等归纳成 100 个问题，逐一解答，是当时不可多得的科普性著作。宋代成就最大的是陈自明的《妇人大全良方》，著成于公元 1237 年，该书总结了宋以前的妇产科经验，是历史上内容较为全面的第一部妇科与产科合论的专著，它的问世对后世妇产科的发展起到承前启后的作用。宋代妇产科学的大量问世，标志着中医妇产科学已经形成。

（六）金元时期

金元时代是医学百家争鸣时期，各种医学流派兴起，最具代表性的学术流派是金元四大家——刘完素、张从正、李杲、朱震亨，从不同角度丰富了妇产科学的内容。

寒凉派刘完素在学术上倡导"火热论"，谓"六气皆从火化"，治法宜用寒凉。在《素问病机气宜保命集·妇人胎产论》中说："妇人童幼天癸未行之间，皆属少阴；天癸即行，皆属厥阴论之；

天癸即绝，乃属太阴经也"，成为后世少女着重补肾，中年妇女着重调肝，老年妇女着重健脾的理论依据。攻邪派张从正在《儒门事亲》中记载用吐、泻之法治妇人经、带之病，还记载有钩取死胎的成功案例。脾胃派李杲认为"内伤脾胃，百病乃生"，常以补益脾胃、益气摄血、升阳祛湿等法治疗妇产科疾病。养阴派朱震亨认为"阳常有余，阴常不足"，治疗上主张保阴存精，善用"滋阴降火"法，反对滥用辛热。其代表著作如《格致余论》，首次明确描述了子宫形态，并对妇人胎前和产后分别提出"产前当清热养血"和"产后以大补气血为先"的治疗法则，还用"皮工"之法治疗子宫脱垂。

（七）明代

明代妇产科有了较大的发展，出现了较多内容详尽的系统论述妇产科的专著，如王肯堂的《证治准绳·女科》是明代对妇产科论述最详细的书。万全的《广嗣纪要·择配篇》提出了螺、纹、鼓、角、脉五种生育缺陷，即"五不女"。张介宾的《景岳全书·妇人规》是一部既有理论又有治法方药、系统性较强的妇科专著，他认为妇女必须注重冲任、脾肾、阴血。月经的生成主要在冲脉，理由是"脏腑之血皆归冲脉，而冲为五脏六腑之血海，故经言太冲脉盛，则月事以时下，此可见冲脉为月经之本也"。对月经病的病因病机其认为无论何因，"必归脾肾"，故在治疗上注重"补脾胃以资血之源，养肾气以安血之室"，且强调治疗妇科诸疾，首当调经。如在"经脉诸脏病因"中曰："女人以血为主，血旺则经调子嗣……故治妇人之病，当以经血为先。"同时他还认识到月经与天癸，天癸与脾肾，尤其与肾存在着重要的密切关系。所谓"阳邪之至，害必归阴，五脏之伤，穷必及肾，此源流之必然，即治疗之要着"。在胎产方面，对于安胎张介宾主张"当随证随经，因其病而药之""若谓白术、黄芩乃安胎之圣药，执而用之，鲜不误矣"，反对不分寒、热、虚、实而滥用黄芩、白术。又如张介宾对朱震亨提出的"产后当大补气血为先，虽即有杂证，以末治之"的观点执不同看法，指出"凡产后气血俱去，诚多虚证，然有虚者，有不虚者，有全实者，凡此三者，但当随证随人，辨其虚实，以常法治疗。不得执有诚心，概行大补，以致助邪，此辨之不可不真也"。张介宾强调辨治随人随经随证施治的观点，为后世医学者树立了良好的楷模。

（八）清代与民国时期

清代、民国时期妇产科著述较多，流传甚广，出现了中西医汇通的局面，开创了中医教育局面的先河。

清代妇产科统称为妇科或女科。清代著书亦颇多，如萧赓六的《女科经纶》，主要是综合前人理论且将此分门别类次；陈念祖的《女科要旨》，重在讲心得体会和经验；阎纯玺编的《胎产心法》为产科专书；沈尧封的《沈氏女科辑要》注重实践，并阐明作者自己的学术观点，发前人所未发，很有独特之处。另有叶天士著《叶天士女科》、沈金鳌著《妇科玉尺》、吴道源著《女科切要》、王清任著《医林改错》等。对后世影响较大的还有傅山的《傅青主女科》——一部比较切合临床实用的妇产科专著，始终以肝、脾、肾、血气立论，辨证详明，理法严谨，疗效显著。如悉知的完带汤、易黄汤、固本止崩汤、开郁种玉汤、养精种玉汤、通乳丹、生化汤等，都是其临床实践经验的结晶，颇受后世医家所推崇。吴谦等的《医宗金鉴》是一部医学入门书，为清代医学教科书，"妇科心法要诀"是《医宗金鉴》中妇产科部分的专篇。其内容完备，理论与方药实用易懂，各门体例均按歌括形式编次，便于记诵。亟斋居士的《达生篇》对胎前、临产、产后护理、难产救治等进行了精辟论述。如对分娩者要求"勿要惊慌"，要"闭目定心养神"，提出了"睡、忍痛、慢临盆"六字真言，广为流传。

此期西洋医学开始传入中国，作为一门新的科学在中国传播发展，对传统的中医学产生了深刻的影响。中国的医学界认识到中西医各有所长，故努力探索发展中国医学的新道路，逐渐形成了中西医汇通的思潮和学派，唐宗海、张锡纯、陆渊雷等就是其中的代表。如唐宗海的《血证论》，论及的内容有经血、崩血、瘀血、蓄血、产血、经闭、胎气等；提出"补血者，总以补肝为要"；并认为"生血之源又在脾胃";对肾、天癸、冲任、子宫与月经产生的关系认识较深入,提出调经之法"血热者宜清;血滞者宜行、宜祛;血寒者宜温;血虚者宜滋、宜养"。

张锡纯的《医学衷中参西录》内有"妇人科"和"妇人方",重视脾肾,善用补益气血、调固冲任及活血化瘀。其创设的安冲汤、固冲汤、理冲汤、理冲丸等,用于治疗月经过多、崩漏、闭经、恶露不绝、安胎,效果显著,仍为现代医家所常用。陆渊雷在《金匮今释》"妇人科"三篇记载的"妇人少腹满如敦状……此为水与血俱结在血室也",注释时明曰:"渊雷案,少腹满如敦状,或为卵巢囊肿,或为子宫血肿,得之生后,则因生产时产道有创伤,其后结缔组织粘连,遂成锁阴,而发为子宫血肿也。"更重要的是一些能人之士,在全国各地开始集资创办中医专科学校,开创中医事业的新格局。

(九)现代

1949 年新中国成立以后,中医药学得到了党和国家的高度重视,中医事业得到了蓬勃发展。1956年以后各省市相继建立中医院校,同时,在广大妇产科专家的努力下,连续编写了数版中医妇科学教材,各地还编写了一批内部教材和妇产科专著。1979 年开始了中医妇科学硕士学位教育,1982年开始了中医妇科学博士学位教育,培养了一大批中医妇科人才。

中西医结合妇产科在医疗研究方面取得了许多新成果,如 1964 年上海第一医院藏象专题研究组的"肾的研究",其中有"无排卵型功能性子宫出血病的治法与病理机制的探讨"及"妊娠中毒症中医辨证分类及其治疗法则的探讨"研究;20 世纪 60 年代,山西医学院(现山西医科大学)第一医院开展"中西医结合治疗宫外孕"研究;80 年代,全国 20 多个省协作研究崩漏,止血、调整月经周期、促进排卵等关键问题取得进展,并研制了多种妇科准字号药物用于临床研究。1984 年中华全国中医学会妇科分会成立,1989 年国家级重点学科开始建设。这些都为中医妇科的发展提供了一种新的模式和途径。

二、西医妇产科学发展史

(一)早期发展及新中国建立前

人类最早对疾病的认识及医疗行为源于对超自然的鬼神、祈祷、巫术及各种魔法和道具。随着历史的发展及对疾病认识的加深,在古埃及、古罗马、古希腊及印度等国家,出现了大量医学著作,其中不乏妇女生理、病理、解剖及妊娠生理及病理方面的著作。其中写于公元前 1825 年的《Kahun妇科纸草书》被认为是妇产科学第一部专著,其中有专门论述女性健康及疾病处理的方法。约公元前 500 年希波克拉底与其弟子所著的《希氏文集》中就有对一些妇科疾病如白带、月经失调、痛经、不孕等的记载。公元前 4 世纪,Herophilus 第一次对人类女性生殖器官作了描述。古罗马医学家Soranus(公元 98~210 年)撰写的《论妇女病》对月经、避孕、分娩、婴儿护理等作了详细论述,被誉为妇产科创始人。此时期医学发展缓慢,尚未形成妇产科独立专科。

文艺复兴时期(14 末~18 世纪),医学发展迅速,解剖学获得巨大发展。Fallopio 首次发现了输卵管并完整描述了女性内生殖器官。Casper Barthol 发现外阴前庭大腺。16 世纪法国外科医师 Paré 发明转胎术。17 世纪产钳诞生了,18 世纪初被普遍应用,产钳的应用极大地降低了孕产妇及新生儿的死亡率。1774 年英国产科医师 Smwllie 发表了《论助产学理论与实践》,对分娩各过程进行了充分的解说。1774 年英国产科医师 Hunter 所著的《图解人体妊娠子宫解剖》描述了胎儿发育的各个阶段,至此,妇产科学基本成为一门独立的学科。

19 世纪初,各种妇产科手术开始发展起来。1809 年,美国外科医师 McDowell 完成了历史上第一个腹部手术——巨大卵巢囊肿切除。1813 年第一例经阴道子宫切除术完成。1853 年英国医师Burnham 成功地完成了历史上第一例经腹子宫切除术。尽管 19 世纪末已经能开展各种子宫手术,但围手术期死亡率极高。到 20 世纪医学发展突飞猛进，抗生素和输血技术广泛应用，子宫切除术广泛应用于临床，此外腹腔镜技术的广泛使用，使得腹部手术发生巨大改变。

（二）我国西医妇产科学的发展

大约于 19 世纪初，西方医学开始传入我国。我国建立多家西医院及创办西医教学，并成功地完成了第一例卵巢囊肿及子宫肌瘤切除手术。1901 年英国医生 Poulter 到中国开展产科工作，建立最早的产科病房。1929 年中国人自己创办了第一家西医助产学校和产院——北京国立第一助产学校和附属产院。西医院的开设，推动了我国妇产科学的发展。

新中国成立以后，我国妇产科进入快速发展阶段。20 世纪 50 年代的大规模普查普治子宫颈癌和"两病"（子宫脱垂和尿瘘），极大地提高了妇女的健康水平。产科方面，产前、产时、各种胎儿监测技术的普及应用，围产保健制度的建立，各种产科技术的引进，以及对各种围产期疾病的深入研究及临床应用，大大提高了我国产科的质量，我国孕产妇死亡率及婴儿死亡率较新中国成立前均明显下降。妇科方面，以腹腔镜和宫腔镜为主的各种手术迅速发展，对妇科恶性肿瘤的研究取得较大突破；各种手术、放疗、化疗技术的开展，使我国卵巢癌等妇科肿瘤患者的生存率达世界先进水平。我国宋鸿钊等制订的关于妊娠滋养细胞肿瘤的临床分期被 WHO 采纳，其基本框架仍被国际妇产科联盟（FIGO）沿用。计划生育方面，我国研制各种避孕药及宫内节育器，长期居于世界先进水平。

（三）近代发展特点

1. **产科理论体系的转变**　近年来母子统一管理的理论体系已取代了以母亲为中心的理论体系，诞生了围生医学、新生儿学等学科分支，使学科进一步专业化及细化，提高了围生期母婴疾病的诊疗水平。

2. **产前诊断技术不断创新**　目前已能够通过产前的一些特殊检查，在妊娠早、中期明确诊断出某些遗传性疾病和先天性畸形，减少不良人口的出生，从而提高人口素质。

3. **围产医学及新生儿的创立**　围产技术、新生儿监护技术及仪器的出现，降低了母婴死亡率，提高了新生儿的存活率和出生健康水平。

4. **助孕技术日新月异**　随着体外受精胚胎移植（IVF/ET）、卵母细胞单精子显微注射（ICSI）、种植前遗传学诊断（PGD）、配子输卵管内移植（GIFT）、宫腔内配子移植（GIUT）、供胚移植等技术的发展，解决了许多不孕夫妇的难题，促进了生殖生理学的迅速发展，为将来基因治疗各种遗传性疾病奠定了良好的基础。

5. **女性内分泌学的飞跃发展**　各种激素类新药的问世，不良反应逐渐减少，使得月经失调和生殖功能失调的临床诊治效果明显提高。女性内分泌学已发展成为妇产科学中的一门专科学科，促进了计划生育及生殖医学的发展。

6. **妇科肿瘤学取得瞩目成绩**　绒毛膜癌的化学药物治疗取得了近乎根治的效果。手术、放疗及化疗等手段的应用，腹腔镜、宫腔镜等微创手术的发展大大减轻了手术的创伤，促进了术后的恢复。

7. **妇女保健学的建立**　妇女保健学是根据女性生殖生理特征，以保健为中心、以群体为对象的一门新兴学科，提高了妇女的身心健康。

第三节　中西医结合妇产科学的研究与发展

新中国成立以来，中医药学作为中华文化的瑰宝，得到党和政府的高度重视，在中、西医长期并重政策的引导下，全国各省成立了中、西医院校，编写了统一教材，开办了许多妇产科进修班，培养了大批中西医结合的妇产科高层次人才，并有硕士研究生、博士研究生高层次妇产科专门人才；

同时深入进行基础理论研究和方、药的药理实验研究，主要借鉴西医诊断学的客观指标对中医妇科病证进行临床观察和试验研究，采用西医辨病和中医辨证相结合的方法，或中西医药物联合应用治疗妇产科疾病，中西医结合妇产科学得到了蓬勃发展。

一、整理、注释中医妇产科古籍

学习并继承名老中医经验对传统理论及名老中医经验进行实验及临床研究，出版了大量有关中医妇科现代研究的专著，为中西医结合妇产科学的进一步发扬及走向世界奠定了基础。

二、深入研究中医妇产科学基础理论和方药

探讨女性内分泌学的中西医基础理论，在中医"肾主生殖"理论方面已取得了丰硕成果，如月经病肾阴虚、肾阳虚不同证型患者雌激素水平存在明显差异；补肾中药对下丘脑-垂体-卵巢轴的神经、内分泌的调节作用，能促进卵泡发育及黄体分泌功能。如对多囊卵巢综合征采用补肾化痰法，既能促进垂体、性腺激素的释放，又能改善卵巢功能，恢复排卵，若加用针刺，其疗效超越氯米芬的排卵作用。对先兆流产者，寿胎丸可加强垂体、卵巢促黄体功能，且有雌激素样活性作用，促使子宫发育，其保胎疗效满意。临床实践所取得的成绩使我们对中西医结合妇产科学的发展充满了信心。中药方剂药理实验研究发现，补血类方如四物汤、八珍汤、归脾汤等不仅能促进急性贫血的血细胞再生，还能改善整体功能状态，同时也能使血压恢复，有助于抗休克，对于排卵功能障碍的异常子宫出血（AUB-O）等所致贫血有良好疗效。

三、在保守治疗异位妊娠方面取得突破性的成果

中医对异位妊娠病机的认识，主要是少腹血瘀，治法是活血、化瘀、消癥，结合杀胚治疗。临床证明在B超等辅助检查的监测下，以宫外孕Ⅰ、Ⅱ号方保守治疗异位妊娠，疗效安全可靠，避免了手术的损伤。

现代医学传入中国以后，如何继承与发展传统的祖国医学，一直是中医学界所面临的一个值得思考的问题，实践和事实证明，只有走中西医相结合的道路，用现代医学的手段来武装和发展中医，用中医的特色与优势弥补西医的不足，使得中医学成为一门更加完善的科学，中医学才能在21世纪发挥它的优势，中西医学相得益彰，共同为妇女的健康、为人类的繁衍昌盛做出贡献。

（胡晓霞　冉青珍　黄健玲　王小云）

第二章 中西医学对女性解剖系统的认识

第一节 外生殖器

女性外生殖器（external genitalia）又称为外阴（vulva），即生殖器外露部分，位于两股之间，前方以耻骨联合为界，后方终至会阴，包括阴阜、大小阴唇、前庭、阴道前庭等（图2-1）。

中医古籍称其为阴器、阴户、阴门、产户、四边。

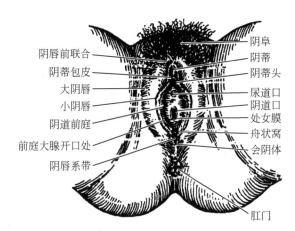

图 2-1 女性外生殖器

一、阴阜

阴阜（mons pubis）为耻骨联合前方的皮肤隆起，皮下脂肪丰富，青春期该部位开始生长阴毛，女性阴毛分布呈尖端向下的三角形。阴毛的密度、色泽存在种族和个体差异。未成年的女性阴毛稀少，成年女性阴毛丰富，绝经后的老年妇女随卵巢功能的减退，阴毛亦渐渐稀落。阴毛在中医古籍中称为"毛际"。

二、大阴唇

大阴唇（labium majus）为两股内侧的一对纵行隆起的皮肤皱襞，前方与阴阜相连，后方在会阴部会合。大阴唇的外侧面与皮肤相同，内有皮脂腺和汗腺，青春期该部位开始生长毛发；内侧面皮肤湿润似黏膜。大阴唇皮下为疏松的结缔组织及脂肪组织，其内含有丰富的血管、淋巴管和神经，当局部受伤时，易出血形成血肿。两侧大阴唇前端为子宫圆韧带的终点，后端在会阴体前融合，分别形成阴唇的前后联合。未婚妇女的两侧大阴唇自然合拢，遮盖阴道口及尿道口。经产妇大阴唇由于分娩因素向两侧分开。绝经后大阴唇呈萎缩状，阴毛稀少。

三、小阴唇

小阴唇（labium minus）为位于大阴唇内侧的一对薄皱襞，表面湿润、褐色、无毛，皮下有血管、弹性纤维和少量平滑肌，富含神经末梢，故极敏感。两侧小阴唇的前端相互融合，再分为两叶，包绕阴蒂，前叶形成阴蒂包皮，后叶形成阴蒂系带。小阴唇后端与大阴唇后端相会合，在正中线形成一条横皱襞，称为阴唇系带。

四、阴蒂

阴蒂（clitoris）位于两侧小阴唇顶端的联合处，是一种海绵体组织，似男性阴茎，有勃起性。阴蒂分为三部，前端为阴蒂头，如黄豆粒大，富含神经末梢，感觉非常敏锐；中为阴蒂体，可充血勃起；后部分为两个阴蒂脚，附着于两侧耻骨支。

五、阴道前庭

阴道前庭（vaginal vestibule）指两侧小阴唇之间的菱形区，前以阴蒂为界，两侧为小阴唇，后面则以阴唇系带为界。前庭的前半部有尿道外口，后半部有阴道口。阴道前庭内有以下各部。

1. **前庭球**（vaginal vestibulb）　又称球海绵体，位于前庭两侧，由有勃起性的静脉丛构成。其前部与阴蒂相接，后部与前庭大腺相邻，浅层为球海绵体肌覆盖。

2. **前庭大腺**（major vestibular gland）　又称巴多林腺（bartholin gland），黄豆大，左右各一，位于阴道口两侧，大阴唇的后部内方。腺体各有一根细腺管，长 1~2cm，开口于小阴唇与处女膜之间中下 1/3 交界处的沟内，性兴奋时分泌黄白色黏液，起滑润作用。正常情况下不易触到此腺，但遇到感染时腺管口闭塞，形成前庭大腺脓肿；若仅腺管开口闭塞使分泌物集聚，则形成前庭大腺囊肿。两者均可看到或触及。

3. **尿道外口**（urethral orifice）　位于阴蒂头的后下方及前庭前部，为尿道的开口，略呈圆形。其后壁上有一对并列腺体，称为尿道旁腺（paraurethral glands）或斯基思腺，其分泌物有润滑尿道口的作用。此腺是细菌容易潜伏的场所。

4. **阴道口**（vaginal orifice）**与处女膜**（hymen）　阴道口位于尿道口的后方、前庭的后部，为阴道的开口，其大小、形状常不规则。阴道口周缘覆有一层较薄黏膜称处女膜。膜的两面均为鳞状上皮所覆盖，其间含结缔组织、血管与神经末梢，有一孔多在中央，孔的大小、形状，以及膜的厚薄等因人而异。处女膜多在初次性交时破裂，受分娩影响，产后仅留有处女膜痕。中医古籍称阴道口为玉门，已婚未产者称龙门，已婚已产者称胞门。

第二节　内生殖器

女性内生殖器（internal genitalia）指生殖器的内脏部分，包括阴道、子宫、输卵管、卵巢，后两者常被称为子宫附件（uterine adnexa）（图 2-2、图 2-3）。

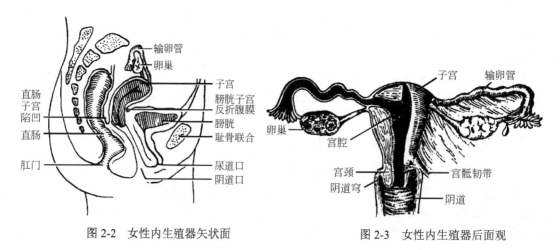

图 2-2　女性内生殖器矢状面　　　　　图 2-3　女性内生殖器后面观

一、阴道

阴道，中医古籍称之为子肠、产道、地道。

1. **功能**　阴道（vagina）是性交器官，也是月经排出及胎儿娩出的通道。

2. 位置和形态 阴道位于真骨盆下部中央，呈上宽下窄的管道，前壁长 7～9cm，与膀胱和尿道相邻；后壁长 10～12cm，与直肠贴近。上端包围子宫颈，下端开口于阴道前庭后部。环绕子宫颈周围的部分称为阴道穹隆（vaginal fornix），按其位置分为前、后、左、右四部分。其中后穹隆最深，与子宫直肠陷凹贴接，为腹腔最低部分，可经此处穿刺或引流，是某些疾病诊断或手术的途径。

3. 组织结构 阴道壁由黏膜、肌层和纤维组织膜构成。阴道黏膜色淡红，由复层鳞状上皮细胞所覆盖，无腺体，淡红色，有很多横纹皱襞，故有较大的伸展性，受性激素的影响有周期性变化。幼女及绝经后妇女，阴道黏膜上皮甚薄、皱襞少、伸展性小，容易创伤或感染。阴道肌层由两层平滑肌纤维构成，外层纵行，内层环行，在肌层的外面有一层纤维组织膜，含多量弹力纤维及少量平滑肌纤维。阴道壁因富有静脉丛，故局部受损伤易出血或形成血肿。

二、子宫

子宫（uterus），中医古籍称为女子胞，又称胞宫、胞脏、子脏、子处、子宫等，又有血室之称。

1. 功能 子宫为一壁厚、腔小、以平滑肌为主的器官。子宫腔内覆有黏膜，称子宫内膜。青春期后，子宫受性激素影响发生周期性改变并产生月经；性交后，子宫为精子到达输卵管的通道；受孕后，子宫为胎儿发育、成长的部位；分娩时，随着子宫的收缩，胎儿及其附属物从体内娩出。

2. 形态 成年人子宫呈前后略扁的倒置梨形。重约50g，长 7～8cm，宽 4～5cm，厚 2～3cm；子宫腔容量约 5ml。子宫上部较宽称子宫体（corpus uteri），其上端隆突部分称子宫底（fundus uteri），子宫底两侧为子宫角（cornua uteri），与输卵管相通。子宫的下部较窄，呈圆柱状，为子宫颈（cervix uteri）。子宫体与子宫颈的比例，青春期前为 1∶2，育龄期为 2∶1，绝经后为 1∶1。

子宫腔（uterine cavity）为一上宽下窄的三角形，两侧通输卵管，尖端朝下接宫颈管。在子宫体与子宫颈之间形成最狭窄的部分，称子宫峡部（isthmus uteri），在非孕期长约 1cm，其下端与子宫颈内腔相连。子宫峡部的上端，因为在解剖上较狭窄，故又称解剖学内口，峡部下端，因为黏膜组织在此处由子宫腔内膜转为子宫颈内膜，故又称组织学内口。子宫颈腔内呈梭形，称为子宫颈管（cervical canal），成年妇女长 2.5～3cm，其下端称宫颈外口，宫颈下端伸入阴道内的部分称宫颈阴道部，在阴道以上的部分称宫颈阴道上部。未产妇的宫颈外口呈圆形；已产妇的宫颈外口受分娩影响形成大小不等的横裂，而分为前后两唇。子宫颈外口中医古籍称之为子户、子门（图 2-4）。

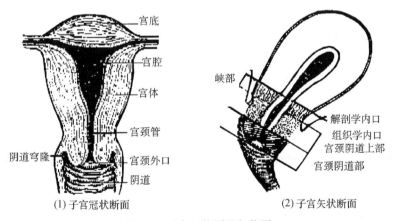

（1）子宫冠状断面　　　　　　（2）子宫矢状断面

图 2-4　子宫冠状面及矢状面

3. 组织结构 宫体和宫颈的结构不同。

（1）宫体：子宫体壁分为三层，最薄的外层为浆膜层（即脏层腹膜），中间最厚的为肌层，最内为黏膜层，亦称子宫内膜。

1）子宫内膜层：较软而光滑，为粉红色绒样的黏膜组织。从青春期开始，子宫内膜受卵巢激素影响，其表面 2/3 能发生周期性的变化，称为功能层；余下 1/3 即靠近子宫肌层的内膜，无周期性的变化，称为基底层。子宫内膜在月经周期中及妊娠期间有很大的变化，将在月经生理及妊娠生理中叙述。

2）子宫肌层：较厚，非孕时厚约 0.8cm。肌层由平滑肌组织、弹力纤维与胶原纤维所组成。肌束纵横交错如网状，大致分三层：外层多纵行，内层环行，中层多各方交织。肌层中含血管，子宫收缩时血管被压缩，能有效制止子宫出血。

3）子宫浆膜层：为覆盖子宫体底部及前后面的脏腹膜，与肌层紧贴。在子宫前而近子宫峡部处，腹膜与子宫壁结合较疏松，向前反折覆盖膀胱，形成膀胱子宫陷凹。在子宫后面，腹膜沿子宫壁向下，覆盖子宫颈后方及阴道后穹隆，然后折向直肠，形成直肠子宫陷凹（recto-uterine pouch），亦称道格拉斯陷凹（pouch of Douglas）。

（2）宫颈：主要由结缔组织构成，含有少量平滑肌纤维、血管及弹性纤维。子宫颈管黏膜上皮细胞呈单层高柱状，黏膜层有许多腺体，能分泌碱性黏液，形成子宫颈管内的黏液栓，能将子宫颈管与外界隔开。子宫颈管黏膜受性激素的影响也有周期性的变化。子宫颈阴道段部分为鳞状上皮覆盖，表面光滑。子宫颈外口柱状上皮与鳞状上皮交界处是子宫颈癌的好发部位。

4. 子宫韧带　共有四对，借以维持子宫正常位置，还对骨盆底肌肉及筋膜起支托作用。

（1）圆韧带（round ligament）：圆索形，长 10～12cm。由结缔组织和平滑肌组成，表面被阔韧带前叶遮盖。从两侧宫角的前面，输卵管近端的下方开始，然后向前下方伸展达骨盆侧壁，再经腹股沟管而终止于大阴唇前端。圆韧带具有维持子宫前倾位置的作用。

（2）阔韧带（broad ligament）：为子宫两侧呈翼形的腹膜皱襞，由覆盖子宫前后壁的腹膜自子宫侧缘向两侧伸展直达盆壁而成，可限制子宫向两侧倾倒。阔韧带分为前后两叶，其上缘是游离的，内 2/3 部包围输卵管（伞端无腹膜遮盖），外 1/3 部由伞端下方向外侧延伸达骨盆壁，称为骨盆漏斗韧带（infundibulopelvic ligament）或卵巢悬韧带（suspensory ligament of ovary），卵巢的动静脉由此穿过。在输卵管以下，卵巢附着处以上的阔韧带称为输卵管系膜，其中有结缔组织及中肾管遗迹。卵巢与阔韧带后叶相接处称卵巢系膜。卵巢内侧与子宫角之间的阔韧带稍有增厚，称为卵巢韧带或卵巢固有韧带。在子宫体两侧的阔韧带中有丰富的血管、神经、淋巴管及大量疏松结缔组织，称为子宫旁组织。子宫动静脉和输尿管均从阔韧带基底部穿过。阔韧带将骨盆分为前后两部，前部有膀胱，后部有直肠。

（3）主韧带（cardinal ligament）：在阔韧带的下部，横行于子宫颈两侧和骨盆侧壁之间，为一对坚韧的平滑肌与结缔组织纤维束，又称子宫颈横韧带，为固定子宫颈位置、防止子宫下垂的重要组织。

（4）宫骶韧带（uterosacral ligament）：从子宫颈后面的上侧方（相当于组织学内口水平），向两侧绕过直肠到达第 2、3 骶椎前面的筋膜。韧带含平滑肌和结缔组织，外有腹膜遮盖，短厚有力，将宫颈向后向上牵引，间接地保持子宫于前倾位置。

三、输卵管

输卵管（fallopian tube or oviduct）为一对细长而弯曲的肌性管道，内侧与子宫角相连，外侧游离，长 8～14cm。输卵管为卵子与精子相遇受精的场所，也是向宫腔运送受精卵的管道。自内向外可将输卵管分为四部分。

1. 间质部（interstitial portion）　位于子宫角壁内部分，既短而窄，长约 1cm。

2. 峡部（isthmic portion）　为间质部外侧的一段，管腔也较窄，长 2～3cm。

3. 壶腹部（ampulla）　在峡部外侧，管腔较宽大，长 5～8cm。内含丰富皱襞，受精常发生于此。

4. 伞部（fimbrial portion）　为输卵管的末端，开口于腹腔，游离端呈漏斗状，有许多须状组织，故名伞部。伞的长度不一，多为 1～1.5cm，有"拾卵"作用。

输卵管是由黏膜、肌层及浆膜组成。内层为黏膜层，由单层高柱状上皮覆盖。上皮细胞分为纤毛细胞、无纤毛细胞（又称分泌细胞）、楔状细胞及未分化细胞四种。纤毛细胞的纤毛自外端向子宫方向摆动，对运送卵子有很大的作用。中层为平滑肌层，由两层平滑肌组成，内层肌纤维呈环状行走，外层纤维则呈纵行。平滑肌层常有节律性收缩，引起输卵管由远端向近端蠕动，有助拾卵子、运送受精卵作用及一定程度地阻止经血逆流和宫腔内感染向腹腔内扩散的作用；这种蠕动在排卵期最强，在妊娠期最弱。外层为浆膜层，为腹膜的一部分。

四、卵巢

卵巢（ovary）系一对扁椭圆形的性腺，具有生殖和内分泌功能，是产生和排出卵细胞，以及分泌甾体激素的性器官。其由外侧的骨盆漏斗韧带和内侧的卵巢固有韧带悬于盆壁与子宫之间，借卵巢系膜和阔韧带相连。卵巢位于输卵管的后下方，由卵巢系膜连接于阔韧带后叶的部位称卵巢门，卵巢血管和神经通过此处出入卵巢。青春期前，卵巢表面光滑；青春期开始排卵后，表面逐渐凹凸不平，育龄期妇女的卵巢大小约 4cm×3cm×1cm，重 5~6g，呈灰白色。绝经后卵巢萎缩变小、变硬，盆腔检查时不易触到。

卵巢表面无腹膜，由单层立方形上皮覆盖，称生发上皮，其内有一层纤维组织，称为卵巢白膜，再往内卵巢组织分为皮质和髓质。皮质在外层，其中有数以万计的原始卵泡（又称始基卵泡）及致密的结缔组织；髓质在卵巢的中心部分，无卵泡，含有疏松的结缔组织，丰富的血管、神经、淋巴管，以及少量与卵巢悬韧带相连续的平滑肌纤维。平滑肌纤维对卵巢的运动具有作用。

（卢兴宏　黎小斌　王小云）

第三节　血管、淋巴及神经

一、血管

（一）动脉

女性内外生殖器的血液，主要靠卵巢动脉、子宫动脉、阴道动脉及阴部内动脉供应（图 2-5）。

1. 卵巢动脉（ovarian artery）　在肾动脉起点的稍下方起自腹主动脉，在腹膜后沿腰大肌前下行至骨盆腔，跨过输尿管与髂总动脉下段，经骨盆漏斗韧带向内横行，再经卵巢系膜进入卵巢门。卵巢动脉在输卵管系膜内、进入卵巢门前，分出若干支供应输卵管，其末梢在宫角附近与子宫动脉上行的卵巢支相吻合。

2. 子宫动脉（uterian artery）　起自髂内动脉前干，在腹膜后沿骨盆侧壁向下向前行，然后向内穿过阔韧带基底部、子宫旁组织，在距离子宫颈约 2cm 处，从

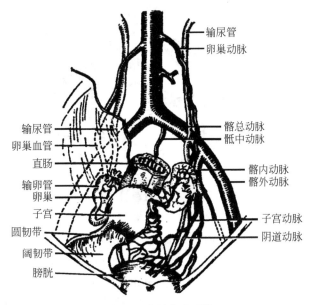

图 2-5　女性盆腔动脉

前上方横跨输尿管至子宫外侧缘，于阴道上宫颈部分为上、下两支：上支较粗，沿子宫上缘迂曲上

行称子宫体支，至宫角处又分为子宫底支、输卵管支、卵巢支，后者与卵巢动脉分支吻合；下支较细，分布于宫颈及阴道上段，称宫颈-阴道支。子宫动脉的第 2 级分支进入宫壁后再分支行于肌层的血管层，后者再发出分支垂直进入子宫内膜并弯曲成螺旋状，称螺旋动脉。

3. 阴道动脉（vagina artery） 为髂内动脉前干分支，有许多小分支分布于阴道中下段前面及膀胱顶、膀胱颈。阴道动脉与子宫动脉阴道支和阴道内动脉分支相吻合。因此，阴道上段由子宫动脉宫颈-阴道支供应，而中段由阴道动脉供应，下段主要由阴部内动脉和痔中动脉供应。

4. 阴部内动脉 为髂内动脉前干终支，经坐骨大孔的梨状肌下孔穿出骨盆腔，绕过坐骨棘背面，再经坐骨小孔到达会阴及肛门，并分出四支：①痔下动脉，供应直肠下段及肛门部；②会阴动脉，分布于会阴浅部；③阴唇动脉，分布于大、小阴唇；④阴蒂动脉，分布于阴蒂及前庭球。

（二）静脉

盆腔静脉各与其同名动脉伴行，数目比同名动脉多，并在相应器官及其周围形成静脉丛，这些静脉丛相互吻合，故盆腔静脉感染容易蔓延。子宫静脉起始于子宫壁中海绵状静脉间隙，大部分在子宫颈处离开子宫侧壁，与阴道静脉吻合而成子宫阴道静脉丛，然后汇合成子宫静脉，注入髂内静脉。子宫静脉丛与膀胱静脉丛、直肠静脉丛和阴道静脉丛相续。卵巢髓质内的静脉出卵巢门前形成卵巢静脉丛，然后汇集成卵巢静脉，与同名动脉伴行，右卵巢静脉汇入下腔静脉，左侧汇入左肾静脉，故左侧盆腔静脉曲张较多见。阴道两侧的静脉丛，加入子宫阴道静脉丛，从子宫静脉注入髂内静脉。

二、淋巴

女性盆部具有丰富的淋巴系统，淋巴结一般沿相应的血管排列，其数目、大小和位置均不恒定。淋巴管多注入盆部淋巴结、腰淋巴结和腹股沟淋巴结（图 2-6）。

（一）盆部淋巴结

依据其所在部位分为盆壁（壁侧）淋巴结及盆部内脏（脏侧）淋巴结。

1. 盆壁淋巴结（pelvic-parietal lymph nodes） 位于盆壁内面，多沿盆部的动、静脉主干及其分支排列，可分为髂总、髂外、髂间和髂内淋巴结四群，各群由多个淋巴结组成。

（1）髂总淋巴结（common iliac lymph nodes）：收纳来自下肢、盆内脏器的淋巴，接受髂外、髂间、髂内和骶淋巴结的输出淋巴管。右侧髂总淋巴结的输出淋巴管多注入主动脉腔静脉间淋巴结，部分注入腔静脉前、腔静脉外侧淋巴结；左髂总淋巴

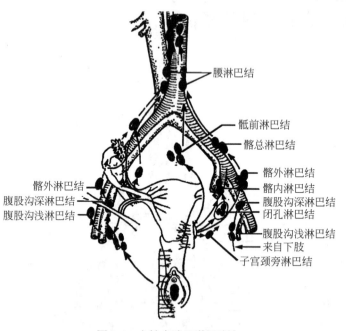

图 2-6 女性生殖器淋巴流向

结的输出淋巴管多注入主动脉外侧淋巴结，部分注入主动脉前淋巴结和主动脉腔静脉淋巴结。

（2）髂外淋巴结（external iliac lymph nodes）：沿髂外动、静脉排列，可分为髂外外侧、髂外中间、髂外内侧淋巴结三群。接受腹股沟深、浅淋巴结的输出管，盆壁和部分盆腔脏器如膀胱、前列腺或子宫颈和阴道上段的淋巴管。髂外淋巴结输出的淋巴管注入髂总和髂间淋巴结。

（3）髂内淋巴结（internal iliac lymph nodes）：沿髂内动脉排列，除沿该动脉主干排列的主群外，

图中标注：腰淋巴结、骶前淋巴结、髂总淋巴结、髂外淋巴结、髂内淋巴结、髂外淋巴结、腹股沟深淋巴结、腹股沟浅淋巴结、腹股沟深淋巴结、闭孔淋巴结、腹股沟浅淋巴结、来自下肢、子宫颈旁淋巴结

沿其壁支还收集宫颈、宫体下部、阴道上部、阴道中部、臀部、会阴部、骨后部、骨盆后壁、直肠等处的淋巴。

2. 盆部内脏淋巴结　多位于盆内脏器周围，沿髂内动脉的脏支分布，淋巴结的数目、大小不恒定，可分为膀胱旁淋巴结（paraversical lymph nodes）、子宫旁淋巴结（parauterine lymph nodes）、阴道旁淋巴结（paravaginal lymph nodes）及直肠旁淋巴结（pararectal lymph nodes）。

膀胱旁淋巴结分为膀胱前淋巴结（preversial lymph nodes）和膀胱外侧淋巴结（lateral versial lymph nodes）。膀胱旁淋巴结位于膀胱前方和闭锁的脐动脉周围，接受膀胱和阴道的集合淋巴管，其输出淋巴管注入髂内和髂间淋巴。子宫旁淋巴结接受子宫颈和宫体下部的集合淋巴管，其输出淋巴管注入髂间或髂内淋巴结。阴道旁淋巴结接受阴道上部和宫颈的集合淋巴管，其输出淋巴管注入髂内淋巴结。直肠旁淋巴结分为上、下两群，主要接受直肠壶腹部淋巴，直肠上群的输出淋巴管注入肠系膜下淋巴结，下群的输出淋巴管注入髂内淋巴结。

（二）外生殖器淋巴

女性外生殖器的淋巴多注入腹股沟淋巴结群，其位于腹股沟韧带、大腿根部的前面，以阔筋膜为界，分浅、深两群，即腹股沟浅淋巴结及腹股沟深淋巴结。

1. 腹股沟浅淋巴结　沿腹股沟韧带下方和大隐静脉末段排列，分上、下两组，上组沿腹股沟韧带排列，收纳外生殖器、会阴、阴道下段及肛门部的淋巴；下组沿大隐静脉上端排列，收纳会阴及下肢的淋巴。其输出管大部分注入腹股沟深淋巴结，少部分注入髂外淋巴结。

2. 腹股沟深淋巴结　位于大腿阔筋膜的深侧，在股管内沿股动、静脉内侧及前面分布，上部常为腹股沟韧带覆盖。腹股沟深淋巴结收纳阴蒂、股静脉区及腹股沟浅淋巴，其输出管分别注入髂外、闭孔及髂内淋巴结，再转至髂总淋巴结。

三、神经

（一）外生殖器的神经支配

外阴部的神经主要由阴部神经支配，来自骶丛分支和自主神经，含感觉和运动神经纤维，与阴道内动脉同行，在阴部管前部分出会阴神经，穿入会阴浅间隙后分出阴唇后神经，分布于大阴唇。肌支分布于球海绵体肌、坐骨海绵体肌、会阴浅横肌及尿道阴道括约肌。阴蒂背神经在阴部管前段自阴部神经分出，穿入会阴深间隙，沿坐骨下支和耻骨下支前行，经耻骨弓状韧带下侧至阴蒂背部。

（二）内生殖器的神经支配

内生殖器主要由交感神经与副交感神经所支配。交感神经纤维自腹主动脉前神经丛分出，下行入盆腔分为两部分：一为卵巢神经丛，分布于卵巢和输卵管；另一为骶前神经丛，大部分在宫颈旁形成骨盆神经丛，分布子宫体、宫颈及膀胱上部等。骨盆神经丛中有来自第Ⅱ、Ⅲ、Ⅳ骶神经的副交感神经纤维，并含有向心传导的感觉神经纤维。因子宫平滑肌有自律活动，完全切断其神经后，仍能有节律地收缩，还能完成分娩活动。临床上可见到下半身截瘫的产妇能顺利自然分娩。

第四节　骨　盆

骨盆（pelvis）具有保护内脏、承受并传导重力的作用，在女性又是胎儿从阴道娩出时必经的产道，其大小、形状对分娩有直接影响，与生殖系统关系密切。

一、骨盆的组成

骨盆由骶骨（sacrum）、尾骨（coccyx）和左右两块髋骨（coxae）及所属韧带构成。各骨之间有坚固的关节，由韧带和软骨相连接。每块髋骨均由髂骨（ilium）、坐骨（ischium）和耻骨（pubis）融合而成，骶骨由5~6块骶椎合成，尾骨由4~5块尾椎合成（图2-7）。

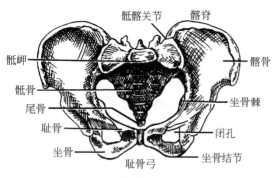

图 2-7　正常女性骨盆前上观

骨盆的关节有耻骨联合（pubic symphsis）、骶髂关节（sacroiliac joint）和骶尾关节（sacrococcygeal joint）。两耻骨之间有纤维软骨，形成耻骨联合，位于骨盆的前方，古人称此关节为"交骨"。骶髂关节位于骶骨和髂骨之间，在骨盆后方。骶尾关节为骶骨与尾骨的联合处。

骨盆的韧带在骶尾骨与坐骨结节之间有骶结节韧带，其厚而坚韧；而起于坐骨棘止于骶骨外侧缘的骶棘韧带较细。此两韧带与坐骨大、小切际围成坐骨大孔及坐骨小孔，有血管、神经和肌肉通过此两孔出骨盆。骶棘韧带宽度即坐骨切迹宽度，是判断骨盆是否狭窄的重要指标。妊娠期受激素影响，各韧带较松弛，关节的活动性亦稍有增加，有利于分娩时胎儿通过骨产道。

二、骨盆的分界

以耻骨联合上缘、耻骨嵴、耻骨结节、耻骨梳、髂骨的弓状线、骶翼缘及骶岬的连线为界，可将骨盆分成大骨盆及小骨盆。大骨盆位于骨盆分界线之上，为腹腔的一部分；其前为腹壁下部，两侧为髂骨翼，后为第5腰椎。小骨盆位于分界线的后下方，是胎儿娩出的通道，有上、下两口，即骨盆入口（pelvic inlet）、骨盆出口（pelvic outlet），两口之间为骨盆腔（pelvic cavity）。后壁为骶骨与尾骨，前方为耻骨联合，两侧为坐骨、坐骨棘、骶棘韧带。两侧坐骨结节的后上方，各有一尖形的突起，称为坐骨棘，在临床上可经阴道或直肠触知，作为判定胎儿衔接和下降程度的标志。骶骨前面凹陷形成骶窝，第1骶椎向前凸出形成骶岬（promontory），为骨盆内测量对角径的重要标志。耻骨两降支的前部相连构成耻骨弓。

三、骨盆的类型

骨盆的形态、大小除有种族差异外，其生长发育还与遗传、营养及性激素影响有关。根据骨盆的形状（按 Callwell 与 Moloy 分类）可分为四种类型（图2-8），但在临床上所见多是混合型骨盆。

1. 女型（gynecoid type）　骨盆入口呈横椭圆形，髂骨翼宽而浅，入口横径较前后径稍长，耻骨弓较宽，呈90°~100°的钝角，两侧坐骨棘间径≥10cm，此类骨盆最常见，为女性正常骨盆，在我国妇女骨盆类型中占52%~58.9%。

2. 男型（android type）　骨盆入口略呈三角形，两侧壁内聚，坐骨棘突出，耻骨弓较窄，骶坐切迹窄，呈高弓形，骶骨较直而前倾，致出口后矢状径较短。男型骨盆呈漏斗形，分娩时往往造成难产。此类骨盆少见，在我国的妇女中仅占1%~3.7%。

3. 扁平型（platypelloid type）　骨盆的入口前后径短而横径长，故呈扁椭圆形。耻骨弓宽，骶骨失去正常弯度，变直向后翘或深弧型，故骶骨短而骨盆浅，在我国妇女中较常见，占23.2%~29%。

4. 类人猿型（anthropoid type）　骨盆的入口呈长椭圆形，骨盆入口、中骨盆和骨盆出口的横径均缩短，前后径稍长。骶坐切迹较宽，两侧壁稍内聚，坐骨棘较突出，耻骨弓较窄，骶骨向后倾斜，故骨盆前部较窄而后部较宽。骶骨往往有6节，且较直，此型骨盆较其他型者为深，在我国妇女占 14.2%~18%。

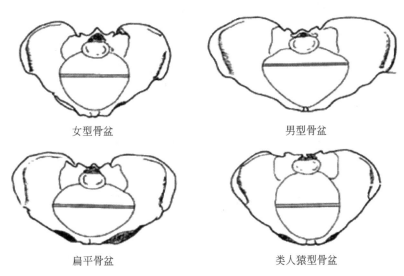

女型骨盆　　　　　　　　　　　男型骨盆

扁平骨盆　　　　　　　　　　　类人猿型骨盆

图 2-8　骨盆的四种类型

四、骨盆入口的毗邻

　　盆腔是腹腔向后下方的延伸部分。跨过盆缘的诸结构主要为泌尿生殖道、消化管道及血管神经。无肌肉跨过盆缘是其特点之一。在骨盆入口的后缘，两侧的髂总动脉在骶岬与第 5 腰椎交界处的外侧抵达盆缘，并分为髂内、外动脉。髂内动、静脉的后方后腰骶干，外侧有闭孔神经跨过盆缘入盆。介于两侧髂内动脉之间，在后正中线偏左入盆的是上腹下丛即骶前神经，该丛与脊柱之间为骶正中血管。上腹下丛左侧为自上而下入盆的乙状结肠系膜和乙状结肠。在乙状结肠系膜前外侧，左输尿管跨过左髂总动脉入盆；在盆腔右侧，右输尿管跨越右髂外动脉入盆。位于前正中线的脐正中韧带及其两侧的脐内侧韧带则在骨盆入口前缘跨越骨盆。

（聂广宁　黎小斌　王小云）

第五节　骨　盆　底

　　骨盆底（pelvic floor）由多层肌肉和筋膜所组成，封闭骨盆出口，承托并保持盆腔脏器于正常位置。若骨盆底结构和功能发生异常，可导致盆腔脏器位置异常或引起功能障碍，分娩时可不同程度地损伤骨盆底。

　　骨盆底的前方为耻骨联合下缘，后方为尾骨尖，两侧为耻骨降支、坐骨升支与坐骨结节。两侧坐骨结节前缘的连线将骨盆底分为前、后两个三角区，前三角区为尿生殖三角，向后下倾斜，有尿道和阴道

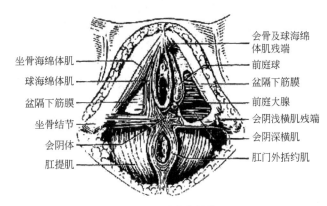

坐骨海绵体肌　　　　　　　　　会骨及球海绵体肌残端
球海绵体肌　　　　　　　　　　前庭球
　　　　　　　　　　　　　　　盆隔下筋膜
盆隔下筋膜　　　　　　　　　　前庭大腺
坐骨结节　　　　　　　　　　　会阴浅横肌残端
会阴体　　　　　　　　　　　　会阴深横肌
肛提肌　　　　　　　　　　　　肛门外括约肌

图 2-9　骨盆底结构

通过；后三角区为肛门三角，向前下倾斜，有肛管通过。骨盆底组织由外层、中层及内层组织构成（图2-9）。

一、外层

外层在外生殖器、会阴皮肤及皮下组织的下面，由会阴浅筋膜及其深面的三对肌肉肛门外括约肌组成。此肌肉层的肌腱汇合于肛门与阴道外口之间，形成中心腱。

1. 球海绵体肌 位于阴道两侧，覆盖前庭球及前庭大腺，向前经阴道两侧附于阴蒂海绵体根部，向后与肛门外括约肌相交叉混合。此肌肉收缩时能紧缩阴道，故又称阴道括约肌。

2. 坐骨海绵体肌 从坐骨结节的内侧沿坐骨升支内侧与耻骨降支前行，向上止于阴蒂海绵体（阴蒂脚处）。

3. 会阴浅横肌 从两侧坐骨结节内侧面中线向中心腱汇合。

4. 肛门外括约肌 为围绕肛门的环形肌束，前端汇合于中心腱。

二、中层

中层为泌尿生殖膈。由上、下两层坚韧的筋膜及其间的一对会阴深横肌及尿道括约肌组成，覆盖于由耻骨弓与两侧坐骨结节所形成的骨盆出口前部三角形平面上，又称三角韧带，其中有尿道与阴道穿过。在两层筋膜间有一对由两侧坐骨结节内侧面伸展至中心腱的会阴深横肌及位于尿道周围的尿道括约肌。

三、内层

内层为盆膈（pelvic diaphragm），是骨盆底最坚韧的一层，由肛提肌及其内、外面各覆一层筋膜组成，有尿道、阴道及直肠穿过。

肛提肌（levator ani muscle）：是位于骨盆底的成对扁阔肌，向下、向内合成漏斗形。每侧肛提肌自前向后外由三部分组成：

（1）耻尾肌：为肛提肌的主要部分，肌纤维起自耻骨降支内面，绕过阴道、直肠，向后止于尾骨，其中有小部分肌纤维止于阴道和直肠周围。经产妇耻尾肌易受损伤而可致膀胱、直肠脱垂。

（2）髂尾肌：从腱弓（为闭孔内肌表浅筋膜的增厚部分）后部开始，向中间及向后行走，与耻尾肌会合，再经肛门两侧至尾骨。

（3）坐尾肌：起自两侧坐骨棘，止于尾骨与骶骨。

因此，肛提肌在骨盆底肌肉中起最重要的支持作用。又因一部分肌纤维在阴道及直肠周围密切交织，故有加强肛门与阴道括约肌的作用。

从垂直方向可将骨盆腔分为前、中、后三部分，当骨盆底组织支持作用减弱时，容易引起相应部位器官松弛、脱垂或功能缺陷。前骨盆腔可发生膀胱和阴道前壁脱垂；中骨盆腔可发生子宫和阴道穹隆脱垂；后骨盆腔可发生直肠和阴道后壁脱垂。

会阴（perineum）：广义的会阴是指封闭骨盆下口的所有软组织，前起自耻骨联合下缘，后至尾骨尖，两侧为耻骨降支、坐骨升支、坐骨结节和骶结节韧带。狭义的会阴是指阴道口与肛门之间的楔形软组织，厚 3~4cm，又称会阴体，由表及里为皮肤、皮下脂肪、筋膜、部分提肛肌和会阴中心腱。会阴伸展性很大，妊娠后组织变软，有利于分娩。分娩时需保护会阴，避免造成会阴裂伤。

（梁凯雯　黎小斌　王小云）

第六节　邻近器官

女性生殖器官与尿道、膀胱、输尿管、直肠及阑尾相邻。当女性生殖器官出现病变时（如创伤、感染、肿瘤等），常会累及邻近器官（图 2-10）。

一、尿道

尿道为一肌性管道，从膀胱三角尖端开始，穿过泌尿生殖膈，终止于阴道前庭部的尿道外口，长 4～5cm，直径约 0.6cm。由两层组织构成，即内面的黏膜和外面的肌层。肌层又分为两层，内层为纵行平滑肌，排尿时可缩短和扩大尿道管腔；外层为横纹肌，称尿道括约肌，可持久保证尿道长时间闭合，但尿道快速闭合需借助尿道周围的肛提肌收缩。肛提肌及盆筋膜发生损伤时可导致张力性尿失禁。由于女性尿道短而直，与阴道邻近，易引起泌尿系统感染。

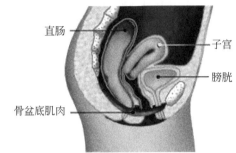

图 2-10　邻近器官

二、膀胱

膀胱为一囊状肌性器官。排空的膀胱为锥体形，位于耻骨联合之后、子宫之前；膀胱充盈时可凸向盆腔甚至腹腔。由于膀胱充盈可影响子宫及阴道，故妇科检查及手术前必须使膀胱排空。膀胱分为顶、底、体、颈四部分。前腹壁下部腹膜覆盖膀胱顶，向后移行达子宫前壁，两者之间形成膀胱子宫陷凹。膀胱底部黏膜形成一个三角区，称膀胱三角，三角的尖向下为尿道内口，三角底的两侧为输尿管口，膀胱收缩时该三角为等边三角形，每边长约 2.5cm。膀胱底部与子宫颈及阴道前壁相连，其间组织疏松，盆底肌肉及其筋膜受损时，膀胱与尿道可随宫颈及阴道前壁一并脱出。

三、输尿管

输尿管为一对圆索状肌性管道，管壁厚 1mm，由黏膜、肌层及外膜构成。全长约 30cm，粗细不一，内径最细 3～4mm，最粗 7～8mm。起自肾盂，在腹膜后沿腰大肌前面偏中线侧下行（腰段），在骶髂关节处，经髂外动脉起点的前方进入骨盆腔（盆段），并继续在腹膜后沿髂内动脉下行，于阔韧带基底部向前内方行，在子宫颈外侧约 2cm 处，于子宫动脉下方穿过，位于子宫颈阴道上部的外侧 1.5～2cm 处，斜向前内穿越输尿管隧道进入膀胱。在施行高位结扎卵巢血管、结扎子宫动脉及打开输尿管隧道时，应避免损伤输尿管。输尿管行程和数目可有变异，且可随子宫发育异常连同该侧肾脏一并缺如。肾、卵巢、髂动脉、子宫及膀胱的血管分支在相应段输尿管周围吻合成丰富的血管丛，营养输尿管，在盆腔手术时应注意保护输尿管血运，避免形成输尿管瘘。

四、直肠

直肠（rectum）位于盆腔后部，其上端与乙状结肠相接，向下穿过盆膈，下端与肛管相连，全长 15～20cm。前为子宫及阴道，后为骶骨。直肠前面与阴道后壁相连，盆底肌肉与筋膜受损伤，常与阴道后壁一起脱出。肛管长 2～3cm，借会阴体与阴道下端分开。因此，妇科手术及阴道分娩时均应避免损伤肛管、直肠。

五、阑尾

阑尾（vermiform appendix）根部连于盲肠的内侧壁，远端游离，常位于右髂窝内。但其位置、长短、粗细变异很大，常位于右髂窝内，下端可达右侧输卵管及卵巢位置，而妊娠期阑尾位置又可随妊娠月份的增加而逐渐向上外方移动。因此，妇女患阑尾炎时有可能累及子宫、附件，应注意鉴别诊断。阑尾是黏液性肿瘤最常见的原发部位，故卵巢黏液性癌手术时应常规切除阑尾。

（黎小斌　梁凯雯　黄旭春）

第三章　女性生殖系统生理

第一节　中医学对女性生理特点的认识

人体以脏腑、经络为本，以气血为用。脏腑、经络、气血的活动，男女基本相同。但是女性在脏器上有胞宫，在生理上有月经、胎孕、产育和哺乳等，这些与男性的不同点便构成了女性的生理特点。

女性的经、孕、产、乳等特殊功能，主要是脏腑、经络、气血乃至天癸的化生功能作用于胞宫的表现。按照中医学的理论，胞宫是行经和孕育胎儿的器官；天癸是肾中产生的一种促进人体生长、发育和生殖的物质；气血是行经、养胎、哺乳的物质基础；脏腑是气血生化之源；经络是联络脏腑、运行气血的通路。因此，研究妇女的生理特点，必须以脏腑、经络为基础，深入了解脏腑、经络、气血、天癸与胞宫的整体关系，尤其要着重了解肾、肝、脾和冲、任二脉在妇女生理上的作用。这样才能系统阐述中医妇科学的月经、带下、胎孕、产育和哺乳等理论。

一、脏腑、经络、天癸、气血在女性生理中的作用

（一）脏腑

人体的卫、气、营、血、津、液、精、神都是脏腑所化生的，脏腑的功能活动是人体生命的根本。胞宫的行经、胎孕生理功能是由脏腑的滋养来实现的。这里通过对脏腑功能和经络的论述阐明脏腑功能是如何作用于胞宫的。

1. 胞宫　中医妇科学中有女子胞、子宫、胞宫、胞室、子脏、子处、血室等名称，是女子的主要生殖器官。胞宫的位置在小腹正中，带脉之下，前为膀胱，后为直肠。《类经附翼》中指出："子宫，居直肠之前，膀胱之后。"胞宫形如合钵，上有两歧，下为子门。朱震亨在《格致余论·受胎论》中描述："阴阳交媾，胎孕乃凝。所藏之处，名曰子宫。一系在下，上有两歧，一达于左，一达于右。"而张介宾在《景岳全书·妇人规·子嗣类》中引丹溪之言时补充了"中分为二，形如合钵"的描述，又在《类经·疾病类》提出了："子门，即子宫之门也。"由此可见，中医古籍中描述的子宫形态与现代解剖学所认识的子宫形态基本一致，其主体部分为子宫体，底部两侧为宫角，下部为子宫颈。子门相当于子宫颈口。《神农本草经·紫石英》有谓"女子风寒在子宫，绝孕十年无子"之言，为"子宫"之名的最早记载，同时也明确指出了子宫与生育的关系。《内经》称女子胞为"奇恒之府"，说明了它的功能不同于一般的脏腑。脏是藏而不泻，腑是泻而不藏。而胞宫是亦泻亦藏，藏泻有时，具有排出月经和孕育胎儿的功能。它行经、蓄经、育胎、分娩，藏泻分明，定期藏泻，各依其时，如月经为一月一藏泻，妊娠为十月一藏泻，均为周期性、节律性的，充分表现了胞宫功能的特殊性。胞宫所表现出来的藏泻功能，是人体生命活动的一部分，是脏腑、经络、气血作用的结果。

附：胞脉、胞络

（1）胞脉：指隶属于子宫之血脉。《素问·评热病论》云："胞脉者，属心而络于胞中。"又云："月事不来者，胞脉闭也。"心主血脉，故胞脉属心。胞脉受心所主并将阴血下注于子宫，维持子宫的正常功能。若胞脉闭塞，则影响子宫的行经与孕育胎元的功能。

（2）胞络：指络于子宫的脉络组织。《素问·奇病论》指出："胞络者，系于肾。"《诸病源候论·阴挺出下脱候》云："胞络伤损，子脏虚冷气下冲，则令阴挺出，谓之下脱。"可见，胞络联通着子宫与肾，并起着维系子宫的作用。

子宫、胞脉、胞络互相协调作用，共同完成主司月经、妊娠的重要功能。

2. 肾 肾为先天之本，元气之根，主藏精，既藏先天之精，亦藏后天之精。先天之精称为元精，乃生殖之精，男女皆有；后天之精为其他脏腑化生的精气，为后天水谷之精，亦藏于肾而不断充养先天之精。肾所藏之精，是人体生长、发育和生殖的根本。精能生血，血能化精，精血同源而互相滋生，直接为胞宫的行经、胎孕提供物质基础。精又能化气，肾精所化之气为肾气，肾气的盛衰，主宰着天癸的至与竭。妇女从童稚开始，肾气逐渐长养，到了二七之年，肾气盛实，促使天癸成熟，导致任通冲盛，月事以时下。肾藏精生髓，脑为髓海，与肾相通，共主人体生理活动，包括月经的生理活动。肾含肾阴肾阳，肾阴又称"元阴""真阴"，是人体阴液的根本，对脏腑起着濡润、滋养的作用；肾阳又称"元阳""真阳"，为人体阳气的根本，对脏腑起着温煦生化的作用。肾之阴阳，既要充盛又要相对地平衡协调，才能维持机体的正常功能，才能促成胞宫有经、孕、产、育的生理功能。

3. 肝 肝主藏血，主疏泄，具有储存与调节血量的功能。肝司血海，肝经与任脉交于曲骨；与督脉交于百会；与冲脉交于三阴交。肝血满盈，除营养周身以外，还通过冲任二脉输注于子宫，维系着胞宫行经和胎孕的生理功能。肝的藏血功能与疏泄作用须相互协调，肝气条达则血脉流畅，经候如常；肝气郁结则血脉失畅，月经异常。可见，肝对胞宫的生理功能有重要的调节作用。

4. 脾 脾主生化，为后天之本，气血生化之源，内养五脏，外濡肌肤，是维持人体后天生命的根本。脾司中气，其气主升，主统血，对血液有收摄、控制的作用，使血液循脉道而行。脾所生所统之血，为胞宫的经、孕、产、育提供了物质基础。

5. 心 心主神明，主血，其充在血脉，统辖一身上下。因此，胞宫的行经、胎孕的功能正常与否，与心的功能有直接关系。

6. 肺 肺主一身之气，有"朝百脉"和"通调水道"而输布精微的作用，机体内的精、血、津、液皆赖肺气运行。因此，胞宫的经、孕、产、乳所需的一切精微物质，是由肺气转输和调节的。

五脏功能相关，相互协调。

肝肾同处下焦，肾藏精而肝藏血，精血互生，肾精充盛则肝血有所充，肝血盈旺则肾精有所生，经血方可源源不断；肾司封藏，肝主疏泄，一藏一泄，使血海按时满盈，藏泄有期，月经行止有度。

肾脾分别为人体先天之本和后天之本，相互滋养。脾主生化，其化生统摄之气血，充养肾精；而肾精足阳气盈则温煦脾阳，维持脾之运化功能。

心主血，其充在血脉，脾主生化统血，肝藏血，心脾肝三脏功能维系着气血亏盈，血脉通畅。月经以血为本，心脾、心肝调节胞宫血海之盈泻、胞脉胞络之通塞，从而影响月经的行止。

心肺同处上焦，心主血，其充在血脉，肺主气朝百脉，心血旺，血脉通，肺气顺，水道通，心肺共同通节气血之运行，气血通达子宫，维系其行经、产育功能。

综上所述，脏腑与胞宫有密切的经络联系和功能联系，胞宫的生理功能是脏腑功能作用的结果。

（二）经络

经络是内属脏腑、外络肢节、沟通内外、贯穿上下、传递信息的路径，与妇女的生理、病理特点联系最密切的是奇经八脉中的冲脉、任脉、督脉、带脉，其生理功能主要是对十二经脉的气血运行起着蓄溢调节的作用。

1.冲脉 冲有要冲之义。冲脉起于胞中，循行起于小腹内，下出于会阴部，上行于脊柱之内，与诸阳经相通，其外行者经中注穴与足少阴交会，沿腹部两侧，上达咽喉，环绕口唇。因胃为水谷之海，冲脉又与胃经之气冲穴相交会，受后天水谷精微的供养；与肾经相并，又受先天肾气的资助。先天之元气与后天水谷之精气皆汇于冲脉，故《灵枢·逆顺肥瘦》中述："夫冲脉者，五脏六腑之海也"。冲脉为十二经气血汇聚之所，是全身气血运行的要冲，具有调节十二经气血的作用，故又有"十二经之海""血海"之称。冲脉之精血充盛，才能使胞宫有行经、胎孕的生理功能。

2.任脉 任有任养、担任之义。任脉亦起自胞中，循行起于小腹内，下出于会阴部，向前沿腹部正中线上行，到达咽喉部，再上行环绕口唇，经过面部进入目眶下。任脉与肾经交会于关元，与肝经交会于曲骨，与脾经交会于中极，而手三阴经借足三阴经与任脉相通。任脉主一身之阴经，为"阴脉之海"。凡精、血、津、液都属任脉所司。"任主胞胎"，只有任脉之气通，子宫得到阴精充养，才能促使月经的来潮和孕育的正常。

3.督脉 督有总督之意。其经络循行起于小腹内，下出于会阴部，向后行于脊柱内，上达项后风府穴，进入脑内，上至巅顶与诸阳经交会，且督脉与肝经交会于巅顶的百会穴，得肝气以为用，并得肝之相火所助；又因其行人身脊背之后，贯脊属肾，与肾经相通，而得肾中命火温养；再者督脉上贯心入喉，与心相通，而得君火相助。可见，督脉主一身之阳，又得相火、命火、君火之助，故称"阳脉之海"。督脉至巅顶后由项沿头正中线向上、向前、向下至上唇系带龈交穴，与任脉交会。任脉行人身之前主阴，督脉行身后而主阳，循环往复，维持着阴阳脉气的相对平衡，共同主司女子的孕育功能。

4.带脉 起于季肋，回身一周，横行于腰部，总束诸经。带脉取足三阴、足三阳等诸经之气血以为用，从而约束冲、任、督三脉，维持胞宫生理活动。

冲、任、督三脉下起胞宫，上与带脉交会，冲、任、督、带又上联十二经脉，而与脏腑相通，从而把胞宫与整体经脉联系在一起。正因为冲、任、督、带四脉与十二经相通，并存蓄十二经之气血，所以四脉支配胞宫的功能是以脏腑为基础的。

（三）天癸

天癸由于具有特殊的生理作用，使其在中医妇产科学的理论中占有重要地位。

1.天癸的生理基础 天癸，源于先天，藏之于肾，受后天水谷精微的滋养。人体发育到一定时期，肾气旺盛，肾中真阴不断得到充实，天癸逐渐成熟。

根据《内经》的记载，男女都有天癸。《素问·上古天真论》说："女子七岁，肾气盛，齿更发长；二七而天癸至，任脉通，太冲脉盛，月事以时下，故有子；三七肾气平均，故真牙生而长极……七七任脉虚，太冲脉衰少，天癸竭，地道不通，故形坏而无子也。丈夫八岁，肾气实，发长齿更；二八肾气盛，天癸至，精气溢泻，阴阳和，故能有子；三八肾气平均，筋骨劲强，故真牙生而长极……七八……天癸竭，精少，肾脏衰，形体皆极；八八则齿发去。"

天癸源于先天，藏之于肾，是在肾气旺盛时期，肾中真阴不断充实而化生并成熟的，天癸即先天之精，也受后天水谷之精的滋养。对天癸属阴精的物质性来说，可以理解为"元阴"；对天癸在功能上的动力作用，可以理解为"元气"，由此明确了天癸是物质与功能的统一体。

2.天癸的生理作用 对女性来说，天癸的生理作用主要表现在它对冲任、胞宫的作用方面。"天癸至"则"月事以时下，故有子""天癸竭，则地道不通，故形坏而无子也"，说明天癸是促成月经产生和孕育胎儿的重要物质。天癸"至"与"竭"的生命过程中，天癸始终存在，这是导致月经来潮与停闭的重要因素，是月经产生的动力。天癸通达于冲任经脉，不仅促使胞宫生理功能出现，而且是维持胞宫行经、胎孕正常的物质。

综上所述，天癸源于先天，为先天之精，藏之于肾，受后天水谷精微的滋养，是促进人体生长、发育和生殖的物质。人体发育到一定时期，肾气旺盛，肾中真阴不断得到充实，天癸逐渐成熟。而天癸"至"与"竭"的过程中，始终对冲任、胞宫起作用，影响着妇女的经、带、胎、产的特殊生理活动，并使妇女的机体发生生、长、壮、老的变化。

（四）气血

气血是人体一切生命活动的物质基础，经、孕、产、乳无不以血为本，以气为用。气血两者之间也是互相依存、互相协调、互相为用的，故气为血之帅，血为气之母。《圣济总录》中述："血为荣，气为卫……内之五脏六腑，外之百骸九窍，莫不假此而致养。矧妇人纯阴，以血为本，以气为用，在上为乳饮，在下为月事。"月经为气血所化，妊娠需气血养胎，分娩靠血濡气推，产后则气血上化为乳汁以营养婴儿。气血由脏腑化生，通过冲脉、任脉、督脉、带脉、胞络、胞脉运达胞宫，在天癸的作用下，为胞宫的行经、胎孕、产育及上化乳汁提供基本物质，完成胞宫的特殊生理功能。

二、月经生理

胞宫周期性地出血，月月如期，经常不变，称为"月经"。因它犹如月亮之盈亏，海水之涨落，有规律和有信征地一月来潮一次，故又称它为"月事""月水""月信"等。

（一）月经的生理现象

健康女子到了 14 岁左右，月经开始来潮。月经第一次来潮，称为初潮。月经初潮年龄可受地域、气候、体质、营养及文化的影响提早或推迟，在我国女子初潮年龄早至 11 周岁，迟至 18 周岁，都属正常范围。健康女子一般到 49 岁左右月经闭止，称为"绝经"或"断经"。在我国女子 46～52 岁绝经，也属正常范围。

月经从初潮至绝经，中间除妊娠期、哺乳期外，月经都是有规律地按期来潮。正常月经是女子发育成熟的标志之一。正常月经周期，一般为 28 日左右，但 21～35 日也属正常范围。经期，指每次行经持续时间，正常者为 3～7 日，多数为 4～5 日。经量，指经期排出的血量，一般行经总量为 50～80ml。经量难以准确测量，一般以月经垫的用量来粗略估计。经期每日经量，第一日最少，第二日最多，第三日较多，第四日减少。经色，指月经的颜色，正常者多为暗红色，由于受经量的影响，所以月经开始时的颜色较淡，继而逐渐加深，最后又转呈淡红。经质，指经血的质地，正常经血应是不稀不稠，不凝结，无血块，也无特殊气味。经期一般无不适感觉，仅有部分妇女经前和经期有轻微的腰酸、小腹发胀、情绪变化等，也属正常现象。

由于年龄、体质、气候变迁、生活环境改变等影响，月经周期、经期、经量等有时也会有所改变。当根据月经不调之久暂、轻重及有症、无症而细细辨之，不可概作常论，贻误调治良机。

此外，还有一些特殊的月经现象：定期两月一至者，称为"并月"；三月一至者，称为"居经"或"季经"；一年一至者，称为"避年"；终身不行经而能受孕者，称为"暗经"；妊娠早期，个别妇女仍按月经周期有少量出血而无损胎儿者，称为"激经"，又称"盛胎""垢胎"。在临床上，应以生育能力是否正常为主要依据，结合局部和全身情况，判断其是否属于病态。

（二）月经的产生机制

月经的产生机制，是妇女生理方面的重要理论。月经的产生，是天癸、脏腑、气血、经络协调作用于子宫的生理现象。

1. **肾气盛**　肾藏精，主生殖。女子到了 14 岁左右，肾气盛，则先天之精化生的天癸，在后天水谷之精的充养下最后成熟，同时通过天癸的作用，促成月经的出现。所以在月经产生的机制中，肾气盛是起主导作用和决定作用的。

2. **天癸至**　"天癸至"则"月事以时下"，"天癸竭，则地道不通"，说明天癸是促成月经产生的重要物质。"天癸至"是天癸自肾下达于冲任（自上向下行，曰至），并对冲任发挥重要生理作用。

3. **任通冲盛**　"任脉通，太冲脉盛"，是月经产生机制中的又一重要环节，也是中心环节。"任脉通"是天癸达于任脉（通，达也），则任脉在天癸的作用下，所司精、血、津、液旺盛充沛。"太冲脉盛"，天癸通于冲脉，冲脉在天癸的作用下，广聚脏腑之血，使血海盛满。冲任二脉相资，血海按时满盈，则月事以时下。

4. **血溢胞宫，月经来潮**　月经的产生是血海满盈、满而自溢的理论，因此血溢胞宫，月经来潮。

5. **与月经产生机制有关的因素**　这些有关因素，如脏腑、气血和督带二脉都参与了月经产生的生理活动。

（1）督脉调节，带脉约束：肾脉通过冲、任、督、带四脉与胞宫相联系，同时冲、任、督、带四脉是相通的。肾所化生的天癸能够作用于冲任，同样可以作用于督带。在天癸的作用下，督带二脉调节和约束冲任及胞宫的功能，使月经按时来潮。因此，督脉的调节和带脉的约束应该是控制月经周期性的重要因素。

（2）气血是化生月经的基本物质：气血充盛，血海按时满盈，才能经事如期。月经的成分主要是血，而血的统摄和运行有赖于气的调节，同时气又要靠血的营养。输注和蓄存于冲任的气血，在天癸的作用下化为经血，因此在月经产生的机制上，气血是最基本的物质。

（3）脏腑为气血之源：气血来源于脏腑。在经络上，五脏六腑十二经脉与冲、任、督、带相联，并藉冲、任、督、带四脉与胞宫相通。在功能上，脏腑之中心主血；肝藏血；脾统血；胃主受纳腐熟，与脾同为生化之源；肾藏精，精化血；肺主一身之气，朝百脉而输布精微。故五脏安和，气血调畅，则血海按时满盈，经事如期。可见脏腑在月经产生的机制上有重要作用。

综前所述，在"肾气-天癸-冲任-胞宫"这一月经产生机制的过程中，肾气化生天癸为主导；天癸是元阴的物质，表现为化生月经的动力作用；冲任受督带的调节和约束，受脏腑气血的资助，在天癸的作用下，广聚脏腑之血，血海按时满盈，满溢于胞宫，化为经血，使月经按期来潮。

三、带下生理

"带下"一词，首见于《素问·骨空论》，带下有广义和狭义之分。广义带下是泛指妇女经、带、胎、产诸病而言；狭义带下是专指妇女阴中流出的一种黏腻液体而言。在狭义带下之中又有生理、病理的不同。本节主要阐述妇女生理性带下的现象与产生机制。

（一）带下的生理现象

健康女子，润泽于阴户、阴道内的无色无臭、黏而不稠的液体，称为生理性带下。即如《沈氏女科辑要》中引王孟英按："带下，女子生而即有，津津常润，本非病也。"

生理性带下量不多，不致外渗。但在月经前期冲任血海将满之时，以及妊娠期血聚冲任以养胎元之间，如雾露之溉，润泽丰厚，带下量可明显增多，或少量排出，至于经间期氤氲之时，阳生阴长冲任气血正盛，带下量也可稍增。生理性带下之色，是无色透明的，有的略带白色，所以医籍中有时称"白带"。但世俗所称之"白带"多是看到或感觉到的量、色、质有改变的带下病，应予严格区分。生理性带下的质地，是黏而不稠，滑润如膏，无异臭气味。

生理性带下是精液，是肾精下润之液，明确指出液为肾精所化，润滑如膏，具有濡润、补益作用，流于阴股而为带下，充养和濡润前阴空窍。

（二）带下的产生机制

在中医学的典籍中已经明确带下的产生与任、督、带等奇经的功能有直接关系。任脉在带下的产生上有重要作用，任脉主一身之阴精，凡人体精、血、津、液都由任脉总司。而任脉所司之精、血、津、液失去督脉的温化就要变为湿浊；任脉所主之阴精失去带脉的约束就要滑脱而下，成为病态。因此任脉化生生理性带下这一功能又与督脉的温化、带脉的约束有关。

生理性带下是肾精下润之液。《景岳全书》中述："盖白带出于胞中，精之余也。"生理性带下在月经初潮后明显增多，在绝经后明显减少，而且随着月经的周期性变化，带下的量也有周期性改变，因此带下的产生与肾气盛衰、天癸至竭、冲任督带功能正常与否有重要而直接的关系。肾气旺盛，所藏五脏六腑之精在天癸的作用下，通过任脉到达胞中生成生理性带下，此过程又得到督脉的温化和带脉的约束。

四、妊娠生理

从怀孕到分娩这个阶段，称为"妊娠"，也称"怀孕"。

（一）妊娠的生理现象

妊娠以后，由于胎儿生长发育的需要，母体发生了一系列适应性的变化，临床上有其特殊的生理现象。

妊娠后最早的表现是月经停止来潮。脏腑、经络的阴血，下注冲任，以养胎元。因此妊娠期间整个机体出现"血感不足，气易偏盛"的特点。

妊娠初期，由于血聚于下，冲脉气盛，肝气上逆，胃气不降，则孕妇出现饮食偏嗜、恶心作呕、晨起头晕等现象，一般不严重，经过 20～40 日，症状多能自然消失。另外，妊娠早期，孕妇可自觉乳房胀大；妊娠 3 个月后，白带稍增多，乳头乳晕的颜色加深；妊娠 4～5 个月后，孕妇可以自觉胎动，胎体逐渐增大，小腹部逐渐膨隆；妊娠 6 个月后，胎儿渐大，阻滞气机，水道不利，常可出现轻度肿胀；妊娠末期，由于胎儿先露部压迫膀胱与直肠，可见小便频数、大便秘结等现象。

另外，妊娠 3 个月后，孕妇六脉平和滑利，按之不绝，尺脉尤甚。

妊娠后胎儿发育情况，最早在《内经》有记载，《灵枢·经脉》说："人始生，先成精，精成而脑髓生，骨为干，脉为营，筋为刚，肉为墙，皮肤坚而毛发长。"此后多有论述胎儿发育者，而徐之才《逐月养胎法》所论较切实际。《备急千金要方》说："妊娠一月始胚，二月始膏，三月始胞，四月形体成，五月胎动，六月筋骨立，七月毛发生，八月脏腑具，九月谷气入胃，十月诸神备，日满即产矣"，说明古人对胎儿的发育、成熟有详细的观察。

（二）妊娠的机制

女子发育成熟后，月经按期来潮，就有了孕育的功能。受孕的机制在于肾气充盛，天癸成熟，冲任二脉功能正常，男女两精相合，就可以构成胎孕。《女科正宗》说："男精壮而女经调有子之道也"，正说出了构成胎孕的生理过程和必要条件。另外，受孕须有一定时机，《证治准绳》引袁了凡语："凡妇人一月经行一度，必有一日氤氲之候，于一时辰间……此的候也……顺而施之，则成胎矣。"这里所说的"氤氲之候""的候"相当于西医学所称之排卵期。

五、产育生理

产育包括分娩、产褥与哺乳，分娩、产褥与哺乳是女子生育后代紧密联系着的三个阶段，在每个阶段里都发生了急剧的生理变化，了解这些生理情况对指导临床有重要的意义。

（一）分娩

分娩是正常的生理现象。怀孕末期，即怀孕280日左右，胎儿及胎衣自母体娩出的过程，称为"分娩"。在临产时出现腰腹阵阵作痛，小腹重坠，逐渐加重至产门开全，阴户窘迫，胎儿、胞衣依次娩出，分娩结束。

关于预产期的计算，中医学早有记载，明代李梴《医学入门》中述："气血充实，可保十月分娩……凡二十七日即成一月之数。"《妇婴新说》中述："分娩之期或早或迟……大约自受胎之日计算，应以二百八十日为准，每与第十次经期暗合也。"与西医学计算为280日大致吻合。现在预产期的计算方法是：按末次月经第一天算起，月份数加9（或者减3），日数加7，即可。如按农历计算，月份数算法同前，日数加14。

孕妇分娩，又称临产。临产前多有征兆，如胎位下移，小腹坠胀，有便意感，或"见红"等。《胎产心法》说："临产自有先兆，须知凡孕妇临产，或半月数日前，胎胚必下垂，小便多频数。"此外，古人还有"试胎""弄胎"之说，如《医宗金鉴》所述："妊娠八九个月时，或腹中痛，痛定仍然如常者，此名试胎……若月数已足，腹痛或作或止，腰不痛者，此名弄胎"，说明到了妊娠末期常出现子宫收缩，需与真正分娩相鉴别。

分娩对于妇女来说，是一件既兴奋又恐惧的事情。《达生篇》说："渐痛渐紧，一阵紧一阵，是正产，不必惊慌。"同时还总结了"睡、忍痛、慢临盆"的临产调护六字要诀。因此，应当帮助产妇正确认识分娩，消除恐惧心理和焦躁情绪，也不宜过早用力，以免气力消耗，影响分娩的顺利进行。

关于产程，中医学也有观察和记录，晋代王叔和《脉经》说："怀娠离经，其脉浮，设腹痛引腰脊，为今欲生也""又法，妇人欲生，其脉离经，夜半觉，日中则生也"，明确表示分娩必腰痛，从规律宫缩至分娩大致为12小时，即所谓"子午相对"，这与现代统计的第一、第二、第三产程的时间基本一致。此外，中医学强调产室要寒温适宜，安静整洁，不能滥用催产之剂，这些论述现在仍有适用价值。

（二）产褥

新产后6周内称为产褥期。分娩时的用力汗出和产创出血，损伤阴液。整个机体的生理特点是"阴血骤虚，阳气易浮"。因此在产后1～2日内，常有轻微的发热、自汗等阴虚阳旺的症状，如无其他致病因素，一般短时间内会自然消失。

产后数日内，胞宫尚未复常而有阵缩，故小腹常有轻微阵痛，称"儿枕痛"。同时自阴道不断有余血浊液流出，称为"恶露"。恶露先是暗红色的血液，以后血液逐渐由深变浅，其量也由多变少，一般在2周内淡红色血性恶露消失，3周内黏液性恶露断绝。在产后2周内因胞宫尚未回缩至盆腔，所以小腹按之有包块。大约产后6周，胞宫才能恢复到孕前大小。

（三）哺乳

产后，脾胃生化之精微除供应母体营养需要外，另一部分则随冲脉与胃经之气上行，生化为乳汁，以供哺育婴儿的需要。故在哺乳期，气血上化为乳汁，一般无月经来潮。

新产妇一般产后第二日可以挤出初乳，约持续7日后逐渐变为成熟乳。分娩后半小时可令新生儿吮吸乳头，以刺激乳汁尽早分泌，让婴儿吃到免疫价值极高的初乳，增强抗病能力，促进胎粪排出。同时还可促进母亲子宫收缩减少出血，尽早建立母子感情联系。

哺乳，推荐按需哺乳，不规定哺乳的次数和时间，婴儿饥饿时或母亲感到乳房充满时哺乳。一般每次哺乳时间10分钟左右，最多不超过15分钟，以免乳头浸软皲裂。

月经、带下、妊娠、分娩、哺乳是妇女的生理特点，这都是脏腑、经络、气血乃至天癸的化生功能作用于胞宫的结果，特别是与肾气、天癸的主导作用分不开（图3-1）。

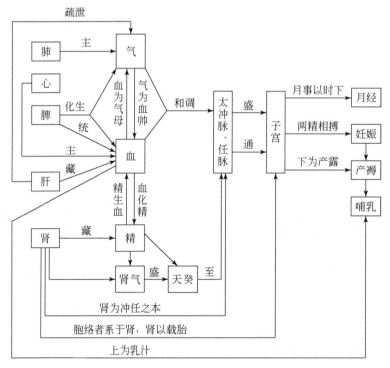

图 3-1　妇女生理特点示意图

（陈　颐　黄健玲　王小云）

第二节　西医学对女性生殖系统生理的认识

女性一生各生长阶段具有不同的生理特征，因其生殖系统的变化最为显著，并与其他系统之间的功能息息相关，故常相互影响，形成妇女生殖系统特殊的生理变化状态。掌握妇女各个生理阶段的特点，对其生殖健康保健至关重要。

一、女性一生各阶段的生理特点

妇女一生从胎儿形成到衰老是生理上渐进的生理过程，也是下丘脑-垂体-卵巢轴功能发育、成熟和衰退的过程。根据其生理特点目前将此过程分为七个阶段，但并无截然界限，每一阶段之间，可因遗传、环境、营养等因素的影响而有个体差异。

（一）胎儿期

受精卵是由父、母系来源的23对（46条）染色体组成的新个体，其中性染色体1对，X与Y决定着胎儿的性别，即 XX 合子发育为女性，XY 合子发育为男性，在性发育中起决定性作用。胚胎6周后原始性腺开始分化。若胚胎细胞不含 Y 染色体即无 H-Y 抗原时，性腺分化缓慢，至胚胎8～10周性腺组织才出现卵巢的结构。原始生殖细胞分化为初级卵母细胞，性索皮质的扁平细胞围绕卵母细胞构成原始卵泡。卵巢形成后，因无雄激素，无副中肾管抑制因子，所以中肾管退化，两条副中肾管发育成为女性生殖道。

（二）新生儿期

出生后4周内为新生儿期。这一时期由于其在母体内受到胎盘及母体卵巢所产生的女性激素影响，出生时女性胎儿外阴较丰满，乳房略隆起，或有少许泌乳。出生后离开母体环境，血中女性激素水平迅速下降，可见少量阴道流血。上述这些症状短期内可以自然消退。

（三）儿童期

从出生4周到12岁左右称为儿童期。儿童早期（8岁之前）下丘脑-垂体-卵巢轴的功能处在抑制状态。生殖器官为幼稚型，阴道狭长，上皮薄，无皱襞，细胞内缺乏糖原，阴道酸度低，抗感染力较弱，容易发生炎症；此时子宫、输卵管及卵巢位于腹腔内，子宫小，宫颈较长，约占子宫全长的2/3，子宫肌层也较薄；输卵管细而弯曲；卵巢呈窄长形，卵泡虽能大量自主生长（非促性腺激素依赖性），但发育到窦前期即萎缩、退化，卵泡无雌激素分泌。在儿童后期（约8岁之后），下丘脑促性腺激素释放激素（gonadotropin-releasing hormone，GnRH）抑制状态解除，卵巢内的卵泡受垂体促性腺激素的影响有一定发育并分泌性激素，但仍达不到成熟阶段。卵巢形态逐步变为扁卵圆形；子宫、输卵管及卵巢逐渐向骨盆腔内下降；皮下脂肪在胸、髋、肩部及耻骨前面堆积，乳房开始发育，出现女性特征。

（四）青春期

青春期是儿童到成人的转变期，是生殖器官、内分泌、体格逐渐发育至成熟的阶段。WHO将青春期规定为10~19岁。这一时期女性生理特点主要表现为：

1. 体格发育 青春期身体迅速发育，在形态发育的同时各器官的生理功能也发生变化，逐渐发育成熟。

2. 生殖器官发育（第一性征） 由于促性腺激素的作用，卵巢增大，皮质内有不同发育阶段的卵泡，致使卵巢表面稍呈凹凸不平。卵泡开始发育和分泌雌激素，生殖器从幼稚型变为成人型，阴阜隆起，大、小阴唇变肥厚并有色素沉着；阴道长度及宽度增加，阴道黏膜变厚并出现皱襞；子宫增大，尤其宫体明显增大，使宫体占子宫全长的2/3；输卵管变粗，弯曲度减小。此时虽已初步具有生育能力，但整个生殖系统的功能尚未完善。

3. 第二性征 除生殖器官以外，其他女性特有的性征称为第二性征，包括音调变高，乳房丰满而隆起，出现阴毛及腋毛，骨盆横径发育大于前后径，胸、肩部皮下脂肪增多，表现出女性特有体态。

4. 月经初潮 这是青春期开始的一个重要标志。月经来潮说明卵巢产生的雌激素足够使子宫内膜增殖，当雌激素达到一定水平并明显波动时，导致子宫内膜脱落而出现月经。由于此时中枢对雌激素的正反馈机制尚未成熟，即使卵泡发育成熟也不能排卵，故月经周期常不规律，经5~7年建立规律的周期性排卵后，月经才会逐渐正常。

（五）性成熟期

性成熟期亦称生育期，是卵巢生殖功能与内分泌功能最旺盛的时期。一般自18岁左右开始，历时约30年，此期妇女性功能旺盛，卵巢功能成熟并分泌性激素，已建立规律的周期性排卵。生殖器官各部及乳房在卵巢分泌的性激素作用下呈周期性变化。

（六）绝经过渡期

绝经过渡期是从开始出现绝经趋势直至最后一次月经的时期，可始于40岁，历时短至1~2年，长至 10～20 年。此期卵巢功能逐渐衰退，卵泡数目明显减少，常可见卵泡发育不全，以致月经不规律，常为无排卵性月经。最终由于卵巢内卵泡自然耗竭或剩余的卵泡对垂体促性腺激素丧失反应，导致卵巢功能衰竭，月经永久性停止，称绝经，即进入绝经阶段。我国妇女平均绝经年龄为 49.5 岁，80%在 44～54 岁。以往一直采用"更年期"来形容女性这一特殊生理变更时期。由于更年期定义含糊，1994 年 WHO 提出废除"更年期"这一术语，推荐采用"围绝经期"一词，将其定义为从卵巢功能开始衰退直至绝经后 1 年内的时期。在围绝经期由于雌激素水平降低，可出现血管舒缩障碍和神经精神症状，表现为潮热、出汗、情绪不稳定、不安、抑郁或烦躁失眠等，称更年期综合征。

（七）绝经后期

绝经后期指绝经后的生命时期。在早期阶段，虽然卵巢停止分泌雌激素，但卵巢间质仍可分泌少量雄激素，后者在外周转化为雌酮——循环中的主要雌激素。一般 60 岁以后的妇女机体逐渐老化进入老年期。此时卵巢功能完全衰竭，雌激素水平低落，不足以维持女性第二性征，生殖器官进一步萎缩老化。骨代谢异常引起骨质疏松，容易发生骨折。

二、月经及月经期的临床表现

月经是生育期妇女重要的生理现象。

（一）月经

月经指伴随卵巢周期性变化而出现的子宫内膜周期性脱落及出血。规律月经的出现是生殖功能成熟的重要标志。月经第一次来潮称月经初潮。月经初潮年龄多在 13～14 岁，但可能早在 11 岁或迟至 15 岁。15 岁以后月经尚未来潮者应当引起临床重视。月经初潮时间主要受遗传因素控制，其他因素如营养、体重亦起着重要作用。近年来，月经初潮年龄呈现提前的趋势，可能与社会发展进步、生活水平提高有关。

（二）月经血的特征

月经血一般呈暗红色，其成分除血液外，还有子宫内膜碎片、宫颈黏液及脱落的阴道上皮细胞。月经血中含有前列腺素及来自子宫内膜的大量纤维蛋白溶酶。由于纤维蛋白溶酶对纤维蛋白的溶解作用，故月经血呈不凝状态，但当出血多时可出现血凝块。

（三）正常月经的临床表现

正常月经典型的特征即具有周期性。出血的第一日为月经周期的开始，两次月经第一日的间隔时间称一个月经周期，一般是 21～35 日，平均 28 日；每次月经持续时间称经期，一般为 2～8 日，平均 4～6 日；经量是指一次月经的总失血量，正常月经量为 20～60ml，超过 80ml 为月经过多。一般月经期无特殊症状，但经期由于盆腔充血及前列腺素的作用，有些妇女出现下腹及腰骶部下坠不适或子宫收缩痛，并可出现腹泻等胃肠功能紊乱症状。少数患者可有头痛、情绪烦躁及神经系统不稳定症状。

三、卵巢功能及周期性变化

（一）卵巢的功能

卵巢是女性的性腺，具有产生卵子并排卵和分泌女性激素的功能，前者为卵巢的生殖功能，后者为内分泌功能。

（二）卵巢的周期性变化

从青春期开始到绝经前，卵巢在形态和功能上发生周期性的改变称为卵巢周期，其主要变化如下。

1. 卵泡发育和成熟　人类卵巢卵泡的发育始于胚胎时期，新生儿出生时卵巢大约有 200 万个卵泡，儿童期多数卵泡退化，近青春期仅有约 30 万个卵泡。卵泡自胚胎形成后即进入自主发育和闭锁的行程，此时不依赖促性腺激素，其机制目前尚不清楚。进入青春期后，卵泡由自主发育推进至发育成熟的过程则依赖促性腺激素的刺激。生育期每月发育一批（3～11 个）卵泡，经过募集、选择，其中一般只有一个优势卵泡可达完全成熟，并排出卵子，其余的卵泡发育到一定程度通过细胞凋亡机制而自行退化，称卵泡闭锁。妇女一生中一般只有 400～500 个卵泡发育成熟并排卵，仅占总数的 0.1% 左右。根据卵泡的形态、大小、生长速度和组织学特征，其生长主要有以下几个阶段（图 3-2）。

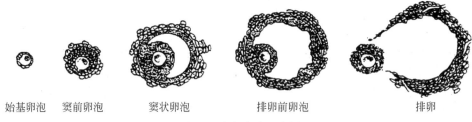

始基卵泡　　窦前卵泡　　　窦状卵泡　　　排卵前卵泡　　　　排卵

图 3-2　各级卵泡示意图

（1）始基卵泡：由停留于减数分裂双线期的初级卵母细胞被单层梭形前颗粒细胞围绕而形成。

（2）窦前卵泡：始基卵泡的梭形前颗粒细胞分化为单层立方形细胞之后成为初级卵泡。与此同时，颗粒细胞合成和分泌黏多糖，在卵子周围形成一透明环形区，称透明带。颗粒细胞的胞膜突起可穿过透明带与卵子的胞膜形成缝隙连接，这些胞膜的接触为卵子的信息传递和营养提供了一条通道。最后初级卵泡颗粒细胞的增殖使细胞的层数增至 6～8 层（600 个细胞以下），卵泡增大，形成次级卵泡。颗粒细胞内出现卵泡刺激素（FSH）、雌激素（E）和雄激素（A）三种受体，具备了对上述激素的反应性。卵泡基底膜附近的梭形细胞形成两层卵泡膜，即卵泡内膜和卵泡外膜。卵泡内膜细胞出现促黄体生成素（LH）受体，具备了合成甾体激素的能力。

（3）窦状卵泡：在雌激素和 FSH 的协同作用下，颗粒细胞间积聚的卵泡液增加，最后融合形成卵泡腔，卵泡增大直径达 500μm，称为窦卵泡。窦卵泡发育的后期，相当于前一卵巢周期的黄体晚期及本周期卵泡早期，血清 FSH 水平及其生物活性增高，超过一定阈值后，卵巢内有一组窦卵泡群进入了"生长发育轨道"，这种现象称为募集。约在月经周期第 7 日，在被募集的发育卵泡群中，FSH 阈值最低的一个卵泡，优先发育成为优势卵泡，其余的卵泡逐渐退化闭锁，这个现象称为选择。月经周期第 11～13 日，优势卵泡增大至 18mm 左右，分泌雌激素量增多，使血清雌激素量达到 300pg/ml 左右。不仅如此，在 FSH 刺激下，颗粒细胞内又出现了 LH 受体及催乳素（PRL）受体，具备了对 LH、PRL 的反应性。此时便形成了排卵前卵泡。

（4）排卵前卵泡：是卵泡发育的最后阶段，卵泡液急骤增加，卵泡腔增大，卵泡体积显著增大，直径可达 18～23mm，卵泡向卵巢表面突出，其结构从外到内依次是：

1）卵泡外膜：为致密的卵巢间质组织，与卵巢间质无明显界限。

2）卵泡内膜：从卵巢皮质层间质细胞衍化而来，细胞呈多边形，较颗粒细胞大。此层含丰富血管。

3）颗粒细胞：细胞呈立方形，细胞间无血管存在，营养来自外周的卵泡内膜。

4）卵泡腔：腔内充满大量清澈的卵泡液和雌激素。

5）卵丘：呈丘状突出于卵泡腔，卵细胞深藏其中。

6）放射冠：是直接围绕卵细胞的一层颗粒细胞，呈放射状排列。

7）透明带：在反射冠与卵细胞之间，是一层很薄的透明膜。

2. 排卵 卵细胞和它周围的卵丘颗粒细胞一起被排出的过程称排卵。排卵前，由于成熟的卵泡分泌的雌激素高峰对下丘脑产生正反馈作用，下丘脑大量释放 GnRH，刺激垂体释放促性腺激素，出现 LH/FSH 峰。LH 峰是即将排卵的可靠指标，出现于卵泡破裂前 36 小时。LH 峰使卵母细胞重新启动减数分裂进程，直至完成第一次减数分裂，排出第一极体，初级卵母细胞成熟为次级卵母细胞，在 LH 峰作用下排卵前卵泡黄素化，产生少量孕酮。LH/FSH 排卵峰与孕酮协同作用，激活卵泡液内蛋白溶酶活性，溶解卵泡壁隆起尖端部分，形成排卵孔。排卵前卵泡液中前列腺素明显增加，排卵时达高峰。前列腺素可促进卵泡壁释放蛋白溶酶，促使卵巢内平滑肌收缩，有助于排卵。排卵时随卵细胞同时排出的有透明带、放射冠及小部分卵丘内的颗粒细胞。排卵时多发生在下次月经来潮前 14 日左右。卵子可由两侧卵巢轮流排出，也可由一侧卵巢连续排出。卵子排出后，经输卵管伞部捡拾、输卵管壁蠕动及输卵管黏膜纤毛活动等协同作用通过输卵管，并被运送到子宫腔。

3. 黄体形成及退化 排卵后卵泡液流出，卵泡腔内压下降，卵泡壁塌陷，形成许多皱襞，卵泡壁的卵泡颗粒细胞和卵泡内膜细胞向内侵入，周围由结缔组织的卵泡外膜包围，共同形成黄体。卵泡颗粒细胞和卵泡内膜细胞在 LH 排卵峰的作用下进一步黄素化，分别形成颗粒黄体细胞及卵泡膜黄体细胞。两种黄体细胞内都含有胡萝卜素，该色素含量多寡决定黄体颜色的深浅。黄体细胞的直径由原来的 $12\sim14\mu m$ 增大到 $35\sim50\mu m$。在血管内皮生长因子（VEGF）作用下颗粒细胞血管化。排卵后 $7\sim8$ 日（相当于月经周期第 22 日左右），黄体体积和功能达到高峰，直径 $1\sim2cm$，外观黄色。正常黄体功能的建立需要理想的排卵前卵泡发育，特别是 FSH 刺激，以及一定水平的持续性LH 维持。

若排出的卵子受精，黄体则在胚胎滋养细胞分泌的人绒毛膜促性腺激素（HCG）作用下增大，转变为妊娠黄体，至妊娠 3 个月末才退化。此后胎盘形成并分泌甾体激素维持妊娠。

若卵子未受精，黄体在排卵后 $9\sim10$ 日开始退化，黄体功能限于 14 日，其机制尚未完全明确。有研究表明，黄体退化与其分泌的雌激素溶黄体作用有关，其作用是通过前列腺素和内皮素-1 介导的。黄体退化时黄体细胞逐渐萎缩变小，周围的结缔组织及成纤维细胞侵入黄体，逐渐由结缔组织所代替，组织纤维化，外观色白，称白体。黄体衰退后月经来潮，卵巢中又有新的卵泡发育，开始新的周期。

（三）卵巢性激素的合成及分泌

卵巢性激素主要是雌激素、孕激素及少量雄激素，均为甾体激素。卵泡膜细胞为排卵前雌激素的主要来源，黄体细胞在排卵后分泌大量孕激素及雌激素。雄激素（睾酮）主要由卵巢间质细胞和门细胞产生。

1. 甾体激素的基本化学结构 甾体激素属类固醇激素。类固醇激素的基本化学结构为环戊烷多氢菲环。按碳原子的数目分为三组：含 21 个碳原子为孕激素，基本结构为孕烷核，如孕酮；含 19个碳原子为雄激素，基本结构为雄烷核，如睾酮；含 18 个碳原子为雌激素，基本结构为雌烷核，如雌二醇、雌酮、雌酮、雌三醇。

2. 甾体激素的生物合成过程 卵巢组织具有直接摄取胆固醇合成性激素的酶系。由胆固醇合成的孕烯醇酮是合成所有甾体激素的前体。孕烯醇酮合成雄烯二酮有 Δ^4 和 Δ^5 两条途径。卵巢在排卵前以 Δ^5 途径合成雌激素，排卵后可通过 Δ^4 和 Δ^5 两种途径合成雌激素。孕酮的合成是通过 Δ^4 途径（图 3-3）。

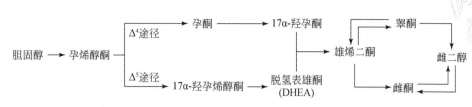

图 3-3　甾体激素的生物合成途径

卵巢雌激素的合成是由卵泡膜细胞与颗粒细胞在 FSH 与 LH 的共同作用下完成的：卵泡膜细胞上有 LH 受体，LH 与 LH 受体结合后可使细胞内胆固醇形成睾酮和雄烯二酮，后两者可透过细胞膜进入颗粒细胞内；颗粒细胞上有 FSH 受体，FSH 与 FSH 受体结合后可激活芳香化酶活性，将睾酮和雄烯二酮分别转化为雌二醇和雌酮。这就是 Falck（1959年）提出的雌激素合成的两种细胞-两种促性腺激素学说（图 3-4）。

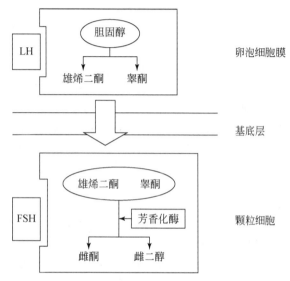

图 3-4　雌激素合成的两种细胞-两种促性腺激素学说示意图

3. 甾体激素代谢　甾体激素主要在肝内代谢。雌二醇的代谢产物为雌酮及其硫酸盐、雌三醇、二羟雌酮等，主要经肾脏排出；有一部分经胆汁排入肠内可再吸收入肝，即肝肠循环。孕激素主要代谢为孕二醇，经肾脏排出体外；睾酮代谢为雄酮、原胆烷醇酮，主要以葡萄糖醛酸盐的形式经肾脏排出体外。

4. 卵巢性激素分泌的周期性变化

（1）雌激素：卵泡开始发育时，雌激素分泌量很少；至月经第 7 日卵泡分泌雌激素量迅速增加，在排卵前达到高峰；排卵后由于卵泡液中雌激素释放至腹腔使循环中雌激素暂时下降，排卵后 12 日，黄体开始分泌雌激素使循环中雌激素又逐渐上升，在排卵后 7～8 日黄体成熟时，循环中雌激素又形成第二个小高峰，此均值低于第一高峰。此后黄体萎缩，雌激素水平急剧下降，在月经期达最低水平。

（2）孕激素：卵泡期卵泡不分泌孕酮，排卵前成熟卵泡的颗粒细胞在 LH 排卵峰的作用下黄素化，开始分泌少量孕酮，排卵后黄体分泌孕酮逐渐增加，至排卵后 7～8 日黄体成熟时，分泌量达最高峰，以后逐渐下降，到月经来潮时降到卵泡期水平。

（3）雄激素：女性的雄激素主要来自肾上腺，少量来源于卵巢，包括睾酮、雄烯二酮和脱氢表雄酮。卵巢内泡膜层是合成分泌雄烯二酮的主要部位，卵巢间质细胞和门细胞主要合成与分泌睾酮。排卵前循环中雄激素升高，一方面可促进非优势卵泡闭锁，另一方面可提高性欲。

5. 卵巢性激素的生理作用

（1）雌激素的生理作用

1）子宫肌：促进子宫肌细胞增生和肥大，使肌层增厚；增进血运，促使和维持子宫发育；增加子宫平滑肌对缩宫素的敏感性。

2）子宫内膜：使子宫内膜腺体及间质增生、修复。

3）宫颈：使宫颈口松弛、扩张，宫颈黏液分泌增加，性状变稀薄，富有弹性易拉成丝状。

4）输卵管：促进输卵管肌层发育及上皮的分泌活动，并可加强输卵管肌节律性收缩的振幅。

5）阴道上皮：使阴道上皮细胞增生和角化，黏膜变厚，并增加细胞内糖原含量，使阴道维持酸性环境。

6）外生殖器：使阴唇发育、丰满、色素加深。

7）第二性征：促使乳腺管增生，乳头、乳晕着色，促进其他第二性征的发育。

8）卵巢：协同 FSH 促进卵泡发育。

9）下丘脑、垂体：通过对下丘脑和垂体的正负反馈调节，控制促性腺激素的分泌。

10）代谢作用：促进水钠潴留；促进肝脏高密度脂蛋白合成，抑制低密度脂蛋白合成，降低循环中胆固醇水平；维持和促进骨基质代谢。

（2）孕激素的生理作用：孕激素通常是在雌激素的基础上发挥效应的。

1）子宫肌：降低子宫平滑肌兴奋性及其对缩宫素的敏感性，抑制子宫收缩，有利于胚胎及胎儿宫内生长发育。

2）子宫内膜：使增生期子宫内膜转化为分泌期内膜，为受精卵着床做好准备。

3）宫颈：使宫口闭合，黏液分泌减少，性状变黏稠。

4）输卵管：抑制输卵管肌节律性收缩的振幅。

5）阴道上皮：加快阴道上皮细胞脱落。

6）乳房：促进乳腺腺泡发育。

7）下丘脑、垂体：孕激素在月经中期具有增强雌激素对垂体 LH 排卵峰释放的正反馈作用；在黄体期对下丘脑、垂体有负反馈作用，抑制促性腺激素分泌。

8）体温：兴奋下丘脑体温调节中枢，可使基础体温在排卵后升高 0.3～0.5℃。临床上可以此作为判定排卵日期的标志之一。

9）代谢作用：促进水钠排泄。

（3）孕激素与雌激素的协同和拮抗作用：一方面，孕激素在雌激素作用的基础上，进一步促使女性生殖器和乳房的发育，为妊娠准备条件，两者有协同作用；另一方面，雌激素和孕激素又有拮抗作用，雌激素促进子宫内膜增生及修复，孕激素则限制子宫内膜增生，并使增生的子宫内膜转化为分泌期。其他的拮抗作用表现在子宫收缩、输卵管蠕动、宫颈黏液变化、阴道上皮细胞角化和脱落及钠和水的潴留与排泄等方面。

（4）雄激素的生理作用

1）对女性生殖系统的影响：从青春期开始，雄激素分泌便增加，促使阴蒂、阴唇和阴阜的发育，促进阴毛、腋毛的生长。但雄激素过多容易对雌激素产生拮抗，可减缓子宫及其内膜的生长增殖，抑制阴道上皮的增长和角化。长期使用雄激素，可出现男性化体态改变。雄激素还与性欲有关。

2）对机体代谢功能的影响：雄激素能促进蛋白合成，促进肌肉生长，并刺激骨髓中红细胞的增生。在性成熟期前，雄激素促使长骨骨基质生长和钙的保留；性成熟后可导致骨骺的关闭，使生长停止。雄激素可促进肾远曲小管对水、钠的重吸收并保留钙。

6. 甾体激素的作用机制 甾体激素具有脂溶性，主要通过扩散方式进入细胞内，与胞质受体结合，形成激素-胞质受体复合物。靶细胞胞质中存在的甾体激素受体是蛋白质，与相应激素结合具有很强的亲和力和专一性。当激素进入细胞内与胞质受体结合后，受体蛋白发生构型变化和热休克蛋白（HSP）解离，从而使激素-胞质受体复合物获得进入细胞核内的能力，并由胞质转移至核内，与核内受体结合，形成激素-核受体复合物，从而引发 DNA 的转录过程，生成特异的 mRNA，在胞质核糖体内翻译，生成蛋白质，发挥相应的生物效应。

（四）卵巢分泌的多肽激素

卵巢除分泌甾体激素外，还分泌一些多肽激素、细胞因子和生长因子。

1. 多肽激素 在卵泡液中可分离出三种多肽，根据它们对 FSH 产生的影响不同，分为抑制素、激活素和卵泡抑制素。它们既来源于卵巢颗粒细胞，也产生于垂体促性腺细胞，与卵巢甾体激素系统一样，构成调节垂体促性腺激素合成与分泌的激活素-抑制素-卵泡抑制素系统。

（1）抑制素：由两个不同的亚单位（α和β）通过二硫键连接，β亚单位再分为 β_A 和 β_B，形成抑制素 A（$\alpha\beta_A$）和抑制素 B（$\alpha\beta_B$）。它的主要生理作用是选择性地抑制垂体 FSH 的产生，包括 FSH 的合成和分泌，另外，它也能增强 LH 的活性。

（2）激活素：由抑制素的两个 β 亚单位组成，形成激活素 A（$\beta_A\beta_A$）、激活素 AB（$\beta_A\beta_B$）和激活素 B（$\beta_B\beta_B$）。近年来发现激活素还有其他亚单位，如 β_C、β_D、β_{ED} 等。激活素主要在垂体局部通过自分泌作用，增加垂体细胞的 GnRH 受体数量，提高垂体对 GnRH 的反应性，从而刺激 FSH 的产生。

（3）卵泡抑制素：是一个高度糖基化的多肽，它与抑制素和激活素的 β 亚单位具有亲和力，激活素与之结合后，失去刺激 FSH 产生的能力。卵泡抑制素的主要功能是通过自分泌或旁分泌作用，抑制 FSH 的产生。

2. 细胞因子和生长因子 白细胞介素-1、肿瘤坏死因子-α、胰岛素样生长因子、血管内皮生长因子、表皮生长因子、成纤维细胞生长因子、转化生长因子、血小板衍生生长因子等细胞因子和生长因子通过自分泌或旁分泌形式参与卵泡生长发育的调节。

四、子宫内膜及生殖器其他部位的周期性变化

卵巢周期使女性生殖器发生一系列周期性变化，尤以子宫内膜的周期性变化最为显著。

（一）子宫内膜的周期性变化

子宫内膜的周期性变化主要包括子宫内膜的组织学和生物化学的相应性变化。

1. 子宫内膜的组织学变化 子宫内膜从形态学上分为功能层和基底层。子宫内膜功能层是胚胎植入的部位，受卵巢激素变化的调节，具有周期性增殖、分泌和脱落性变化；基底层在月经后再生并修复子宫内膜创面，重新形成子宫内膜功能层。据其组织学变化将月经周期分为增殖期、分泌期、月经期三个阶段（以一个正常月经周期 28 日为例）。

（1）增殖期：月经周期第 5～14 日。与卵巢周期中的卵泡期相对应。在雌激素作用下，内膜表面上皮、腺体、间质、血管均呈增殖性变化，称增殖期。该期子宫内膜厚度自 0.5mm 增生至 3～5mm。增殖期又可分早、中、晚三期。

1）增殖早期：月经周期第 5～7 日。此期内膜薄，仅 1～2mm；腺体短、直、细且稀疏，腺上皮细胞呈立方形或低柱状；间质致密，间质细胞呈星形，间质中的小动脉较直、壁薄。

2）增殖中期：月经周期第 8～10 日。此期内膜腺体数增多、伸长并稍有弯曲；腺上皮细胞增生活跃，细胞呈柱状，开始有分裂象；间质水肿在此期最为明显。

3）增殖晚期：月经周期第 11～14 日。此期内膜进一步增厚，达 3～5mm，表面高低不平，略呈波浪形；腺上皮变为高柱状，增殖为假复层上皮，核分裂象增多，腺体更长，形成弯曲状，间质细胞呈星状，并相互结合成网状；组织内水肿明显，小动脉增生，管腔增大，呈弯曲状。

增殖期腺体细胞的重要变化表现为纤毛细胞和微绒毛的增加。纤毛细胞出现于月经周期第 7～8 日，主要围绕腺体开口分布，纤毛的摆动可促进子宫内膜分泌物的流动和分布。微绒毛可增加细胞表面积，从而增加腺细胞的排泄和吸收功能。增生的腺细胞和间质细胞内含有丰富的游离和结合的核糖体、线粒体、高尔基复合体及初级溶酶体。这些结构是蛋白质、能量及酶的合成与储存场所。

（2）分泌期：月经周期第 15～28 日，与卵巢周期中的黄体期相对应。黄体分泌的孕激素、雌激素使增殖期内膜继续增厚，腺体更增长弯曲，出现分泌现象；血管迅速增加，更加弯曲；间质疏松并水肿。此时内膜厚且松软，含有丰富的营养物质，有利于受精卵着床发育。整个分泌期亦分为三期。

1）分泌早期：月经周期第 15～19 日。此期内膜腺体更长，弯曲更明显，腺上皮细胞开始出现含糖原的核下空泡，为该期的组织学特征；间质水肿，螺旋小动脉继续增生、弯曲。

2）分泌中期：月经周期第 20～23 日。子宫内膜较前更厚并呈锯齿状。腺体内的分泌上皮细胞顶端胞膜破裂，细胞内的糖原溢入腺体，称顶浆分泌。内膜的分泌还包括血浆渗出，血液中许多重要的免疫球蛋白与上皮细胞分泌的结合蛋白结合，进入子宫内膜腔。子宫内膜的分泌活动在月经中期 LH 峰后第 7 日达到高峰，恰与囊胚植入同步。此期间质更加疏松、水肿，螺旋小动脉进一步增生并卷曲。

3）分泌晚期：月经周期第 24～28 日。此期为月经来潮前期，相当于黄体退化阶段。该期子宫内膜呈海绵状，厚达 10mm。内膜腺体开口面向宫腔，有糖原等分泌物溢出，间质更疏松、水肿。表面上皮细胞下的间质分化为肥大的蜕膜样细胞和小圆形的有分叶核及玫瑰红颗粒的内膜颗粒细胞；螺旋小动脉迅速增长，超出内膜厚度，更加弯曲，血管管腔也扩张。

分泌期超微结构的特征性变化是巨大线粒体的出现和核仁通道系统（NCS）的形成。NCS 是核膜呈螺旋状折叠，伸入核内或核仁内形成的，仅在排卵后出现。

（3）月经期：月经周期第 1～4 日，为子宫内膜海绵状功能层从基底层崩解脱落期，这是孕酮和雌激素撤退的最后结果。月经期前 24 小时，内膜螺旋动脉节律性收缩及舒张，继而出现逐渐加强的血管痉挛性收缩，导致远端血管壁及组织缺血坏死、剥脱，脱落的内膜碎片及血液一起从阴道流出，即月经来潮。

2. 子宫内膜的生物化学变化

（1）甾体激素受体和蛋白激素受体

1）甾体激素受体：增殖期子宫内膜腺细胞和间质细胞富含雌、孕激素受体。雌激素受体在增殖期子宫内膜含量最高，排卵后明显减少。孕激素受体在排卵时达高峰，随后腺上皮孕激素受体逐渐减少，而间质细胞孕激素受体含量相对增加。子宫内膜螺旋小动脉的平滑肌细胞亦含有雌、孕激素受体，且呈周期性变化，以黄体期两种受体含量最高，提示子宫血流可能在一定程度上亦受甾体激素影响。

2）蛋白激素受体：子宫内膜上皮和腺上皮存在 HCG/LH 受体的表达，功能尚不清楚。子宫内膜中亦存在生长激素受体/生长激素结合蛋白的表达，可能对子宫内膜发育有一定影响。

（2）各种酶类：一些组织水解酶如酸性磷酸酶、β-葡萄糖醛酸酶等能使蛋白质、核酸和黏多糖分解。这些酶类平时被限制在溶酶体内，不具有活性。排卵后若卵子未受精，黄体经一定时间萎缩，雌、孕激素水平下降，溶酶体膜的通透性增加，多种水解酶释放入组织，影响子宫内膜的代谢，对组织有破坏作用，从而造成内膜的剥脱和出血。基质金属蛋白酶（MMP）/组织基质金属蛋白酶抑制物（TIMP）系统、组织型纤溶酶原激活物（tPA）/纤溶酶原激活抑制物（PAI）系统等也参与子宫内膜的剥脱过程。

（3）酸性黏多糖：在雌激素作用下，子宫内膜间质细胞能产生一种和蛋白质结合的糖类，称酸性黏多糖（AMPS）。雌激素能促使 AMPS 在间质中浓缩聚合，成为内膜间质的基础物质，对增殖期子宫内膜的成长起支架作用。排卵后，孕激素可抑制 AMPS 的生成和聚合，促使其降解，致使子宫内膜黏稠的基质减少，血管壁的通透性增加，有利于营养及代谢产物的交换，并为受精卵着床和发育做好准备。

（4）血管收缩因子：月经来潮前 24 小时子宫内膜缺血、坏死，释放前列腺素 $F_{2\alpha}$ 和内皮素-1 等，使月经期血管收缩因子达最高水平。另外，血小板凝集产生的血栓素（TXA_2）也具有血管收缩作用，从而引起子宫血管和肌层节律性收缩，而且整个经期血管的收缩呈进行性加强，导致内膜功能层迅速缺血坏死、崩解脱落。

（二）生殖器其他部位的周期性变化

在卵巢性激素周期性作用下，阴道黏膜、宫颈黏液、输卵管及乳房组织也发生相应性变化。

1. **阴道黏膜**　月经周期中，阴道黏膜呈现周期性改变，在阴道上段表现最明显。排卵前，阴道上皮在雌激素的作用下，底层细胞增生，逐渐演变为中层与表层细胞，使阴道上皮增厚，表层细胞出现角化，在排卵期的程度最为明显。细胞内富含糖原，糖原经寄生在阴道内的阴道杆菌分解而成乳酸，使阴道内保持一定酸度，可以防止致病菌的繁殖。排卵后在孕激素的作用下，表层细胞脱落。因此临床上常借助阴道脱落细胞的变化，以了解体内雌激素水平和有无排卵。

2. **宫颈黏液**　在卵巢性激素的影响下，宫颈腺细胞分泌黏液，其物理、化学性质及分泌量均有明显的周期性改变。月经净后，体内雌激素水平降低，宫颈管分泌的黏液量很少。雌激素可刺激分泌细胞的分泌功能，随着雌激素水平不断升高，至排卵期黏液分泌量增加，黏液稀薄、透明，拉丝度可达 10cm 以上。若将黏液作涂片检查，干燥后可见羊齿植物叶状结晶，这种结晶在月经周期第6～7日开始出现，到排卵期最为清晰而典型。排卵后受孕激素影响，黏液分泌量逐渐减少，质地变黏稠而浑浊，拉丝度差，易断裂。涂片检查时结晶逐步模糊，直至月经周期第 22 日左右完全消失，出现排列成行的椭圆体。临床上通过宫颈黏液检查，可了解卵巢功能。

宫颈黏液是含有糖蛋白、血浆蛋白、氯化钠和水分的水凝胶。宫颈黏液中的氯化钠含量，在月经前后，仅占黏液干重的 2%～20%，而在排卵期则为黏液干重的 40%～70%。由于黏液是等渗的，氯化钠比例的增加势必导致水分亦相应增加，故排卵期的宫颈黏液稀薄而量多。宫颈黏液中的糖蛋白排列成网状。近排卵时，在雌激素影响下网眼变大。

根据上述变化，可见排卵期宫颈黏液最适宜精子通过。雌、孕激素的作用使宫颈在月经周期中对精子穿透发挥着生物阈的作用。

3. **输卵管**　输卵管的周期性变化包括形态和功能两方面。在雌激素的作用下，输卵管黏膜上皮纤毛细胞生长，体积增大；非纤毛细胞分泌增加，为卵子提供运输和种植前的营养物质。雌激素还促进输卵管发育及输卵管肌层的节律性收缩。孕激素则能抑制输卵管的节律性收缩振幅。孕激素与雌激素间有许多制约的作用，孕激素可抑制输卵管黏膜上皮纤毛细胞的生长，降低分泌细胞分泌黏液的功能。雌、孕激素的协同作用，保证了受精卵在输卵管内的正常运行。

4. **乳房**　雌激素促进乳腺管增生，而孕激素则促进乳腺小叶及腺泡生长。某些女性在月经前期有乳房肿胀和疼痛感，可能是由于乳腺管的扩张、充血及乳房间质水肿所致。月经来潮后由于雌、孕激素撤退，上述症状大多消退。

五、月经周期的调节

月经周期的调节是极其复杂的过程，主要涉及下丘脑、垂体和卵巢。下丘脑分泌 GnRH，通过调节垂体促性腺激素的分泌，调控卵巢功能。卵巢分泌的性激素对下丘脑-垂体又有反馈调节作用。下丘脑、垂体与卵巢之间相互调节、相互影响，形成一个完整而协调的神经内分泌系统称为下丘脑-垂体-卵巢轴（HPO 轴）（图 3-5）。除下丘脑、垂体和卵巢激素之间的相互调节外，抑制素-激活素-卵泡抑制素系统也参与对月经周期的调节。HPO 轴的神经内分泌活动受到大脑高级中枢的影响，其他内分泌腺与月经亦有关系。

（一）下丘脑促性腺激素释放激素（GnRH）

下丘脑弓状核神经细胞分泌的 GnRH 是一种十肽激素，直接通过垂体门脉系统输送到腺垂体，调节垂体促性腺激素的合成和分泌。

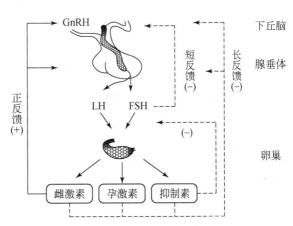

图 3-5　下丘脑-垂体-卵巢轴之间的相互关系

GnRH 的分泌特征是脉冲式释放,脉冲频率为 60～120 分钟,其频率与月经周期有关。正常月经周期的生理功能和病理变化均伴有相应的 GnRH 脉冲式分泌模式变化。GnRH 的脉冲式释放可调节 LH/FSH 比值。脉冲频率减慢时,血中 FSH 水平升高,LH 水平降低,从而 LH/FSH 比值下降;频率增加时,LH/FSH 比值升高。

下丘脑是 HPO 轴的启动中心,GnRH 的分泌受垂体促性腺激素和卵巢性激素的反馈调节,包括起促进作用的正反馈和起抑制作用的负反馈调节。反馈调节包括长反馈、短反馈和超短反馈三种。长反馈指卵巢分泌到循环中的性激素对下丘脑的反馈作用;短反馈是指垂体激素对下丘脑 GnRH 分泌的负反馈调节;超短反馈是指 GnRH 对其本身合成的负反馈调节。这些激素反馈信号和来自神经系统高级中枢的神经信号一样,通过多种神经递质,包括去甲肾上腺素、多巴胺、内啡肽、5-羟色胺和褪黑激素等调节 GnRH 的分泌。去甲肾上腺素促进 GnRH 的释放,内源性阿片肽抑制 GnRH 的释放,多巴胺对 GnRH 的释放则具有促进和抑制双重作用。

（二）腺垂体生殖激素

由腺垂体（垂体前叶）分泌的直接与生殖调节有关的激素有促性腺激素和催乳素。

1. 促性腺激素　腺垂体的促性腺激素细胞分泌 FSH 和 LH。它们对 GnRH 的脉冲式刺激起反应,自身亦呈脉冲式分泌,并受卵巢性激素和抑制素的调节。FSH 和 LH 均为糖蛋白激素,皆由 α 与 β 两个亚单位肽链以共价键结合而成。它们的 α 亚基结构相同,β 亚基结构不同。β 亚基是决定激素特异抗原性和特异功能的部分,但必须与 α 亚基结合成完整分子才具有生物活性。人类的促甲状腺激素（TSH）和人绒毛膜促性腺激素（HCG）也均由 α 和 β 两个亚单位组成。这四种糖蛋白激素的 α 亚单位中的氨基酸组成及其序列基本相同,它们的免疫反应也基本相同,各激素的特异性均存在于 β 亚单位。

FSH 是卵泡发育必需的激素,其主要生理作用包括:①直接促进窦前卵泡及窦卵泡颗粒细胞增殖与分化,分泌卵泡液,使卵泡生长发育;②激活颗粒细胞芳香化酶,合成与分泌雌二醇;③在前一周期的黄体晚期及卵泡早期,促使卵巢内窦卵泡群的募集;④促使颗粒细胞合成分泌 IGF 及其受体、抑制素、激活素等物质,并与这些物质协同作用,调节优势卵泡的选择与非优势卵泡的闭锁退化;⑤在卵泡期晚期与雌激素协同,诱导颗粒细胞生成 LH 受体,为排卵及黄素化做准备。

LH 的生理作用包括:①在卵泡期刺激卵泡膜细胞合成雄激素,主要是雄烯二酮,为雌二醇的合成提供底物;②排卵前促使卵母细胞最终成熟及排卵;③在黄体期维持黄体功能,促进孕激素、雌二醇和抑制素 A 的合成与分泌。

2. 催乳素（PRL）　是由腺垂体的催乳细胞分泌的由氨基组成的多肽激素,具有促进乳汁合成功能。其分泌主要受下丘脑释放入门脉循环的多巴胺（PRL 抑制因子）抑制性调节。促甲状腺激素释放激素（TRH）亦能刺激 PRL 的分泌。由于多巴胺与 GnRH 对同一刺激或抑制作用常同时发生效应,因此,当 GnRH 的分泌受到抑制时,可出现促性腺激素水平下降,而 PRL 水平上升,临床表现为闭经泌乳综合征。另外,由于 TRH 升高,可使一些甲状腺功能减退的妇女出现泌乳现象。

（三）卵巢性激素的反馈作用

卵巢分泌的雌、孕激素对下丘脑和垂体具有反馈调节作用。

1. 雌激素　对下丘脑产生负反馈和正反馈两种作用。在卵泡期早期,一定水平的雌激素负反馈作用于下丘脑,抑制 GnRH 释放,并降低垂体对 GnRH 的反应性,从而实现对垂体促性腺激素脉冲式分泌的抑制。在卵泡期晚期,随着卵泡的发育成熟,当雌激素的分泌达到阈值（≥200pg/ml）并维持 48 小时以上,雌激素即可发挥正反馈作用,刺激 LH 分泌高峰。在黄体期,雌激素协同孕激素对下丘脑有负反馈作用。

2. 孕激素　在排卵前,低水平的孕激素可增强雌激素对促性腺激素的正反馈作用。在黄体期,高水平的孕激素对促性腺激素的脉冲分泌产生负反馈抑制作用。

（四）月经周期的调节机制

1.**卵泡期**　在一次月经周期的卵巢黄体萎缩后，雌、孕激素和抑制素 A 水平降至最低，对下丘脑及垂体的抑制解除，下丘脑又开始分泌 GnRH，使垂体 FSH 分泌增加，促使卵泡逐渐发育，分泌雌激素，使子宫内膜发生增生期变化。随着雌激素逐渐增加，其对下丘脑的负反馈作用增强，抑制下丘脑 GnRH 的分泌，加之抑制素 B 的作用，使垂体 FSH 分泌减少。随着卵泡逐渐发育，接近成熟时卵泡分泌的雌激素达到 200pg/ml 以上，并持续 48 小时，即对下丘脑和垂体产生正反馈作用，形成了 LH 和 FSH 峰，两者协同作用，促使成熟卵泡排卵。

2.**黄体期**　排卵后，循环中 LH 和 FSH 均急速下降，在少量 LH 及 FSH 作用下，黄体形成并逐渐发育成熟。黄体主要分泌孕激素，也分泌雌二醇，使子宫内膜发生分泌期变化。排卵后第 7～8 日循环中孕激素达到高峰，雌激素也达到又一高峰。由于大量孕激素和雌激素及抑制素 A 的共同的负反馈作用，使垂体的 LH 及 FSH 分泌相应减少，黄体开始萎缩，孕激素和雌激素的分泌也减少，子宫内膜失去性激素支持，发生脱落而月经来潮。雌、孕激素和抑制素 A 的减少解除了对下丘脑、垂体的负反馈抑制，FSH 分泌增加，卵泡开始发育，下一个月经周期又重新开始，如此周而复始（图3-6）。

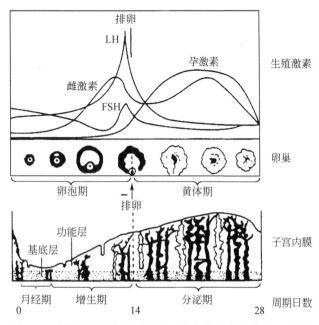

图 3-6　卵巢及子宫内膜周期性变化和激素水平关系示意图

总之，下丘脑、垂体和卵巢之间相互依存，相互制约，调节着正常月经周期。月经周期还受外界环境、精神因素及体液的影响。大脑皮质、下丘脑、垂体和卵巢之间任何一个环节发生障碍，都会引起卵巢功能紊乱，导致月经失调。

六、其他内分泌腺功能对月经周期的影响

HPO 轴也受其他内分泌腺功能的影响，如甲状腺、肾上腺及胰腺的功能异常，均可导致月经失调，甚至闭经。

（一）甲状腺

甲状腺分泌甲状腺素（T_4）和三碘甲状腺原氨酸（T_3），不仅参与机体各种物质的新陈代谢，还对性腺的发育成熟、正常月经和生殖功能的维持具有重要影响。青春期以前发生甲状腺功能减退者可有性发育障碍，使青春期延迟。青春期则出现月经失调，临床表现为月经过少、稀发，甚至闭经。患者多合并不孕，自然流产和畸胎发生率增加。甲状腺功能轻度亢进时甲状腺素分泌与释放增加，子宫内膜过度增生，临床表现月经过多、过频，甚至发生功能失调性子宫出血。当甲状腺功能亢进进一步加重时，甲状腺素的分泌、释放及代谢等过程受到抑制，临床表现为月经量稀少、月经次数减少，甚至闭经。

（二）肾上腺

肾上腺不仅具有合成和分泌糖皮质激素、盐皮质激素的功能，还能合成和分泌少量雄激素和极微量雌激素、孕激素。肾上腺皮质是女性雄激素的主要来源。少量雄激素为正常妇女的阴毛、腋毛、肌肉和全身发育所必需。若雄激素分泌过多，可抑制下丘脑分泌 GnRH，并对抗雌激素，使卵巢功能受到抑制而出现闭经，甚至男性化表现。先天性肾上腺皮质增生症患者由于存在 21-羟化酶缺陷，导致皮质激素合成不足，引起促肾上腺皮质激素（ACTH）代偿性增加，促使肾上腺皮质网状带雄激素分泌过多，临床上导致女性假两性畸形或女性男性化的表现。

（三）胰腺

胰岛分泌的胰岛素不仅参与糖代谢，而且对维持正常的卵巢功能有重要影响。胰岛素依赖性糖尿病患者常伴有卵巢功能低下。在胰岛素抵抗的高胰岛素血症患者，过多的胰岛素将促进卵巢产生过多的雄激素，从而发生高雄激素血症，导致月经失调，甚至闭经。

（陈志霞　黄健玲　黄旭春）

第四章　妊娠与产褥

第一节　妊娠生理

妊娠是胚胎和胎儿在母体内发育成长的过程。成熟卵子受精是妊娠的开始，胎儿及其附属物自母体排出是妊娠的终止。妊娠是非常复杂、变化极为协调的生理过程。

一、受精及受精卵发育、输送与着床

获能的精子与次级卵母细胞相遇于输卵管，结合形成受精卵的过程称为受精。受精发生在排卵后12小时以内，整个受精过程约需24小时。晚期胚囊种植于子宫内膜的过程称受精卵着床。

1. **受精卵形成**　精液射入阴道内，精子离开精液经宫颈管、子宫腔进入输卵管管腔，在此过程中精子顶体表面的糖蛋白被生殖道分泌物中的α、β淀粉酶降解，同时顶体膜结构中胆固醇与磷脂比率和膜电位发生变化，顶体膜稳定性降低，此过程称为精子获能，需7小时左右。卵子（次级卵母细胞）从卵巢排出，经输卵管伞部进入输卵管内，当停留在输卵管处等待的精子与卵子相遇时，精子头部顶体外膜破裂，释放出顶体酶，溶解卵子外围的放射冠和透明带，称为顶体反应。借助酶的作用，精子穿过放射冠和透明带。只有发生顶体反应的精子才能与次级卵母细胞融合。精子头部与卵子表面接触时，卵子细胞质内的皮质颗粒释放溶酶体酶，引起透明带结构改变，精子受体分子变性，阻止其他精子进入透明带，这一过程称为透明带反应。穿过透明带的精子外膜与卵子胞膜接触并融合，精子进入卵子内。随后卵子迅即完成第二次减数分裂形成卵原核，卵原核与精原核融合，核膜消失，染色体相互混合，形成二倍体的受精卵，完成受精过程。

受精后30小时，受精卵借助输卵管蠕动和输卵管上皮纤毛推动向宫腔方向移动。同时开始进行有丝分裂，形成多个子细胞，称为分裂球。受透明带限制，子细胞虽增多，并不增大，以适应在狭窄的输卵管腔中移动。受精后50小时为8细胞阶段，至受精后72小时分裂为16个细胞的实心细胞团，称为桑葚胚，随后早期囊胚形成。受精后第4日早期囊胚进入宫腔。受精后第5~6日早期囊胚的透明带消失，总体积迅速增大，继续分裂发育，晚期囊胚形成。

2. **受精卵着床**　经过定位、黏附和侵入三个过程。

（1）定位：透明带消失，晚期囊胚以其内细胞团端接触子宫内膜。

（2）黏附：晚期囊胚黏附在子宫内膜，囊胚表面滋养细胞分化为两层，外层为合体滋养细胞，内层为细胞滋养细胞。

（3）侵入：滋养细胞穿透侵入子宫内膜内1/3肌层及血管，囊胚完全埋入子宫内膜中且被内膜覆盖。

受精卵着床必须具备的条件：①透明带消失；②囊胚细胞滋养细胞分化出合体滋养细胞；③囊胚和子宫内膜同步发育且功能协调；④孕妇体内分泌足够量的孕酮。子宫有一个极短的窗口期允许受精卵着床。

二、胚胎、胎儿发育特征

孕周从末次月经第 1 日开始计算，通常比排卵或受精提前 2 周，比着床提前 3 周，全过程约为 280 日，即 40 周。妊娠 10 周（受精后 8 周）内的人胚称为胚胎，是器官分化、形成的时期。自妊娠 11 周（受精第 9 周）起称为胎儿，是生长、成熟的时期。

以 4 周为一孕龄单位，描述胚胎及胎儿发育的特征。

1. 4 周末　可辨认胚盘和体蒂。

2. 8 周末　胚胎初具人形，头大，占整个胎体近一半。能辨认眼、耳、鼻、口、手指及足趾，各器官正在分化发育，心脏已形成。

3. 12 周末　胎儿身长约 9cm，顶臀长 6~7cm。外生殖器已可初辨性别。四肢可活动。

4. 16 周末　胎儿身长约 16cm，顶臀长 12cm，体重约 110g。从外生殖器可确认胎儿性别。头皮已长出头发，胎儿已经开始出现呼吸运动。皮肤菲薄呈深红色，无皮下脂肪，部分孕妇自感有胎动。

5. 20 周末　胎儿身长约 25cm，顶臀长 16cm，体重约 320g，皮肤暗红，全身有毳毛和胎脂。胎头占全身的 1/3，有头发生长，吞咽运动开始，检查孕妇时可闻及胎心音。

6. 24 周末　胎儿身长约 30cm，顶臀长 21cm，体重约 630g。各脏器均已发育，皮下脂肪开始沉积，因量不多，皮肤呈皱缩状，出现眉毛和睫毛。细小支气管和肺泡已经发育。出生后可有呼吸，但生存力极差。

7. 28 周末　胎儿身长约 35cm，顶臀长 25cm，体重约 1000g。全身细瘦，皮肤粉红，上有胎脂。指（趾）甲未达指（趾）端。女性阴唇发育，男性睾丸已下降。皮下脂肪沉积少，故面部皱纹多。若出生，能啼哭，会吞咽，四肢能活动，但生活力弱，抵抗力低，易患新生儿特发性呼吸困难综合征，如加强护理，可能存活。

8. 32 周末　胎儿身长约 40cm，顶臀长 28cm，体重约 1700g。皮肤深红仍呈皱缩状。生活力尚可，出生后注意护理可以存活。

9. 36 周末　胎儿身长约 45cm，顶臀长 32cm，体重约 2500g，皮下脂肪增多，面部皱纹消失，指（趾）甲已达指（趾）端。出生后能啼哭及吸吮，生活力良好，基本能存活。

10. 40 周末　胎儿发育成熟。身长约 50cm，顶臀长 36cm，体重 3400g。胎头双顶径值大于 9cm。皮肤粉红色，皮下脂肪发育良好，体型尚丰满。除肩、背部尚有少许毳毛外，其余部位均已脱落。头发长 2~3cm，指（趾）甲已过指（趾）尖。女性婴儿大小阴唇发育良好，男性婴儿睾丸已降至阴囊。出生后四肢运动活泼，哭声洪亮，吸吮力强，能很好存活。

三、胎儿附属物的形成与功能

（一）胎盘

胎盘由羊膜、叶状绒毛膜和底蜕膜组成，是母体与胎儿间进行物质交换的重要器官。

1. 胎盘的形成

（1）羊膜：构成胎盘的胎儿部分，是胎盘最内层。羊膜是附着于绒毛膜板表面的半透明膜。羊膜光滑，无血管、神经及淋巴。正常羊膜厚 0.02~0.05mm，电镜见上皮细胞表面有微绒毛，使羊水与羊膜间进行物质交换。

（2）叶状绒毛膜：为胎盘的主要结构。随着胚胎长大，与底蜕膜相接触的绒毛，因营养丰富发育良好，称为叶状绒毛膜，是构成胎盘的胎儿部分，为妊娠足月胎盘的主要部分。

（3）底蜕膜：是组成胎盘的母体部分，分娩时胎盘即由此剥离。

2. 足月妊娠胎盘的结构　足月妊娠胎盘呈扁圆或椭圆形，重 450~650g，直径 16~20cm，厚 1~3cm，中间厚，边缘薄。胎盘分胎儿面和母体面。胎儿面被覆羊膜，呈灰白色，光滑半透明，脐带动静脉从附着处分支向四周呈放射状分布直达胎盘边缘，其分支穿过绒毛膜板，进入绒毛干及其分支。母面呈暗红色，脱模间隔形成若干浅沟分成母体叶。

3.**胎盘功能**　胎盘位于胎儿与母体之间，是维持胎儿宫内生长发育的重要器官，具有免疫、物质交换、防御及合成等功能。

（1）免疫功能：胎儿是同种半异体移植物。正常妊娠母体能容受、不排斥胎儿，其具体机制目前尚不清楚，可能与早期胚胎组织无抗原性、母体界面的免疫耐受及妊娠期母体免疫力低下有关。

（2）物质交换功能：包括气体交换、营养物质供应和排出胎儿代谢产物。物质交换的转运方式有：①简单扩散：物质通过细胞质膜从高浓度区扩散到低浓度区，不消耗能量。如 O_2、CO_2、水、钠钾电解质等；②易化扩散：物质通过细胞质膜从高浓度区向低浓度区扩散，不消耗能量，但需特异性载体转运，如葡萄糖的转运；③主动运输：物质通过细胞质膜从低浓度区向高浓度区扩散，需要消耗能量及特异性载体转运，如氨基酸、水溶行维生素、钙及铁等；④其他：较大物质可通过细胞质膜裂隙，或通过细胞膜内陷吞噬后，继之膜融合，形成小泡向细胞内移动等方式转运，如大分子蛋白质、免疫球蛋白等。

1）气体交换：母儿间 O_2 和 CO_2 在胎盘中以简单扩散方式交换，相当于胎儿呼吸系统的功能。①氧交换：母体子宫动脉血氧分压（PO_2）为 95～100mmHg，绒毛间隙内血 PO_2 为 40～50mmHg，而胎儿脐动脉 PO_2 于交换前为 20mmHg，经绒毛与绒毛间隙的母血进行交换后，胎儿脐静脉血 PO_2 为 30mmHg 以上，氧饱和度达到 70%～80%，母体每分钟可供胎儿氧 7～8ml/kg。尽管 PO_2 升高不多，但胎儿血红蛋白对 O_2 的亲和力强，能从母血中获得充分的 O_2。一些疾病状态，如心功能不全、贫血、肺功能不良、子痫前期等，母血 PO_2 降低，胎儿获得 O_2 明显不足，容易发生胎儿宫内生长受限或胎儿窘迫。②二氧化碳交换：母体子宫动脉血二氧化碳分压（PCO_2）为 32mmHg，绒毛间隙内血 PCO_2 为 38～42mmHg，较胎儿脐动脉血 PCO_2 48mmHg 稍低，但 CO_2 的扩散速度比 O_2 快 20倍，故胎儿 CO_2 容易通过绒毛间隙直接向母体迅速扩散。

2）营养物质供应：葡萄糖是胎儿代谢的主要能源，以易化扩散方式通过胎盘，胎儿体内的葡萄糖均来自母体。氨基酸、钙、磷、碘和铁以主动运输方式通过胎盘。脂肪酸、钾、钠、镁、维生素 A、维生素 D、维生素 E、维生素 K 以简单扩散方式通过胎盘。胎盘中还含有多种酶（如氧化酶、还原酶、水解酶等），能将复杂化合物分解为简单物质，如将蛋白质分解为氨基酸、将脂质分解为非酯化脂肪酸等，也能将简单物质合成后供给胎儿，如葡萄糖合成糖原、氨基酸合成蛋白质等。

3）排除胎儿代谢产物：胎儿代谢产物如尿素、尿酸、肌酐、肌酸等，经胎盘转输入母血，由母体排出体外。

（3）防御功能：胎盘的屏障作用极为有限。各种病毒（如风疹病毒、巨细胞病毒等）及大部分药物均克可通过胎盘，影响胎儿。细菌、弓形虫、衣原体、螺旋体不能通过胎盘屏障，但可在胎盘部位形成病灶，破坏绒毛结构后进入胎体感染胚胎及胎儿。母血中免疫抗体如 IgG 能通过胎盘，使胎儿在生后短时间内获得被动免疫力。

（4）合成功能：胎盘合体滋养细胞能合成多种激素、酶和细胞因子，对维持正常妊娠起重要作用。激素有蛋白、多肽和甾体激素等，如人绒毛膜促性腺激素、人胎盘生乳苏、雌激素、孕激素等；酶有缩宫素酶、耐热性碱性磷酸酶等。还能合成前列腺素、多种神经递质和多种细胞因子与生长因子。

1）绒毛膜促性腺激素（HCG）：为分子质量 36 700Da 的糖蛋白，与 FSH、LH 和促甲状腺激素一样，均有 α、β 亚基组成，α 亚基几乎相同，相互间能发生交叉反应，β-HCG 亚基础羧基端最后的 24 个氨基酸片段为其所特有，故临床利用 β-HCG 的特异抗血清测定母体血清 β-HCG。受精后第 6 日滋养细胞开始分泌微量 HCG，在受精后 10 日迅速下降，至妊娠中晚期血清浓度仅为峰值的 10%，产后 2 周内消失。HCG 的功能有：①维持月经黄体寿命，使月经黄体增大成为妊娠黄体，增加甾体激素的分泌以维持妊娠；②促进雄激素芳香化转化为雌激素，同时能刺激孕酮的形成；③抑制植物血凝素对淋巴细胞的刺激作用，HCG 能吸附于滋养细胞表面，以免胚胎滋养层被母体淋巴细胞攻击；④刺激胎儿睾丸分泌睾酮，促进男胎性分化；⑤能与母体甲状腺细胞 TSH 受体结合，刺激甲状腺活性。

2）人胎盘生乳素（HPL）：为分子质量 22 279Da 的单链多肽激素，有 191 个氨基酸。妊娠 5～6 周用放免法可在母体血浆中测出 HPL，随妊娠进展其分泌量维持增加，至妊娠 34～36 周达高峰并维持至分娩，产后迅速下降，产后 7 小时即测不出。HPL 的功能：①促进乳腺腺泡发育，刺激乳腺上皮细胞合成乳白蛋白、乳酪蛋白和乳珠蛋白，为产后泌乳做准备；②有促进胰岛素生成的作用，使母血胰岛素值增高；③通过脂解作用提高游离脂肪酸、甘油浓度，以游离脂肪酸作为能源来源；④抑制母体对胎儿的排斥作用。HPL 是通过母体促进胎儿发育的"代谢调节因子"。

3）雌激素：妊娠早期由卵巢黄体产生，妊娠 10 周后主要由胎儿-胎盘单位合成。至妊娠末期，雌三醇值为非孕妇女的 1000 倍，雌二醇及雌酮值为非孕妇女的 100 倍。

雌激素生成过程：母体胆固醇在胎盘内转变为孕烯醇酮后，经胎儿肾上腺胎儿带转化为硫酸脱氢表雄酮（DHAS），再经胎儿肝内 16α-羟基硫酸脱氢表雄酮（16α-OH-DHAS）后，在胎盘合体滋养细胞硫酸酯酶的作用下，去硫酸根形成 16α-OH-DHA，随后经胎盘芳香化酶的作用成为 16α-羟基雄烯二酮，最终形成游离雌三醇。

4）孕激素：妊娠早期由卵巢妊娠黄体产生。妊娠 8～10 周后，胎盘合体滋养细胞是产生孕激素的主要来源。母血孕酮值随妊娠进展逐渐增高，至妊娠足月达 312～624nmol/L，其代谢产物为孕二醇，24 小时尿排出值为 35～45mg。孕激素在雌激素的协同作用下，对妊娠期子宫内膜、子宫肌层、乳腺及母体其他系统的生理变化起重要作用。

5）缩宫素酶：为分子质量约 30 万 Da 的糖蛋白。随妊娠进展逐渐增多，至妊娠末期达高值。其生物学意义尚不十分明了，主要作用是灭活缩宫素分子，维持妊娠。胎盘功能不良，如死胎、子痫前期、胎儿生长受限时，血中缩宫素酶降低。

6）耐热性碱性磷酸酶（HSAP）：妊娠 16～20 周母血清中可测出。随妊娠进展而增多，直至胎盘娩出后其值下降，产后 3～6 日消失。动态测其数值，可作为胎盘功能的一项指标。

7）细胞因子与生长因子：如表皮生长因子、神经生长因子、胰岛素样生长因子、肿瘤坏死因子-α、白介素-1、白介素-2、白介素-6、白介素-8 等。上述因子在胚胎和胎儿营养及免疫保护中起一定作用。

（二）胎膜

胎膜是由外层的平滑绒毛膜和内层的羊膜组成。囊胚表面非着床部位的绒毛膜在发育过程中缺乏营养逐渐萎缩成为平滑绒毛膜。羊膜为无血管膜，结实、坚韧而柔软，与覆盖胎盘、脐带的羊膜层相连，能转运溶质和水，参与羊水平衡的维持；能合成血管活性肽、生长因子和细胞因子，参与血管张力的调节。至妊娠晚期平滑绒毛膜与羊水轻轻黏附并能分开。胎膜的重要作用是维持羊膜腔的完整性，对胎儿起到保护作用。胎膜含大量花生四烯酸（前列腺素前身物质）的磷脂，且含有能生成游离花生四烯酸的溶酶体，在分娩发动上有一定作用。

（三）脐带

脐带是连接胎儿与胎盘的条索状组织，胎儿借助脐带悬浮于羊水中。足月妊娠的脐带长 30～100cm，平均约 55cm，直径为 0.8～2.0cm。脐带表面有羊膜覆盖呈灰白色，内有一条脐静脉，脐血管周围为含水量丰富、来自胚外中胚层的胶样组织，称为华通胶（wharton jelly），有保护脐血管的作用。脐带是母体与胎儿气体交换、营养物质供应和代谢产物排出的重要通道。脐带受压使血流受阻时，可导致胎儿缺氧，甚至危及胎儿生命。

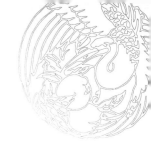

（四）羊水

充满于羊膜腔内的液体称为羊水。

1. 羊水来源

（1）妊娠早期的羊水主要来自母体经胎膜进入羊膜腔的透析液。

（2）妊娠中期以后，胎儿尿液成为羊水来源，使羊水的渗透压逐渐降低。

（3）妊娠晚期胎儿肺参与羊水的生成，每日有 600～800ml 液体从肺泡分泌至羊膜腔。

（4）羊膜、脐带华通胶及胎儿皮肤渗出液体，但量少。

2. 羊水的吸收

（1）约 50% 由胎膜完成。

（2）胎儿吞咽羊水、足月妊娠胎儿每日可吞咽羊水 500～700ml。

（3）脐带每小时能吸收羊水 40～50ml。

（4）20 孕周前，胎儿角化前皮肤有吸收羊水的功能，但量较少。

3. 母体、胎儿、羊水三者之间的关系　羊水在羊膜腔内不断进行液体交换，以保持羊水量的相对恒定。母儿间液体交换主要通过胎盘，每小时约 3600ml，母体与羊水的交换主要通过胎膜进行，每小时约 400ml。羊水与胎儿间主要通过呼吸道、消化管、泌尿道及角化前皮肤进行交换。

4. 羊水量、性状及成分　妊娠期羊水量逐渐增加，妊娠 38 周约 1000ml。以后羊水量逐渐减少。妊娠 40 周羊水量约 800ml，过期妊娠羊水量明显减少，可减少至 300ml 以下。妊娠早期羊水为无色澄清液体。妊娠足月羊水略混浊、不透明，可见羊水内小片状物（胎脂、上皮细胞、毳毛、毛发、少量白细胞、白蛋白、尿酸盐等）。羊水中含有大量激素和酶。足月妊娠时羊水比重为 1.007～1.025，pH 约为 7.20，内含有水分 98%～99%，1%～2% 为无机盐及有机物。

5. 羊水的功能

（1）保护胎儿：羊膜腔内恒温，适量的羊水对胎儿有缓冲作用，避免胎儿收到挤压，防止胎肢粘连，避免子宫肌壁或胎儿对脐带直接压迫所致的胎儿窘迫；临床宫缩时，羊水能使宫缩压力均匀分布，避免胎儿局部受压所致的胎儿窘迫。胎儿吞咽或吸入羊水可促进胎儿消化道和肺的发育，孕期羊水过少可引起胎儿肺发育不良。

（2）保护母体：妊娠期减少胎动所致的不适感；临床后，前羊水囊借助楔形水压扩张宫口及阴道；破膜后羊水冲洗阴道，可减少感染机会。

四、妊娠期母体的变化

由于胚胎、胎儿生长发育的需要，在胎盘产生的激素参与下，在神经内分泌的影响下，孕妇体内各系统发生一系列适应性的解剖和生理变化。了解妊娠期母体变化，有助于做好孕期保健，有利于鉴别异常病理情况，及时做出正确处理。

（一）生殖系统的变化

1. 子宫

（1）宫体逐渐增大变软：子宫重量非孕时约 70g，增至足月妊娠时 1100g 左右，增加近 20 倍，子宫大小由非孕时（7～8）cm×（4～5）cm×（2～3）cm 增大至妊娠足月时 35cm×22cm×25cm。宫腔容量由非孕时的 5ml 增至妊娠足月时约 5000ml，增加约 1000 倍。妊娠早期，子宫呈球形或椭圆形，且不对称，受精卵着床部位的子宫壁明显突出。妊娠 12 周以后增大子宫渐呈均匀对称并超出盆腔，可在耻骨联合上方触及。妊娠晚期的子宫呈不同程度右旋，与乙状结肠在盆腔左侧占据有关。子宫增大主要是肌细胞肥大，由非孕时长 20μm、宽 2μm 增至妊娠足月时长 500μm、宽 10μm，细胞质内的肌动蛋白和肌浆球蛋白含量大增，为临产后子宫阵缩提供物质基础。子宫肌壁厚度由非孕时约 1cm，孕中期逐渐增厚达 2.0～2.5cm，至孕末期又变薄为 1.0～1.5cm 或更薄。子宫增大最初受激素水平的影响，后期因宫腔内压力增加所致。

子宫各部的增长速度不一。宫底部于妊娠后期增长最快，宫体部含肌纤维最多，子宫下段次之，宫颈最少，以适应临产后子宫阵缩由宫底部向下递减，促使胎儿娩出。

自妊娠 12～14 周起，子宫出现不规则无痛性收缩，称为 Braxton Hicks 收缩，其强度及频率随妊娠进展而逐渐增加，但宫缩时宫腔内压力不超过（通常为 5～25mmHg），持续时间不足 30 秒。

妊娠足月时子宫胎盘血流量为 450～650ml/min，其中 5%供肌层，10%～15%供子宫蜕膜层，80%～85%供胎盘。宫缩时子宫血流量明显减少。

（2）子宫峡部：位于宫体与宫颈之间最狭窄部位。非孕时长约 1cm，妊娠后变软，妊娠 10 周时子宫峡部明显变软。妊娠 12 周以后，子宫峡部逐渐伸展拉长变薄，扩展成为宫腔的一部分，形成子宫下段。临产后可伸展至 7～10cm，成为软产道的一部分。

（3）宫颈：妊娠早期宫颈组织水肿，黏膜充血，致使宫颈肥大，呈紫蓝色，变软。宫颈管内腺体肥大，宫颈黏液增多，形成黏稠的黏液栓，有防止病原体入侵宫腔的作用。接近临产时，宫颈管变短并出现轻度扩张。

2. 卵巢 妊娠期卵巢略增大，排卵和新卵泡发育均停止。一侧卵巢可见妊娠黄体，妊娠 6～7 周前分泌雌、孕激素，维持妊娠。黄体功能于妊娠 10 周后被胎盘取代，黄体开始萎缩。

3. 输卵管 妊娠期输卵管伸长，但肌层并不增厚。黏膜上皮细胞变扁平，在基质中可见蜕膜细胞。有时黏膜呈蜕膜样改变。

4. 阴道 妊娠期黏膜变软，呈紫蓝色，皱襞增多，伸展性增加，阴道脱落细胞及分泌物增多，常呈白色糊状。阴道上皮细胞含糖原增加，乳酸含量增多，阴道 pH 降低，有利于防止感染。

5. 外阴 妊娠期外阴部充血，皮肤增厚，大小阴唇色素沉着，大阴唇内血管增多，结缔组织变松软，伸展性增加。小阴唇皮脂腺分泌增多。

（二）乳房的变化

乳房于妊娠早期开始增大，充血明显，孕妇自觉乳房发胀或偶有刺痛，浅静脉明显可见。乳头增大变黑，易勃起。乳晕变黑，乳晕外围的皮脂腺肥大形成散在的结节状小隆起，称蒙氏结节。

乳腺细胞膜有垂体催乳激素受体，细胞质中雌、孕激素受体。胎盘分泌大量雌激素和孕激素，前者刺激乳腺管发育，后者刺激乳腺腺泡发育。乳腺发育完善还需垂体催乳激素、人胎盘生乳素、胰岛素、皮质醇、甲状腺激素等的共同作用。妊娠期虽有多种激素参与乳腺发育，做好泌乳准备，但妊娠期间并无乳汁分泌，与大量雌、孕激素抑制乳汁生成有关。于妊娠末期挤压乳头时，可有少许稀薄黄色液体溢出，称初乳。正式分泌乳汁需在分娩后。

（三）血液循环系统的变化

1. 心脏 妊娠后期因膈肌升高，心脏向左、向上、向前移位，心尖冲动左移 1～2cm，心浊音界稍扩大。心脏移位使大血管轻度扭曲，加之血流量增加及血流速度加快，在多数孕妇的心尖区可闻及Ⅰ～Ⅱ级柔和吹风样收缩期杂音。心脏容量从妊娠早期至妊娠末期约增加 10%，心率于妊娠晚期每分钟增加 10～15 次。心电图因心脏左移出现轴左偏。

2. 心排血量 约自妊娠 10 周开始增加，至妊娠 32～34 周达高峰，左侧卧位测量心排血量较未孕时约增加 30%，每次心排血量平均约为 80ml，持续至分娩。临产后在第二产程期间心排血量显著增加。

3. 血压 在妊娠早期及中期血压偏低，妊娠晚期血压轻度升高。一般收缩压无变化，舒张压因外周血管扩张、血液稀释及胎盘形成动静脉短路而轻度降低，使脉压稍增大。孕妇体位可影响血压，坐位高于仰卧位。

4. 静脉压　妊娠对上肢静脉压无影响。因妊娠后盆腔血液回流至下腔静脉的血量增加，增大的子宫压迫下腔静脉使血液回流受阻，下肢静脉压于妊娠晚期升高。孕妇容易发生下肢、外阴静脉曲张和痔。侧卧位能解除子宫压迫，改善经脉回流。孕妇若长时间处于仰卧位姿势，能引起回心血量减少，心排血量随之减少使血压下降，称仰卧位低血压综合征。

（四）血液的改变

1. 血容量　循环血容量于妊娠 6～8 周开始增加，至妊娠 32～34 周达高峰，增加 40%～45%，平均约增加 1450ml。血浆约增加 1000ml，红细胞约增加 450ml，出现血液稀释。

2. 血液成分

（1）红细胞：妊娠期骨髓不断产生红细胞，网织红细胞轻度增多。由于血液稀释，足月妊娠时红细胞计数由非孕时约为 4.2×10^{12}/L 下降为 3.6×10^{12}/L 左右，血红蛋白值由非孕时的 130g/L 下降为 110g/L 左右，血细胞比容由未孕时的 0.38～0.47 降至 0.31～0.34。孕妇储备铁约 0.5g，为适应红细胞增加和胎儿生长及孕妇各器官生理变化的需要容易缺铁，应在妊娠中、晚期开始补充铁剂，以防血红蛋白值过分降低。

（2）白细胞：从妊娠 7～8 周开始轻度增加，至妊娠 30 周达高峰，为（5～12）$\times10^9$/L，有时可达 15×10^9/L，主要为中性粒细胞增多。

（3）凝血因子：妊娠期间由于凝血因子 Ⅱ、Ⅴ、Ⅶ、Ⅷ、Ⅸ、Ⅹ 增加，血液处于高凝状态。血小板数无明显改变。妊娠晚期凝血酶原时间及部分孕妇凝血活酶时间轻度缩短，凝血时间无明显改变。血浆纤维蛋白原含量比非孕妇女增加 50%，妊娠末期可达 4～5g/L，红细胞沉降率加快。纤维蛋白溶酶原显著增加，优球蛋白溶解时间延长，表明妊娠期间纤溶活性降低。

（4）血浆蛋白：由于血液稀释，血浆蛋白从妊娠早期开始降低，至妊娠中期血浆蛋白为 60～65g/L，主要是白蛋白减少，约为 35g/L，以后持续此水平直至分娩。

（五）泌尿系统的变化

妊娠期肾脏略增大。肾血浆流量（RPF）及肾小球滤过率（GFR）于妊娠早期均增加，孕中期 GFR 约增加 50%，RPF 比非孕时约增加 35%。由于 GFR 增加，肾小管对葡萄糖再吸收能力不能相应增加，约 15% 的孕妇餐后可出现生理性糖尿。RPF 与 GFR 均受体位影响，孕妇仰卧位尿量及钠的排泄与侧卧位相比减少一半，RPF 与 GFR 也相应减少。因此孕妇做肾功能试验时应注明左侧卧位。

妊娠期间孕激素使泌尿系统平滑肌张力减弱。孕中期可出现肾盂及输尿管轻度扩张，输尿管增粗及蠕动减弱，尿流缓慢，加之输尿管有尿液逆流现象，孕妇易患急性肾盂肾炎，以右侧多见。

（六）呼吸系统的变化

妊娠期间胸廓改变主要表现为肋骨展平、肋膈角增宽、胸廓横径及前后径加宽使周径加大。妊娠晚期子宫增大，使膈肌升高，活动幅度减少，但因胸廓活动相应增加，以胸式呼吸为主，气体交换保持不减。呼吸次数于妊娠期变化不大，每分钟不超过 20 次，但呼吸较深。妊娠中期耗氧量增加 10%～20%，肺通气量约增加 40%，有过度通气现象，使动脉血分压增高达 92mmHg，PCO_2 降至 32mmHg，有利于供给孕妇本身及胎儿所需的氧，通过胎盘排出胎儿血中的二氧化碳。

归纳妊娠期肺功能的变化有：①肺活量无明显改变；②通气量每分钟约增加 40%，潮气量约增加 39%；③残气量约减少 20%；④肺泡换气量约增加 65%；⑤上呼吸道（鼻、咽、气管）黏膜增厚，轻度充血水肿，容易发生感染。

（七）消化系统的变化

受大量雌激素影响，妊娠期间牙龈充血、水肿、易出血。

受孕激素影响，妊娠期间胃肠平滑肌张力降低，贲门括约肌松弛，胃内酸性内容物可反流至食管下部产生"烧心"感。胃酸及胃蛋白酶分泌量减少，胃排空时间延长，容易出现上腹部饱满感。肠蠕动减少，粪便在大肠停留时间延长，出现便秘，常引起痔疮或使原有痔疮加重。

妊娠期肝脏大小无变化，肝功能无明显改变。胆囊收缩减弱，胆道平滑肌松弛，胆囊排空时间延长，胆汁稍黏稠使胆汁淤积，易诱发胆囊炎及胆石病。

（八）内分泌系统的变化

1. 垂体　妊娠期垂体稍增大，妊娠末期腺垂体稍增大明显。嗜酸细胞肥大增多，形成"妊娠细胞"。

（1）促性腺激素（Gn）：在妊娠早期，由于大量雌激素及孕激素对下丘脑及腺垂体的负反馈作用，使促性腺激素（FSH、LH）分泌减少，故妊娠期间卵巢内的卵泡不再发育成熟，也无排卵。

（2）催乳激素（PRL）：从妊娠 7 周开始增多，随妊娠进展逐渐增量，妊娠足月分娩前达高峰约 150μg/L，为非孕妇女的 10 倍。催乳激素可促进乳腺发育，为产后泌乳做准备。分娩后若不哺乳，于产后 3 周内降至非孕时水平；哺乳者约在产后 80 日以后降至非孕时水平。

2. 肾上腺皮质

（1）皮质醇：为理糖激素。因妊娠期雌激素大量增加，使中层束状带分泌的皮质醇增多 3 倍，进入血循环后，75%与肝脏产生的皮质甾类结合球蛋白结合，15%与清蛋白结合，仅有 10%的游离皮质醇起作用，故孕妇无肾上腺皮质功能亢进表现。

（2）醛固酮：为理盐激素。使外层球状带分泌的醛固酮于妊娠期增加 4 倍，但仅有 30%～40%为有活性作用的游离醛固酮，不致引起过多水钠潴留。

（3）睾酮：内层网状带分泌的睾酮略有增加，孕妇阴毛及腋毛增多增粗。

3. 甲状腺　妊娠期由于腺组织增生和血运丰富，甲状腺呈中度增大。大量雌激素使肝脏产生甲状腺素结合球蛋白（TBG）增加 2～3 倍，血中甲状腺激素虽增多，但游离甲状腺激素并无增多，故孕妇无甲状腺功能亢进表现。孕妇及胎儿体内的促甲状腺激素均不能通过胎盘，各自负责自身甲状腺功能的调节。

（九）新陈代谢的变化

1. 体重　妊娠 12 周前体重无明显变化。妊娠 13 周起体重平均每周增加 350g，直至妊娠足月时体重平均约增加 12.5kg，包括胎儿、胎盘、羊水、子宫、乳房、血液、组织间液及脂肪沉积等。

2. 糖类代谢　妊娠期胰岛功能旺盛，分泌胰岛素增多，血中胰岛素增加，使孕妇空腹血糖值稍低于非孕妇女，糖耐量试验时血糖增高幅度大且恢复延迟。妊娠期间注射胰岛素后，降血糖效果不如非孕妇女，提示靶细胞有拮抗胰岛素的功能或因胎盘产生胰岛素酶破坏胰岛素，故妊娠期间胰岛素需要量增多。

3. 脂肪代谢　妊娠期肠道吸收脂肪能力增强，血脂增高，脂肪储备较多。妊娠期能量消耗多，糖原储备减少。若遇能量消耗过多时，体内动用大量脂肪使血中酮体增加，发生酮血症。孕妇尿中出现酮体多见于妊娠剧吐时，或产妇因产程过长，能量过度消耗使糖原储备量相对减少所致。

4. 蛋白质代谢　孕妇对蛋白质的需要量增加，呈正氮平衡状态。孕妇体内储备的氮，除供给胎儿生长发育及子宫、乳房增大的需要外，还为分娩期消耗做准备。

5. 水代谢　妊娠期机体水分平均约增加 7L，水钠潴留与排泄形成适当比例而不引起水肿。但至妊娠末期组织间液增加 1～2L 可致水肿。

6. 矿物质代谢　胎儿生长发育需要大量钙、磷、铁。胎儿骨骼及胎盘的形成，需要较多的钙，妊娠末期的胎儿体内含钙 25g、磷 14g，绝大部分是在妊娠最后 2 个月内积累，至少应于妊娠最后 3 个月补充维生素 D 及钙，以提高血钙值。胎儿造血及酶合成需要较多的铁，孕妇储存铁量不足，需补充铁剂，以防发生缺铁性贫血。

7. 基础代谢率　妊娠早期稍下降，于妊娠中期逐渐增高，至妊娠晚期可增高 15%～20%。

（十）皮肤的变化

1. 色素沉着　妊娠期垂体分泌促黑素细胞激素增加，加之雌、孕激素有黑色素细胞刺激效应，故皮肤色素沉着，如面颊、乳头、乳晕、腹白线、外阴等处。在面颊可呈不规则的褐色斑或蝶状分布，习称妊娠黄褐斑，分娩后逐渐消退。

2. 妊娠纹　妊娠期肾上腺皮质激素分泌增多引起弹力纤维变性，加之增大的子宫使腹壁皮肤张力加大，使弹力纤维断裂，孕妇腹部皮肤可出现不规则平行裂纹，呈紫色或淡红色，称妊娠纹，见于初产妇。产后逐渐变呈银白色，持久不消退。

（十一）骨骼、关节及韧带的变化

骨质在妊娠期间一般无改变，仅在妊娠次数过多、过密又不注意补充维生素 D 及钙时，能引起骨质疏松症。妊娠后期部分孕妇自觉腰骶部及肢体疼痛不适，可能与松弛素使骨盆韧带及椎骨间的关节、韧带松弛有关。妊娠晚期孕妇重心向前移，为保持身体平衡，孕妇头部与肩部应向后仰，腰部向前挺，形成典型孕妇姿势。

（黄健玲　余冬青　王小云）

第二节　妊娠诊断

为便于掌握妊娠不同时期的特点，临床将妊娠全过程共 40 周分为三个时期：妊娠 12 周末以前，称早期妊娠；第 13～27 周末，称中期妊娠；第 28 周及其后，称晚期妊娠。

一、早期妊娠的诊断

（一）病史与症状

1. 停经　生育年龄已婚妇女，平时月经周期规则，一旦月经过期 10 日或以上，应疑为妊娠。若停经已达 8 周，妊娠的可能性更大。哺乳期妇女月经虽未恢复，仍可能再次妊娠。

2. 早孕反应　约半数妇女于停经 6 周左右出现畏寒、头晕、乏力、嗜睡、流涎、食欲缺乏、喜食酸物或厌恶油腻、恶心、晨起呕吐等症状，称早孕反应。早孕反应多于妊娠 12 周左右自行消失。

3. 尿频　于妊娠早期出现尿频，系增大的前倾子宫在盆腔内压迫膀胱所致。当子宫增大超过盆腔后，尿频症状自然消失。

（二）检查与体征

1. 乳房的变化　孕妇自觉乳房胀痛，检查发现乳房体积逐渐增大，有明显的静脉显露，乳头增大，乳头、乳晕着色加深。检查见乳头及其周围皮肤（乳晕）着色加深，乳晕周围有蒙氏结节显现。哺乳期妇女一旦受孕，乳汁分泌明显减少。

2. 妇科检查　阴道黏膜及宫颈充血，呈紫蓝色。停经 6～8 周，双合诊检查发现子宫峡部极软，感觉宫颈与宫体似不相连称黑加征。随妊娠进展，子宫逐渐增大变软。至妊娠 8 周宫体约为非孕宫体的 2 倍，妊娠 12 周时约为非孕宫体的 3 倍。当宫底超出骨盆腔时，可在耻骨联合上方触及。

（三）辅助检查

1. 妊娠试验 用早早孕试纸法检测尿液，若为阳性，结合临床表现可诊断早期妊娠。

2. 超声检查

（1）B 型超声显像法：是检查早期妊娠快速准确的方法。在增大的子宫轮廓中，见到来自羊膜囊的圆形光环（妊娠环），妊娠环内为液性暗区（羊水）。最早在妊娠 5 周时见到妊娠环。若在妊娠环内见到有节律的胎心搏动和胎动，可确诊为早期妊娠、活胎。停经 12 周，测量胎儿头臀长度可估计孕周。

（2）超声多普勒法：在增大的子宫区内，用超声多普勒仪能听到有节律、单一高调的胎心音，胎心率多在 150～160 次/分，可确诊为早期妊娠且为活胎，最早出现在妊娠 7 周时。此外，还可听到脐带血流音。

（3）黄体酮试验：利用孕激素在体内突然撤退能引起子宫出血的原理，对月经过期可疑早孕妇女，每日肌内注射黄体酮注射液 20mg，连用 3 日，停药后 2～7 日内出现阴道流血，提示体内有一定量雌激素，注射孕激素后子宫内膜由增生期转为分泌期，停药后孕激素水平下降致使子宫内膜剥脱，可以排除妊娠。若停药后超过 7 日仍未出现阴道流血，则早期妊娠的可能性很大。

（4）宫颈黏液检查：宫颈黏液量少、质稠，涂片干燥后光镜下见到排列成行的椭圆体，不见羊齿植物叶状结晶，则早期妊娠的可能性大。

（5）基础体温测定：双相型体温的妇女，高温相持续 18 日不见下降，早期妊娠的可能性大。高温相持续 3 周以上，早孕的可能性更大。基础体温曲线能反映黄体功能，但不能反映胚胎情况。

对临床表现不典型者，应注意与卵巢囊肿、囊性变的子宫肌瘤及膀胱尿潴留相鉴别。注意不应将妊娠试验阳性作为唯一的诊断依据，因有时也会出现假阳性，尽管免疫学方法（试纸法）的敏感度极高，也应结合病史、体征及 B 型超声结果，以免误诊。

二、中、晚期妊娠的诊断

（一）病史与症状

患者有早期妊娠的经过，并逐渐感到腹部增大和自觉胎动。

（二）检查与体征

1. 子宫增大 子宫随妊娠进展逐渐增大。检查腹部时，根据手测宫底高度及尺测耻上子宫长度，可以判断妊娠周数。宫底高度因孕妇的脐耻间距离、胎儿发育情况、羊水量、单胎或多胎等而有差异。

2. 胎动 指胎儿的躯体活动。妊娠 18 周后 B 超检查可发现胎动，妊娠 20 周孕妇可感觉胎动。

3. 胎心音 于妊娠 18～20 周用听诊器经孕妇腹壁能听到胎儿心音。胎儿心音呈双音，第一音和第二音很接近，似钟表"滴答"声，速度较快，每分钟 120～160 次，听到胎儿心音即可确诊妊娠且为活胎。

4. 胎体 于妊娠 20 周以后，经腹壁可触到子宫内的胎体。妊娠 24 周以后，触诊时已能区分胎头、胎背、胎臀和胎儿肢体。

（三）辅助检查

1. 超声检查 超声显像法不仅能显示胎儿数目、胎产式、胎先露、胎方位、有无胎心搏动及胎盘位置，还能测量胎头双顶径等多条径线，了解胎儿生长发育情况。妊娠 18～24 周，可通过超声进行胎儿系统检查，筛查胎儿结构畸形。

2. 胎儿心电图　目前国内常用间接法检测胎儿心电图，通常于妊娠 12 周以后即能显示较规律的图形，于妊娠 20 周后的成功率更高。本法的优点为非侵入性，可以反复使用。

三、胎产式、胎先露、胎方位

于妊娠 28 周以前，由于羊水较多、胎体较小，胎儿在子宫内的活动范围大，胎儿的位置和姿势容易改变。于妊娠 32 周以后，由于胎儿生长迅速、羊水相对减少，胎儿与子宫壁贴近，胎儿的位置和姿势相对恒定。但有极少数的胎儿姿势和位置在妊娠晚期发生改变。

由于胎儿在子宫内的位置不同，有不同的胎产式、胎先露及胎方位。胎儿位置与母体骨盆的关系，对分娩经过影响极大，故在妊娠后期直至临产前，尽早确定胎儿在子宫内的位置非常必要，以便及时将异常胎位纠正为正常胎位。

1. 胎产式　胎体纵轴与母体纵轴的关系称胎产式。两纵轴平行者称纵产式，占妊娠足月分娩总数的 99.75%；两纵轴垂直者称横产式，仅占妊娠足月分娩总数的 0.25%。两纵轴交叉呈角度者称斜产式，属暂时的，在分娩过程中多数转为纵产式，偶尔转成横产式。

2. 胎先露　最先进入骨盆上口的胎儿部分称胎先露。纵产式有头先露及臀先露，横产式为肩先露。头先露因胎头屈伸程度不同又分为枕先露、前囟先露、额先露及面先露。臀先露因入盆的先露部分不同，又分为混合臀先露、单臀先露、单足先露和双足先露。偶见头先露或臀先露与胎手或胎足同时入盆，称复合先露。

3. 胎方位　胎儿先露部的指示点与母体骨盆的关系称胎方位。枕先露以枕骨、面先露以颏骨、臀先露以骶骨、肩先露以肩胛骨为指示点。根据指示点与母体骨盆左、右、前、后、横的关系而有不同的胎位。例如，枕先露时，胎头枕骨位于母体骨盆的左前方，应为枕左前位，余类推。

（黄健玲　余冬青　黄旭春）

第三节　产前检查与孕期保健

产前检查与保健包括对孕妇的定期产前检查，指导孕期营养和用药，及时发现和处理异常情况；对胎儿宫内情况进行监护，保证孕妇和胎儿的健康，直至安全分娩。美国妇产科学院（2002 年）把产前保健定义为：从妊娠开始到分娩前的整个时期，对孕妇及胎儿进行健康检查及对孕妇进行心理上的指导，包括早孕诊断、首次产前检查和随后的产前检查及胎儿出生缺陷的筛查与诊断。

围产医学是研究围产期内对围产儿及孕产妇卫生保健的一门学科，对降低围产期母儿死亡率和病残儿发生率，保障母儿健康具有重要意义。我国现阶段围生期指妊娠满 28 周（即胎儿体重≥1000g 或身长≥35cm）至产后 1 周。一些国家将围产期从妊娠满 20～24 周开始算起。临围生期死亡率是衡量产科和新生儿科质量的重要指标。因此，产前保健是围生期保健的关键。

一、产前检查

产前检查是监测胎儿发育和宫内生长环境，监护孕妇各系统变化，促进健康教育与咨询，提高妊娠质量，减少出生缺陷的重要措施。规范和系统的产前检查是确保母儿健康与安全的关键环节。

妊娠早、中和晚期孕妇与胎儿的变化不同，产前检查的次数和内容也不同。

（一）产前检查的时间

产前检查的首次时间应从确诊早孕时开始。主要目的是：①确定孕妇和胎儿的健康情况；②估计和核对孕期及胎龄；③制订接下来的产科检查计划。首次产前检查应在妊娠 6～8 周为宜。妊娠

20～36 周为每 4 周检查 1 次，妊娠 37 周以后每周检查 1 次，共行产前检查 9～11 次。高危孕妇应酌情增加产前检查次数。

（二）首次产前检查

详细询问病史，进行系统的全身检查、产科检查及必要的辅助检查。

1. 病史

（1）年龄：年龄过小容易发生难产；35 岁以上初孕妇容易并发妊娠期高血压疾病、产力异常等。

（2）职业：如接触有毒、有害或放射性物质的孕妇，应检测血常规和肝功能等相应检查。

（3）本次妊娠过程：了解妊娠早期有无病毒感染及用药史；发热及出血史；饮食营养、职业状况与工作环境、运动（劳动）、睡眠及大小便情况。

（4）推算预产期：按末次月经第 1 日算起，月份减 3 或加 9，日数加 7。如末次月经第 1 日是公历 2013 年 4 月 20 日，预产期应为 2014 年 1 月 27 日。若孕妇仅记住农历日期，末次月经第 1 日，应换算成公历再推算预产期。实际分娩日期与推算的预产期，可以相差 1～2 周。若孕妇记不清末次月经日期或于哺乳期无月经来潮而受孕者，可根据早孕反应开始出现的时间、胎动开始时间、手测子宫底高度、尺测耻上子宫长度和 B 型超声测得胎囊大小（GS）、头臀长度（CRL）、胎儿双顶径（PBD）及股骨长度（FL）值推算出预产期。

（5）月经史及孕产史：询问月经周期有助于预产期的推算和胎儿发育的监测。月经周期延长、缩短或不规律者应及时根据 B 型超声波检查结果重新核实孕周并推算预产期。如月经周期 45 日的孕妇，其预产期需相应推迟 15 日。初产妇应了解孕次、流产史；经产妇应了解有无难产史、死胎死产史、分娩方式及有无产后出血史，了解新生儿情况。

（6）既往史及手术史：了解妊娠前有无心脏病、高血压、糖尿病、结核病、肝肾疾病、血液病等，以及做过何种手术。

（7）家族史：询问家族有无糖尿病、高血压、双胎妊娠及其他与遗传有关的疾病。对有遗传疾病家族史者，可以在妊娠早期行绒毛活检，或在妊娠中期做羊水染色体核型分析，以减少遗传病患儿的出生率。

（8）丈夫健康状况：着重询问有无遗传性疾病等，有无近亲婚配、血型等。

2. 全身检查 包括孕妇的营养、发育、神、色、形态，下肢有无浮肿；注意步态及身高，身材矮小（<145cm）常伴有骨盆狭窄；测量体重，计算体重指数（body mass index，BMD），BMD=体重（kg）/[身高（m）]^2，评估营养状况。测量血压，正常血压不超过 140/90mmHg；注意心脏有无病变，必要时应在妊娠 20 周以后行心动超声检查；注意脊柱及下肢有无畸形；检查乳房发育情况、乳头大小及有无乳头凹陷；注意脊柱及下肢有无畸形；常规妇科检查了解生殖道发育及是否畸形。进行必要的辅助检查，如血常规和血型、尿常规、肝功能、肾功能、空腹血糖、HBsAg、梅毒螺旋体、HIV 筛查和 B 超检查。妊娠早期 B 超检查可确定是否宫内妊娠和孕周、胎儿是否存活、胎儿颈项透明层、胎儿数目或双胎绒毛膜性质、子宫附件情况等。

3. 健康教育

（1）妊娠后阴道出血的认识和预防。

（2）营养和生活方式指导（卫生、性生活、运动锻炼、旅行、工作）。

（3）补充叶酸 0.4～0.8mg/d 至妊娠 3 个月。

（4）避免接触有毒有害物质（如放射线、高温、铅、汞、农药等）。

（5）慎用药物，避免使用可能影响胎儿正常发育的药物。

（6）改变不良的生活习惯（如吸烟、酗酒、吸毒等）及生活方式；避免高强度的工作、高噪音环境和家庭暴力。

（7）保持心理健康、解除精神压力，预防妊娠期及产后心理问题的发生。

（三）妊娠中晚期检查

复诊是为了解前次产前检查后有何不适，以便及时发现异常情况，确定孕妇及胎儿的健康状况，指导此次检查后的注意事项。

1. 询问孕妇 有无异常情况出现，如头痛、眼花、水肿、阴道出血、阴道分泌物异常、胎动变化、饮食、睡眠、运动情况等，经检查后给予相应的处理。

2. 全身检查 测量血压、体重（包括增长速度），评估孕妇体重增长是否合理；检察有无水肿及异常情况。复查血常规和尿常规，有无贫血和尿蛋白。

3. 产科检查 包括腹部检查、产道检查、阴道检查及胎儿情况（胎心率、胎儿大小、胎位、胎动及羊水量）。适时给予 B 超检查。

（1）腹部检查：孕妇排尿后仰卧于检查床上，头部稍垫高，露出腹部，双腿略屈曲、稍分开，使腹肌放松。检查者站在孕妇右侧进行检查。

1）视诊：注意腹形及大小。腹部过大、宫底过高者，应想到双胎妊娠、巨大胎儿、羊水过多的可能；腹部过小、宫底过低者，应想到胎儿宫内发育迟缓、孕周推算错误等；腹部两侧向外膨出、宫底位置较低者，可能是胎儿肩先露；尖腹（多见于初产妇）或悬垂腹（多见于经产妇），应考虑可能伴有骨盆狭窄。

2）触诊：用软尺测耻上子宫长度及腹围，子宫长度是指从宫底到耻骨联合上端的距离，腹围是指绕脐一周的数值。随后用四步触诊法检查子宫大小、胎产式、胎先露、胎方位及胎先露部是否衔接（图 4-1）。在做前三步手法时，检查者站在孕妇右侧面向孕妇，做第四步手法时，检查者则应面向孕妇足端。

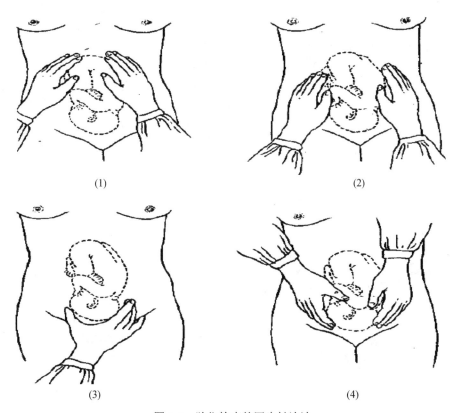

(1)   (2)

(3)   (4)

图 4-1　胎位检查的四步触诊法

第1步手法：检查者两手置子宫底部，了解子宫外形并测得宫底高度，估计胎儿大小与妊娠周数是否相符。然后以两手指腹相对交替轻推，判断宫底部的胎儿部分，若为胎头则硬而圆且有浮球感；若为胎臀则软而宽且形状略不规则；若在宫底部未触及大的部分，应想到可能为横产式。

第2步手法：确定胎产式后，检查者双手分别置于腹部左右侧，一手固定，另手轻轻深按检查，两手交替，仔细分辨胎背及胎儿四肢的位置。平坦饱满部分为胎背，并确定胎背向前、侧方或向后。可变形的高低不平部分是胎儿肢体，有时感到胎儿肢体活动。

第3步手法：检查者右手拇指与其余四指分开，置于耻骨联合上方握住胎先露部，进一步查清是胎头或胎臀，左右推动以确定是否衔接。若胎先露部仍浮动，表示尚未衔接入盆。若已衔接，则胎先露部不能被推动。

第4步手法：检查者左右手分别置于胎先露部的两侧，沿骨盆入口向下深按，再次核对胎先露部的诊断是否正确，并确定胎先露部入盆的程度。若胎先露部为胎头，一手可顺利进入骨盆入口，另一手则被胎头隆起部阻挡，该隆起部称胎头隆突。枕先露（胎头俯屈）时，胎头隆突为额骨，与胎儿肢体同侧；面先露（胎头仰伸）时，胎头隆突为枕骨，与胎背同侧。

经四步触诊法，绝大多数能判定胎头、胎臀及胎儿四肢的位置。若胎先露部是胎头抑或胎臀难以确定时，可行肛诊、B型超声检查协助诊断。

3）听诊：胎心在靠近胎背上方的孕妇腹壁上听得最清楚。枕先露时，胎心在脐右（左）下方；臀先露时，胎心在脐右（左）上方；肩先露时，胎心在靠近脐部下方听得最清楚（图4-2）。听诊部位取决于先露部和其下降程度。

（2）骨盆测量：骨盆大小及其形状对分娩有直接影响，是决定胎儿能否经阴道分娩的重要因素。故骨盆测量是产前检查时必不可少的项目。临床测量骨盆的方法有外测量和内测量两种。

1）骨盆外测量：间接判断骨盆大小及性状，操作简便，临床至今仍广泛应用骨盆测量器测量以下径线。

A. 髂棘间径：孕妇取伸腿仰卧位。测量两髂前上棘外缘的距离（图4-3），正常值为23～26cm。

B. 髂嵴间径：孕妇取伸腿仰卧位，测量两髂嵴外缘最宽的距离（图4-4），正常值为25～28cm。

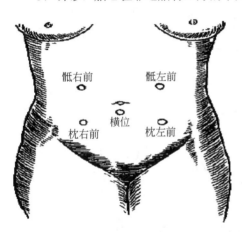

图4-2　不同胎位胎心音听诊部位

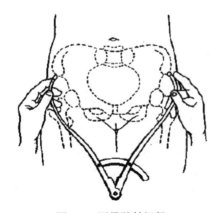

图4-3　测量髂棘间径

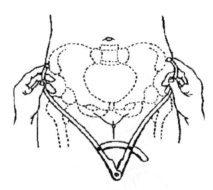

图4-4　测量髂嵴间径

以上两径线可间接推测骨盆入口横径长度。

C. 骶耻外径：孕妇取左侧卧位，右腿伸直，左腿屈曲，测量第 5 腰椎棘突下至耻骨联合上缘中点的距离（图 4-5），正常值为 18～20cm。第 5 腰椎棘突下相当于米氏菱形窝的上角。此径线可间接推测骨盆入口前后径长度，是骨盆外测量中最重要的径线。骶耻外径值与骨质厚薄相关，EC 值减去 1/2 尺桡周径（围绕右侧尺骨茎突及桡骨茎突测得的前臂下端的周径）值，即相当于骨盆入口前后径值。

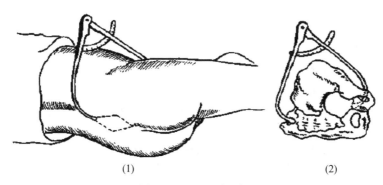

(1)   (2)

图 4-5　测量骶耻外径

D. 坐骨结节间径或称出口横径：孕妇取仰卧位，两腿弯曲，双手紧抱双膝，测量两坐骨结节内侧缘的距离（图 4-6），正常值为 8.5～9.5cm。也可用检查者的拳头概测，若其间能容纳成人横置手拳则属正常。此径线可直接测出骨盆出口横径长度。若此径值＜8cm 时，应加测出口后矢状径。

E. 出口后矢状径：为坐骨结节间径中点至骶骨尖端的长度。检查者戴指套的右手示指伸入孕妇肛门向骶骨方向，拇指置于孕妇体外骶尾部，两指共同找到骶骨尖端，将骨盆出口测量器一端放于坐骨结节间径的中点，另一端放于骶骨尖端处，测量器标出的数字即为出口后矢状径值（图 4-7），正常值为 8～9cm。若出口后矢状径值不小，可以弥补坐骨结节间径值稍小。出口后矢状径与坐骨结节间径值之和＞15cm 时，表明骨盆出口狭窄不明显。

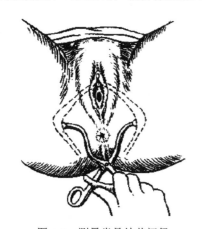

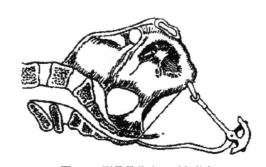

图 4-6　测量坐骨结节间径　　　　　图 4-7　测量骨盆出口后矢状径

F. 耻骨弓角度：用左右手拇指指尖斜着对拢，放置在耻骨联合下缘，左右两拇指平放在耻骨降支上，测量两拇指间角度，为耻骨弓角度（图 4-8），正常值为 90°，＜80° 为不正常。此角度反映骨盆出口横径的宽度。

2）骨盆内测量：经阴道测量骨盆内径能较准确地测知骨盆大小，适用于骨盆外测量有狭窄者。测量时，孕妇取仰卧截石位。在妊娠 24～36 周、阴道松软时进行测量为宜。过早测量常因阴道较紧影响操作；近预产期测量容易引起感染。主要测量的径线如下。

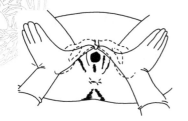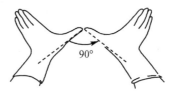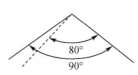

图 4-8　测量耻骨弓角度

A.对角径：为耻骨联合下缘至骶岬上缘中点的距离，正常值为 12.5～13cm，此值减去 1.5～2 为骨盆入口前后径长度，又称真结合径。方法是检查者将一手的示、中指伸入阴道，用中指尖触到骶岬上缘中点，示指上缘紧贴耻骨联合下缘，用另一手示指正确标记此接触点，抽出阴道内的手指，测量其中指尖至此接触点的距离，即为对角径，减去 1.5～2 得出真结合径值，正常值约为 11cm。若测量时阴道内的中指尖触不到骶岬上缘，表示对角径值>12.5cm。

B.坐骨棘间径：测量两坐骨棘间的距离，正常值约为 10cm。测量方法是一手示、中指放入阴道内，分别触及两侧坐骨棘，估计其间的距离。也可用中骨盆测量器，以手指引导测量，若放置恰当，所得数值较准确。

C.坐骨切迹宽度：代表中骨盆后矢状径，其宽度为坐骨棘与骶骨下部间的距离，即骶棘韧带宽度。将阴道内的示指置于韧带上移动。若能容纳 3 横指（5.5～6cm）为正常，否则属中骨盆狭窄。

（3）阴道检查：孕妇于妊娠早期初诊时，应行双合诊。妊娠 24 周以后进行首次检查，应同时测量对角径、坐骨棘间径及坐骨切迹宽度。于妊娠最后 1 个月内及临产后，则应避免不必要的阴道检查。

（4）肛门指诊：可以了解胎先露部、骶骨前面弯曲度、坐骨棘间径、坐骨切迹宽度及骶尾关节活动度，并测得出口后矢状径。

4.胎儿情况　胎产式、胎方位、胎心率、胎儿大小（包括生长速度）、胎动及羊水量，必要时行 B 型超声检查。

5.辅助检查　常规检查红细胞计数、血红蛋白值、白细胞总数及分类、血小板数、血型及尿蛋白、尿糖、尿沉渣镜检，根据具体情况做下列检查。

（1）出现妊娠期合并症，按需要进行肝功能、血液化学、电解质测定、胸部 X 线透视、心电图、乙型肝炎抗原抗体等检查。

（2）对胎位不清、听不清胎心者，应行 B 型超声检查。

（3）对高龄孕妇有死胎死产史、胎儿畸形史和患遗传性疾病孕妇，应做唐氏筛查、检测孕妇血甲胎蛋白值、羊水细胞培养行染色体核型分析等。

6.健康教育　进行孕妇卫生宣教，并预约下次复诊日期。

表 4-1　产前检查的次数与方案

	常规检查及保健	备查项目	健康教育
第 1 次检查（6～13^{+6} 周）	（1）建立妊娠期保健手册 （2）确定孕周、推算预产期 （3）评估妊娠期高危因素 （4）血压、体重指数、胎心率 （5）血常规、尿常规、血型（ABO 和 Rh）、空腹血糖、肝功能和肾功能、乙型肝炎病毒表面抗原、梅毒螺旋体和 HIV 筛查、心电图等	（1）HCV 筛查 （2）地中海贫血和甲状腺功能筛查 （3）宫颈细胞学检查 （4）宫颈分泌物检测，淋球菌、沙眼衣原体和细菌性阴道病的检测 （5）妊娠早期 B 型超声检查，妊娠 11～13^{+6} 周 B 型超声测量胎儿 NT 厚度 （6）妊娠 10～12 周绒毛活检	（1）营养和生活方式的指导 （2）避免接触有毒有害物质和宠物 （3）慎用药物和疫苗 （4）改变不良生活方式；避免高强度、高噪音环境和家庭暴力 （5）继续补充叶酸 0.4～0.8mg/d 至 3 个月，有条件者可继续服用含叶酸的复合维生素

	常规检查及保健	备查项目	健康教育
第2次检查 (14~19^{+6}周)	(1) 分析首次产前检查的结果 (2) 血压、体重、宫底高度、腹围、胎心率 (3) 妊娠中期非整倍体母体血清学筛查(15~20^{+0}周)	羊膜腔穿刺检查胎儿染色体	(1) 妊娠中期胎儿非整倍体筛查的意义 (2) 血红蛋白<105g/L,补充元素铁60~100mg/d (3) 开始补充钙剂,600mg/d
第3次检查 (20~23^{+6}周)	(1) 血压、体重、宫底高度、腹围、胎心率 (2) 胎儿系统B型超声筛查(18~24周) (3) 血常规、尿常规	宫颈评估(B型超声测量宫颈长度,早产高危者)	(1) 早产的认识和预防 (2) 营养的生活方式的指导 (3) 胎儿系统B型超声筛查的意义
第4次检查 (24~27^{+6}周)	(1) 血压、体重、宫底高度、腹围、胎心率 (2) 75g OGTT (3) 血常规、尿常规	(1) 抗D滴度复查(Rh阴性者) (2) 宫颈阴道分泌物fFN检测(早产高危者)	(1) 早产的认识和预防 (2) 营养的生活方式的指导 (3) 妊娠期糖尿病筛查的意义
第5次检查 (28~31^{+6}周)	(1) 血压、体重、宫底高度、腹围、胎心率、胎位 (2) 产科B型超声检查 (3) 血常规、尿常规	B型超声测量宫颈长度或宫颈阴道分泌物fFN检测	(1) 分娩方式指导 (2) 开始注意胎动 (3) 母乳喂养指导 (4) 新生儿护理指导
第6次检查 (32~36^{+6}周)	(1) 血压、体重、宫底高度、腹围、胎心率、胎位 (2) 血常规、尿常规	(1) GBS筛查(35~37周) (2) 肝功能、血清胆汁酸检测(32~34周,怀疑ICP孕妇) (3) NST检查(34周开始) (4) 心电图复查(高危者)	(1) 分娩前生活方式的指导 (2) 分娩相关知识 (3) 新生儿疾病筛查 (4) 抑郁症的预防
第7~11次检查 (37~41^{+6}周)	(1) 血压、体重、宫底高度、腹围、胎心率、胎位、宫颈检查(Bishop评分) (2) 血常规、尿常规 (3) NST检查(每周1次)	(1) 产科B型超声检查 (2) 评估分娩方式	(1) 新生儿免疫接种 (2) 产褥期指导 (3) 胎儿宫内情况的监护 (4) 超过41周,住院并引产

二、胎儿健康状况的评估

高危孕妇应于妊娠32~34周开始评估胎儿健康状况,合并严重并发症孕妇应于妊娠26~28周开始监测。评估胎儿健康的技术包括:胎儿宫内状态的监护,即确定是否为高危儿和胎儿宫内情况的监护;胎盘功能检查;胎儿成熟度检查;胎儿先天畸形和胎儿遗传性疾病的产前诊断。

(一)胎儿宫内状态的监护

1. 确定是否为高危儿　高危儿包括:①孕龄<37周或≥42周;②出生体重<2500g;③巨大儿(大于≥4000g);④出生后1分钟Apgar评分≤4分;⑤产时感染;⑥高危产妇的胎儿;⑦手术产儿;⑧新生儿的兄姐有新生儿期死亡;⑨双胎或多胎儿。

2. 胎儿宫内情况的监护

(1)妊娠早期:行妇科检查确定子宫大小及是否与孕周数相符;B型超声检查最早在妊娠第5周即可见到妊娠囊;妊娠6周时,可见到胚芽和原始心管搏动;妊娠9~13^{+6}周B型超声测量胎儿颈项透明层和胎儿发育情况。

(2)妊娠中期:借助手测宫底高度或尺测子宫长度和腹围,判断胎儿大小是否与孕周相符;监测胎心率;应用B型超声检测胎头发育,结构异常的筛查与判断;胎儿染色体异常的筛查与判断。

（3）妊娠晚期：除产科检查外还应询问孕妇自觉症状，监测心率、血压变化，下肢水肿，以及必要的全身检查。

1）定期产前检查：手测宫底高度或尺测子宫长度和腹围，了解胎儿大小、胎产式、胎方位和胎心率。

2）胎动计数：胎动监测是通过孕妇自测评价胎儿宫内情况最简便有效的方法之一。随着孕周增加，胎动逐渐由弱变强，至妊娠足月时，胎动又因羊水量减少和空间减小而逐渐减弱。若胎动计数≥6次/2小时为正常，<6次/2小时或减少50%者提示胎儿缺氧可能。

3）胎儿影像学监测及血流动力学监测

A.胎儿影像学监测：B型超声是目前使用最广泛的胎儿影像学监护仪器，可以观察胎儿大小（包括胎头双顶径、腹围、股骨长）、胎动及羊水情况；还可以进行胎儿畸形筛查，发现胎儿神经系统、泌尿系统、消化系统和胎儿体表畸形，且能判定胎位及胎盘位置、胎盘成熟度。对可疑胎儿心脏异常者可应用胎儿超声心动诊断仪对胎儿心脏的结构与功能进行检查。

B.血流动力学监测：彩色多普勒超声检查能监测胎儿脐动脉和大脑中动脉血流。脐动脉血流常用指标有收缩期最大血流速度与舒张末期血流速度比值S/D、搏动指数PI、阻力指数RI，随妊娠期增加，这些指标值应下降。尤其在舒张末期脐动脉无血流时，提示胎儿将在1周内死亡。

（4）电子胎儿监护：电子胎儿监护仪在临床广泛应用，能够连续观察和记录胎心率的动态变化，也可了解胎心与胎动及宫缩之间的关系，评估胎儿宫内安危情况。监护可在妊娠34周开始，高危妊娠孕妇酌情提前。

1）监测胎心率

A.胎心率基线（FHR-baseline，BFHR）：指在无胎动和无子宫收缩影响时，10分钟以上的胎心率平均值。正常变异的胎心率基线由交感神经和副交感神经共同调节。胎心率基线包括每分钟心搏次数及胎心率变异。正常胎心率为110~160bpm；胎心率>160bpm或<110bpm，历时10分钟，称为心动过速或心动过缓。胎心率变异指胎心率有小的周期性波动。胎心率基线摆动包括胎心率的摆动振幅和摆动频率。摆动幅度指胎心率上下摆动波的高度，振幅变动范围正常为10~25bpm。摆动频率是指1分钟内波动的次数，正常为≥6次。基线波动活跃则频率增高，基线平直则频率降低或消失，基线摆动表示胎儿有一定的储备能力，是胎儿健康的表现。胎心率基线变平即变异消失，提示胎儿储备能力的丧失。

B.胎心率一过性变化：受胎动、宫缩、触诊及声响等刺激，胎心率发生暂时性加快或减慢，随后又能恢复到基线水平，称胎心率一过性变化，是判断胎儿安危的重要指标。

加速：指宫缩时胎心率基线暂时增加15bpm以上，持续时间>15秒，是胎儿良好的表现。原因可能是胎儿躯干局部或脐静脉暂时受压。散发的、短暂的胎心率加速是无害的。但脐静脉持续受压则发展为减速。

减速：指随宫缩时出现的短暂性胎心率减慢，分如下三种。①早期减速：特点是胎心率曲线下降与宫缩曲线上升同时开始。胎心率曲线最低点与宫缩曲线高峰相一致，即波谷对波峰，下降幅度<50bpm，持续时间短，恢复快，子宫收缩后迅速恢复正常。一般发生在第一产程后期，为宫缩时胎头受压引起，脑血流量一时性减少（无伤害性）的表现，不受孕妇体位或吸氧而改变。②变异减速：特点是胎心率减速与宫缩无固定关系，一旦出现，下降迅速且下降幅度大（>70bpm），持续时间长短不一，恢复也迅速。变异减速一般认为系因子宫收缩时脐带受压兴奋迷走神经所致。③晚期减速：特点是胎心率下降的起点常落后于宫缩曲线上升的起点，多在宫缩高峰后开始出现，胎心率曲线减速的波谷落后于宫缩曲线的波峰，时间差多在30~60秒，下降幅度<50bpm，胎心率恢复正常水平所需时间较长。晚期减速一般认为是胎盘发育不良、胎儿缺氧的表现，它的出现提示应对胎儿的安危予以高度注意。

2）预测胎儿宫内储备能力

A.无应激试验（NST）：是指在无宫缩、无外界负荷刺激的情况下，对胎儿进行胎心率宫缩图的观察和记录，以了解胎儿储备能力。本试验根据胎心率基线、胎动时胎心率变化（变异、减速和加速）等分为有反应型 NST、可疑型 NST 和无反应型 NST（表 4-2）。

表 4-2　NST 的评估及处理（SOGC 指南，2007 年）

参数	反应型 NST	可疑型 NST	无反应型 NST
基线	110～160 次/分	110～160 次/分 >160 次/分，<30 分钟 基线上升	胎心过缓<100 次/分 胎心过速>160 次/分，>30 分钟，基线不确定
变异	6～25 次/分（中等变异）	≤5 次/分（无变异及最小变异）	≤5 次/分 ≥25 次/分，>10 分钟 正弦型
减速	无减速或者偶发变异减速，持续短于 30 秒	变异减速，持续 30～60 秒	变异减速，持续超过 60 秒 晚期减速
加速（足月胎儿）	20 分钟内≥2 次加速，超过 15 次/分，持续 15 秒	20 分钟内<2 次加速，超过 15 次/分，持续 15 秒	20 分钟<1 次加速，超过 15 次/分，持续 15 秒
处理	观察或者进一步评估	需要进一步评估（复查 NST）	全面评估胎儿状况、生物物理评分，及时终止妊娠

B.宫缩激惹试验（OCT）：又称宫缩应激试验（CST），其原理为诱发宫缩，并用胎儿监护仪记录胎心率变化，了解胎盘于宫缩时一过性缺氧的负荷变化，测定胎儿的储备能力。有两种方法可以诱导宫缩产生：静脉滴注缩宫素；乳头刺激法，透过衣服摩擦乳头 2 分钟直至产生宫缩。CST/OCT 的评估及处理（美国妇产科医师学会，2009 年），见表 4-3。

表 4-3　CST/OCT 的评估及处理

Ⅰ类　满足下列条件
胎心率基线 110～160 次/分
胎心变异为中度变异
没有晚期减速及变异减速
存在或者缺乏早期减速、加速
提示观察时胎儿酸碱平衡正常，可常规监护，不需采取特殊措施

Ⅱ类
除了第Ⅰ类和第Ⅲ类胎心监护的其他情况均为第Ⅱ类。尚不能说明存在胎儿酸碱平衡紊乱，但是应该综合考虑临床情况、持续胎儿监护、采取其他评估方法来判断胎儿有无缺氧，可能需要宫内复苏来改善胎儿状况

Ⅲ类　有两种情况
1）胎心率基线无变异且存在下列之一 　复发性晚期减速 　复发性变异减速 　胎心过缓（胎心率基线<110 次/分）
2）正弦波型 　提示在观察时胎儿存在酸碱平衡失调即胎儿缺氧，应该立即采取相应措施纠正胎儿缺氧，包括改变孕妇体位、给孕妇吸氧、停止缩宫素使用、抑制宫缩、纠正孕妇低血压等措施，如果这些措施均不奏效，应该紧急终止妊娠

3）胎儿生物物理监测：1980 年，Manning 利用电子胎儿监护和 B 型超声联合检测胎儿宫内缺氧和胎儿酸中毒情况。综合监测比任何单独监测更准确。Manning 评分法见表 4-4。满分为 10 分，8～10 分无急慢性缺氧，6～8 分可能有急或慢性缺氧，4～6 分有急或慢性缺氧，2～4 分有急性缺

氧伴慢性缺氧，0分有急慢性缺氧。

表 4-4　Manning 评分法

项目	2分（正常）	0分（异常）
无应激试验（20分钟）	≥2 次胎动伴胎心加速 ≥15bpm，持续≥15 秒	<2 次胎动，胎心加速<15bpm，持续<15 秒
胎儿呼吸运动（30分钟）	≥1 次，持续≥30 秒	无；或持续<30 秒
胎动（30分钟）	≥3 次躯干和肢体活动 （连续出现计 1 次）	≤2 次躯干和肢体活动，无活动肢体完全伸展
肌张力	≥1 次躯干和肢体伸展复屈，手指摊开合拢	无活动；肢体完全伸展；伸展缓慢，部分复屈
羊水量	羊水暗区垂直直径≥2cm	无或最大暗区垂直直径<2cm

（二）胎盘功能检查

通过胎盘功能检查也可以间接了解胎儿在宫内的健康状态。胎盘功能检查包括胎盘功能和胎儿胎盘单位功能的检查，能间接判断胎儿状态，是对胎儿进行孕期的宫内监护，使能够早期发现隐性胎儿窘迫，有助于及时采取相应措施，使胎儿能在良好的情况下生长发育，直至具有在宫外生活能力时娩出。有多种检查方法可供选择。

（1）胎动：与胎盘功能状态关系密切，胎盘功能低下时，胎动较前期有所减少。

（2）测定孕妇尿中雌三醇值：用于评估胎儿胎盘单位功能。24 小时尿雌三醇>15mg 为正常值，10~15mg 为警戒值，<10mg 为危险值。也可测尿雌激素/肌酐（E/C）比值，以估计胎儿胎盘单位功能。E/C 比值>15 为正常值，10~15 为警戒值，<10 为危险值。有条件者还可测血清游离雌三醇值，正常足月妊娠时临界值为 40nmol/L，低于此值提示胎盘功能低下。

（3）测定孕妇血清胎盘生乳素值（HPL）：采用放射免疫法。妊娠足月 HPL 值为 4~11mg/L，若该值于妊娠足月<4mg/L 或突然降低 50%，提示胎盘功能低下。

（4）缩宫素激惹试验：应激试验无反应（阴性）者需做该试验。阳性（指晚期减速在 10 分钟内连续出现 3 次以上，胎心率基线变异在 5 次以下），提示胎盘功能减退。

（5）阴道脱落细胞检查：舟状细胞成堆，无表层细胞，嗜伊红细胞指数（EI）<10%，致密核少者，提示胎盘功能良好；舟状细胞极少或消失，有外底层细胞出现，嗜伊红细胞指数>10%，致密核多者，提示胎盘功能减退。

（三）胎儿成熟度检查

测定胎儿成熟度的方法，除计算胎龄，测子宫长度、腹围［胎儿体重（g）=宫高（cm）×腹围（cm）+200］，以及 B 型超声测量（BPD>8.5cm）外，还可以通过经腹壁羊膜腔穿刺抽取羊水，进行下列检测项目。

（1）检测羊水中磷脂酰胆碱/鞘磷脂（lecithin/sphingomyelin，L/S）比值：该值>2，提示胎儿肺成熟。若能测出羊水磷酸酰甘油，提示胎儿肺成熟，此值更可靠。

（2）羊水泡沫试验或震荡试验：是一种快速而简便测定羊水中表面活性物质的试验。若两管液面均有完整泡沫环，提示胎儿肺已成熟。

（3）检测羊水中肌酐值：该值≥176.8μmol/L（2mg%），提示胎儿肾已成熟。

（4）检测羊水中胆红素类物质值：用 Δ OD$_{450}$ 测该值<0.02，提示胎儿肝已成熟。

（5）检测羊水中淀粉酶值：以碘显色法测该值≥450U/L，提示胎儿唾液腺已成熟。

（6）检测羊水中含脂肪细胞出现率：该值达 20%，提示胎儿皮肤已成熟。

（四）胎儿先天畸形及其遗传性疾病的产前诊断

（1）胎儿遗传学检查：妊娠早期取绒毛，或妊娠 16～20 周抽取羊水，也可取孕妇外周血分离胎儿细胞做遗传学检查，以了解染色体数目与结构改变。

（2）胎儿影像学检查：妊娠 18～20 周进行超声检查筛查无脑儿、脊柱裂、脑积水等畸形。

（3）羊水中酶、蛋白测定：测羊水中酶，诊断代谢缺陷病；测羊水甲胎蛋白（AFP），诊断胎儿开放性神经管缺陷。

（4）羊膜腔内胎儿造影：直接观察胎儿体表畸形及泌尿系统、消化系统畸形。

三、孕期保健

（一）妊娠期常见症状及其处理

1. **贫血** 孕妇于妊娠中晚期对铁的需求量增多，单靠饮食补充明显不足，应自妊娠 4～5 个月开始补充铁剂，如富马酸亚铁 0.2g 或硫酸亚铁 0.3g，1 次/天，口服，预防贫血。若已出现贫血，应查明原因，以缺铁性贫血最常见，应加大剂量，口服富马酸亚铁 0.4g 或硫酸亚铁 0.6g，另外补充维生素 C 和钙剂能增加铁的吸收。给予中药复方阿胶口服液，或红枣、龙眼肉及八珍汤以补益气血。

2. **消化系统症状** 于妊娠早期出现烧心、恶心、晨起呕吐者，可给予维生素 B_6 10～20mg，每日 3 次口服；消化不良者，可给予维生素 B_1 20mg、干酵母 3 片及胃蛋白酶 0.3g，饭时与稀盐酸 1ml 同服，每日 3 次；也可服用健脾和胃理气中药。若已属妊娠剧吐，则按该病处理。另外由于妊娠子宫使胃上移，胃内容物反流至食管下段，加之食管下段括约肌松弛，会引起胃灼热，避免饭后弯腰和平躺可减缓症状，或服用氢氧化铝等抑酸剂。

3. **痔** 痔于妊娠晚期多见或明显加重，系因增大的妊娠子宫压迫和腹压增高，使痔静脉回流受阻和压力增高导致痔静脉曲张。应多吃蔬菜，少吃辛辣食物，必要时服缓泻剂软化大便，中药给予火麻仁等润肠通便以纠正便秘。若痔已脱出，可用手法还纳。痔疮症状于分娩后可明显减轻或自行消失。

4. **便秘** 于妊娠期间肠蠕动及肠张力减弱，加之孕妇运动量减少，容易发生便秘。由于增大妊娠子宫及胎先露部的压迫，孕妇常会感到排便困难。宜每日清晨饮温开水一杯，多吃含纤维素多的新鲜蔬菜和水果，并且进行适量运动，养成每日按时排便的良好习惯。必要时使用缓泻剂，如用开塞露、甘油栓，或予润肠通便中药以使大便滑润容易排出，但禁用峻泻剂，也不应灌肠，以免引起流产或早产。

5. **腰背痛** 妊娠期间由于关节韧带松弛，增大的子宫向前突使躯体重心后移，腰椎向前突使背肌处于持续紧张状态，常出现轻微腰背痛。若腰背痛明显者，应及时查找原因，按病因治疗。必要时卧床休息、局部热敷及服止痛片。中医中药以补肾滋肾壮腰为治法。

6. **下肢及外阴静脉曲张** 静脉曲张因妊娠次数增多逐渐加重。妊娠末期应尽量避免长时间站立，下肢绑以弹性绷带，晚间睡眠时应适当垫高下肢以利静脉回流。分娩时应防止外阴部曲张的静脉破裂。

7. **下肢肌肉痉挛** 是孕妇缺钙表现，发生于小腿腓肠肌，于妊娠晚期多见，常在夜间发作。痉挛发作时，应将痉挛下肢伸直使腓肠肌紧张，并行局部按摩，痉挛常能迅速缓解。已出现下肢肌肉痉挛的孕妇，应给予乳酸钙 1g、维生素 AD 丸 1 丸，每日 3 次。

8. **下肢水肿** 孕妇于妊娠后期常有踝部及小腿下半部轻度浮肿，经休息后消退，属正常现象。若下肢浮水明显，经休息后不消退，应考虑到妊娠高血压综合征、合并肾脏疾病或其他合并症，查明病因后给予及时治疗。中医中药按妊娠水肿辨证治疗。此外，睡眠取左侧卧位，下肢垫高 15° 使下肢血液回流改善，水肿多可减轻。

9. 仰卧位低血压 于妊娠晚期，孕妇若较长时间取仰卧位姿势，由于增大的妊娠子宫压迫下腔静脉，使回心血量及心排血量突然减少，出现低血压。此时若改为侧卧姿势，使下腔静脉血流通畅，血压迅即恢复正常。

10. 外阴阴道假丝酵母菌病 30%的孕妇阴道分泌物中可培养出假丝酵母菌。多数孕妇无症状，部分孕妇有阴道分泌物增多、外阴瘙痒伴疼痛和红肿，给予阴道内放置克霉唑栓剂等。

（二）中医对妊娠期的卫生保健

妊娠以后，由于生理上的特殊变化，血感不足，气易偏盛，机体易出现阴阳失调，同时抵抗力下降又易感受外邪。因此，应注意摄生，以保证孕妇的健康及胎儿的正常发育。

1. 房事慎戒 孕早期胎儿稚弱，不节房事易耗精血伤胎气，致胎漏、胎动不安、堕胎、死胎；孕中晚期，胎儿虽渐渐增大，若房事过度，也易致小产、早产，故历代医家一致强调，孕期要慎房事。

2. 劳逸结合 孕期不适宜剧烈运动和从事负担过重的体力劳动，亦不宜过于安逸，缺乏适当的活动，尤其是长期卧床，对胎儿和生产不利。《灵枢·九针论》指出"久卧伤气，久坐伤肉"。气伤肉伤，分娩无力，易致难产。因此，孕产妇要适当劳动、休息，使气血通畅，不宜过劳、负重或攀高，慎防跌仆，以免伤胎。衣服宜宽松，腹部、乳房忌紧束。

3. 饮食宜忌 孕妇饮食宜清淡平和，富于营养且易消化，饥饱适度，荤素搭配适当。若营养不良，可致胎萎不长；过食肥腻甘味可致胎儿过大，易致难产。妊娠水肿者宜低盐，辅以赤小豆、扁豆、鲤鱼、砂仁等饮食以健脾利水。

4. 修身养性 孕妇的思想、语言、行为、视听，均应端正，古称"胎教"。古人认为，孕妇要静心修养，多听柔和悦耳的乐声，保持平静愉悦的心情，有助于胎儿的正常发育。

5. 用药宜慎 孕期禁用剧毒、破气、疏利之类的药物，中医学虽有"有故无殒，亦无殒也"之说，但用药仍需谨慎，特别在孕早期（12周内）尤应注意，以保证胎儿健康发育。

（陈　蓉　黄健玲　王小云）

第四节　正常分娩

妊娠满 28 周（196 日）及以后的胎儿及其附属物，从临产开始至从母体全部娩出的过程，称分娩。妊娠满 28 周至不满 37 足周（196～258 日）分娩称早产；妊娠满 37 周至不满 42 足周（259～293 日）分娩称足月产；妊娠满 42 周及以上（294 日及 294 日以上）分娩称过期产。

一、决定分娩的因素

决定分娩的四个因素为产力、产道、胎儿和精神心理因素。产力是分娩的动力，正常分娩依靠产力将胎儿及其附属物排出体外，但同时还需要软产道相应的扩张，以及足够大的骨产道供胎儿通过。产力受胎儿的位置、大小及其与产道的关系和精神心理因素的影响。顺利地分娩依赖于这些因素之间的相互适应和协调，否则可导致难产，使产妇和胎儿发生不应有的损伤。过去比较重视产力、产道和胎儿之间的关系，近年来对精神心理因素在分娩过程中作用的重视是产科学的一个进步。本来分娩是一个正常的生理过程，所以在整个分娩过程中产妇保持良好的精神心理状态，对顺利地完成分娩是十分重要的。

（一）产力

将胎儿及其附属物从子宫内逼出的力量称产力。产力包括子宫收缩力（简称宫缩）、腹壁肌及膈肌收缩力（统称腹压）和肛提肌收缩力。

1.子宫收缩力　是临产后的主要产力，贯穿于整个分娩过程。临产后的宫缩能迫使宫颈管短缩直至消失，宫口扩张，胎先露部下降和胎盘、胎儿娩出。临产后的正常宫缩特点如下。

（1）节律性：宫缩的节律性是临产的重要标志。正常宫缩是宫体肌不随意、有规律的阵发性收缩伴有疼痛，故有"阵痛"之称。每次阵缩总是由弱渐强（进行期），维持一定时间（极期），随后由强渐弱（退行期），直至消失进入间歇期，间歇期子宫肌肉松弛。阵缩如此反复出现，直至分娩全过程结束。

临产开始时，宫缩持续约30秒，间歇期5～6分钟。宫缩随产程进展持续时间逐渐延长，间歇期逐渐缩短。当宫口开全（10cm）后，宫缩持续时间长至60秒，间歇期缩短至1～2分钟。在全部分娩过程中，子宫收缩的频率逐渐增加，强度逐渐加强，子宫内压逐渐加大。子宫收缩时，子宫肌壁和胎盘受压，子宫肌和胎盘血流量减少。在间歇期，子宫肌和胎盘血流恢复，胎盘绒毛间腔的血流重新充盈。在分娩过程中，这种子宫收缩的节律性变化，对胎儿适应分娩过程是十分重要的。

（2）对称性：宫缩起自两侧宫角部（受起搏点控制），以微波形式均匀协调地向宫底中线集中。左右对称，再以2cm/s的速度向子宫下段扩散，约在15秒内扩展至整个子宫，此为宫缩对称性。

（3）极性：宫缩以宫底部最强、最持久，向下逐渐减弱，宫底部收缩力的强度几乎是子宫下段的2倍，此为宫缩极性。

（4）缩复作用：宫体部平滑肌与其他部位的平滑肌和横纹肌不同，为收缩段。每当宫缩时，宫体部肌纤维缩短变宽，间歇期肌纤维不能完全恢复到原来的长度。经过反复收缩，肌纤维越来越短，这种现象称缩复作用，经过反复的收缩，子宫上部肌壁进行性增厚，宫腔变小，而子宫下段逐渐被拉长、扩张，并将子宫颈向外上方牵拉，使子宫颈变短，最后与伸展的子宫下段达成一片，称宫颈展平，迫使胎先露部下降。

2.腹肌及膈肌收缩力（腹压）　是第二产程时娩出胎儿的重要辅助力量。当宫口开全后，胎先露部已降至阴道。每次宫缩时，前羊水囊或胎先露部压迫骨盆底组织及直肠，反射性地引起排便动作。产妇表现为主动屏气，喉头紧闭向下用力，腹壁肌及膈肌强有力地收缩使腹压增高，促使胎儿娩出。腹压是宫口开全后所必需的辅助力量，特别是第二产程末期配以宫缩时运用最有效，过早运用腹压容易造成产妇疲劳和宫颈水肿，致使产程延长。腹压在第三产程还可促使已剥离的胎盘娩出。

3.肛提肌收缩力　肛提肌收缩力协助胎先露部在盆腔进行内旋转。胎头枕部露于耻骨弓下时，能协助胎头仰伸及娩出。当胎盘降至阴道时，能协助胎盘娩出。

（二）产道

产道是胎儿娩出的通道，分为骨产道与软产道两部分。

1.骨产道　指真骨盆，由骶骨、两侧髋骨、耻骨、坐骨及其互相连接的韧带组成。骨产道在分娩过程中变化较少，但并非无任何改变。在妊娠晚期，各骨联合部的水分增加，分娩过程中因产力和重力的作用，髂骨也有轻度的移位，使骨盆容积增加。此外，产妇的体位也可对不同骨盆平面的径线发生影响。骨产道是一个弯曲的管道，胎儿通过时需做各种动作，以适应产道即为分娩机制。

骨盆各平面及其径线，分为三个平面。

（1）骨盆入口平面：为骨盆腔上口，呈横椭圆形。其前方为耻骨联合上缘，两侧为髂耻缘，后方为骶岬前缘。入口平面共有四条径线（图4-9）。

1）入口前后径：也称真结合径，是耻骨联合上缘中点至骶岬上缘正中间的距离，正常值平均为11cm，其长短与分娩机制关系密切。

2）入口横径：是左右髂耻缘间的最大距离，正常值平均为13cm。

3）入口斜径：左右各一。左骶髂关节至右髂耻隆突间的距离为左斜径；右骶髂关节至左髂耻隆突间的距离为右斜径，正常值平均为 12.75cm。

（2）中骨盆平面：为骨盆最小平面，最狭窄，呈前后径长的椭圆形。其前方为耻骨联合下缘，两侧为坐骨棘，后方为骶骨下端。此平面具有产科临床重要性，有两条径线（图 4-10）。

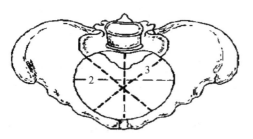

图 4-9　骨盆入口平面各径线

1. 前后径 11cm；2. 横径 13cm；3. 斜径 12.75cm

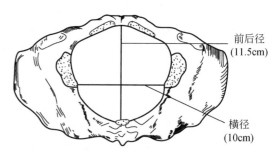

图 4-10　中骨盆平面各径线

前后径
(11.5cm)

横径
(10cm)

1）中骨盆前后径：是耻骨联合下缘中点通过两侧坐骨棘连线中点至骶骨下端间的距离，平均值约为 11.5cm。

2）中骨盆横径：也称坐骨棘间径，为两坐骨棘间的距离，平均值约为 10cm，是胎先露部通过中骨盆的重要径线，其长短与分娩机制关系密切。

（3）骨盆出口平面：为骨盆腔的下口，由两个在不同平面的三角形所组成。前三角平面顶端为耻骨联合下缘，两侧为耻骨降支；后三角平面顶端为骶尾关节，两侧为骶结节韧带，有四条径线（图 4-11）。

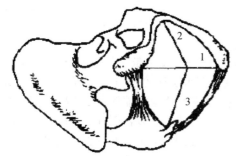

图 4-11　骨盆出口各径线（斜面观）

1. 出口横径；2. 出口前矢状径；3. 出口后前矢状径

1）出口前后径：为耻骨联合下缘至骶尾关节间的距离，正常值平均为 11.5cm。

2）出口横径：也称坐骨结节间径，为两坐骨结节末端内缘的距离，正常值平均为 9cm，是胎先露部通过骨盆出口的径线，其长短与分娩机制关系密切。

3）出口前矢状径：为耻骨联合下缘中点至坐骨结节间径中点间的距离，正常值平均为 6cm。

4）出口后矢状径：为骶尾关节至坐骨结节间径中点间的距离，正常值平均为 8.5cm。若出口横径稍短，而出口后矢状径较长，两径之和>15cm 时，正常大小的胎头可通过后三角区经阴道娩出。

（4）骨盆轴与骨盆倾斜度

1）骨盆轴：连接骨盆各平面中点的假想曲线，称骨盆轴。此轴上段向下向后，中段向下，下段向下向前。分娩时，胎儿沿此轴娩出，助产时也应按骨盆轴方向协助胎儿娩出。

2）骨盆倾斜度：指妇女站立时，骨盆入口平面与地平面所形成的角度，一般为 60°。若骨盆倾斜度过大，则影响胎头衔接和娩出。

2. 软产道　是由子宫下段、宫颈、阴道及骨盆底软组织构成的弯曲管道。

（1）子宫下段的形成：子宫下段由非孕时长约 1cm 的子宫峡部形成。子宫峡部于妊娠 12 周后逐渐扩展成为宫腔的一部分，至妊娠晚期逐渐被拉长形成子宫下段。临产后的规律宫缩进一步拉长子宫下段达 7～10cm，肌壁变薄成为软产道的一部分。由于子宫肌纤维的缩复作用，子宫上段肌壁越来越厚，子宫下段肌壁被牵拉越来越薄（图 4-12）。由于子宫上下段的肌壁厚薄不同，在两者间的子宫内面有一环状隆起，称为生理缩复环（physiologic retraction ring）。正常情况下，此环不易自腹部见到。

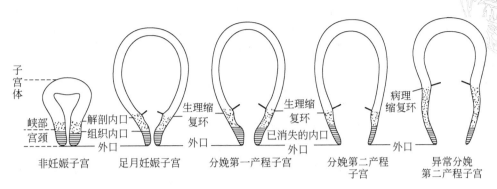

图 4-12　子宫下段形成及宫口扩张

（2）宫颈的变化

1）宫颈管消失：临产前的宫颈管长 2～3cm，初产妇较经产妇稍长。临产后的规律宫缩牵拉宫颈内口的子宫肌纤维及周围韧带，加之胎先露部支撑前羊水囊呈楔状，致使宫颈内口向上向外牵拉，宫颈管形成漏斗形，此时宫颈外口变化不大，随后宫颈管逐渐短缩直至消失。初产妇多是宫颈管先短缩消失，宫口后扩张；经产妇多是宫颈管短缩消失与宫口扩张同时进行。

2）宫口扩张：临产前，初产妇的宫颈外口仅容一指尖，经产妇能容纳一指。临产后，宫口扩张主要是子宫收缩及缩复向上牵拉的结果。胎先露部衔接使前羊水在宫缩时不能回流，加之子宫下段的蜕膜发育不良，胎膜容易与该处蜕膜分离而向宫颈管突出，形成前羊水囊，协助扩张宫口。胎膜多在宫口近开全时自然破裂。破膜后，胎先露部直接压迫宫颈，扩张宫口的作用更明显。产程不断进展，当宫口开全（10cm）时，妊娠足月胎头方能通过。

3）骨盆底、阴道及会阴的变化：前羊水囊及胎先露部先将阴道上部撑开，破膜后，先露部下降直接压迫骨盆底，使软产道下段形成一个向前弯的长筒，前壁短后壁长，阴道外口开向前上方，阴道黏膜皱襞展平使腔道加宽。肛提肌向下及向两侧扩展，肌束分开，肌纤维拉长，使 5cm 厚的会阴体变成 2～4mm，以利于胎儿通过。阴道及骨盆底的结缔组织和肌纤维于妊娠期增生肥大，血管变粗，血运丰富。临产后，会阴体虽能承受一定压力，但分娩时若保护不当，也易造成会阴裂伤。

（三）胎儿

胎儿能否顺利通过产道，还取决于其大小、胎位及有无造成分娩困难的胎儿畸形。

1. 胎儿大小　在分娩过程中，胎儿大小是决定分娩难易的重要因素之一。胎儿过大致胎头径线大时，尽管骨盆正常大，因颅骨较硬，胎头不易变形，也可引起相对性头盆不称，造成难产，这是因为胎头是胎体的最大部分，也是胎儿通过产道最困难的部分。

（1）胎头颅骨：由顶骨、额骨、颞骨各两块及枕骨一块构成。颅骨间膜状缝隙称颅缝，两顶骨间为矢状缝，顶骨与额骨间为冠状缝，枕骨与顶骨间为人字缝，颞骨与顶骨间为颞缝，两额骨间为额缝。两颅缝交界处较大空隙称囟门，位于胎头前方的菱形称前囟（大囟门），位于胎头后方的三角形称后囟（小囟门）（图 4-13）。颅缝与囟门均有软组织覆盖，使骨板有一定活动余地和胎头有一定可塑性。在分娩过程中，通过颅骨轻度移行重叠使头颅变形，头颅体积缩小，有利于胎头娩出。过熟儿颅骨较硬，胎头不易变形，有时可致难产。

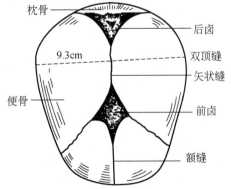

图 4-13　胎儿颅骨、颅缝、囟门及径线

（2）胎头径线：主要有：①双顶径：为两顶骨隆突间的距离，是胎头最大横径，临床用 B 型超声可测此值判断胎儿大小，妊娠足月时平均值约为 9.3cm；②枕额径：为鼻根上方至枕骨隆突的距离，胎头以此径衔接，妊娠足月时平均值约为 11.3cm；③枕下前囟径：又称小斜径，为前囟中央至枕骨隆突下方相连处的距离，胎头俯屈后以此径通过产道，妊娠足月时平均值约为 9.5cm；④枕颏径：又称大斜径，为颏骨下方中央至后囟顶部的距离，妊娠足月时平均值约为 13.3cm。

2. 胎位　产道为一纵行管道。若为纵产式（头先露或臀先露），胎体纵轴与骨盆轴相一致，容易通过产道。枕先露是胎头先通过产道，较臀先露易娩出，但需触清矢状缝及囟门，以便确定胎位。矢状缝和囟门是确定胎位的重要标志。头先露时，在分娩过程中颅骨重叠，使胎头变形、周径变小，有利于胎头娩出。臀先露时，胎臀先娩出，臀较胎头周径小且软，阴道不会充分扩张，当胎头娩出时又无变形机会，使胎头娩出困难。肩先露时，胎体纵轴与骨盆轴垂直，妊娠足月活胎不能通过产道，对母儿威胁极大。复合产式是一种罕见的情况。由于上肢与头（或臀）同时入盆，因而使先露部的径线加大，而且不利于胎头在阴道内的回转动作，故经阴道分娩比较困难，对母儿的危险性也增大。

3. 胎儿畸形　胎儿某一部分发育异常，如脑积水、联体儿等，由于胎头或胎体过大，通过产道常发生困难。

（四）精神心理因素

分娩虽是生理现象，但对于产妇确实是一种持久而强烈的应激源。分娩应激既可以产生生理上的应激，也可以产生精神心理上的应激。产科医生必须认识到影响分娩的因素除了产力、产道、胎儿之外，还有产妇精神心理因素。现已证实，产妇的情绪改变会使机体产生一系列变化，如心率加快、呼吸急促、肺内气体交换不足，致使子宫缺氧收缩乏力、宫口扩张缓慢、胎先露部下降受阻，产程延长，致使产妇体力消耗过多，同时也促使产妇神经内分泌发生变化，交感神经兴奋，释放儿茶酚胺，血压升高，导致胎儿缺血、缺氧，出现胎儿窘迫。

自 1996 年国际卫生组织倡导爱母分娩行动以来，国内已有很多地方采用陪伴分娩方式。实践经验证明，在分娩过程中，由有经验的人陪伴，对产妇进行舒适的抚摩和热情的支持，消除产妇的恐惧和焦虑，使分娩过程在充满热情、关怀和鼓励的气氛中进行，不仅可以明显减轻产痛、缩短产程、增加顺产率，而且还使手术产率降低、产后出血减少。这表明了精神心理因素对正常分娩的重要性。

二、枕先露的分娩机制

分娩机制是指胎儿先露部随着骨盆各平面的不同形态，被动地进行一连串适应性转动，以其最小径线通过产道的全过程。临床上枕先露占 95.55%～97.55%，又以枕左前位最多见，故以枕左前位的分娩机制为例详加说明。

1. 衔接　胎头双顶径进入骨盆入口平面，胎头颅骨最低点接近或达到坐骨棘水平，称为衔接（图 4-14）。胎头以半俯屈状态进入骨盆入口，以枕额径衔接，由于枕额径大于骨盆入口前后径，胎头矢状缝坐落在骨盆入口右斜径上，胎头枕骨在骨盆左前方。经产妇多在分娩开始后胎头衔接，部分初产妇在预产期前 1～2 周内胎头衔接。若初产妇已临产而胎头仍未衔接，应警惕有头盆不称。

2. 下降　胎头沿骨盆轴前进的动作称下降，是胎儿娩出的首要条件。下降动作贯穿于分娩全过程，与其他动作相伴随。促使胎头下降的因素有：①宫缩时通过羊水传导，压力经胎轴传至胎头；②宫缩时宫底直接压迫胎臀；③胎体伸直伸长；④腹肌收缩使腹压增加。初产妇因宫口扩张缓慢和软组织阻力大胎头下降速度较经产妇慢。临床上注意观察胎头下降程度，作为判断产程进展的重要标志之一。胎头在下降过程中，受骨盆底的阻力发生俯屈、内旋转、仰伸、复位及外旋转等动作。

3. 俯屈 当胎头以枕额径进入骨盆腔后，继续下降至骨盆底时，原来处于半俯屈的胎头枕部遇肛提肌阻力，借杠杆作用进一步俯屈，使下颏接近胸部，变胎头衔接时的枕额周径（平均为34.8cm）为枕下前囟周径（平均为32.6cm）（图4-15），以最小径线适应产道，有利于胎头继续下降。

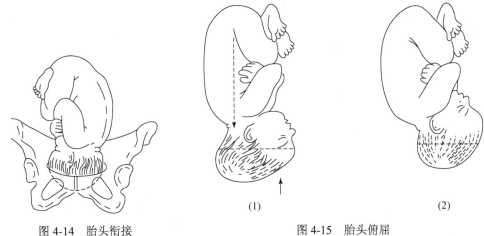

图 4-14 胎头衔接   图 4-15 胎头俯屈

4. 内旋转 胎头到达中骨盆，为适应骨盆纵轴而旋转，使其矢状缝与中骨盆及骨盆出口前后径相一致的动作称内旋转。内旋转从中骨盆开始至骨盆出口平面完成，使胎头适应中骨盆及骨盆出口前后径大于横径的特点，有利于胎头下降。枕先露时，胎头枕部到达骨盆底，位置最低，肛提肌收缩力将胎头枕部推向阻力小、部位宽的前方，枕左前位的胎头向前旋转45°。胎头向前向中线旋转45°时，后囟转至耻骨弓下（图4-16）。胎头于第一程末完成内旋转动作。

5. 仰伸 完成内旋转后，当完全俯屈的胎头下降达阴道外口时，宫缩和腹压继续迫使胎头下降，而肛提肌收缩力又将胎头向前推进。两者的共同作用（合力）使胎头沿骨盆轴下段向下向前的方向转向前，胎头枕骨下部达耻骨联合下缘时，以耻骨弓为支点，使胎头逐渐仰伸，胎头的顶、额、鼻、口、颏相继娩出（图4-17）。当胎头仰伸时，胎儿双肩径沿左斜径进入骨盆入口。

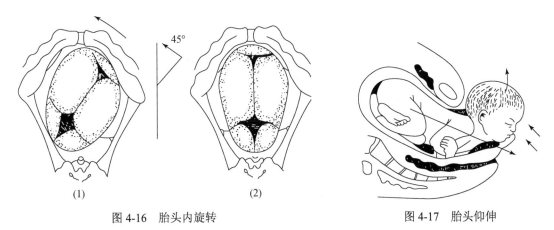

图 4-16 胎头内旋转   图 4-17 胎头仰伸

6. 复位及外旋转 胎头娩出时，胎儿双肩径沿骨盆入口左斜径下降。胎头娩出后，为使胎头与胎肩恢复正常关系，胎头枕部向左旋转45°称复位。胎肩在盆腔内继续下降，前（右）肩向前向中线旋转45°时，胎儿双肩径转成与骨盆出口前后径相一致的方向，胎头枕部需在外继续向左旋转45°，以保持胎头与胎肩的垂直关系，称外旋转（图4-18、图4-19）。

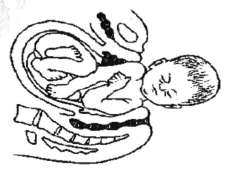

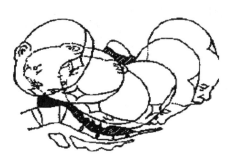

图 4-18　胎头外旋转　　　　　　　　　　图 4-19　胎头娩出过程

7. 胎儿娩出　胎头完成外旋转后，胎儿前（右）肩在耻骨弓下，随即后（左）肩从会阴前缘娩出（图 4-20）。胎儿双肩娩出后，胎体及胎儿下肢随之取侧位顺利娩出。至此，胎儿娩出过程全部完成。

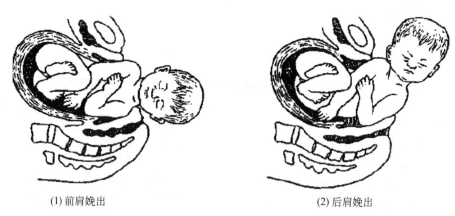

　　(1) 前肩娩出　　　　　　　　　　　　　　　(2) 后肩娩出

图 4-20　胎肩娩出过程

必须指出：分娩机制各动作虽分别介绍，但却是连续进行的，下降动作始终贯穿于分娩全过程。

三、先兆临产及临产的诊断

1. 先兆临产　分娩发动前，出现预示孕妇不久将临产的症状称先兆临产。

（1）假临产：孕妇在分娩发动前，常出现假临产。假临产的特点有：①宫缩持续时间短（<30 秒）且不恒定，间歇时间长且不规律，宫缩强度不增加；②宫缩时宫颈管不短缩，宫口不扩张；③常在夜间出现，清晨消失；④给予强镇静药物能抑制宫缩。

（2）胎儿下降感：多数初孕妇感到上腹部较前舒适，进食量增多，呼吸较轻快，系胎先露部下降进入骨盆入口使宫底位置下降的缘故。

（3）见红：在分娩发动前 24～48 小时内，因宫颈内口附近的胎膜与该处的子宫壁分离，毛细血管破裂经阴道排出少量血液，与宫颈管内的黏液相混排出，称见红，是分娩即将开始的比较可靠的征象。若阴道流血量较多，超过平时月经量，不应认为是先兆临产，应考虑到妊娠晚期出血如前置胎盘、胎盘早剥等。

2. 临产的诊断　临产（in labor）开始的标志为有规律且逐渐增强的子宫收缩，持续 30 秒或以上，间歇 5～6 分钟，同时伴随进行性宫颈管消失、宫口扩张和胎先露部下降，用镇静药物不能抑制宫缩。

3. 总产程及产程分期　　总产程即分娩全过程，是指从开始出现规律宫缩直到胎儿胎盘娩出，临床分为三个产程。

（1）第一产程：又称宫颈扩张期，指临产开始直至宫口完全扩张（10cm）即开全为止。初产妇的宫颈较紧，宫口扩张较慢，需 11～12 小时；经产妇的宫颈较松，宫口扩张较快，需 6～8 小时。

（2）第二产程：又称胎儿娩出期，指从宫口开全到胎儿娩出的全过程。初产妇需 1～2 小时，不应超过 2 小时；经产妇通常数分钟即可完成，但也有长达 1 小时者，不应超过 1 小时。

（3）第三产程：又称胎盘娩出期，指从胎儿娩出开始到胎盘胎膜娩出，即胎盘剥离和娩出的过程，需 5～15 分钟，不应超过 30 分钟。

四、第一产程的临床经过及处理

（一）临床表现

1. 规律宫缩　　产程开始时，宫缩持续时间较短（约 30 秒）且弱，间歇期较长（5～6 分钟）。随产程进展，持续时间渐长（50～60 秒）且强度增加，间歇期渐短（2～3 分钟）。当宫口近开全时，宫缩持续时间可长达 1 分钟或以上，间歇期仅 1～2 分钟。

2. 宫口扩张　　通过肛诊或阴道检查，可以确定宫口扩张程度。当宫缩渐频且不断增强时，宫颈管逐渐短缩直至消失，宫口逐渐扩张。宫口于潜伏期扩张速度较慢，进入活跃期后宫口扩张速度加快。若不能如期扩张，多因宫缩乏力、胎位异常、头盆不称等原因。当宫口开全（10cm）时，宫口边缘消失，子宫下段及阴道形成宽阔筒腔。

3. 胎头下降　　其程度是决定能否经阴道分娩的重要观察项目。为能准确判断胎头下降程度，应定时行肛门检查，以明确胎头颅骨最低点的位置，并能协助判断胎位。

4. 胎膜破裂　　简称破膜，宫缩时，子宫羊膜腔内压力增高，胎先露部下降，将羊水阻断为前后两部，在胎先露部前面的羊水量不多，约 100ml，称前羊水，形成的前羊水囊称胎胞，它有助于扩张宫口。宫缩继续增强，子宫羊膜腔内压力更高，可达 5.3～8.0kPa（40～60mmHg）。当羊膜腔压力增加到一定程度时胎膜自然破裂。破膜多发生在宫口近开全时。如产程尚未发动即已破膜，称胎膜早破。

（二）观察产程及处理

为了细致观察产程，做到检查结果记录及时，发现异常能尽早处理，目前多采用产程图。产程图的横坐标为临产时间（小时），纵坐标左侧为宫口扩张程度（cm），右侧为先露下降程度（cm），画出宫口扩张曲线和胎头下降曲线，对产程进展可一目了然。观察产程的内容包括产妇的血压、脉搏、子宫收缩、宫颈扩张、先露下降、胎心变化和羊水情况等。

1. 子宫收缩　　最简单的方法是由助产人员一手手掌放于产妇腹壁上，宫缩时宫体部隆起变硬，间歇期松弛变软。定时连续观察宫缩持续时间、强度、规律性及间歇期时间，并及时记录。用胎儿监护仪描记的宫缩曲线，可以看出宫缩强度、频率和每次宫缩持续时间，是较全面反映宫缩的客观指标。监护仪有外监护与内监护两种类型。

（1）外监护：临床上最常用，将宫缩压力探头固定在产妇腹壁宫体近宫底部，连续描记 40 分钟。

（2）内监护：适用于胎膜已破、宫口至少扩张 1cm 能放入内电极的产妇，将其固定在胎儿头皮上，宫腔静止压力及宫缩时压力测定，是经塑料导管通过宫口进入羊膜腔内，导管内充满液体，外端连接压力探头记录宫缩产生的压力，所得结果较准确，但有引起宫腔内感染、电极导致胎儿头皮损伤的缺点，临床较少使用。

2. 胎心　　胎心监测是产程中极为重要的观察指标。

（1）用听诊器听取：于潜伏期在宫缩间歇时每隔 1～2 小时听胎心 1 次。进入活跃期后，宫缩频繁时应每 15～30 分钟听胎心 1 次，每次听诊 1 分钟。此法能获得每分钟胎心率，但不能分辨瞬间变化、胎心率变异及其与宫缩、胎动的关系。

（2）使用胎心监护仪：多用外监护描记胎心曲线，观察胎心率的变异及其与宫缩、胎动的关系，此法能判断胎儿在宫内的状态。

3. 宫口扩张及胎头下降　描记出宫口扩张曲线及胎头下降曲线，是产程图中重要的两项，说明产程进展情况，并能指导产程的处理。只有掌握宫口扩张及胎头下降的规律性，才能避免在产程进展中进行不适当干预。

（1）宫口扩张曲线：第一产程分为潜伏期和活跃期。潜伏期是指从临产出现规律宫缩至宫口扩张 3cm。此期间扩张速度较慢，平均每 2～3 小时扩张 1cm，约需 8 小时，最大时限为 16 小时，超过 16 小时称潜伏期延长。活跃期是指宫口扩张 3～10cm。此期间扩张速度明显加快，约需 4 小时，最大时限为 8 小时。超过 8 小时称活跃期延长，可疑有难产因素存在。活跃期又划分为三期，最初是加速期，是指宫口扩张 3～4cm，约需 1.5 小时；接着是最大加速期，是指宫口扩张 4～9cm，约需 2 小时；最后是减速期，是指宫口扩张 9～10cm，约需 30 分钟。

（2）胎头下降曲线：以胎头颅骨最低点与坐骨棘平面的关系标明。坐骨棘平面是判断胎头高低的标志。胎头颅骨最低点平坐骨棘平面时，以"0"表达；在坐骨棘平面上 1cm 时，以"−1"表达；

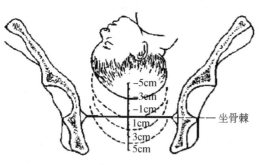

图 4-21　胎头高低的判定

在坐骨棘平面下 1cm 时，以"+1"表达，依此类推（图 4-21）。胎头于潜伏期下降不明显，于活跃期下降加快，平均每小时下降 0.86cm，可作为估计分娩难易的有效指标之一。

4. 胎膜破裂　胎膜多在宫口近开全时自然破裂，前羊水流出。一旦胎膜破裂，应立即听胎心，观察羊水性状、颜色和流出量，并记录破膜时间。

5. 阴道检查　能直接触到宫口四周边缘，准确估计宫颈管消退、宫口扩张、胎膜破否、胎先露及位置。若先露为头，还能了解矢状缝及囟门，确定胎方位，并可减少肛查时手指进出肛门的次数以降低感染概率，因此阴道检查有取代肛门检查之趋势。但应注意，必须在严密消毒后进行。如宫口扩张及胎头下降程度不明、疑有脐带先露或脐带脱垂、轻度头盆不称经试产 4 小时，产程进展缓慢时，阴道检查尤为重要。

6. 肛门检查　可适时在宫缩时进行，亦能了解宫颈软硬度、厚薄，宫口扩张程度，是否破膜，骨盆腔大小，确定胎方位及抬头下降程度。方法：产妇仰卧，两腿屈曲分开，检查前用消毒纸覆盖阴道口避免粪便污染。检查者右手示指戴指套蘸润滑剂伸入直肠内，拇指伸直，其余各指屈曲。示指向后触及尾骨尖端，了解尾骨活动度，再触摸两侧坐骨棘是否突出并确定胎头高低，然后用指端掌侧探查宫口，摸清其四周边缘，估计宫颈管消退和宫口扩张情况。宫口近开全时仅能摸到边缘。宫口开全时摸不到宫口边缘。未破膜者在胎头前方可触到有弹性的胎胞；已破膜者能触到胎头，若无胎头水肿，还能扪及颅缝及囟门位置，有助于确定胎方位。

（三）母体观察及处理

1. 精神安慰　产妇的精神状态能够影响宫缩和产程进展。特别是初产妇，由于产程较长，容易产生焦虑、紧张和急躁情绪，不能按时进食和很好休息，助产人员应安慰产妇并耐心讲解分娩是生理过程，增强产妇对自然分娩的信心，调动产妇的积极性与助产人员密切合作，以便能顺利分娩。若产妇精神过度紧张，宫缩时喊叫不安，应在宫缩时指导做深呼吸动作，或用双手轻揉下腹部。若产妇腰骶部胀痛时，用手拳握压迫腰骶部，常能减轻不适感；也可选用针刺双侧太冲及三阴交穴，以减轻疼痛感觉。

2. 血压　于第一产程期间，宫缩时血压常升高 0.667～1.33kPa（5～10mmHg），间歇期恢复原状。应每隔 4～6 小时测量 1 次。若发现血压升高，应酌情增加测量次数，并给予相应处理。

3. 饮食　鼓励产妇少量多次进食，吃高热量易消化食物，并注意摄入足够水分，以保证精力和体力充沛。

4. 活动与休息　临产后，若宫缩不强，未破膜，产妇可在病室内活动，加速产程进展。若初产妇宫口近开全，或经产妇宫口已扩张 4cm 时，应卧床并行左侧卧位。

5. 排尿与排便　临产后，应鼓励产妇每 2～4 小时排尿 1 次，以免膀胱充盈影响宫缩及胎头下降。因胎头压迫引起排尿困难者，应警惕有头盆不称，必要时导尿。初产妇宫口扩张<4cm、经产妇<2cm 时应行温肥皂水灌肠，既能清除粪便避免分娩时排便污染，又能通过反射作用刺激宫缩加速产程进展。但胎膜早破、阴道流血、胎头未衔接、胎位异常、有剖宫产史、宫缩强估计 1 小时内即将分娩及患严重心脏病等，均不宜灌肠。

6. 其他　外阴部位应剃除阴毛，并用肥皂水和温开水清洗；初产妇、有难产史的经产妇，应再次行骨盆外测量；有妊娠合并症者，应给予相应治疗等。

五、第二产程的临床经过及处理

（一）临床表现

宫口开全后，胎膜多已自然破裂。若仍未破膜，常影响胎头下降，应行人工破膜。破膜后，宫缩常暂时停止，产妇略感舒适，随后重现宫缩且较前增强，每次持续 1 分钟或以上，间歇期仅 1～2 分钟。当胎头降至骨盆出口压迫骨盆底组织时，产妇有排便感，不自主地向下屏气。随着产程进展，会阴渐膨隆和变薄，肛门括约肌松弛。宫缩时胎头露出于阴道口，露出部分不断增大。在宫缩间歇期，胎头又缩回阴道内，称胎头拨露，直至胎头双顶径越过骨盆出口，宫缩间歇时胎头也不再回缩，称胎头着冠（图 4-22）。此时会阴极度扩张，产程继续进展。

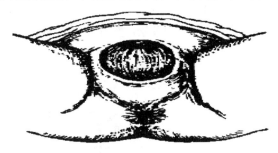

图 4-22　胎头着冠

胎头枕骨于耻骨弓下露出，出现仰伸动作，额、鼻、口、颏部相继娩出。胎头娩出后，接着出现胎头复位及外旋转后，前肩和后肩相继娩出，胎体很快娩出，后羊水随之涌出。经产妇的第二产程短，上述临床表现不易截然分开，有时仅需几次宫缩，即可完成上述动作。

（二）观察产程及处理

1. 密切监测胎心　此期宫缩频而强，需密切监测胎儿有无急性缺氧，应勤听胎心，通常每 5～10 分钟听 1 次，必要时用胎儿监护仪观察胎心率及其基线变异。若发现胎心减慢，应立即做阴道检查，尽快结束分娩。

2. 指导产妇屏气　宫口开全后，指导产妇正确运用腹压，方法是让产妇双足蹬在产床上，两手握住产床上的把手，宫缩时先行深吸气屏住，然后如解大便样向下用力屏气以增加腹压。宫缩间歇时，产妇全身肌肉放松、安静休息。宫缩再现时，再做同样的屏气动作，以加速产程进展。若发现第二产程延长，应及时查找原因，尽量采取措施结束分娩，避免胎头长时间受压。

3. 接产准备　初产妇宫口开全、经产妇宫口扩张 4cm 且宫缩规律有力时，应将产妇送至产室做好接产准备工作。让产妇仰卧于产床上（或坐于特制产椅上行坐位分娩），两腿屈曲分开，露出外阴部，在臀下放一便盆或塑料布，用消毒纱布球蘸肥皂水擦洗外阴部，顺序是大阴唇、小阴唇、阴阜、大腿内上 1/3、会阴及肛门周围。然后用温开水冲掉肥皂水，为防止冲洗液流入阴道，用消毒干纱布球盖住阴道口，最后用聚维酮碘进行消毒，随后取下阴道口的纱布球和臀下的便盆或塑料布，铺消毒巾于臀下。接产者按无菌操作常规洗手、戴手套及穿手术衣后，打开产包，铺好消毒巾准备接产。

4. 接产

（1）会阴撕裂的诱因：会阴水肿、会阴过紧缺乏弹力、耻骨弓过低、胎儿过大、胎儿娩出过快等，均易造成会阴撕裂，接产者在接产前应做出正确判断。

（2）接产要领：保护会阴的同时，协助胎儿俯屈，让胎头以最小径线（枕下前囟径）在宫缩间歇时缓慢地通过阴道口，是预防会阴撕裂的关键，产妇与接产者充分合作才能做到。接产者还必须正确娩出胎肩，胎肩娩出时也要注意保护好会阴。

（3）接产步骤：接产者站在产妇右侧，当胎头拨露使阴唇后联合紧张时，应开始保护会阴。方法是：在会阴部盖消毒巾，接产者右肘支在产床上，右手拇指与其余四指分开，利用手掌大鱼际肌顶住会阴部。每当宫缩时应向内上方托压，同时左手应轻轻下压胎头枕部，协助胎头俯屈和使胎头缓慢下降［图4-23（1）］。宫缩间歇时，保护会阴的右手稍放松，以免压迫过久引起会阴水肿。当胎头枕部在耻骨弓下露出时，左手应按分娩机制协助胎头仰伸［图4-23（2）］。此时若宫缩强，应嘱产妇张口哈气消除腹压作用，让产妇在宫缩间歇时稍向下屏气，使胎头缓慢娩出。当胎头娩出见有脐带绕颈一周且较松时，可用手将脐带顺胎肩推下或从胎头滑下。若脐带绕颈过紧或绕颈两周或以上，可先用两把血管钳将其一段夹住从中剪断脐带，注意勿伤及胎儿颈部。胎头娩出后，右手仍应注意保护会阴，不要急于娩出胎肩，而应先以左手自鼻根向下颏挤压，挤出口鼻内的黏液和羊水，然后协助胎头复位及外旋转，使胎儿双肩径与骨盆出口前后径相一致。接产者的左手向下轻压胎儿颈部，使前肩从耻骨弓下先娩出［图4-23（3）］，再托胎颈向上使后肩从会阴前缘缓慢娩出［图4-23（4）］。双肩娩出后，保护会阴的右手方可放松，然后双手协助胎体及下肢相继以侧位娩出，并记录胎儿娩出时间。

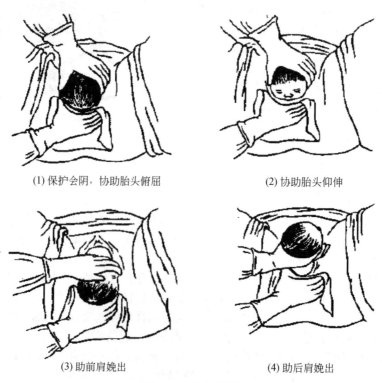

(1) 保护会阴，协助胎头俯屈　　　　(2) 协助胎头仰伸

(3) 助前肩娩出　　　　(4) 助后肩娩出

图 4-23　接产步骤

（4）会阴切开指征：会阴过紧或胎儿过大，估计分娩时会阴撕裂不可避免者，或母儿有病理情况急需结束分娩者，应行会阴切开术。

（5）会阴切开术：包括会阴后-侧切开术及会阴正中切开术。

1）会阴左后-侧切开术：阴部神经阻滞及局部浸润麻醉生效后，术者于宫缩时以左手中、示两指伸入阴道内，撑起左侧阴道壁引导剪开方向并保护胎头不受损伤。右手用钝头直剪自会阴后联合中线向左侧45°方向剪开会阴，会阴高度膨隆时应为60°～70°。切口长4～5cm，注意阴道黏膜与皮肤切口长度一致。会阴切开后出血较多，不应过早切开。切开后用纱布压迫止血，必要时钳夹扎止血。缝合最好在胎盘娩出后进行。

2）会阴正中切开术：局部浸润麻醉后，术者于宫缩时沿会阴后联合中央垂直剪开，长约2cm，切勿损伤肛门括约肌。此法有剪开组织少、出血量不多、术后局部组织肿胀及疼痛轻微等优点，但切口有自然延长撕裂肛门括约肌的危险，故胎儿大、接产技术不熟练者不宜采用。

六、第三产程的临床经过及处理

（一）临床表现

胎儿娩出后，宫底降至脐平，产妇感到轻松，宫缩暂停数分钟后重又出现。由于宫腔容积明显缩小，胎盘不能相应缩小与子宫壁发生错位而剥离。剥离面有出血，形成胎盘后血肿。由于子宫继续收缩，增加剥离面积，直至胎盘完全剥离而排出。

胎盘剥离征象有：①宫体变硬呈球形，胎盘剥离后降至子宫下段，下段被扩张，宫体呈狭长形被推向上，宫底升高达脐上（图4-24）；②剥离的胎盘降至子宫下段，阴道口外露的一段脐带自行延长；③阴道少量流血；④用手掌尺侧在产妇耻骨联合上方轻压子宫下段时，宫体上升而外露的脐带不再回缩。

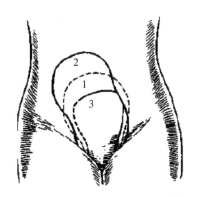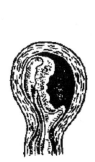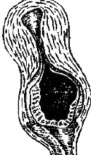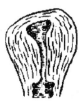

图 4-24　胎盘剥离时子宫的形状
1.胎盘剥离开始；2.胎盘降至子宫下段；3.胎盘娩出后

胎盘剥离及排出方式有两种：①胎儿面娩出式：胎盘胎儿面先排出。其特点是胎盘先排出，随后见少量阴道流血，多见。②母体面娩出式：胎盘母体面先排出。其特点是先有较多量阴道流血，胎盘后排出，少见。

（二）处理

1. 新生儿处理

（1）清理呼吸道：断脐后继续清除呼吸道黏液和羊水，用新生儿吸痰管或导尿管轻轻吸除新生儿咽部及鼻腔黏液和羊水，以免发生吸入性肺炎。当确认呼吸道黏液和羊水已吸净而仍未啼哭时，可用手轻拍新生儿足底。新生儿大声啼哭表示呼吸道已通畅。

（2）处理脐带：清理新生儿呼吸道约需 30 秒。用两把血管钳钳夹脐带，在其中间剪断。用 75% 乙醇溶液消毒脐带根部周围，在距脐根 0.5cm 处用无菌粗丝线结扎第一道，再在结扎线外 0.5cm 处结扎第二道。必须扎紧防止脐出血，避免用力过猛造成脐带断裂。在第二道结扎线外 0.5cm 处剪断脐带，挤出残余血液，用 5% 聚维酮碘溶液或 75% 乙醇溶液消毒脐带断面，药液切不可接触新生儿皮肤，以免发生皮肤灼伤。待脐带断面干后，以无菌纱布包盖好，再用脐带布包扎。目前还有用气门芯、脐带夹、血管钳等方法取代双重结扎脐带法，据报道均获得脐带脱落快和减少脐带感染的良好效果。处理脐带时，应注意新生儿保暖。已知脐带血中含有自原始干细胞至定向祖细胞等不同分化阶段的造血细胞，产后自脐静脉抽取的脐带血被广泛地应用于治疗白血病。不少地区还成立了脐带血血库或血液中心。这种脐带血应用价值的变化，必将对脐带处理的内容和方式产生影响。

（3）阿普加评分及其意义：新生儿阿普加评分法（Apgar score）用以判断有无新生儿窒息及窒息严重程度，是以出生后 1 分钟内的心率、呼吸、肌张力、喉反射及皮肤颜色五项体征为依据，每项为 0～2 分（表 4-5）。满分为 10 分；8～10 分属正常新生儿；7 分以上只需进行一般处理；4～7 分为轻度窒息，需清理呼吸道、人工呼吸、吸氧、用药等措施才能恢复；0～3 分缺氧严重为重度窒息，需紧急抢救，行喉镜在直视下气管内插管并给氧。缺氧较严重和严重的新生儿，应在出生后 5 分钟、10 分钟时分别评分，直至连续两次均≥8 分为止。1 分钟评分反映在宫内的情况，是出生当时的情况；而 5 分钟及以后评分则反映复苏效果，与预后关系密切。阿普加评分以呼吸为基础，皮肤颜色最灵敏，心率是最终消失的指标。临床恶化顺序为皮肤颜色→呼吸→肌张力→反射→心率。复苏有效顺序为心率→反射→皮肤颜色→呼吸→肌张力。肌张力恢复越快，预后越好。

表 4-5　新生儿阿普加评分法

体征	0 分	1 分	2 分
心率	无	<100 次/分	≥100 次/分
呼吸	无	慢，不规则	规则，啼哭
肌张力	瘫软	四肢稍曲	活动活跃
喉反射	无反应	皱眉	哭声响亮
皮肤颜色	青紫、苍白	躯干红润，四肢青紫	全身红润

（4）处理新生儿：擦净新生儿足底胎脂，打足印及拇指印于新生儿病历上，经详细体格检查后，系以标明新生儿性别、体重、出生时间、母亲姓名和床号的手腕带和包被。将新生儿抱给母亲，让母亲将新生儿抱在怀中进行首次吸吮乳头。

2. 协助胎盘娩出　正确处理胎盘娩出可减少产后出血的发生。接产者切忌在胎盘尚未完全剥离时用手按揉、下压宫底或牵拉脐带，以免引起胎盘部分剥离而出血或拉断脐带，甚至造成子宫内翻。当确认胎盘已完全剥离，于宫缩时以左手握住宫底（拇指置于子宫前壁，其余四指放于子宫后壁）并按压，同时右手轻拉脐带，协助娩出胎盘。当胎盘娩出至阴道口时，接产者用双手捧住胎盘，向一个方向旋转并缓慢向外牵拉，协助胎盘胎膜完整剥离排出（图 4-25）。若在胎膜排出过程中，发现胎膜部分断裂，可用血管钳夹住断裂上端的胎膜，再继续向原方向旋转，直至胎膜完全排出。胎盘胎膜排出后，按摩子宫刺激其收缩以减少出血，同时注意观察并测量出血量。

3. 检查胎盘胎膜　将胎盘铺平，先检查胎盘母体面胎盘小叶有无缺损。若疑有缺损，可用 Kustner 牛乳测试法，从脐静脉注入牛乳，若见牛乳自胎盘母体面溢出，则溢出部位为胎盘小叶缺损部位。然后将胎盘提起，检查胎膜是否完整，再检查胎盘胎儿面边缘有无血管断裂，及时发现副胎盘。副胎盘为一小胎盘，与正常胎盘分离，但两者间有血管相连（图 4-26）。若有副胎盘、部分胎盘残留或大部分胎膜残留时，应在无菌操作下伸手入宫腔取出残留组织（图 4-27）。若确认仅有少许胎膜残留，可给予子宫收缩剂待其自然排出。此外，还应检查胎盘、胎膜有无其他异常。

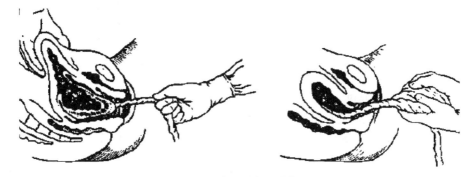

图 4-25　协助胎盘胎膜娩出

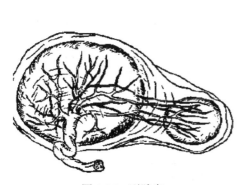

图 4-26　副胎盘

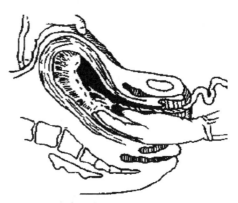

图 4-27　手取胎盘术

4. 检查软产道　胎盘娩出后，应仔细检查会阴、小阴唇内侧、尿道口周围、阴道及宫颈有无裂伤。若有裂伤，应立即缝合。

5. 预防产后出血　正常分娩出血量多数不超过 300ml。遇既往有产后出血高危因素（有产后出血史、分娩次数≥5 次、双胎妊娠、羊水过多、巨大儿、滞产等）产妇，在胎儿前肩娩出时静脉注射缩宫素 10～20U，也可在胎儿前肩娩出后立即肌内注射缩宫素 10U 或缩宫素 10U 加于 0.9% 氯化钠注射液 20ml 内静脉快速注射，均能促使胎盘迅速剥离、减少出血。若胎盘未全剥离而出血多时，应行手取胎盘术。若第三产程超过 30 分钟，胎盘仍未排出，但出血不多时，应注意排空膀胱，再轻轻按压子宫及静脉注射子宫收缩剂，仍不能使胎盘排出时，再行手取胎盘术。若胎盘娩出后出血多时，可经下腹部直接注入宫体肌壁内或肌内注射麦角新碱 0.2～0.4mg，并将缩宫素 20U 加入 5% 葡萄糖液 500ml 内静脉滴注。子宫收缩剂以缩宫素较好，麦角类制剂因有抑制泌乳的作用，故应慎用。

手取胎盘术：若检查发现宫颈内口较紧者，应肌内注射阿托品 0.5mg 及哌替啶 100mg。术者更换手术衣及手套，外阴再次消毒后，将一手手指并拢呈圆锥状直接伸入宫腔，手掌面向着胎盘母体面，手指并拢以手掌尺侧缘缓慢将胎盘从边缘开始逐渐自子宫壁分离，另一手在腹部按压宫底。待确认胎盘已全部剥离方可取出胎盘。取出后立即肌内注射子宫收缩剂。要注意操作必须轻柔，避免暴力强行剥离或用手抓挖子宫壁导致穿破子宫。若找不到疏松的剥离面不能分离者，可能是植入性胎盘，不应强行剥离。取出的胎盘需立即检查是否完整，若有缺损应再次以手伸入宫腔清除残留胎盘及胎膜，应尽量减少进入宫腔操作的次数。

七、中医学对分娩的论述

怀孕末期，即孕 280 天左右，胎儿及胎衣自母体阴道娩出的过程称为分娩。

关于预产期的计算方法，中医学有记载，明代李梴《医学入门·胎前》说："气血充足，可保十月分娩……凡二十七日即成一月之数。"与现代医学计算 280 天非常接近。

孕妇分娩又称临产，分娩前多有征兆，如胎位下移、小腹坠胀、有便意或见红等。《万氏妇人科》临产须知："凡孕妇未产数日前，胎头坠下，小水频数，此欲产也。"古人还有试胎、弄胎的记载。《医宗金鉴·妇科心法要诀》说："妊娠八九个月时感腹中痛，痛定仍然如常者，此名试胎……若月数已足，腹痛时作时止，腰不痛者此名弄胎。"《景岳全书·卷三十九·妇人规》说："若果欲生，则痛极连腰，乃将产也，盖肾系于腰，胞络系于肾，此时儿逼产门，谷道挺进，水血俱下，方可坐草试汤，瓜熟蒂落，此乃正产之候也。"《达生篇》说："渐痛渐紧，一阵紧一阵，是正产，不必惊慌。"同时还总结了"睡、忍痛、慢临盆"的临产调护六字要诀。安睡一能避免精神压力，二能保存体力；忍痛则防恐惧与躁动；慢临盆可宽心静待，适时用力，情绪安定，体力充沛，水到渠成，多能临产。

关于产程中医学也有观察和记录，晋代王叔和《脉经·卷第九》说："怀妊离经，其脉浮，设腹痛引腰脊，为今欲生也……又法，妇人欲生，其脉离经，夜伴觉，日中则生也。"明代医著表明分娩必腰痛，以及从规律宫缩至分娩大约为 12 小时，即所谓"子午相对"，这与现代医学的第一、二、三产程的时间基本一致。此外，中医学还强调产室要寒温适宜，安静整洁，不能滥用催产之剂，这些论述仍有现实意义。

（陈　蓉　黄健玲　黄旭春）

第五节　正常产褥

从胎盘娩出至产妇全身各器官除乳腺外恢复或接近正常未孕状态所需的一段时期，称产褥期，通常为 6 周。

一、产褥期母体变化

（一）生殖系统的变化

1.子宫　胎盘娩出后 6～8 周，子宫逐渐恢复至未孕状态，此过程称子宫复旧，包括子宫体肌纤维缩复、子宫内膜再生、子宫血管变化、子宫下段及宫颈变化。

（1）子宫体肌纤维缩复：随着肌纤维不断缩复，子宫体积及重量均发生变化。宫体逐渐缩小，于产后 1 周子宫缩小至约妊娠 12 周大小，在耻骨联合上方可扪及。于产后 10 日子宫降至骨盆腔内，腹部检查扪不到宫底，直至产后 6 周，子宫恢复到正常非孕期大小。子宫重量也逐渐减少，分娩结束时约为 1000g，产后 1 周时约为 500g，产后 2 周时约为 300g，产后 6～8 周恢复为 50～70g。

（2）子宫内膜再生：胎盘、胎膜从子宫内膜的海绵层分离娩出，遗留的蜕膜分为两层，表层细胞发生变性、坏死、脱落，形成恶露的一部分自阴道排出；接近肌层的子宫内膜基底层，逐渐再生新的功能层，内膜缓慢修复，约于产后第 3 周，除胎盘附着部外，宫腔表面均由新生的子宫内膜覆盖，胎盘附着部位全部修复需至产后 6 周。

（3）子宫血管变化：胎盘娩出后，胎盘附着部位立即缩小，面积仅为原来的一半。子宫复旧导致开放的子宫螺旋动脉和静脉窦压缩变窄,数小时后血管内形成血栓,出血量逐渐减少直至停止。若在新生内膜修复期间,胎盘附着面因复旧不良出现血栓脱落,可导致晚期产后出血。

(4)子宫下段及宫颈变化:产后子宫下段肌纤维缩复,逐渐恢复为非孕时的子宫峡部。胎盘娩出后的宫颈外口呈环状如袖口。产后2~3日,宫口仍可容纳2指。产后1周后宫颈内口关闭,宫颈管复原。产后4周时宫颈完全恢复至非孕时形态。分娩时宫颈外口3点及9点处常发生轻度裂伤,使初产妇的宫颈外口由产前圆形(未产型),变为产后"一"字形横裂(已产型)。

2. 阴道 分娩后阴道壁松弛及肌张力低,阴道腔扩大,阴道壁松弛及肌张力低,阴道黏膜皱襞因过度伸展而减少甚至消失,产褥期阴道腔逐渐缩小,阴道壁肌张力逐渐恢复,约在产后3周重新出现黏膜皱襞,但阴道于产褥期结束时尚不能恢复至未孕时的紧张度。

3. 外阴 产后外阴轻度水肿,于产后2~3日逐渐消退,处女膜因分娩而成为残缺不全的痕迹,称处女膜痕,是经产的重要标志。阴道后联合多有不同程度的损伤并使会阴体缩短,大阴唇不再覆盖阴道口,而致阴道口裸露于外阴部。阴道口周围有海绵体包绕。由于在阴蒂部有丰富的血管网,如发生损伤易形成血肿。会阴中心腱的伸展性极差,是容易发生裂伤的部位。会阴部的裂伤或切开伤口由于血液循环丰富,愈合较快,一般于3~5日可以拆线。

4. 盆底组织 盆底肌及其筋膜,因分娩过度扩张使弹性减弱,且常伴有肌纤维部分断裂。若能于产褥期坚持做产后健身操,盆底肌有可能恢复至接近未孕状态,否则极少能恢复原状。若盆底肌及其筋膜发生严重断裂造成骨盆底松弛,加之于产褥期过早参加重体力劳动,可导致阴道壁膨出,甚至子宫脱垂。

(二)乳房的变化

乳房的主要变化是泌乳。产后乳腺分泌乳汁的神经体液调节复杂。随着胎盘剥离排出,产妇血中胎盘生乳素、雌激素、孕激素水平急剧下降,雌激素有增加垂体催乳激素对乳腺的发育作用,但又有抑制乳汁分泌、对抗垂体催乳激素的作用,产后呈低雌激素、高催乳激素水平,乳汁开始分泌。尽管垂体催乳激素是泌乳的基础,但以后乳汁分泌很大程度上依赖哺乳时的吸吮刺激。此外,乳汁分泌还与产妇营养、睡眠、情绪和健康状况密切相关。哺乳也有利于生殖器官及有关器官组织更快得以恢复。

胎盘剥离娩出后,产妇进入以自身乳汁哺育婴儿的哺乳期。母乳喂养对母儿均有益处。哺乳有利于产妇生殖器官及有关器官组织得以更快恢复。初乳是指产后7日内分泌的乳汁,因含β胡萝卜素呈淡黄色,含较多有形物质,故质稠。初乳中含蛋白质及矿物质较成熟乳多,还含有多种抗体,尤其是分泌型IgA (sIgA)。脂肪和乳糖含量较成熟乳少,极易消化,是新生儿早期最理想的天然食物。接下来的4周内乳汁逐步转变为成熟乳,蛋白质含量逐渐减少,脂肪和乳糖含量逐渐增多。初乳及成熟乳均含大量免疫抗体,有助于新生儿抵抗疾病的侵袭。母乳中还含有矿物质、维生素和各种酶,对新生儿生长发育有重要作用。鉴于多数药物可经母血渗入乳汁中,故产妇于哺乳期间用药时,必须考虑该药物对新生儿有无不良影响。

(三)血液及循环系统的变化

妊娠期血容量增加,于产后2~3周恢复至未孕状态。胎盘娩出后,子宫胎盘血循环不复存在,且子宫缩复,大量血液从子宫涌入体循环,加之妊娠期过多组织间液回吸收,产后72小时内,血容量增加15%~25%,原有心脏病产妇,容易发生心力衰竭。产后早期血液仍处于高凝状态,有利于胎盘剥离面形成血栓,减少产后出血量。纤维蛋白原、凝血酶、凝血酶原于产后2~4周内降至正常。红细胞计数及血红蛋白值逐渐增多。白细胞总数于产褥早期仍较高,可达(15~30)×10^9/L,中性粒细胞增多,淋巴细胞稍减少,血小板数增多,红细胞沉降率于产后3~4周降至正常。

（四）消化系统的变化

产后 1～2 日内常感口渴，喜进流质食或半流质食，但食欲不佳，以后逐渐好转。胃液中盐酸分泌减少，需 1～2 周恢复。胃肠肌张力及蠕动力减弱，约需 2 周恢复。产褥期间卧床时间长，缺少运动，腹肌及盆底肌松弛，加之肠蠕动减弱，容易便秘。

（五）泌尿系统的变化

妊娠期体内潴留的水分主要经肾脏排出，故在产后 1 周内尿量增多。在妊娠期发生的肾盂和输尿管的生理性扩张，于产后 2～8 周方能恢复正常。在产褥期，尤其在产后 24 小时内，由于膀胱肌张力降低，对膀胱内压的敏感性降低，加之外阴切口疼痛、不习惯卧床排尿、器械助产、区域阻滞麻醉，均可增加尿潴留发生。

（六）内分泌系统的变化

产后雌激素和孕激素水平急剧下降，至产后 1 周降至非孕水平。胎盘生乳素于产后 6 小时已不能测出，垂体催乳素哺乳者降至 60μg/L，不哺乳者降至 20μg/L。

（七）腹壁的变化

妊娠期出现的下腹正中线色素沉着，在产褥期逐渐消退。腹壁皮肤受妊娠子宫增大的影响，部分弹力纤维断裂。腹直肌呈不同程度分离，于产后腹壁明显松弛，腹壁紧张度需在产后 6～8 周恢复。

二、产褥期的临床表现

产妇在产褥期的临床表现属于生理性变化。

1. **生命体征** 产后体温多数在正常范围内。产后 24 小时内体温可略升高但不超过 38℃，可能与产程长导致过度疲劳有关，产后 3～4 日可能会出现"泌乳热"，乳房充血影响血液和淋巴回流，不能排出乳汁，体温不超过 39℃。心率可反映体温和血容量情况，如心率增快应注意有无感染和失血。产后呼吸恢复为胸腹式呼吸，每分钟 14～16 次。产褥期血压平稳，如血压下降要警惕产后出血。对有妊娠高血压综合征者，产后仍应监测血压，预防产后子痫的发生。

2. **子宫复旧** 胎盘娩出后，子宫收缩圆而硬，宫底位于脐下一指。以后宫底高度每日下降 1～2cm，产后 1 周子宫缩至妊娠 12 周大小，耻骨联合上方可扪及宫体；产后 10 日子宫降至盆腔内；产后 6 周子宫恢复到正常大小。

3. **产后宫缩痛** 在产褥早期因子宫收缩引起的下腹部阵发性疼痛，一般产后持续 2～3 日自然消失。哺乳时反射性引起催产素分泌增加可使疼痛加重。一般无须用药，但可酌情给予镇痛剂。

4. **恶露** 产后随子宫蜕膜（特别是胎盘附着处蜕膜）的脱落，含有血液、坏死蜕膜等组织经阴道排出，称恶露。恶露分为以下三种。

（1）血性恶露：色鲜红，因含大量血液而得名。量多，有时有小血块，镜下见多量红细胞、坏死蜕膜及少量胎膜。血性恶露持续 3～4 日，子宫出血量逐渐减少，浆液增加，转变为浆液恶露。

（2）浆液恶露：色淡红，因似浆液而得名。含少量血液，但有较多的坏死蜕膜组织、宫腔渗出液、少量红细胞、白细胞、宫颈黏液、阴道排液，且有细菌。浆液恶露持续 10 日左右，浆液逐渐减少，白细胞增多，变为白色恶露。

（3）白色恶露：黏稠，因色泽较白而得名，含大量白细胞、坏死蜕膜组织、表皮细胞及细菌等。白色恶露约持续 3 周干净。

正常恶露有血腥味，但无臭味，持续 4～6 周，总量为 250～500ml，个体差异较大。血性恶露约持续 3 日，逐渐转为浆液恶露，约 2 周后变为白色恶露，约持续 3 周干净。上述变化是子宫出血量逐渐减少的结果。若子宫复旧不全或宫腔内残留胎盘、多量胎膜或合并感染时，恶露量增多，血性恶露持续时间延长并有臭味。

5. 褥汗　产褥早期，皮肤排泄功能旺盛，排出大量汗液，以夜间睡眠和初醒时更明显，不属病态，于产后 1 周内自行好转。

三、产褥期处理及保健

产褥期母体各系统变化很大，虽属生理范畴，但子宫内有较大创面，乳腺分泌功能旺盛，容易发生感染和其他病理情况，及时发现异常并进行处理非常重要。

（一）产褥期处理

1. 产后 2 小时内的处理　产后 2 小时内极易发生严重并发症，故应在产室严密地观察产妇。除协助产妇首次哺乳外，不断观察阴道流血量，最好用弯盘放于产妇臀下收集，并注意子宫收缩、宫底高度、膀胱充盈否等，并应测量血压、脉搏。若发现子宫收缩乏力，应按摩子宫并肌内注射子宫收缩剂（麦角新碱或缩宫素）。若阴道流血量虽不多，但子宫收缩不良、宫底上升者，提示宫腔内有积血，应挤压宫底排出积血，并给予子宫收缩剂。若产妇自觉肛门坠胀，多有阴道后壁血肿，应行肛查确诊后给予及时处理。若产后 2 小时一切正常，将产妇连同新生儿送回病室，仍需勤巡视。

2. 营养和饮食　产妇的胃肠功能恢复需要一定时间，建议少量多餐，以清淡高蛋白质饮食为主，同时注意补充水分。

3. 排尿与排便　产后尿量明显增多，应鼓励产妇尽早自解小便。产后 4 小时即应让产妇排尿。若排尿困难，应解除怕排尿引起疼痛的顾虑，鼓励产妇坐起排尿，用热水熏洗外阴，用温开水冲洗尿道外口周围诱导排尿。下腹部正中放置热水袋，刺激膀胱肌收缩；也可针刺关元、气海、三阴交、阴陵泉等穴位；或肌内注射甲硫酸新斯的明 1mg 或加兰他敏注射液 2.5mg，兴奋膀胱逼尿肌促其排尿。若使用上述方法均无效时应予导尿，必要时留置导尿管 1～2 日，并给予抗生素预防感染。

产后因卧床休息、食物中缺乏纤维素及肠蠕动减弱，常发生便秘。应多吃蔬菜，并早日下床活动。若发生便秘，应口服缓泻剂、开塞露塞肛或肥皂水灌肠。

4. 观察子宫复旧及恶露　每日应在同一时间手测宫底高度，以了解子宫逐日复旧过程。测量前应嘱产妇排尿，并先按摩子宫使其收缩后，再测耻骨联合上缘至宫底的距离。产后宫缩痛严重者，可针刺中极、关元、三阴交、足三里等穴位。

每日观察记录恶露的颜色、数量和气味。如子宫复旧不全、恶露增多，应及早给予宫缩剂；如合并感染，恶露有臭味、宫体有压痛，应给予广谱抗生素控制感染，同时行细菌培养。

5. 会阴处理　用 0.05%聚维酮碘液擦洗外阴，每日 2～3 次，平时应尽量保持会阴部清洁及干燥。会阴部有水肿者，可用 50%硫酸镁液湿热敷，产后 24 小时后可用红外线照射外阴。会阴部有缝线者，应每日检查伤口周围有无红肿、硬结及分泌物。于产后 3～5 日拆线。若伤口感染，应提前拆线引流或行扩创处理，并定时换药。

6. 观察情绪变化　经历妊娠和分娩的激动与紧张后，产妇的精神极度放松、对哺乳新生儿的担心、产褥的不适等，均可造成产妇情绪不稳定，尤其在产后 3～10 日内，有些产妇可表现轻度抑郁。应帮助产妇减轻身体的不适，给予精神关怀、鼓励、安慰，使其恢复自信。抑郁严重者，给予抗抑郁药物治疗。

7. 乳房护理　推荐母乳喂养。于产后半小时内开始哺乳，此时乳房内乳量虽少，通过新生儿吸吮动作刺激泌乳。废弃定时哺乳，推荐按需哺乳。生后 24 小时内，每 1～3 小时哺乳 1 次。生后 2～7 日内是母亲泌乳过程，哺乳次数应频繁些，一昼夜应哺乳 8～12 次。哺乳的时间及频率取决于婴儿的需要及乳母感到奶胀的情况。哺乳前，均用温开水清洁乳房及乳头。母亲要洗手。需将乳头和大部分乳晕含在新生儿口中，用一手扶托并挤压乳房，协助乳汁外溢，防止乳房堵住新生儿鼻孔。每次哺乳后，应将新生儿抱起轻拍背部1～2分钟，排出胃内空气以防吐奶。哺乳期以10个月至1年为宜。乳汁确实不足时，应及时补充按比例稀释的牛奶。哺乳开始后，遇以下情况应分别处理。

（1）乳胀：若发生乳房胀痛，多因乳腺管不通致使乳房形成硬结，哺乳前湿热敷3～5分钟，并按摩、拍打抖动乳房，频繁哺乳、排空乳房。可口服维生素 B_6 或散结通乳中药，常用方剂为柴胡、当归、王不留行、木通、漏芦各15g，水煎服。

（2）催乳：若出现乳汁不足，除指导哺乳方法、按需哺乳并将乳汁吸尽、适当调节饮食外，可选用下述方法催乳。①针刺膻中、合谷、外关、少泽等穴位，用强刺激手法；气血虚弱者取足三里穴，用弱刺激手法，或用耳针取乳腺、胸、内分泌、皮质下等穴位，每日1次。②服用中药：肝郁气滞型选用下乳涌泉散加减；气血虚弱型选用通乳丹加减，纱布包好，用猪蹄2只炖烂吃肉喝汤。此外，也可用成药催乳饮催乳。

（3）退奶：产妇因病不能哺乳，应尽早退奶。最简单的方法是停止哺乳，不排空乳房，少进汤汁，但有45%左右的产妇会感到乳房胀痛，佩戴合适胸罩，口服镇痛药物，2～3日后疼痛减轻。目前不推荐用雌激素或溴隐亭退乳。退奶方法有：①生麦芽60～90g，水煎当茶饮，每日1剂，连服3～5日；②针刺足临泣、悬钟等穴位，两侧交替，每日1次，用弱刺激手法，7次为一个疗程；③芒硝250g分装两纱布袋内，敷于两乳房并包扎，湿硬时更换。

（4）乳头皲裂：初产妇或哺乳方法不当，容易发生乳头皲裂。轻者可继续哺乳，哺乳前湿热敷3～5分钟，挤出少许乳汁，使乳晕变软，以利婴儿含吮乳头和大部分乳晕，频繁哺乳，先在损伤轻的一侧乳房哺乳。哺乳后挤少许乳汁涂在乳头和乳晕上，短暂暴露和干燥。每次哺乳后可在皲裂处涂抗生素软膏或10%复方苯甲酸酊，于下次哺乳前洗净。皲裂严重者应停止哺乳，并涂以上述药物。若有吸乳器，可用吸乳器将乳汁吸出后喂给新生儿。

（二）产褥期保健

1. 起居饮食 合理饮食，保持身体清洁，产妇居室宜清洁通风，注意休息，至少3周才能进行全部家务劳动。

2. 适当活动及做产后健身操 经阴道自然分娩的产妇，应于产后6～12小时内起床稍事活动，于产后第2日可在室内随意走动，再按时做产后健身操。行会阴左侧后斜切开或行剖宫产的产妇，可推迟至产后第3日起床稍事活动，待拆线后伤口不感疼痛时，也应做产后健身操。尽早适当活动及做产后健身操，有助于体力恢复、排尿及排便，避免或减少静脉栓塞的发生率，且能使骨盆底及腹肌张力恢复，避免腹壁皮肤过度松弛。产后2周时开始加做胸膝卧位，以预防或纠正子宫后倾。产后健身操的运动量应由小到大，循序渐进。

3. 产后检查 包括产后访视和产后健康检查两部分。产后访视至少3次，第1次在产妇出院后3日内，第2次在产后14日，第3次在产后28日，以了解产妇及新生儿健康状况，内容包括了解产妇饮食、大小便情况；观察恶露及子宫复旧；检查两侧乳房，了解哺乳情况；观察会阴伤口、剖宫产腹部伤口等，若发现异常应给予及时指导。产妇应于产后42日去医院做产后健康检查，包括全身检查及妇科检查。

（1）全身检查：血压、心率、血尿常规。

（2）如有内、外科合并症，需行相应的检查，对妊娠期糖尿病者应复查糖耐量试验。

（3）妇科检查：了解子宫复旧，观察恶露，检查乳房。

（4）婴儿全身体格检查。

4. 计划生育指导 产褥期内禁忌性交。产后不哺乳，通常在产后4～8周月经复潮；产后哺乳，月经延迟复潮，甚至哺乳期不来潮，但也有按时来潮者。于产后6周起应采取避孕措施，原则是哺乳者以工具避孕为宜，不哺乳者可选用药物避孕。

（三）中医对产褥期的卫生保健

产时耗气失血伤津，以致产后阴血骤虚，营卫不固，又子宫、阴户未复，故最易受病。产褥期保健，就是以促进子宫及脏腑、气血早日康复为目的。

1. **清洁阴户** 产后子宫未闭，恶露未尽，淫邪易入侵胞中而致产后病变，故宜勤洗阴户，注意洁具和卫生垫的清洁消毒。

2. **饮食调摄** 产后表虚不固，易为风邪所袭，故要避风寒，凉暖要适宜。产后元气未复，故要充分休息，不宜过早及过度操劳，以致中气下陷发生阴挺下脱或产后血崩、恶露不绝。产后要注意补养气血，适当增加蛋、肉、豆类等食物，帮助产后早日康复，亦有助于提高乳汁的质量。

3. **产后检查** 主要了解阴户、子宫等复原情况，及时发现有关乳房、阴户、子宫及产科手术伤口的异常情况，给予指导与治疗。

（陈　蓉　黄健玲　王小云）

第五章 妇产科病因病机概要

女性的疾病主要表现在经、带、胎、产、乳和杂病等方面,这与女性的生理特点是密切相关的,表现为女性的特殊生理均以血为用。因此,其病因、病机、转归等都有与其他学科疾病不同的特点和规律,应结合女性生理对病因、病机进行分析,审证求因。

第一节 病 因

一、西医学对病因的认识

病因,是指导致疾病发生的原因。引起妇产科疾病的病因有很多,简介如下。

(一)生物因素

病原体感染是妇科最常见的致病因素。各年龄组均可发病,包括外源性病原体和内源性病原体。女性外阴阴道与尿道、肛门毗邻,局部温暖潮湿,是分娩、宫腔操作的通道,容易受到病原体的感染;育龄期女性性活动频繁,易感染病原体;绝经期女性和幼女因体内雌激素水平低,局部抵抗力下降,也易发生感染。病原体可单独感染,也可混合感染。

常见的致病病原体有细菌、病毒、支原体、衣原体、毛滴虫、假丝酵母菌、梅毒螺旋体等。外源性病原体主要为性传播疾病的病原体,如沙眼衣原体、淋病奈瑟菌、梅毒螺旋体等,其他外源性病原体还有生殖支原体、人型支原体和解脲支原体等。孕妇感染风疹病毒可引起胎儿风疹综合征,表现为先天性心脏病、白内障、听力障碍、肝脾肿大及神经系统炎症。孕妇罹患梅毒,可导致胎儿先天性梅毒。内源性病原体主要来自寄居于阴道的微生物,包括需氧菌和厌氧菌。感染病原体可导致各种外阴阴道炎症、宫颈炎性疾病和盆腔炎性疾病。

人乳头瘤状病毒(human papillomavirus,HPV)的感染在女性生殖道非常常见,可导致尖锐湿疣。高危型 HPV 持续感染可导致宫颈上皮内瘤变及宫颈恶性肿瘤。HPV 感染与外阴及阴道的肿瘤也有一定关系,是导致生殖道肿瘤的重要病因。

(二)精神因素

长期精神紧张、焦虑,多度的忧郁、悲伤、恐惧,强烈的精神刺激,均可导致大脑皮质、丘脑下部、垂体前叶的神经-内分泌功能失调、甚至紊乱而发生月经不调、功能失调性子宫出血、闭经、妊娠剧吐、流产、妊娠期高血压疾病、难产等。

(三)理化因素

理化因素包括各种损伤,如外伤、产伤、化学物质损伤和手术损伤。外伤包括跌倒、车祸、性交损伤等,因女性的特殊解剖生理,外伤后可导致会阴血肿、生殖道裂伤、异常阴道出血等表现,如为妊娠期女性,外伤可导致先兆流产、早产等疾病。产伤包括分娩期和分娩后的损伤,分娩期因产力和产道异常,可出现急产、难产、产道裂伤、产后出血,分娩后可出现盆底功能障碍、压力性尿失禁等疾病。手术损伤多表现为血肿、感染、粘连、生殖道瘘、子宫憩室、盆底功能障碍等疾病。电离辐射可引起放线菌病，噪音污染、冷冻、烧灼均可造成损伤。化学污染如重金属、强酸强碱、化学药品等属于化学因素致病。

（四）生活因素

女性的月经周期主要受下丘脑-垂体-卵巢轴的神经内分泌调节，下丘脑-垂体-卵巢轴受甲状腺、肾上腺、胰腺的影响，这些腺体的功能异常可引起下丘脑-垂体-卵巢轴功能失调。外界环境、精神因素、生活习惯等因素均可影响大脑皮质的活动，导致卵巢功能紊乱，引起月经失调。

（五）营养因素

人体所必需的营养物质如蛋白质、糖类、脂肪、维生素、矿物质等需通过均衡饮食摄取。蛋白质缺乏可影响机体康复，不利于疾病痊愈。叶酸缺乏可导致胎儿神经管畸形。多种营养物质长期缺乏可导致闭经、不孕、流产等疾病。

（六）免疫因素

免疫功能异常包括自身免疫功能异常和同种免疫功能异常。自身免疫异常主要见于抗磷脂抗体、抗 β_2 糖蛋白抗体、狼疮抗凝血因子、风湿免疫因子、抗核抗体、甲状腺抗体阳性的患者，同种免疫异常可见于封闭抗体阴性的患者，这些免疫功能异常均可导致复发性流产。免疫功能异常也可能导致子宫内膜异位症、妊娠高血压综合征的发生，但需更多的研究支持这一理论。

（七）遗传因素

某些疾病有家族聚集现象，如多囊卵巢综合征、子宫内膜异位症、卵巢肿瘤和子宫肿瘤。目前发现遗传性卵巢癌和 *BRCA*1、*BRCA*2 基因突变有关，并与遗传性非息肉性结直肠癌综合征相关联。

染色体异常或基因变异可引起遗传性疾病和发育异常。如性染色体异常引起的 47, XXY 综合征，Turner 综合征；常染色体异常引起的 21-三体综合征、18-三体综合征、13-三体综合征。女性生殖器官在胚胎时期的形成中，因受到遗传和（或）环境的影响，内外生殖器的发育、分化可发生改变，导致各种发育异常，根据发育异常的临床表现分为女性生殖系统发育异常和两性畸形。女性发育异常可导致原发性闭经、性功能障碍、不孕不育、痛经等疾病。

二、中医常见病因

中医认为，导致妇女疾病的因素有淫邪因素、情志因素、生活因素和体质因素。淫邪因素之中以寒、热、湿为多见；情志因素方面以怒、思、恐为常见；生活因素主要指早婚多产、房事不节、饮食失调、劳逸过度、跌扑损伤等；体质因素（包括先天因素）是指人的体质强弱而言，即脏腑、经络、气血功能活动的盛衰。淫邪因素、情志因素和生活因素都是致病的条件，它们作用于机体后能否发病，以及发病后的表现形式、程度与转归如何，是由体质强弱的因素决定的，而妇科病证则常是由脏腑、气血、冲任督带四脉和胞宫功能盛衰决定的。《素问·评热病论》说："邪之所凑，其气必虚"，正说明了外因是变化的条件，内因（体质）是变化的根据，外因通过内因而起作用，现将妇产科的致病因素及致病特点分述于下。

（一）淫邪因素

风、寒、暑、湿、燥、火（热）在自然界气象正常的情况下称"六气"。当自然界气候反常，六气出现异常变化，即成致病因素，称为"六淫"，又称"六邪"。淫，有太过和浸淫之意。六淫皆能导致妇产科疾病，为外感疾病范畴。

此外，人体由于阴阳盛衰，气血津液、脏腑功能失常，产生化风、化寒、化湿、化燥、化火等病理变化，因为病起于内，又与风、寒、湿、燥、火外邪所致疾病的临床征象类似，故分别为内风、内寒、内湿、内燥、内火，统称为"内生五邪"。外感淫邪和内生五邪均能导致人体发病，而女性以血为用，寒、热、湿邪更易与血相搏而导致妇产科诸证。

1. **寒**　寒为阴邪，其性收引，易伤阳气，影响气血运行。寒邪就部位而言有外寒、内寒之分，就性质而论有实寒、虚寒之别，这四者常是交互存在的，但应以虚、实为纲。外寒是指寒邪由外及里，伤于肌表、经络、血脉，或经期产后，血室正开，冒雨涉水、或过食生冷，寒邪由阴户上客，入侵冲任胞宫，发为月经后期、痛经、闭经、产后身痛、不孕症等妇产科疾病。内寒是指机体阳气虚衰，失于温煦，出现各种虚寒之象，或因阳气不足，气化功能减退，阳不化阴，导致痰湿、水饮出现，出现闭经、月经后期、痛经、子肿、宫寒不孕等妇产科病证。临床上寒邪常与湿邪合并致病。

2. **热**　热为阳邪，其性炎上，耗气伤津，每易动血，迫血妄行。热邪同样有外热、内热、实热、虚热之分。外热为外感火热之邪，尤其是经期、孕期、产褥期、哺乳期，热邪易趁虚而入，导致经行发热、产后发热等病证，热邪蕴于冲任胞宫阴户，气血壅滞，"热盛则肿"，"热盛肉腐"，则发为盆腔炎、阴疮、阴肿、恶露不绝等病证。内热又称"火热内生"，易损伤冲任经脉，迫血妄行，出现月经先期、崩漏、经行吐衄、胎漏、胎动不安、恶露不绝、产后发热等妇产科病证。热重则成热毒，即所谓热之极为毒，是实热中的重证，乃邪热炽烈，蕴积成毒，迅速蔓延全身及严重损害正气。临床上热邪常与湿邪合并致病。

3. **湿**　湿为阴邪，其性重浊，阻塞气机。湿邪依其伤害人体部位的不同，有外湿和内湿之别。外湿多为感受水湿、冒雨涉水或久居阴湿之地，以致湿邪内侵。内湿多为脾阳素虚，运化失职，湿浊内盛，或肾阳不足，气化失常，水湿内停。湿为有形之阴邪，因此湿邪伤人自无虚、实可分，但却能随人体的阴阳盛衰，以及混浊停留之久暂而发生转变，或从阳化为湿热，或从阴化为寒湿。关于湿毒，一是湿热蕴结所致，一是从阴部感染而来。总之湿邪重浊趋下，下注冲任，带脉失约，可致带下病、阴痒、不孕症等；若在孕期，受胎气影响可致妊娠呕吐、妊娠水肿等。湿邪致病，总以内因为主，病机主要责之于脾，因脾主运化精微和水湿，故曰"脾主湿"。

（二）情志因素

情志因素是指喜、怒、忧、思、悲、恐、惊七种情志变化。《素问·阴阳别论》曰："二阳之病发心脾，有不得隐曲，女子不月"，最早指出了七情内伤可导致闭经。妇女受到过度的精神刺激，情志发生变化主要引起气分病变，继而引起血分病变，使气血不和，以致机体阴阳失调、脏腑功能失常而发病。内伤七情之中，以怒、思、恐对妇科病证影响较著，故分述于下。

1. **怒**　抑郁忿怒，常使气滞、气逆，进而引起血分病变，可致月经后期、痛经、闭经、经行吐衄、缺乳、癥瘕等妇产科疾病。

2. **思**　忧思不解，每使气结，气结血滞，可致闭经、月经不调、癥瘕等妇产科疾病。

3. **恐**　惊恐过度，常使气下、气乱，失去对血的统摄和调控，可致月经过多、崩漏、胎动不安、堕胎、小产等妇产科疾病。

社会心理因素对人体的伤害日益增多。女子情志内伤的特点反映在女性一生各个不同的生理时期中，尤其是青春期、月经期、妊娠期、产褥期、更年期及老年期，更易产生情志异常，如经行前后诸症、产后抑郁、妇人脏躁等。

（三）生活失调

生活失调是致病的条件，也是影响体质因素的条件，在一定程度上是损伤体质强健的重要原因。

1. **房室所伤**　包括房劳多产、房事不洁等方面。房劳是指因房室不节，淫欲过度或过早结婚，耗伤肾精而导致的病理状态。多产是指过多的产育，耗伤气血，损伤肾精，伤及冲任、胞宫、胞脉、胞络。《景岳全书·妇人规》曰："妇人因情欲房室，以致经脉不调者，其病皆在肾经。"孕期不节制房事可导致胎动不安、早产、胎膜早破等疾病。《女科经纶》云："若经适来而不禁房室，则败血不出，积精相射，致有诸证，此人之最易犯者。"房事不洁，邪毒入侵，易发生带下病、妇人腹痛等疾病；多性伴侣易发生宫颈癌、性传播疾病，危害健康。

2. 饮食失宜　包括饮食不节、饮食不洁和饮食偏嗜（挑食偏食）等，均可导致脏腑功能失调而发病。若暴饮暴食、过食肥甘、饮食偏嗜、或寒温失宜，都可损伤脾胃，引起诸病。若过食辛辣助阳之品，可致月经先期、月经过多、经行吐衄、胎动不安等病证；过食寒凉生冷食物，可致痛经、闭经、带下病等病证。节食减肥或挑食偏食，营养不良，可导致月经过少、月经后期、闭经、不孕症等妇产科疾病。

3. 劳逸失常　妇女在月经期、妊娠期和产育期劳动要适度。若经期繁劳过力，可致经期延长或月经过多。若孕期持重过劳，易致胎动不安、堕胎、小产。产褥期过早持重操劳，劳力劳神，可导致恶露不绝、缺乳、阴挺等疾病。反之过度安逸，则气血凝滞，易成滞产。

4. 跌扑损伤　妇女在经期、孕期登高持重，或跌扑闪挫，易致崩漏、胎动不安等病证。或遇车祸外伤，情志惊恐，可导致闭经、胎动不安、早产等疾病。

此外，吸烟酗酒、日夜颠倒、熬夜工作、疏于运动等不良生活方式，也可造成月经失调、不孕症等各种妇产科疾病。因此，养成良好的生活习惯，对防治妇产科病有重要意义。

（四）禀赋因素

身体肌肤，受之父母，因此体质在胎儿期已经形成，明代张景岳称之为"禀赋"，清代《通俗伤寒论》才出现了"体质"一词。人体由于先天禀赋之差异和后天条件的影响，可形成不同类型的体质类型。人体的体质因素明显地表现出抗病能力的强弱，它不仅决定着上述致病因素能否损伤机体导致疾病，而且决定着导致疾病的种类、程度、转归和预后。不同类型的体质因素，可能影响机体对某种致病因素的易感性。

女性有其特殊的体质特点。《灵枢·五音五味》曰："妇人之生，有余于气，不足于血，以其数脱血也。"《妇人大全良方》强调"妇人以血为基本"。由于女子经带胎产乳，数伤于血，治疗时需时时顾护精血。

妇科疾病的发病与体质关系密切。如有的人先天肾气不足，青春期即可出现闭经、月经后期，育龄期则易出现不孕症、流产。有的人素性忧郁，易发生肝郁为主的月经失调、不孕症。有的人素体阳盛，经常便秘、溲赤；有的人素体阳虚，经常便溏、畏寒肢冷。再如同样是先天不足、早婚多产、房事不节，损伤肾气，但结果不同。有的人主要是损伤了命门真火，而表现为肾阳虚衰诸证，如肾阳虚型经行泄泻、带下、子肿、不孕等；有的人主要是耗伤了阴精真水，而表现为肾阴亏损诸证，如肾阴虚型崩漏、闭经、经断前后诸证、胎动不安等。此外，体质强健者，病轻而易治；体质虚弱者，病重而难愈。

由此可见，体质因素在疾病的发生、发展、转归和预后的整个过程中起着决定性的作用。

第二节　发病机制

一、妇产科疾病的病理生理特点

1. 自稳调节功能紊乱　妇女的特殊生理活动是在神经、内分泌、体液的调节下进行的，并能在正常情况下保持相对稳定，称为自稳调节下的自稳态。当机体遭受内、外各种致病因素的影响和侵害时，可使机体的自稳调节功能紊乱，从而引起妇产科疾病。如功能失调性子宫出血可因精神过度紧张、或环境改变、或营养不良等因素，通过大脑皮质的神经传递，影响下丘脑-垂体-卵巢轴的相互协调，引起卵巢的生殖和内分泌功能失调，排卵功能异常和性激素分泌异常，使子宫内膜不能如期发生相应变化，最终出现一系列月经紊乱现象。如果长期出血又可能继发子宫内膜炎、贫血性心脏病等。

2. 损伤与抗损伤反应 各种致病因素造成的损伤包括组织结构损伤、功能障碍和代谢紊乱。病情的轻重和预后与损伤的程度及抗损伤能力的强弱直接有关。例如，生殖系统防御能力下降，细菌经阴道黏膜上行感染子宫内膜，当细菌毒力较强时，可造成严重的宫内感染，并迅速波及输卵管、卵巢、盆腔腹膜及盆腔结缔组织，甚至导致脓毒血症或败血症。若能及时发现感染和损伤，及时采取合理的治疗措施，增强患者的抗损能力，疾病可转归为缓解或痊愈；反之，则病情加重恶化。

3. 疾病发展过程中的因果转化 在疾病的发展过程中，有时致病因素使机体发生病变后形成病理产物，病理产物成为新的致病因素，使病情不断加重。例如，羊水栓塞，由于羊水中的有形物质进入血液循环，使肺小动脉机械性阻塞，导致迷走神经兴奋，使用肺血管反射性收缩，引起肺动脉高压；持续存在的肺动脉高压使右心排血受阻，负荷加重，导致急性右心衰竭和急性呼吸窘迫，继而出现肺水肿和呼吸循环衰竭。此外，羊水中的物质还可引起凝血功能障碍，导致弥散性血管内凝血。因此，妇产科疾病与其他各科疾病一样，在确定治疗方案时应因人、因病、因时、分阶段、有针对性地采用治疗措施，以防病情恶化，达到治愈目的。

4. 疾病过程中局部与全身的关系 人是有机的整体，局部病变可影响全身，反之亦然。例如，不孕的患者因生育问题造成心理负担，情绪不良，可导致大脑皮质和神经内分泌功能失调，使病情复杂化；反之，如能通过适当的治疗措施，使患者的情绪恢复稳定，可使病情向愈。

二、中医对妇产科疾病发病机制的认识

病机，即疾病发生、发展与变化的机制。由于女性的特殊解剖生理，其经、带、胎、产、乳均以血为用，受肾-天癸-冲任-胞宫轴的调控，因此，妇产科疾病的病机，是直接或间接损伤了冲任，才能导致疾病的发生。妇产科疾病的病机可以概括为三大方面：脏腑功能失常影响冲任为病；气血失调影响冲任为病；直接损伤胞宫影响冲任为病。

妇产科病机与内科、外科等其他各科病机的不同点，就在于妇产科病机必须是损伤冲任（督带）。在生理上胞宫是通过冲任（督带）和整体经脉联系在一起的，在病理上脏腑功能失常、气血失调等只有损伤了冲任（督带）的功能时，才能导致胞宫发生经、带、胎、产、杂病等诸病。

（一）脏腑功能失常

1. 肾 肾藏精，主生殖，胞络系于肾。肾有阴阳二气，肾阴肾阳彼此互相依存，以维持相对的动态平衡，保持机体的正常活动。若因先天肾气不足，或早婚多产，损伤肾气，可导致肾虚而影响冲任功能，可分为肾气虚、肾阴虚、肾阳虚及肾阴阳俱虚。

（1）肾气虚：肾气，乃肾精所化之气，概指肾的功能活动。肾气的盛衰与天癸的至与竭有直接关系。冲任之本在肾，胞络系于肾，肾气虚往往导致冲任不固，系胞无力，可致子宫脱垂；冲任不固，胎失所系，可致胎动不安；冲任不固，封藏失职，可致崩漏等多种妇产科病证。

（2）肾阴虚：肾阴亏损，精亏血少，冲任血虚，血海不按时满溢，可致月经后期、月经过少、闭经；冲任血虚，胞脉失养，可致经断前后诸症、不孕等诸证。若肾阴亏损，阴虚内热，热伏冲任，迫血妄行，则致月经先期、崩漏等病证。

（3）肾阳虚：冲任失于温煦，胞脉虚寒，可致妊娠腹痛、胎动不安、不孕等病证；经期血气下注冲任，命火愈衰，可致经行泄泻；气化失常，湿浊下注冲任，带脉失约，可致带下病；孕期冲任养胎，胎阻气机，湿浊泛溢肌肤，可致妊娠肿胀等病证。

2. 肝 肝藏血，主疏泄，性喜条达。若情志不畅，肝气郁结，则血为气滞，冲任失畅，血海蓄

溢失常，可引起月经先后无定期；冲任失畅，胞脉阻滞，可引起痛经、闭经等病证。若肝郁化火，热伤冲任，迫血妄行，可引起月经先期、月经过多、崩漏、经行吐衄等病证。若肝气犯脾，湿热蕴结，下注冲任，带脉失约，可引起带下病、阴痒等病证。若肝气犯胃，孕期冲脉气盛，挟胃气上逆，可引起妊娠呕吐。若肝血不足，孕后血聚冲任养胎，肝血愈虚，肝阳偏亢，可引起妊娠眩晕；甚则肝风内动，发为妊娠痫证。

3. 脾　脾主运化，司中气，与胃同为气血生化之源。若脾气不足，则冲任不固，血失统摄，可致月经先期、月经过多、崩漏等病证；冲任不固，胎失所载，可致胎动不安、胎漏、堕胎、小产等病证；冲任不固，系胞无力，可致子宫脱垂。若脾虚血少，化源不足，冲任血虚，血海不按时满溢，可致月经后期、月经过少、闭经等病证；冲任血虚，胎失所养，可致胎动不安、堕胎、小产等病证。若脾阳不振，湿浊内停，下注冲任，带脉失约，任脉不固，可致带下病；湿浊内停，孕期冲脉气盛，挟痰饮上逆，可致妊娠呕吐。

4. 心　心藏神，主血脉。若忧思积念，阴血暗耗，心气不得下达，冲任血少，血海不能按时满盈，可致月经过少、闭经；心阴不足，心火偏亢，心火与肾水不能相济，心肾不交，可发生经行口糜、绝经前后诸症、或产后郁证等。若心阴虚，虚热外迫，津随热泄，可发生产后盗汗。

5. 肺　肺主气，主肃降，朝百脉而通调水道。若阴虚肺燥，经期阴血下注冲任，肺阴愈虚，虚火上炎，损伤肺络，以致经行吐衄；孕期肃降失职，则致妊娠咳嗽。若肺气失宣，水道不利，可发生妊娠肿胀、妊娠小便不通、产后小便不通等病证。

（二）气血失调

气血失调，是妇产科疾病中一种常见的发病机制。由于经、孕、产、乳都是以血为用，而且皆易耗血，所以机体常处于血分不足，气偏有余的状态。由于气血之间是相互依存，相互滋生的，伤于血，必影响到气，伤于气，也会影响到血。所以临证时应该分析以血为主，或以气为主的不同病机。一般说来，情志变化主要引起气分病变，而寒、热、湿邪则主要引起血分病变，说明寒热湿邪主要伤于营血。明确这一病机要点可为审因论治提供线索。兹将气血失调的具体病机分述如下。

1. 血分病机

（1）血虚：导致血虚的原因有很多，如禀赋素弱，久病重病，化源不足等，血虚可致血海不盈，冲任失养而引起多种妇产科疾病，如月经后期、闭经、缺乳等。

（2）血瘀：往往由于月经期、产褥期感受邪气，以致邪与余血相结，瘀阻胞中；或因内伤七情，气机郁结，血行不畅，或寒凝血滞，或瘀热壅积所致。血瘀所致妇产科疾病有痛经、闭经、崩漏、异位妊娠等。

（3）血热：与上述病因中感受热邪或肝火炽盛有关。热伤血络则迫血妄行，临床上可出现月经过多、崩漏、经行吐衄等病证，热邪伤津，耗损阴血，往往阴血偏虚，生内热，临床可见月经先期、月经过少、经期延长、漏下不止等病证。

（4）血寒：素体阳虚，寒从内生，以致阳气不运，影响生化功能；外寒入侵，寒客胞中，血为寒凝，经脉受阻，从而可影响冲任胞宫的正常功能而致病。寒邪所致疾病有月经后期、闭经、不孕、胎萎不长等。

2. 气分病机

（1）气虚：素体羸弱，或久病、五脏损伤等，均可导致气虚。气主运行和统摄血脉，并主卫外为固。故气虚可致冲任失固而出现月经先期、崩漏、胎动不安等。气虚之甚或日久失治，由虚而下陷，可致阴挺。

（2）气郁（气滞）：主要与肝有关。气机以条达流畅为顺，肝气不舒，精神郁闷，可使气机郁滞，障碍血行，从而导致冲任失调。临床上可见月经先后无定期、经行乳胀等病证。若气郁日久，郁而化火，则可出现肝经郁火，导致月经先期、崩漏等病证。

（3）气逆：气郁不达，则肝气横逆而上，扰及肺胃二经。临床常见于经行吐衄、妊娠恶阻等病证。

（4）气陷：在气虚的基础上发展为中气下陷，冲任失于固摄，可发生阴挺。

（三）直接损伤冲任、胞宫

经期产时，忽视卫生，感染邪毒，搏结胞宫，损伤冲任，可致月经不调、崩漏、带下病、产后发热等病证。久居湿地，或冒雨涉水，寒湿之邪侵袭胞宫，客于冲任，血为寒湿凝滞，可致痛经、闭经、癥瘕等病证。外伤（含宫腔手术创伤）或房事不节，可直接伤及胞宫，冲任失调，导致月经不调、崩漏、胎动不安、堕胎小产等妇产科疾病。

综上所述，三种病机不是孤立的，而是相互联系、相互影响的。如脏腑功能失常，可导致气血失调；气血失调，也能使脏腑功能失常；同样直接损伤胞宫，可能导致脏腑功能失常。总之，不论何种致病因素损伤了机体，不论病变起于哪个脏腑，是在气还是在血，其病机反应总是整体的，都是损伤了冲任（督带）的生理功能才发生妇产科疾病的。懂得这些，才能从错综复杂的变化中，找出经、带、胎、产、杂等诸病病机的关键所在，最后做出比较正确的诊断（图 5-1）。

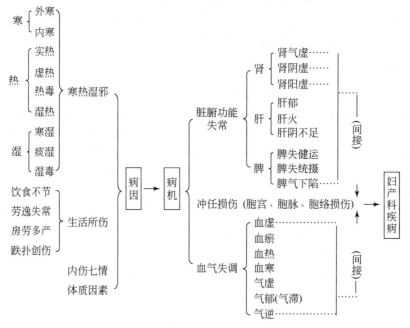

图 5-1　妇产科疾病病因病机示意图

（钟秀驰　黄健玲　王小云）

第六章　妇产科诊断概要

第一节　妇科四诊要点及体格检查

一、妇产科四诊要点

妇产科疾病的诊断辨证方法与内、外科疾病基本相同，以望、闻、问、切四诊和阴阳、寒热、表里、虚实八纲辨证为主要方法。但具体运用四诊八纲的时候，必须紧密结合妇女的生理、病理特点进行诊察。亦即疾病的主要症状应是伴随月经、妊娠、分娩、产褥、哺乳等生理活动的异常而发生的，产生月经、带下、胎产或乳汁等的病理改变。所以妇产科疾病的四诊要点，在对全身症状了解的同时，着重阐述经、带、胎、产方面的诊察方法。

（一）望诊

望诊，主要观察患者的神、色、形、态，以测知其体内变化的情况。《灵枢·本藏》曰："视其外应，以知其内脏，则知所病矣。"因有诸内必行于外也。根据妇产科特点，望诊时除观察患者的神志、形态、面色、唇色、舌质、舌苔外，还应注意观察乳房、阴户的形态和颜色，以及月经、带下、恶露及乳汁的量、色、质的变化。

1. 望形神　形是神志存在的基础，神是形体生命活动的表现。有形才有神，形健则神旺，形衰则神惫。

在妇产科临床上，望形神的改变对诊断疾病的性质和轻重具有重要的参考价值。若神思清楚，捧腹曲背，面呈痛苦，多为妇科痛证，如痛经、异位妊娠、妇人腹痛等。若神昏谵语，高热不退，躁动不宁，面赤息粗，多为妇科热证，或为热入血室，如感染邪毒产后发热。若神情淡漠，向阳而卧，欲得衣被，面色白或青白，多为妇科寒证，如月经错后、闭经等。若神昏口噤，项背强直，角弓反张或四肢抽搐，多见于妊娠证，或重型产后破伤风。上列诸病形神俱变，多数病情危重，临床应结合病史及兼症，详细辨证，积极救治。

望形体还需常常注意体格发育。女性成熟之年，月经来潮，胸廓、肩部、臀部丰满，乳房隆起，有腋毛、阴毛生长，躯体有相应的高度，表现出女性具有的体态。否则，月经初潮来迟，或月经不潮，性征发育欠佳，多与肾虚有关。而妊娠之妇，乳房长大，乳头、乳晕着色，孕 4 个月后小腹膨隆，并逐月相应长大。若闭经 4～5 个月仍未显身形，多属胎萎不长、死胎或根本未孕。此外，形体的胖瘦、爪甲的荣枯、肌肤是否润泽都对临床辨证均具有指导意义。如形体肥胖、虚浮、面色白，多属脾虚或夹痰湿，可见于月经先期、月经过多、带下病、子肿等；形体消瘦，面色萎黄，爪甲色淡，皮肤枯燥不润，多属血虚，每见于月经后期、月经量少、闭经、胎萎不长等；面色暗晦，颊部暗斑，或眼眶暗黑，多为肾气虚衰，多见于月经不调、闭经、胎动不安、不孕症等；面有痤疮，经前后尤甚者，多属血热。

2. 望面色　《四诊抉微》云："气由脏发，色随其华。"面部颜色和光泽之变化，可以反映脏腑气血盛衰和邪气消长的情况。面色白者多属气虚、阳虚；兼有面目虚浮者，多属脾虚夹湿；面色苍白无华者，多为急性大失血，或气血两虚；面色浮红而颧赤者，多为阴虚血热；面色萎黄少泽者，多为血虚、脾虚；面色紫暗者，多为气滞、血瘀，或血寒；面色晦暗者，多为肾气虚、肾阳虚；兼见目眶暗黑者，多属肝肾亏损。

3. **望唇舌** 包括望口唇、望舌质、望舌苔。

（1）望口唇：口唇的颜色、润燥等变化主要反映脾胃功能。唇色红润，是脾胃健运、气血充盛的正常人的表现；唇色淡白者，多是气血两亏；唇色淡红者，多是血虚、脾虚，或为阳虚内寒；唇色深红，多属血热；兼见口唇干裂，甚或肿胀生疮，多属热毒或肝火；口唇紫暗或有瘀斑者，多属血瘀；唇色青紫者，多为血寒。

（2）望舌质：舌为心之苗窍，但五脏六腑通过经络、经筋都直接或间接与舌相联系，脏腑精气均上荣于舌，故脏腑的病变都反映于舌。《辨舌指南》指出"辨舌质，可决五脏之虚实；视舌苔，可察六淫之浅深。"诊舌可判断脏腑气血虚实盛衰，分别病位之所在，区分病邪的性质，推断病邪之深浅进退。

舌质深红者，多为血热；舌尖红赤为心肺有火；舌边红赤为肝胆火炽；舌质绛红者，为热入营血；舌色淡红，多属血虚、气虚；舌色淡白者，多为气血两亏，或阳虚内寒；舌质暗红者，多属气血郁滞；舌有瘀斑紫点者，多属血瘀；舌质青紫，多为寒凝血瘀。

舌形胖大湿润者，多属脾虚、湿盛；舌形瘦小者，多属津亏血少；舌形瘦小色淡者，多属气血两虚；舌形瘦小色红而干者，多属阴虚血热；舌面裂纹者，多是热邪伤阴，或血虚不荣，或脾虚湿浸。

（3）望舌苔：舌苔的颜色，可察病变之寒热；舌苔的厚薄，可辨邪气之深浅；舌苔的润燥，可验津液之盛衰。白苔主寒证、表证；苔白薄者，多为气虚，或外感风寒；苔白薄而滑者，多为阳虚湿浊初犯；苔白厚腻者，多为湿浊内停，或寒湿凝滞。黄苔主热证、里证；苔黄薄者，多属血热轻证，或外感风热；苔黄厚而干者，多属血热重证，或里热炽盛；苔焦黄、或焦老已芒刺者，多属热结在里。灰苔主湿证、里证；苔灰而润者，多属痰饮内停，或寒湿内阻；苔灰而干，甚或黑苔者，多属热炽伤津，或阴虚火旺，或肾阴亏损；舌红绛而干，无苔或花剥苔，多属热入营血、阴虚火炽。

4. **望月经** 望主要望其量、色、质。经量过多，多属血热或气虚；经量过少，多属血虚、肾虚或寒凝血滞；经量时多时少，多属气郁、肾虚。经色紫红或鲜红，多属血热；经色淡红，多属气虚、血虚；经色紫暗，多属瘀滞。经质稠黏，多属瘀、热；经质稀薄，多属虚、寒；夹紫暗血块者，多属血瘀。

5. **望带下** 带下量多，是属病态，可通过望诊了解其量、色、质的变化以诊察病情。或因湿热较重，或由脾虚、肾虚，临证必当详辨。带下色白，多属脾虚、肾虚；带下色黄，多属湿热或湿毒；带下色赤或赤白相兼，多属血热或邪毒。带质清稀，多属脾虚、肾虚；带质稠黏，多属湿热蕴结。

6. **望恶露** 指观察恶露的量、色、质。恶露量多、色淡、质稀者，多为气虚；色鲜红或紫红、稠黏者，多属血热；色紫黑有块者，多为血瘀。恶露量的增多、减少，或恶露不下、过期不止，往往是产后病的诊断依据。

7. **望乳房和乳汁** 青春期后至哺乳期妇科乳房平坦，乳头细小，多为肝肾不足，失于充养；孕后胀大的乳房突然松弛缩小，可能为胎死腹中；产后哺乳期乳房胀硬疼痛，焮热潮红，为感染邪毒成痈；产后乳汁稀少多为气虚血弱，少而稠多为肝郁气滞。非孕期及非哺乳期挤压乳房有白色乳汁流出，多数病态；若乳房挤出赤色乳汁，甚或全为血液，需注意乳房肿瘤。

8. **望阴户、阴道** 阴户、阴道如螺、纹、鼓、角属先天解剖异常。阴户肌肤变白，粗糙增厚，甚则皲裂，多由肾虚精亏，肝血不足所致；阴户、阴道潮红肿胀多为感染湿热之邪或诸虫所致；阴户局部红肿疼痛，化脓破溃，黄水淋漓为阴疮；阴道有物脱出多为阴挺。

（二）闻诊

闻诊包括耳听声音、鼻嗅气味两个方面。

1. 耳听声音　听患者的语音、呼吸、嗳气、叹息、痰喘、咳嗽等声音，帮助判断病在何脏何腑，属虚属实。如语音低微者，多属中气不足；寡欢少语，时欲太息，多属肝气郁结；声高气粗，甚或语无伦次者，多属实证、热证；嗳气频作，或恶心呕吐者，多属胃气上逆、肝胃不和；喘咳气息者，多属饮停心下，或肺气失宣。

此外，妇产科还要听胎心音，妊娠 20 周左右可用听诊器于腹壁听到胎儿心音。若使用超声多普勒，最早可在孕 7 周听到胎心音。听胎心音时要注意胎心音的频率、节律、音量的大小。

2. 鼻嗅气味　可了解病体及病室气味，以辨阴阳、寒热。在妇产科主要是了解月经、带下、恶露等气味。若气味腥臭，多属寒湿；气味臭秽，多属血热或湿热蕴结；气味恶臭难闻者，多属邪毒壅盛或瘀浊败脓等病变。

（三）问诊

问诊是了解病情和病史的重要方法之一，在四诊中占有重要地位。通过问诊可以了解患者的饮食、起居、特殊的生活习惯，同时了解疾病的发生、发展、治疗经过、现在症状及其他与疾病有关的情况，为诊断提供重要依据。《素问·三部九候论》曰："必审问其所始病与今之所为病，而后各切循其脉。"这即是要求医者详细询问，深入调查了解，完整地洞察病情。

问诊一是围绕患者主诉进行问询，二是根据望、闻、切所得初步印象进行问询。在妇产科疾病的诊查中，要熟练掌握与妇女经、带、胎、产有关的问诊内容，还要掌握问诊的基本方法，结合相关检查以明确诊断，只有这样才能获得真实可靠的资料。对于危重患者，应对患者或其亲友了解其发病经过和主要症状，尽快进行救治。同时注意询问有鉴别意义的阴性症状及体征，为鉴别诊断提供依据。

1. 年龄　不同年龄的妇女，由于生理上的差异，表现在病理上各有特点，因此，在治疗中也各有侧重。某些疾病的发生是以年龄作为诊断依据的，如年龄超过 13 周岁，第二性征未发育；或年龄超过 15 岁，第二性征已发育，月经还未来潮可诊断为原发性闭经；中年妇女如小于 40 岁而绝经，应考虑为卵巢功能早衰；如患者年龄在 41 岁以后，出现月经紊乱或情绪改变、烘热、汗出等不适，应考虑与绝经前期的生理病理有关。一般来说，青春期常因肾气未充，易导致月经疾病；中年妇女由于胎产、哺乳，数伤于血，肝肾失养，常出现月经不调、胎前、产后诸病；老年妇女脾肾虚衰，易发生经断前后诸证、恶性肿瘤等。因此，问询年龄在妇产科诊断上具有重要价值。

2. 主诉　指的是促使患者就诊的最为所苦的症状，应该包括两个要素，即主要病证性质和发生时间。通过对"主诉"的询问可以初步估计疾病的大致范围，为妇产科的其他问诊内容和病史采集提供线索，在疾病的诊断上具有重要价值。如患者有多种主要症状时，应按其发生时间顺序书写，在具体书写时要求文字简练、精确。若患者无任何自觉不适，仅系妇科普查时发现子宫增大，主诉则应写为"普查发现子宫增大××日"。

3. 现病史　是问诊的主要组成部分，包括发病时间、原因或诱因，起病缓急，主要症状的发生部位、性质、持续时间及严重程度，疾病发展与演变，治疗经过与效果、当前症状等。一般应围绕主诉，有针对性、系统地问。除问明患者的一般情况，如寒热、头身、胸腹、饮食、汗、口味、睡眠、二便等十问内容外，还应结合妇科辨证特点询问出现的病症与经、带、胎、产的关系。对有鉴别意义的有关症状，即使为阴性也应写入现病史中。

4. 月经史　古人云"凡看妇女病，入门先问经"。月经情况是妇科病史中必备的内容。月经史包括月经初潮年龄，月经周期，经行天数，经量、经色、经质的变化，经期前后有无伴发乳房胀痛、腰酸下坠、腹痛、头痛、发热、情志异常等症状，末次月经日期、经量、持续时间和伴随症状，必要时还要询问最近 3 次的月经日期。育龄期妇女如月经一向正常而突然停经者，应注意是否妊娠。绝经后应询问有无不规则阴道流血及排液史，有无带下增多或其他不适。

5. 带下　询问带下的量、色、质、气味等情况，也需结合望诊、闻诊进行辨证。若带下量明显增多，色白清稀，气味腥臭者，多属虚证、寒证；色黄或赤，稠黏臭秽者，多属热证、实证。同时还应注意阴部有无坠、胀、痒、痛等情况。

6. 婚产史　对已婚妇女应询问婚次及结婚年龄，是否近亲结婚，配偶健康情况，孕产次数，有无堕胎、小产、难产、死胎、葡萄胎、异位妊娠、胎前产后诸病，末次妊娠的时间和结果，分娩时的情况（含顺产、早产、难产、剖宫产、产时出血情况等）。产后应问其恶露情况，有无发热腹痛等，以及有无哺乳、乳汁分泌情况等。此外，还应了解其有无采取计划生育措施及何种避孕措施等。

7. 既往史　询问既往史目的在于了解过去病史与现在妇产科疾病的关系。既往慢性肾病史，怀孕后可能浮肿较重；既往高血压史，怀孕末期患子晕、子痫机会多，而且病情较重，应予重视；严重贫血、心力衰竭、药物中毒、严重感染的病史，常可导致死胎、堕胎、小产；结核病史、反复刮宫史，常可导致闭经；血小板减少常会导致不规则阴道出血、月经过多等；甲状腺疾病会导致月经失调、不孕症、流产等。此外，还应注意询问腹部、子宫、宫颈、会阴等部位的手术史、手术结果等。对于既往史的询问除了对于疾病的诊断有重要作用外，对合理安全用药也有重要价值。

8. 个人生活史　包括职业、工作环境、生活习惯和住地情况、饮食烟酒嗜好、家庭情况、有无过度紧张的工作和学习等。如久居湿地，常为寒湿所侵；偏嗜辛辣，易致血热；家庭不睦，常使肝气郁结；经期、产后房事不禁，易致肾气亏损；怀孕后大量吸烟可致流产、死胎、畸胎、低体重儿及胎儿宫内窒息等。

9. 家族史　着重了解患者的父母、兄弟姐妹有无遗传性疾病、肿瘤病史等，考虑其与患者现病的关系。另外，肝炎、肺结核也有一定家族性，与生活上的经常接触有关。

（四）切诊

切诊包括切脉与按诊两个部分。

1. 切脉　妇人之脉一般较男子弱，略沉而柔，有的尺脉较盛，有的右大于左，如至数均匀，仍为常脉。妇人经、孕、产、乳数脱于血，血常不足，又肝气郁结者较多，故临床常见弦细脉。妇产科疾病寒、热、虚、实的辨证，其脉诊与其他科相同。这里仅就经、带、胎、产的常见脉象阐述如下。

（1）月经脉

1）月经常脉：月经将至，或正值月经来潮期间，因血海满盈而溢，故脉多滑利，为月经常脉。

2）月经病脉：月经病脉主要有虚、实、寒、热四个方面。脉缓弱者，多属气虚；脉细而无力或细弱者，多属血虚；脉沉细者，多属肾气虚；脉细数者，多属肾阴虚，或虚热；脉沉细而迟或沉弱者，多属肾阳虚；脉弦者，多属气滞、肝郁；脉涩而有力或滑者，多属血瘀；滑而有力者，多属痰湿与血搏结；脉沉紧者，多属血寒；脉沉迟无力者，多属虚寒；脉沉紧或濡缓者，多属寒湿凝滞；脉滑数、洪数者，多属血热；脉细数者，多属虚热；脉弦数有力者，多属肝郁化热。崩中初起，脉多虚大弦数；暴崩不止，脉多虚大而扎；久漏不愈，脉当细弱，若脉反见浮、洪、数、急者，多属重症，须加注意。

（2）带下脉：带下量多本属病态，所以带下只有病脉。脉缓滑者，多属脾虚湿盛；脉沉弱者，多属肾气虚损；脉滑数或弦数者，多见湿热；脉沉紧或濡缓，多见寒湿。

（3）妊娠脉

1）妊娠常脉：妊娠 3 个月后，六脉多平和而滑利，按之不绝，尺脉尤甚。

2）妊娠病脉：若妊娠脉沉细而涩，或两尺弱甚，多属肾气虚衰，冲任不足，易致胎动不安、堕胎等。若妊娠末期脉弦而劲急，或弦细而数，多属肝阴不足，肝阳偏亢，易致妊娠眩晕、妊娠痫证。如脉由洪滑转为沉涩，伴见阴道流血者，应警惕胎死腹中。

（4）临产脉：又称离经脉。《薛氏医案》说："试捏产母手中指，中节或本节跳动，方与临盆即产矣。"一般来说，离经脉是六脉浮大而滑，即产时则尺脉转急，如切绳转珠，同时中指本节、中节甚至末端指侧动脉搏动。

（5）产后脉

1）产后常脉：产后冲任气血多虚，故脉多见虚缓和平。

2）产后病脉：若脉浮滑而数，多属阴血未复，虚阳上泛，或外感实邪；脉沉细涩弱者，多同血脱虚损诸证。如脉弦大紧数，为脉证相违，应谨防产后出血。

2. 按诊 妇产科疾病的按诊，主要是按察胸腹部、四肢及肌肤。

（1）按胸腹：按胸部主要是触抚双乳房，感觉其是柔软或胀硬，有无结节、肿块及其大小、性质、活动度、有无触痛、表面是否光滑等，并挤压乳房，观察有无溢乳、溢血。

按腹部可了解腹壁的坚软、温凉、疼痛，有无包块及包块所在部位、大小。若妇女经行之际，小腹疼痛拒按，多属于实；隐痛而喜按，多属于虚；诊四肢不温，小腹疼痛，喜热喜按，多属虚寒；按之灼热而痛甚者，多为热盛。若察得小腹内有结块，则为癥瘕之病，其块坚硬，推之不动，按之痛甚者，为血瘀；其结块不硬，推之可移，按之可散者，为气滞。

妊娠之后按腹部，应了解子宫的大小与孕期是否相符，以及胎位是否正常。如妊娠后腹形明显大于孕月，可能是双胎、多胎、葡萄胎、巨大胎儿或胎水肿满；腹形明显小于孕月，多为胎萎不长或胎死腹中。

（2）按肌肤和四肢：按肌肤和四肢之温凉、润燥，有无肿胀及其程度，可辨病证属寒、热、虚、实，属气、属血，属何脏器等。手足不温，多为寒湿凝滞或脾肾阳气不振；手足心热，多为阴虚火旺。头面四肢浮肿，按之凹陷不起者为水肿；按之没指，随按随起者为气胀。

有时为了进一步明确诊断，尚需进行盆腔检查及辅助检查。总之，虽有四诊之分，但不得截然分开，临床时宜四诊合参，不可偏废，抓住主证，分析病变所在，才能做出正确的诊断。

二、体格检查

体格检查应在采集病史后进行。检查范围包括全身检查、腹部检查和盆腔检查。除急诊外，应按下列先后顺序进行。盆腔检查为妇产科所特有，又称妇科检查。

（一）全身检查

妇科疾病可产生全身症状，其他系统的疾病也可发生妇科症状，因此应常规作全面的全身检查。患者应常规测量体温、脉搏、呼吸、血压，必要时测量体重和身高。其他全身检查项目包括患者神志、精神状态、面容、体态、全身发育及毛发分布情况、皮肤、淋巴结（特别是左锁骨上和腹股沟淋巴结）、头部器官、颈、乳房（注意其发育及有无包块或分泌物）、心、肺、肝、脾、肾、脊柱及四肢。

（二）腹部检查

腹部检查为妇产科体格检查的重要组成部分，应在盆腔检查前进行。视诊观察腹部是否隆起或呈蛙腹状，腹壁有无瘢痕、静脉曲张、妊娠纹、腹壁疝、腹直肌分离等。扪诊腹壁厚度，肝、脾、肾有无增大及压痛，腹部是否有压痛、反跳痛或肌紧张，能否触到包块。有包块时应描述包块部位、大小（以 cm 为单位或用相当于妊娠子宫月份表示）、形状、质地、活动度、表面是否光滑或有高低不平隆起及有无压痛等。叩诊时注意鼓音和浊音分布范围，有无移动性浊音。若合并妊娠，应检查宫底高度、胎位、胎心及胎动等。

（三）盆腔检查

盆腔检查又称妇科检查，是了解女性生殖系统疾病的最基本、也是最重要的检查方法。

1. 基本要求

（1）检查者应关心体贴被检查的患者，做到态度严肃、语言亲切、动作轻柔。男医师对未婚者进行检查时，需有其他医护人员在场，以减轻患者紧张心理和避免发生不必要的误会。

（2）除尿失禁患者外，检查前应解净小便，必要时导尿排空膀胱。大便充盈者在排便或灌肠后检查。

（3）每检查一人，应更换置于臀部下面的垫单，以防交叉感染。

（4）除尿瘘患者有时需取膝胸位外，一般盆腔检查时均取膀胱截石位。患者臀部置于台缘，头部略抬高，两手平放于身旁，以使腹肌松弛。检查者面向患者，立在患者两腿之间。危重患者不宜搬动时可在病床上检查。

（5）应尽量避免于经期做盆腔检查。但若为异常出血则必须检查。检查前应先消毒外阴，并使用无菌手套及器械，以防发生感染。

（6）对疑有盆腔内病变的腹壁肥厚、高度紧张不合作或未婚患者，若盆腔检查不满意时，可行B型超声检查，必要时经患者知情同意后在麻醉下进行盆腔检查。

（7）对无性生活的女性行妇科检查时一般行肛门检查替代，禁做双合诊及阴道窥器检查，若病情确实需要经阴道检查时，必须征得本人及监护人同意并在病历上记录后方可进行。

2. 检查方法　检查应按下列步骤进行。

（1）外阴部检查：观察外阴发育及阴毛多少和分布情况，有无畸形、水肿、皮炎、溃疡、损伤、赘生物或肿块，注意皮肤和黏膜色泽及质地变化，有无增厚、变薄或萎缩。然后用右手拇指和示指分开小阴唇，暴露阴道前庭及尿道口和阴道口，注意前庭大腺是否肿大，处女膜是否完整。未婚者的处女膜完整未破；已婚者的阴道口能容两指通过；经产妇的处女膜仅余残痕或可见会阴侧切瘢痕。检查时还应让患者用力向下屏气，观察有无阴道前壁或后壁膨出、子宫脱垂或尿失禁等。

（2）阴道窥器检查：应根据患者阴道壁松弛情况，选用适当大小的阴道窥器。检查方法如下：

1）阴道窥器的放置：将阴道窥器两叶合拢，旋紧其中部螺丝，放松侧部螺丝，石蜡油或肥皂液润滑两叶前端，以减轻插入阴道口时的不适感。冬日气温低时，最好将窥器前端置入 40～45℃ 肥皂液中预先加温。若拟做宫颈刮片或阴道上 1/3 段涂片细胞学检查，则不宜用润滑剂，以免影响检查结果，必要时可改用生理盐水润滑。放置窥器前先用左手示指和拇指分开两侧小阴唇，暴露阴道口，右手持预先备好的阴道窥器，避开敏感的尿道周围区，直接沿阴道侧后壁缓慢插入阴道内（图 6-1），然后向上向后推进，边推进边将两叶转平，并逐渐张开两叶，直至完全暴露宫颈为止（图 6-2）。若患者阴道壁松弛，宫颈常难以暴露，检查者有可能将阴道窥器两叶前方松弛而鼓出的阴道前、后壁误认为宫颈前后唇。此时，应调整窥器中部螺丝，使其两叶能张开达最大限度，或改换大号窥器进行检查。此外，还应注意防止窥器两叶顶端直接碰伤宫颈以致宫颈出血。

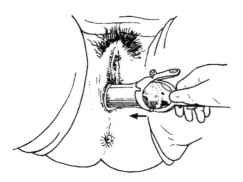
图 6-1　沿阴道侧后壁放入阴道窥器

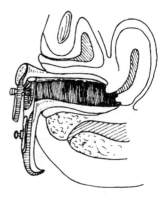
图 6-2　暴露宫颈

2）检查宫颈：阴道窥器暴露宫颈后，旋紧窥器侧部螺丝，使其固定在阴道内。观察宫颈大小、颜色、外口形状，有无出血、糜烂、撕裂、外翻、腺囊肿、息肉、肿块，宫颈管内有无出血或分泌物。宫颈刮片和宫颈管分泌物涂片和培养的标本均应于此时采集。

3）检查阴道：放松窥器侧部螺丝，旋转窥器，观察阴道前后壁和侧壁黏膜颜色、皱襞多少，是否有阴道隔或双阴道等先天畸形，有无溃疡、赘生物或囊肿等。注意阴道内分泌物的量、性质、色泽，有无臭味。白带异常者应做涂片或培养找滴虫、念珠菌、淋菌及线索细胞等。

4）阴道窥器的取出：取出窥器前，应旋松侧部螺丝，待两叶合拢再取出。无论放入或取出过程中，注意必须旋紧窥器中部螺丝，以免小阴唇和阴道壁黏膜被夹入两叶侧壁间而引起患者剧痛或不适。

（3）双合诊：检查者用一手的两指或一指放入阴道，另一手在腹部配合检查，称为双合诊。双合诊是盆腔检查中最重要的项目，其目的在于扪清阴道、宫颈、宫体、输卵管、卵巢、子宫韧带和宫旁结缔组织，以及盆腔内其他器官和组织是否异常。

检查方法：根据个人习惯，用右手（或左手）戴好消毒手套，示、中两指涂润滑剂后，轻轻通过阴道口沿后壁放入阴道，检查阴道通畅度和深度，有无先天畸形、瘢痕、结节或肿块；再扪触宫颈大小、形状、硬度及宫颈外口情况，有无接触性出血，若上抬宫颈时患者感疼痛称宫颈举痛，为盆腔内器官有病变的表现。当扪及宫颈外口方向朝后时宫体多为前倾；朝前时宫体多为后倾；宫颈外口朝前且阴道内手指伸达后穹隆顶部可触及宫体时，子宫为后屈。随后将阴道内两指放在宫颈后方，另手掌心朝下手指平放在患者腹部平脐处，当阴道内手指向上向前方抬举宫颈时，腹部手指往下往后按压腹壁，并逐渐向耻骨联合部移动，通过内、外手指同时分别抬举和按压，相互协调，即可扪清子宫的位置、大小、形状、软硬度、活动度及有无压痛（图6-3）。正常子宫位置一般是前倾略前屈。"倾"指宫体纵轴与身体纵轴的关系。若宫体朝向耻骨称前倾，朝向骶骨称后倾。"屈"指宫体与宫颈间的关系。若两者间的纵轴形成的角度朝向前方为前屈，形成的角度朝向后方为后屈。扪清子宫情况后，将阴道内两指由宫颈后方移至一侧穹隆部，尽可能往上向盆腔深部扪触；与此同时，另一手从同侧下腹壁髂嵴水平开始，由上往下按压腹壁，与阴道内手指相互对合，以触摸该侧子宫附件处有无肿块、增厚或压痛（图6-4）。若扪及肿块，应查清其位置、大小、形状、软硬度、活动度、与子宫的关系及有无压痛等。正常卵巢偶可扪及，约为 3cm×2cm×1cm 大小、可活动的块物，触之稍有酸胀感。正常输卵管不能扪及。

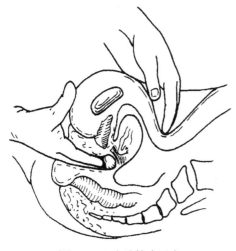

图 6-3　双合诊检查子宫

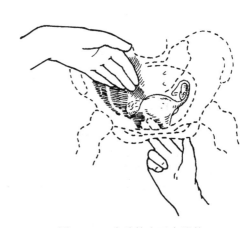

图 6-4　双合诊检查子宫附件

（4）三合诊：即腹部、阴道、直肠联合检查。检查时，除一手示指放入阴道，中指放入直肠以替代双合诊时阴道内的两指外，其余具体检查步骤与双合诊时相同（图6-5）。三合诊的目的在于弥补双合诊的不足。通过三合诊可扪清后倾或后屈子宫的大小，发现子宫后壁、直肠子宫陷凹、宫骶韧带及双侧盆腔后部的病变，估计盆腔内病变范围，特别是癌肿与盆壁间的关系，以及扪诊阴道直肠膈、骶骨前方或直肠内有无病变等。

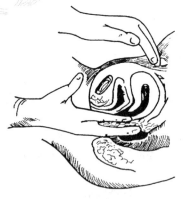

图6-5　三合诊检查

（5）直肠-腹部诊：一手示指伸入直肠，另手在腹部配合检查，称直肠-腹部诊。一般适用于未婚、阴道闭锁或因其他原因不宜行双合诊的患者。

行双合诊、三合诊或直肠-腹部诊时，除应按常规操作外，掌握下述各点有利于检查的顺利进行：①当两手指放入阴道后，患者感疼痛不适时，可单用示指替代双指进行检查。②三合诊时，在将中指伸入肛门时，可嘱患者像解大便一样同时用力向下屏气，以使肛门括约肌自动放松，可减轻患者疼痛和不适感。③若患者腹肌紧张，可边检查边与患者交谈，嘱其张口呼吸而使腹肌放松。④当检查者无法查明盆腔内解剖关系时，继续强行扪诊，不但患者难以耐受，且往往徒劳无益。此时应停止检查，待下次检查时，多能获得满意结果。

3.记录　完成盆腔检查，应将检查结果按解剖部位先后顺序记录。

（1）外阴：发育情况及婚产式（未婚、已婚未产或经产式）。有异常发现时应详加描述。

（2）阴道：是否通畅，黏膜颜色及皱襞情况，分泌物的量、色、性状及有无臭味。

（3）宫颈：大小、硬度，有无糜烂、撕裂、息肉、腺囊肿，有无接触性出血、举摆痛等。

（4）宫体：位置、大小、硬度、活动度，有无压痛等。

（5）附件：有无块物、增厚或压痛。若扪及块物，记录其位置、大小、硬度，表面光滑与否，活动度，有无压痛，以及与子宫及盆壁的关系。左右两侧情况分别记录。

（梁雪芳　顾春晓　王小云）

第二节　辨证要点与常见证型

　　妇产科疾病的辨证要点是根据经、带、胎、产、乳的局部症状，结合脏腑、气血、经络等在妇科疾病过程中所表现的全身证候，按照阴阳、表里、寒热、虚实八纲辨证的原则，来确定它的证型诊断。因此，对妇产科疾病的辨证，必须从局部到整体进行全面综合分析，才能辨别脏腑、气血的病变性质，做出正确诊断，为治疗提供可靠的依据。

一、脏腑辨证

　　脏腑辨证是以脏腑的生理、病理为基础进行的辨证分析，以便掌握各脏腑病变的证候特征。妇科疾病的发生与肾、肝、脾、心、肺等关系密切，临证可根据妇科证候特点和伴发全身证候以辨析其病机。现将脏腑功能失常所见的妇科病的证候归类如下。

　　1.肾病辨证　肾病在妇产科临床上主要是虚证表现，有肾气虚、肾阴虚、肾阳虚等，并可导致多种妇产科疾病，如月经先期、月经后期、月经先后无定期、崩漏、闭经、经断前后诸证、带下病、胎动不安、堕胎、小产、妊娠肿胀、子宫脱垂、不孕等。在辨证时要掌握肾的生理功能和病理变化。肾藏精，主生殖，腰为肾之府，肾与膀胱相表里；肾开窍于耳，肾主骨、生髓，脑为髓之海。所以，肾虚证必有"头晕耳鸣，腰酸腿软"的证候，其肾气虚者常兼小便频数，精神不振，舌淡苔薄，脉沉细；肾阴虚者常兼手足心热，颧赤唇红，脉细数；肾阳虚者常兼畏寒肢冷，小便清长，夜尿多，舌淡苔白，脉沉细而迟或沉弱。

2.肝病辨证 肝病在妇产科临床上主要是实证和虚中夹实的表现，有肝气郁结、肝郁化火、肝经湿热、肝阳上亢、肝风内动等，并可导致多种妇产科疾病，如月经先期、月经先后无定期、痛经、闭经、崩漏、带下病、阴痒、妊娠恶阻、妊娠眩晕、妊娠痛证、缺乳、不孕等。在辨证时要掌握肝的生理功能和病理变化。肝藏血，主疏泄，位于右胁，与胆相表里，开窍于目。肝脉布胁肋，过少腹、乳房，夹胃过咽上巅，肝在体为筋，在志为怒，在气为风。所以，肝实证多有"胸胁、乳房、少腹胀痛，烦躁易怒"的证候。其肝气郁结者常兼时欲太息，食欲不振，舌苔正常，脉弦；肝郁化火（热）者常兼头晕胀痛，目赤肿痛或头晕目眩，口苦咽干，舌红，苔薄黄，脉弦数；肝经湿热者常兼头晕目眩，口苦咽干，便秘溲赤，舌红，苔黄腻，脉弦滑而数。肝阳上亢者主要表现为虚中夹实证，如头晕头痛，目眩心烦，四肢麻木、震颤，手足心热，舌红苔少，脉弦细或弦而有力等。

3.脾病辨证 脾病在妇产科临床上主要是虚证或虚中夹实的表现，有脾气虚（胃虚）、脾阳虚（痰湿）等，并可导致多种妇产科疾病，如月经先期、月经后期、月经过多、崩漏、闭经、经行泄泻、带下病、妊娠恶阻、胎动不安、妊娠肿胀、子宫脱垂、不孕等。在辨证时要掌握脾的生理功能和病理变化。脾主运化，为气血生化之源，脾居中焦，与胃相表里，脾司中气，其气上升，可以统血；脾主四肢、肌肉，脾在气为湿。所以，脾虚者多有"脘腹胀满，不思饮食，四肢无力"的证候，脾气虚者常兼口淡乏味，面色淡黄，舌淡，苔薄白，脉缓弱；脾阳虚者常兼畏寒肢冷，大便溏泄，甚则浮肿，舌淡，苔白腻，脉缓滑无力；痰湿内盛者常兼头晕目眩，心悸气短，形体肥胖，苔腻，脉滑。

4.心病辨证 心病在妇产科临床上的证型较为少见，主要见于脏躁、经断前后诸证、妊娠小便淋痛等。辨证时要熟悉心的生理功能和病理变化。心藏神，主血脉，胞脉属心，心与小肠相表里，在气为火。所以，心病多有"心悸心烦，少寐多梦，神志失常"的证候。依其心气虚、心阴虚、心火偏盛等变化而有不同的兼症。

5.肺病辨证 肺病在妇产科临床上证型也较少见，主要见于经行吐衄、妊娠咳嗽、妊娠小便不通、产后小便不通等。辨证时要熟悉肺的生理功能和病理变化。肺主气，主肃降，肺开窍于鼻，通调水道，朝百脉，在气为燥。所以，肺病多有"咳嗽喘满"的证候，依其阴虚肺燥、肃降失职、肺气失宣等变化各有兼症可凭。

二、气血辨证

《素问·调经论》曰："气血不和，百病乃变化而生。"气血是由脏腑所化生并使之运行，又是脏腑功能活动的物质基础，所以脏腑病变可以影响气血，气血病变也可损伤脏腑。气和血两者的病变也是互相影响的，或气病及血，或血病及气，以致产生各种病变，由于气和血有损伤先后、主次、轻重之别，所以，在辨证时要分析气病为主和血病为主的不同情况。

1.气病辨证 气在人体有推动、温煦、防御、固摄、升发、气化等多种生理功能，在病理上有气虚、气陷、气滞、气逆等不同变化。兹按虚、实论述如下。

（1）气虚证：以全身功能活动低下为主要特征。在妇产科临床上气虚可以导致多种疾病，如月经先期、月经过多、崩漏、胎动不安、恶露不绝、子宫脱垂等，在辨证时常见"气短懒言，神疲乏力"的证候，一般舌淡苔薄，脉缓弱。气虚进一步发展可以导致升举无力而下陷，出现气陷证则兼有头晕目眩、小腹空坠等症。值得注意的是气虚证与脾虚证有一定联系，但在证候上是有所区别的。

（2）气滞证：以全身或局部气机不畅与阻滞为主要特征。在妇产科临床上气滞也能导致多种疾病，如月经后期、痛经、经行乳胀、妊娠肿胀、难产、缺乳、癥瘕等，在辨证时常见"胸闷不舒，小腹胀痛"的证候。一般舌苔正常，脉弦或弦涩有力。气滞进一步发展可以导致全身气机壅塞而升降失常，出现气逆证，在前证的基础上兼见咳逆喘息，或恶心呕吐，或头晕胀痛等症。

2. 血病辨证 血在人体有内荣脏腑、外润肌肤而充养精神的生理功能，在病理上有血虚、血瘀、血寒、血热等不同变化。兹按虚、实论述如下。

（1）血虚证：以血液不足、脏腑血脉失养、全身虚弱为主要特征。在妇产科临床上血虚可以导致多种疾病，如月经后期、闭经、胎动不安、产后腹痛、不孕等，在辨证时常见"头晕眼花，心悸少寐，手足发麻，皮肤不润，面色萎黄或苍白"的证候，一般舌淡苔少，脉细无力。

（2）血瘀证：以血液运行迟缓，或阻滞不畅，壅遏脉道为主要特征，在妇产科临床上血瘀也能导致多种疾病，如崩漏、闭经、痛经、产后腹痛、恶露不绝、胞衣不下、癥瘕等，在辨证时可见"刺痛拒按，病有定处，皮肤干燥，甚则甲错，腹内积块"的证候，一般舌紫暗，或有瘀斑紫点，脉沉涩有力或沉滑。引起血瘀的常见因素有气虚、气滞、寒凝、热灼。血热可以煎熬津液成瘀，血热也可以使血液运行加速而迫血妄行，导出出血诸证。

三、经、带、胎、产病的辨证要点

（一）月经病的辨证要点

月经病是以血证为主，主要表现在期、量、色、质的异常，故月经病的辨证要点应重在月经的期、量、色、质、气味，以及下腹疼痛性质，结合舌脉、兼症等来辨其寒、热、虚、实。若月经先期，量多，色淡红，质稀薄，面色白，精神倦怠，少气懒言，舌体胖嫩或有齿印，舌苔薄白，脉缓弱，属气虚；月经先期，量多，色深红或紫红，质稠，血块黑亮，气味臭秽，面红唇赤，小便短赤，大便干结，舌红或绛，苔黄或糙，脉滑数或洪大，属实热；若兼见头晕目眩，心烦易怒，口苦咽干，舌红，苔薄黄，脉弦数，属肝郁化热；月经先期，色红而量少，颧红，五心烦热，舌红，少苔，脉细数无力，属虚热。月经后期，量少，色暗有块，经行腹痛，得热痛减，面色青白，畏寒肢冷，苔薄白，脉沉紧，属实寒；月经后期，量少，色淡或如黑豆汁或烟尘水，小腹冷痛，喜揉喜按，面色少华，小便清长，舌淡苔薄，脉沉迟无力，属虚寒。月经先后无定期，量或多或少，色暗有块，经行不畅，小腹胀痛，精神抑郁，胸胁胀满，舌质正常，苔薄白，脉弦，属肝郁；若兼见经色暗淡，质稀薄，精神不振，小便频数或余沥不尽，属肾虚。

（二）带下病的辨证要点

带下病的辨证应根据其量、色、质、气味、发病的新久，以及有无阴痒或肿痛，结合舌象、脉象等来辨其属性。如带下量多，色白或淡黄，质黏稠，绵绵不断，如涕如唾，无臭或腥臭，面色白，精神倦怠，眼睑浮肿或尿少便溏，舌淡，舌体胖嫩有齿痕，苔白腻，脉缓，属脾虚湿盛；带下清冷量多，色白，质清稀或如绵丝状，终日淋漓不断，小腹冷，小便清长，腰酸，舌淡，脉沉细，属脾肾阳虚。带下量多，色黄或赤白，或如米泔水，或呈灰白色，或呈豆渣状，气味臭秽，小腹坠痛，小便灼热，阴痒不适，舌红，苔黄腻，脉滑数，属湿热或虫蚀；带下量多，色黄如脓或灰白色，气臭难闻，阴痒或肿痛，下腹痛，小便短赤，舌红，苔黄，脉滑数者，偏湿毒。带下似血非血，似脓非脓，五色夹杂，恶臭难闻，连绵不断，形瘦，多为生殖器官恶性癥证溃窜所致。

（三）妊娠病的辨证要点

妊娠病关系母、胎两个方面，辨证时首先要辨明是胎病还是母病；其次要辨别胎之可安或不可安；最后当结合脏腑、气血进行辨证。

妊娠期间最常见的症状是阴道不时下血或腹痛。故妊娠病的辨证要点，应根据流血量的多少，色、质的变化，以及腹痛的部位、程度、性质而进行，而且上述症状又常是辨病的客观依据，并能测知病的凶吉。由于妊娠病临床证候较复杂，因此，各病辨证要点有明显差异，应注意因症、因病并结合舌脉辨识寒热或虚实，属脏腑证还是气血病。就阴道下血和腹痛而论，常见的有妊娠腹痛、胎漏、胎动不安、堕胎、小产、滑胎、异位妊娠、前置胎盘、胎盘早剥、死胎等。治疗中应抓住各病的主症进行辨证，如胎漏、胎动不安（又称先兆流产）者，若出现阴道不时下血，量少，色淡红，质稀薄，面色白，神疲肢软，多为气血虚弱；若兼见头晕耳鸣，腰酸腹坠，多属肾虚；若下血量少，色深红，质黏稠，手心烦热，口干，舌红，苔黄，脉滑数，多属血热。若下血明显增多，甚至超过月经量，色红，腹痛甚，甚或胎块排出，为堕胎之候；妊娠中、晚期出现阴道不时下血，或有胞浆溢出，为小产或早产之兆；如果突然出现无腹痛性阴道出血，多为前置胎盘；有剧烈腹痛或见内、外出血，多为胎盘早剥。临床提示，反复堕胎、小产者，肾虚是其根本；前置胎盘者，多由肾虚、气血虚弱或血热而致；胎盘早剥者，多因虚热内扰或瘀血内停而发。如果出现下腹一侧突然撕裂样剧痛，阴道不时下血，又有停经史，应高度考虑宫外孕，按少腹血瘀之实证治疗。

（四）产时病的辨证要点

产时是指胎儿及胎盘娩出期，常是用气动血耗津最多的时期，若调护不当，易发生产时病。因此，产时病的辨证要点始终围绕气血特点辨其虚实。如产力异常者，临产出现阵痛轻微，宫缩时间短而弱，间歇长，宫口不能如期扩张，产程进展慢，面色苍白，精神疲惫，少气懒言，舌淡苔白，脉大而虚或沉细而弱，皆为气血虚弱所致；若见宫缩强烈，腰腹剧痛，拒按，间歇不匀，产程缓慢，精神紧张，烦躁，舌质暗红，舌苔正常，脉弦大或至数不匀，皆为气滞血瘀所致。胎儿宫内窘迫者，或因气血虚弱，胎儿失养，或因胞脉阻滞，气血不畅，胎失所养所致。胞衣不下者，若见宫缩不强，腹软，按之无痛感，阴道出血量多，色淡，脉虚弱，为气虚乏力、无力送胞所致；若腹冷痛拒按，阴道出血量少，色暗，面色清白，舌暗，脉沉迟，为临产感寒、气血瘀滞、碍胞不得外出所致。产后早期出血者，若见阴道出血量多，突发头晕目眩，面色苍白，心悸愦闷，渐至昏不知人，甚至手撒肢冷，汗出，舌淡无苔，脉微欲绝或浮大而虚，为血虚气脱所致血晕；若见持续性出血，量多，质稀薄，无血块，舌淡，苔薄白，脉沉迟无力，多为肝、脾、肾功能失调所致。

（五）产后病的辨证要点

产后是继妊娠和分娩后的一个特殊生理阶段，产后病的特点是亡血伤津，多虚多瘀。古人对产后病的诊断与辨证依据"三审"辨其虚实，即先审小腹痛与不同，以辨有无恶露停滞；次审大便通与不通，以验津液的盛衰；再审乳汁行与不行和饮食多少，以察胃气的强弱。如产后腹痛、恶露不绝或不下者，若见小腹痛且胀，拒按，恶露量少或不下，舌质紫暗或边有瘀点，脉弦涩或沉而有力，多为实证、瘀证，或兼夹气滞证；产时流血过多，产后恶露下之甚少或过期不尽，色淡红，质稀薄，无臭味，少腹坠痛，喜揉喜按喜暖，精神疲乏，少气懒言，肌肤枯燥，舌质淡红，脉细缓无力，皆为虚证、血亏气弱证。恶露过期不止，量较多，色红，质稠，心烦易怒，面色潮红，口舌干燥，尿黄便结，舌红苔黄，脉细数或滑数，或为虚热，或为实热所致；恶露量多，色如败酱，气臭秽，小腹疼痛拒按，尿短赤，大便干结，发热寒战，舌红苔黄，脉洪数，多为邪毒感染所致。又如产后出现小便胀急不通，或淋漓不净，或小便失禁，大便干，乳汁量少或自出，且色淡，质清稀，兼精神疲乏，面色无华，食少纳呆，舌淡少苔，脉虚细，多为气虚或气血虚弱所致；乳汁少或无，或乳汁自出，胸胁、乳房胀满，情志抑郁，甚或烦躁易怒，心悸少寐，舌质正常或红，脉弦或弦数，多为气滞所致，或为肝经郁热所迫；兼见乳房红、肿、热、痛，多为乳痈。

（六）杂病的辨证要点

凡不属经、带、胎、产疾病范畴，而又与女性解剖、生理及病理特点有密切关系的疾病，称为"妇科杂病"。常见的妇科杂病有不孕症、癥瘕、阴挺、阴痒、阴疮、阴吹、脏躁、盆腔炎等。妇科杂病病情多变，辨证依然是抓住各病症不同临床主症的证候特点，结合全身兼症和舌脉征象，运用脏腑、气血、八纲辨证的方法进行综合分析和证候归纳。

四、常见证型

兹将妇产科疾病几种常见证型，按脏腑辨证和气血辨证列表于下（表6-1、表6-2）。

表6-1　脏腑辨证证型及证候简表

证型/证候	妇产科证候	全身证候	舌象	脉象
肾气虚	月经初潮延迟，月经先后不定期，经量多或少。经闭，崩漏，带下病，胎动不安，胎漏，滑胎，婚久不孕，阴挺	腰酸腿软，头晕耳鸣，精神不振，面色晦暗，小便频数，夜尿频多	舌淡红，苔薄白	沉细
肾阴虚	经行后期或先期，经血量少，色鲜红，经闭，崩漏，经断前后诸证，胎动不安，不孕，经行发热	腰酸腿软，头晕耳鸣，口燥咽干，颧红，手足心热，失眠盗汗	舌红干，少苔或无苔，或花剥	细数，尺脉无力
肾阳虚	经行泄泻，带下量多，清稀，子肿，不孕，崩漏，胎动不安	腰酸腿软，甚至腰痛如折，头晕耳鸣，精神不振，小便频数，性欲减退，夜尿频多	舌淡，苔薄白而润	沉细而迟，或沉弱
肝气郁结	经行先后无定期，经量多少不定，血色暗红，经行不畅，痛经、经闭，不孕，缺乳	胸胁、乳房胀痛，胸闷不舒，小腹胀痛，时欲太息，嗳气，食欲不振	舌正常，苔薄白	弦
肝郁化火	经行先期，量多，色紫红，崩漏、经行吐衄、妊娠恶阻、产后乳汁自出	头痛，眩晕，耳鸣，目赤肿痛，口苦咽干，烦躁易怒，胁痛	舌红，苔薄黄	弦数
肝经湿热	带下量多，色黄，质稠，臭秽，阴痒、阴疮、阴户肿痛	胸闷胁痛，心烦易怒，大便干燥，小便黄赤，口苦咽干	舌红，苔黄腻	脉弦数或滑数
肝阳上亢	经断前后诸证，妊娠眩晕	头晕头痛，目眩，耳聋，耳鸣，四肢麻木，震颤，少寐多梦，手足心热	舌红，苔少	弦细或弦而有力
肝风内动	妊娠痫证，产后发痉	头痛头晕，眼花，突然昏厥，不省人事，手足抽搐，角弓反张	舌红或绛，无苔或花剥	弦细而数
脾气虚弱	经行先期，月经过多，血色淡；崩漏，经闭，带下，阴挺	面色淡黄，四肢倦怠，少气懒言，口淡乏味，不思饮食，食后腹胀	舌淡，苔薄白	缓弱
脾阳不振（痰湿）	经行泻泄，带下、子肿、不孕、经行后期，闭经，恶阻	面色白，倦怠无力，畏寒肢冷，甚则浮肿，食欲不振，腹部胀满，大便溏薄，形体肥胖	舌淡，胖嫩，苔白腻	缓滑无力或滑
脾虚血少心脾两虚	月经后期，量少，闭经，胎动不安，月经先期，崩漏，脏躁	面色萎黄，头晕心悸，怔忡健忘，少寐多梦，神疲肢倦	舌淡红，苔薄白	细弱
心肾不交	经断前后诸证，脏躁	怔忡，健忘，虚烦，多梦，头晕耳鸣，腰酸腿软	舌红，苔薄或无苔	细数，两尺无力
阴虚肺燥	经闭，经行衄血，妊娠咳嗽	头晕耳鸣，两颧潮红，潮热，盗汗，咳嗽，手足心热，咽干鼻燥	舌红或绛，苔花剥或无苔	细数
肝肾阴虚	崩漏，妊娠眩晕，脏躁，阴痒	同"肾阴虚"与"肝阳上亢"二型之合证	舌红而干	弦细而数
脾肾阳虚	经行泄泻，带下，子肿	同"肾阳虚"与"脾阳虚"二型之合证	舌淡，苔白润或腻	沉迟或沉弱

表6-2　气血辨证证型及证候简表

证型/证候	妇产科证候	全身证候	舌象	脉象
气虚	经行先期，量多色淡，质稀，崩漏，恶露不绝，阴挺，胞衣不下	面色白，气短懒言，神倦乏力，头晕目眩，小腹空坠，多汗	舌淡，苔薄白	缓弱
气滞	经行后期，淋漓不畅，痛经，闭经，癥瘕，缺乳	胸闷不舒，小腹胀痛，连及两胁，痛无定处，或腹部包块，推之可移，按之可散	舌正常，苔薄白	弦

证型/证候	妇产科证候	全身证候	舌象	脉象
血虚	经行后期，量少，色淡，质稀，经闭，经后腹痛，胎动不安，缺乳	面色萎黄，指甲色淡，唇色淡红，皮肤不润，头晕，眼花，心悸少寐，疲乏无力，手足发麻	舌淡，苔少	细而无力
血瘀	经期不定，色紫有块，经行不畅，痛经，经闭，崩漏，癥瘕，产后腹痛，恶露不下或恶露不绝，胞衣不下	小腹疼痛，或有积块，痛处不移，如针刺状，按之痛甚，血块下后痛减，皮肤干燥，甚则甲错，口干不欲饮	舌紫暗，舌边有紫点或瘀斑	沉涩有力
血热	实热：经行先期，月经过多，色紫红，质黏稠，崩漏，胎动不安 虚热：经行先期，经量少，色鲜红，崩漏，胎动不安	实热：面色红，口干发热，渴喜冷饮，心胸烦闷，小便黄赤，大便秘结 虚热：面色潮红，低热或潮热，五心烦热，少寐多梦，盗汗，口燥咽干	实热：舌红，苔黄 虚热：舌红，苔少或无苔	实热：脉滑数或洪数 虚热：细数无力
血寒	实寒：经行后期，量少，色暗红，痛经，经闭，不孕，癥瘕，胞衣不下 虚寒：经行后期，量少，色淡，痛经	实寒：小腹绞痛，得热稍减，面色青白，形寒肢冷 虚寒：腹痛绵绵，喜暖喜按，头晕短气，腰酸无力	实寒：舌暗，苔白 虚寒：舌淡，苔白润	实寒：沉紧 虚寒：沉迟无力

（梁雪芳　顾春晓　黄旭春）

第三节　临床常见症状的鉴别诊断

一、阴道出血

阴道出血为妇产科最常见的主诉之一。妇女生殖道任何部位，包括宫体、宫颈、阴道、处女膜、阴道前庭和外阴均可发生出血。虽然绝大多数出血来自宫体，但不论其源自何处，除正常月经外，一般均笼统地称为"阴道出血"。

（一）原因

1. **卵巢内分泌功能失调**　最多见，出血来自子宫，有无排卵性和排卵性功能失调性子宫出血两类月经失调。

2. **与妊娠有关的子宫出血**　常见的有流产、异位妊娠、葡萄胎、产后胎盘部分残留、胎盘息肉和子宫复旧不全等。

3. **生殖器炎症**　如外阴溃疡、阴道炎、宫颈炎、宫颈息肉和子宫内膜炎等。

4. **生殖器肿瘤**　子宫肌瘤是引起阴道出血的唯一良性肿瘤，其他几乎均为恶性肿瘤，包括外阴癌、阴道癌、宫颈癌、子宫内膜癌、子宫肉瘤、卵巢癌及绒毛膜癌等。

5. **损伤、异物和药物**　生殖道创伤如外阴、阴道骑跨伤、性交所致处女膜或阴道损伤均可发生出血。放置宫内节育器常并发子宫出血。使用雌激素或孕激素不当可引起不规则子宫出血。

6. **与全身疾病有关的阴道出血**　如血小板减少性紫癜、再生障碍性贫血、白血病、肝功能损害等，均可导致子宫出血。

（二）临床表现

1. **经量增多**　月经量增多（>80ml）或经期延长，月经周期基本正常，为子宫肌瘤的典型症状，子宫腺肌病、排卵性月经失调、放置宫内节育器，均可致经量增多。

2. 周期不规则的阴道出血　多为无排卵性功能失调性子宫出血，但围绝经期妇女应注意排除早期子宫内膜癌。性激素或避孕药引起的"突破性出血"可表现为不规则阴道出血。

3. 无任何周期可辨的长期持续阴道出血　一般多为生殖道恶性肿瘤所致，首先应考虑宫颈癌或子宫内膜癌的可能。

4. 经间期出血　若发生在下次月经来潮前 14～15 日，历时 3～4 日，且血量极少时，多为排卵期出血。

5. 停经后阴道出血　若发生于育龄妇女，应首先考虑与妊娠有关的疾病，如流产、异位妊娠、葡萄胎等；发生于围绝经期妇女者多为无排卵性功能失调性子宫出血，但应首先排除生殖道恶性肿瘤。

6. 接触性出血　性交后或阴道检查后有鲜血出现，特别是初次性交后出现可能是处女膜、阴道的损伤，此外急慢性宫颈炎、宫颈息肉或子宫黏膜下肌瘤均可见，还应考虑宫颈癌的可能。

7. 阴道出血伴白带增多　一般应考虑晚期宫颈癌、子宫内膜癌或子宫黏膜下肌瘤伴感染。

8. 经前或经后点滴出血　月经来潮前数日或来潮后数日持续极少量阴道红色分泌物，常系放置宫内节育器的不良反应。此外，子宫内膜异位症亦可能出现类似情况。

9. 绝经后阴道出血　若出血量极少，历时 2～3 日即净，多为绝经后子宫内膜脱落引起的出血或老年性阴道炎；若流血量较多、流血持续不净或反复阴道出血，均应考虑子宫内膜癌的可能。

10. 间歇性阴道排出血水　应警惕有输卵管癌的可能。

11. 外伤后阴道流血　常见于跨骑伤后，流血量或多或少。

除以上各种不同形式的阴道出血外，年龄对诊断亦有重要的参考价值。新生女婴生后数日有少量阴道出血，是由于来自母体的雌激素水平生后骤然下降，子宫内膜脱落所致。幼女出现阴道出血，应考虑有性早熟或生殖道恶性肿瘤的可能。青春期少女出血多为无排卵性功能失调性子宫出血。育龄妇女出现阴道出血，应考虑为与妊娠有关的疾病。围绝经期出血以无排卵性功能失调性子宫出血最多，但应首先排除生殖道恶性肿瘤。

二、下腹疼痛

下腹痛为妇女常见的症状，多为妇产科疾病所引起。应根据下腹痛的性质和特点考虑各种不同妇产科情况。

1. 下腹痛部位　下腹正中出现疼痛多为子宫病变引起的疼痛，较少见；一侧下腹痛应考虑为该侧附件病变，如卵巢囊肿蒂扭转、输卵管卵巢炎症，右侧下腹痛还应想到急性阑尾炎等；双侧下腹痛常见于子宫附件炎性病变、卵巢囊肿破裂、输卵管妊娠破裂或盆腔腹膜炎时，可引起整个下腹痛甚至全腹疼痛。

2. 下腹痛性质　持续性钝痛多为炎症或腹腔内积液所致；顽固性疼痛难以忍受应考虑晚期癌肿的可能；子宫或输卵管等空腔器官收缩表现为阵发性绞痛；输卵管或卵巢肿瘤破裂可引起撕裂性锐痛；宫腔内有积血或积脓不能排出导致下腹坠痛。

3. 下腹痛时间　在月经周期中间出现一侧下腹隐痛，应考虑为排卵性疼痛；经期出现腹痛者，或为原发性痛经，或有子宫内膜异位症的可能；周期性下腹痛但无月经来潮多为经血排出受阻所致，见于先天性生殖道畸形或术后宫腔、宫颈管粘连等。

4. 起病缓急　起病缓慢而逐渐加剧者，多为内生殖器炎症或恶性肿瘤所引起；急骤发病者，应考虑卵巢囊肿蒂扭转或囊肿破裂；反复隐痛后突然出现撕裂样剧痛者，应想到输卵管妊娠破裂或流产的可能。

5. 腹痛伴随症状　同时有停经史，多为妊娠合并症；伴恶心、呕吐考虑有卵巢囊肿蒂扭转的可能；有畏寒、发热常为盆腔炎症；有休克症状应考虑有腹腔内出血；出现肛门坠胀，一般为直肠子宫陷凹有积液所致；伴有恶病质为晚期癌肿的表现。

6.腹痛放射部位　放射至肩部应考虑为腹腔内出血；放射至腰骶部多为宫颈、子宫病变所致；放射至腹股沟及大腿内侧，一般为该侧子宫附件病变所引起。

三、下腹部肿块

下腹部肿块是妇科患者就医时的常见主诉。肿块可能是患者本人或家属无意发现，或因其他症状（如下腹痛、阴道流血等）做妇科检查或超声检查时发现。根据肿块质地不同，分为囊性和实性。囊性肿块多为良性病变，如卵巢囊肿、输卵管卵巢囊肿、输卵管积水等或为充盈膀胱。实性肿块除妊娠子宫为生理情况，子宫肌瘤、卵巢纤维瘤、盆腔炎性包块等为良性病变外，其他实性肿块均应首先考虑为恶性肿瘤。

下腹部肿块可来自子宫增大、附件肿块、肠道及肠系膜肿块、泌尿系肿块、腹腔肿块、腹壁及腹膜后肿块。

1.子宫增大　位于下腹正中且与宫颈相连，可能的原因是：

（1）妊娠子宫：育龄妇女有停经史，扪及正中下腹部包块，应首先考虑为妊娠子宫。停经后出现不规则阴道流血，且子宫增大超过停经周数者，可能为葡萄胎。妊娠早期子宫峡部变软，宫体似与宫颈分离，此时应警惕将宫颈误认为宫体，将妊娠子宫误诊为卵巢肿瘤。

（2）子宫肌瘤：子宫均匀增大，或表面有单个或多个球形隆起。子宫肌瘤典型症状为月经过多。带蒂的浆膜下肌瘤仅蒂与宫体相连，一般无症状，妇科检查时有可能将其误诊为卵巢实性肿瘤。

（3）子宫腺肌病：子宫均匀增大，通常不超过妊娠3个月大，质硬。患者多伴有逐年加剧的痛经、经量增多及经期延长。

（4）子宫恶性肿瘤：年老患者子宫增大且伴有不规则阴道流血，应考虑子宫内膜癌。子宫增长迅速伴有腹痛及不规则阴道流血，可能为子宫肉瘤。有生育史或流产史，特别是有葡萄胎史，子宫增大且外形不规则及子宫不规则出血时，应想到妊娠滋养细胞肿瘤的可能。

（5）子宫畸形：双子宫或残角子宫可扪及子宫另一侧有与其对称或不对称的包块，两者相连，硬度也相似。

（6）宫腔阴道积血或宫腔积脓：青春期无月经来潮伴有周期性腹痛，并扪及正中下腹部肿块，应考虑处女膜闭锁或阴道无孔横隔。子宫增大也可见于子宫内膜癌合并宫腔积脓。

2.附件肿块　附件包括输卵管和卵巢。输卵管和卵巢通常不能扪及。当附件出现肿块时，多属病理现象。临床常见的附件肿块有：

（1）输卵管妊娠：肿块位于子宫旁，大小、形状不一，有明显触痛。患者多有短期停经史，随后出现阴道持续少量流血及腹痛。

（2）附件炎性肿块：肿块多为双侧性，位于子宫两旁，与子宫有粘连，压痛明显。急性附件炎症患者有发热、腹痛。慢性附件炎性疾病患者，多有不育及下腹隐痛史，甚至出现反复急性盆腔炎症发作。

（3）卵巢子宫内膜异位囊肿：多为与子宫有粘连、活动受限、有压痛的囊性肿块，可有继发性痛经、性交痛、不孕等病史。

（4）卵巢非赘生性囊肿：多为单侧、可活动的囊性包块，直径通常不超过8cm。黄体囊肿可出现于早期妊娠。葡萄胎常并发一侧或双侧卵巢黄素囊肿。

（5）卵巢赘生性肿块：不论肿块大小，其表面光滑、囊性且可活动者，多为良性肿瘤。肿块为实性，表面不规则，活动受限，特别是盆腔内扪及其他结节或伴有胃肠道症状者，肿块内结构紊乱多为卵巢恶性肿瘤。

3.肠道及肠系膜肿块

（1）粪块嵌顿：块物位于左下腹，多呈圆锥状，直径为4~6cm，质偏实，略能推动。排便后块物消失。

（2）阑尾脓肿：肿块位于右下腹，边界不清，距子宫较远且固定，有明显压痛伴发热、白细胞增多和红细胞沉降率加快。初发病时先有脐周疼痛，随后疼痛逐渐转移并局限于右下腹。

（3）腹部手术或感染后继发的肠管、大网膜粘连：肿块边界不清，叩诊时部分区域呈鼓音。患者以往有手术史或盆腔感染史。

（4）肠系膜肿块：部位较高，肿块表面光滑，左右移动度大，上下移动受限制，易误诊为卵巢肿瘤。

（5）结肠癌：肿块位于一侧下腹部，呈条块状，略能推动，有轻压痛。患者多有下腹隐痛、便秘、腹泻或便秘腹泻交替及粪便带血史，晚期出现贫血、恶病质。

4. 泌尿系肿块

（1）充盈膀胱：肿块位于下腹正中、耻骨联合上方，呈囊性，表面光滑，不活动。导尿后囊性肿块消失。

（2）异位肾：先天异位肾多位于髂窝部或盆腔内，形状类似正常肾，但略小。通常无自觉症状。静脉尿路造影可确诊。

5. 腹腔肿块

（1）腹水：大量腹水常与巨大卵巢囊肿相混淆。腹部两侧叩诊浊音，脐周鼓音为腹水特征。腹水合并卵巢肿瘤，腹部冲击触诊法可发现潜在肿块。

（2）盆腔结核包裹性积液：肿块为囊性，表面光滑，界限不清，固定不活动。囊肿可随患者病情加剧而增大或好转而缩小。

（3）直肠子宫陷凹脓肿：肿块呈囊性，向后穹隆突出，压痛明显，伴发热及急性盆腔腹膜炎体征。后穹隆穿刺抽出脓液可确诊。

6. 腹壁及腹膜后肿块

（1）腹壁血肿或脓肿：位于腹壁内，与子宫不相连。患者有腹部手术或外伤史。患者抬起头部使腹肌紧张，若肿块更明显，多为腹壁肿块。

（2）腹膜后肿瘤：肿块位于直肠和阴道后方，与后腹壁固定，不活动，多为实性，以肉瘤最常见；亦可为囊性，如畸胎瘤、脓肿等。静脉尿路造影可见输尿管移位。

四、带下异常

正常带下呈白色稀糊状或蛋清样，高度黏稠，无腥臭味，量少，特别是在经期前后、月经中期及妊娠期量增多，以润泽阴户，防御外邪，此为生理性带下。但若生殖道出现炎症，特别是阴道炎和宫颈炎或发生癌变时，白带量显著增多，且质地、气味及颜色亦有改变，称病理性白带。临床上常见的病理性白带有以下几种。

1. 无色透明白带　此呈蛋清样，性状与排卵期宫颈腺体分泌的黏液相似，但量显著增多，一般应考虑慢性宫颈炎、卵巢功能失调、阴道腺病或宫颈高分化腺癌等疾病的可能。

2. 凝乳块状白带　此为念珠菌阴道炎的特征，常伴有严重外阴瘙痒或灼痛。

3. 白色或灰黄色泡沫状稀薄白带　此为滴虫阴道炎的特征，可伴有外阴瘙痒。

4. 灰白均质鱼腥味白带　此常见于细菌性阴道病，可伴有轻微外阴瘙痒或烧灼感。

5. 脓样白带　色黄或黄绿，黏稠，多有臭味，为细菌感染所致，可见于淋病（淋病奈瑟菌，简称淋球菌感染）、细菌性阴道炎、急性子宫颈炎及宫颈管炎。阴道癌或宫颈癌并发感染、宫腔积脓或阴道内异物残留等亦可导致脓性白带。

6. 水样白带　持续流出淘米水样白带伴奇臭者，一般为晚期宫颈癌、阴道癌或黏膜下肌瘤伴感染。间断性排出黄色或红色水样白带，应考虑输卵管癌的可能。

7. 血性白带　白带中混有血液，血量多少不一，应考虑宫颈癌、子宫内膜癌、宫颈息肉、宫颈柱状上皮异位合并感染或子宫黏膜下肌瘤等。放置宫内节育器亦可引起血性白带。

五、外阴瘙痒

外阴瘙痒是妇科患者常见症状，多由外阴各种不同病变引起，外阴正常者也可发生。当瘙痒严重时，患者坐卧不安，甚至影响生活与工作。

1. 原因

（1）局部原因：外阴阴道假丝酵母菌病和滴虫阴道炎是引起外阴瘙痒最常见的原因。细菌性阴道病、萎缩性阴道炎、阴虱、疥疮、蛲虫病、寻常疣、疱疹、湿疹、外阴鳞状上皮增生，药物过敏或护肤品刺激及不良卫生习惯等，也常是引起外阴瘙痒的原因。

（2）全身原因：糖尿病、黄疸、维生素 A 及 B 族缺乏、重度贫血、白血病、妊娠期肝内胆汁淤积症等。

除局部原因和全身原因外，还有不明原因的外阴瘙痒。

2. 临床表现

（1）外阴瘙痒部位：外阴瘙痒多位于阴蒂、小阴唇、大阴唇、会阴甚至肛周等皮损区。长期搔抓可出现抓痕、血痂或继发毛囊炎。

（2）外阴瘙痒症状与特点：外阴瘙痒常为阵发性发作，也可为持续性，通常夜间加重。瘙痒程度因不同疾病和不同个体而有明显差异。外阴阴道假丝酵母菌病、滴虫阴道炎以外阴瘙痒、白带增多为主要症状。外阴上皮非瘤样病变以外阴奇痒为主要症状，伴有外阴皮肤色素脱失。蛲虫病引起的外阴瘙痒以夜间为甚。糖尿病患者尿糖对外阴皮肤刺激，特别是并发外阴阴道假丝酵母菌病时，外阴瘙痒特别严重。无原因的外阴瘙痒一般仅发生在生育年龄或绝经后妇女，外阴瘙痒症状严重，甚至难以忍受，但局部皮肤和黏膜外观正常，或仅有抓痕和血痂。黄疸、维生素 A 及 B 族缺乏、重度贫血、白血病等慢性疾病患者出现外阴瘙痒时，常为全身瘙痒的一部分。妊娠期内胆汁淤积症也可出现包括外阴在内的全身皮肤瘙痒。

六、发热

发热在妇产科疾病当中多数由感染性疾病而起。临床常见的有产褥感染和急性盆腔炎。产褥感染发于新产后，表现为突然寒战高热、下腹痛，常伴恶露量、色、质之异常改变。急性盆腔炎多有慢性盆腔炎史或盆腔手术后突然寒战高热，下腹剧痛伴带下量多，色、质异常，腰酸痛等。

此外，若表现为午后低热，伴盗汗、疲倦、消瘦等，还应注意排除生殖器官结核。

（梁雪芳　顾春晓　王小云）

第七章 治法概要

运用中医学理论治疗妇科疾病，是在"治病求本"原则的指导下，运用四诊八纲的方法，结合妇女生理、病理特点进行八纲、脏腑、气血津液等辨证论治，分清阴阳、表里、寒热、虚实。妇女以血为本，以血为用，脏腑为气血化生之源，因此妇科疾病着重调脏腑、理气血、调冲任。中医常用治法有内治法、外治法、针灸疗法、推拿疗法、心理疗法、饮食疗法等，以内治法为主，当以局部症状表现突出时，可单用外治法，或内外治法并用。中医治疗妇科疾病的另一特点是，结合妇女不同年龄阶段和月经周期中不同时期的生理情况辨证用药，形成独特的中药周期疗法。在妇科疾病的治疗过程中，注重整体功能调节，身心同治，能取得事半功倍的临床效果。

第一节 中医常用内治法

一、滋肾补肾

肾藏精，主生殖，为先天之本，是妇女生长发育和生殖的物质基础和功能基础。肾脏有肾阴和肾阳，肾之阴阳充盛、平衡，才能维持机体生长、发育和生殖功能的正常。若肾阳虚衰，或肾阴亏损，或阴虚阳亢，或阴阳两虚，皆致天癸、冲任失调，而发生经、带、胎、产诸疾，滋肾补肾是妇产科疾病的重要治法之一。

1. 补益肾气 肾气虚，冲任不固，导致月经先期、月经先后无定期、崩漏、胎动不安、子宫脱垂、不孕等疾病，治疗宜平补肾气为主，常用代表方剂如寿胎丸、大补元煎、固阴煎之类。常用药物有菟丝子、桑寄生、续断、金樱子、覆盆子等。并可加入益气之人参、黄芪、白术、炙甘草等，气足则肾气旺盛。

2. 滋养肾阴 肾阴虚或肾精亏虚，可致月经后期、经量过少、闭经、胎动不安、胎萎不长等，治疗宜滋肾益阴、填精益髓为主，常用的代表方剂如左归丸、六味地黄丸、归肾丸等。常用药物有熟地黄、黄精、旱莲草、女贞子、龟板、阿胶、枸杞子等。若肾阴虚不能镇守胞络相火，热伏冲任，导致月经先期、经期延长、崩漏、绝经前后诸证等疾病，治宜滋阴清热凉血，可选用上述药物酌加黄柏、生地黄等。方可选用知柏地黄丸、两地汤、二至丸、保阴煎等。

若肾阴虚，水不涵木，而致肝肾阴虚，可导致崩漏、闭经、绝经前后诸证、胎动不安、胎漏、不孕等，治宜滋养肝肾，可于滋肾药中加养肝之品如当归、白芍、枸杞、女贞子等，常用方有一贯煎、杞菊地黄丸、调肝汤。若肾水不能滋养肝木，而致阴虚阳亢，肝风内动，治宜镇肝息风、潜阳降逆，常用方如镇肝熄风汤等，常用药物有生龟板、生牡蛎、生龙骨、代赭石等。

若肾阴虚，不能上济于心，心火独亢不能下降于肾水，此为水火不济，又名心肾不交，而致绝经前后诸证、子烦等，治宜滋肾阴、清心火，常用药物有莲子心、麦冬、百合、灯心草、黄连、木通等，常用方有黄连阿胶汤。

若肾水不足，虚火上炎，肺失宣润可致经行吐衄、妊娠咳嗽、妊娠失音等，治宜滋肾润肺宣气，常用药物有生地黄、知母、玄参、麦冬、天冬、百合等，常用方有顺经汤、百合固经汤等。

3. 温补肾阳 若肾阳虚，命门火衰，冲任失于温煦，导致月经后期、闭经、不孕、妊娠肿胀等，治疗宜温肾助阳、补益命火为主，常用的代表方剂如金匮肾气丸、右归丸之类，常用药物有杜仲、附子、肉桂、淫羊藿、巴戟天、仙茅、补骨脂、鹿角霜、益智仁等。

若肾阳虚，无以温煦脾土而致脾肾阳虚，出现经行泄泻、妊娠肿胀、经行浮肿等，治宜温肾阳以益火补土，常用方剂如四神丸、附桂理中丸、真武汤、健固汤等。常用药物在温肾阳药物的基础上，加用温中补脾的白术、干姜、吴茱萸等。

若肾阴阳俱虚可致崩漏、闭经、绝经前后诸证、滑胎、不孕症等，治宜阴阳双补。上述药物可参合使用，其代表方剂如归肾丸、二仙汤等。

若肾阳不布，关门不利，聚水而从其类，可致子肿；气化失常，又可变生妊娠小便不通、产后小便异常诸疾，又当温补肾阳之中，佐以行水渗利之品，代表方剂有真武汤、济生肾气丸、五苓散等，常用药物有猪苓、茯苓、泽泻、木通等。

二、疏肝养肝

肝藏血，主疏泄，体阴而用阳，性喜生发条达；又肝司血海，冲为血海。妇女若肝气平和，疏泄有常，则气机顺畅，经脉流畅，血海宁静，经、孕、产、乳正常；若肝失疏泄，冲任不调，则易致诸疾产生。因此，疏肝养肝成为治疗妇产科疾病的又一个重要原则。

1. 疏肝解郁　肝气郁结，疏泄失常，冲任失畅，可致月经先后无定期、痛经、经行情志异常、经行乳房胀痛、产后缺乳、不孕症等，治宜疏肝解郁为主，常用的代表方剂如逍遥散、四逆散等，常用药物如柴胡、香附、郁金、青皮、川楝子、素馨花等。

若肝气夹冲脉之气上逆者，则宜平肝降逆，引血下行，常用药物如芍药、代赭石等。

若肝郁脾虚可致月经不调、崩漏、经行泄泻、妊娠肿胀等，治疗宜疏肝实脾。常用方剂如痛泻要方、逍遥丸，常用药物在疏肝之品的基础上配伍健脾之药如党参、白术、山药、薏苡仁、茯苓等。

若肝郁化火，热伤冲任，可致月经不调、崩漏、胎漏等，治疗宜疏肝清热为主，常用的代表方剂如丹栀逍遥散、清肝止淋汤之类，常用药物如栀子、牡丹皮、夏枯草、龙胆草之类。

若经湿热下注导致带下、阴痒、阴疮等，治宜清肝火利湿热，常用方剂有龙胆泻肝汤，常用药物有龙胆草、栀子、蒲公英、败酱草等。

2. 养血柔肝　妇女由于经、孕、产、乳数伤于血，肝血不足，冲任血虚，可致月经不调、闭经、绝经前后诸证等，治疗宜养血柔肝，常用的代表方药如杞菊地黄丸、一贯煎、二至丸等，常用药物有熟地黄、白芍、当归、制首乌、桑椹子、枸杞子等。

若肝经血虚日重，肝阴不足，或肝血本虚，孕后血以养胎，肝血愈虚，肝阴不足，均使肝阳偏亢，可致妊娠眩晕、妊娠痫症、经行头痛、绝经前后诸证等，治宜平肝潜阳，常用代表方剂如天麻钩藤饮、镇肝熄风汤之类。于养阴补血中加平肝之品如代赭石、白芍、生龙骨、生牡蛎等。或配伍镇肝息风之品如羚羊角、牛黄、钩藤、蝉蜕、龟板等。

三、健脾和胃

脾胃为后天之本，乃气血生化之源。脾主运化、升清，喜燥而恶湿；胃主受纳、降浊，喜润而恶燥。一阴一阳，相为表里，升降出纳，互相支持，以完成其益气、生血、统血等功能。而冲脉又隶于阳明，妇女脾胃健运，气血充足，则冲任充盛，经候如期，胎孕正常。若脾胃失调，生化之源不足，影响冲任，就容易发生经、带、胎、产、乳各种疾病。故健脾和胃，亦为妇科常用重要治法。

若素体脾胃虚弱，或为饮食、劳倦所伤，以致脾胃虚弱，冲任不调，治疗宜健脾补气，常用方剂如四君子汤、参苓白术散等，常用药物如人参、山药、茯苓等。

若胃失和降而致胀满呕逆者，宜和胃降逆，常用的代表方剂如香砂六君子汤之类，常用药物如陈皮、砂仁等。

若胃中积寒，受纳失权，宜温中和胃，常用的代表方剂如理中汤、半夏茯苓汤之类，常用药物如砂仁、白豆蔻、藿香、丁香、炮姜、吴茱萸之类。

胃中郁热，或邪热入里，导致妊娠呕吐、产后便秘、产后发热等病，宜清热和胃或泻热和胃，常用的代表方剂如白虎汤、麻子仁丸之类，常用药物如竹茹、黄芩、黄连、大黄之类。

妊娠恶阻，久吐损伤胃阴，或热邪损伤胃阴者，宜养阴和胃，常用药物如石斛、麦冬、天花粉、胡麻仁之类。

在治疗过程中，即使病邪尚未伤及脾胃，用药时也必须予以兼顾，不宜过用滋腻或攻伐的药品，以免损伤脾胃，影响运化功能。老年妇女经断以后，先天肾气已衰，气血俱虚，全赖后天水谷滋养，此时健脾和胃以资化源，就更为重要。

四、补益气血

气血来源于脏腑，运行于经络，是妇女经、孕、产、乳的物质基础。气为血之帅，血为气之母，两者是相互协调、相互为用的。妇女若气血调畅，则五脏安和，冲任充盛，经孕正常。然妇女以血为本，血随气行，由于经、孕、产、乳的关系，容易耗血伤气，若气血虚衰，则任脉虚太冲脉衰少，而经、带、胎、产诸疾迭至。血虚者，以补血为主，佐以益气，常用方剂如四物汤、当归生姜羊肉汤等，常用药物如当归、熟地黄、枸杞子、黄精等。气虚者，中气不足，冲任不固，治疗宜补气为主，佐以养血，常用方剂如四君子汤、补中益气汤等，常用药物如人参、党参、黄芪、白术、山药之类。

气血可以互根互用，补气足以生血，养血亦能益气。应随证随人，灵活运用。

五、活血化瘀

血液是人体最基本的物质之一，也是全身脏腑功能的基础。血液运行于脉道之中，循环不休，以濡养全身脏腑组织。人体血液的正常状态，应在脉道中有规律地运行不息。若血液的稀稠度有所改变，呈现浓、黏、凝、聚，以致流动阻滞，或渗出血管之外而成离经之血，均属血瘀。血瘀证临床证候可出现血证、痛证、癥瘕肿块、月经不调、闭经等。寒凝、热结、气滞、气虚均可导致血瘀，冲任失畅，治疗宜活血化瘀为主，方剂如桃红四物汤、血府逐瘀汤、少腹逐瘀汤、膈下逐瘀汤等，常用药物如赤芍、丹参、红花、桃仁、牡丹皮、益母草、当归、川牛膝、泽兰、山楂、三棱、莪术、延胡索、水蛭、虻虫之类。

六、理气行滞

人体气机升降出入正常，才能维持脏腑气血正常的生理功能。气血畅行，则经、孕、产、乳均可正常。若气机郁滞，或气逆上壅，甚或气结积聚，往往出现月经失调、痛经、癥瘕等病，治法应以解郁、行气、散结、降逆为主，常用方剂如乌药汤、香棱丸、金铃子散等，常用药物如香附、木香、乌药、枳壳、陈皮、砂仁、川楝子、橘核、荔枝核之类。理气行滞，常与疏肝解郁之法配合运用。同时，气滞与血瘀往往合并出现，气滞则血亦滞，气凝则血亦凝，故行气之法，亦常与活血法同用。

七、清热凉血

外感热邪，或过食辛辣助阳之品，或素体阳盛，热邪与血搏结，损伤冲任，迫血妄行，可见月经过多、血崩、经行吐衄、胎漏、恶漏不绝、产后发热等，治疗宜清热凉血为主，常用方剂如芩连四物汤、清热固经汤等。常用药物即清气泄热药与凉血药物如水牛角、生地黄、牡丹皮、栀子、赤芍之类伍用。热邪在下，未影响营血者，治宜苦寒清热或甘凉清热，常用药物有黄芩、黄连、金银花、连翘、黄柏、鱼腥草等。热为阳邪，易伤阴分，故清热之中，应注意养阴。

八、温经散寒

寒有内外、虚实之分。外感寒邪，或冒雨涉水，寒邪客于胞中，阻碍胞脉、胞络，以致冲任壅阻，血气运行不畅，出现月经不调、痛经、闭经、不孕等，治宜温经散寒，常用方如金匮温经汤、良方温经汤、当归四逆汤等，常用药物如肉桂、附子、艾叶、吴茱萸、干姜等。若寒凝血瘀之实证，则应与活血祛瘀之法配合。若素体阳虚，阳气不足而表现为内寒，多兼有精血不足，以振奋体内阳气为主，治宜温经散寒、养血益精，常用方如右归丸、艾附暖宫丸等，可于温经散寒药中，加入鹿茸、肉苁蓉、鹿角霜等。

九、利湿除痰

湿亦有内外、寒热之分。外感水湿或因脏腑功能不足，水湿无以运化、输布，水湿停滞不化，阻遏阳气而为寒湿，可见经前泄泻、子肿等，治宜温化水湿，可在利湿药中加入温化之品，常用药物即温经扶阳药与燥湿利湿药共有，常用方剂如健固汤、苓桂术甘汤、全生白术散等，常用药物如苍术、白术、茯苓、猪苓、草果、生姜皮等。若湿郁日久化热，则为湿热，或感受湿热之邪、湿热下注、损伤冲任，可见带下病、痛经、阴痒等，治宜清热利湿，常清气泄热与燥湿利湿药伍用，常用方剂如止带方，常用药物如茵陈、败酱草、车前草等。若湿聚为痰，痰湿互结，下注胞宫，影响胞脉、胞络，阻滞冲任，往往导致机体肥胖，常见于月经后期、闭经、带下病、不孕症等，治宜燥湿化痰，常用方如苍附导痰丸、涤痰汤等，常用药物如胆南星、法半夏、橘皮、白芥子等。

十、解毒杀虫

外感邪毒、诸虫，或湿热之邪，均可酿成湿、毒、瘀。湿热之邪蕴郁，浸淫阴中，日久不愈，可以成毒；热淫于内，与血相结，瘀热壅积，亦可成毒。毒邪为害，可致崩中漏下，带下五色，甚或腐蚀机体，脓血俱下，疼痛难忍。若湿热化毒或感受湿毒者，宜解毒除湿，常配伍用清热解毒药，常用方剂如五味消毒饮、银翘红酱解毒汤，常用药物有清热解毒类的金银花、连翘、蒲公英、红藤、败酱草、白花蛇舌草、紫花地丁、野菊花等。而湿阻气机，血行不畅或热毒灼血均可致血滞、血瘀。因此，不论湿毒与热毒，常配伍活血化瘀药。

湿毒蕴郁可致阴中生虫，治宜清热解毒，去湿杀虫。常用代表方有萆薢渗湿汤等，常用杀虫药物如蛇床子、苦参、土茯苓、百部、雄黄等。治法既要考虑以内治法进行由内到外的整体调治，亦可采取局部外疗，或内外合治。既可治病求本，又可使药物直达病所，收到双倍的效果。

十一、调理奇经

冲、任、督三脉皆起于胞中，带脉约束诸经，均与胞宫关系密切。徐灵胎曰："凡治妇人，必先明冲任之脉，明于冲任之故，则本源洞悉。"目前多以入肝脾肾经药物或调理气血药物来调治奇经。

若冲任不足，胞脉失养可致月经后期、月经过少、闭经、胎漏、胎动不安、缺乳、不孕等，治宜调补冲任。常用药物如枸杞子、熟地黄、紫河车、鹿角胶、紫石英、续断、龟板、女贞子、旱莲草、当归、白芍、阿胶等，代表方剂如寿胎丸、内补丸、毓麟珠。

若气虚冲任不固，不能制约，可致月经量多、经期延长、崩漏、白带量多、胎漏、胎动不安、滑胎、堕胎、小产、子宫脱垂等，治宜固冲任，常用药物如黄芪、杜仲、桑寄生、续断、山茱萸、益智仁、覆盆子、五倍子、龙骨、牡蛎等，代表方剂如补肾固冲丸、安冲汤、固冲汤。

凡冲任气血失调所致的月经失调，或冲气上逆所致的妊娠恶阻、经行吐衄、经行头痛等，治宜调理冲任，常用理气化瘀之品如香附、台乌、益母草、泽兰、丹参、牛膝、当归等；降气之药如苏梗、苏叶、吴茱萸、陈皮等，代表方剂如加味乌药汤、苏叶黄连汤。

若寒侵冲任，血行不畅，胞脉受阻，可致月经后期、月经过少、闭经、痛经、妊娠腹痛、产后腹痛、恶露不下、不孕症、癥瘕等，治宜温冲任，常用药物如艾叶、小茴香、吴茱萸、桂枝、补骨脂、肉桂、炮姜等，代表方剂如温经汤、艾附暖宫丸。

若热伏冲任，血海不宁，迫血妄行所致的月经先期、月经过多、崩漏、经间期出血、胎漏、胎动不安、妊娠心烦、妊娠小便淋痛、产后发热、产后恶露不绝等，或湿热扰于冲任所致的带下病，治宜清冲任，常用药物有生地黄、地骨皮、牡丹皮、赤芍、黄芩、黄柏、栀子等，代表方剂如清经散、两地汤、保阴煎。清利湿热之药与代表方剂见前述。

十二、中药周期疗法

中药周期疗法是根据月经周期不同阶段的生理特点，辨证运用中药来建立、调整月经周期的一种治法，逐个演化，在阴阳运动变化规律的作用下，共同维持着正常的月经周期。本治法即以此为理论依据，结合月经病的病理变化特点，进行分期用药，常用于月经不调、崩漏、闭经、不孕症等的治疗。中医周期疗法分期用药机制如下。

1. **行经期** 为重阳必阴时期。月经来潮，是在肾气旺盛、天癸充盈、任通冲盛、胞宫开泻有度的前提下周期性地进行。当体内阳气生长旺盛，达到一定的高水平而向阴转化，表现为排泄之经血，阳气亦随之疏泄，此阶段为行经期，要维持阳气的充足，以利于向阴转化；要促进阳气的疏泄，通因通用，顺势利导，以利于经血的排出。因此以活血调经为大法，达到去旧生新，为下一阴长阶段奠定基础的目的。常用方药选用桃红四物汤等，可加用丹参、怀牛膝、路路通等活血通经药物。

2. **经后期** 为阴长阳消时期。由于行经期阴血下泄，经后期的生理特点是阴长阳消，尤需蓄养阴精、阴血，以奠定物质基础，促进精卵的发育。《傅青主女科》曰："经水出诸肾"，《女科经纶》曰："月水原赖肾水施化"，肾为经水之源，故蓄养阴精应从滋肾着手，方选用左归丸、养精种玉汤、归芍地黄汤等，常用药物可选用女贞子、旱莲草、制首乌、当归、白芍、山药、山萸肉、熟地黄、制鳖甲等。因滋阴药物较滋腻，易碍脾胃运化功能，脾胃薄弱者易致纳差、腹胀，可酌情减少滋阴之品，加党参、砂仁、白术等益气理气醒胃之品。

3. **经间期** 为重阴必阳，排卵期。古时所谓氤氲之时、的候、真机即为经间排卵期，此期的生理特点是重阴必阳，排出卵子。当经后期阴长至一定程度，必要向阳转化，因此要顺应重阴的状态，促进向阳的转化，以调和阴阳、活血行气为法，药物可选用淫羊藿、肉苁蓉、鹿角霜、仙茅、肉桂、巴戟天等，佐以活血行气之川芎、当归、丹参、赤芍等，使冲任血气流通，促进卵子的排出。若辨证时血瘀较重，或伴有癥瘕者，可使用虫类药物如水蛭、虻虫等攻窜走络之品，加大活血化瘀力度，但助孕治疗者慎用。

4. **经前期** 为阳长阴消时期。经间期实现了重阴必阳的转化，奠定了经前期阳长的基础。阳长不仅可温养、输送卵子，帮助受孕，如果未受孕，阳长有助于下一阶段向阴的转化。方选用金匮肾气丸、右归丸（饮）等，药物可选用菟丝子、川续断、桑寄生、杜仲、鹿角霜、巴戟天、淫羊藿等，亦可补阳寓于补阴之中，阴中求阳，则"阳得阴助而生化无穷"，加用女贞子、枸杞子等。

以上调周治疗是根据月经生理特点立法的，临证时还应按不同病种的不同病理变化灵活运用。如崩漏与闭经有先后缓急之不同，前者在出血期以辨证止血治标，血止后辨证调周治本；后者则辨证通经为先，再继以辨证调周治疗。

（黄晋琰　梁雪芳　王小云）

第二节　中医外治法

外治法是中医治疗学的组成部分之一，外治法在妇产科临床上应用的历史悠久，内容丰富。长沙马王堆汉墓出土的我国迄今发现最早的医方书《五十二病方》即载有"傅（敷）法""封（涂）法""洒（喷洒）法""尾（冲洗）法""浴法""熏法""沃（灌肠）法"等。在《金匮要略》中就有多种外治法的记载，如"少阴脉滑而数者，阴中即生疮。阴中蚀疮烂者，狼牙汤洗之"。在用法上还详细记载："以绵缠如茧，浸汤沥阴中，日四遍。"同时还记载了温阴中坐药——蛇床子散："以白粉少许，和令相得，如枣大，绵裹内之，自然温。"后世妇产科专著中对妇产科外治法也有大量记载，如外阴熏洗、阴道冲洗、阴道纳药、肛门导入、外敷、热熨、灸治、针刺、割治、切开排脓等，根据病情设方取法，以取得杀虫、清热、解毒、止痒、止带、止痛、止血、祛寒、消肿、排脓、生肌等疗效。临床在运用外治法过程中，仍应遵循辨证论治的原则，如清代吴师机在《理瀹骈文》中所总结："外治之理，即内治之理；外治之药，即内治之药……先求其本。本者何？明阴阳，识脏腑也。"

现代妇产科临床上常用的外治法有外阴熏洗法、阴道冲洗法、阴道纳药法、贴敷法、热熨法、灌肠法、腐蚀法等，使药物直达病所，取得疗效。妇科外治法最常用于前阴诸病，因其常因感受湿毒、虫邪所致，所以外治之药常选用清热、解毒、杀虫、收敛之类药物。常用的清热药物如黄柏、黄连、知母等；常用的解毒药物如金银花、蒲公英、土茯苓、鱼腥草、败酱草、白花蛇舌草等；常用的杀虫药物如苦参、鹤虱、蛇床子、百部、雄黄、白头翁等；常用的收敛药物如乌梅、五倍子、赤石脂、乌贼骨、海蛤粉、枯矾等。主要外治法如下。

一、药物外治法

1. 熏洗法　用药水熏蒸和洗涤外阴局部的方法称熏洗法。

使用方法：将所用药物煮沸 20～30 分钟后方可外用。同时将药水倾入专用盆内，乘热熏洗患部，先熏后洗，待温度适中可以洗涤外阴或坐盆，每次 10 分钟。7 日为一个疗程，每日 1 剂，煎 2 次，分早、晚熏洗。

作用：清热解毒、消肿止痛、杀虫止痒，改善局部血液循环和淋巴循环。

适应证：常用于外阴病变，如外阴阴道炎、外阴瘙痒症、湿疹、肿胀等。

禁忌证：阴道流血者、孕期禁用。

常用药物：常用清热解毒、杀虫药物，有蒲公英、土茯苓、黄柏、金银花、苦参、蛇床子、艾叶等。

2. 冲洗法　用药水冲洗外阴、阴道的方法称冲洗法。

使用方法：待药水温度适宜（与体温基本一致）时，置阴道冲洗器内进行冲洗。但阴道内皱襞多，分泌物及病原体不易冲洗干净，擦洗阴道效果更好，即坐于药水盆内，已婚者可夹持棉球蘸药水擦洗阴道。7 日为一个疗程，每日 1 剂，煎 2 次，分早、晚冲洗。坐盆洗者每次 5～10 分钟。但近年来多已不主张经常使用阴道冲洗治疗，认为会破坏阴道内环境。

作用：有消炎杀菌，清洁外阴、阴道的作用。

适应证：主要用于阴道及宫颈的病变，如滴虫阴道炎、念珠菌性阴道炎、非特异性阴道炎、急慢性宫颈炎等。

禁忌证：阴道流血、孕期、未婚无性生活者禁用。

常用药物：同熏洗法。

3. 坐浴法　将阴部直接坐泡药浴的方法称坐浴法。

使用方法：将药水置于盆中，待药水温度适宜（与体温基本一致）时，进行坐浴。坐浴每日 1

次，每次 10～20 分钟，5～7 日为一个疗程。

作用：消炎杀菌，清洁外阴、阴道。

适应证：适用于各种外阴炎、阴道炎等。

禁忌证：经期停用，孕期禁用。

常用药物：常用的药物有 1∶5000 的高锰酸钾液、聚维酮碘溶液、中成药溶液或中药煎液。

4. 纳药法　将外用药物放置于阴道穹窿和子宫颈部位的方法称纳药法。

使用方法：将外治药物按需要制成栓剂、膏剂或粉剂等消毒后备用。待外阴或阴道清洁处理后，栓剂可放置于阴道后穹窿，此法可指导患者自己操作；膏剂可涂于无菌纱布上，粉剂可以蘸在带线棉球上，由医务人员常规操作置于创面上。7～10 次为一个疗程，每日或隔日上药 1 次。

作用：有止痒、清热、除湿、杀虫、拔毒、化腐生肌的作用。

适应证：适用于各种阴道炎、宫颈炎等。

禁忌证：阴道流血者禁用。

常用药物：常用药物有血竭散、珍珠末、生肌膏等，或用清热解毒杀虫之药制成复方栓剂使用。

5. 贴敷法　将外治用的水剂、散剂或膏剂用无菌纱布贴敷于患处的方法称贴敷法。

使用方法：水剂时可将无菌纱布浸满药水，贴敷于患处；散剂时可直接撒布破溃之创面上；膏剂时可涂于无菌纱布上，贴敷于患处。然后覆盖纱布固定。每日或隔日换药多次，至痊愈为止。

作用：有解毒、消肿、止痛或拔脓生肌等作用。

适应证：常用于外阴肿胀、外阴溃疡、外阴脓肿切开、慢性盆腔炎等。

常用药物：常用清热解毒、活血化瘀的中药制成膏剂、散剂、糊剂或水剂。如黄芩、连翘、金银花、蒲公英、紫花地丁、大黄、赤芍等。

6. 灌肠法　将药物煎煮后通过肛管用注射器灌入直肠内，药物通过直肠内吸收，增加了盆腔血循环中的药物浓度。

使用方法：中药保留灌肠，每日 1 次，每次灌注量为 100ml，用大号导尿管或肛管涂油润滑，缓慢地由肛门插入直肠，深度 14cm 左右，药液温度为 37℃，灌肠前尽量排空大便。

作用：清热解毒、活血化瘀、增加盆腔循环血流，改善盆腔内环境。

适应证：有利于胞中结块、慢性盆腔炎、盆腔瘀血证等病的治疗。

常用药物：常用清热利湿、活血化瘀、清热解毒的中药煎液保留灌肠，如毛冬青、败酱草、红藤、绵茵陈、赤芍、连翘等。

7. 宫腔注药法

使用方法：将药液经导管注入宫腔及输卵管腔内，在月经干净 3～7 日内进行。

适应证：适用于子宫内膜炎、输卵管炎、输卵管阻塞等。

作用：消炎、促使组织粘连松解和改善局部血液循环。

禁忌证：有阴道流血或急性炎症者禁用。

常用药物：可根据病情选用抗生素类、透明质酸酶、地塞米松或中药针剂等。

二、物理治疗法

1. 热熨法　利用热源治疗疾病的一种方法。将药物经过炒、蒸、煮后熨贴局部，或加热水袋，或合并使用现代理疗仪器，使药力与热力相结合，而达治病之功。

使用方法：将药物装包加热，趁热外敷患处或腹部或腰部，并加用热水袋或理疗仪器，每日数次。注意局部皮肤接触处温度不能过高，以免烫伤。

作用：活血行瘀，消肿止痛，温经通络，散寒除湿。

适应证：慢性盆腔炎、盆腔瘀血症、子宫内膜异位症、阴疽等病的治疗。

常用药物：常用温经散寒、活血祛瘀之品，如桂枝、吴茱萸、当归、川芎、三棱、莪术等。

2. 中药离子导入法　根据离子透入原理，运用中药药液，借助药物离子导入仪器的直流电场作用，将药物离子经过皮肤或黏膜导入盆腔或胞中，并在局部保持较高浓度和较长时间，充分发挥药效达治病之功。

使用方法：用纸吸透药液，置于消毒纱布上，置于外阴或腹部皮肤上，接通阳极，另用无药湿布垫放在腰骶，接通阴极，开动治疗仪，药物离子从阳极导入，每次 20 分钟，每日 1～2 次，疗程据病情拟定。

适应证：慢性炎盆腔炎、输卵管阻塞、子宫内膜异位症、异位妊娠、妇科术后盆腔粘连等。

禁忌证：阴道流血、妊娠、或急性炎症者禁用。

常用药物：一般根据病情用 2～3 种药物配制成药液，或使用丹参注射液、当归注射液等。

3. 冷法疗法　应用冷冻治疗机快速产生超低温（−196～−65℃），使病变组织冻结、坏死、脱落，以达到治疗目的。

适应证：适用于外阴阴道赘生物、阴道子宫内膜异位结节、子宫颈糜烂、子宫颈息肉、子宫全切除术后引起的阴道断端肉芽组织等。

禁忌证：同中药离子导入法。

4. 激光疗法　临床多采用二氧化碳激光器，利用激光对病变组织的热效应、光化效应、压力效应、电磁效应及高度定向性等特点，以达到治疗的目的。

适应证：用于子宫颈良性病变（糜烂、息肉、腺体囊肿）、外阴瘙痒、外阴赘生物、前庭大腺囊肿、尿道肉阜、阴道壁囊肿、阴道横隔或纵隔、宫腔镜下治疗黏膜下小肌瘤、小息肉、子宫纵隔和腹腔镜下治疗子宫内膜异位症、分离盆腔粘连、输卵管末端闭锁造口、小型卵巢囊肿、某些输卵管妊娠等。

5. 腐蚀法　用药物腐蚀患部，使之腐去新生。

适应证：用于外阴赘生物，子宫颈糜烂、肥大等。

使用方法：使用时根据患部面积、深浅程度采用不同剂型，按操作规程将药物置于病变处表面，使之紧贴患部。要特别注意勿将腐蚀药物接触正常组织，以免发生溃疡、出血、疼痛等。

禁忌证：经期停用，孕期禁用。

此外，在妇产科临床上使用外治法时，有几项原则必须遵守。

（1）所有外用制剂（栓、膏、散等）：必须按标准操作规程制备，消毒后使用，所有自煎外用药水，必须煮沸 20～30 分钟以上备用。

（2）治疗部位应常规清洁或消毒。

（3）月经期前、后 3 天内不宜施用外治法，妊娠期、新产后宜少采用外治法，特殊需要者除外。

（4）外用药物治疗期间，禁止房事或盆浴。

（5）从整体观念出发，强调局部外治与全身调治相结合的原则，突出辨证论治。

三、其他疗法

（一）针刺和艾灸

针刺、艾灸的方法治疗妇科疾病由来已久。针灸治疗妇科疾病是以经络理论和辨证论治理论为基础，通过选穴和补泻手法来治疗妇科疾病。

其选穴和补泻手法的选择主要从以下几方面出发。

（1）从脏腑辨证出发，直取其背俞穴，调补肝、脾、肾三脏，以收治病求本之良效。

（2）从气血辨证出发，结合六经特点，补气求阳明，行气参少阳"虚则补之，实者泻之""以妇人一身之气平和为期"。

（3）从阳经与奇经之关系出发，间接调理胞宫。自古女科首重奇经冲任督带，任督二脉各有其独有的腧穴，冲带二脉则无，其腧穴都为和其他经脉的交会穴，分而言之，阳明胃经与冲脉、少阳胆经与带脉关系较为密切。故阳经腧穴可调冲、带二脉之证，经脉所过，主治所及。胞宫及其络脉位于下腹腰骶，为阳明胃经和太阳膀胱经循行所过，临证时可结合辨证和局部穴位的特点灵活选用。

针刺、艾灸在妇科痛经、崩漏、月经先期、月经后期、不孕症、盆腔炎等疾病方面有特殊的疗效。近年来，针灸学界对于针灸治疗妇科疾病的疗效和作用机制进行了一定研究。对于针灸在妇产科的应用进行了继承和发扬。如研究发现三阴交调理月经的作用与其对内分泌激素的影响有关；关元、子宫有促排卵作用，因而可以治疗不孕；艾灸隐白治疗崩漏疗效显著。

（二）推拿疗法

推拿，古称按跷、摩挲，是用手和肢体的其他部分按照特定的技巧和规范化的动作在人体体表特定穴位和部位进行治疗的一种方法，对治疗月经失调、痛经、带下、阴挺、经断前后诸证、产后腹痛、产后身痛等病证有一定疗效。推拿手法通过作用于体表局部，在局部通经络、行气血、濡筋骨，起到疏通经络，行气活血，从而改善机体脏腑的功能。常用的推拿手法有一指禅推法、拿法、按法、摩法、揉法、搓法、抖法、摇法、抹法、震颤法、㨰法、手推法、热敷法等。临床上以虚则补之，实则泻之为治疗原则，辨证施治。

（三）心理疗法

心理疗法，就是采用各种心理学方法，通过医生与患者之间的交谈、讨论、暗示及其他方法，改善患者情绪，使患者正确认识和对待疾病，消除对疾病的忧虑，增强战胜疾病的信心，以达到减轻疾病、加速治愈的目的。人的精神状态与疾病有密切关系，情绪因素可影响脏腑气机功能与气血运行，从而引起多种疾病。妇科七情致病的疾病较多，如月经不调、痛经、崩漏、经行乳胀、绝经前后诸证、不孕等。且对疾病来说，良好的精神状态有利于疾病的治疗和康复；恶劣的精神状态，常会促进疾病的恶化。因此，了解患者的心理状态，解除患者的心理障碍，对恢复健康具有重大意义。《素问·宝命全形论》说："一曰治神，二曰知养身，三曰知毒药为真……"，这里就把心理治疗提到了首要地位。

常用的治疗方法有疏导法、情胜法、转移法、音乐疗法、静养法等。

（四）饮食疗法

饮食疗法在我国历史悠久。早在《素问·藏气法时论》就提出"毒药攻邪，五谷为养，五果为助，五畜为益，五菜为充，气味合而服之，以补精益气"。历代文献也有诸多"食疗""食治"的记载。自古"药食同源"，很多中药也是食品，如葱、姜、蒜、椒、枣、薏苡仁、山药、莲子、芡实、扁豆、赤小豆、百合、羊肉等，故古人称为"食物本草""食性本草""食疗本草"等。食物疗法应用于妇产科疾病早有记载，如《金匮要略》用桂枝汤治疗妊娠恶阻、当归生姜羊肉汤治疗产后腹痛、甘麦大枣汤治疗妇人脏躁等。民间则有艾叶煮鸡蛋治疗月经失调，猪脚章鱼花生汤催乳，广州人的猪脚姜醋、客家人的黄酒炒鸡促进产后恢复等食疗方法。

在应用饮食疗法时，需分清食物的四气五味，根据四时气候变化特点，结合个体体质特点，以中医理论为指导，运用辨证施治的原则，选食配膳，才能取得满意的疗效。《本草求真》谓："食物入口，等于药之治病，同为一理，合则于人脏腑有益，而可却病卫生，不合则于人脏腑有损，而即增病促死。"

妇女有经、孕、产、乳的生理特点，食疗还应结合妇女不同年龄段和月经期、孕期、产褥期、哺乳期、围绝经期的生理、病理特点，注重补肾益精，调补气血。如月经期宜食清淡而富于营养的食品，避免寒凉、辛燥之品；妊娠期宜选清淡平和，富于营养易消化的食品，不宜过凉、过咸、过于肥厚；产后宜补中有消，消中有补，保证营养而不滋腻，忌食生冷或刺激性食物。

（黄晋琰　梁雪芳　黄旭春）

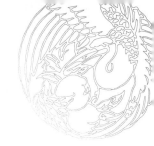

第三节　西医妇产科常用特殊药物

一、雌激素类药物

（一）药理作用

（1）促使生殖器的生长与发育，使子宫内膜增生和阴道上皮角化。
（2）增强子宫平滑肌的收缩，提高子宫对缩宫素的敏感性。
（3）抗雄激素作用。
（4）对下丘脑和腺垂体有正、负反馈调节，间接影响卵泡发育和排卵。
对雌激素有无致癌作用的研究甚多，但尚未能确定。雌孕激素合用的避孕药，经长期观察未证明有致癌作用。若妇女已患乳腺癌或子宫内膜癌，雌激素可能加速其发展。临床合理使用此类药物通常并无致癌危险。

（二）适应证

雌激素的主要适应证有卵巢功能低下、闭经、子宫发育不良、功能性月经失调、原发性痛经、围绝经期综合征、老年性阴道炎、回乳及绝经后妇女激素替代治疗（一般加用孕激素）等。

（三）种类和制剂

1. 天然雌激素　体内分泌的天然雌激素为雌二醇、雌酮及雌三醇。目前国内临床常用的雌激素多为其衍生物，如苯甲酸雌二醇等。它们在机体内的代谢过程与天然雌激素类似。

（1）17β雌二醇微粒化17β雌二醇：商品名为诺坤复，系天然17β雌二醇。口服片剂，1mg/片。

（2）戊酸雌二醇（estradiol valerate）：为雌二醇的戊酸酯，是长效雌二醇衍生物，肌内注射后缓慢释放，作用维持时间2~4周。针剂有5mg（1ml）/支、10mg（1ml）/支两种。目前也有口服片剂，商品名为补佳乐（progynova），片剂规格有0.5mg/片、1mg/片、2mg/片。

（3）妊马雌酮（conjugated estrogens）：通常称结合型雌激素，商品名：倍美力，是从孕马尿中提取的水溶性天然结合型雌激素，其中主要成分为雌酮硫酸钠。口服片剂有0.3mg/片、0.625mg/片。

（4）苯甲酸雌二醇（estradiol benzoate）：为雌二醇的苯甲酸酯。作用可维持2~5日，是目前最常用的雌激素制剂之一，为油溶剂，仅供肌内注射。针剂有1mg（1ml）/支、2mg（1ml）/支两种。

（5）环戊丙酸雌二醇（estradiol cypionate）：为雌二醇的环戊丙酸酯，是长效雌激素制剂，作用比戊酸雌二醇强而持久，维持时间3~4周以上。针剂有1mg（1ml）/支、2mg（1ml）/支及5mg（1ml）/支三种，供肌内注射。

（6）雌三醇（estriol）：为存在于尿中的一种天然雌激素，活性微弱。口服片剂有1mg/片、5mg/片；针剂为10mg（1ml）/支。局部外用鱼肝油制剂含雌三醇0.01%。

2. 合成雌激素

（1）替勃龙（tibolone tablets）：商品名为利维爱（livial），兼有雌激素活性、孕激素活性和弱雄激素的活性，适用于自然绝经和手术绝经所引起的各种症状。口服片剂为2.5mg/片。

（2）尼尔雌醇片：商品名为维尼安（nilestriol tablets），为雌三醇衍生物，其药理作用与雌二醇相似，但生物活性低，故对子宫内膜的增生作用也较弱，适用于围绝经期妇女的雌激素替代疗法，口服片剂为1mg/片、2mg/片、5mg/片。

二、孕激素类药物

（一）药理作用

（1）孕激素有抑制子宫收缩和使子宫内膜由增生期转变为分泌期的作用。因此有安胎与调整月经的功能。应用时应注意选择制剂的种类，一般来说孕激素的衍生物具有溶黄体作用，故用于安胎或黄体功能不足的月经紊乱时，最好使用黄体酮；另外，具有雄激素作用的制剂还可能引起女胎生殖器官男性化。

（2）长期使用孕激素可使内膜萎缩，特别是异位的子宫内膜。大剂量孕激素可使分化良好的子宫内膜癌细胞退变。

（3）孕激素通过抑制下丘脑 GnRH 的释放，使 FSH 及 LH 分泌受抑制，从而抑制排卵；孕激素使宫颈黏液减少、黏度增加和子宫内膜受药物影响，增生被抑制，腺体发育不良而不适于受精卵着床。

（二）适应证

主要适应证有闭经，与雌激素并用作为性激素人工周期治疗；功能性子宫出血；保胎治疗；子宫内膜异位症及子宫内膜腺癌。孕激素常用作女性避孕药的主要成分。

（三）种类和制剂

1. 天然孕激素　黄体酮（progesterone），或称孕酮，为天然孕激素，有黄体酮注射液、黄体酮微化胶囊、黄体酮阴道凝胶等，主要用于习惯性流产、痛经、经血过多或血崩症、闭经等。针剂：每支 10mg（1ml）、20mg（1ml）。胶囊剂：100mg。

2. 合成孕激素

（1）甲地孕酮（megestrol）：商品名为梅格施、美可治、佳迪、爱克、艾诺克、宜利治，用于治疗月经不调、功能失调性子宫出血、子宫内膜异位症；晚期乳腺癌和子宫内膜癌；亦可作为短效复方口服避孕片的孕激素成分。片剂有 1mg/片及 4mg/片等。

（2）地屈孕酮（dydrogesterone tablets）：商品名为达芙通，可使子宫内膜进入完全的分泌相，从而防止由孕激素缺乏引起的子宫内膜增生和癌变风险，可用于内源性孕激素不足的各种疾病。片剂为 10mg/片。

（3）醋酸甲羟孕酮（medroxyprogesterone）：商品名为甲羟孕酮（甲孕酮、安宫黄体酮），为孕激素类药，无雌激素活性，用于激素失衡引起的功能失调性子宫出血、闭经、子宫内膜异位症。绝经期激素替代治疗中加用本药以对抗雌激素对子宫内膜的增殖作用。大剂量用于子宫内膜癌的辅助治疗。口服片剂为 2mg/片、4mg/片及 10mg/片，目前已有 100mg/片、200mg/片、500mg/片大剂量的口服片。

（4）炔诺酮（norethisterone）：商品名为妇康片，除孕酮作用外，具有轻微雄激素和雌激素活性，用于月经不调、功能失调性子宫出血、子宫内膜异位症等。口服片为 0.625mg/片。

（5）孕三烯酮（gestrinone）：中文别名为孕三烯酮、18-甲三烯炔诺酮、强诺酮、去氢炔诺酮。孕三烯酮为中等强度孕激素，具有较强的抗孕激素和抗雌激素活性，亦有很弱的雌激素和雄激素作用，临床用作探亲避孕药或事后避孕药，子宫内膜异位症伴随或不伴随不育。口服胶囊规格为 2.5mg。

（6）优思明（屈螺酮炔雌醇片）：优思明中的孕激素为最新合成的第三类孕激素，为 17-α 螺旋内酯类，其代表为屈螺酮（drospirenone，DRSP），结构类似天然孕酮。除具有高孕激素活性及抗促性腺激素活性、抗雄激素效应外，还有轻度的抗盐皮质激素（抗醛固酮）作用，无雌激素作用，无糖皮质激素或抗糖皮质激素作用。目前广泛用于女性避孕及多囊卵巢综合征。每片含屈螺酮 3mg

和炔雌醇 0.03mg。

三、雌孕激素复方制剂

1. 戊酸雌二醇片/雌二醇环丙孕酮片　商品名为克龄蒙。本品在与孕激素联合使用建立人工月经周期中用于补充主要与自然或人工绝经相关的雌激素缺乏：血管舒缩性疾病（潮热）、生殖泌尿道营养性疾病（外阴阴道萎缩、性交困难、尿失禁）及精神性疾病（睡眠障碍、衰弱）。预防原发性或继发性雌激素缺乏所造成的骨质丢失。规格：日历式包装，每盒含戊酸雌二醇片 11 片及雌二醇环丙孕酮片 10 片。戊酸雌二醇片含戊酸雌二醇 2mg，雌二醇环丙孕酮片每片含戊酸雌二醇 2mg 及醋酸环丙孕酮 1mg。

2. 炔雌醇环丙孕酮片（ethinylestradiol and cyproterone acetate tablets）　商品名为达英-35（Diane-35），可用于口服避孕，也用于治疗妇女雄激素依赖性疾病，如痤疮，特别是明显的类型，以及伴有皮脂溢或炎症或形成结节的痤疮（丘疹脓疱性痤疮、结节囊肿性痤疮）、妇女雄激素性脱发、轻型多毛症及多囊卵巢综合征患者的高雄性激素症状。每片含醋酸环丙孕酮 2mg 和炔雌醇 0.035mg。

3. 去氧孕烯炔雌醇片　商品名为妈富隆，用于避孕及调经治疗，每片含去氧孕烯 0.15mg、炔雌醇 30μg。

4. 芬吗通　为雌二醇片雌二醇地屈孕酮片复合包装，用于自然或术后绝经所致的围绝经期综合征。本品为复方制剂，雌二醇片含雌二醇 1mg；雌二醇地屈孕酮片含雌二醇 1mg 和地屈孕酮 10mg。

四、雄激素类药物

（一）药理作用

1. 雄激素　对男性具有促进生殖器及第二性征发育，而对女性则具有拮抗雌激素、抑制子宫内膜增生及卵巢与垂体的功能，还具有促进蛋白质合成、加速组织修复、逆转分解代谢过程的作用，应用不当有女性男性化、肝损害及浮肿等不良反应。

2. 类雄激素药物　达那唑：作用于下丘脑-垂体-卵巢轴，抑制促性腺激素的分泌与释放，影响卵巢性激素的合成，造成体内低雌、孕激素环境，不利于异位内膜的生长。

（二）适应证

雄激素类药物的适应证：对功能性子宫出血有止血作用；更年期功能失调性子宫出血的月经调节；子宫肌瘤及子宫内膜异位症。蛋白同化激素的主要适应证有：慢性消耗性疾病、贫血、低蛋白血症、术后体弱消瘦及晚期癌症等。达那唑的主要适应证为子宫内膜异位症。

（三）种类和制剂

1. 雄激素

（1）丙酸睾酮（testosterone propionate）：为睾酮的丙酸酯，是目前最常用的雄激素制剂，为油剂，仅供肌内注射，吸收缓慢。针剂有 10mg（1ml）/支、25mg（1ml）/支及 50mg（1ml）/支。

（2）甲睾酮（methyltestosterone）：为睾酮 C17 的甲基衍生物。片剂供舌下含化，含化后可直接吸收入血循环。吞服需经肝代谢灭活，药效仅为舌下含化的 50%。效能约为丙酸睾酮的 1/5。剂型有 5mg/片及 10mg/片两种。

（3）三合激素针剂：每支含丙酸睾酮 25mg、苯甲酸雌二醇 1.25mg 及黄体酮 12.5mg，供肌内注射。

2. 蛋白同化激素

（1）苯丙酸诺龙（nandrolone phenylpropionate）：为一种低雄激素高蛋白合成作用的激素，其雄激素作用仅为丙酸睾酮的 1/2，而蛋白合成作用为后者的 12 倍，供肌内注射。肌内注射后作用可维持 1～2 周。针剂有 10mg（1ml）/支、25mg（1ml）/支。

（2）达那唑（danazol）、为 17α-乙炔睾酮衍生物，具有弱雄激素作用，兼有蛋白同化作用和抗孕激素作用，而无雄、孕激素活性。口服胶囊剂：每胶囊 100mg 及 200mg 两种。

五、促排卵药物

枸橼酸氯酚胺，商品名为氯米芬（clomifene）（枸橼酸氯米芬、舒经芬、枸橼酸氯米芬），为人工合成的非甾体制剂，化学结构与己烯雌酚相似。口服片剂每片含氯米芬 50mg。

其药理作用一方面是与雌激素竞争受体，即在下丘脑 GnRH 神经元与其胞浆雌激素受体结合，阻断内源性雌激素的负反馈作用，使 GnRH 分泌增加，促进垂体分泌促性腺激素，另一方面由于其弱雌激素活性可直接作用于垂体和卵巢，提高其敏感性和反应性，从而刺激卵泡生长和成熟。

氯米芬的主要适应证有：体内有一定雌激素水平的功能性闭经、无排卵性功能失调性子宫出血、多囊卵巢综合征及黄体功能不全等所致的不孕症。

六、抑制泌乳素药

1. 甲磺酸溴隐亭片　商品名：溴隐亭（佰莫亭）（bromocriptine），系多肽类麦角生物碱，为多巴胺受体激动剂。口服片剂每片为 2.5mg。

溴隐亭作用于下丘脑，增加催乳激素抑制因子分泌，抑制垂体催乳激素合成及释放，或直接作用于腺垂体抑制催乳激素细胞活性，使血中催乳激素水平下降而达到中止溢乳的目的；溴隐亭还能解除催乳激素对促性腺激素分泌的抑制，恢复卵巢功能。

其适应证主要有闭经溢乳综合征、高催乳素血症、垂体微腺瘤及产后退奶、经前紧张综合征、肢端肥大症等。

2. 卡麦角林片　商品名：诺果宁（dostinex），是选择性特异多巴胺 D2 促效剂，与溴隐亭相比，作用较强，效果维持时间较长，不良反应较小，口服片剂每片为 0.075mg，用于 PRL 大腺瘤，对溴隐亭耐药或不能耐受其不良反应的高催乳素血症患者。

七、绒促性素与尿促性素

（一）药理作用

1. 尿促性素　含有 FSH、LH 两种促性腺激素，能促使卵泡发育和成熟并分泌雌激素，若垂体和卵巢有一定功能，所产生雌激素的正反馈作用能间接使垂体分泌足量 LH 而诱发排卵。若垂体功能低下，则需加用绒促性素才能诱发排卵并维持黄体功能。

2. 绒促性素　若垂体能分泌足量卵泡刺激素，而黄体生成激素分泌不足，于接近卵泡成熟时给予本药，可以诱发排卵，继续应用可维持黄体功能。若垂体功能不足，则可先用氯米芬或尿促性素，使卵泡发育成熟，然后用本药以替代黄体生成激素，方能达到诱发排卵的目的。

（二）种类和制剂

1. 尿促性素（menotrophin）　从绝经期妇女尿中提取制成。国外制剂商品名为 pergonal，每支含卵泡刺激素及黄体生成激素各 75U，供肌内注射。国产 HMG 也已在临床扩大应用。

2. 绒促性素（chorionic gonadotrophi）　从孕妇尿中提取制成，药理作用类似黄体生成激素。制剂为粉剂，每支含 500U 及 1000U，供肌内注射。

（三）适应证

绒促性素与尿促性素的适应证：无排卵性不孕症、黄体功能不全等。

八、促性腺激素释放激素及其类似物

1. 促性腺激素释放激素（GnRH）　可从升调节、降调节两方面调节 FSH、LH 分泌，适用于下丘脑性闭经的促排卵治疗、垂体兴奋试验及雌激素依赖性疾病，如子宫肌瘤、子宫内膜异位症、性早熟等。GnRH 针剂有 $50\mu g$ 及 $100\mu g$，可皮下或静脉注射。

2. GnRH 类似物（GnRH-a）　使用本药初期，可引起短期的垂体促性腺激素分泌增高，继而通过对垂体促性腺激素的抑制，最终抑制卵巢或睾丸的功能。适应证：子宫内膜异位症；对伴有月经过多、下腹痛、腰痛及贫血等的子宫肌瘤，可使肌瘤缩小和（或）症状改善；绝经前乳腺癌，且雌激素受体阳性患者，前列腺癌、中枢性性早熟症。

（1）诺雷德（醋酸戈舍瑞林缓释植入剂）：3.6mg，腹部皮下注射，每 28 天 1 次。

（2）达菲林/达必佳（注射用醋酸曲普瑞林）：3.75mg，肌内注射，每 28 天 1 次。

（3）抑那通（注射用醋酸亮丙瑞林微球）：3.75mg，腹部皮下注射，每 28 天 1 次。

九、前列腺素类

（一）药理作用

生殖系统前列腺素 $F_{2\alpha}$（$PGF_{2\alpha}$）及前列腺素 E_2（PGE_2）对妊娠各个时期的子宫均有收缩作用，以妊娠晚期的子宫最敏感。为妊娠足月的孕妇静脉滴注 PGE_2 或 $PGF_{2\alpha}$ 所引起的宫缩与正常分娩的宫缩相似。早孕妇女阴道内给药，可引起强烈宫缩而致流产。前列腺素还有使宫颈软化的作用。对心血管系统的作用为：PGE_2 使血管舒张，降低外周血管阻力而致血压下降，心、肾及子宫血流量增加；$PGF_{2\alpha}$ 的作用正好相反。对呼吸系统的作用为：PGE_2 对气管平滑肌有松弛作用，而 $PGF_{2\alpha}$ 则有收缩作用。对消化系统的作用为：PGE_2 及 $PGF_{2\alpha}$ 对胃肠道平滑肌均可引起收缩，临床上可出现恶心、呕吐、腹痛及腹泻等症状。前列腺素对中枢神经系统也有一定影响，有癫痫史者可引起抽搐，并可能引起持续性瞳孔缩小和眼压升高，故青光眼患者禁用。

（二）种类和制剂

前列腺素（PG）是一组化学结构相似，具有广泛生理活性的不饱和脂肪酸。目前常用的有两大类制剂，即 E 型 PG 及 F 型 PG。

1. 硫前列酮（sulprostone）　系 PGE_2 类似物。注射制剂每支 0.25mg 和 0.5mg。

2. 吉美前列素（gemeprost）　系 PGE_1 衍生物，制剂为阴道栓剂，每粒 1mg。

3. 米索前列醇（misoprostol）　系 PGE_1 衍生物，口服片剂有 0.2mg/片。

4. 卡前列酸（carboprost）　系 $PGF_{2\alpha}$ 衍生物，国产为消旋卡前列腺素，有针剂、栓剂及海绵剂等，针剂 1mg（1ml）/支、2mg（1ml）/支，栓剂含 8mg，海绵块含 6mg。

5. 卡前列甲酯（carboprost methylate）　系 $PGF_{2\alpha}$ 衍生物，栓剂规格为含 0.5mg、1mg。

（三）适应证

PG 主要用于诱发流产、中期妊娠引产及产后出血。

十、抗孕激素制剂

米非司酮，商品名：息隐、含珠停 Ru486，为新型抗孕激素药，能与孕酮受体及糖皮质激素受体结合，对子宫内膜孕酮受体的亲和力比黄体酮强 5 倍，对受孕动物各期妊娠均有引产效应，可作为非手术性抗早孕药。在有效剂量下对皮质醇水平无明显影响。由于该药不能引发足够的子宫活性，单用于抗早孕时不完全流产率较高，但能增加子宫对前列腺素的敏感性，故加用小剂量前列腺素后既可减少前列腺素的不良反应，又可使完全流产率显著提高（达 95%以上）。本品同时具有软化和扩张子宫颈的作用。除用于抗早孕、催经止孕、胎死宫内引产外，还用于妇科手术操作，如宫内节育器的放置和取出、取内膜标本、宫颈管发育异常的激光分离及宫颈扩张和刮宫术。片剂：每片 10mg、25mg、200mg。

十一、缩宫素

神经垂体中有两种激素：一是缩宫素，一是加压素，又称抗利尿激素。它们均在下丘脑的视上核合成，合成后沿神经束储存在神经垂体，在一定条件和刺激下释放入血循环。缩宫素为多肽类物质。

（一）药理作用

缩宫素的主要作用为加强子宫收缩。在早、中期妊娠，缩宫素的作用仅产生局限性宫缩活动，不能传及整个子宫，也不能使宫颈扩张。接近足月妊娠时，子宫肌细胞趋向于协调，缩宫素才能发挥其催产作用。这可能是由于雌激素促进子宫对缩宫素的敏感性，也有学者认为黄体酮可能控制缩宫素的敏感阈及传播能力。一般小剂量缩宫素能使子宫肌张力增加、收缩力增强、收缩频率增加，但仍保持节律性、对称性及极性。若缩宫素剂量加大，能引起肌张力持续增加，乃至舒张不全导致强直性子宫收缩。此外，缩宫素可促使乳腺泡周围的平滑肌细胞收缩，有利于乳汁射出。缩宫素对其他器官的作用，在一般剂量下甚微。由于缩宫素与加压素（抗利尿激素）的结构极相似，因此，大剂量缩宫素（即使为合成的纯制剂）亦可能引起血压升高、脉搏加速及出现水潴留现象。

（二）制剂和规格

临床常用的缩宫素有三种：①垂体后叶素（pituitrin），注射剂每支含 5U（1ml）及 10U（1ml）两种。由于含加压素，产科极少应用。②缩宫素（oxytocin），注射剂每支含 5U（1ml）及 10U（1ml）两种。其中可能含少量加压素。③麦角新碱，每支 0.2mg（1ml）、0.5mg（1ml）。

（三）适应证

缩宫素在产科主要用于产后止血和引产与催产。具体使用方法参阅有关章节。

（具春花　梁雪芳）

第四节　妊娠期、产后、哺乳期合理用药

妊娠期是个特殊的生理期，药物可直接作用于胚胎，对其产生影响；也可间接通过生物转化成为代谢产物后具有致畸作用。在哺乳期，母亲所用药物可以通过很多途径从母体组织、血浆中转运至母乳，从而使婴儿也摄入药物，带来潜在的风险。因此，妊娠期、产后及哺乳期应合理用药。

一、妊娠期、产后、哺乳期中药的合理应用

（一）合理用药基本原则

（1）辨证用药：避免盲目用药或尝试用药，杜绝自行用药。

（2）减少药物暴露：能不用药就不用药，能少用药就少用药，能单药治疗就不配伍治疗，尽量避免在妊娠早期用药。密切关注药物的用法用量和疗程，注意及时停药。中药复方汤剂严格遵照医嘱煎煮、保存和使用。

（3）保证药物质量。

（4）密切监测胎儿情况，避免因为疾病或药物影响胎儿的正常生长发育。

（5）中西药物应全面考量。很多西药在妊娠期使用的安全性和危险性是明确的，选用策略是已知的，在特定病证治疗阶段，可以优先选用安全性较高的西药治疗。即应全面考量中、西药物的安全性。

（二）妊娠期中药用药禁忌

妊娠禁忌药有毒性大小、作用强弱之区别，因而对母体和胎儿的影响程度也有差别。据此，临床又习惯将其分为禁用与慎用两类。

禁用药物：均为剧毒或药性峻猛之品，如水银、砒霜、雄黄、轻粉、斑蝥、蟾酥、马钱子、胆矾、皂矾、藜芦、瓜蒂、干漆、蜈蚣、麝香、甘遂、大戟、芫花、巴豆霜、千金子霜、商陆、川乌、草乌、虻虫、水蛭、黄药子、朱砂、芒硝、番泻叶、芦荟、三棱、莪术等。

慎用药物：包括通经祛瘀、行气破滞及辛热滑利之品，如肉桂、牡丹皮、大黄、木通、乳香、没药、五灵脂、王不留行、枳实、枳壳、附子、冬葵子等。

近代以来，对妊娠禁忌药的实验研究颇多，归纳为：①水银、砒霜、钩吻、轻粉、斑蝥、瓜蒂等属剧毒品，对人体（包括孕妇及胎儿）损伤极大。②大黄、巴豆霜、芫花、大戟、牵牛、木通等峻下泻利之品，能造成盆腔充血，甚至堕胎。③麝香、红花、牛膝、莪术、姜黄、蝉衣等对子宫，尤其妊娠子宫有兴奋收缩作用。而川芎等用小量则兴奋，大量则麻痹。④天花粉、芫花、甘遂、莪术、姜黄、水蛭、槐角、川芎等分别具有终止妊娠、引产、抗早孕等作用。⑤桃仁、郁李仁、苦参、酒等所含的某些活性成分有致胎儿畸形的作用。

（三）产后中药用药禁忌

产后的生理特点是亡血伤津。因此，产后用药当时时顾及阴血。如解表发汗药中麻黄、桂枝发汗力猛烈，产后当慎用，以免汗之太过，更伤阴液。辛散温燥，祛风胜湿之品，如独活、羌活、威灵仙、白花蛇，以及气味芳香，燥性太过之苍术、厚朴、草果等芳香化湿药均应慎重使用。其他辛烈温燥、性善走窜之品诸如细辛、乌药、石菖蒲、苏合香等因易耗气伤血而当酌情使用。产后体虚，攻下药及逐水药，如大黄、芦荟、巴豆、大戟、甘遂、芫花均当根据产后有无瘀滞慎用或忌用，另性味苦寒之品尤其大苦大寒如石膏、芒硝、龙胆草等药物者亦当慎用，以免苦寒败伤胃气，或寒凝血滞，导致产后留瘀。

（四）哺乳期中药用药禁忌

古人对于哺乳期中药应用没有系统的记载，根据现代药理研究，一些明显具有毒性的中药当为哺乳期禁用。如水银、砒霜、钩吻、轻粉、斑蝥、瓜蒂、朱砂、雄黄、斑蝥、蟾酥、马钱子等。

二、妊娠期、产后、哺乳期西药的合理应用

（一）美国 FDA 妊娠期用药分类标准

美国 FDA 通过动物实验和临床用药的经验总结，根据药物对妊娠期间胚胎或胎儿发育影响的危险程度不同，将药物分为 A、B、C、D、X 五个级别。

A 类：经对照研究显示，在妊娠的前 3 个月及其以后的妊娠期间用药对胎儿无害。即妊娠期间用药安全，无不良影响。

B 类：动物生殖研究未发现药物对胎儿有害但缺乏人类妊娠期的对照研究，或动物生殖研究发现对胎儿有害而在人类妊娠的前 3 个月及其以后的妊娠期间的研究未得到证实。即妊娠期间用药对

人类无危害证据。

C 类：动物实验中已观察到对胎儿有危害（致畸或胚胎死亡），但在人类妊娠期缺乏临床对照观察研究；或尚无动物及人类妊娠期使用药物的研究结果。本类药品仅在权衡益处大于对胎儿的危害时方可使用。

D 类：有明确证据显示对人类胎儿有危害，但尽管如此孕妇应用后绝对有益（如需要抢救生命或必须治疗但又无其他可代替的安全药品选择）。本类药品必须在权衡益处大于对胎儿的危害时方可使用。

X 类：动物实验和人类临床观察均已证实导致胎儿异常，妊娠期用药的危害超过治疗获益。对孕妇和准备妊娠的妇女均列为禁忌。

美国 FDA 药物妊娠分类并不绝对，还受用药的妊娠时期、使用剂量和用药时间长短的影响。FDA 药物妊娠分类仅用于指导妊娠期用药并不代表药物哺乳期的安全性。任何不利因素的作用在胚胎前期表现为"全"或"无"现象。受精后 18~55 天为致畸高度敏感期。对妊娠期妇女进行治疗时用药必须有明确的指征，权衡治疗与否的风险利弊，不可滥用药物，可用可不用的药物尽量不用、少用。

（二）妊娠期用药的基本原则

（1）妊娠早期（3 个月以内）应尽量避免使用任何药物。此阶段胎儿各器官处于高度分化状态，对药物极其敏感。若必须用药时，药物应指征明确、疗效确切，且尽量使用妊娠期推荐的药物，避免使用 C 级、D 级药物。若病情急需，且对胎儿明确有害的药物，则应终止妊娠后再用药。

（2）采用单药品、低剂量、短疗程治疗，即在保证疗效的前提下，若单药有效，则避免联合用药；若小剂量有效，则避免使用大剂量；治疗疗程越短则越好。

（3）谨慎选用药物。在了解孕周的基础上，当有两种以上的药物可供选择时，应选择对胎儿危害较小、临床应用多年并对胚胎、胎儿是否有不良影响已有资料证实的药物，而少用或不用新上市或虽有动物资料但缺乏临床资料的药物。

（4）需用则用，避免需用而不用。治疗危及妊娠妇女生命和健康的疾病所需药物，即便对胎儿有影响，也应考虑使用。

（5）妊娠期免疫应针对常见且对母体危害大、免疫有效的疾病，对可免疫预防的疾病最好在孕前接种。使用活疫苗或减毒疫苗后，应避免短期内妊娠。在妊娠期禁用活疫苗，除非孕妇暴露于该疾病的易感性风险超过了免疫对母儿的危害。

（三）哺乳期用药的基本原则

掌握适应证，尽可能选择已明确对乳儿较安全的药物；用药时间可选在哺乳刚结束，距下次哺乳最好间隔 4 小时以上；对于必须使用对乳儿影响不明确的药物时，最好暂停哺乳；药物应用剂量较大或时间较长时，最好能监测乳儿血药浓度，调整用药和哺乳的间隔时间。

已证实有致畸作用或影响的药物，见表 7-1。

表 7-1　妊娠期致畸或影响药物

种类	药物	致畸作用
抗生素	氨基糖苷类	耳毒性，前庭损害
	四环素类	牙齿和骨骼异常
	喹啉类	仅有动物研究发现不可逆的关节病
	磺胺类	高胆红素血症，核黄疸

种类	药物	致畸作用
抗胆碱能药物		新生儿胎粪性肠梗阻
抗凝血药	华法林	骨骼和中枢神经系统缺陷，华法林综合征
抗癫痫药	卡马西平	神经管缺陷
	苯妥英钠	生长延迟，中枢神经系统缺陷
	丙戊酸	神经管缺陷
	甲乙双酮，三甲双酮	中枢神经系统和面部异常
抗抑郁药	碳酸锂	埃布斯坦畸形，张力减低，吸吮减少，反射减退
抗高血压药	ACEI	新生儿期长期肾衰竭，头骨骨化减少，肾小管发育不全
	β受体阻滞剂	生长发育受限，新生儿心动过缓，低血糖
抗甲状腺素药物	丙硫氧嘧啶	胎儿和新生儿甲状腺肿及甲状腺功能低下
	甲硫咪唑	皮肤发育不全，胎儿和新生儿甲状腺肿及甲状腺功能低下
细胞毒性药物	氨蝶呤，甲氨蝶呤	中枢神经系统和肢体畸形
	环磷酰胺	中枢神经系统畸形，继发肿瘤
利尿剂	呋塞米	子宫血流减少，高胆红素血症
	噻嗪类	新生儿血小板减少
降糖药		新生儿低血糖
非甾体类抗炎药	吲哚美辛	动脉导管早闭，坏死性结肠炎，新生儿肺动脉高压出血
	水杨酸盐	莫比乌斯序列征（第Ⅵ对和第Ⅶ对脑神经麻痹），流产，早产胎儿酒精综合征（出生之前和之后生长受限，中枢神经系统异常，特征面容）
前列腺素类似物	米索前列醇	
娱乐性药物	乙醇	生长延迟，胎盘早剥，子宫破裂
	可卡因	中枢神经系统、颅面、心血管和其他缺陷
系统性类维生素 A	异维 A 酸，芳香维 A 酸	女婴男性化
性激素	达那唑和其他激素	阴道肿瘤，男性和女性后代的泌尿生殖器缺陷
	己烯雌酚	肢体短缩与内部器官缺陷
镇静剂	沙利度胺	晚孕期使用会导致新生儿戒断综合征
作用于精神的药物	苯巴比妥类，鸦片类，苯二氮䓬类	影响新生儿体温调节，锥体外系功能
	吩噻嗪	

（具春花　梁雪芳　王小云）

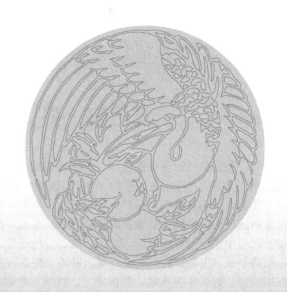

第二篇 各论

第八章 妊 娠 病

妊娠期间，发生与妊娠有关的疾病，称为妊娠病，也称胎前病。妊娠病不但影响孕妇的健康，还妨碍胎儿的正常发育，甚至造成堕胎，小产，因此，必须重视孕期的预防，发病后尤须及早治疗。

临床常见的妊娠病有流产、早产、妊娠剧吐、异位妊娠、妊娠滋养叶细胞疾病、妊娠高血压综合征、前置胎盘、胎盘早剥、胎儿宫内生长迟缓、羊水异常、过期妊娠、母儿血型不合、死胎、高危妊娠等，其与中医学的妊娠恶阻、妊娠腹痛、异位妊娠、胎漏、胎动不安、滑胎、堕胎小产、胎死不下、胎萎不长、鬼胎、胎气上逆、胎水肿满、妊娠肿胀、妊娠心烦、妊娠眩晕、妊娠症、妊娠咳嗽、妊娠失音、妊娠小便淋痛、胎位不正、过期不产等是相对应的。本章就这些疾病加以论述。

中医学认为妊娠病的发病原因，不外乎素体虚弱、气血不足，或外感六淫、情志内伤，以及劳逸失度、房事不节、跌仆闪挫等。其发病机制可概括为四个方面：①孕后阴血下注冲任以养胎，出现阴血聚于下，阳气浮于上，甚者气机逆乱、阳气偏亢的状态，易致妊娠恶阻、妊娠心烦、妊娠眩晕、妊娠症等。②胎儿逐渐长大，胎体上升，影响气机升降，致使气机失调，又易形成气滞湿郁，痰湿内停，可致妊娠心烦、妊娠肿胀、胎水肿满等。③胞脉系于肾，肾主藏精而关乎生殖，因此，肾气亏损，则胎元不固，易致胎动不安、堕胎小产、滑胎等。④脾胃为气血生化之源，而胎赖血养，若脾虚血少，胎失所养，可致胎漏、胎动不安、胎萎不长等。

妊娠病的诊断，首先要判断是否妊娠，可根据停经史、早孕反应、乳头乳晕着色、腹中线加深、孕4个月后胎动、脉滑尺脉尤甚等，同时结合实验室检查，如HCG定性或定量检查及盆腔B超检查等以明确，并可根据临床症状加以诊断。

妊娠病的中医治疗原则是治病与安胎并举。如因病而致胎不安者，当重在治病，病去则胎自安；若因胎不安而致病者，应重在安胎，胎安则病自愈。具体治疗方法有三：①补肾，目的在于固胎之本，用药以补肾益阴为主；②健脾，目的在于益血之源，用药以健脾养血为主；③疏肝，目的在于通调气机，用药以理气清热为主。若胎元异常，胎殒难留，或胎死不下者，则安之无益，宜速下胎以益母。

妊娠期间，凡峻下、滑利、祛瘀、耗气、散气及一切有毒药品，都宜慎用或禁用。但在病情需要的情况下，如妊娠恶阻也可以适当选用降气药物，所谓"有故无殒，亦无殒也"。唯必须严格掌握剂量，并"衰其大半而止"，以免动胎、伤胎。

第一节 自 然 流 产

流产（abortion）是指在妊娠不足28周、胎儿体重不足1000g而终止者。其中发生在妊娠12周前终止者称为早期流产（early abortion），发生在妊娠12～28周终止者称晚期流产。流产又有自然流产及人工流产之分，后者是指因某种原因，应用人工方法终止妊娠，不在本节范围内。胚胎着床后31%发生自然流产，其中80%为早期流产。在早期流产中，约2/3为隐性流产，即发生在月经期前的流产，也称生化妊娠。

中医根据发病的不同时间给予不同的病名。妊娠在12周以内，胚胎自然损堕者，称堕胎；妊娠12～28周以内，胎儿已成形而自然损堕者，称小产；妊娠1个月，不知其已受孕而伤堕者，称暗产。同时根据临床表现的不同，又称为"胎漏""胎动不安""妊娠腹痛""堕胎""胎堕难留""胎死不下""滑胎"等。

一、病因病理

（一）中医病因病机

1.病因 其病因有胎元及母体两个方面的因素，正如《诸病源候论》说：其有"母有疾以动胎"和"胎有不牢固以病母"两大类。胎元方面多因父母先天之精气不足，胎元不固。母体方面，孕后房事不慎，损伤肾气；或热伤冲任，扰动胎元；或跌仆外伤，使胎元失养而不固。

2.病机 中医认为冲任损伤，胎元不固是本病的主要病机。中医胎元的含义有三方面：一是指胚胎的别称；二是指母体中培育胎儿生长的精气；三是指胎盘。

（1）胎元方面：因胎病而使胎不牢固多因父母先天之精气不足，两精虽能结合，但胎元不固；或因胎元有缺陷而胎不成实，所以引起胎漏、胎动不安。因胎元本身有缺陷，故药物治疗往往失效，最终多不可避免地导致堕胎、小产。

（2）母体方面：冲为血海，任主胞胎，冲任气血充足，则胎元得气载摄，得血滋养，胎儿正常发育。若先天不足，肾气虚弱；或孕后房事不慎，损伤肾气，冲任不固，胎失所系；或脾气虚弱，化源不足，冲任气血虚弱，不能载胎养胎；或素体阳盛，或阴虚内热，或过食辛热，感受热邪，导致热伤冲任，扰动胎元；或素有癥疾占据子宫，或由跌仆外伤导致气血不调，瘀阻子宫冲任，使胎元失养而不固，从而发生胎漏、胎动不安，甚至堕胎、小产。

（二）西医病因病理

1.病因 包括胚胎因素、母体因素、父亲因素和环境因素。

（1）胚胎因素：胚胎或胎儿染色体异常是早期流产最常见的原因，占50%～60%，在中期妊娠流产中约占1/3，在晚期妊娠胎儿流产中仅占5%。染色体异常包括数目异常和结构异常。其中数目异常以三体居首，常见有13、16、18、21和22-三体，其次为X单体。三倍体及四倍体少见。结构异常引起流产并不常见，主要有平衡易位、倒置、缺失和重叠及嵌合体等。除遗传因素外，感染、药物等因素也可引起胚胎染色体异常。若发生流产，多为空孕囊或已退化的胚胎。少数至妊娠足月可能娩出畸形儿，或有代谢及功能缺陷。

（2）母体因素

1）全身性疾病：孕妇患全身病，如严重感染、高热疾病、严重贫血或心力衰竭、血栓性疾病、慢性消耗性疾病、慢性肝肾疾病或高血压等，有可能导致流产，例如，高热可引起子宫收缩而致流产；严重贫血或心力衰竭可致胎儿缺氧，也可能引起流产。孕妇患慢性肾炎或高血压，胎盘可能发生梗死而引起流产。TORCH感染虽对孕妇影响不大，但可能通过胎盘进入胎儿血循环，感染胎儿导致流产。

2）生殖器官疾病：孕妇因子宫畸形（如双子宫、双角子宫、单角子宫、子宫中隔及子宫发育不良等）、子宫肌瘤（如黏膜下肌瘤及某些壁间肌瘤）、子宫腺肌瘤、宫腔粘连等均可影响胚胎着床发育而导致流产。宫颈重度裂伤、宫颈内口松弛或宫颈部分或全部切除术后等所致宫颈功能不全，可引起胎膜早破，发生晚期流产。

3）内分泌失调：女性内分泌功能异常（如黄体功能不足、高催乳素血症、多囊卵巢综合征等）往往影响蜕膜、胎盘而发生流产。甲状腺功能减退、糖尿病控制不良等，均可因胚胎发育不良而流产。

4）强烈应激与不良习惯：妊娠期无论严重的躯体（如手术、直接撞击腹部、性交过频）或心理（过度紧张、焦虑等精神创伤）的不良刺激可引起子宫收缩而引起流产。孕妇过度吸烟、酗酒、吸食海洛因等毒品，均有导致流产的报道。

5）免疫功能异常：包括自体免疫功能异常和同种免疫功能异常。前者主要发生在抗磷脂抗体、抗β糖蛋白抗体、狼疮抗凝血因子阳性的患者，临床上可仅表现为自然流产，甚至复发性流产，也可同时存在有风湿免疫疾病（如系统性红斑狼疮等）；少数发生在抗核抗体阳性、抗甲状腺抗体阳性的孕妇。后者是基于妊娠属于同种异体移植的理论，母胎的免疫耐受是胎儿在母体内得以生存的基础。母胎耐受有赖于孕妇在妊娠期间能够产生足够的针对父系人白细胞抗原（HLA）的封锁因子。如夫妇的 HLA 相容性过大，可以造成封闭性因子缺乏，或自然杀伤细胞（NK）的数量或活性异常，均有可能是不明原因复发性流产的原因。

（3）父亲因素：有研究证实精子的染色体异常可以导致自然流产。

（4）环境因素：过多接触放射线和砷、铅、苯、甲醛、氧化乙烯等化学物质，均可能引起流产。

2. **病理**　孕 8 周的早期流产胚胎多数先死亡，随后发生底蜕膜出血，造成胚胎的绒毛与蜕膜层分离，已分离的胚胎组织如同异物，引起子宫收缩而被排出。有时也可能蜕膜海绵层先出血坏死或有血栓形成，使胎儿死亡，然后排出。8 周以内的妊娠，胎盘绒毛发育尚不成熟，与子宫蜕膜联系还不牢固，此时流产妊娠产物多数可以完整地从子宫壁分离而排出，出血不多。妊娠 8~12 周时，胎盘绒毛发育茂盛，与蜕膜联系较牢固。此时若发生流产，妊娠产物往往不易完整分离排出，常有部分组织残留宫腔内影响子宫收缩，致使出血较多。妊娠 12 周后，胎盘已完全形成，流产时往往先有腹痛，然后排出胎儿、胎盘。有时由于底蜕膜反复出血，凝固的血块包绕胎块，形成血样胎块稽留于宫腔内。血红蛋白因时间长久被吸收形成肉样胎块，或纤维化与子宫壁粘连。偶有胎儿被挤压，形成纸样胎儿，或钙化后形成石胎。

二、临床表现

（一）病史

停经史、反复流产史、外伤史、手术史等。

（二）症状

主要症状为停经后阴道流血和腹痛。

1. **早期流产**　妊娠物排出前胚胎多已死亡。开始时绒毛与蜕膜剥离，血窦开放，出现阴道流血，剥离的胚胎和血液刺激子宫收缩。排出胚胎及其他妊娠物，产生阵发性下腹部疼痛。胚胎及其附属物完全排出后，子宫收缩，血窦闭合，出血停止。

2. **晚期流产**　胚胎或胎儿排出前后往往还有生机，其原因多为子宫解剖异常，其临床过程与早产相似，胎儿娩出后胎盘娩出，出血不多；也有少数流产前胚胎或胎儿已死亡，其原因多为非解剖因素所致，如严重胎儿发育异常、自身免疫异常、血栓前状态、宫内感染等。

早期流产的临床过程表现为先出现阴道流血，后出现腹痛。晚期流产的临床过程表现为先腹痛（阵发性子宫收缩），后出现阴道流血。

（三）体征

观察有无贫血貌，测量体温、血压、脉搏，消毒下妇检情况，注意宫颈口是否扩张，羊膜囊是否膨出，有无妊娠物堵塞于宫颈口内，子宫大小与停经周数是否相符，子宫及附件有无压痛、增厚及包块。

（四）临床类型

根据流产发生过程的不同阶段，分为以下几种类型。

1. **先兆流产（threatened abortion）**　妊娠 28 周前，出现少量阴道出血和（或）出现下腹痛或腰背痛。宫口未开，胎膜未破，妊娠产物尚未排出，子宫大小与停经周数相符。其临床表现常为停经后出现阴道少量出血，常为暗红色或血性白带，淋漓不断持续数日或数周，无妊娠物排出，无腹痛或轻微下腹胀痛，腰痛或下腹坠胀。经休息及治疗后，症状消失，可以继续妊娠。若阴道流血增多或腹痛加剧，可发展为难免流产。

中医学将其中仅有阴道出血而无腰酸腹痛者，称为"胎漏""胞漏"或"漏胎"；出现腹痛或腰酸腰痛，有或无阴道出血者，称为"胎动不安"。

2. 难免流产（inevitable abortion）　指流产不可避免。在先兆流产的基础上，阴道流血增多，阵发性下腹痛加剧，或出现阴道流水（胎膜破裂）。妇科检查见宫颈口已扩张，有时尚可见胚胎组织或胎囊堵塞于宫颈口内，子宫大小与停经月份相符或略小。

中医学称之为"胎堕难留""胎动欲堕"。

3. 不全流产（incomplete abortion）　难免流产继续发展，部分妊娠产物已排出体外，尚有部分残留于宫腔内或嵌顿于宫颈口处，影响子宫收缩，致流血持续不止，甚至发生失血性休克。妇科检查见宫颈口已扩张，不断有血液自宫颈口内流出，有时可见胎盘组织堵塞于宫颈口或部分妊娠产物已排出于阴道内，而部分仍留在宫颈内。子宫小于停经周数。

中医学称之为"胎堕不全""殒堕不全"。

4. 完全流产（complete abortion）　妊娠产物已全部排出，阴道流血逐渐停止，腹痛亦随之消失。妇科检查见宫颈口关闭，子宫接近正常大小。

中医学称之为"堕胎完全"。

自然流产的临床过程简示如图 8-1。

5. 流产的三种特殊类型

（1）稽留流产（missed abortion）：指胚胎或胎儿已死亡，滞留宫腔内尚未自然排出者。早孕反应消失，有先兆流产症状或无任何症状，子宫不再增大反而缩小。若已至妊娠中期，孕妇腹部不见增大，胎动消失。妇科检查见宫颈口未开，子宫较停经周数小，质地不软，未闻及胎心。

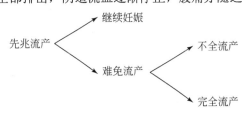

图 8-1　自然流产的临床过程

中医学称之为"胎死不下"。

（2）复发性流产（recurrent spontaneous abortion）：指与同一性伴侣发生 3 次及 3 次以上的自然流产。大多数专家认为连续发生 2 次流产即应重视，因为其再次流产的风险与 3 次相近。复发性流产多数为早期流产，其常见原因为胚胎染色体异常、免疫功能异常、黄体功能不全、甲状腺功能低下等；少数为晚期流产，常见原因为子宫解剖异常、自身免疫异常、血栓前状态等。

中医学称之为"滑胎""数堕胎""屡孕屡堕"。

（3）流产合并感染（septic abortion）：流产过程中，若阴道流血时间过长，有组织残留于宫腔内或非法堕胎等，有可能引起宫腔内感染，常为厌氧菌及需氧菌混合感染，严重感染可扩展到盆腔、腹腔乃至全身，并发盆腔炎、腹膜炎、败血症及感染性休克。

三、辅助检查

（1）测定人绒毛膜促性腺激素（HCG）：因妊娠后，母体血和尿中 HCG 上升，在不同妊娠时期 HCG 值不同，近年临床多采用早早孕诊断试纸条法诊断早孕，同时通过连续测定血中 HCG 水平了解流产的预后，正常妊娠 6～8 周时，HCG 值每日应以 66% 的速度增长，若 48 小时增长速度小于 66%，提示妊娠预后不良。

（2）测定血孕酮水平能协助判断先兆流产的预后。

（3）B 超检查：对确诊流产类型及鉴别诊断具有重要价值。当临床疑有先兆流产时，B 超下可根据子宫内有无妊娠囊，其大小形态，以及有无胚胎反射和胎动，以确定胚胎或胎儿存活与否、排出与否、有无残留或稽留，指导正确的治疗方法。

四、诊断

诊断流产一般并不困难。根据病史及临床表现多能确诊，仅少数需进行辅助检查。确诊流产后，还应确定流产的临床类型，决定处理方法。

五、鉴别诊断

首先，应鉴别流产的类型，鉴别诊断要点见表8-1。

表8-1　各型流产的鉴别诊断

类型	病史			妇科检查	
	出血量	下腹痛	组织排出	宫颈口	子宫大小
先兆流产	少	无或轻	无	闭	与妊娠周数相符
难免流产	中→多	加剧	无	扩张	相符或略小
不全流产	少→多	减轻	部分排出	扩张或有组织物堵塞	小于妊娠周数
完全流产	少→无	无	全部排出	闭	正常或略大

此外，本病还需与以下疾病相鉴别：

1. **异位妊娠**　有停经腹痛、阴道不规则出血症状，妇科检查宫颈有举触痛，附件可触及包块、压痛，妊娠试验阳性，B超检查宫内无胚胎，宫外有包块或孕囊，后穹隆穿刺抽出不凝血。症状不典型者须通过腹腔镜检查与之鉴别。

2. **葡萄胎**　停经后阴道不规则出血、恶心呕吐等早孕反应剧烈，子宫大于停经周数，血、尿HCG检查明显升高（而流产时HCG上升不明显），B超检查宫内未见孕囊及胎儿结构，只见子宫腔内充满弥散分布的雪花样光点，又称"落雪状"改变。

3. **功能失调性子宫出血**　可引起不规则阴道出血，一般无停经史，无早孕反应，尿妊娠试验阴性，B超检查无宫内外妊娠迹象。

4. **子宫肌瘤**　子宫增大可不均匀，且子宫硬，一般无停经史，无早孕反应，尿妊娠试验阴性，可借助血HCG和B超检查以鉴别。

六、治疗

（一）中医治疗

一旦发生流产，应根据流产的不同类型，及时进行恰当的处理。应本着"治病与安胎并举"的原则，采用安胎和下胎两种不同的处理方法。先兆流产（胎漏、胎动不安）为可安之胎，保胎为治；若发生难免流产（胎堕难留）、不全流产（堕胎不全）、稽留流产（胎死不下），则宜尽快下胎以益母。感染性流产和复发性流产（滑胎），则需针对病因进行处理；完全性流产（堕胎完全）宜定期观察并与不全流产（堕胎不全）鉴别，若确定为完全流产，则着重流产后调养。

1. 辨证论治

（1）先兆流产（胎漏、胎动不安）：力应安胎，以补肾、益气养血为主。肾气盛，胎有所系；气旺则胎有所载；血充则胎有所养，其胎自安。同时，临证应本着"治病求本"的原则，分辨病之寒热、虚实，根据不同病因分别采用补肾、健脾、益气、养血、清热、理气、活血、解毒安胎等法，以达到安胎目的。遣方用药应注意温补不宜过于辛热，调气不宜过于辛燥，清热不宜过于苦寒，理气不得过于耗散，而化瘀、通利之品应当审慎，若确因病情需要，应遵"衰其大半而止"的原则，中病即止。

1）肾虚证

证候 妊娠早、中期，阴道少量出血，色淡红或暗红，质稀。或伴小腹隐痛，腰骶酸楚，头晕耳鸣，或畏寒肢冷，小便频数而清长，或曾有堕胎、小产史。舌质淡，苔薄白，脉沉滑尺弱。

治法 补肾安胎，益气养血。

方药 加味寿胎丸（《医学衷中参西录》）。

菟丝子、桑寄生、续断、黄芪、白术、阿胶、莲房炭。

若腰腹冷痛者，加巴戟天以温肾扶阳；若腹痛重者加白芍配甘草以缓急止痛；若小腹下坠甚者，重用黄芪以升阳举胎；若肾阴虚者，见口干口苦、舌红少苔、脉细数，加旱莲草、女贞子以滋养肾阴；热象明显者加黄芩、沙参、麦冬以清热养阴；大便干结者加火麻仁、玄参以润肠通便。中成药用保灵孕宝口服液合健母安胎丸。

2）气血虚弱证

证候 妊娠早、中期，阴道时有少量出血，色淡红，质稀，或伴小腹空坠隐痛，腰酸、神疲倦怠，面色白，心悸气短。舌质淡，苔薄白，脉细滑无力。

治法 益气养血，补肾安胎。

方药 胎元饮（《景岳全书·妇人规》）加减。

人参、白术、炙甘草、当归、白芍、熟地黄、杜仲、陈皮。

若阴道出血多，去当归，加焦艾叶以止血安胎；若有堕胎、小产史者，加菟丝子以加强补肾固胎作用；恶心呕吐，不思饮食者，加砂仁、苏梗以和胃安胎。中成药用保灵孕宝口服液合健母安胎丸。

3）血热证

A.实热证

证候 妊娠早、中期，阴道少量出血，色鲜红，质稠，小腹作痛，面赤唇红，口干口渴。舌质红，苔黄，脉滑数。

治法 清热凉血，止血安胎。

方药 清热安胎饮（《刘奉五妇科经验》）加减。

山药、石莲、黄芩、川连、椿根、桑白皮、侧柏炭、阿胶。

若伴胸胁胀满、口苦咽干者，加白芍、醋柴胡以养血舒肝；若大便干结者，加玄参、麦冬以养阴滋液，润燥通便。中成药用孕妇金花丸。

B.虚热证

证候 妊娠期，阴道少量出血，色深红、质稠，或腰酸小腹坠痛，五心烦热，渴喜冷饮。舌质红嫩，少苔或无苔，脉细滑数。

治法 滋阴清热，养血安胎。

方药 保阴煎（方见月经过多）加减。

若口干咽燥者，加沙参、石斛以养阴生津止渴。

4）血瘀证

证候 少腹宿有块，妊娠期阴道不时少量下血，色红或暗红，质黏稠，或伴小腹疼痛拒按，腰酸胎动下坠。舌暗红或边尖有瘀斑，苔白，脉弦滑。

治法 祛瘀消癥，固冲安胎。

方药 桂枝茯苓丸（《金匮要略》）合寿胎丸加减。

桂枝、茯苓、芍药、牡丹皮、桃仁、桑寄生、菟丝子、川续断、阿胶。

5）外伤

证候 妊娠期间，跌仆闪挫致小腹疼痛，腰酸，阴道出血，量少，色红。舌质正常，脉滑或滑而无力。

治法 益气养血，固肾安胎。

方药 圣愈汤（《兰室秘藏》）。

生地黄、熟地黄、川芎、人参、当归、黄芪。

若阴道出血稍多者，去当归、川芎，加阿胶、苎麻根以养血止血安胎；若小腹刺痛，因伤而有瘀血者加三七粉冲服以化瘀止血、止痛；若腰腹坠痛甚者，加首乌、续断、杜仲补肾止痛。

（2）难免流产、不全流产、稽留流产：治疗应以"下胎益母"为原则。在治疗过程中，若阴道大量出血不止，以致造成气随血脱、阴血暴亡、阳无所附的阴阳离绝之危象，从而影响母体健康，甚至危及孕妇生命时，多采取中西医结合治疗，应及时清除宫腔内残留物，并配合输血、输液等治疗。对有少量残留、出血不多者，可采用活血化瘀、缩宫下胎方法。但应严密观察，如有大出血，仍以清宫处理为宜，以免造成严重后果。

1）胎堕难留

证候 妊娠早期，阴道出血量逐渐增多，色暗红有块，或已排出部分胎块，小腹坠胀疼痛加重；妊娠中期，小腹阵痛加剧，腰酸下坠，会阴胀坠，或有羊水流出，继而阴道出血，舌暗或边有瘀点，脉滑或涩。

治法 活血化瘀，下胎止血。

方药 脱花煎（《景岳全书》）加减。

当归、肉桂、川芎、牛膝、车前子、红花。

若见神疲气短者，加党参、黄芪以补中益气，以防下胎过猛而气脱；若经活血化瘀治疗，未见殒胎或残留组织外排，阴道出血量多不止者，应尽早行清宫术，以防后患。

2）堕胎不全

证候 妊娠物排出后，仍见部分组织残留于宫腔，阴道出血持续不止，甚至大量出血，腹痛加重，妇科检查见宫颈口开全，有组织物嵌顿在宫颈口，并见血液从子宫溢出。

治法 活血化瘀，益气下胎。

方药 生化汤（《傅青主女科》）加味。

当归、川芎、炮姜、桃仁、炙甘草、黄酒、童便。

若腹痛甚者，加益母草、炒蒲黄以祛瘀止痛。同时应尽快清宫。

3）血虚气脱证

证候 在堕胎、小产过程中，阴道突然大量出血，甚至暴下不止，面色苍白，大汗淋漓，甚至神志不清，呼吸短促。唇舌淡白，脉微欲绝。

治法 益气固脱。

方药 人参黄芪汤（《证治准绳》）。

人参、黄芪、白术、白芍、当归、艾叶、阿胶。

若阴道出血暴下不止，突然晕厥，不省人事，病情危急者，应速用独参汤或参附汤以益气固脱，回阳救逆。同时予以补液、输血、抗休克治疗，组织物残留者应尽早清宫。

（3）完全流产：若胎块或胎儿已完全排出，阴道出血不多，B超见宫内无组织物残留，可按正常产后处理。但因"小产重于大产"，故更应注意产后调养。

证候 若因堕胎、小产过程中出血多，失血伤气，引起气血不足，症见面色萎黄，神疲肢软，腰膝酸软，心悸气短，恶露量较多，色淡、质稀，舌质淡，脉细弱。

治法 益气养血，佐以缩宫止血。

方药 人参生化汤加减。

人参、当归、川芎、炙甘草、炮姜、熟地黄。

中成药用新生化冲剂。

（4）稽留流产：胎已死腹中，不能自行排出，治疗以下胎为主，但需根据母体之强弱、证之虚实，不宜妄行峻攻猛伐。

1）气血虚弱证

证候　胎死腹中，历久不下，小腹疼痛，或阴道有淡红色血水或赤豆汁样物流出，面色苍白，精神疲倦，气短懒言，食欲不振，口臭。舌淡暗，苔白腻，脉虚大而涩。

治法　益气养血，活血下胎。

方药　救母丹（《傅青主女科》）加味。

当归、川芎、人参、荆芥、益母草、赤石脂。

若见小腹冷痛、肢冷畏寒者，加肉桂、乌药以暖宫散寒止血。

2）血瘀证

证候　胎死腹中，小腹疼痛，阴道出血，色紫暗，或有瘀块，面色青黯，口唇色青，口臭。舌质紫暗，或有瘀点，脉沉涩。

治法　活血行滞，祛瘀下胎。

方药　脱花煎加味。

当归、川芎、牛膝、肉桂、车前子、红花。

若出血多者加炒蒲黄、三七粉以化瘀止血；若见胸腹胀满者加枳壳、川楝子以理气行滞。

若胎死时间过长，易发生大出血或继发感染，因此，在下胎过程中，应密切观察阴道出血及腹痛，并仔细检查胎块、胎盘、胎膜排出是否完整，如出现大出血或变生他证，应采取中西医结合方法，及时处理。

（5）复发性流产（滑胎）：屡孕屡堕必伤冲、任，故虚证多见。"虚则补之"是滑胎病证的主要施治原则。并应掌握"预防为主，防治结合"的措施。在未孕前应补肾健脾、益气养血、调固冲任为主。妊娠之后即应保胎治疗。

1）肾气亏虚证

证候　屡孕屡堕 3 次以上，或应期而堕，精神委靡，头晕耳鸣，腰膝酸软，夜尿频数，眼眶黯黑或面有黯斑。舌质淡，脉沉细。

治法　补肾益气，固摄安胎。

方药　补肾固冲丸（《中医学新编》）。

菟丝子、川续断、鹿角霜、巴戟天、枸杞子、熟地黄、砂仁、党参、阿胶、杜仲、白术、当归头、大枣。

若畏寒肢冷，小腹冷痛者，加淫羊藿以温肾壮阳。

2）气血虚弱证

证候　屡孕屡堕 3 次以上，身体虚弱，神疲乏力，头晕目眩，心悸气短。舌质淡，苔薄白，脉细弱无力。

治法　益气养血，固冲安胎。

方药　泰山磐石散（《景岳全书》）加减。

人参、黄芪、白术、炙甘草、当归、川芎、白芍、熟地黄、川续断、糯米、黄芩、砂仁。

若见小腹冷痛、形寒肢冷者，加巴戟天、乌药以温阳散寒止痛；若小腹空坠不适者，加升麻以升阳举陷。

3）阴虚血热证

证候　屡孕屡堕 3 次以上，孕后两颧潮红，口干咽燥，手足心发热，失眠多梦，烦躁不宁，或形体消瘦。舌质红，苔少或无苔，脉细数。

治法　滋阴清热，凉血安胎。

方药　加减一阴煎（《景岳全书》）加减。

生地黄、白芍、麦冬、熟地黄、炙甘草、知母、地骨皮。

若心烦、失眠多梦者，加酸枣仁、柏子仁以宁心安神；若口干咽燥、津少者，加石斛、玄参以生津止渴；若大便干结者，加玄参以滋阴润肠。

4）瘀血内阻证

证候　屡孕屡堕连续 3 次以上，或有小腹疼痛，皮肤粗糙，或小腹有包块。舌质暗，舌有瘀点或瘀斑，脉弦或沉涩。

治法　活血化瘀，养血安胎。

方药　桂枝茯苓丸加减。

桂枝、茯苓、牡丹皮、桃仁、赤芍。

（6）流产感染

证候　妊娠后阴道不规则出血，量时多时少，色暗红污秽，腥臭，小腹疼痛，发热恶寒，全身不适，神疲乏力。舌红，苔黄腻，脉滑数或弦数。

治法　清热解毒，活血化瘀。

方药　五味消毒饮（《东恒试效方》）合大黄牡丹皮汤（《金匮要略》）。

五味消毒饮：金银花、野菊花、蒲公英、紫花地丁、紫花天葵。

大黄牡丹皮汤：大黄、牡丹皮、桃仁、冬瓜仁、芒硝（冲服）。

2. 针刺疗法　针刺合谷用泻法，针刺三阴交用补法，使血旺气弱，血气聚而有固元安胎的作用；或温针百会，选配足三里、外关、行间、三阴交、血海、关元温针以补肾安胎。

（二）西医治疗

1. 先兆流产　应尽量卧床休息，避免体力劳动，禁性生活，尽量避免阴道检查。医务人员应给予心理辅导，消除其精神上的紧张和思想上的顾虑，必要时给予对胎儿无害的镇静药物。对黄体功能不全者，肌内注射黄体酮 10～20mg，每日或隔日 1 次。口服维生素 E，每日 1～2 次，每次 50mg。甲状腺功能低下者，可口服小剂量甲状腺素片。若治疗 2 周，阴道出血停止，B 超提示胚胎存活，可继续妊娠。若症状不见缓解或反加重者，B 超发现胚胎发育不良，血 HCG 持续不升或下降表明流产不可避免，应终止妊娠。

2. 难免流产　一旦确诊，应尽早使胚胎及胎盘组织完全排出。早期流产应及时刮宫，对刮出物认真检查，并送病理检查。晚期流产者，因子宫较大，吸宫及刮宫有困难者，可用缩宫素 10U 加于 5%葡萄糖 500ml 内，静脉滴注，促使子宫收缩。当胎儿及胎盘排出后需检查是否完全，必要时刮宫以清除宫腔内残留妊娠物。贫血严重者可考虑术前或术中输血、补液，术后应用抗生素预防感染。

3. 不全流产　诊断明确后应及时行刮宫术或钳刮术，以清除宫腔内残留胚胎组织。阴道大量出血并休克者，应同时输血、输液，术后适当应用抗生素预防感染。刮出物送病理检查。

4. 完全流产　症状消失，B 超提示宫腔内无残留物，若无感染征象，不需特殊处理。

5. 稽留流产　处理较困难。因胚胎组织有时机化，与子宫壁紧密粘连，造成刮宫困难；同时稽留时间过久，胎儿死亡后释放凝血活酶入血循环，易发生凝血机制障碍，导致 DIC，造成严重出血。因此处理前，应检查血常规、血小板计数、凝血功能，并做好输血准备。若凝血功能正常，可口服炔雌醇 1mg，每日 2 次，共 5 日，或苯甲酸雌二醇 2mg 肌内注射，每日 2 次，连用 3 日，以提高子宫肌对缩宫素的敏感性。子宫小于 12 孕周者，可行刮宫术，术时注射缩宫素以减少出血，若胎盘机化并与宫壁粘连较紧，手术应特别小心，防止穿孔，一次不能刮净，可于 5～7 日后再次刮宫。子宫大于 12 孕周者，可使用米非司酮加米索前列醇或静脉滴注缩宫素促使胎儿、胎盘排出。若凝血功能异常，应尽早使用肝素、纤维蛋白原及输新鲜血等，待凝血功能好转后，再行引产或刮宫。

6. 复发性流产　有复发性流产史的妇女，应在怀孕前进行必要的检查，找出原因以针对治疗。

染色体异常的夫妇，孕前应进行遗传咨询，确定是否可以妊娠。孕前应进行卵巢功能检查、男方精液检查，女方尚需进行生殖道检查。若宫腔、宫颈微生物检查阳性者，应在孕前治疗，若已孕，应选择对胎儿无害的药物；黏膜下肌瘤应在宫腔镜下行摘除术，影响妊娠的肌壁间肌瘤可考虑剔除术；子宫中隔、宫腔粘连应在宫腔镜下行中隔切除术、粘连松解术。宫颈功能不全者应在孕 14～18 周行宫颈环扎术，术后定期随诊，提前住院，待分娩发动前拆除缝线。若环扎术后有流产征象，治疗失败，应及时拆除缝线，以免造成宫颈撕裂。黄体功能不全者给予黄体酮治疗，每日 20～40mg 肌内注射，也可考虑口服黄体酮，或使用黄体酮阴道制剂。用药直至妊娠 10～12 周或超过以往发生流产的月份，并嘱其卧床休息，禁性生活，补充维生素 E，给予心理治疗，以解除其精神紧张，并安定情绪。甲状腺功能低下者应在孕前及整个孕期补充甲状腺素。抗磷脂抗体阳性患者可在确定妊娠以后使用小剂量阿司匹林 50～75mg/d 和（或）低分子肝素 5000U，每日 1～2 次，皮下注射。原因不明的复发性流产妇女，尤其是怀疑同种免疫性流产，可行淋巴细胞主动免疫或静脉免疫球蛋白治疗，取得了一定的疗效，但仍有争议。

7. 流产合并感染 治疗原则为积极控制感染，尽快清除宫腔内残留物。若阴道出血不多，应用广谱抗生素 2～3 日，待感染控制后再行刮宫；若出血量多，则可在静脉滴注抗生素及输血的同时，用卵圆钳将宫腔内残留组织夹出，使出血减少，切不可用刮匙全面搔刮宫腔，以免造成感染扩散，术后继续静脉滴注抗生素，待感染控制后再彻底刮宫。若已合并感染性休克者，应积极抢救休克和控制感染，病情稳定后再行彻底清宫。如严重感染，盆腹腔有脓肿形成，应行手术引流，必要时切除子宫。

七、中西医临床诊疗思路

流产的西医病因病理机制明确，临床表现根据疾病发展的不同阶段各有特征，中医临证思路清晰，经方辨证灵活，中西医病因病机密切相扣，相为补充，因此，中西医有效结合，有助于更好地认识及防治本病。

从病因学上，如因内分泌失调所致的先兆流产、复发性流产，西医治疗从改善孕妇的黄体功能入手，给予黄体支持治疗，或予以免疫治疗，借助西医药的精准疗效，有助于更快地稳定病情。然而，本病多因脾肾两虚，正气不固，邪气乘虚而入，伤及冲任，从而使内分泌及免疫等功能失调致病。因此，固护正气、调理体质是本病治疗的关键。中西医结合治疗先兆流产能够提高保胎成功率，同时对患者的症状体征也有明显改善，可很好地发挥各自的优点，这也是中西医结合治疗先兆流产的优势。

如果疾病发展至胎堕难留，西医的清宫术能起到立即清除胚胎组织、减少出血及降低宫腔感染概率的作用；该阶段的中医药介入，辨证多为瘀滞胞宫，采用化瘀生新、活血祛瘀、扶正驱邪的方法可促进术后恢复。

如流产反复，采用中西医结合孕前防治、帮助受孕、保胎治疗三个阶段，确立"未病先防，既病防变"之原则。西医检测查找其病因，病因查出后应及时治疗，防微杜渐，灭病邪于萌芽之时。中医认为本病病机为正虚邪伏，孕前调治的原则上要先内养正气，正气存内，邪不可凑。孕后中西医调养保胎，达到内养正气，兼养胎的目的。

八、预防与调护

绝大多数流产是可以预防的，主要是预防和消除引起流产的病因，以利于胚胎正常发育。婚前检查可避免流产的潜在因素，孕前良好的生活习惯，消除各种不利因素，孕后应注意休息，劳逸结合，避免或节制房事。反复流产者，应尽早安胎。

第二节 异位妊娠

异位妊娠（ectopic pregnancy EP）是指受精卵在子宫体腔以外着床发育，习称"宫外孕"。异位妊娠根据受精卵在子宫体腔外种植部位不同而分为输卵管妊娠、卵巢妊娠、腹腔妊娠、阔韧带妊娠、宫颈妊娠、子宫残角妊娠、剖宫产瘢痕子宫妊娠（图8-2）。其中以输卵管妊娠最常见，约占异位妊娠的95%，故本节主要以输卵管妊娠为例论述。

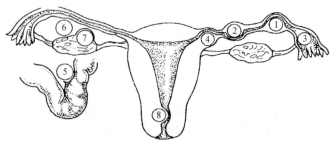

图8-2 异位妊娠的发生部位
①输卵管壶腹部妊娠；②输卵管峡部妊娠；③输卵管伞部妊娠；④输卵管间质部妊娠；
⑤腹腔妊娠；⑥阔韧带妊娠；⑦卵巢妊娠；⑧宫颈妊娠

异位妊娠是妇产科常见的急腹症，其发病率约为 2%，是孕产妇死亡原因之一。近年来，由于对异位妊娠的更早诊断和处理，使患者的存活率和生育保留能力明显提高。

本病属于中医学"妊娠腹痛""少腹血瘀"及"癥瘕"等范畴。

一、病因病理

（一）中医病因病机

1. 病因　本病发生与宿有少腹瘀滞有关，属少腹蓄瘀证。

2. 病机

（1）气虚血瘀：素禀肾气不足，或早婚、房事不节，损伤肾气，或素体虚弱，饮食劳倦伤脾，中气不足，气虚运血无力，血行瘀滞，以致孕卵不能及时运达胞宫，而成异位妊娠。

（2）气滞血瘀：素性抑郁，或忿怒过度，气滞而致血瘀，或经期产后，余血未尽，不禁房事，或感染邪毒，以致血瘀气滞，胞脉不畅，孕卵阻滞，不能运达胞宫，而成异位妊娠。

（3）气陷血脱：胎元种植于子宫之外，发育于胞络之中，胀破胞脉胞络则血内崩，阴血暴亡，气随血脱。

（二）西医病因病理

1. 病因与发病机制

（1）输卵管炎症：是输卵管妊娠的主要病因，可分为输卵管黏膜炎和输卵管周围炎。输卵管黏膜炎使其黏膜皱褶发生粘连，管腔变窄，或纤毛功能缺损，影响受精卵在输卵管内正常运行，中途受阻而在该处着床；输卵管周围炎病变主要在输卵管的浆膜层或浆肌层，常造成输卵管周围粘连、输卵管扭曲、管腔狭窄、管壁肌蠕动减弱，影响受精卵的运行。淋菌及沙眼衣原体所致的输卵管炎常累及黏膜，而流产或分娩后感染往往引起输卵管周围炎。

（2）输卵管妊娠史或手术：曾患过输卵管妊娠的妇女，再次发生输卵管妊娠的可能性较大。由于原有的输卵管病变或手术操作的影响，不论何种手术（输卵管切除或保守性手术）后再次输卵管妊娠的发生率为 10%～20%。输卵管绝育术后若形成输卵管瘘管或再通，均有导致输卵管妊娠的可能。因不孕接受过输卵管分离粘连术、输卵管成形术（如输卵管吻合术、输卵管开口术等）使不孕患者有机会获得妊娠，同时也有发生输卵管妊娠的可能。

（3）输卵管发育不良或功能异常：输卵管过长、肌层发育差、黏膜纤毛缺乏、双输卵管、憩室或有副伞等，均可成为输卵管妊娠的原因。输卵管功能（包括蠕动、纤毛活动及上皮细胞的分泌）受雌、孕激素的调节，若调节失败，影响受精卵的正常运行。

（4）辅助生殖技术：近年来由于辅助生殖技术的应用，使输卵管妊娠的发生率增加，美国因助孕技术应用所致的输卵管妊娠的发生率为 2.8%。

（5）避孕失败：包括宫内节育器避孕失败、口服紧急避孕药失败，发生异位妊娠的机会较大。

（6）其他：输卵管周围肿瘤如子宫肌瘤或卵巢肿瘤压迫，有时影响输卵管管腔通畅，使受精卵运行受阻。子宫内膜异位症可增加受精卵着床于输卵管的可能性。

2. 病理

（1）输卵管妊娠的特点：输卵管管腔狭小、管壁薄且缺乏黏膜下组织，其肌层远不如子宫肌壁厚与坚韧，妊娠时又不能形成完好的蜕膜，不能适应胚胎的生长发育，因此，当输卵管妊娠发展到一定时期，将发生以下结局：

1）输卵管妊娠流产（图 8-3）：多见于输卵管壶腹部妊娠，发病多在妊娠 8～12 周。受精卵种植在输卵管黏膜皱襞内，由于输卵管妊娠时管壁蜕膜形成不完整，发育中的囊胚常向管腔突出，终于突破包膜而出血，囊胚可与管壁分离，若整个囊胚剥离落入管腔并经输卵管逆蠕动经伞端排出到腹腔，形成输卵管完全流产，出血一般不多。若囊胚剥离不完整，妊娠产物部分排出到腹腔，部分尚附着于输卵管壁，形成输卵管不全流产，滋养细胞继续侵蚀输卵管壁，导致反复出血。出血量和持续时间与残存在输卵管壁上的滋养细胞多少有关。如果伞端堵塞血液不能流入盆腔，积聚在输卵管内，形成输卵管血肿或输卵管周围血肿。由于输卵管肌壁薄，收缩力差，不易止血，血液不断流出，积聚在直肠子宫陷窝形成盆腔血肿，量多时甚至流入腹腔。

2）输卵管妊娠破裂（图 8-4）：多见于妊娠 6 周左右输卵管峡部妊娠。受精卵着床于输卵管黏膜皱襞间，胚泡生长发育时绒毛向管壁方向侵蚀肌层及浆膜，最终穿破浆膜，形成输卵管妊娠破裂，输卵管肌层血管丰富，短期内可发生大量腹腔内出血，使患者出现休克。出血量远较输卵管妊娠流产多，腹痛剧烈，也可反复出血，在盆腔及腹腔内形成积血及血肿，孕囊可至破裂口排入盆腔。输卵管妊娠破裂绝大多数为自发性，也可发生于性交和盆腔双合诊后。间质部妊娠虽不多见，但由于输卵管间质部管腔周围肌层较厚，血运丰富，因此破裂常发生于孕 12～16 周。一旦破裂，犹如子宫破裂，症状极严重，往往在短时期内发生大量的腹腔内出血，出现低血容量休克症状，后果严重。

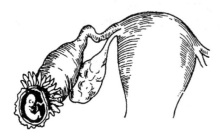

图 8-3　输卵管妊娠流产

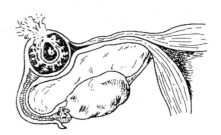

图 8-4　输卵管妊娠破裂

3）陈旧性宫外孕：输卵管妊娠流产或破裂，若长期反复内出血所形成的盆腔血肿不消散，血肿机化变硬并与周围组织粘连，临床上称陈旧性宫外孕。

4）继发性腹腔妊娠：不论输卵管妊娠流产或破裂，胚胎从输卵管排出到腹腔内或阔韧带内，多数死亡，但偶尔也有存活。若存活胚胎的绒毛组织仍附着于原位或排至腹腔后重新种植而获得营养，可继续生长发育形成继发性腹腔妊娠。

（2）子宫的变化：输卵管妊娠和正常妊娠一样，合体滋养细胞产生的 HCG 维持黄体生长，使甾体激素分泌增加。因此月经停止来潮，子宫增大变软，子宫内膜出现蜕膜反应。

若胚胎受损或死亡，滋养细胞活力消失，蜕膜自宫壁剥离而发生阴道流血。有时蜕膜可完整剥离，随阴道流血排出三角形蜕膜管型；有时则呈碎片排出。排出的组织见不到绒毛，组织学检查无滋养细胞，此时 HCG 下降。子宫内膜的形态学改变呈多样性，若胚胎死亡已久，内膜可呈增生期改变，有时可见 Arias-Stella 反应（A-S 反应），镜检见内膜腺体上皮细胞增生、增大，细胞边界不清，腺细胞排列成团突入腺腔，细胞极性消失，细胞核肥大、深染，胞浆有空泡。这种子宫内膜过度增生和分泌的反应，可能为甾体激素过度刺激所引起；若胚胎死亡后部分深入肌层的绒毛仍存活，黄体退化迟缓，内膜仍可呈分泌反应。

二、临床表现

输卵管妊娠的临床表现与受精卵着床部位、有无流产或破裂及出血量多少与时间长短等有关。

（一）症状

典型症状为停经后腹痛与阴道流血。

1. **停经**　多有 6～8 周停经史，但输卵管间质部妊娠停经时间较长。有 20%～30% 的患者无明显停经史，可能因未仔细询问病史，或将不规则阴道流血误认为末次月经，或由于月经过期仅数日不认为是停经。

2. 腹痛　是输卵管妊娠患者就诊的主要症状，占95%。输卵管妊娠发生流产或破裂之前，由于胚胎在输卵管内逐渐增大，输卵管膨胀而常表现为一侧下腹部隐痛或酸胀感。当发生输卵管流产或破裂时，患者突感一侧下腹部撕裂样疼痛，常伴有恶心、呕吐。若血液局限于病变区，主要表现为下腹部疼痛，当血液积聚于直肠子宫陷凹处时，出现肛门坠胀感。随着血液由下腹部流向全腹，疼痛可由下腹部向全腹部扩散，血液刺激膈肌时，可引起肩胛部放射性疼痛。

3. 阴道流血　占60%～80%。胚胎死亡后，常有不规则阴道流血，色暗红或深褐，量少呈点滴状，一般不超过月经量，少数患者阴道流血量较多，类似月经。阴道流血可伴有蜕膜管型或蜕膜碎片排出，是子宫蜕膜剥离所致。阴道流血一般常在病灶除去后，方能停止。

4. 晕厥与休克　由于腹腔急性内出血及剧烈腹痛，轻者出现晕厥，严重者出现失血性休克。出血量越多越快，症状出现也越迅速越严重，但与阴道流血量不成正比。

5. 腹部包块　输卵管妊娠流产或破裂所形成的血肿时间较久者，因血液凝固与周围组织或器官（如子宫、输卵管、卵巢、肠管或大网膜等）发生粘连形成包块，包块较大或位置较高者，可于腹部扪及。

（二）体征

1. 一般情况　腹腔内出血较多时，呈贫血貌。大量出血时，患者可出现面色苍白、脉快而细弱、血压下降等休克表现。体温一般正常，出现休克时体温略低，腹腔内血液吸收时体温略升高，但不超过38℃。

2. 腹部检查　下腹有明显压痛及反跳痛，尤以患侧为著。但腹肌紧张轻微。出血较多时，叩诊有移动性浊音。有些患者下腹部可触及包块，若反复出血并积聚，包块可不断增大变硬。

3. 盆腔检查　阴道内常有来自宫腔的少量血液。输卵管妊娠未发生流产或破裂者，除子宫略大较软外，仔细检查可能触及胀大的输卵管及轻度压痛。输卵管妊娠流产或破裂者，阴道后穹隆饱满，有触痛。宫颈举痛或摇摆痛明显，将宫颈轻轻上抬或向左右摇动时引起剧烈疼痛，此为输卵管妊娠的主要体征之一，是加重对腹膜的刺激所致。内出血多时，检查子宫有漂浮感。子宫一侧或其后方可触及肿块，其大小、形状、质地常有变化，边界多不清楚，触痛明显。病变持续较久时，肿块机化变硬，边界亦渐清楚。输卵管间质部妊娠时，子宫大小与停经月份基本符合，但子宫不对称，一侧角部突出，破裂所致的征象与子宫破裂极相似。

（三）主要并发症

1. 出血性休克　异位妊娠内出血若未得到早期诊断治疗，出血量多可引起休克。休克时间过长引起多脏器衰竭。

2. 盆腔感染　盆腔内出血形成血块，吸收时间长可引起感染，出现腹痛加重、发热等症状。

三、诊断

输卵管妊娠流产或破裂后，多数患者的临床表现典型，诊断多无困难。输卵管妊娠未发生流产或破裂时，临床表现不明显，诊断较困难，需采用辅助检查方能确诊。

1. HCG测定　尿或血HCG测定对早期诊断异位妊娠至关重要。异位妊娠时，患者体内HCG水平较宫内妊娠水平低。连续测定血HCG，若倍增时间大于7日，异位妊娠可能性极大。若倍增时间小于1.4日，异位妊娠可能性极小。

2. 孕酮检测　血清孕酮测定对判断正常妊娠胚胎的发育情况有帮助。输卵管妊娠时，血清孕酮水平偏低，多数在10～25ng/ml。如果血清孕酮值大于25ng/ml，异位妊娠概率小于1.5%；如果其值小于5ng/ml，应考虑宫内妊娠流产或异位妊娠。

3. 超声诊断 阴道 B 型超声检查较腹部 B 型超声检查准确性高。异位妊娠的声像特点：①宫腔内未探及妊娠囊，宫旁探及低回声区，见有胚芽及原始心管搏动，可确诊异位妊娠；②输卵管妊娠流产或破裂后，宫旁探及混合回声区，腹腔内存在无回声暗区或直肠子宫陷凹处游离暗区，虽未见胚芽及原始心管搏动，也应高度怀疑异位妊娠。

超声检查能结合临床表现及 β-HCG 测定，对异位妊娠的诊断帮助很大。

4. 腹腔镜检查 是异位妊娠诊断的金标准，而且可在确诊的同时行腹腔镜下手术治疗。有 3%～4% 的患者因妊娠囊过小而被漏诊，也可能因输卵管扩张和颜色改变而误诊为异位妊娠，应予注意。

5. 阴道后穹隆穿刺 是一种简单可靠的诊断方法，适用于疑有腹腔内出血的患者。腹腔内出血最易积聚在直肠子宫陷凹，即使血量不多，也能经阴道后穹隆穿刺抽出血液。抽出暗红色不凝固血液，说明有血腹症存在。陈旧性宫外孕时，可以抽出小血块或不凝固的陈旧血液。若穿刺针头误入静脉，则血液较红，将标本放置 10 分钟左右，即可凝结。无内出血、内出血量很少、血肿位置较高或直肠子宫陷凹有粘连时，可能抽不出血液，因而后穹隆穿刺阴性不能否定输卵管妊娠存在。

6. 诊断性刮宫 很少应用，适用于不能存活的宫内妊娠鉴别诊断和超声检查不能确定妊娠部位者。将宫腔排出物或刮出物做病理检查，切片中见到绒毛，可诊断为宫内妊娠；仅见蜕膜未见绒毛有助于诊断异位妊娠。

四、鉴别诊断

输卵管妊娠应与流产、急性输卵管炎、急性阑尾炎、黄体破裂及卵巢囊肿蒂扭转等疾病鉴别，见表（表 8-2）。

表 8-2 异位妊娠的鉴别诊断

	输卵管妊娠	流产	急性输卵管炎	急性阑尾炎	黄体破裂	卵巢囊肿蒂扭转
停经	多有	有	无	无	多无	无
腹痛	突然撕裂样剧痛，自下腹一侧开始向全腹扩散	下腹中央阵发性坠痛	下腹持续性疼痛	持续性疼痛，从上腹开始经脐周转至右下腹	下腹一侧突发性疼痛	下腹一侧突发性疼痛
阴道流血	量少，暗红色，可有蜕膜管壁排出	开始量少，后增多，鲜红色，有小血块或绒毛排出	无	无	无或有如月经量	无
休克	程度与外出血量不成正比	程度与外出血成正比	无	无	无或有轻度休克	无
体温	正常，有时低热	正常	升高	升高	正常	稍高
盆腔检查	宫颈举痛，直肠子宫陷凹有肿块	无宫颈举痛，宫口稍开，子宫增大变软	举宫颈时两侧下腹疼痛	无肿块触及，直肠指检右侧高位压痛	无肿块触及，一侧附件压痛	宫颈举痛，卵巢肿块边缘清晰，蒂部触痛明显
白细胞计数	正常或稍高	正常	升高	升高	正常或稍高	稍高
血红蛋白	下降	正常或稍低	正常	正常	下降	正常
阴道后穹隆穿刺	可抽出不凝血液	阴性	可抽出渗出液或脓液	阴性	可抽出血液	阴性
HCG 检测	多为阳性	多为阳性	阴性	阴性	阴性	阴性
B 型超声	一侧附件低回声区，其内有妊娠囊	宫内可见妊娠囊	两侧附件低回声区	子宫附件区无异常回声	一侧附件低回声区	一侧附件低回声区，边缘清晰，有条索状带

五、治疗

（一）中医治疗

异位妊娠主要是少腹血瘀之实证，辨证要点是分辨异位之胎元已殒或未殒，脉络破损与否，以及正气之存亡，气血之虚实，针对不同阶段进行辨证论治。总的治疗原则为活血化瘀，消癥杀胚。

1. 辨证论治

（1）未破损期：指输卵管妊娠尚未破损者。

证候　停经后可有早孕反应，或下腹一侧有隐痛，双合诊可触及一侧附件有软性包块，有压痛，尿妊娠试验为阳性，脉弦滑。

治法　活血化瘀，消癥杀胚。

方药　宫外孕Ⅱ号方（山西医学院附属第一医院方）。

丹参、赤芍、桃仁、三棱、莪术。

杀胚问题：输卵管妊娠尚未破损，胚胎存活，因此，确切地杀死胚胎是非手术治疗成功的关键。有学者认为在中药中加用蜈蚣、全蝎有杀胚作用，尚须进一步观察证实。天花粉蛋白注射液杀胚，一般5～7天可收到效果，但必须严格使用程序，防止过敏反应。

（2）已破损期：指输卵管妊娠流产或破裂者，临床有休克型、不稳定型及包块型。

1）不稳定型：输卵管妊娠破损后时间不长，病情不够稳定，有再次发生内出血可能者。

证候　腹痛拒按，腹部有压痛及反跳痛，但逐渐减轻，可触及界线不清的包块。兼有少量阴道流血，血压平稳，脉细缓。

治法　活血祛瘀为主。

方药　宫外孕Ⅰ号方（山西医学院附属第一医院方）。

若兼气血两虚，心悸气短者，酌加党参、黄芪、当归以益气养血，则气旺而血易行，以助消瘀之功；后期有血块形成者，可加三棱、莪术消癥瘕积聚，但用量由少到多，逐渐增加。此期仍应严密观察病情变化，注意再次内出血的可能，做好抢救休克的准备。

2）休克型：输卵管妊娠破损后引起急性大量出血。临床有休克征象者。

证候　突发下腹剧痛，面色苍白，四肢厥逆，或冷汗淋漓，恶心呕吐，血压下降或不稳定，有时烦躁不安，脉微欲绝或细数无力，并有腹部及妇科检查的体征（详见诊断部分的有关内容）。

治法　益气固脱，活血祛瘀。

方药　生脉散（《内外伤辨惑论》）合宫外孕Ⅰ号方（山西医学院附属第一医院方）。

生脉散：人参（重用）、麦冬、五味子。

宫外孕Ⅰ号：丹参、赤芍、桃仁。

对于休克型患者，应立即吸氧、输液，必要时输血，配合中药生脉散积极抢救，补足血容量，纠正休克后即加服宫外孕Ⅰ号方活血化瘀，并及早防治兼证。若四肢厥逆者，酌加附子回阳救逆；大汗淋漓不止者，酌加山茱萸敛汗涩精气；内出血未止者，酌加三七化瘀止血。

3）包块型：指输卵管妊娠破损时间较长，腹腔内血液已形成血肿包块者。

证候　腹腔血肿包块形成，腹痛逐渐减轻，可有下腹坠胀或便意感，阴道出血逐渐停止，脉细涩。

治法　破瘀消癥。

方药　宫外孕Ⅱ号方（见未破损期）。

若包块较硬者，可加穿山甲、牛膝以加强消癥散结之功，身体虚弱者，加黄芪、党参扶正驱邪；如瘀血化热出现低热，加牡丹皮、龟板、地骨皮以化瘀清热。

兼证的处理：最多见及最重要的兼证是腑实证，表现为腹胀便秘、胃脘不适、腹痛拒按、肠鸣音减弱或消失。①属热实者,在主方中加大黄、芒硝清热泻下;②寒热夹杂者,可用大黄、芒硝,佐以适量肉桂;③在疏通胃肠的同时加枳实、厚朴各3~9g,以治疗或预防胃脘部胀痛。

2. 外治法

（1）消癥散外敷（验方）：千年健60g,川续断120g,追地风、花椒各60g,五加皮、白芷、桑寄生各120g,艾叶500g,透骨草250g,羌活、独活各60g,赤芍、当归尾各120g,血竭、乳香、没药各60g。上药共为末,每250g为1份,纱布包,蒸15分钟,趁热外敷,每日1~2次,10天为1个疗程,具有活血化瘀、消癥散结之效,适用于未破损型或包块型。

（2）双柏散外敷：侧柏叶60g,大黄30g,黄柏30g,薄荷30g,泽兰30g。上药共为末,每250g为1份,纱布包,蒸15分钟,趁热外敷,每日1~2次,10天为1个疗程,具有活血化瘀、消癥散结之效,用于未破损型或包块型。

（3）血竭散外敷：樟脂6g,血竭9g,松香9g,银珠9g,麝香0.06g,将前四药研细加热成糊状,涂于布上,然后将麝香撒于药面,趁热贴于腹部疼痛处。用于异位妊娠未破损期或陈旧性异位妊娠。

（4）中药保留灌肠：桃仁15g,丹参20g,赤芍15g,三棱10g,莪术10g,蒲公英15g,赤芍15g,透骨散15g。上共浓煎100ml,保留灌肠,每晚1次。适用于包块型（陈旧性宫外孕）,具有活血化瘀、消癥散结之效。

（二）西医治疗

异位妊娠的治疗包括药物保守治疗和手术治疗。

1. 药物保守治疗 采用化学药物治疗,主要适用于早期输卵管妊娠,要求保留生育能力的年轻患者。

符合下列条件可考虑采用此法：①无药物治疗的禁忌证;②输卵管妊娠未发生破裂;③妊娠囊直径≤4cm;④血β-HCG<2000U/L;⑤一般情况良好,无明显内出血。

主要禁忌证：①生命体征不稳定;②异位妊娠破裂;③妊娠囊≥4cm或≤3.5cm伴胎心搏动。治疗期间应追踪血β-HCG值及B超检查进行严密监护,注意病情变化及药物的毒副作用。

（1）全身给药：甲氨蝶呤（MTX）,能抑制滋养细胞分裂,破坏绒毛,使胚胎组织坏死、脱落、吸收。用法：①分次给药,MTX 0.4mg/（kg·d）,5日为1个疗程。②单次给药,MTX 1mg/kg或50mg/m²,肌内注射。治疗期间应用B超和HCG测定进行严密监护,并注意患者的病情变化及药物的毒副反应。若治疗后4~7日β-HCG下降<15%,可重复以上剂量治疗。每周重复测血β-HCG值,直到降至5U/L,一般需要3~4周。若用药后血β-HCG下降并连续3次阴性,腹痛缓解或消失,包块缩小为有效。若β-HCG不降或反而上升,症状无缓解或反而加重,或有内出血加剧,应考虑手术治疗。

（2）局部用药：可采用在超声引导下穿刺或在腹腔镜下将MTX直接注入输卵管的妊娠囊内。

2. 手术治疗 可分为保留患侧输卵管的保守性手术和切除患侧输卵管的根治性手术,均可通过常规剖腹手术或腹腔镜手术进行。手术治疗适用于：①生命体征不稳定或有腹腔内出血者;②诊断不明确;③异位妊娠有进展（如血β-HCG值>3000U/L或持续升高、有胎心搏动、附件区大包块等）;④随诊不可靠者;⑤药物治疗禁忌证或无效者。

（1）保守性手术：适用于有生育要求的年轻妇女,特别是对侧输卵管已切除或有明显病变者;伞部妊娠可行挤压术将妊娠产物排出;壶腹部妊娠可纵形切开壶腹部,取出胚胎和血块再缝合,或切口不缝合,称为造口术或开窗;峡部妊娠可行病变节段切除及断端吻合。术后应密切监测血β-HCG水平,若术后血HCG升高,术后1天血HCG水平下降<50%,或术后12天血HCG未下降至术前值的10%以下,均可诊断为持续性异位妊娠,及时给予MTX治疗,必要时需再次手术。

（2）根治手术：适用于无生育要求的异位妊娠、内出血并发休克的急症患者。应在积极纠正休克的同时，迅速打开腹腔，提出病变输卵管，用卵圆钳钳夹出血部位，暂时控制出血，并加快输血、输液，待血压上升后继续手术切除输卵管，并酌情处理对侧输卵管。

输卵管间质部妊娠，应争取在破裂前手术，避免可能威胁生命的大出血。手术应作子宫角部楔形切除及患侧输卵管切除，必要时切除子宫。

六、中西医临床诊疗思路

异位妊娠的西医病因病理机制明确，具有典型的临床表现和特异的超声声像，中医临证思路清晰，辨证灵活，中西医病因病机密切相扣，相为补充，因此，中西医有效结合，有助于更好地诊治本病。

异位妊娠的治疗方法有手术治疗、药物治疗和期待疗法，治疗方法取决于异位妊娠的类型、发病程度及患者的生育要求。如异位妊娠破裂或流产，出现腹腔内大出血、休克，应快速吸氧、建立静脉通道、备血、必要时输血，同时静脉滴注参附汤回阳救逆，参脉散养阴生津，补充血容量，并立即手术治疗；如病情稳定，无明显腹腔内出血可考虑选用中西医药物保守治疗，借助西医药的精准疗效，有助于更快地稳定病情，同时通过中医辨病、辨证思维，四诊合参，可以最终达到扶正驱邪，增效减毒，促进康复的目的。

七、预防与调护

（1）育龄期妇女应做好避孕措施，减少人工流产等手术机会，防止生殖道感染。

（2）放置宫内节育器、行人工流产术等宫腔操作时，须严格遵守操作常规，防止医源性感染。同时积极治疗子宫内膜异位症、生殖道炎症、性传播疾病。

（3）确诊或高度怀疑异位妊娠后，须注意休息，勿增加腹压，避免不必要的妇科检查，密切观察病情变化。

病 案 分 析

患者女性，28 岁，因"停经 53 天，下腹隐痛伴阴道少量流血 3 天"入院。患者平素月经规律，周期 28～30 天，停经 51 天出现下腹隐痛不适，阴道少量流血，色暗红，淋漓不尽，伴肛门坠胀，大小便调。

查体：生命体征平稳，腹软，下腹压痛（＋），反跳痛（＋），移动性浊音阴性。舌淡暗，边有瘀点，苔薄，脉弦。

妇科检查（消毒下）：外阴正常，阴道内见少量暗红色血污，宫颈光滑，举摆痛阳性，子宫稍胀，质软，子宫左后方触及一囊实性包块，大小约 4cm×3cm×3cm，触痛明显，右附件未及异常。

实验室及其他检查：尿妊娠试验阳性，血 HCG 1500U/L。B 超检查：子宫内未见孕囊，子宫左后方探及一混合性包块 4cm×4cm×3cm，子宫直肠陷凹见少量积液，深 0.8cm。

根据上述资料，请提出你的诊断及治疗思路。

附：其他异位妊娠

（一）卵巢妊娠

卵巢妊娠指受精卵在卵巢内着床和发育，发病率为 1∶50 000～1∶7000。卵巢妊娠的诊断标准为：①双侧输卵管必须正常；②囊胚种植于卵巢；③卵巢及囊胚必须以卵巢固有韧带与子宫相连；④囊胚壁上有卵巢组织。卵巢妊娠的临床表现与输卵管妊娠极相似，主要症状仍为停经、腹痛及阴道流血。破裂后可引起腹腔内大量出血，甚至休克。因此，术前很难确诊，往往诊断为输卵管妊娠，术中经仔细探查方能明确诊断。有时单凭术中探查而被误诊为卵巢黄体破裂，因此，必须常规进行病理检查。早期卵巢妊娠，可选择中药保守治疗，方药参见输卵管妊娠未破裂期。手术治疗应根据病灶范围做卵巢部分切除或卵巢切除、患侧附件切除。

（二）腹腔妊娠

腹腔妊娠指胚胎或胎儿位于输卵管、卵巢及阔韧带以外的腹腔内，发生率约为 1：15 000，母体死亡率为 5%，胎儿存活率仅为 1%。

腹腔妊娠分原发性和继发性两类。原发性腹腔妊娠指受精卵直接种植于腹膜、肠系膜、大网膜等处，继发性腹腔妊娠往往发生于输卵管妊娠流产或破裂后，偶可继发于卵巢妊娠或子宫内妊娠而子宫存在缺陷（如瘢痕子宫裂开或子宫腹膜瘘）破裂后。胚胎落入腹腔，部分绒毛组织仍附着于原着床部位，并继续向外生长，附着于盆腔腹膜及邻近脏器表面。

患者有停经、早孕反应，且病史中多有输卵管妊娠流产或破裂症状，即停经后腹痛及阴道流血。随后阴道流血停止，腹部逐渐增大。胎动时，孕妇常感腹部疼痛，腹部检查发现子宫轮廓不清，但胎儿肢体甚易触及，胎位异常，横位或臀位，先露高浮，胎心音异常清晰，胎盘杂音响亮。盆腔检查发现宫颈位置上移，子宫比妊娠月份小并偏于一侧，但有时不易触及，胎儿位于子宫另一侧。近预产期时可有阵缩样假分娩发动，但宫口不扩张，经宫颈管不能触及胎先露。早期的腹腔妊娠也可采用中药保守治疗，治疗方法参见输卵管妊娠未破损期。腹腔妊娠确诊后，应剖腹取出胎儿，处理胎盘要防止大出血，必要时可将胎盘留在腹腔内逐渐吸收。术前必须做好输血准备，术后应用抗生素预防感染。

（三）宫颈妊娠

受精卵着床和发育在宫颈管内者，称为宫颈妊娠，发病率约为 1：18 000，随着近年辅助生殖技术的大量应用，其发病率有所升高，多见于经产妇，有停经及早孕反应，主要症状为阴道流血或血性分泌物，流血量一般是由少到多，也可为间歇性阴道大流血。主要体征为宫颈显著膨大，变软变蓝。宫颈外口扩张，边缘很薄，内口紧闭，而宫体大小及硬度正常。B 超显像显示宫腔空虚，妊娠产物位于膨大的宫颈管内。可行刮宫术，术前应做好输血准备或于术前行子宫动脉栓塞术以减少术中出血，术后则用纱布条填塞宫颈管创面以止血。必要时应及时行全子宫切除术，以止血挽救患者生命。近年常采用术前给以 MTX 治疗。MTX 每日 20～40mg，共 5 日。经 MTX 治疗后，胚胎死亡，其周围绒毛组织变性坏死，刮宫时出血量大为减少。

（四）子宫残角妊娠

子宫残角为先天发育畸形，由于一侧副中肾管发育不全所致。子宫残角妊娠指受精卵种植于子宫残角内生长发育。残角壁发育不良，不能承受胎儿生长发育，常于妊娠中期时发生残角破裂，引起严重内出血，症状与输卵管间质部妊娠相似。偶有妊娠达足月者，分娩期亦可出现宫缩，但因不可能经阴道分娩，胎儿往往在临产后死亡。B 型超声显像可协助诊断。确诊后应及早手术，切除子宫残角。若为活胎，应先行剖宫产，然后切除子宫残角。

（五）剖宫产瘢痕部位妊娠

剖宫产瘢痕部位妊娠指有剖宫产史孕妇，胚胎着床于子宫下段剖宫产切口瘢痕处，是一种特殊部位的异位妊娠，为剖宫产的远期并发症之一。近年来由于国内剖宫产率居高不下，其发生率呈上升趋势。其病因可能由于子宫切口愈合不良，或炎症导致瘢痕部位有微小裂孔，当受精卵运行过快或发育迟缓，在通过宫腔时未具有种植能力，在抵达瘢痕处时通过微小裂孔进入子宫肌层而着床。临床表现为既往剖宫产史，停经后伴不规则阴道出血。临床常误诊为宫颈妊娠、难免流产或不全流产。由于子宫峡部肌层较薄弱，加之切口瘢痕缺乏收缩力，本病在流产或刮宫时血管不能自然关闭，可发生致命的大量出血，早期诊断可避免子宫大出血及子宫破裂等并发症。经阴道 B 超是诊断本病的主要手段，其图像为：①宫腔内无妊娠囊；②宫颈管内无妊娠囊；③妊娠囊位于子宫峡部前壁，超声下可见原始胎心管搏动或者仅见混合性回声包块；④膀胱壁与妊娠囊之间缺少正常肌层。彩色多普勒超声可显示妊娠物内部及周边血流丰富。一旦确诊必须住院治疗，根据个体化的原则制订治疗方案。对于早期妊娠患者，如无腹痛、阴道出血不多，妊娠包块未破裂可先选择 MTX 治疗；或子宫动脉栓塞术，待血 HCG 明显下降或包块周边血流明显减少后 B 超监测下清宫术。中期妊娠，患者如无并发症，可密切观察下继续妊娠；如需终止妊娠，可先行子宫动脉栓塞术后再行引产术，亦可行剖宫取胎并局部病灶切除。晚孕患者，瘢痕处胎盘多有植入，分娩前应充分做好处理准备。对于清宫、引产或足月分娩后大量出血者，应立即宫腔填塞或水囊压迫止血。尽快行子宫动脉栓塞术，危急情况下为抢救患者生命可行子宫切除术。

（刘　敏　梁雪芳　王小云）

第三节　妊娠剧吐

妊娠剧吐（hyperemesis gravidarum），是指妊娠早期，少数孕妇早孕反应严重，恶心，呕吐频繁，不能进食，以致发生体液失衡及新陈代谢障碍，甚至危及孕妇生命，称妊娠剧吐，发生率为 0.5%～2.0%。妊娠剧吐是妊娠呕吐最严重的阶段，宜早期识别、早期处理。

本病属于中医学"恶阻""阻病""病儿""子病"等范畴，现中医学多称之为"妊娠恶阻"。

一、病因病机

（一）中医病因病机

1.病因　本病的主要病因与孕后冲气上逆，胃失和降有关。

2.病机　中医认为本病的主要机制是孕后血聚养胎，胞宫内实，冲脉之气偏盛，冲气上逆，循经犯胃则引起恶心呕吐。常见分型有脾胃虚弱、肝胃不和、痰湿阻滞、气阴两虚。

（1）脾胃虚弱：孕后经血不泻，冲脉之气较盛。冲脉隶属阳明，其气上逆犯胃，胃失和降，反随冲气上逆呕恶，或因脾虚不运，停痰积饮，孕后冲气偏旺，冲气夹痰湿上逆而呕恶。

（2）肝胃不和：平素性情急躁易怒，肝火偏旺或郁怒伤肝，孕后血聚养胎，冲脉气盛。冲脉附于肝，隶于阳明，冲气夹肝火上逆犯胃，胃失和降而呕吐。

（3）气阴亏虚：若呕吐不止，不能进食，导致阴液亏损，精气耗散。

（二）西医病因

现代医学对本病的病因还不十分清楚，可能与以下因素有关：

1.HCG 水平升高　鉴于早孕反应发展和消失的过程，恰与孕妇血 HCG 值上升和下降的时间相一致，加之多胎妊娠、葡萄胎的孕妇血 HCG 水平比单胎妊娠显著增高，妊娠剧吐发生率也较高，一旦妊娠终止，病情可迅速好转，说明本病可能与血 HCG 水平增高有关。但临床表现的程度与血 HCG 水平有时不一定成正比。

2.雌激素升高与妊娠剧吐密切相关　妊娠恶心和呕吐随雌二醇水平的增减而增减，服用雌激素的妇女比未服者更易恶心和呕吐证明了这种状况对雌激素的易感性。

3.精神因素　精神过度紧张、焦急、忧虑及生活环境和经济状况较差的孕妇容易发生妊娠剧吐。

二、临床表现

1.病史　有停经史，早期妊娠反应，多发生在 3 个月之内。妊娠剧吐为排除性诊断，应仔细询问病史，排除可能引起呕吐的其他疾病。

2.症状　妊娠 6 周左右出现频繁呕吐，不能进食。严重呕吐者引起失水和电解质紊乱，体重较孕前减轻≥5%，出现面色苍白、皮肤干燥、脉搏细数、尿量减少，严重时血压下降，引起肾前性肾衰竭；或出现短暂性肝功能异常。

三、诊断及鉴别诊断

（一）诊断

根据病史、临床症状及辅助检查不难诊断。其诊断至少应包括每日呕吐≥3次，尿酮体阳性，体重较妊娠前减轻≥5%。对妊娠剧吐患者应行临床化验检查以协助了解病情。

1.尿液检查 测定尿量、尿比重、尿酮体、尿蛋白及管型。其中尿酮体是诊断妊娠剧吐引起代谢性酸中毒的重要指标。

2.血液检查 测定红细胞数、血红蛋白定量、血细胞比容、全血及血浆黏度，了解有无血液浓缩。动脉血气分析测定血液 pH、二氧化碳结合力等，了解酸碱平衡情况。还应检测血钾、血钠、血氯含量、凝血功能、肝肾及甲状腺功能。

3.心电图检查 可发现有无高血钾或低血钾所致心率变化及心肌损害。

4.眼底检查 妊娠剧吐严重者可出现视神经炎及视网膜出血。

（二）鉴别诊断

1.葡萄胎 两者均有停经史及阴道不规则出血史，葡萄胎恶心呕吐较剧，阴道不规则出血的同时或伴有水泡状胎块排出，子宫大小与停经月份不符合，多数大于停经月份，血 β-HCG 明显升高，B 超提示宫内呈典型落雪状图像，无胎儿及胎心搏动指征。

2.急性胃肠炎 常有饮食不洁史，起病急骤，突然恶心呕吐伴上腹部或全腹阵发性疼痛，或伴有腹泻；粪便检查可见白细胞及脓细胞。

3.急性病毒性肝炎 患病前有与肝炎患者密切接触史，接受输血、注射血制品的病史；恶心呕吐、乏力、食欲减退的同时伴有厌油腻、腹胀腹泻及肝区痛；有的高热、黄疸；检查肝脏大，有压痛；相关肝炎抗原抗体及肝功能检查有助鉴别。

（三）并发症

1.Wernicke 综合征 一般在妊娠剧吐持续 3 周后发病，为严重呕吐引起维生素 B_1 严重缺乏所致。约 10%的妊娠剧吐患者并发该病，主要特征为眼肌麻痹、躯干共济失调和遗忘性精神症状。临床表现为眼球震颤、视力障碍、步态和站立姿势受影响，个别可发生木僵或昏迷。患者经过治疗后死亡率仍为 10%，未治疗者的死亡率高达 50%。

2.甲状腺功能亢进（简称甲亢） 60%～70%的妊娠剧吐孕妇可出现短暂的甲亢，表现为促甲状腺激素（TSH）水平下降或游离 T_4 水平升高，原因在于 β-HCG 水平升高，刺激甲状腺分泌甲状腺激素，继而反馈性抑制 TSH 水平。常为暂时性，多数并不严重，一般无需使用抗甲状腺药物。原发性甲亢患者很少出现呕吐，而妊娠剧吐孕妇没有甲亢表现（如甲状腺肿大）或甲状腺抗体，应在孕 20 周复查甲状腺功能，甲状腺激素水平通常会恢复正常。

四、治疗

（一）中医治疗

本病的治疗，以调气和中、降逆止呕为主，分别采取健脾、和胃、疏肝、益气养阴等法治之。用药当顾护胎元，并注意饮食及情志调护，忌升散之品。

1. 辨证论治

辨证以呕吐物性状、全身证候、舌脉进行综合分析，以辨寒热虚实。

（1）常证

1）脾胃虚弱证

证候 妊娠早期，恶心，呕吐清水、清涎或饮食物，甚至食入即吐，脘腹胀闷，不思饮食，头晕体倦，怠惰思睡。舌淡，苔白润，脉缓滑无力。

治法 健脾和中，降逆止呕。

方药 香砂六君子汤（《名医方论》）。

党参、白术、茯苓、木香、生姜、半夏、陈皮、甘草、春砂仁、大枣。

若脾虚夹痰饮，症见胸脘满闷，呕吐痰涎，舌淡苔滑腻，脉缓滑者，宜去党参、大枣等滋腻之品；若脾胃虚寒，症见呕吐清涎，形寒肢冷，大便溏薄，面色苍白，酌加丁香、白豆蔻以增强温中降逆之力；若唾液异常增多，加益智仁、白豆蔻以温脾化饮，摄涎止唾。

2）肝胃不和证

证候 妊娠早期，恶心，呕吐酸水或苦水，烦渴，口干口苦，头胀而晕，胸胁满闷，嗳气叹息，舌红，苔微黄，脉弦滑。

治法 清肝和胃，降逆止呕。

方药 加味温胆汤（《医宗金鉴》）。

竹茹、枳实、黄芩、黄连、麦冬、制半夏、陈皮、芦根、茯苓、生姜、甘草。

若乳房胀痛，加郁金以疏肝理气；便秘加胡麻仁、瓜蒌仁以润肠通便；若呕甚伤津，五心烦热，舌红口干者，酌加玉竹以养阴清热。

（2）变证：上述两型都可因呕吐不止，不能进食，进而导致阴液亏损，精气耗散，出现气阴两虚之变证。

气阴两虚证

证候 妊娠早期，呕吐剧烈，甚至呕吐咖啡色或血性分泌物；精神委靡，形体消瘦，眼眶下陷，肌肤不润，目眶下陷，或发热口渴，唇舌干燥，尿少便秘，舌红无津，苔薄黄或花剥，脉细滑数无力。

治法 益气养阴，和胃止呕。

方药 生脉散合增液汤。

人参、麦冬、五味子、玄参、生地黄。

若呕吐血样物，加藕节、乌贼骨、紫珠草、太子参等养阴清热，凉血止血；若呕吐严重伤胎，出现腰酸腹痛，加桑寄生、续断、杜仲固肾安胎；少量阴道出血者加苎麻根、阿胶以止血安胎。中成药选生脉饮口服液。

2. 针灸治疗

（1）体针：主穴取足三里、内关、中脘；脾虚加上脘穴，肝热加太冲穴，痰湿加丰隆穴，用平补平泻法，留针15～20分钟，每日1～2次。

（2）梅花针：叩打前额、督脉，20～30分钟，每日1～2次。

（3）艾灸治疗：灸背俞、中脘、膻中，共15分钟。

（4）拔罐治疗：取中脘穴，用负压瓶或中号火罐吸附，10分钟后进食或服药，进食10～20分钟拔出负压瓶，可减轻呕吐。

（二）西医治疗

1. 一般处理及心理支持治疗 应尽量避免接触容易诱发呕吐的气味及添加剂。鼓励少量多餐，两餐之间饮水、进食清淡干燥及高蛋白的食物。医务人员和家属应给予患者心理治疗，解除思想顾虑。

2. 对症治疗

（1）补液、纠正酸中毒及电解质紊乱：妊娠剧吐患者应住院治疗，禁食，根据化验结果，明确失水量及电解质紊乱情况，酌情补充水分和电解质，每日补液量不少于 3000ml，尿量维持在 1000ml 以上。输液中应加入氯化钾、维生素 C 等，并给予维生素 B_1 肌内注射。对合并有代谢性酸中毒者，可给予碳酸氢钠或乳酸钠纠正。营养不良者，静脉补充必需氨基酸、脂肪乳。

（2）止吐治疗：止吐剂一线用药为维生素 B_6 或维生素 B_6-多西拉敏复合制剂。

3. 终止妊娠指征

（1）持续黄疸。

（2）持续蛋白尿。

（3）体温持续高于 38℃。

（4）卧床休息时心率>120 次/分。

（5）伴发出现 Wernicke 综合征。

五、中西医临床诊疗思路

妊娠恶阻以严重、频繁呕吐为主要表现，首先需与以呕吐为主要表现的疾病相鉴别。恶阻的发生发展与精神紧张、饮食不节等因素相关，治疗时应重视情志疏导。中药辨证用药注意顾护胎元，药味不易过多，药性宜平和，药味不易过于浓厚。中药宜浓煎，少量缓缓服用。恶阻常见证型为脾胃虚弱、肝胃不和，治法总以调气和中，降逆止呕为法。若经治呕吐不止，不能进食，导致阴液亏损，精气耗散，及时调整治法，以益气养阴为法治疗。此阶段病情较为严重，及时采用中西医结合治疗，给予输液、对症处理。治疗过程中须注意尿量、尿酮体、电解质和二氧化碳结合力、胆红素、转氨酶、肌酐、尿素氮等变化，必要时进行心电图及眼底检查。若经治疗无好转，具备终止妊娠指征，须及时与患方沟通，立即终止妊娠。

六、预防与调护

（1）正确认识妊娠早期出现的恶心呕吐为正常早孕反应，不久即会消失，不应有过重的思想负担。

（2）饮食应清淡，少食多餐，以流质、半流质饮食为主，勿食生冷油腻及煎炸辛辣之品，保持大便通畅。孕前 3 个月服用复合维生素方案，可能降低妊娠剧吐的发生率及其严重程度。

（3）保持室内空气新鲜，避免异味刺激。

（4）汤药应浓煎，少量频服，服药前可含鲜生姜片、陈皮以加强止吐效果。

古医籍精选

《妇人大全良方》曰："夫妊娠阻病者……巢氏病源谓之恶阻。妇人禀受怯弱，或有风气，或有痰饮，既妊娠便有是病。其状颜色如故，脉息和顺，但觉肢体沉重，头目昏眩，择食，恶闻食气，好食酸咸，甚者或作寒热，心中愦闷，呕吐痰水，胸膈烦满，恍惚不能支持。不拘初娠，但疾苦有轻重耳。轻者，不服药亦不妨；重者须以药疗之。"

《傅青主女科·妊娠恶阻》曰："不知或疑气逆而用补气之药，不益助其逆乎。妊娠恶阻，其逆不甚，且逆是因虚而逆，非因邪而逆者，助其气则逆增，因虚而逆者，补其气则逆转。"

《诸病源候论·妇人妊娠病诸候·妊娠恶阻候》曰："恶阻病者……此由妇人元本虚羸，血气不足，肾气以弱，兼当风饮太过，心下有痰水，夹之而有娠也。"

病 案 分 析

患者，女，26岁，2016年8月10日初诊。主诉：停经62天，恶心呕吐半个月。末次月经2016年6月6日。停经后自查妊娠试验阳性，半个月前因家事争执后出现恶心、呕吐，饮食少进，近几天，每日呕吐十余次，为酸苦水，时带血丝，食入即吐，乏力，口干，尿少，大便少，3天未解。患者平素脾气急躁，易怒，孕后更甚。孕1产0。

查体：体温37.8℃，神清，精神疲倦，唇舌干燥，形体消瘦，全腹软，无压痛及反跳痛，舌质红干，苔少，脉数无力。

实验室及其他检查：血钾3.0mmol/L，钠、氯正常。肝肾功能均正常。妇科B超：宫内活胎，如孕8周。

根据上述资料，请提出你的诊断及治疗思路。

（向东方　梁雪芳）

第四节　早　产

早产（preterm birth）妊娠满28周至不足37周（196～258日）间分娩者。此时娩出的新生儿称为早产儿（preterm neonates），体重为1000～2499g。早产儿各器官发育尚不够健全，出生孕周越小，体重越轻，其预后越差。国内早产占分娩总数的5%～15%。出生1岁以内死亡的婴儿2/3为早产儿。早产儿随着早产儿的治疗与监护手段的不断进步，其生存率明显提高，伤残率下降。有些国家已将早产时间的下限定义为妊娠24周或20周等。

中医学无"早产"的病名，但在"胎前门"见记载类似的病症，"小产"中亦有类似症状的描述。

一、病因病理

（一）中医病因病机

1.**病因**　中医学认为早产的病因，主要与肾气虚弱、或气血不足、或热伏冲任、或跌仆劳损，伤及胎气有关。

2.**病机**

（1）肾气虚弱：素体先天不足，肾气虚弱，或孕后房事不慎，损伤肾气，冲任不固，胎失所系，导致提早临盆。

（2）气血虚弱：脾气虚弱，化源不足，冲任气血虚弱，不能载胎养胎，胎气不足，而致胎失所系。

（3）血热：或过食辛热，感受热邪，或素体阳盛，或阴虚内热，导致热伤冲任，扰动胎元，胎不安而不能静养至足月临盆。

（4）跌仆损伤：由跌仆外伤导致气血不调，瘀阻胞宫冲任，使胎元失养而不固，从而发生早产。

（二）西医病因病理

1.**病因**　现代医学认为按病因分类可将早产分为自发性早产、未足月胎膜早破早产、治疗性早产。

（1）自发性早产：为最常见的类型。高危因素为早产史、妊娠间隔小于18个月或大于5年，宫内感染，不良生活习惯（吸烟、酗酒），孕期高强度劳动，子宫过度膨胀（如羊水过多、多胎妊娠）及胎盘因素（前置胎盘、胎盘早剥、胎盘功能减退）等。

（2）未足月胎膜早破早产：主要认为与宫颈功能不全、感染、营养不良、不良生活习惯、子宫畸形、体重指数<19.8等。

（3）治疗性早产：因妊娠并发症或合并症而需要提前终止妊娠者。常见指征为子痫前期、胎儿窘迫胎儿生长受限、羊水过少或过多、胎盘早剥、妊娠合并症（如慢性高血压、糖尿病、心脏病、肝病、急性阑尾炎、肾脏疾病等）、前置胎盘出血、其他不明原因产前出血、血型不合溶血及胎儿先天缺陷等（图8-5）。

2. 发病机制

（1）前列腺素（PG）合成增加：前列腺素 E_2（PGE_2）主要在羊膜产生，在分娩启动时增加。在一些早产患者的体内 PG 代谢屏障受破坏，PG 就有可能刺激子宫收缩。另外炎症也最终通过激活蜕膜-羊膜的细胞因子网络系统，而导致局部蛋白酶及胶原酶和前列腺素释放，最终引起早产。

（2）促肾上腺皮质激素释放激素增加：母体紧张、胎儿窘迫及胎盘着床异常时，母体或胎儿的下丘脑-垂体-肾上腺轴异常活跃，均可导致胎盘及蜕膜细胞分泌促肾上腺皮质激素释放激素增加。促肾上腺皮质激素释放激素及肾上腺激素增加，最终导致雌激素增加，使子宫对催产素的敏感度增加而导致早产。

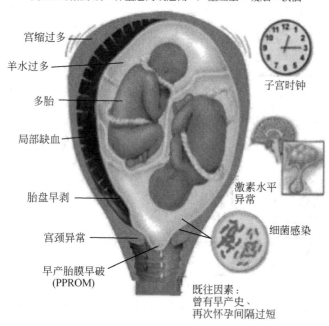

图8-5　早产的病因

（3）蜕膜出血：导致局部凝血酶及抗凝血酶III复合物增加，进一步激活局部细胞因子网络或蛋白分解酶网络导致早产，而凝血酶和其受体结合又可以直接引发宫缩。

（4）子宫过度膨胀：多胎妊娠、羊水过多、子宫畸形患者妊娠期子宫扩张快于其自身的生长速度时，直接机械性激活羊膜细胞因子网络，亦可导致胎膜外蛋白复合物降解、胎儿纤维连接蛋白增加，发生早产。多胎妊娠妇女无论孕前是否有促排卵治疗，其卵巢和蜕膜可出现松弛素的过度表达而引发宫颈变短，而引发早产。

（5）感染：各种炎症，如局部的蜕膜-羊膜炎、细菌性阴道病、性传播疾病、全身感染和无症状性菌尿等，最终激活蜕膜-羊膜的细胞因子网络系统。此外，宫颈及阴道穹窿部的微生物可以产生蛋白水解酶，使组织张力降低，胶原纤维减少，胎膜的脆性增加，也可以是炎性细胞因子增加。

二、临床表现

（一）病史

核查胎龄，妊娠满28周至不足37周并有以下高危因素，注意早产的发生。

（1）早产史。

（2）晚期流产史。

（3）年龄<18岁或>40岁。

（4）患有躯体疾病和妊娠并发症。

（5）体重过轻（体重指数≤19.8）。

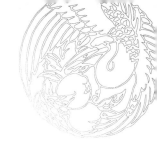

（6）无产前保健，经济状况差。

（7）吸毒或酗酒者。

（8）孕期长期站立，特别是每周站立超过 40 小时。

（9）有生殖道感染或性传播感染高危史，或合并性传播疾病如梅毒等。

（10）多胎妊娠。

（11）助孕技术后妊娠。

（12）生殖系统发育畸形。

（二）症状

早产的临床表现是子宫收缩，因此最初症状为腹痛，开始为不规则宫缩，常伴有少量阴道流血或血性分泌物，一般血量不多；以后可发展为规则宫缩，其过程与足月临产相似，胎膜早破较足月临产多。宫颈管先逐渐消退，然后扩张。临床上早产可分为先兆早产和早产临产两个阶段。先兆早产指妊娠满 28 周出现有规律或不规律宫缩，伴有宫颈管的进行性缩短。先兆早产下一阶段即为早产临产，早产临产较先兆早产的宫缩频率更高，宫颈容受、宫颈扩张达到一定的程度。

（三）体征

早产临产的体征为宫颈管消退、宫颈口进行性扩张。

三、诊断

1. 早产　妊娠满 37 周前分娩称为早产。

2. 早产临产

（1）妊娠晚期（<37 周）。

（2）出现规律宫缩（每 20 分钟≥4 次或 60 分钟≥8 次），同时伴有宫颈的进行性改变。

（3）宫颈展平≥80%。

3. 辅助检查

（1）阴道超声检查：宫颈长度<25mm，或宫颈内口漏斗形成伴有宫颈缩短，提示早产风险增大。

（2）阴道后穹隆分泌物胎儿纤维连接蛋白（fFN）检测：fFN>50ng/ml 为阳性诊断标准，提示早产风险增加；若 fFN 阴性，则 1 周内不分娩的阴性预测值达 97%，2 周内不分娩的阴性预测值达 95%。

四、鉴别诊断

1. 生理性子宫收缩　妊娠进入晚期，敏感的孕妇可以感到子宫收缩，这种无固定间歇时间，持续时间不规则的宫缩，并不是真正将要临产的宫缩，而是子宫的生理表现，或称为 Braxton-Hick's 宫缩。常在劳累、多行走后发生收缩，然而稍事休息，转瞬即逝，与先兆早产的临床表现不同。

2. 假临产　特点是宫缩间歇时间长且不规则，持续时间短且不恒定，宫缩强度不增加，常在夜间出现而于清晨消失。此种宫缩仅引起下腹部轻微胀痛，子宫颈管长度不短缩，子宫颈口无明显扩张，可被镇静剂抑制。

3. 前置胎盘　典型症状是妊娠晚期或临产期时，发生无诱因、无痛性反复阴道流血，可以通过 B 超检查了解胎盘下缘与宫颈口的关系，确定是否前置胎盘。

4. 胎盘早剥　主要病理改变是底蜕膜出血并形成血肿，使胎盘从附着处分离。B 超检查可协助了解胎盘的部位及胎盘早剥的类型，并可明确胎儿大小及存活情况，但 B 超阴性结果不能完全排除胎盘早剥，尤其是子宫后壁的胎盘。可同时行全血细胞计数及凝血功能检查辅助诊断。

五、治疗

（一）中医治疗

中医强调治未病，有早产史或症状已发生而胎膜未破者，以补肾、益气、养血安胎为治疗大法。可参照胎动不安，按肾虚、气血虚弱、血热或跌仆损伤而论治。

（二）西医治疗

治疗原则：若胎膜完整，在母胎情况允许时尽量保胎至 34 周。

1.**卧床休息**　宫缩较频繁，但宫颈无变化，阴道分泌物 fFN 阴性，不必卧床和住院，只需适当减少活动的强度和避免长时间站立即可；宫颈已有改变的先兆早产者，需住院并相对卧床休息；已早产临产，应绝对卧床休息。

2.**促胎肺成熟治疗**　妊娠<34 周，1 周内有可能分娩的孕妇，应使用糖皮质激素促胎肺成熟。方法：地塞米松注射液 6mg 肌内注射，每 12 小时 1 次，共 4 次。妊娠 32 周后选用单疗程治疗。

3.**抑制宫缩治疗**　先兆早产患者，通过适当控制宫缩，能明显延长孕周；早产临产患者，宫缩抑制剂虽不能阻止早产分娩，但可能延长孕龄 3～7 日，为促胎肺成熟治疗和宫内转运赢得时机。用药包括 β-肾上腺素能受体激动剂、硫酸镁、阿托西班、钙通道阻滞剂、前列腺素合成酶抑制剂等。

4.**控制感染**　感染是早产的重要原因之一，应行阴道分泌物细菌学检查，尤其是 B 族链球菌的培养。有条件时，可做羊水感染指标相关检查。阳性者应根据药敏试验选用对胎儿安全的抗生素，对未足月胎膜早破者，必须预防性使用抗生素。

5.**终止早产的指征**
（1）宫缩进行性增强，经过治疗无法控制者。
（2）有宫内感染者。
（3）权衡母胎利弊，继续妊娠对母胎的危害大于促胎肺成熟对胎儿的好处。
（4）孕周已达 34 周，如无母胎并发症，应停用抗早产药，只需密切监测胎儿情况。

6.**分娩期处理**　大部分早产儿可经阴道分娩，临产后慎用吗啡、哌替啶等抑制新生儿呼吸中枢的药物；产程中应给孕妇吸氧，密切观察胎心变化，可持续胎心监护；第二产程可做会阴后侧切开，预防早产儿颅内出血等。对于早产胎位异常者，在权衡新生儿存活利弊的基础上，可考虑剖宫产。

六、中西医临床诊疗思路

若规则宫缩明显，需前往医院进行监测，以西医治疗为主。若先兆临产者，可选择的药物有很多类型，西药、中成药和中药汤剂等，对早产的预防和治疗均有一定疗效。在临床使用过程中，应权衡利弊，综合考虑药物的疗效和不良反应，结合孕妇个体差异，慎重用药。

七、预防与调护

积极预防早产是降低围产儿死亡率的重要措施之一，建议做到以下几种预防措施。

（1）加强健康教育，指导孕期卫生，孕晚期节制性生活，预防感染，尽量避免可能引起早产的因素。

（2）定期产前检查，及早发现并处理妊娠并发症，减少治疗性早产的发生。

（3）对早产高危孕妇，应做风险评估，及时处理。

（4）对确诊宫颈功能不全者应在孕 14～18 周行宫颈内口环扎术。对怀疑宫颈功能不全，尤其孕中晚期宫颈缩短者，可选用黄体酮阴道制剂、宫颈环扎术等。

古医籍精选

《傅青主女科·女科下卷·小产》内提到"同一跌扑损伤，而未小产与已小产，治各不同。未小产而太不安者，宜顾其胎，而不可轻去其血"。

《女科指要·卷之三·胎前》中有描述："胎或下堕，急当升举。"

《女科经纶·卷四·胎前证下·妇人怀胎有未足月而产有过时不产》引："楼全善曰：先期欲产者，凉血安胎……"

《妇人大全良方·卷之十七·产难门》曰："盖妇人怀胎，忽有七月、八月而产者，忽有至九月、十月而产者。"

《景岳全书·卷之三十八人·妇人规上·胎动欲堕》指出"最妊娠胎气伤动者，凡跌扑，怒气，虚弱，劳倦，药食误犯，房事不慎，皆能致之。若因母病而胎动，但治其母。若因胎动而母病，但安其胎"。"数堕胎"篇又言："凡治堕胎者，必当察此养胎之源，而预培其损，保胎之法，无出于此。若待临期，恐无及也。"

病案分析

患者，黄某，女，33岁，以"停经32周+4，胎动4个月，规律腹痛10余小时"入院。

平素月经规律，孕早期反应轻，未患病及用药，无放射及化学物质接触史。孕4个月自觉胎动活跃至今。孕期顺利，无头痛、眼花、耳鸣、阴道流液流血、周身浮肿。10余小时前出现规律性腹痛，且见红，无阴道流液，故来诊。孕来饮食睡眠良，二便正常。

既往史：健康，否认肝炎、结核、心脑血管病史。无药物过敏史。诊断"双侧输卵管堵塞"3年。初孕。

个人史：略。

月经史：正常。

婚育史：结婚6年，未育。

查体：生命体征均正常。心肺正常。晚妊腹形，纵产式，儿头下，胎心145bpm，宫高33cm，腹围95cm，估胎儿体重2500g。内诊：宫口开大4cm，可及胎泡，儿头先露S-3，骨盆内外测量均正常。舌淡红，苔白，脉滑数。

辅助检查：血尿常规、凝血、肝功均正常；B超：BPD8.6CM，FL6.5CM，AFV4.3CM，宫颈长度<25mm，宫颈消80%，胎盘2度成熟。fFN查为65ng/ml。

根据上述资料，请提出你的诊断思路。

（梁雪芳　邓霭静　王小云）

第五节 过期妊娠

过期妊娠（postterm pregnancy）是指平时月经周期规则，妊娠达到或超过42周（≥294日）尚未分娩者。其发生率占妊娠总数的3%～15%。过期妊娠使胎儿窘迫、胎粪吸入综合征、过熟综合征、新生儿窒息、围产儿死亡、巨大儿及难产等不良结局发生率增高，并随妊娠期延长而增加。

本病相当于中医学的"过期不产"。

一、病因病理

（一）中医病因病机

1. 病因　外感寒邪，寒凝胞宫胞脉；饮食不节、劳倦伤脾，气血乏源，血瘀胞宫；先天肝肾亏虚或房老多产。

2. 病机

（1）气虚血瘀：饮食不节、劳倦伤脾，气虚生化不足，瘀阻胞宫，运胎无力，故过期不产。

（2）肝肾不足：先天不足，或房老多产，损伤肾气，肝肾同源，肝肾亏虚，无力运胎，故过期不产。

（3）寒凝脉滞：摄生不慎，感受寒邪，凝滞经脉，运胎受阻，故过期不产。

（二）西医病因病理

1. 病因　过期妊娠的病因尚不明确，可能引起过期妊娠的原因有雌孕激素比例失调、头盆不称、胎儿畸形、遗传因素等。

2. 病理

（1）胎盘：过期妊娠的胎盘病理有两种类型：一种是胎盘功能正常，除重量略有增加外，胎盘外观和镜检均与足月妊娠胎盘相似；另一种是胎盘功能减退。

（2）羊水：正常妊娠 38 周后，羊水量逐渐减少，妊娠 42 周后羊水迅速减少，约 30%减少至 300ml 以下；羊水粪染率明显增高，为足月妊娠的 2～3 倍。

（3）胎儿：①正常生长及巨大儿：胎盘功能正常者能维持胎儿继续生长，约 25%成为巨大儿。②胎儿过熟综合征：过熟儿表现出过熟综合征的特征性外貌（皮肤干燥、松弛、起皱、脱皮、身体瘦长、胎脂消失、头发浓密、趾甲长、新生儿睁眼、异常警觉和焦虑，貌似"小老人"），此与胎盘功能减退、胎盘血流灌注不足、胎儿缺氧及营养缺乏等有关。③胎儿生长受限：约 1/3 过期妊娠死产儿为生长受限小样儿。

二、诊断

准确核实孕周，确定胎盘功能是否正常是关键。

1. 核实孕周

（1）病史：①以末次月经第 1 日计算：平时月经规则、周期为 28～30 日的孕妇停经≥42 周尚未分娩，可诊断过期妊娠。若月经周期超过 30 日，应酌情顺延。②根据排卵日推算：月经不规则、哺乳期受孕或末次月经记不清的孕妇，可根据基础体温提示的排卵期推算预产期，若排卵后≥280 日仍未分娩者可诊断过期妊娠。③根据性交日期推算预产期。④根据辅助生殖技术（如人工授精、体外受精-胚胎移植技术）的日期推算预产期。

（2）临床表现：早孕反应开始出现的时间、胎动开始出现的时间及早孕期妇科检查发现的子宫大小，均有助于推算孕周。

（3）实验室检查：①妊娠 20 周内，B 超检查对确定孕周有重要意义。②根据妊娠初期血、尿 HCG 增高的时间推算孕周。

2. 判断胎儿安危状况

（1）胎动情况：通过胎动自我监测，如胎动明显减少提示胎儿宫内缺氧。

（2）电子胎儿监护：如无应激试验（NST），为无反应型，需进一步做缩宫素激惹试验（OCT），若多次反复出现胎心晚期减速，提示胎盘功能减退，胎儿明显缺氧。

（3）B 型超声检查：观察胎动、胎儿肌张力、胎儿呼吸运动及羊水量。另外，脐血流仪检查胎儿脐动脉血流 S/D 比值，有助于判断胎儿安危状况。

（4）羊膜镜检查：观察羊水颜色，若已破膜，可直接观察到流出的羊水有无粪染。

三、治疗

（一）中医治疗

确诊过期不产，首当辨清虚实。主要根据伴随过期不产同时出现的兼证、舌、脉做出判断。治疗应按"虚者补之""实者攻之"的原则，以调理气血、促胎娩出为治疗大法。

1.辨证论治

1）气虚血瘀证

证候 妊娠过期不产，孕妇神疲乏力，头晕目眩，腹胀不适，二便正常，舌质暗红，边有瘀斑，苔薄，脉弦涩。

治法 益气活血，启动宫缩。

方药 启宫丸（《医方集解》）加参芪。

川芎、白术、半夏曲、香附、茯苓、神曲、橘红、甘草。

2）肝肾不足证

证候 妊娠过期，胎儿不下，腰膝酸软，头晕耳鸣，形体消瘦，纳食不香，二便正常，舌质淡，苔薄，脉沉细。

治法 滋养肝肾，补气活血，缩宫催生。

方药 张氏助产汤（《张氏医通·妇人门》）。

太子参、炙甘草、熟地黄、菟丝子、川牛膝、当归、川芎、红花、白术、枸杞子、枳壳、车前子。

若畏寒脚凉、尿清者，加肉桂、吴茱萸；情志抑郁，胸闷不舒者，加制香附、郁金；心烦易怒，面赤畏热者，加栀子、白芍；形体肥胖，痰湿塞盛，舌淡苔白腻者，加茯苓、陈皮、半夏。

3）寒凝脉滞证

证候 妊娠过期不产，小腹寒凉，四肢不温，腹胀，大便溏泻，小便清长，舌淡暗，苔薄白，脉沉紧而涩。

治法 补气行气，益血活血，暖宫催生。

方选 保产无忧散（《傅青主女科》）。

当归、黑芥穗、川芎、艾叶、枳壳、炙黄芪、菟丝子、厚朴、羌活、川贝母、白芍、甘草、生姜。

2.针灸治疗 针刺引产先选次髎（双），次刺三阴交（双），用泻法，最后刺合谷（双），用补法，有助产作用。

（二）西医治疗

妊娠 40 周以后胎盘功能逐渐下降，42 周后明显下降，因此，在妊娠 41 周以后，即应考虑终止妊娠，尽量避免过期妊娠。根据胎儿安危状况、胎儿大小、宫颈成熟度综合分析，选择恰当的分娩方式。

1.促宫颈成熟 评价宫颈成熟度的主要方法是 Bishop 评分。一般认为，Bishop 评分≥7 分者，可直接引产；Bishop 评分<7 分者，引产前先促宫颈成熟。目前常用的促宫颈成熟的方法有 PGE_2 阴道制剂和宫颈扩张球囊。

2.引产术 宫颈已成熟即可行引产术，常用静脉滴注缩宫素诱发宫缩直至临产。

3.产程处理 进入产程后，应鼓励产妇左侧卧、吸氧。产程中最好连续监测胎心，注意羊水性状，及早发现胎儿窘迫，并及时处理。过期妊娠时，常伴有胎儿窘迫、羊水粪染，分娩时应做相应准备，胎儿娩出后立即在直接喉镜引导下行气管插管吸出气管内容物，减少胎粪吸入综合征的发生。

4. 剖宫产术　过期妊娠时，胎盘功能减退，胎儿储备能力下降，需适当放宽剖宫产指征。

（梁雪芳　田滢舟　王小云）

第六节　妊娠期高血压疾病

妊娠期高血压疾病（hypertensive disorders of pregnancy）是妊娠与血压升高并存的一组疾病，发病率为 5%～12%。该疾病严重影响母婴健康，是孕产妇和围产儿病死率升高的主要原因，包括妊娠期高血压、子痫前期、子痫，以及慢性高血压并发子痫前期和慢性高血压合并妊娠。前三种疾病与后两种在发病机制上略有不同，本节重点阐述前三种疾病。

本病属于中医学"子肿""子晕""子痫"的范畴。

一、病因病理

（一）中医病因病机

1. 病因　本病的发生与脾虚，化源不足；或肾虚，肝失所养，阴虚阳亢，肝风内动有关。

2. 病机

（1）气滞湿阻：素多忧郁，或孕后情志不畅，肝失条达，气机不畅。妊娠 4～5 个月后，胎体渐长，更碍气机升降，气机阻滞，阻扰清窍，发为眩晕。

（2）阴虚肝旺：平素阴虚，孕后阴血下聚养胎，阴血愈亏，阴不潜阳，肝阳上亢，上扰清窍，遂致眩晕。

（3）脾虚肝旺：素体脾虚，运化失职，痰湿内生，孕后阴血养胎，肝失濡养，肝阳偏亢，肝阳夹痰湿上扰清窍，发为眩晕。

（4）肝风内动：素体阴虚，孕后阴血下聚养胎，肝阴虚愈甚，阴不涵阳，肝阳上亢，肝风内动，遂发子痫。

（5）痰火上扰：脾肾虚弱，水湿内停，湿聚成痰，孕后阴血养胎，阴虚内热，灼液为痰，热与痰结，痰火交炽，上蒙清窍，发为子痫。

（二）西医病因病理

1. 高危因素　流行病学调查发现孕妇年龄≥40 岁；子痫前期病史；抗磷脂抗体阳性；高血压、慢性肾炎、糖尿病；初次产检时 BMI≥35；子痫前期家族史（母亲或姐妹）；本次妊娠为多胎妊娠、首次怀孕、妊娠间隔时间≥10 年及孕早期收缩压≥130mmHg 或舒张压≥80mmHg 等均与本病的发生密切相关。

2. 病因　至今病因不明，很多学者认为是母体、胎儿、胎盘等众多因素作用的结果，主要有以下学说。

（1）子宫螺旋小动脉重铸不足：正常妊娠时，子宫螺旋小动脉管壁平滑肌细胞、内皮细胞凋亡，代之以绒毛外滋养细胞，且深达子宫壁的浅肌层。充分的螺旋小动脉重铸使血管管径扩大，形成子宫胎盘低阻力循环，以满足胎儿生长发育的需要。但妊娠期高血压患者的滋养细胞浸润过浅，只有蜕膜层血管重铸，俗称"胎盘浅着床"。螺旋小动脉重铸不足使胎盘血流量减少，引发子痫前期一系列表现。造成子宫螺旋小动脉重铸不足的机制尚待研究。

（2）炎症免疫过度激活：胎儿是一个半移植物，成功的妊娠要求母体免疫系统对其充分耐受。子痫前期的患者无论是母胎界面局部还是全身均存在着炎症免疫过度激活现象。现有证据显示，母胎界面局部处于主导地位的天然免疫系统在子痫前期发病中起重要作用，Toll样受体家族、蜕膜自然杀伤细胞（dNK）、巨噬细胞等的数量、表型和功能异常均可影响子宫螺旋小动脉重铸，造成胎盘浅着床。

（3）血管内皮细胞受损：是子痫前期的基本病理变化，它使扩血管物质如一氧化氮（NO）、前列环素 I_2 合成减少，而缩血管物质如内皮素（ET）、血栓素 A_2 等合成增加，从而促进血管痉挛。此外血管内皮损伤还可激活血小板及凝血因子，加重子痫前期高凝状态。

（4）遗传因素：妊娠期高血压疾病具有家族倾向性，提示遗传因素与本病的发生有关，但遗传方式不明确。

（5）营养缺乏：已发现多种营养缺乏，如低白蛋白血症，钙、镁、锌、硒等缺乏与子痫前期发生发展有关。

（6）胰岛素抵抗：近年研究发现有妊娠高血压疾病患者存在胰岛素抵抗，高胰岛素血症可导致 NO 合成下降及脂质代谢紊乱，影响前列腺素 E_2 的合成，增加外周血管阻力，升高血压。因此认为胰岛素抵抗与妊娠期高血压疾病的发生密切相关。

3. **发病机制**　本病的发病机制尚未明确。有学者提出子痫前期发病机制"两阶段"学说。第一阶段为临床前期，即子宫螺旋动脉滋养细胞重铸障碍，导致胎盘缺血、缺氧，释放多种胎盘因子；第二阶段胎盘因子进入母体血液循环，则促进系统性炎症反应的激活及血管内皮损伤，引起子痫前期、子痫各种临床症状。

4. **病理**　本病基本病理变化是全身小血管痉挛、内皮损伤及局部缺血。全身各系统脏器灌注减少，对母儿造成危害，甚至导致母儿死亡。

二、分类与临床表现

妊娠期高血压疾病的分类与临床表现见表 8-3。

表 8-3　妊娠期高血压疾病的分类与临床表现

分类		临床表现
妊娠期高血压		妊娠 20 周后首次出现高血压，收缩压≥140mmHg 和（或）舒张压≥90mmHg，于产后 12 周内恢复正常；尿蛋白（-）；产后方可确诊。收缩压≥160mmHg 和（或）舒张压≥110mmHg 为重度妊娠期高血压
子痫前期	轻度	妊娠 20 周后出现收缩压≥140mmHg 和（或）舒张压≥90mmHg 伴蛋白尿≥0.3g/24h，或随机尿蛋白（+）或尿蛋白/肌酐比值≥0.3；无蛋白尿但伴有以下任何一种器官或系统受累：心、肺、肝、肾等重要器官，或血液系统、消化系统、神经系统的异常改变，胎盘-胎儿受到累及等。血压和（或）尿蛋白水平持续升高，发生母体器官功能受损或胎盘-胎儿并发症是子痫前期病情向重度发展的表现
	重度	子痫前期孕妇出现下述任一表现可诊断为重度子痫前期：①血压持续升高：收缩压≥160mmHg 和（或）舒张压≥110mmHg；②持续性头痛、视觉障碍或其他中枢神经系统异常表现；③持续性上腹部疼痛及肝包膜下血肿或肝破裂表现；④肝酶异常：ALT 或 AST 水平升高；⑤肾功能受损：尿蛋白>2.0g/24h；少尿（24h 尿量<400ml 或每小时尿量<17ml）、或血肌酐>106μmol/L；⑥低蛋白血症伴腹水、胸腔积液或心包积液；⑦血液系统异常：血小板计数呈持续性下降，并低于 $100×10^9$/L；微血管内溶血（表现有贫血、黄疸或 LDH 水平升高）；⑧心力衰竭；⑨肺水肿；⑩胎儿生长受限或羊水过少、胎死宫内、胎盘早剥等
子痫		子痫前期基础上发生不能用其他原因解释的抽搐
		子痫发生前可有不断加重的重度子痫前期，但也可发生于血压升高不显著、无蛋白尿病例。通常产前子痫较多，发生于产后 48 小时者约占 25%
		子痫抽搐进展迅速，前驱症状短暂，表现为抽搐、面部充血、口吐白沫、深昏迷；随之深部肌肉僵硬，很快发展成典型的全身高张阵挛惊厥、有节律的肌肉收缩和紧张，持续 1～1.5 分钟，期间患者无呼吸动作；此后抽搐停止，呼吸恢复，但患者仍昏迷，最后意识恢复，但困惑、易激惹、烦躁

分类	临床表现
慢性高血压并发子痫前期	慢性高血压孕妇，孕 20 周前无蛋白尿，孕 20 周后出现尿蛋白≥0.3g/24h 或随机尿蛋白≥（+）；或孕 20 周前有蛋白尿，孕 20 周后尿蛋白定量明显增加；或出现血压进一步升高等上述重度子痫前期的任何一项表现
妊娠合并慢性高血压	既往存在的高血压或在妊娠 20 周前收缩压≥140mmHg 和（或）舒张压≥90mmHg（除外滋养细胞疾病），妊娠无明显加重；或妊娠 20 周后首次诊断高血压并持续到产后 12 周以后

三、诊断

根据病史、临床表现、体征及辅助检查即可做出诊断，应注意有无并发症及凝血机制障碍。

（一）病史

注意询问患者妊娠前有无高血压、肾病、糖尿病及自身免疫性疾病等病史或表现，有无妊娠期高血压疾病史；了解患者此次妊娠后高血压蛋白尿等症状出现的时间和严重程度有无妊娠期高血压疾病家族史。

（二）高血压

同一手臂至少 2 次测量收缩压≥140mmHg 和（或）舒张压≥90mmHg 定义为高血压。若血压较基础血压升高 30/15mmHg，但低于 140/90mmHg，不作为诊断依据，但须严密观察。对首次发现血压升高者，应间隔 4 小时或以上复测血压。对严重高血压患者收缩压≥160mmHg 和（或）舒张压≥110mmHg，间隔数分钟重新测定后即可诊断。

（三）蛋白尿

高危孕产妇产检均应检测尿蛋白。可疑子痫前期孕妇应测 24h 尿蛋白定量。尿蛋白≥0.3g/24h 或尿蛋白/肌酐比值≥0.3，或随机尿蛋白≥（+）定义为蛋白尿。应注意蛋白尿的进展性变化及排查蛋白尿与孕妇肾脏疾病和自身免疫性疾病的关系。

四、辅助检查

1. **妊娠期高血压应进行以下常规检查** ①血常规；②尿常规；③肝功能、血脂；④肾功能、尿酸；⑤凝血功能；⑥心电图；⑦胎心监测；⑧B 型超声：检查胎儿、胎盘、羊水。

2. **子痫前期、子痫视病情发展、诊治需要酌情增加以下相关检查项目** ①眼底检查；②凝血功能系列［血浆凝血酶原时间、凝血酶时间、部分活化凝血活酶时间、血浆纤维蛋白原、凝血酶原国际标准化比率、纤维蛋白（原）降解产物、D-二聚体、3P 试验、AT-Ⅲ］；③B 型超声等影像学检查肝、胆、胰、脾、肾等脏腑；④电解质；⑤动脉血气分析；⑥心脏彩超及心功能测定；⑦脐动脉血流指数、子宫动脉等血流变化、头颅 CT 或 MRI 检查。

五、鉴别诊断

子痫前期应与妊娠合并慢性肾炎等相鉴别。子痫应与癫痫、脑炎、脑膜炎、脑肿瘤、脑血管畸形破裂出血、脑出血、癔症、糖尿病高渗性昏迷、低血糖昏迷等相鉴别。

六、治疗

（一）中医治疗

本病总的治疗目的和原则是防止发生子痫、降低围生儿死亡率、降低母婴严重并发症的发生。轻度妊娠期高血压疾病可选择中医药治疗，标本兼顾之法，健脾补肾，平肝潜阳，清热息风，滋阴补血，活血化瘀，以祛邪消因，调节脏腑、气血功能，使妊娠正常进行。注意勿过用滑利、峻下、逐水、耗散之品，以伤胎气；中度妊娠期高血压疾病采用中西结合原则，解痉、降压、镇静、合理扩容，西药效力发挥较快，中药予调整阴阳气血平衡以固本；重度妊娠期高血压疾病须急予解痉、降压、镇静、合理扩容及必要时利尿，并适时终止妊娠，拯救母婴生命。

1）气滞湿阻证

证候 妊娠中晚期，先由脚肿，渐及于腿，皮色不变，随按随起，行走艰难，头晕胀痛，胸闷胁胀，或脘腹胀满，纳少，尿少，苔薄腻，脉弦滑。

治法 理气行滞，除湿消肿。

方药 天仙藤散（《校注妇人良方》）。

天仙藤、香附、陈皮、甘草、乌药、生姜、木瓜、紫苏叶。

若肿势重、腹胀纳呆者加茯苓、白术、大腹皮以健脾行水；若气喘面肿者加桑白皮、杏仁、桔梗以宣肺降气，利水消肿；若胸胁胀痛、情志不舒者加柴胡、佛手以舒肝理气。

2）阴虚肝旺证

证候 妊娠中晚期，头晕目眩，耳鸣作响，颜面潮红，心悸怔忡，夜寐多梦，易惊，胸胁胀痛，舌红或绛，少苔，脉弦细数。

治法 滋阴养血，平肝潜阳。

方药 杞菊地黄丸（《医级》）加减。

熟地黄、山茱肉、山药、泽泻、茯苓、牡丹皮、菊花、枸杞子。

若头晕目眩甚，伴血压偏高者加天麻、夏枯草以平肝止眩；若视物不清者加草决明、白蒺藜以清热平肝明目；若口苦心烦者加竹茹、黄芩以清热除烦。

3）脾虚肝旺证

证候 妊娠后期，面浮肢肿逐渐加重，头昏头重如眩冒状，胸胁胀满，伴神疲肢软、纳少便溏，舌胖有齿痕，苔腻，脉弦滑。

治法 健脾利湿，平肝潜阳。

方药 半夏白术天麻汤（《医学心悟》）加减。

半夏、白术、天麻、茯苓、橘红、甘草、生姜、大枣。

若肿甚者加猪苓、泽泻以利湿消肿；若胸闷呕恶者加旋覆花以降逆止；若头痛甚者，加蔓荆子、白僵蚕祛风止痛。

4）肝风内动证

证候 妊娠后期、产时或新产后，头痛，眩晕，突发四肢抽搐，两目直视，牙关紧闭，甚至昏不知人，颜面潮红，心悸烦躁，舌红，苔薄黄，脉细弦或滑数。

治法 滋阴清热，平肝息风。

方药 羚角钩藤汤（《重订通俗伤寒论》）加减。

羚角片、双钩藤、桑叶、菊花、生地、白芍、川贝母、竹茹、茯神、甘草。

若喉中痰鸣者加竹沥、天竺黄、石菖蒲以清热涤痰；若昏迷不醒、病情危重者加安宫牛黄丸以清热镇痉，息风开窍；若头痛目眩甚者加天麻、夏枯草以平肝止眩；若兼见视物不清者加白蒺藜、草决明、青葙子以平肝清热明目。

5）痰火上扰证

证候 妊娠晚期，或正值分娩时，头晕头重，胸闷泛恶，猝然昏不知人，面部口角及四肢抽搐，气粗痰鸣，多有水肿，舌红，苔黄腻，脉弦滑。

治法 清热豁痰，息风开窍。

方药 牛黄清心丸（《痘疹世医心法》）加减。

牛黄、黄芩、黄连、郁金、栀子、朱砂。

若痰涎壅盛者加天竺黄、石菖蒲、竹沥、半夏以清热涤痰；若面红目赤，烦躁谵妄，小便短赤，心肝火旺者加龙胆草、焦栀子、黄连、竹叶，甚或水牛角以清泻心肝之火；如属产后子痫者可加太子参、熟地黄、枸杞子、当归以益气养血；若兼有便秘者配何首乌、黑芝麻、柏子仁、肉苁蓉以润肠通便；若见瘀血阻滞，诸如腹部、四肢有赤缕红丝，唇舌青紫，舌见瘀斑者加丹参、赤芍、琥珀、桃仁以活血化瘀。

（二）西医治疗

1. 一般治疗

（1）妊娠期高血压患者可在家或住院治疗，轻度子痫前期应住院评估决定是否院内治疗，中度子痫前期及子痫患者应住院治疗。

（2）应注意休息并取侧卧位，但子痫前期患者住院期间不建议绝对卧床休息。保证充足蛋白质和热量。不建议限制食盐摄入。

（3）保证充分睡眠。必要时可睡前口服地西泮 2.5～5mg。

2. 降压治疗

（1）降压治疗的目的：预防子痫、心脑血管意外和胎盘期前收缩等严重母胎并发症。收缩压≥160mmHg 和（或）舒张压≥110mmHg 的高血压孕妇必须降压治疗。收缩压≥140mmHg 和（或）舒张压≥90mmHg 的高血压孕妇可以使用降压治疗；妊娠前已用降压药的孕妇应继续。

（2）目标血压：孕妇无并发脏器功能损伤，收缩压应控制在 130～155mmHg，舒张压应控制在 80～105mmHg；孕妇并发脏器功能损伤，则收缩压应控制在 130～139mmHg，舒张压应控制在 80～89mmHg。降压过程力求平稳，不可波动过大。为保证子宫胎盘血流灌注，血压不低于 130/80mmHg。

常用的口服降压药物有拉贝洛尔、硝苯地平短效或缓释片、肼屈嗪。如口服药物血压下降不理想，可使用静脉用药：拉贝洛尔、尼卡地平、酚妥拉明、肼屈嗪。为防止血液浓缩，有效循环血量减少和高凝倾向，妊娠期一般不使用利尿剂降压。不推荐使用阿替洛尔和哌唑嗪。禁止使用血管紧张素转换酶抑制剂（ACEI）和血管紧张素 2 受体拮抗剂（ARB）。

1）拉贝洛尔（labetalol）：为 α、β 肾上腺素受体阻滞剂，降低血压但不影响肾及胎盘血量，并可对抗血小板凝聚，促进胎儿肺成熟。该药显效快，不引起血压过低或反射性心动过速。用法：50～150mg 口服，3～4 次/日；静脉注射：初始剂量 20mg，10 分钟后若无有效降压则可剂量加倍，最大单次剂量 80mg，直至血压控制，每日最大总剂量 220mg；静脉滴注：50～100mg 加入 5%葡萄糖溶液 250～500ml 中，根据血压调整滴速，待血压稳定后改口服。

2）硝苯地平（nifedipine）：为钙离子通道阻滞剂，可解除外周血管痉挛，使全身血管扩张，血压下降，由于其降压作用迅速，一般不主张舌下含化，紧急时舌下含化 10mg。用法：口服 10mg，3 次/日，24 小时总量不超过 60mg。其不良反应为心悸、头痛，与硫酸镁有协同作用。

3）尼莫地平（nimoldipine）：为钙离子通道阻滞剂，其优点在于选择性地扩张脑血管。用法：20～60mg 口服，2～3 次/日；静脉滴注：20～40mg 加入 5%葡萄糖溶液 250ml 中，每日总量不超过 360mg。该药不良反应为头痛、恶心、心悸及颜面潮红。

4）尼卡地平（nicardipine）：为二氢吡啶类钙离子通道阻滞剂。用法：口服初始剂量 20～40mg，3 次/日；静脉滴注：1mg/h 起，根据血压变化每 10 分钟调整剂量。

5）酚妥拉明（phentolamine）：为肾上腺素能受体阻滞剂。用法：10～20mg 溶入 5%葡萄糖溶液 100～200ml 中，以 10μg/min 静脉滴注。

6）甲基多巴（methyldopa）：可兴奋血管运动中枢的受体，抑制外周交感神经而降低血压，妊娠期使用效果较好。用法：250mg 口服，3 次/日。根据病情酌情减量，最高不超过 2g/d。其不良反应为嗜睡、便秘、口感、心动过缓。

7）硝酸甘油（nitroglyyeerin）：作用于氧化亚氮合酶，可同时扩张动脉和静脉，降低前后负荷，主要用于合并心力衰竭和急性冠脉综合征时高血压急症的降压治疗。起始剂量 5～10μg/min 静脉滴注，每 5～10 分钟增加滴速至维持剂量 20～50μg/min。

8）硝普钠（sodium nitroprusside）：为强效血管扩张剂，扩张周围血管使血压下降。由于药物能迅速通过胎盘进入胎儿体内，并保持较高浓度，其代谢产物（氰化物）对胎儿有毒性作用，不宜在妊娠期使用。分娩期或产后血压过高，应用其他降压药效果不佳时，方考虑使用。用法：50mg 加入 5%葡萄糖溶液 500ml 中，以 0.5～0.8μg/（kg·min）缓慢静脉滴注。妊娠期应用仅适用于其他降压药物无效的高血压危象孕妇。用药期间，应严密监测血压及心率。

3. 硫酸镁防治子痫 硫酸镁是子痫治疗的一线药物，也是重度子痫前期预防子痫发作的预防用药。硫酸镁控制子痫再次发作的效果优于地西泮、苯巴比妥和冬眠合剂等镇静药物。除非存在硫酸镁应用禁忌或硫酸镁治疗效果不佳，否则不推荐苯二氮䓬类（如地西泮）和苯妥英钠用于子痫的预防或治疗。对于轻度子痫前期患者也可考虑应用硫酸镁。

（1）用药指征：①控制子痫抽搐及预防再抽搐；②预防重度子痫前期发展成为子痫；③子痫前期临产前用药预防抽搐。

（2）用药方案：静脉给药结合肌内注射。①控制子痫：静脉用药，负荷剂量硫酸镁 2.5～5g，溶于 10%葡萄糖溶液 20ml 内静脉推注（15～20 分钟），或者 5%葡萄糖溶液 100ml 内快速静脉滴注，继而 1～2g/h 静脉滴注维持。或者夜间睡前停用静脉给药，改为肌内注射，用法：25%硫酸镁 20ml+2%利多卡因 2ml 深部臀肌内注射。24 小时硫酸镁总量 25～30g，疗程 24～48 小时。②预防子痫发作：负荷和维持剂量同控制子痫处理。用药时间长短依病情而定，一般每日静脉滴注 6～12 小时，24 小时总量不超过 25g。用药期间每日评估病情变化，决定是否继续用药。

（3）注意事项：血清镁离子有效治疗浓度为 1.8～3.0mmol/L，超过 3.5mmol/L 即可出现中毒症状。使用硫酸镁的必备条件：①膝腱反射存在；②呼吸≥16 次/分；③尿量≥17ml/h 或≥400ml/24h；④备有 10%葡萄糖酸钙。镁离子中毒时停用硫酸镁并静脉缓慢注射（5～10 分钟）10%葡萄糖酸钙 10ml。如患者同时合并肾功能不全、心肌病、重症肌无力等，则硫酸镁应慎用或减量使用。条件许可，用药期间可监测血清镁离子浓度。

4. 镇静药物的应用 镇静药物可缓解孕产妇精神紧张、焦虑症状、改善睡眠，当应用硫酸镁无效或有禁忌时可用于预防并控制子痫。

（1）地西泮（diazepam）：具有较强的镇静、抗惊厥、肌肉松弛作用，对胎儿及新生儿的影响较小。用法：2.5～5mg 口服，3 次/日或睡前服用；10mg 肌内注射或静脉缓慢注射（>2 分钟）可用于预防子痫发作。1 小时内用药超过 30mg 可能发生呼吸抑制，24 小时总量不超过 100mg。

（2）冬眠药物：可广泛抑制神经系统，有助于解痉降压，控制子痫抽搐。冬眠合剂由哌替啶 100mg、氯丙嗪 50mg、异丙嗪 50mg 组成，通常以 1/3 或 1/2 量肌内注射，或加入 5%葡萄糖溶液 250ml 内静脉滴注。由于氯丙嗪可使血压急剧下降，导致肾及子宫胎盘血供减少，导致胎儿缺氧，且对母儿肝脏有一定的损害，现仅用于硫酸镁治疗效果不佳者。

（3）苯巴比妥钠：具有较好的镇静、抗惊厥、控制抽搐作用，用于子痫发作时 0.1g 肌内注射，预防子痫发作时 30mg 口服，3 次/日。由于该药可致胎儿呼吸抑制，分娩前 6 小时宜慎重。

5. 有指征者利尿治疗 子痫前期患者不主张常规应用利尿剂，仅当患者出现全身性水肿、肺水肿、脑水肿、肾功能不全、急性心力衰竭时，可酌情使用呋塞米等快速利尿剂。

甘露醇主要用于脑水肿，该药属高渗性利尿剂，患者心力衰竭或潜在心力衰竭时禁用。甘油果糖适用于肾功能有损伤的患者。严重低蛋白血症有腹水者应补充白蛋白后再应用利尿剂效果较好。

6. 促胎肺成熟　孕周<34 周的子痫前期患者，预计 1 周内可能分娩者均应接受糖皮质激素促胎肺成熟治疗。

7. 分娩时机和方式　子痫前期患者经积极治疗母胎状况无改善或者病情持续进展时，终止妊娠是唯一有效的治疗措施。

（1）终止妊娠时机：①妊娠期高血压、轻度子痫前期的孕妇可期待至足月。②重度子痫前期患者：妊娠<26 周经治疗病情不稳定者建议终止妊娠。妊娠 26～28 周根据母胎情况及当地母儿诊治能力决定是否期待治疗。妊娠 28～34 周，如果病情不稳定，经积极治疗 24～48 小时病情仍加重，促胎肺成熟后终止妊娠；如病情稳定，可考虑期待治疗，并建议转至具备早产儿救治能力的医疗机构。妊娠≥34 周，胎儿成熟后可考虑终止妊娠。妊娠 37 周后的重度子痫前期应终止妊娠。③子痫：控制 2 小时后可考虑终止妊娠。

（2）终止妊娠的方式：妊娠期高血压疾病患者，如无产科剖宫产指征，原则上考虑阴道试产。但如果不能短时间内阴道分娩，病情有可能加重，可考虑放宽剖宫产指征。

（3）分娩期间注意事项：注意观察自觉症状变化；监测血压并继续降压治疗，应将血压控制在≤160/110mmHg；监测胎心变化；积极预防产后出血；产时不可使用任何麦角新碱类药物。

（4）早发型重度子痫前期待治疗：妊娠 34 周之前发病者为早发型（early onset）；妊娠 34 周之后发病者为晚发型（late onset）。早发型重度子痫前期期待治疗的指征：①孕龄不足 32 周经治疗症状好转，无器官功能障碍或胎儿情况恶化，可考虑延长孕周。②孕龄 32～34 周，24 小时尿蛋白定量<2g；轻度胎儿生长受限、胎儿监测指标良好；彩色多普勒超声测量显示无舒张期脐动脉血反流；经治疗后血压下降；无症状、仅有实验室检查提示胎儿缺氧经治疗后好转者。

8. 子痫处理　子痫是妊娠期高血压疾病最严重的阶段，是妊娠期高血压疾病导致母儿死亡的最主要原因，应积极处理。处理原则为控制抽搐，纠正缺氧和酸中毒，控制血压，抽搐控制后终止妊娠。

9. 产后处理（产后 6 周内）　重度子痫前期患者产后应继续使用硫酸镁 24～48 小时预防产后子痫。子痫前期患者产后 3～6 日是产褥期血压高峰期，高血压、蛋白尿等症状仍可能反复出现甚至加剧，因此在这期间仍应每日监测血压及尿蛋白。如血压≥160/110mmHg 应继续给予降压治疗。哺乳期可继续应用产前使用的降压药物，禁用 ACEI 和 ARB 类（卡托普利、依那普利除外）。注意监测及记录产后出血量，患者应在重要器官功能恢复正常后方可出院。

七、中西医临床诊疗思路

妊娠期高血压疾病为妊娠与高血压并存的一组疾病，严重威胁母婴健康。基本病理生理变化是全身小血管痉挛、内皮损伤及局部缺血。主要临床表现为高血压，较重时出现蛋白尿，严重时发生抽搐。基本治则包括休息、镇静、解痉，有指征地降压、利尿，密切监测母胎情况，适时终止妊娠。

轻度妊娠期高血压疾病可选择中医药治疗，注意标本兼顾，健脾补肾、平肝潜阳、清热息风、滋阴补血、活血化瘀，以祛邪消因，调节脏腑、气血功能，使妊娠正常进行。注意勿过用滑利、峻下、逐水、耗散之品，避免伤及胎气。中度妊娠期高血压疾病采用中西结合原则，中药予调整阴阳气血平衡以固本。重度妊娠期高血压疾病须急予解痉、降压、镇静、合理扩容及必要时利尿，并适时终止妊娠，拯救母婴生命。

八、预防与调护

（1）定期产前检查：孕妇从发现妊娠到妊娠 36 周以前，至少应该接受 8 次正规检查，已出现轻度妊娠期高血压疾病的高危人群，更应缩短检查的间隔时间。

（2）对妊娠期高血压疾病患者要重视早治疗。

（3）适时终止妊娠是控制妊娠期高血压疾病进展的关键。

古医籍精选

《妇人大全良方》曰："妊娠苦烦闷者，以四月受少阴君火气以养精；六月受少阴相火气以养气。若母心惊胆寒，多有烦闷，名曰子烦也。"

《叶氏女科诊治秘方》曰："妊娠七八月，忽然卒倒僵仆，不省人事，顷刻即醒，名曰子晕，宜葛根汤。亦有血虚，阴火炎上，鼓动其痰而眩晕者，宜葛根四物汤。亦有气血两虚而眩晕者，宜八珍汤。"

《诸病源候论》曰："体虚受风，而伤太阳之经，停滞经络，后复遇寒湿相搏，发则口噤背强，名之为痉。妊娠而发者，闷冒不识人，须臾醒，醒复发，亦是风伤太阳之经作痉也。亦名子痫，亦名子冒也。"

病案分析

《中国现代名中医医案精华》哈荔田医案：渔场下坡王某之妻，24 岁。初诊：1952 年仲秋。主诉：妊娠近 7 个月，肢面浮肿，头痛目眩，泛恶欲呕，因家道不丰，仍日夜操劳。一日突发抽搐神迷、目吊口噤、全身痉挛，乍作乍止。举家惶惶，不知所措，急遣人邀余往诊。

诊查：余至时正直发作，入视其状，见四肢抽搐有力，面青唇紫，少顷抽定，脉诊弦滑，舌质暗，边有瘀斑，询之烦热心悸，头目疼痛。

辨证：余退而语其夫：此子痫也，乃因素体血虚，怀孕期间血聚养胎，致阴血更亏，阴虚火旺，火旺则化风，肝风内动，筋脉失养，遂有此证。前者头痛目眩，泛恶欲呕，已是内风欲动之兆，乃不知静养，以致于此。倘反复发作，对于母体、胎儿恐有危害。书方如下：

先予熊胆 0.6g，研末，冲入竹沥水 15g，即服，以清热解痉涤痰（倘无熊胆，可用蛇胆或鸡胆代之），后服下方药：

处方：秦当归 12g，杭白芍 24g，刘寄奴 12g，桃仁泥 9g，南红花 9g，麦门冬 9g，黑芝麻 12g，嫩钩藤 12g，紫贝齿 15g，白僵蚕 9g，苏地龙 9g，条黄芩 9g，磁雅连 9g。水煎，嘱服 1 剂，以观动静。翌日晨其夫来告，谓头煎服后抽搐渐平，随服二煎，头痛亦减。余曰：病虽稍定，恐有复萌，原方药再服 1 剂，冀得无虞。

药后再被邀诊，病妇脉缓神清，抽痛未作，唯口干纳差，肿势依然。再予育阴清热、养血活血，兼疏筋化湿之剂。

处方：秦当归 12g，赤白芍 9g，天仙藤 12g，南红花 12g，茯苓皮 15g，宣木瓜 9g，香附米 6g，麦门冬 9g，肥玉竹 9g，女贞子 12g，桑寄生 12g，黄芩 6g，白僵蚕 9g，六神曲 12g，2 剂。

数年后，王某携一小儿与余邂逅途中，谈及往事，谓其妻服二诊方后，诸症悉退，搐未再发，并足月顺产一子，即此小儿也。

（梁雪芳　田滢舟　王小云）

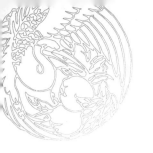

第七节 妊娠期糖尿病

妊娠合并糖尿病有两种情况，一种为原有糖尿病（diabetes mellitus，DM）的基础上合并妊娠，又称糖尿病合并妊娠；另一种为妊娠前糖代谢正常，妊娠期才出现的糖尿病，称为妊娠期糖尿病（gestational diabetes mellitus，GDM）。糖尿病孕妇中90%以上为GDM，糖尿病合并妊娠者不足10%。GDM发生率世界各国报道为1%～14%，我国GDM发生率为1%～5%，近年有明显增高的趋势。GDM多数可在产后恢复，但将来患2型糖尿病的机会增加。糖尿病孕妇的临床经过复杂，对母儿均有较大危害，对此应予重视。

本病属中医学"消渴"范畴。

一、病因病理

（一）中医病因病机

1. 病因 素体禀赋不足、饮食失节、情志失常、孕后阴血不足均可导致消渴。

2. 病机 中医认为素体阴虚，燥热内生，耗伤阴津，发为消渴。妊娠之后，阴血聚以养胎，使阴虚燥热更盛，病情加重，并可损及胎元。

（二）西医病因病理

1. 病因 随妊娠进展，孕妇体内拮抗胰岛素样物质增加，孕妇对胰岛素的敏感性下降，增加了胰岛素需求量。部分孕妇由于胰岛素分泌受限，不能代偿这一生理变化而使血糖升高，使原有的糖尿病加重或出现GDM。

2. 发病机制 在妊娠早中期，随孕周增加，胎儿对营养物质需求量增加，通过胎盘从母体获取葡萄糖是胎儿能量的主要来源，孕妇血浆葡萄糖水平随妊娠进展而降低，空腹血糖约降低10%。主要原因有：①胎儿从母体获取葡萄糖增加；②妊娠期肾血浆流量及肾小球滤过率均增加；③雌激素和孕激素增加母体对葡萄糖的利用。

因此，空腹时孕妇清除葡萄糖能力较非妊娠期增强。到妊娠中晚期，孕妇体内拮抗胰岛素样物质增加，如肿瘤坏死因子、瘦素、胎盘生乳素、雌激素、孕酮、皮质醇和胎盘胰岛素酶等使孕妇对胰岛素的敏感性随孕周增加而下降，为维持正常糖代谢水平，胰岛素需求量必须相应增加。对于胰岛素分泌受限的孕妇，妊娠期不能代偿这一生理变化而使血糖升高，出现GDM。

二、临床表现

（一）病史

可有糖尿病家族史，孕前糖尿病史，原因不明的流产、早产、死胎、死产、巨大儿、羊水过多、畸形儿、新生儿死亡等不良孕产史。

（二）症状

妊娠期有三多症状（多饮、多食、多尿），或外阴阴道假丝酵母菌感染反复发作，孕妇体重>90kg，本次妊娠并发羊水过多或巨大胎儿者，应警惕合并糖尿病的可能。但大多数妊娠期糖尿病患者无明显临床表现。

（三）主要并发症

妊娠合并糖尿病对母儿的影响及影响程度取决于糖尿病病情及血糖控制水平。病情较重或血糖控制不良者，对母、儿的影响极大，母儿的近远期并发症较高。

1. 对孕妇的影响

（1）发生妊娠期高血压疾病的可能性较非糖尿病孕妇高 2～4 倍。糖尿病孕妇因糖尿病导致微血管病变，使小血管内皮细胞增厚及管腔变窄，组织供血不足。糖尿病孕妇一旦并发高血压，病情较难控制，母儿并发症明显增加。

（2）感染是糖尿病主要的并发症。未能很好控制血糖的孕妇易发生感染，感染亦可加重糖尿病代谢紊乱，甚至诱发酮症酸中毒等急性并发症。与糖尿病有关的妊娠期感染有外阴阴道假丝酵母菌病、肾盂肾炎、无症状菌尿症、产褥感染等。

（3）易发生糖尿病酮症酸中毒。常见诱因有：①GDM 未得到及时诊断而导致血糖过高；②糖尿病患者未及时治疗或血糖控制不满意时妊娠，随孕周增加胰岛素用量未及时调整；③使用肾上腺皮质激素和 β 肾上腺素能受体兴奋剂影响孕妇糖代谢；④合并感染时胰岛素未及时调整用量等。糖尿病酮症酸中毒对母儿危害大，不仅是孕妇死亡的主要原因，发生在妊娠早期还有导致胎儿致畸作用，发生在妊娠中晚期易导致胎儿窘迫及胎死宫内。

（4）GDM 孕妇再次妊娠时，复发率高达 33%～69%。

2. 对胎儿的影响

（1）巨大胎儿：发生率高达 25%～42%。GDM 孕妇过胖或体重指数过大是发生巨大儿的重要危险因素。

（2）胎儿生长受限（FGR）：发生率为 21%。妊娠早期高血糖有抑制胚胎发育的作用，导致妊娠早期胚胎发育落后。

（3）流产和早产：妊娠早期血糖高可使胚胎发育异常，最终导致胚胎死亡而流产；合并羊水过多易发生早产，早产发生率为 10%～25%。

（4）胎儿畸形：发生率高于非糖尿病孕妇，严重畸形发生率为正常妊娠的 7～10 倍，以心血管畸形和神经系统畸形最常见。

3. 对新生儿的影响

（1）新生儿呼吸窘迫综合征：高血糖刺激胎儿胰岛素分泌增加，形成高胰岛素血症，后者具有拮抗糖皮质激素促进肺泡 Ⅱ 型细胞表面活性物质合成及释放的作用，使胎儿肺表面活性物质产生及分泌减少，胎儿肺成熟延迟。

（2）新生儿低血糖：新生儿脱离母体高血糖环境后，高胰岛素血症仍存在，若不及时补充糖，易发生低血糖，严重时危及新生儿生命。

三、辅助检查

1. 空腹血糖（fasting plasma glucose，FPG）　≥7.0mmol/L（126mg/dl）。
2. 糖化血红蛋白（HbA1c）　≥6.5%（采用 NGSP/DCCT 标化的方法）。
3. 葡萄糖耐量试验（OGTT）检查　推荐在妊娠 24～28 周及以后进行 75gOGTT 检查。

四、诊断

（一）糖尿病合并妊娠的诊断

（1）妊娠前已确诊为糖尿病患者。

（2）妊娠前未进行过血糖检查但存在糖尿病高危因素者，如肥胖、一级亲属患 2 型糖尿病、

GDM 史或大于胎龄儿分娩史、多囊卵巢综合征及妊娠早期空腹尿糖反复阳性，达到以下任何一项标准应诊断为糖尿病合并妊娠。

1）FPG≥7.0mmol/L（126mg/dl）。

2）HbA1c≥6.5%（采用 NGSP/DCCT 标化的方法）。

3）伴有典型的高血糖或高血糖危象症状，同时任意血糖≥11.1mmol/L（200mg/dl）。如果没有明确的高血糖症状，任意血糖≥11.1mmol/L 需要次日复测 FPG 或者 HBA1c 确诊。不建议孕早期常规 OGTT 检查。

（二）妊娠期糖尿病的诊断

（1）在妊娠 24~28 周及以后，应对所有尚未被诊断为糖尿病的孕妇进行 75gOGTT 检查。

方法：OGTT 试验前 1 日晚餐后禁食至少 8 小时至次日晨，OGTT 试验前连续 3 日正常体力活动、正常饮食，检查期间静坐、禁烟。检查时 5 分钟内口服含 75g 葡萄糖的液体 300ml，分别抽取服糖前、服糖后 1 小时和 2 小时的静脉血，测定血浆葡萄糖水平。

75gOGTT 的诊断标准：空腹及服糖后 1、2 小时的血糖值分别为 5.1mmol/L、10.0mmol/L、8.5mmol/L。任何一点血糖值达到或超过上述标准即诊断为 GDM。

（2）医疗资源缺乏地区，建议妊娠 24~28 周首先检查 FPG。FPG≥5.1mmol/L，可以直接诊断为 GDM，不必再做 75gOGTT；而 4.4mmol/L≤FPG<5.1mmol/L 者，应尽早做 75gOGTT；FPG<4.4mmol/L 者，可暂不行 75gOGTT。

（3）孕妇具有 GDM 高危因素，首次 OGTT 正常者，必要时在妊娠晚期重复 OGTT。

（三）妊娠合并糖尿病的分期

依据患者发生糖尿病的年龄、病程及是否存在血管并发症等进行分期（White 分类法），有助于判断病情的严重程度及预后。

A 级：妊娠期诊断的糖尿病。

A1 级：经控制饮食，空腹血糖<5.3mmol/L，餐后 2 小时血糖<6.7mmol/L。

A2 级：经控制饮食，空腹血糖≥5.3mmol/L，餐后 2 小时血糖≥6.7mmol/L。

B 级：显性糖尿病，20 岁以后发病，病程<10 年。

C 级：发病年龄 10~19 岁，或病程达 10~19 年。

D 级：10 岁前发病，或病程≥20 年，或合并单纯性视网膜病。

F 级：糖尿病性肾病。

R 级：眼底有增生性视网膜病变或玻璃体积血。

H 级：冠心病。

T 级：有肾移植史。

五、鉴别诊断

本病需与妊娠期生理性尿糖鉴别，孕期生理性尿糖的发生率为 10%~20%，经空腹血糖检测正常可确诊，必要时进行糖筛查、糖耐量试验。

六、治疗

（一）中医治疗

消渴病其病位有上、中、下三消之分，本病以阴虚为本，燥热为标，两者互为因果，故清热润燥、养阴生津为本病的治疗大法。《医学心悟·三消》曰："治上消者，宜润其肺，兼清其胃""治中消者，宜清其胃，兼滋其肾""治下消者，宜滋其肾，兼补其肺"，可谓深得治疗消渴之要旨。

1）肺热伤津证

证候 孕期烦渴多饮，口干舌燥，尿频量多，舌边尖红，苔薄黄或少苔，脉滑数。

治法 清热润肺，生津止渴。

方药 消渴方（《丹溪心法》）加减。

黄连末、天花粉末、生地汁、藕汁、人乳汁、姜汁、蜂蜜。

若烦渴不止者，加天冬、玄参、芦根以生津清热。中成药可用增液冲剂口服。

2）胃热炽盛证

证候 孕期多食易饥，形体消瘦，口干多饮，大便干燥，舌红，苔黄，脉滑实有力。

治法 清胃泻火，养阴增液。

方药 玉女煎（《景岳全书》）加减。

石膏、熟地黄、麦冬、知母、牛膝。

若烦渴引饮、倦怠乏力者，加人参、葛根以健脾益气，养阴生津。

3）肾阴亏虚证

证候 孕期尿频量多，尿浊如膏脂，或尿甜，口干舌燥，腰膝酸软，舌红，少苔，脉细数。

治法 滋阴益肾。

方药 六味地黄丸（《小儿药证直诀》）加减。

熟地黄、山药、茯苓、牡丹皮、泽泻、山萸肉。

若乏力气短者，加人参、黄芪以益气生津；尿浊明显者，加益智仁、桑螵蛸以益肾缩泉。中成药可用麦味地黄丸口服。

4）阴阳两虚证

证候 孕期小便频多，混浊如膏，甚则饮一溲二，面色黧黑，腰膝酸软，形寒畏冷，口渴思饮，舌淡，苔少，脉沉细无力。

治法 滋阴助阳。

方药 肾气丸（《金匮要略》）加减。

桂枝、附子、熟地黄、山萸肉、山药、茯苓、牡丹皮、泽泻。

若烦躁失眠者，加黄柏、知母、龟板以滋阴清热。

（二）西医治疗

（1）已有严重的心血管病史、肾功能减退或眼底有增生性视网膜炎者应避孕，不宜妊娠；若已妊娠应及早人工终止妊娠。对器质性病变较轻，或病情控制较好者，可继续妊娠。孕期应加强监护，严格控制血糖值，确保妊娠期及分娩期血糖在正常范围。

（2）医学营养治疗：饮食控制很重要。妊娠早期糖尿病孕妇需要热量与孕前相同。妊娠中期以后，每日热量增加 200kcal，其中糖类占 50%～60%，蛋白质占 20%～25%，脂肪占 25%～30%。但要注意，避免过分控制饮食，否则会导致孕妇饥饿性酮症及胎儿生长受限。

（3）药物治疗：大多数 GDM 孕妇通过生活方式的干预即可使血糖达标，不能达标的 GDM 患者首先推荐应用胰岛素控制血糖。目前，口服降糖药物二甲双胍和格列苯脲在 GDM 患者中应用的安全性和有效性不断得到证实，但我国尚缺乏相关研究，且这两种药物均未在我国获得妊娠期治疗 GDM 的注册适应证。

胰岛素用量个体差异较大，尚无统一标准。一般从小剂量开始，并根据病情、孕期进展及血糖值加以调整，力求控制血糖在正常水平。妊娠不同时期机体对胰岛素需求不同：①妊娠前应用胰岛素控制血糖的患者，妊娠早期因早孕反应进食量减少，需要根据血糖监测情况必要时减少胰岛素用量；②随着妊娠进展，抗胰岛素激素分泌逐渐增多，妊娠中、晚期的胰岛素需要量常有不同程度增加。妊娠 32～36 周胰岛素用量达最高峰，妊娠 36 周后胰岛素用量稍下降，特别是在夜间。妊娠晚期胰岛素需要量减少，不一定是胎盘功能减退，可能与胎儿对血葡萄糖利用增加有关，可在加强胎儿监护的情况下继续妊娠。

（4）妊娠期糖尿病酮症酸中毒的处理：在监测血气、血糖、电解质并给予相应治疗的同时，主张应用小剂量胰岛素 0.1U/（kg·h）静脉滴注。每 1～2 小时监测血糖 1 次。血糖>13.9mmol/L，应将胰岛素加入 0.9%氯化钠注射液中静脉滴注，血糖≤13.9 mmol/L，将胰岛素加入 5%葡萄糖氯化钠注射液中静脉滴注，酮体转阴后可改为皮下注射。

（5）孕期母儿监护：应加强胎儿监护，包括对胎儿生长发育情况、胎儿成熟度、胎儿-胎盘功能等的检测，预防胎死宫内。

1）分娩时机：①不需要胰岛素治疗的 GDM 孕妇，无母儿并发症的情况下，严密监测到预产期，未自然临产者采取措施终止妊娠。②妊娠前糖尿病及需胰岛素治疗的 GDM 者，如血糖控制良好，严密监测下，妊娠 38～39 周终止妊娠；血糖控制不满意者及时收入院。③有母儿合并症者，血糖控制不满意，伴血管病变、合并重度子痫前期、严重感染、胎儿生长受限、胎儿窘迫时，严密监护下，适时终止妊娠，必要时抽取羊水，了解胎肺成熟情况，完成促胎肺成熟。

2）分娩方式：糖尿病不是剖宫产的指征。决定阴道分娩者，应制订产程中分娩计划，避免产程过长。

选择剖宫产的手术指征：糖尿病伴微血管病变及其他产科指征，如怀疑巨大胎儿、胎盘功能不良、胎位异常等产科指征者。妊娠期血糖控制不好，胎儿偏大或者既往有死胎、死产史者，应适当放宽剖宫产手术指征。

3）分娩期处理：①一般处理：注意休息、镇静，给予适当饮食，严密观察血糖、尿糖及酮体变化，及时调整胰岛素用量，加强胎儿监护。②阴道分娩：临产后仍采用糖尿病饮食，产程中一般应停用皮下注射胰岛素，孕前患糖尿病者静脉注射 0.9%氯化钠注射液加胰岛素，根据产程中测得的血糖值调整静脉输液速度。产程不宜过长，否则增加酮症酸中毒、胎儿缺氧和感染危险。③剖宫产：手术前 1 日停止应用晚餐前精蛋白锌胰岛素，手术日停止皮下注射所有胰岛素，监测血糖及尿酮体。根据其空腹血糖水平及每日胰岛素用量，改为小剂量胰岛素持续静脉滴注。一般按 3～4g 葡萄糖加 1U 胰岛素比例配制葡萄糖注射液，并按每小时静脉注入 2～3U 胰岛素速度持续静脉滴注，每 1～2 小时测 1 次血糖，尽量使术中血糖控制在 6.67～10.0 mmol/L。术后每 2～4 小时测 1 次血糖，直到饮食恢复。④产后处理：胎盘排出后，体内抗胰岛素物质迅速减少，大部分 GDM 患者在分娩后即不再需要使用胰岛素。胰岛素用量应减少至分娩前的 1/3～1/2，并根据产后空腹血糖值调整用量。多数在产后 1～2 周胰岛素用量逐渐恢复至孕前水平。

4）新生儿处理：新生儿出生时需进行血糖、胰岛素、胆红素、血细胞比容、血红蛋白、钙、磷、镁的测定。无论出生时状况如何，均应视为高危新生儿，尤其是妊娠期血糖控制不满意者，需给予监护，注意保暖及吸氧，重点防止新生儿低血糖，应在开奶的同时，定期滴服葡萄糖液。

七、中西医临床诊疗思路

妊娠期糖尿病的西医病因机制明确，中医临证思路清晰，经方辨证灵活，因此，中西医的有效结合，有助于更好地认识及防治本病。

妊娠期糖尿病是随妊娠进展，孕妇体内拮抗胰岛素样物质增加，孕妇对胰岛素的敏感性下降，胰岛素需求量增加，而胰岛素分泌受限的孕妇，妊娠期不能代偿这一生理变化而使血糖升高。大多数 GDM 孕妇通过生活方式的干预即可使血糖达标，不能达标的 GDM 患者首先推荐应用胰岛素控制血糖。

中医学认为禀赋不足、饮食失节、情志失调均可导致消渴，孕后阴血聚以养胎，使阴虚燥热更盛，病情加重，并可损及胎元。本病以阴虚为本，燥热为标，两者互为因果，故清热润燥、养阴生津为本病的治疗大法，治疗时需辨病位、辨标本、辨本质与并发症，最终达到标本兼治、促进恢复的治疗目的。

八、预防与调护

做好孕前咨询，糖尿病合并有严重的心血管疾病、肾功能减退、眼底增生性视网膜病变者，均宜采用避孕套或阴道隔膜严格避孕。孕早期即应开始定期进行产前检查及内科诊治，及早发现、预防各种母儿并发症。妊娠期严格进行饮食调控，把血糖控制在 5～6mmol/L 以下。适当补充维生素及微量元素，减少盐的摄入。

古医籍精选

《素问·通评虚实论》曰："凡治消瘅、仆击、偏枯、痿厥，气满发逆，肥贵人，则膏粱之疾也。"

《景岳全书·三消干渴》曰："凡治消之法，最先当辨虚实。若察其脉证，果为实火致耗津液者，但去其火则津液自生，而消渴自止。若由真水不足，则悉属阴虚，无论上、中、下，急宜治肾，必使阴气渐充，精血渐复，则病必自愈。"

《医学心语·三消》曰："三消之症，皆燥热结聚也。大法治上消者，宜润其肺，兼清其胃，二冬汤主之；治中消者，宜清其胃，兼滋其肾，生地八物汤主之；治下消者，宜滋其肾，兼补其肺，地黄汤、生脉散并主之。"

（梁雪芳　许明桃　王小云）

第八节　妊娠期肝内胆汁淤积症

妊娠期肝内胆汁淤积症（intrahepatic cholestasis of pregnancy，ICP）是妊娠期特有的并发症，发病率为 0.1%～15.6%，有明显的地域和种族差异，智利、瑞典及我国长江流域等地发病率较高。临床上以皮肤瘙痒和黄疸为特征，可引起胎儿窘迫、早产、死胎、死产等。

本病属于中医学"黄疸"范畴。

一、病因病理

（一）中医病因病机

1.病因　本病黄疸以湿邪为患，湿热蕴结，熏蒸肝胆而成。

2.病机　素有肝郁脾虚，或肝胆郁热，孕后阴血下聚养胎，肝血相对不足，肝胆疏泄功能失常，加之脾失健运，湿从内生，与热交结，熏蒸肝胆，胆液不循常道而外溢浸渍肌肤。

（二）西医病因病理

1.病因　目前尚未清楚，可能与激素、遗传及环境等因素有关。

（1）女性激素：临床研究发现，ICP 多发生在妊娠晚期、双胎妊娠、卵巢过度刺激及既往使用复方避孕药者，以上均为高雌激素水平状态。

（2）遗传因素：ICP 的种族差异、地区分布性、家族聚集性和再次妊娠的高复发率均支持遗传因素在 ICP 发病中的作用。

（3）环境因素：流行病学研究表明，ICP 发病率与季节有关，冬季高于夏季。

2. 发病机制　雌激素可使 Na^+，K^+-ATP 酶活性下降，能量提供减少，导致胆汁酸代谢障碍；雌激素可使肝细胞膜中胆固醇与磷脂比例上升，胆汁流出受阻；雌激素作用于肝细胞表面的雌激素受体，改变肝细胞蛋白质合成，导致胆汁回流增加。有学者认为高雌激素不是 ICP 致病的唯一因素，可能与雌激素代谢异常及肝脏对妊娠期生理性增加的雌激素高敏感性有关。此外近年有研究发现智利妊娠妇女血硒浓度与 9 年前相比增加了，硒是谷胱甘肽过氧化酶的活性成分，这可能与近年来智利 ICP 发生率下降及夏季 ICP 发生率降低有关。

二、临床表现

（一）病史

有家族发生史及前次妊娠发病史。

（二）症状

1. 瘙痒　无皮肤损伤的瘙痒是 ICP 的首发症状，约 80% 的患者在妊娠 30 周后出现。瘙痒的轻重程度不一，通常最先出现在手掌和脚掌，然后逐渐延至下肢、上肢、后背、前胸、腹部及颜面。以夜间瘙痒明显，往往于产后数小时或数日消退。

2. 黄疸　10%～15% 的患者出现轻度黄疸，一般不随孕周的增加而加重。ICP 孕妇有无黄疸与胎儿预后关系密切，有黄疸者羊水粪染、新生儿窒息及围产儿死亡率均显著增加。

3. 皮肤抓痕　四肢皮肤出现因瘙痒所致条状抓痕。

4. 一般无明显消化道症状　少数孕妇出现上腹不适，轻度脂肪痢。

（三）体征

四肢可见抓痕、皮疹，巩膜及皮肤轻度黄染，严重者皮下有瘀点；肝大但质地软，有轻压痛。

三、诊断

根据典型临床症状和实验室检查结果，ICP 的诊断并不困难。孕晚期出现皮肤瘙痒、黄疸等不适，结合血清胆汁酸升高，肝功能测定 ALT、AST 轻至中度升高，血清总胆红素或（和）直接胆红素升高，病理提示毛细胆管胆汁淤积及胆栓形成。但需要排除其他导致肝功能异常或瘙痒的疾病。

1. 血清胆汁酸测定　血清总胆汁酸（total bile acid，TBA）测定是诊断 ICP 的最主要实验证据，也是监测病情及治疗效果的重要指标。无诱因的皮肤瘙痒及血清 TBA>10mol/L 可作为 ICP 的诊断依据，血清 TBA≥40mol/L 提示病情较重。

2. 肝功能测定　大多数 ICP 患者的门冬氨酸转氨酶（AST）、丙氨酸转氨酶（ALT）轻至中度升高，为正常水平的 2～10 倍，一般不超过 1000U/L，ALT 较 AST 更敏感；部分患者血清胆红素轻至中度升高，很少超过 85.5μmol/L，其中直接胆红素占 50% 以上。

3. 病理检查　在诊断不明确而病情严重时可行肝组织活检。活检见肝细胞无明显炎症或变性表现，仅肝小叶中央区胆红素轻度淤积，毛细胆管胆汁淤积及胆栓形成，镜下可见毛细胆管扩张合并微绒毛水肿或消失。

四、鉴别诊断

本病需与非胆汁淤积所引起的瘙痒性疾病，如皮肤病、妊娠特异性皮炎、过敏反应、尿毒症性瘙痒等鉴别。妊娠早期应与妊娠剧吐，妊娠晚期应与病毒性肝炎、肝胆石症、急性脂肪肝、子痫前期和 HELLP 综合征等鉴别。

五、治疗

（一）中医治疗

黄疸的辨证，应以阴阳为纲，其治法主要是利湿退黄为主，但需顾护胎儿，避免滑胎的发生。

1）肝郁气滞证

证候　妊娠中晚期出现全身皮肤瘙痒，尤以四肢为甚，胸闷乳胀，右胁下胀痛，嗳气，口苦，厌油，或有低热，食少纳呆，面色晦暗，舌苔薄白，脉弦滑。

治法　疏肝理气，消风止痒。

方药　柴胡疏肝散（《景岳全书》）加味。

陈皮、柴胡、枳壳、芍药、炙甘草、香附、川芎。

2）肝胆湿热证

证候　妊娠中晚期出现全身皮肤瘙痒，身目俱黄，色鲜明如橘子色，疲乏无力，胸脘痞满，恶心欲吐，厌油，口渴，尿赤，便秘，舌苔黄腻，脉弦数或滑数。

治法　清热利湿，疏肝理气。

方药　茵陈蒿汤（《伤寒论》）加味。

茵陈蒿、栀子、大黄。

3）热入营血证

证候　妊娠中晚期突然出现全身皮肤瘙痒，身目发黄，色鲜明，面部及四肢出现皮疹或瘀斑，鼻衄，心烦不寐，口渴，尿赤，便燥，舌质红绛，苔黄燥或花剥，脉滑数。

治法　清营凉血，解毒利湿。

方药　犀角散（《备急千金要方》）加减。

犀牛角（水牛角代）、黄连、升麻、山栀子、茵陈蒿。

（二）西医治疗

治疗目标是缓解瘙痒症状，改善肝功能，降低血胆汁酸水平，加强胎儿状况监护，延长孕周，改善妊娠结局。

1. **一般处理**　适当卧床休息，给予吸氧、高渗葡萄糖、维生素类及能量，定期复查肝功能、血胆汁酸以了解病情。

2. **药物治疗**

（1）熊去氧胆酸：为 ICP 治疗的一线用药，常用剂量为每日 1g，或 15mg/（kg·d），治疗期间每 1～2 周检查 1 次肝功能，监测生化指标的改变。

（2）S-腺苷蛋氨酸：为 ICP 临床二线用药或联合治疗药物，常用剂量为每日 1g 静脉滴注，或 500mg 每日 2 次口服。

（3）地塞米松：不能作为治疗 ICP 的常用药物，仅用于妊娠 34 周前，估计 7 日内分娩者，预防早产儿呼吸窘迫症的发生，一般用量为每日 12mg，连用 2 日。

3. **辅助治疗**　治疗期间给予维生素 C、肌苷等保肝药物以改善肝功能；炉甘石、抗组胺药物可缓解瘙痒症状；补充维生素 K 可预防产后出血。

4. **产科处理**　加强胎儿监护，定期做胎盘功能检查和无应激试验（NST），临产后注意胎心的变化。产前监护从 34 周开始每周行 NST 试验。孕妇出现黄疸，胎龄已达 36 周者适时终止妊娠。无黄疸，妊娠已足月或胎肺已成熟者；胎盘功能明显减退或胎儿窘迫，应及时终止妊娠，以剖宫产为宜。产后给予宫缩剂预防产后出血。

六、中西医临床诊疗思路

中医认为本病多为平素脾虚肝郁，孕后脾不运化，水湿滞留，肝郁化热，湿热熏蒸肝胆使胆汁外溢，浸渍皮肤所致，更甚者则热毒内蕴而见热入营血证候。治疗上当审因辨证，治法予疏肝理气，消风止痒，或清热利湿，或清营凉血等。ICP 对孕妇威胁不大，其临床症状产后很快消退，血尿生化变化在产后 4～6 周内亦恢复正常。ICP 危害主要是对于胎儿，可引起早产、胎儿窘迫、死胎、死产，阴道分娩时易发生新生儿颅内出血，遗留神经系统损害。西医治疗以缓解瘙痒症状、改善肝功能、降低血胆汁酸水平为主，孕期加强胎儿监护，延长孕周，改善妊娠结局。

七、预防与调护

（1）孕妇口服维生素 K 和其他脂溶性维生素，以减少产后出血及新生儿颅内出血的危险性。

（2）孕期加强监护：出现胎儿窘迫现象时，应及时行剖宫产，以降低围生儿病死率。

（3）避孕：有妊娠胆汁淤积症病史者可采用宫内节育器等措施避孕，避免用口服避孕药。

古医籍精选

《诸病源候论》曰："脾胃有热，谷气郁蒸，因为热毒所加，故卒然发黄，心满气喘，命在顷刻，故云急黄也。"

《幼幼集成》曰："夫黄疸之证，古人多言为湿热，及有五疸之分，皆未足以尽之。予谓黄之大要，亦惟有二：曰阳黄，曰阴黄。而寒热虚实，总括二者之中，无余义矣。不外阴阳，二黄总括了寒热虚实之大纲。"

《丹溪心法》曰："黄疸乃脾胃经有热所致，当究其所因，分利为先，解毒次之。"

（许明桃　梁雪芳　黄旭春）

第九节　妊娠合并疾病

心　脏　病

妊娠合并心脏病是严重的妊娠合并症，妊娠、分娩及产褥期均可能使心脏病患者的心脏负担加重而诱发心力衰竭，是孕产妇死亡的重要原因之一。本病在我国孕产妇死因顺位中居第二位，发病率约为 1%。

中医无此病名，据其临床表现本病属于中医学"妊娠心悸""妊娠怔忡""子悬""子肿""子气"等病证范畴。

一、病因病理

（一）中医病因病机

1.**病因**　先天禀赋不足，或大病、久病，心主血脉不利，容易引发妊娠合并疾病。

2.病机 中医学认为本病是因先天禀赋不足，或后天失养，或大病久病之后，脏腑功能受损，心之气血阴阳失调是本病病理生理基础。妊娠后，阴血聚以养胎，心之气血更虚，心主血脉不利，发生心系疾病。以阳虚、水饮、瘀血为标，久病之后，阳损及阴，并可见气阴两虚或阴阳两虚之候。

（二）西医病因病理

1.病因 妊娠合并心脏病包括既往有心脏病病史的妇女合并妊娠，常见为先天性心脏病、风湿性心脏病、妊娠高血压疾病性心脏病、围产期心肌病、心肌炎等；1975年以前妊娠合并心脏病以风湿性心脏病最为多见，近20年来，先天性心脏病已占35%～50%，跃居第一位。

2.病理生理

（1）妊娠期：随妊娠进展，胎盘循环建立，母体代谢增高，内分泌系统发生许多变化，母体对氧和循环血液的需求大大增加，在血容量、血流动力学等方面均发生一系列变化。

孕妇的总血容量较非妊娠期增加，一般自妊娠第6周开始，32～34周达高峰，较妊娠前增加30%～45%。此后维持在较高水平，产后2～6周逐渐恢复正常。血容量增加引起心排出量增加和心率加快。妊娠早期主要引起心排出量增加，妊娠4～6个月时增加最多，平均较妊娠前增加30%～50%。心排出量受孕妇体位影响极大，约5%的孕妇可因体位改变使心排出量减少出现不适，如"仰卧位低血压综合征"。妊娠中晚期需增加心率以适应血容量增多，分娩前1～2个月心率每分钟平均约增加10次。血流限制性损害的心脏病，如二尖瓣狭窄及肥厚型心肌病患者，可能会出现明显症状甚至发生心力衰竭。妊娠晚期子宫增大、膈肌上升使心脏向左向上移位，心尖搏动向左移位2.5～3cm。由于心排出量增加和心率加快，心脏工作量增大，导致心肌轻度肥大。心尖第一心音和肺动脉瓣第二心音增强，并可有轻度收缩期杂音。这种妊娠期心脏生理性改变有时与器质性心脏病难以区别，增加了妊娠期心脏病诊断的难度。

（2）分娩期：为心脏负担最重的时期。子宫收缩使孕妇动脉压与子宫内压之间压力差减小，且每次宫缩时有250～500ml液体被挤入体循环，因此，全身血容量增加；每次宫缩时心排血量约增加24%，同时有血压增高、脉压增宽及中心静脉压升高。第二产程时由于孕妇屏气，先天性心脏病孕妇有时可因肺循环压力增加，使原来左向右分流转为右向左分流而出现发绀。胎儿胎盘娩出后，子宫突然缩小，胎盘循环停止，回心血量增加。另外，腹腔内压骤减，大量血液向内脏灌注，造成血流动力学急剧变化。此时，患心脏病的孕妇极易发生心力衰竭。

（3）产褥期：产后3日内仍是心脏负担较重的时期。除子宫收缩使一部分血液进入体循环之外，妊娠期组织间潴留的液体也开始回到体循环。妊娠期出现的一系列心血管变化，在产褥期尚不能立即恢复到妊娠前状态。心脏病孕妇此时仍应警惕心力衰竭的发生。

从妊娠、分娩及产褥期对心脏的影响看，妊娠32～34周后、分娩期（第一产程末、第二产程）、产后3日内心脏负担最重，是心脏病孕妇的危险时期，极易发生心力衰竭。

二、临床表现

（一）病史

孕前已确诊心脏病，妊娠后保持原有的心脏病诊断，应注意补充心功能分级和心脏并发症等次要诊断。

（二）症状

有劳力性呼吸困难、经常性夜间端坐呼吸、咯血、经常性胸痛、腹痛等心功能异常的症状。

（三）体征

可有紫绀、杵状指、持续性颈静脉怒张。心脏听诊有 2 级以上舒张期杂音或粗糙的 3 级以上全收缩期杂音。

（四）主要并发症

1. 心力衰竭　妊娠期血流动力学变化可加重心脏负担，如果心脏病患者原来心功能良好，多数可以渡过妊娠期。若原有心功能受损，妊娠期可加重心功能不全，出现心房颤动、心动过速、急性肺水肿、心力衰竭。心力衰竭最容易发生在妊娠 32～34 周、分娩期及产褥早期。若出现下述症状与体征，应考虑为早期心力衰竭：①轻微活动后即出现胸闷、心悸、气短；②休息时心率每分钟超过 110 次，呼吸每分钟超过 20 次；③夜间常因胸闷而坐起呼吸，或到窗口呼吸新鲜空气；④肺底部出现少量持续性湿啰音，咳嗽后不消失。

2. 亚急性感染性心内膜炎　妊娠期、分娩期及产褥期易发生菌血症，如泌尿生殖道感染，已有缺损或病变的心脏易发生感染性心内膜炎。若不及时控制，可诱发心力衰竭。

3. 缺氧和发绀　妊娠时外周血管阻力降低，使发绀型先天性心脏病的发绀加重；非发绀型左至右分流的先天性心脏病，可因肺动脉高压及分娩失血，发生暂时性右至左分流引起缺氧发绀。

4. 静脉栓塞和肺栓塞　妊娠时血液呈高凝状态，若合并心脏病伴静脉压增高及静脉淤滞者，有时可发生深部静脉血栓，虽不常见，一旦栓子脱落可诱发肺栓塞，是孕产妇的重要死亡原因之一。

三、辅助检查

根据疾病的具体情况和检测条件酌情选择下列检查。

1. 心电图　能帮助诊断心率（律）异常、心肌缺血、心肌梗死及梗死的部位、心脏扩大和心肌肥厚，有助于判断心脏起搏状况和药物或电解质对心脏的影响。

2. 24 小时动态心电图　可连续记录 24 小时静息和活动状态下心电活动的全过程，协助阵发性或间歇性心律失常的诊断，并能提供心律失常的持续时间和频次、心律失常与临床症状关系的客观资料，可为临床分析病情、确立诊断和判断疗效提供依据。

3. 超声心动图　是获得心脏和大血管结构改变、血流速度和类型等信息的无创性、可重复的检查方法，能较为准确地定量评价心脏和大血管结构改变的程度、心脏收缩和舒张功能。

4. 影像学检查　根据患者病情可以选择性进行心、肺影像学检查，包括 X 线、CT 和 MRI 检查。

（1）胸部 X 线：可显示心脏的扩大、心胸比例变化、大血管口径的变化及肺部改变。

（2）非增强的 MRI：用于复杂心脏病和主动脉疾病，非增强的 MRI 检查对胚胎无致畸的不良影响。

5. 血生化检测

（1）心肌酶学和肌钙蛋白水平升高是心肌损伤的标志。

（2）脑钠肽：心力衰竭患者无论有无症状，随心力衰竭的严重程度脑钠肽水平呈一定比例的增高。

（3）其他：包括血常规、血气分析、电解质、肝肾功能、凝血功能、D-二聚体等，根据病情酌情选择。

6. 心导管及心血管造影　是先天性心脏病，特别是复杂心脏畸形诊断的"金标准"。

四、诊断

由于正常妊娠的生理性变化，可以表现一些酷似心脏病的症状和体征，如心悸、气短、踝部水肿、乏力、心动过速等。心脏检查可以有轻度扩大、心脏杂音。妊娠还可使原有心脏病的某些体征发生变化，增加心脏病诊断难度。诊断时应注意以下有意义的诊断依据。

（1）妊娠前有心悸、气短、心力衰竭史，或曾有风湿热病史，体检、X 线、心电图检查曾被诊断为器质性心脏病。

（2）有劳力性呼吸困难，经常性夜间端坐呼吸、咯血、胸闷胸痛等临床症状。

（3）有发绀、杵状指、持续性颈静脉怒张。心脏听诊有舒张期 2 级以上或粗糙的全收缩期 3 级以上杂音。有心包摩擦音、舒张期奔马律和交替脉等。

（4）心电图有严重心律失常，如心房颤动、心房扑动、三度房室传导阻滞、ST 段及 T 波异常改变等。

（5）X 线检查显示心脏显著扩大，尤其个别心腔扩大。B 型超声心动图检查示心肌肥厚、瓣膜运动异常、心内结构畸形。

心脏病孕妇心功能分级：纽约心脏病协会（NYHA）依据患者生活能力状况，将心脏病孕妇心功能分为四级：

Ⅰ级：一般体力活动不受限制。

Ⅱ级：一般体力活动轻度受限制，活动后心悸、轻度气短，休息时无症状。

Ⅲ级：一般体力活动明显受限制，休息时无不适，轻微日常工作即感不适、心悸、呼吸困难，既往有心力衰竭史者。

Ⅳ级：一般体力活动严重受限制，不能进行任何体力活动，休息时有心悸、呼吸困难等心力衰竭表现。

这种心功能分级的优点是简便易行，不依赖任何器械检查，多年来一直用于临床。其不足之处主观症状和客观检查不一定一致，有时甚至差距很大。体力活动的能力受平时训练、体力、感觉敏锐性的影响，个体差异很大。因此，纽约心脏病协会（NYHA）对心脏病心功能分级进行了多次修订，1994 采用并行的两种分级方案，即第一种是上述患者主观功能量（functional capacity），第二种是根据客观检查手段（心电图、负荷试验、X 线、B 型超声心动图等）来评估心脏病严重程度。后者将心脏病分为四级：

A 级：无心血管病的客观依据。

B 级：客观检查表明属于轻度心血管病患者。

C 级：客观检查表明属于中度心血管病患者。

D 级：客观检查表明属于重度心血管病患者。

其中轻、中、重没有做出明确规定，由医师根据检查进行判断。将患者的两种分级并列。如心功能Ⅱ级 C、Ⅰ级 B 等。

五、鉴别诊断

1. 与肺炎鉴别　肺炎有发热、咳嗽、吐白痰或脓痰、胸痛，严重时可致呼吸困难、缺氧；白细胞及中性粒细胞增高，X 线胸片可发现肺部阴影，痰培养可发现致病细菌。

2. 与支气管哮喘鉴别　支气管哮喘有支气管炎、哮喘史，花粉等过敏史。表现为咳嗽，痰多，胸闷，气急喘息，哮鸣，严重者可紫绀，听诊有满肺的哮鸣音。

六、治疗

（一）中医治疗

1）心气虚证

证候　妊娠期间，心悸怔忡，面色白或青白，气短喘促自汗，动则加剧，肢倦乏力，舌质淡，苔薄白，脉沉弱，或见结代。

治法 益气养血，宁心安胎。

方药 养心汤。

黄芪、茯苓、茯神、当归、川芎、半夏、柏子仁、远志、五味子、人参、酸枣仁、炙甘草、肉桂。

中成药可用归脾丸口服。

2）心血虚证

证候 妊娠期间，心悸怔忡，面色少华，唇甲色淡，头晕目眩，眠差多梦，舌质淡，脉细弱。

治法 养血益气，宁心安胎。

方药 归脾汤。

白术、茯神、黄芪、龙眼肉、酸枣仁、人参、木香、当归、远志、甘草、生姜、大枣。

中成药可用柏子养心丸口服。

3）阳虚水泛证

证候 妊娠期间，心悸气短，喘不得卧，吐白色泡沫痰，畏寒肢冷，倦怠懒言，腰痛肢肿，尿少便溏，舌质淡，苔白润，脉沉滑弱或结代。

治法 温阳化气，行水安胎。

方药 真武汤。

茯苓、芍药、白术、生姜、附子。

中成药可用济生肾气丸口服。

4）气虚血瘀证

证候 妊娠期间，心悸怔忡，气短胸闷，胸胁作痛，咳嗽气喘，口唇发绀，舌质紫暗，脉弦涩或结代。

治法 益气化瘀，通阳安胎。

方药 补阳还五汤。

黄芪、当归尾、赤芍、地龙、川芎、桃仁、红花。

中成药可用益气复脉冲剂口服。

（二）西医治疗

对患有心脏病的育龄妇女，要明确心脏病的类型、程度、心功能状态，做到产前咨询，明确能否妊娠。妊娠者应从妊娠早期开始定期行产前检查。

1. 妊娠期处理

（1）终止妊娠：凡不宜妊娠者，应于孕 12 周前行人工流产，妊娠 12 周以上者可行钳刮术或中期引产术。已发生心力衰竭者，应先控制心力衰竭，再终止妊娠。孕 28 周以上者，不宜施行引产术；顽固性心力衰竭，为减轻心脏负担，在内科医生的严格监护下行剖宫产术。

（2）预防心力衰竭：定期检查，孕 20 周前，每 2 周检查 1 次，孕 20 周后每周检查 1 次，及早发现心力衰竭的早期征象，住院治疗；注意休息及饮食调控；纠正和预防并发症，如贫血、心律失常、妊娠期高血压疾病、各种感染及 B 族维生素缺乏等。

2. 分娩期处理

（1）分娩方式的选择：提前决定分娩方式。妊娠合并心脏病者，应适当放宽剖宫产指征。心功能Ⅰ～Ⅱ级，胎儿不大，胎位正常，宫颈条件好者，可选择在严密监测下经阴道分娩；胎儿偏大，产道条件不佳，心功能Ⅲ～Ⅳ级者，均宜选择剖宫产。

（2）分娩期处理：第一产程，密切注意血压、脉搏、呼吸、心率，可适当给予地西泮、哌替啶等镇静剂，若出现心力衰竭，积极治疗。产程开始即应使用抗生素预防感染。第二产程，避免屏气加腹压，常规会阴侧切、胎头吸引或产钳助产，尽可能缩短第二产程。第三产程，胎儿娩出后，腹部压沙袋，予缩宫素，预防产后出血。禁用麦角新碱，以防静脉压增高。

3. 产褥期处理 产后 3 日内，尤其产后 24 小时，密切监测生命体征，充分休息，予广谱抗生素预防感染。心功能在Ⅲ级以上者，不宜哺乳。不宜再妊娠者，可于产后 1 周行绝育术。

4. 心脏手术的指征 一般不主张在妊娠期手术，尽可能在幼年、孕前、分娩后进行心脏手术。妊娠期必须手术，且手术操作不复杂者，宜在孕 12 周前进行，手术前后注意保胎及预防感染。

七、中西医临床诊疗思路

妊娠合并心脏病的主要死亡原因为心力衰竭和严重感染，故孕期保健工作中要关注孕产妇的心脏情况。对所有确诊或疑似先天性或获得性心脏病的妇女，尽可能在孕前进行风险咨询和评估；所有合并心脏病的孕妇均应接受妊娠风险评估；对孕后新发心脏病症状或体征的患者，应行心脏相关的辅助检查；心脏病高危患者应接受多学科诊治和监测；对心脏病患者孕期应加强母儿监护，应能识别严重的心脏并发症并及时会诊和转诊；对合并有遗传关联明显的先天性心脏病或心肌病的患者，有条件时应提供遗传咨询，并关注胎儿心脏的发育状况；对心脏病患者要根据心脏病种类和心功能分级选择合适的终止妊娠的时机和方法；围分娩期要重点保护心功能并预防感染。治疗以西医治疗为主，配合中药可改善临床症状，增强疗效。西医要掌握终止妊娠的指征，按妊娠期、临产期及产褥期不同时期，进行分期治疗。

八、预防和调护

对于有心脏病的育龄妇女，一定要做孕前咨询，明确心脏病的类型、程度、心功能状态，以确定能否妊娠。允许妊娠者，予高蛋白、高维生素、低盐、低脂肪饮食。孕 16 周后限制食盐摄入，每日不超过 4～5g。整个孕期体重增加不宜超过 10kg。充分休息，保证每日 10 小时以上的睡眠。避免情绪波动。从早孕期即开始进行产前检查，密切注意病情变化及胎儿发育情况。一旦出现异常，及早治疗。不宜妊娠者，做好宣教，采用适当方式严格避孕，一旦妊娠，尽早终止。

急性病毒性肝炎

急性病毒性肝炎可发生在妊娠的任何时期，是妊娠妇女肝病和黄疸最常见的病因。急性病毒性肝炎按病原可分甲、乙、丙、丁、戊、庚及输血传播型七种，其中以乙型肝炎最常见。

妊娠合并黄疸型肝炎，中医学称为"妊娠黄疸"；妊娠合并无黄疸型肝炎，据其临床表现，与"胁痛""积聚""膨胀"等病证相关。

一、病因病理

（一）中医病因病机

1. 病因 素体脾胃虚弱，或湿热内蕴；或饮食不洁，感染湿热、邪毒。

2. 病机 中医学认为素体脾胃虚弱，或湿热内蕴之人，妊娠后阴血下聚养胎，肝血不足，肝之疏泄失常；孕晚期胎体增大更加影响其疏泄，致胆汁外溢；或饮食不洁，感染湿热、邪毒，熏蒸肝胆，胃失和降而成本病。本病病位在肝、胆、脾、肾，可涉及心包，病性为虚中夹实，或以实邪为主，病机关键是湿。

（二）西医病因病理

1. 病因 急性病毒性肝炎是由甲、乙、丙、丁、戊型肝炎病毒引起的传染病。妊娠期，孕妇处于非特异性超敏反应，加重对肝细胞的损害，使暴发型肝炎的发生率明显增加，对母婴带来一定危险性。

2. 发病机制　现代医学认为本病是由各型肝炎病毒引起，因妊娠后孕妇营养物质需要量增加，基础代谢增加，胎儿的代谢、解毒需母体肝脏完成；大量雌激素需肝脏灭活，致肝脏负担加重；妊娠期高血压疾病时易使肝脏受损；分娩时消耗、缺氧等加重肝损害。

3. 病理生理

（1）妊娠对病毒性肝炎的影响：妊娠加重肝脏负担，孕妇易被病毒感染而患急性病毒性肝炎，也易使原有的肝炎病情加重，重症肝炎的发生率较非孕时明显增加。

（2）急性病毒性肝炎对妊娠的影响：孕妇患肝炎后，孕早期妊娠反应加重，妊娠晚期，妊娠高血压疾病的发生率增加，分娩时容易发生产后出血，重症肝炎常并发 DIC。另外肝炎对胎儿的影响表现为妊娠早期患病毒性肝炎时，胎儿畸形的发生率约增加 2 倍，早产、围产儿死亡率均明显增高。

二、临床表现

（一）病史

有与肝炎患者有密切接触史，半年内有输血、注射血液制品史。甲型病毒性肝炎平均潜伏期为30 日；乙型病毒性肝炎平均为 90 日；丙型病毒性肝炎潜伏期为 50 日；戊型病毒性肝炎潜伏期为40 日。

（二）症状

黄疸型肝炎常见厌食、恶心、肝区疼痛、腹胀，然后出现黄疸，小便深黄色，大便可呈灰白色。普通型肝炎症状不典型，表现为全身乏力、食欲不振、恶心呕吐、腹胀、肝区隐痛、或有低热、黄疸、肝区疼痛。重症肝炎多在发病 7～10 日后病情突然加剧，黄疸进行性加深，伴有高度乏力及持续性呕吐，继之出现神志障碍及扑翼样震颤，往往来不及抢救迅速陷入昏迷。

（三）体征

肝脏肿大，有触痛，肝区有叩击痛，但妊娠晚期因子宫增大极少被触及。黄疸型肝炎出现皮肤、巩膜、尿色黄染。重症肝炎可出现皮肤、黏膜下出血。

三、辅助检查

1. 血清学检查　是诊断的重要手段，病原学检查，相应肝炎病毒血清学抗原、抗体检测出现阳性。

2. 肝功能的测定　主要包括 ALT 和 AST 等，其中 ALT 是反映干细胞损伤程度最常用的敏感指标。总胆红素升高在预后评估上较 ALT 和 AST 更有价值。凝血酶原时间百分活度（PTA）的正常值为 80%～100%，<40%是诊断重型肝炎的重要指标之一。PTA 是判断病情严重程度和预后的主要指标，较转氨酶和胆红素具有更重要的临床意义。

3. 超声检查　可了解肝脾大小，有无肝硬化存在，有无腹水等。

四、诊断

结合病史、临床表现和实验室检查进行诊断。妊娠期诊断病毒性肝炎与非妊娠期相同，但比非妊娠期困难。许多患者并无与病毒性肝炎患者密切接触史，无明显体征，症状也无特异性，仅在产前检查时发现实验室检查结果异常而得以诊断。

五、鉴别诊断

1. 妊娠剧吐引起的肝损害 ALT 轻度升高，黄疸不重，尿酮体阳性，经补液、纠正酸中毒后病情迅速好转，肝功能可完全恢复。

2. 妊娠期高血压疾病引起的肝损害 先有妊娠中晚期高血压、水肿、蛋白尿，继而出现血清 ALT、AST、AKP 等轻度或中度升高，消化道症状不明显，妊娠终止迅速恢复。

3. 妊娠期肝内胆汁淤积症 多于妊娠 28 周左右出现皮肤瘙痒，轻度黄疸，无消化道症状，对胎盘有影响，可引起围生儿死亡率增高，ALT 正常或轻度增高，血清直接胆红素升高，多不超过 102.6μmol/L（6mg/dl），血清胆酸升高为特异性诊断指标。

4. 妊娠晚期急性脂肪肝 为妊娠晚期特有疾病，初产妇及妊娠期高血压疾病居多，有与重症肝炎相似的症状，黄疸、出血倾向、肝肾衰竭、肝性脑病，血 ALT 升高，尿胆红素多为阴性，B 超显示强回声"亮肝"，CT 示肝区大片密度减低区，肝活检示肝细胞严重脂肪变性为确诊依据。母婴死亡率高。

六、治疗

（一）中医治疗

治疗应本着"治病与安胎并举"的原则，在清热解毒利湿、健脾疏肝的同时，注意益肾养血安胎。

1）湿热蕴结证

证候 妊娠期间身目俱黄，色鲜明如橘子色，右胁胀痛，恶心厌食，口苦咽干，胸胁痞满，倦怠乏力，尿黄便坚，舌质红，苔黄腻，脉弦滑或濡数。

治法 清热利湿，佐以安胎。

方药 茵陈蒿汤。

茵陈蒿、栀子、大黄。

若伴胁痛甚者，加川楝子、柴胡疏肝解郁；脘腹胀满者，加全瓜蒌、枳实开胸散结。中成药用藏茵陈胶囊。

2）湿邪困脾证

证候 妊娠期间面目周身晦暗发黄，纳少，脘腹胀满，体倦便溏，舌质淡，苔白腻，脉濡。

治法 健脾化湿，养血安胎。

方药 胃苓汤。

猪苓、泽泻、白术、茯苓、桂枝、苍术、厚朴、陈皮、甘草。

若恶心、呕吐明显者，加半夏、竹茹降逆止呕；脘腹胀满明显者，加大腹皮、木香理气除胀。

3）肝郁脾虚证

证候 妊娠期间两胁胀痛，胸闷腹胀，纳食不香，情绪抑郁，时叹息，乏力便溏，舌淡红，苔薄白，脉弦滑。

治法 疏肝理气，健脾安胎。

方药 逍遥散。

柴胡、当归、白芍、白术、茯苓、甘草、煨姜、薄荷。

若胁痛明显者，加川楝子、延胡索、丝瓜络理气通络止痛；呕吐明显者，加竹茹、半夏、伏龙肝和胃降逆止呕；口苦心烦者，加牡丹皮、栀子清泻肝热。

4）热毒内陷证

证候 妊娠期间突然出现身目发黄，极度乏力，口有肝臭味，或伴高热，神昏谵语，衄血，心烦口渴，脘腹胀满，小便黄赤，大便秘结，舌质红绛，苔黄干燥，脉弦数或弦大。

治法 清热解毒，凉血救阴。

方药 犀角地黄汤。

水牛角、生地黄、芍药、牡丹皮。

若出现鼻衄、齿衄者，加玄参、紫草、大小蓟；呕血、吐血者，加三七、茜草炭、乌贼骨；大便下血者，加地榆、槐花、生地炭、贯众炭；神昏谵语者，送服安宫牛黄丸、至宝丹开窍化浊。

（二）西医治疗

1.重症肝炎的处理要点

（1）护肝治疗：人血白蛋白可促进肝细胞再生，改善低蛋白血症；肝细胞生长因子、胰高血糖素加胰岛素疗法可促进肝细胞再生；选用葡醛内酯、多烯磷脂酰胆碱、腺苷蛋氨酸为主的两种以上护肝药物。

（2）预防治疗肝性脑病：应控制蛋白质摄入量（每日<0.5g/kg），增加糖类摄入；保持大便通畅，减少氨及毒素的重吸收；口服新霉素抑制大肠杆菌，减少游离氨及其他毒素的形成；选用谷氨酸钠或精氨酸钠静脉滴注，以降血氨。

（3）预防及治疗 DIC：常规进行凝血功能检查，出现凝血功能障碍应予补充凝血因子，出现 DIC 酌情选用肝素。产前 4 小时至产后 12 小时不宜使用肝素。

（4）肾衰竭的治疗：严格限制入液量，一般每日为 500ml 加前 1 日尿量。呋塞米静脉注射，多巴胺静脉滴注，扩张肾血管，改善肾血流，防治高血钾。

2.产科处理

（1）妊娠期：妊娠早期积极治疗后可继续妊娠，活动型肝炎对母儿威胁较大时治疗后予终止妊娠；妊娠中、晚期在治疗肝炎的同时，予维生素 C、维生素 K_1，并积极防治妊娠期高血压疾病，未能有效控制病情者，应考虑终止妊娠。

（2）分娩期：分娩前纠正凝血功能障碍，准备好新鲜血液，宫口开全行胎头吸引助产，胎肩娩出后静脉注射缩宫素预防产后出血，尽量避免产道损伤和胎盘残留。重症肝炎积极控制 24 小时后行剖宫产终止妊娠。

（3）产褥期：应用头孢菌素或氨苄西林等对肝损害较小的广谱抗生素控制感染，继续治疗肝炎。目前主张只要新生儿接受免疫，单纯 HBsAg 阳性产妇可以哺乳；一般认为 HBsAg、HBeAg、抗-HBc 三项阳性及后两项阳性者不宜哺乳；乳汁 HBV-DNA 阳性者不宜哺乳，应予回奶，回奶时避免使用雌激素。

（4）新生儿处理：新生儿出生后 24 小时内注射乙肝疫苗，出生后 1 个月、6 个月再分别注射给予主动免疫；新生儿出生后立即注射乙型肝炎免疫球蛋白，生后 1 个月、3 个月再注射给予被动免疫；亦可给新生儿出生后 6 小时内和 1 个月时各注射乙型肝炎免疫球蛋白的联合免疫。

七、中西医临床诊疗思路

妊娠合并肝炎的诊断比非孕期困难，尤其在妊娠晚期，因可伴有其他因素引起的肝功能异常，不能仅凭转氨酶升高做出肝炎诊断，应根据临床症状、体征、实验室检查，综合诊断。本病西医疗效不佳，中医辨证施治有其特长，故病情不重者以中医治疗为主，重症肝炎以西医治疗为主。中医以除湿退黄安胎为大法进行治疗。西医主要进行保肝治疗，避免应用可能损害肝脏的药物，预防感染，防止产后出血。有黄疸者应立即住院，按重症肝炎处理。重症肝炎应预防及治疗肝昏迷与 DIC，同时注意休息，加强营养。

本病治疗大法以除湿退黄与安胎并举。属于湿热者宜清热化湿；疫毒者宜清热解毒，凉血开窍。

若胎堕难留，或胎死腹中者，应急下其胎以保孕妇之健康。

八、预防与调护

注意休息，加强营养，予高维生素、高蛋白、足量糖类、低脂肪饮食，积极保肝治疗，避免肝损害药物的使用。患急性肝炎的育龄妇女均应选择避孕套严格避孕，待治愈或症状消失 1 年后妊娠为宜。

贫　血

贫血是妊娠期最常见的合并症，属高危妊娠范畴。由于妊娠期血容量增加，且血浆增加多于红细胞增加，血液呈稀释状态，又称"生理性贫血"。贫血在妊娠各期对母儿均可造成一定危险，在某些贫血较严重的国家和地区，是孕产妇死亡的重要原因之一，在妊娠期各种类型贫血中，以缺铁性贫血最常见。

中医学无此病名，据其临床表现，当属"虚劳""血虚"等病证范畴。

一、病因病理

（一）中医病因病机

1. 病因　脾虚失运，心血不足，肝肾亏虚造成血虚不荣是引起本病的主要原因。

2. 病机　素体脾胃虚弱，或饮食偏嗜，或先天禀赋不足，复因外感内伤、饮食劳倦致脾肾亏虚；或因久病伤阴、失血，精血不足，均可引起气血化源不足，气血阴阳本虚，孕后精血养胎更虚，血虚不荣，于是导致妊娠合并贫血的发生。

（二）西医病因病理

妊娠后，由于铁、叶酸、维生素 B_{12} 等的需要量增加，以及妊娠期代谢的改变，易出现缺铁性贫血及巨幼红细胞性贫血。轻度贫血对妊娠影响不大；重度贫血，会严重影响胎儿生长发育。在某些贫血严重的国家和地区，本病是孕产妇死亡的重要原因之一。根据病因可将贫血分为三型：①缺铁性贫血；②巨幼红细胞性贫血；③再生障碍性贫血。其中缺铁性贫血是妊娠期最常见的贫血，约占妊娠期贫血的 95%。

二、临床表现

（一）病史

既往有月经过多、慢性失血、长期饮食偏嗜等病史，或孕早期呕吐剧烈。

（二）症状

轻者无明显症状，重者出现乏力、头晕、心悸、气短、食欲不振、腹胀腹泻等症状。再生障碍性贫血还可有出血症状。

（三）体征

表情淡漠，全身皮肤黏膜苍白、干燥，水肿，脾大。

三、辅助检查

1. **外周血象** ①缺铁性贫血：血常规检查提示红细胞计数$<3.5\times10^{12}/L$，血红蛋白$<110g/L$，血细胞比容<0.30，红细胞平均体积$<80fl$，红细胞平均血红蛋白浓度$<32\%$，而白细胞计数及血小板计数均在正常范围。②巨幼细胞贫血：血细胞比容降低，红细胞平均体积$>100fl$，红细胞平均血红蛋白含量$>32pg$，大卵圆形红细胞增多，中性粒细胞分叶过多，粒细胞体积增大，核肿胀，网织红细胞减少，血小板通常减少。

2. **骨髓象** 据贫血的不同类型骨髓穿刺检查可显示红细胞增生活跃或减少。

3. **其他检查** 据贫血的不同类型血清铁、叶酸、维生素B_{12}检查显示下降。

四、诊断

根据临床表现及外周血象和骨髓象即可诊断。

五、鉴别诊断

有许多疾病亦可导致贫血，如感染性贫血，有慢性感染病史，外周血象多属正色素小细胞性贫血，与缺铁性贫血表现小细胞、低色素贫血不同。骨髓异常增生综合征应与再生障碍性贫血鉴别，此病表现为全血细胞减少，但骨髓呈增生象。

六、治疗

（一）中医治疗

1）气血两虚证

证候 面色㿠白或苍白，倦怠乏力，头晕眼花，心悸气短，舌淡，苔薄，脉细滑无力。

治法 补气养血安胎。

方药 八珍汤。

熟地黄、当归、白芍、川芎、党参、茯苓、甘草、白术。

中成药可用气血双补丸口服。

2）心脾两虚证

证候 面色萎黄，心悸气短，头晕目眩，口唇色淡，食欲不振，腹胀便溏，舌淡，苔白，脉细滑。

治法 健脾益气，养血安神。

方药 归脾丸。

白术、当归、白茯苓、黄芪、龙眼肉、远志、酸枣仁、木香、甘草、人参。

3）脾肾两虚证

证候 面色萎黄或㿠白，头晕耳鸣，心悸气短，面浮肢肿，畏寒肢冷，肢麻，腰膝酸软，纳呆便溏，舌质胖淡，苔白，脉沉滑无力。

治法 健脾益肾安胎。

方药 右归丸合四君子汤。

右归丸：熟地黄、山药、山茱萸、枸杞、鹿角胶、菟丝子、杜仲、当归、肉桂、制附子。

四君子汤：白术、人参、甘草、茯苓。

中成药可用生血丸口服。

4）肝肾阴虚证

证候 面色苍白，头晕眼花，口干咽燥，耳鸣心悸，腰膝酸软，舌质红，苔少，脉细滑数。

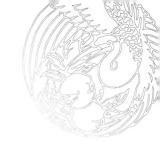

治法　滋阴益肾，养血安胎。

方药　左归丸加减。

熟地黄、山药、山茱萸、枸杞子、川牛膝、菟丝子、鹿角胶、龟板胶。

中成药可用补肾养血丸口服。

（二）西医治疗

1. 病因治疗

（1）缺铁性贫血：予口服铁剂，硫酸亚铁或琥珀酸亚铁，或10%枸橼酸铁铵，多糖铁复合物不良反应较少。严重者可考虑改用注射铁剂，如右旋糖酐铁深部肌内注射。

（2）巨幼红细胞性贫血：予叶酸口服或肌内注射；有神经系统症状者应同时补充维生素 B_{12} 肌内注射。

（3）当血红蛋白≤60g/L，少量间断输新鲜血或浓缩红细胞。

2. 产科处理

（1）分娩期：①重度贫血产妇临产后应配血备血；②严密监护，尽量缩短产程，避免产伤；③积极防止产后出血，胎儿前肩娩出后，给予宫缩剂防止出血；④严格无菌操作，产后给予抗生素预防感染。

（2）产褥期：支持疗法，应用缩宫剂加强宫缩，预防产后出血，予广谱抗生素预防感染。

七、中西医临床诊疗思路

对缺铁性贫血西药治疗有确切疗效，但不良反应多见，中西医结合可提高疗效，减轻不良反应。故治疗原则为：用铁剂治疗配中药减轻消除不良反应；用含绿矾的中药防治本病；不能用铁剂治疗者，可用中药健脾和胃、益气养血或补益脾肾安胎之药治疗。

对巨幼红细胞性贫血，一旦诊断明确，应用叶酸和维生素 B_{12} 治疗能迅速获效，配合治疗起协同作用，在较短时间内改善虚弱状态。

对再生障碍性贫血，治疗疗效较差，应由产科医师及血液科医师共同管理。骨髓移植是中药治疗的手段之一，中西医结合治疗可提高疗效。西医主要采取抗感染、纠正贫血、止血等对症处理，中医采用辨证论证。

八、预防与调护

（1）孕前积极治疗失血性疾病，如月经过多，以增加铁的储备。

（2）加强孕期营养指导，多吃蔬菜、水果、瓜豆类、肉类、动物肝、肾等含铁、叶酸、维生素丰富的食物。

（3）定期进行产前检查，发现贫血及时纠正。

（4）孕期避免服用影响造血系统的药物，避免接触放射线等影响造血系统的有害物质。

特发性血小板减少性紫癜

特发性血小板减少性紫癜（idiopathic thrombocytopenic purpura，ITP）是一种自身免疫性疾病，因免疫性血小板破坏过多致外周血血小板减少。

本节属中医学"血证"范畴。

一、病因病理

（一）中医病因病机

1. 病因 中医学认为本病病因为素体虚损，肝、脾、肾虚损为发病基础。

2. 病机 气不摄血、热迫血行是本病的主要病机。

（1）气不摄血：素体虚损，肝脾肾不足，气血亏虚，统摄无权，气不摄血，引起妊娠血证。

（2）热迫血行：肝肾阴虚，阴虚内热，热灼血成瘀，热迫血行，加之瘀血内阻，血难循经，导致妊娠血证。

（二）西医病因病理

1. 病因 本病病因不清楚，研究认为此病与自身免疫有关。

2. 发病机制 ITP 分为急性型与慢性型，急性型好发于儿童，慢性型多见于成年女性。慢性型与自身免疫有关，80%～90% 的患者血液中可测到血小板相关免疫球蛋白（platelet associated immunoglobulin，PAIg），包括 PA-IgG、PA-IgM、PA-C3 等。当结合了这些抗体的血小板经过脾、肝时，可被单核巨噬细胞系统破坏，使血小板减少。

二、临床表现

（一）病史

妊娠前有血小板减少性紫癜或皮肤黏膜出血和牙龈出血病史。

（二）症状

黏膜和皮下出血为主，紫癜以四肢远端出血点和瘀斑多见，很少出现血肿或血疱，牙龈渗血也常见，月经过多者常伴有缺铁性贫血。在本病急性发作时，亦可见消化道、泌尿系出血，甚至颅内出血或失血性休克。

（三）体征

本病肝及淋巴结一般不肿大，脾脏轻度增大或不增大。

三、辅助检查

血液检查中外周血血小板计数低于 <100×10⁹/L；骨髓检查，巨核细胞增多或正常，成熟型血小板减少；血小板相关抗体检查见抗血小板抗体测定大部分为阳性。

四、诊断

通过以上临床表现和实验室检查，本病诊断一般不困难。

五、鉴别诊断

特发性血小板减少性紫癜应与药物性或其他过敏性（遗传性）血小板减少、溶血性贫血、再生障碍性贫血相鉴别。

ITP 与妊娠的相互影响：通常认为妊娠并不影响其病程和预后，故允许妊娠，妊娠期诊断者不必中止妊娠。但本病对妊娠有一定潜在危险，产妇可出现出血倾向，如皮肤、黏膜的瘀点瘀斑及内脏出血，临产后阴道出血。分娩期产妇用力屏气可发生颅内出血，产后易在软产道及腹部手术切口出现血肿及产后出血等。严重者可因内脏出血而危及产妇生命。由于抗血小板 IgG 抗体可以通过胎盘，影响胎儿使之亦发生血小板减少，新生儿在母体抗体消失前也可有暂时性的血小板减少，重者可致颅内出血或头颅血肿。

六、治疗

（一）中医治疗

1）心脾两虚证

证候　孕期出现紫癜，起病缓慢，紫斑色淡而疏，齿衄量少色淡，头晕乏力，心悸气短，舌淡，苔白，脉细滑无力。

治法　健脾益气，养血止血。

方药　归脾汤。

白术、茯神、黄芪、龙眼肉、酸枣仁、人参、木香、当归、远志、甘草、生姜、大枣。

中成药可用人参归脾丸口服。

2）阴虚血热证

证候　孕前即出现紫癜，妊娠后反复发作，紫斑色红，鼻衄，齿衄，便血尿血，量多色鲜红，伴手足心热、口干思饮、头晕耳鸣、腰腿酸软，舌红或红绛，苔少，脉细滑数。

治法　滋阴清热，凉血止血。

方药　大补阴丸合二至丸加味。

熟地黄、龟板、黄柏、知母、猪脊髓、女贞子、旱莲草。

3）脾肾阳虚证

证候　孕前、孕期出现紫癜，色淡暗，稀疏，病程长，起病缓，鼻衄，齿衄，便血，尿血，量少色淡暗，伴畏寒肢冷、面色晦暗、腰腿酸软、腹胀便溏、肢体浮肿，舌体胖大有齿痕，苔白，脉沉迟。

治法　温肾补脾，填精补血。

方药　右归饮加减。

熟地黄、山药、山茱萸、枸杞、炙甘草、杜仲、肉桂、制附子。

中成药可用金匮肾气丸口服。

（二）西医治疗

1. 妊娠期处理　ITP 患者一旦妊娠一般不必终止，只有当严重血小板减少未获缓解者，在妊娠早期就需要用肾上腺皮质激素治疗者考虑终止妊娠。妊娠期间治疗原则与单纯 ITP 患者相同，用药时尽可能减少对胎儿的不利影响。除支持疗法、纠正贫血外，可根据病情进行下述治疗。

（1）肾上腺皮质激素：是治疗 ITP 的首选药物。妊娠期血小板 $<50\times10^9/L$、有出血症状，可用泼尼松龙 $40\sim100mg/d$，待病情缓解后逐渐减少量至 $10\sim20mg/d$ 维持。该药能减轻血管壁通透性，减少出血，抑制抗血小板抗体的合成及阻断巨噬细胞破坏已被抗体结合的血小板。

（2）输入丙种球蛋白：可竞争性抑制单核巨噬细胞系统的 Fc 受体与血小板结合，减少血小板破坏。予大剂量丙种球蛋白 $400mg/（kg\cdot d）$，$5\sim7$ 日为一疗程。

（3）脾切除：激素治疗血小板无改善，有严重出血倾向，血小板 $<10\times10^9/L$，可考虑脾切除，有效率达 $70\%\sim90\%$。手术最好在妊娠 $3\sim6$ 个月进行。

（4）输血小板：输入血小板会刺激体内产生抗血小板抗体，加快血小板破坏。因此，只有在血小板 $<10\times10^9/L$、有出血倾向、为防止重要器官出血（脑出血）时，或手术、分娩时应用。可输新

鲜血或血小板。

（5）其他：免疫抑制剂及雄激素在妊娠期不主张使用。

2. 分娩期处理 分娩方式原则上以阴道分娩为主。一方面，ITP 孕妇的最大危险是分娩时出血。若行剖宫产，手术创口大，增加出血危险。另一方面，ITP 孕妇有一部分胎儿血小板减少，经阴道分娩时有发生新生儿颅内出血的危险，故 ITP 孕妇剖宫产的适应证可适当放宽。剖宫产手术指征为：血小板 $<50×10^9$/L；有出血倾向；胎儿头皮血或胎儿脐血证实血小板 $<50×10^9$/L。产前或术前应用大剂量皮质激素，氢化可的松 500mg 或地塞米松 20～40mg 静脉注射，并准备好新鲜血或血小板，防治产道裂伤，认真缝合伤口。

3. 产后处理 妊娠期应用皮质激素治疗者，产后应继续应用。孕妇常伴有贫血及抵抗力低下者，产后应预防感染。产后立即抽新生儿脐血检测血小板，并动态观察新生儿血小板是否减少。必要时给予新生儿泼尼松或免疫球蛋白。ITP 不是母乳喂养的禁忌，但母乳中含有抗血小板抗体，是否母乳喂养视母亲病情及胎儿血小板情况而定。

七、中西医临床诊疗思路

由于 ITP 发病机制未完全阐明，目前西医尚无根治手段，激素、免疫抑制剂、切脾治疗均存在不良反应，且易复发，而中西医结合治疗本病可互相取长补短，因此有很大优越性。总的治疗原则是，初发病患者，若外周血小板计数 $20×10^9$/L，全身出血表现不严重，仅局限在皮肤黏膜者，可选择中医辨证论治；若外周血血小板 $<10×10^9$/L，并有严重内脏出血或颅内出血先兆者，应中西医结合，争分夺秒，积极抢救患者生命。西医予以输注丙种球蛋白、血浆置换、激素、支持疗法等措施；中医选用止血疗效明显的中药治疗。

八、预防与调护

孕前患 ITP 者积极治疗，待病情平稳再妊娠。妊娠后加强产前检查，定期复查血小板计数，严密监测母儿状况。予维生素 C、维生素 B_{12}、叶酸、铁剂等支持治疗。

急性阑尾炎

妊娠合并急性阑尾炎（acute appendicitis）排妊娠急腹症的首位，发生率为 0.5‰～1‰，以妊娠早、中期多见。由于妊娠期阑尾位置变化，阑尾炎的临床表现不典型，早期诊断较困难，误诊率较高，加之炎症不易被包裹局限，常发展到阑尾穿孔和弥漫性腹膜炎阶段，导致孕产妇和围产儿病死率增高。

本病属中医学"孕痈"范畴。

一、病因病理

（一）中医病因病机

孕期摄生不慎，或饮食不节，或饮食后急剧奔走，或寒温不适，或情志失常，均可致脾胃损伤，肠道传化失司，糟粕积滞化热，或郁瘀化热，热盛肉腐，酿成肠痈。

（二）西医病因病理

1. 病因 西医学认为本病与阑尾管阻塞、胃肠道疾病（急性肠炎、血吸虫病等）影响及细菌入侵有关，致病菌多为各种革兰阴性杆菌及厌氧菌。妊娠并不诱发阑尾炎，但因妊娠期盆腔器官及阑尾充血，局部防御功能下降，阑尾炎发展很快。

2.妊娠期阑尾炎的特点　妊娠期阑尾炎有两个特点，一是早期诊断比较难，二是炎症容易扩散。

（1）妊娠期阑尾炎早期诊断比较困难，其原因如下。

1）阑尾炎的消化道症状与早孕反应容易混淆。

2）腹痛症状易与其他妊娠期腹痛性疾病，如早产、肾绞痛、肾盂肾炎、子宫肌瘤变性、胎盘早剥等相混淆。

3）妊娠期阑尾炎患者多数无转移性右下腹疼痛的阑尾炎典型症状，增大的子宫可导致阑尾尾部移位，甚至疼痛不在右下腹部位。

4）正常妊娠妇女的血白细胞可有一定程度升高。

5）妊娠期阑尾炎的体征不典型，如压痛、反跳痛和腹肌紧张常不明显，肛门指诊直肠前壁右侧触痛不明显等。

（2）妊娠期阑尾炎炎症容易扩散，其原因如下。

1）妊娠期盆腔血液及淋巴循环旺盛，毛细血管通透性增强。

2）增大的子宫将腹壁与发生炎症的阑尾分开，使局部防卫能力减弱。

3）巨大的妊娠子宫妨碍大网膜游走，使大网膜不能抵达感染部位发挥防卫作用，炎症被网膜局限包裹的可能性变小。

4）炎症波及子宫可诱发子宫收缩，宫缩又促使炎症扩散，易导致弥漫性腹膜炎。

5）阑尾炎症状及体征不典型，早期诊断困难，容易延误诊疗时机。

二、临床表现

（一）病史

孕前可有急、慢性阑尾炎病史。发病前有暴饮暴食、饮食不洁、食后剧烈运动史。

（二）症状和体征

在妊娠的不同时期，急性阑尾炎的临床表现有明显差异。

1.妊娠早期　症状和体征与非妊娠期基本相同。常有转移性右下腹痛，伴恶心，呕吐，发热，以及右下腹压痛、反跳痛和腹肌紧张等。

2.妊娠中、晚期　临床表现常不典型。常无明显的转移性右下腹痛。阑尾尾部位于子宫背面时，疼痛可位于右侧腰部。约 80% 的孕妇其压痛点在右下腹，但压痛点位置常偏高。增大的子宫将壁腹膜向前顶起，故压痛、反跳痛和腹肌紧张常不明显。妊娠期白细胞计数 $>15\times10^9/L$ 时有助于阑尾炎的诊断。

（三）主要并发症

严重时可有阑尾穿孔及弥漫性腹膜炎，产科方面可引起流产、早产，甚至胎死宫内。

三、辅助检查

1.血常规检查　多有白细胞计数增加，以中性粒细胞增高为主。

2.B超检查　可见阑尾呈低回声管状结构、僵硬而压之不变形，横切面呈同心圆似的靶样图像，直径≥7mm 是阑尾炎的超声诊断标准。

四、诊断

孕前有急、慢性阑尾炎病史，有转移性右下腹疼痛，伴发热、恶心、呕吐等症状，有腹膜刺激征。血常规多数有白细胞计数增加，以中性粒细胞增高为主，B超检查可见增大的阑尾。

五、鉴别诊断

有许多急腹症的症状和体征与本病相似，需与其鉴别，常见的有：

1. 异位妊娠 孕早期应与异位妊娠鉴别。有停经，阴道出血和腹痛，腹软，麦氏点压痛不典型，宫颈举痛、摇摆痛明显，附件可触及包块及压痛，后穹隆可抽出不凝血，B超检查宫内未见妊娠囊，子宫直肠陷凹或腹腔有积液。

2. 先兆早产 阵发性腹痛，腹痛时子宫变硬，腹痛后子宫松弛，体温正常，阑尾点无压痛。

3. 胎盘早剥 有引起胎盘早剥的原因，突发腹痛，压痛点在子宫体上，随之胎心减慢或消失。

4. 卵巢囊肿蒂扭转 有卵巢囊肿病史，腹痛突发且剧烈，妇科检查可于一侧附件区触及包块，并有明显压痛。B超检查可协助鉴别诊断。

5. 右输尿管结石 腹痛多在右下腹，但多呈绞痛，并向会阴部放射。尿中查到多量红细胞。

六、治疗

（一）中医治疗

本病在脓肿未成时，治以清热化瘀；脓痛已成，治以清热解毒排脓。治疗中尚应顾及胎气，攻下逐瘀之品应慎用。

1）未成脓期

证候 孕痛初期，上腹部或脐周疼痛，随后转移至右下腹部，疼痛拒按，身热面赤，恶心呕吐，腹胀纳减，口渴便干，舌质红，苔黄腻，脉弦滑数。

治法 清热解毒，化瘀安胎。

方药 牡丹皮汤加味。

牡丹皮、冬瓜仁、败酱草、瓜蒌仁、蒲公英、太子参、枳实、车前草。

若疼痛走窜者，加厚朴、槟榔、川楝子行气活血；若疼痛固定且较甚者，加乳香、没药、延胡索活血化瘀，清热散结。中成药选用阑尾消炎片口服。

2）脓痛已成

证候 孕痛中期，全腹疼痛剧烈拒按，腹壁挛急，高热寒战，时时汗出，恶心呕吐，唇干口臭，尿黄便坚，舌红而绛，苔黄厚而干，脉洪数。

治法 宜清热解毒，排脓安胎。

方药 薏苡仁汤加减。

薏苡仁、牡丹皮、瓜蒌仁、桃仁。

若壮热口渴者，加玄参、天花粉、生石膏以清热养阴，生津止渴。

（二）西医治疗

妊娠期急性阑尾炎一般不主张保守治疗。一旦确诊，应在积极抗感染治疗的同时，立即手术治疗，尤其是在妊娠中、晚期。高度怀疑急性阑尾炎，若一时难以确诊，特别是病情继续进展者，应放宽剖腹探查指征，及时果断采取手术治疗，以免贻误病情。

1. 手术治疗 妊娠早期可取麦氏切口，若诊断不能肯定时行下腹正中纵切口，有利于术中操作和探查；也可以行腹腔镜手术。妊娠中、晚期宜取右侧腹直肌旁切口。将手术床向左倾斜约30°，使子宫左移，便于暴露阑尾。术中操作应轻柔，尽量避免刺激子宫。妊娠晚期需同时剖宫产时，应选择有利于剖宫产手术的下腹正中纵切口。

为减少对子宫的刺激，最好不放置腹腔引流，以防引起早产。若腹腔炎症严重而局限，阑尾穿孔，盲肠壁水肿，可放置引流管。

除非有产科急诊指征，原则上仅处理阑尾炎而不同时行剖宫产手术。下述情况可先行剖宫产：①术中暴露阑尾困难；②阑尾穿孔并发弥漫性腹膜炎，盆腔感染严重，子宫已有感染征象；③近预产期或胎儿基本成熟，已具宫外生存能力。

2. 术后处理　需继续妊娠者，应选择对胎儿影响小的广谱抗生素，继续抗感染治疗。本病厌氧菌感染占 75%～90%，应选择针对厌氧菌的抗生素。建议选用甲硝唑并同时与青霉素类、头孢菌素类等配伍使用。术后 3～4 日内应给予抑制宫缩药及镇静药等保胎治疗。

七、中西医临床诊疗思路

妊娠早期合并阑尾炎的临床表现与非妊娠期阑尾炎相似，妊娠中晚期合并阑尾炎因增大的子宫引起阑尾移位，检查时的压痛点相应升高，有时最痛的部位可达右侧肋下肝区。此外，由于增大的子宫撑起腹壁腹膜，加之阑尾相对处于腹腔深处，被增大的子宫掩盖，使局部腹膜炎的体征不典型，给诊断带来困难，应引起注意以防误诊。本病一旦确诊，在给予大剂量广谱抗生素治疗的同时立即手术。中医药可作辅助治疗。

八、预防与调护

避免饮食不节及食后剧烈运动，养成规律性排便的习惯，注意调节情志。孕前注意防治寄生虫病。孕期出现腹痛等症状及时诊治。

第十节　胎儿发育异常

胎儿生长受限

小于孕龄儿（small for gestation age，SGA）是指出生体重低于同胎龄应有体重第 10 百分位数以下或低于其平均体重 2 个标准差的新生儿。新生儿死亡率为 1%，较同孕龄出生的正常体重儿病死率高 0.2%。

并非所有的出生体重小于同孕龄体重第 10 百分位数者均为病理性的生长受限。有 25%～60% 的 SGA 是因为种族或产次或父母身高、体重等因素而造成的"健康小样儿"。这部分胎儿除了体重及体格发育较小外，各器官无功能障碍，无宫内缺氧表现。

SGA 分为三种情况：

（1）正常的 SGA（normal SGA）：即胎儿结构及多普勒血流评估均未发现异常。

（2）异常的 SGA（abnormal SGA）：存在结构异常或者遗传性疾病的胎儿。

（3）胎儿生长受限（fetal growth restriction，FGR；或 intrauterine growth retardation，IUGR）：指无法达到应有生长潜力的 SGA。严重的 FGR 被定义为胎儿的体重小于第 3 百分位数，同时伴有多普勒血流的异常。

低出生体重儿被定义为胎儿分娩时的体重小于 2500g。

本病属于中医学"胎萎不长""胎弱症"的范畴。

一、病因病理

（一）中医病因病机

1. 病因　本病病因与肾气亏虚、气血虚弱、阴虚内热、胞宫虚寒有关。

2. 病机　胎居母腹，其生长发育依赖于母体气血津液的滋养。故本病的发病机制是父母禀赋虚弱，生殖之精不健，或孕后调养失宜，如房事不节、劳倦过度等致气血亏虚，气血不足，以致胎失所养而生长受限。气血不足，胎失所养是本病的主要病机。

（1）肾气亏虚：禀赋不足，或孕后调养失宜，致胞脏虚损，胎失所养，而胎不长养。

（2）气血虚弱：素体气血不足，或有宿疾，气血耗损；或孕后患疾，阴血亏虚；或孕后恶阻严重，气血化源不足，致气血虚弱，胎失所养而发病。

（3）阴虚内热：素体阴虚，或久病失血伤阴；或孕后房事不节，真阴耗损；或孕后过服辛辣燥热食品及温补药物，以致热伤胎元，热盛伤阴耗血，阴血不足，胎失所养而发病。

（4）胞宫虚寒：素体阳气不足，或孕后过食寒凉生冷之品，耗伤阳气；或大病久病，损伤肾阳，寒自内生，致胞宫虚寒，胎失温养，以致胎萎不长。

（二）西医病因病理

1. 病因　影响 FGR 发生的因素，包括母体营养供应、胎儿遗传潜能和胎盘转运。病因复杂，约 40% 尚不明确。但主要病因及发病机制可分为三个方面。

（1）孕妇因素：最常见，占 50%～60%。

1）营养因素：孕妇偏食、妊娠剧吐、摄入蛋白质、维生素及微量元素不足均可影响胎儿的生长发育，胎儿的出生体重与母体的血糖水平成正比。

2）妊娠并发症和合并症：妊娠并发症如妊娠期高血压疾病、多胎妊娠、前置胎盘、胎盘早期剥离、过期妊娠、妊娠肝内胆汁淤积症等；妊娠合并症如心脏病、慢性高血压、肾炎、贫血、糖尿病等，均可使胎盘的血流量减少，灌注下降，导致胎儿营养物质供给不足。

3）其他因素：孕妇年龄、地区、身体健康状况、身高、体重、子宫发育畸形、宫内感染、母体接触放射线或有毒物质、不良的生活习惯如吸烟、酗酒和吸毒等均可诱发本病。

（2）胎儿因素：研究表明生长激素、胰岛素样生长因子、瘦素等调节胎儿生长发育的物质在脐血中水平的下降可能会影响胎儿内分泌和代谢，胎儿基因或染色体异常时也常伴有胎儿生长受限。

（3）胎盘、脐带因素：胎盘功能不全，胎盘血管病变、梗死、炎症，脐带过长、过细、扭转、打结等，均可使胎儿获得的血、氧供应及营养物质减少。

总之，影响胎儿发育的因素有很多，由于涉及面广，且母体、胎盘、胎儿及自身因素相互交织，因而很难用单一因素来解释 FGR 的发病原因。

2. 病理　由于遗传因素、染色体异常或感染原因引起 FGR 时，发生早，胎儿各部分都对称性地小于正常；而由于各种原因引起缺氧时，胎儿对缺氧的反应是引起血流分布的改变，即在脑、心、肾上腺等主要器官仍有足够血供，而其他身体部位血流减少，进一步缺氧，胎儿整个身体生长均受影响，对缺氧的反应可引起肾脏红细胞生成素增加而发生红细胞增多症，胎动减少，甚至可引起胎儿死亡。

二、临床表现

（一）病史

患者有引起 FGR 的高危因素。如有过先天畸形、死胎的不良分娩史，有吸烟、吸毒与酗酒等不良嗜好，有孕期子宫增长较慢病史等。但确定胎龄必须准确。

（二）症状

孕妇可自觉腹部增大不明显，胎动弱。孕妇宫高、腹围及体重增长低于均值，或持续不增长。

（三）分类

胎儿生长受限根据其发生时间、胎儿体重及病因分为以下三类。

1. 内因性匀称型 FGR 少见，胎儿外形匀称，身长、头围与体重相称，但小于该孕龄正常值。外表无营养不良表现，器官分化或成熟度与孕龄相符，但各器官的细胞数量及大小均减少，脑重量轻，神经元功能不全和髓鞘形成迟缓；胎盘小，但组织无异常。胎儿无缺氧表现。胎儿出生缺陷发生率高，围生儿病死率高，预后不良。产后新生儿经常会出现脑神经发育障碍，伴小儿智力障碍。

2. 外因性不匀称型 FGR 属于继发性胎儿生长受限，孕早期胚胎发育正常，至孕晚期才受到有害因素的影响。外表呈营养不良表现或过熟儿状态，发育不匀称，身长、头径与孕龄相符而躯体瘦、体重偏低。各器官细胞数目正常，仅细胞体积缩小，以肝脏为著。胎盘体积正常，但功能下降，常伴有缺血缺氧的病理改变，有梗死、钙化、胎膜黄染等。

3. 外因性匀称型 FGR 此为上述两型的混合型。多有母儿双方的因素，多因缺乏重要生长因素，叶酸、氨基酸、微量元素或有害药物的影响所致，在整个妊娠期间均产生影响。胎儿身长、体重、头径均小于该孕龄正常值，外表有营养不良表现。各器官细胞数减少，导致器官体积均缩小，肝脾严重受累，新生儿常有明显的生长与智力障碍。

上述分类方法有助于病因学的诊断，但对于胎儿预后结局的改善和临床治疗的评估并无明显帮助，许多 FGR 胎儿并不适合这种分类而且难以划分。不匀称型 FGR 可表现为胎儿的腹围相对于其他生长测量指标更为落后，通常考虑为胎盘疾病、母体疾病所致。匀称型 FGR 的胎儿生长测量的各条径线均落后于正常值，通常需要考虑的病因有孕龄评估是否正确、非整倍体、遗传方面的疾病、药物毒物接触史，这种匀称型 FGR 的胎儿有时很难和健康的 SGA 区别。

三、辅助检查

1. B 型超声胎儿生长测量

（1）胎儿测头围与腹围比值（HC/AC）：胎儿头围在妊娠 28 周后生长减慢，而胎儿体重仍按原速度增长，故只测头围不能准确反映胎儿生长发育的动态变化，应同时测量胎儿腹围和头围（HC/AC），比值小于正常同孕周平均值的第 10 百分位数，即应考虑可能为 FGR，有助于估算不匀称型 FGR。

（2）测量胎儿双顶径（BPD）：正常孕妇妊娠早期每周平均增长 3.6～4.0mm，妊娠中期增长 2.4～2.8mm，妊娠晚期增长 2.0mm。若能每周连续测量胎儿双顶径，观察其动态变化，发现每周增长<2.0mm，或每 3 周增长<4.0mm，或每 4 周增长<6.0mm，于妊娠晚期双顶径每周增长<1.7mm，均应考虑有 FGR 的可能。

（3）羊水量与胎盘成熟度：多数 FGR 出现羊水过少、胎盘老化的 B 型超声图像。

2. 彩色多普勒超声检查 检查脐动脉舒张期血流缺失或倒置，对诊断 FGR 意义大。妊娠晚期脐动脉 S/D 比值通常≤3 为正常值，脐血 S/D 比值升高时，也应考虑有 FGR 的可能。随着彩色多普勒超声的广泛应用，有学者提出测量子宫动脉的血流可以预测 FGR，尤其以子宫动脉的 PI 值及切迹的意义更大。

3. 抗心磷脂抗体（ACA）的测定 近年来，有关自身抗体与不良妊娠的关系已越来越被人们所关注，研究表明 ACA 与 FGR 的发生有关。

四、诊断

妊娠期准确诊断 FGR 并不容易，往往需在分娩后才能确诊。密切关注胎儿发育情况是提高 FGR 诊断率及准确率的关键。无高危因素的孕妇应在妊娠早期明确孕周，准确判断胎龄，并通过孕妇体重和宫高的变化，初步筛查出 FGR，进一步经 B 型超声检查确诊。有高危因素的孕妇需从妊娠早期开始定期行 B 型超声检查，根据各项衡量胎儿生长发育的指标及其动态情况，结合子宫胎盘的灌注情况及孕妇的产前检查结果，尽早诊断 FGR。

通过临床指标测量子宫长度、腹围、体重，推测胎儿大小，简单易行，可用于低危人群的筛查。

（1）子宫长度、腹围值连续 3 周测量均在第 10 百分位数以下者，为筛选 FGR 的指标，预测准确率达 85% 以上。

（2）计算胎儿发育指数：胎儿发育指数=子宫长度（cm）−3×（月份+1），指数在−3 和+3 之间为正常，小于−3 提示可能为 FGR。

（3）妊娠晚期孕妇体重每周增加 0.5kg。若体重增长停滞或增长缓慢时，可能为 FGR。

五、鉴别诊断

本病主要与死胎鉴别，两者都具有宫体小于妊娠月份，但死胎 B 超检查提示无胎心、胎动反射，日久可见胎头塌陷。故通过产前检查及 B 超检查可明确诊断。

六、治疗

（一）中医治疗

本病是以在妊娠中晚期胎儿存活，但其生长明显小于妊娠月份为主症，结合伴随的全身症状、舌脉进行辨证。

1）肾气亏虚证

证候　妊娠中晚期腹形小于妊娠月份，胎儿存活，头晕耳鸣，腰膝酸软，或形寒肢冷，倦怠无力，舌淡，苔白，脉沉细。

治法　补肾益气，填精养胎。

方药　寿胎丸（《医学衷中参西录》）加减。

菟丝子、桑寄生、阿胶、续断。

若头晕耳鸣者加潼蒺藜、五味子以补肾敛阴；若形寒肢冷者加淫羊藿、鹿角胶以温肾助阳。

2）气血虚弱证

证候　妊娠 4～5 个月后腹形和宫体增大明显小于妊娠月份，胎儿存活，母体瘦弱，面色白或萎黄，神疲懒言，气短乏力，头晕心悸，腰膝酸软，舌淡嫩，苔少，脉细弱。

治法　益气养血，滋养胎元。

方药　胎元饮合寿胎丸（《景岳全书》）加减。

杜仲、人参、当归、白芍、熟地黄、白术、陈皮、炙甘草。

若伴心悸怔忡者加酸枣仁、柏子仁、桑椹子以养血宁心安神；若少气懒言，小腹空坠者加黄芪、山药以益气健脾；若纳少便溏者加砂仁、扁豆以健脾除湿；若血虚甚者加枸杞子、何首乌以养血安胎。中成药用八珍颗粒或人参养荣丸或保胎丸。

3）阴虚内热证

证候　妊娠中晚期腹形小于妊娠月份，胎儿存活，颧赤唇红，手足心热，烦躁不安，口干喜饮，舌质嫩红，少苔，脉细数。

治法　清热凉血，养阴安胎。

方药　保阴煎（《景岳全书》）加减。

生地黄、熟地黄、白芍、黄芩、黄柏、续断、山药、甘草。

若胸胁胀满者加郁金、合欢皮以疏肝解郁；若阴精亏虚，肠燥便秘者加生何首乌、玄参以润肠通便。中成药可用孕妇清火丸。

4）胞宫虚寒证

证候 妊娠腹形明显小于妊娠月份，胎儿存活，形寒怕冷，腰腹冷痛，四肢不温，舌淡，苔白，脉沉迟滑。

治法 温肾扶阳，养血育胎。

方药 长胎白术散（《叶氏女科证治》）加减。

炙白术、川芎、川椒、干地黄、炒阿胶、黄芪、当归、牡蛎、茯苓。

若肾阳虚、腰腹冷痛明显者加杜仲、鹿角片以温阳育胎。

（二）西医治疗

1. 一般治疗 均衡膳食，吸氧，卧床休息，一般建议孕妇左侧卧位可改善子宫胎盘血流循环，促进胎儿发育。

2. 宫内治疗

（1）改善子宫胎盘绒毛间隙的血供，可用低分子右旋糖酐和丹参注射液静脉滴注。

（2）补充锌、铁、钙、维生素 E 及叶酸，静脉滴注复方氨基酸，改善胎儿营养。

3. 胎儿健康状况监测 无应激试验（NST），胎儿生物物理评分（BBP），胎儿血流监测如脐动脉彩色多普勒、大脑中动脉血流、静脉导管血流等。

4. 产科处理 如果胎儿状况良好，胎盘功能正常，未足月且无并发症者，可在密切监测下妊娠至足月，但不超过预产期。若治疗后无改善，胎儿停止生长>3 周；或胎盘老化，伴羊水过少等胎盘功能低下；或妊娠并发症加重者，均应尽快终止妊娠。终止妊娠一般在孕 34 周左右，如<34 周应促胎肺成熟后再终止妊娠。由于 FGR 胎儿对缺氧耐受力差，胎儿胎盘储备不足，难以耐受分娩过程中宫缩时的缺氧状态，应适当放宽剖宫产指征。

七、中西医临床诊疗思路

诊断前要核对实际孕龄。导致 FRG 的原因较多。分型诊断可增加治疗的针对性，有助于判断预后。如果胎儿生长受限诊断不确定，在胎肺成熟之前不应过早采用终止妊娠干预，应在严密监测下进行期待生长，采取综合治疗方法，促进胎儿的发育。加强孕期和产时监护，根据不同病因、孕龄、母亲或胎儿病情严重程度、胎儿宫内情况，做出恰当与及时的处理，放宽剖宫产指征。

中医病机是气血精不足以荣养其胎，因此，健脾胃以益生化之源、补益气血、滋养胎儿。本病早期治疗，效果较好，早期诊断重在对孕妇的观察，若妊娠 3～4 个月，腹部不见隆起，有重度恶阻、胎漏病史，或嗜烟、偏食史，均应引起足够的重视。

八、预防与调护

（1）预防孕期感染：孕期应加强营养，增加免疫力；避免豢养和接触宠物；避免接触潜在的感染机会，有助于减少由感染引起的胎儿生长受限。

（2）避免有害物质和不良环境因素：烟、酒、有毒致畸的化学物品、放射线、电磁辐射、环境污染等，将对胎儿的生长造成不良的影响。

（3）确保孕妇足够的营养和休息：合理的营养、充足的睡眠是确保孕妇健康、胎儿正常生长发育、安全度过妊娠期的基本要素，也是预防胎儿生长受限的基本措施。

（4）定期产前检查、积极治疗妊娠并发症和合并症（如妊娠期高血压疾病、糖尿病、肾脏病、心肺疾病及严重贫血等），早诊断、早治疗，可减少胎儿生长受限的发生。

（梁雪芳　黄　健　黄旭春）

胎 儿 窘 迫

胎儿窘迫（fetal distress）指胎儿在子宫内因急性或慢性缺氧危及其健康和生命的综合症状，发生率为2.7%～38.5%。急性胎儿窘迫多发生在分娩期；慢性胎儿窘迫常发生在妊娠晚期，但在临产后常表现为急性胎儿窘迫。

中医学无此病名，散见于"难产"病症之中。

一、病因病理

（一）病因

母体血液含氧量不足、母胎间血氧运输及交换障碍、胎儿自身因素异常，均可导致胎儿窘迫。

1. 胎儿急性缺氧　因母胎间血氧运输及交换障碍或脐带血循环障碍所致。常见因素有：①前置胎盘、胎盘早剥；②脐带异常，如脐带绕颈、脐带真结、脐带扭转、脐带脱垂、脐带血肿、脐带过长或过短、脐带附着于胎膜等；③母体严重血循环障碍致胎盘灌注急剧减少，如各种原因导致休克等；④缩宫素使用不当，造成过强及不协调宫缩，宫内压长时间超过母血进入绒毛间隙的平均动脉压；⑤孕妇应用麻醉药及镇静剂过量，抑制呼吸。

2. 胎儿慢性缺氧　①母体血液含氧量不足，如合并先天性心脏病或伴心功能不全、肺部感染、慢性肺功能不全、哮喘反复发作及重度贫血等；②子宫胎盘血管硬化、狭窄、梗死，使绒毛间隙血液灌注不足，如妊娠期高血压疾病、慢性肾炎、糖尿病、过期妊娠等；③胎儿严重的心血管疾病、呼吸系统疾病，胎儿畸形，母儿血型不合，胎儿宫内感染、颅内出血及颅脑损伤，致胎儿运输及利用氧能力下降等。

（二）发病机制

胎儿在宫内正常生长发育及耐受分娩需要有足够的氧供应，这一过程包括母体供养、胎盘转运氧、胎儿运送及利用氧几个主要环节，若其中任何一个环节发生障碍，均可导致胎儿缺氧，胎儿血氧降低，二氧化碳蓄积出现呼吸性酸中毒。

（三）病理

子宫胎盘单位提供胎儿氧气及营养，同时排出二氧化碳和胎儿代谢产物。胎儿对宫内缺氧有一定的代偿能力，当产时子宫胎盘单位功能失代偿时，会导致胎儿缺血缺氧（血氧水平降低）。胎儿缺血缺氧会引起全身血流重新分配，分流血液到胎心、脑及肾上腺等重要器官。在胎心监护时出现短暂的、重复出现的晚期减速。如果缺氧持续，则无氧糖酵解增加，发展为代谢性酸中毒。乳酸堆积并出现胎儿重要器官尤其是脑和心肌的进行性损害，如不及时给予干预，则可能造成严重及永久性损害，如缺血缺氧性脑病甚至胎死宫内。重度缺氧可致胎儿呼吸运动加深，羊水吸入，出生后可出现新生儿吸入性肺炎。

妊娠期慢性缺氧使子宫胎盘灌注下降，导致胎儿生长受限，肾血流减少引起羊水过少。脐带因素的胎儿缺氧常表现为胎心突然下降或出现反复重度变异减速，可出现呼吸性酸中毒，如不解除诱因，则可发展为混合性酸中毒，造成胎儿损害。

二、临床表现

（一）病史

常伴脐带脱垂、前置胎盘、胎盘早剥、急产、宫缩素使用不当、或产程中有严重头盆不称等病史。

（二）症状

1. 急性胎儿窘迫

（1）产时胎心率异常：是急性胎儿窘迫的重要征象。正常胎心基线为110～160bpm。缺氧早期，胎心率在无宫缩时>160bmp；缺氧严重时，胎心率<120bmp。胎心监护仪图像可出现频繁的晚期减速、重度变异减速，尤其是胎心率<100bmp，基线变异≤5bpm，同时伴频繁晚期提示胎儿缺氧严重，可随时胎死宫内。

（2）羊水胎粪污染：胎儿可在宫内排出胎粪，影响胎粪排出最主要的因素是孕周，孕周越大，羊水胎粪污染的概率越高，某些高危因素也会增加胎粪排出的概率，如妊娠期肝内胆汁淤积症。根据污染程度不同分为三度：Ⅰ度浅绿色，常见胎儿慢性缺氧；Ⅱ度黄绿色，浑浊，提示胎儿急性缺氧；Ⅲ度棕黄色，稠厚，提示胎儿缺氧严重。

（3）胎动异常：缺氧初期为胎动频繁，继而减弱及次数减少，进而消失。

（4）酸中毒：采集胎儿头皮血进行血气分析，若pH<7.20（正常值：7.25～7.35），PO_2< 10mmHg（正常值：15～30mmHg），PCO_2>60mmHg（正常值：35～55mmHg），可诊断为胎儿酸中毒。但该方法新生儿缺血缺氧性脑病的阳性预测值仅为3%，应用较少。

2. 慢性胎儿窘迫
主要发生在妊娠晚期，常延续至临产并加重，多因妊娠期高血压疾病、慢性肾炎、糖尿病等所致。

（1）胎动减少或消失：胎动减少为胎儿缺氧的重要表现，应予警惕，临床常见胎动消失24小时后胎心消失。

（2）产前胎儿电子监护异常：胎心率异常提示有胎儿缺氧的可能。

（3）胎儿生物物理评分低：≤4分提示胎儿窘迫，6分为胎儿可疑缺氧。

（4）脐动脉多普勒超声血流异常：宫内发育迟缓的胎儿出现进行性舒张期血流降低、脐血流指数升高提示有胎盘灌注不足。严重病例可出现舒张末期血流缺失或倒置，提示随时有胎死宫内的危险。

三、诊断

由于监测手段利用的不平衡，国内外尚无统一的诊断标准。通常所称的胎儿窘迫均指急性胎儿窘迫，主要发生于分娩期。主要临床表现为胎心率异常、羊水胎粪污染及胎动减少或消失。

四、鉴别诊断

本病需与孕产妇发热或药物引起的胎心率加快及先天性心脏病时的心动过速、心动多缓等相鉴别。

五、治疗

1. **急性胎儿窘迫** 应采取果断措施，改善胎儿缺氧状态。

（1）一般处理：左侧卧位，吸氧，纠正脱水、酸中毒、低血压及电解质紊乱。

（2）病因治疗：若为不协调性子宫收缩过强，或因缩宫素使用不当引起宫缩过频过强，应给予单次静脉或皮下注射特布他林，也可给予硫酸镁或其他β受体兴奋剂抑制宫缩。若为羊水过少，有脐带受压征象，可经腹羊膜腔输液。

（3）尽快终止妊娠：如无法即刻阴道分娩，且有进行性胎儿缺氧和酸中毒的证据，一般干预无法纠正者，均应尽快手术终止妊娠。

1）宫口未开全或预计短期内无法阴道分娩：应立即行剖宫产，指征有：①胎心基线变异消失伴胎心基线<110bpm，或伴频繁晚期减速，或伴频繁重度变异减速；②正弦波；③胎儿头皮血 pH<7.20。

2）宫口开全：胎头双顶径已达坐骨棘平面以下，应尽快经阴道助娩。无论阴道分娩或剖宫产均需做好新生儿窒息抢救准备，稠厚胎粪污染者需在胎头娩出后立即清理上呼吸道，如胎儿活力差则要立即气管插管洗净气道后再行正压通气。

2. **慢性胎儿窘迫** 应针对病因，根据孕周、胎儿成熟度及胎儿缺氧程度决定处理。

（1）一般处理：主诉胎动减少者，应进行全面检查以评估母儿状况，包括 NST 和（或）胎儿生物物理评分。左侧卧位，定时吸氧，每日 2～3 次，每次 30 分钟。积极治疗妊娠合并症及并发症。加强胎儿监护，注意胎动变化。

（2）期待疗法：孕周小，估计胎儿娩出后存活可能性小者，尽量保守治疗延长胎龄，同时促胎肺成熟，争取胎儿成熟后终止妊娠。

（3）终止妊娠：妊娠近足月或胎儿已成熟，胎动减少，胎盘功能进行性减退，胎心监护出现胎心基线率异常伴基线波动异常、催产素激惹试验（OCT）出现频繁晚期减速或重度变异减速、胎儿生物物理评分<4 分者，均应行剖宫产术终止妊娠。

六、中西医临床诊疗思路

胎儿窘迫是指各种高危因素引起的以胎儿缺氧和酸中毒为主要特征的综合征，危及胎儿的健康和生命。单纯羊水粪染不是胎儿窘迫的证据，需要结合胎儿监护进行评估。

分娩期胎儿窘迫发生时，采取宫内复苏还是立即使胎儿出生进行新生儿抢救是产科医生处理问题的焦点。急性胎儿窘迫的处理应根据病因采取果断措施，迅速改善缺氧，停止使用缩宫素，纠正脱水及低血压。慢性胎儿窘迫应针对病因，根据孕周、胎儿成熟度及缺氧程度决定处理。如果宫口开全，应立即娩出胎儿，进行抢救是最合理的选择，宫口未开全应抑制宫缩，在行宫内复苏的同时，争取时间准备剖宫产术。

在期待治疗过程中，因胎儿胎盘功能不佳，胎儿发育受影响，有可能随时死亡，需向孕妇及家属说明。胎儿窘迫常是围新生儿死亡的主要原因，且妊娠慢性缺氧时对新生儿神经系统的发育有影响。临床证据表明，即使能够理想地诊断和处理胎儿窘迫，有时仍难以避免围产儿不良结局。

七、预防与调护

做好产前检查，严密监护高危妊娠。积极治疗妊娠并发症，临产后密切观察产程，力争早发现、早处理。警惕胎头浮动或臀位发生脐带脱垂。慎用宫缩剂，防止宫缩过强。正确处理各种异常分娩。

（梁雪芳 黄 健 王小云）

第十一节 前置胎盘

前置胎盘（placenta previa）是妊娠 28 周后胎盘附着于子宫下段，胎盘下缘达到或覆盖宫颈内口，其位置低于胎先露部。前置胎盘是妊娠晚期阴道出血的主要原因之一，是妊娠晚期严重并发症之一，如果处理不当，可危及母婴的生命安全。其发生率在我国为 0.24%～1.57%，国外报道为 0.5%。中医学无此病名，根据其临床表现属"胎漏""胎动不安"等病的范畴。

一、病因病理

（一）中医病因病机

1.**病因** 先天肾气不足，或经行产后摄生不慎感染邪毒。

2.**病机** 中医学认为本病的发生主要与肾虚、气血虚弱、血热等有关，使冲任损伤，胎元失养而不固，发为本病。

（二）西医病因病理

1.**病因** 现代医学认为前置胎盘可能与下列因素有关。

（1）子宫内膜病变与损伤：如产褥感染、多次流产及刮宫、剖宫产、子宫手术史、盆腔炎等引起子宫内膜受损，使子宫蜕膜生长不全，当受精卵着床后，胎盘血供不足，为摄取足够营养，胎盘延伸到子宫下段。

（2）胎盘异常：胎盘面积过大而延伸到子宫下段；胎盘位置正常，而副胎盘、膜状胎盘位于子宫下段近宫颈内口处。

（3）受精卵滋养层发育迟缓：位于宫腔的受精卵尚未发育到能着床的阶段而继续下移至子宫下方，并在该处生长发育形成前置胎盘。

2.**分类** 以胎盘边缘与宫颈内口的关系，将前置胎盘分为三种类型（图 8-6）。

（1）完全性前置胎盘：或称中央性前置胎盘，宫颈内口全部被胎盘组织所覆盖。

（2）部分性前置胎盘：宫颈内口部分被胎盘组织所覆盖。

（3）边缘性前置胎盘：胎盘边缘附着于子宫下段甚至达宫颈内口但未超越宫颈内口。

二、临床表现

（一）症状

妊娠晚期或临产时，发生无诱因无痛性反复阴道流血是前置胎盘的主要症状。妊娠晚期子宫下段逐渐伸展，牵拉宫颈内口，出血往往反复发生，且出血量越来越多。阴道流血发生时间早晚、反

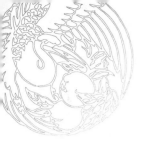

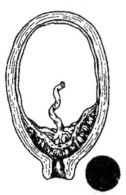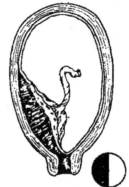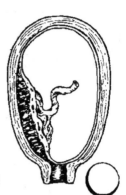

(1) 中央性前置胎盘　　(2) 部分性前置胎盘　　(3) 边缘性前置胎盘

图 8-6　前置胎盘类型

复发生次数、出血量多少与前置胎盘的类型关系密切。完全性前置胎盘往往初次出血时间早，多在妊娠 28 周左右，反复出血次数频繁，称为"警戒性出血"；边缘性前置胎盘初次出血发生在妊娠晚期（37～40 周）或临产后，出血量也较少；部分性前置胎盘初次出血时间和出血量介于上述两者之间。部分性或边缘性前置胎盘的孕妇，破膜有利于胎先露部对胎盘的压迫，破膜后胎先露部若能迅速下降直接压迫胎盘，出血可以停止。

（二）体征

患者多次出血呈贫血貌，急性大量出血呈现休克征象（面色苍白，脉搏增快、微弱，血压下降等）。腹部检查扪及子宫大小与停经周数相符，腹软，无宫缩。因子宫下段有胎盘占据，影响胎先露部入盆，故先露部高浮，常并发胎位异常。失血过多可使胎儿宫内缺氧，严重者胎死宫内。当胎盘附着在子宫前壁时，有时可在耻骨联合上方听到胎盘杂音。

三、诊断

（一）病史

妊娠晚期或临产时突然发生无诱因、无痛性反复阴道流血；以往有多次刮宫、产褥感染、分娩史、子宫手术史、孕妇不良生活习惯、辅助生殖技术或高龄孕妇、双胎等病史。

（二）症状和体征

有上述症状和体征。

（三）常见并发症

①产后出血；②植入性胎盘；③产褥感染；④羊水栓塞；⑤早产及围生儿病死率高。

四、辅助检查

超声检查：B 型超声断层显像可清楚看到子宫壁、胎先露部、胎盘和宫颈的位置，并可根据胎盘边缘与宫颈内口的关系进一步明确前置胎盘的类型。近年有报道用阴道 B 型超声检查，能清楚辨认宫颈内口与胎盘的关系，其准确率几乎达 100%，操作时应轻柔，避免出血，并预防感染。B 型超声诊断前置胎盘时必须注意妊娠周数。妊娠中期胎盘占据宫壁一半面积，因此胎盘贴近或覆盖宫颈内口的机会较多；妊娠晚期胎盘占据宫壁面积减少到 1/3 或 1/4，子宫下段形成及伸展增加了宫颈内口与胎盘边缘之间的距离，故原似在子宫下段的胎盘可随宫体上移而改变成正常位置的胎盘。妊娠中期 B 型超声检查发现胎盘前置者，不宜诊断为前置胎盘，而应称胎盘前置状态。

五、鉴别诊断

本病主要应与胎盘早期剥离相鉴别。还应与其他原因发生的产前出血，如脐带帆状附着、前置血管破裂、胎盘边缘血窦破裂、宫颈息肉、宫颈糜烂、宫颈癌等相鉴别。结合病史通过阴道检查、B 型超声检查及分娩后胎盘检查可以确诊。

六、治疗

（一）中医治疗

本病中医药参照胎动不安辨证论治，从肾虚、气血虚弱、血热着手，采用益气固肾、补气养血以止血安胎，或清热养血、滋肾安胎。方选寿胎丸加减或清热安胎饮加减。

（二）西医治疗

前置胎盘的处理原则是抑制宫缩、止血、纠正贫血和预防感染。根据阴道出血量的多少、有无休克、前置胎盘的类型、妊娠周数、产次、胎儿是否存活、是否临产、宫颈扩张程度等综合分析后确定治疗方案。

1. 期待疗法　此法目的是在保证孕妇安全的前提下保胎，即减少母亲出血、促进胎儿存活、适时进行分娩三个方面。此法适用于妊娠 34 周以前，胎儿体重小于 2000g，胎儿存活，阴道出血量不多，产妇一般情况良好，胎儿存活者。

2. 一般处理　出血期间主张住院观察，绝对卧床休息，采用侧卧位，改善子宫、胎盘血液循环，孕妇应保持心态平静。应禁止性生活、阴道检查、肛检及阴道 B 超检查。应用胎儿电子监护仪监测胎儿宫内情况，包括胎儿心率、胎动计数等。每日间断吸氧，每次 20～30 分钟，以提高胎儿血氧供应。应纠正孕妇贫血，补充铁剂，血红蛋白低于 70g/L 时，适当输血治疗，使血红蛋白维持在 100g/L 以上，血细胞比容>0.30。

3. 药物治疗　必要时应用地西泮等镇静剂。在保证孕妇安全的前提下尽可能延长孕周，抑制宫缩，以提高围产儿存活率；若出血时间久，可应用广谱抗生素预防感染；估计孕妇近日需终止妊娠，若胎龄<34 周，应用地塞米松促胎肺成熟。妊娠 35 周以后，子宫生理性收缩频率增加，前置胎盘出血率随之增加，可适当终止妊娠。

4. 紧急转运　患者阴道出血量多，而当地医疗条件无法处理者，应建立静脉通道，输血输液，抑制宫缩，并在外阴消毒后用无菌纱条填塞阴道以暂时压迫止血，尽快转运至上级医院处理。

5. 终止妊娠

（1）终止妊娠指征：若孕妇反复多量出血致贫血甚至休克者，无论胎儿成熟与否，为了孕妇安全应终止妊娠；胎龄达妊娠 36 周以后；胎儿成熟度检查提示胎儿肺成熟者；胎龄在妊娠 34～36 周，出现胎儿窘迫征象，或胎儿电子监护发现胎心异常，监测胎肺未成熟者，经促胎肺成熟处理后；胎儿死亡或者出现难以存活的畸形。

（2）剖宫产指征：完全性前置胎盘，持续大量阴道流血；部分性或边缘性前置胎盘出血量较多，先露高浮，胎龄达妊娠 36 周以上，短时间内不能结束分娩，有胎心、胎位异常。

剖宫产时一定要做好防止和抢救出血的一切准备。术前做 B 型超声检查胎盘定位以利于选择应变措施。根据前置胎盘类型、附着部位选择子宫切口非常重要。切口应避开胎盘附着处以减少术中出血。

（3）阴道分娩：仅适用于边缘性前置胎盘、枕先露、阴道流血不多、无头盆不称和胎位异常，估计在短时间内能结束分娩者。

七、预防与调护

（1）注意经期卫生，做好计划生育，防止多产，避免多次刮宫及感染，以防发生子宫内膜损伤或子宫内膜炎。

（2）加强产前检查，对妊娠期出血，无论出血量多少均须及时就医，做到早期诊断，正确处理。

第十二节　胎盘早剥与胎膜早破

胎 盘 早 剥

胎盘早剥（placental abruption）是妊娠 20 周后或分娩期，正常位置的胎盘在胎儿娩出前，部分或全部从子宫壁剥离，具有起病急、进展快等特点，如果处理不及时，可危及母婴的生命安全，是妊娠晚期的严重并发症之一。其在我国的发生率为 0.46%～2.1%，围生儿死亡率为 20%～35%；国外发生率为 1%～2%。

中医学无此病名，根据其临床表现属于"妊娠腹痛""小产"等病的范畴。

一、病因病理

（一）中医病因病机

1. **病因**　先天不足，跌仆损伤。

2. **病机**　中医学认为本病的发病多由素体阴虚，或失血伤阴，或久病失养，或多产房劳，耗散精血所致。孕后血聚养胎，阴血愈感不足，虚热内生，热扰胎元，遂致胎盘早剥。或因跌仆闪挫，损伤冲任，瘀血内停，胞脉阻隔，冲任不固而致胎盘早剥。

（二）西医病因病理

1. **病因及发病机制**　现代医学认为胎盘早剥的发病机制尚未完全阐明，其发病可能与以下因素有关。

（1）孕妇血管病变：胎盘早剥的孕妇并发重度妊娠期高血压疾病、慢性高血压、慢性肾脏疾病、全身血管病变者居多时，胎盘早剥发生率增高。

（2）机械性因素：外伤（特别是腹部直接受撞击）、外转胎位术矫正胎位、脐带<30cm 或脐带绕颈，均可引起胎盘早剥。

（3）宫腔压力骤减：双胎妊娠第一胎儿娩出过快、羊水过多破膜时羊水流出过快，使子宫内压骤然降低，子宫突然收缩，胎盘与子宫错位而剥离。

（4）子宫静脉压突然升高：晚期妊娠或临产后，孕产妇长时间取仰卧位，可发生仰卧位低血压综合征。此时巨大妊娠子宫压迫下腔静脉，回心血量减少，血压下降，而子宫静脉淤血，静脉压升高，导致蜕膜静脉床淤血或破裂，而发生胎盘早剥。

（5）其他高危因素：如高龄孕妇、吸烟、可卡因滥用、孕妇代谢异常、孕妇有血栓形成倾向、合并子宫肌瘤、经产妇、既往胎盘早剥史等。

2. **病理**　胎盘早剥的主要病理变化是底蜕膜出血，形成血肿，使胎盘自附着处剥离。按病理类型，胎盘早剥分为显性剥离、隐性剥离及混合型出血三种（图 8-7）。胎盘早剥发生内出血时，可产生子宫胎盘卒中。严重的胎盘早期剥离可以发生凝血功能障碍。

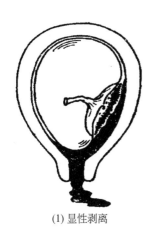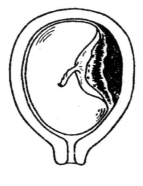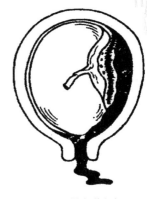

(1) 显性剥离   (2) 隐性剥离   (3) 混合型出血

图 8-7　胎盘早剥的类型

二、临床表现

胎盘早期剥离程度轻、重不同出现的症状与体征也不同。

国外多采用 Sher（1985 年）分类法，将胎盘早期剥离分为Ⅰ、Ⅱ、Ⅲ度，而我国则以轻、重两型分类。轻型相当于 Sher Ⅰ度，重型包括 SherⅡ、Ⅲ度。

Ⅰ度：以外出血为主，多见于分娩期，胎盘剥离面积小，常伴轻度腹痛或无腹痛，贫血体征不显著。腹部检查：子宫软，子宫大小与妊娠周数相符，胎位清楚，胎心率多正常。若出血量多胎心可有改变。产后检查见胎盘母体面有凝血块及压迹。有的病例症状与体征均不明显，仅在检查胎盘母体面时发现凝血块及压迹才诊断胎盘早期剥离。

Ⅱ度：胎盘剥离 1/3 左右，常有突然发生的持续性腹痛、腰酸或腰背痛，疼痛程度与胎盘后积血多少成正相关。无阴道流血或阴道流血不多，贫血程度与阴道流血量不相符。腹部检查，子宫>妊娠周数，宫底随胎盘后血肿增大而升高。胎盘附着处压痛明显，宫缩有间歇，胎位可扪及，胎儿存活。

Ⅲ度：胎盘剥离面超过胎盘面积的 1/2，临床表现较Ⅱ度加重。可出现恶心、呕吐、面色苍白、四肢湿冷、脉搏细弱、血压下降等休克症状。休克程度大多与母血丢失成比例。腹部检查：子宫硬如板状；子宫收缩间歇期不能放松，胎位扪不清，胎心消失。如无凝血功能障碍属于Ⅲa，有凝血功能障碍属于Ⅲb。

三、辅助检查

1. **B 型超声检查**　正常胎盘 B 型超声图像应紧贴子宫体部后壁、前壁或侧壁，若胎盘与子宫壁之间有血肿时，在胎盘后方出现液性低回声区，暗区常不止一个，并见胎盘增厚或胎盘边缘"圆形"裂开。若胎盘后血肿较大时，能见到胎盘胎儿面凸向羊膜腔，甚至能使子宫内的胎儿偏向对侧。重型胎盘早期剥离时常伴胎心、胎动消失。

2. **实验室检查**　主要了解贫血程度与凝血功能。重型胎盘早期剥离患者应检查肾功能与二氧化碳结合力。若并发 DIC 时进行筛选试验（血小板计数、凝血酶原时间、纤维蛋白原测定）与纤溶确诊试验（凝血酶时间、优球蛋白溶解时间、血浆鱼精蛋白副凝试验）。

四、诊断与鉴别诊断

（一）诊断

本病根据病史、症状、体征与 B 型超声检查不难确诊。

（二）鉴别诊断

轻型胎盘早期剥离的症状主要与前置胎盘相鉴别。体征不明显，应仔细观察分析，并借助 B 型超声确定诊断。重型胎盘早期剥离的症状、体征典型，诊断多无困难，另外需与先兆子宫破裂相鉴别（表 8-4）。

表 8-4　重型胎盘早期剥离与先兆子宫破裂的鉴别

	重型胎盘早期剥离	先兆子宫破裂
诱因	常有妊娠期高血压疾病史	梗阻性分娩及剖宫产史
腹痛	发病急，剧烈	强烈宫缩，阵发性腹痛
出血	隐性出血或阵发性腹痛，贫血程度与外出血量不成比例	少量阴道出血，出现血尿
子宫	硬如板状，有压痛，较孕周大，宫底继续升高	子宫下段有压痛，出现病理缩复环
胎儿	出现窘迫或死亡	多有窘迫
胎盘	胎盘母体面有凝血块及压迹	无特殊变化
化验	血红蛋白进行性降低	无特殊变化
B 超	胎盘位置正常，有胎盘血肿	无特殊变化

五、常见并发症

（1）胎儿宫内死亡。

（2）DIC：对胎盘早期剥离患者从入院到产后，均应密切观察，结合化验，积极防治 DIC。

（3）产后出血。

（4）急性肾衰竭：或因失血过多、休克及发生 DIC，均可严重影响肾血流量，造成双侧肾小管或肾皮质缺血坏死，出现急性肾衰竭。

（5）羊水栓塞。

六、治疗

（一）中医治疗

本病中医药治疗参照妊娠腹痛辨证论治，从血虚、阴虚肝旺、血瘀着手，重在调理气血，根据不同病因，分别给予养血、滋阴柔肝、化瘀，同时佐以理气止痛安胎，分别选用加味圣愈汤、保阴煎或当归芍药散加减。

（二）西医治疗

本病具有起病急、发展快的特点，其治疗原则是早期识别、积极纠正休克、及时终止妊娠、控制 DIC、减少并发症。

1. 纠正休克　对处于休克状态的危重患者，积极开放静脉通道，迅速补充血容量，改善血液循环。根据血红蛋白的多少，输注红细胞、血浆、血小板、冷沉淀等，做好输新鲜血的准备，既可补充血容量又能补充凝血因子，血细胞比容要提高到 0.3 以上，尿量>30ml/h。

2. 及时终止妊娠　胎儿娩出前胎盘剥离有可能继续加重，一旦确诊Ⅱ、Ⅲ度胎盘早剥应及时终止妊娠。

（1）阴道分娩：Ⅰ度患者，一般情况良好，病情较轻，以显性出血为主，宫口已扩张，估计短时间内能结束分娩者，应经阴道分娩。早期发现异常情况及时处理，必要时改行剖宫产。

（2）剖宫产：适应于Ⅱ度胎盘早剥，特别是初产妇，不能在短时间内结束分娩者；Ⅰ度胎盘早剥，出现胎儿窘迫征象，需抢救胎儿者；Ⅲ度胎盘早剥，产妇病情恶化，胎儿已死，不能立即分娩者；破膜后产程无进展者。发现子宫胎盘卒中，在按摩子宫的同时，可用热盐水纱垫湿热敷子宫，多数子宫收缩转佳。如果发现子宫难以控制的大量出血，应快速输新鲜血，补充凝血因子，并行子宫切除术。

3. 并发症处理

（1）产后出血：分娩后及时应用子宫收缩药，若仍有不能控制的出血，或血不凝，凝血块较软，应按凝血功能障碍处理。

（2）凝血功能障碍：在迅速终止妊娠、阻断促凝物质继续进入母血循环的基础上采用以下方法。

1）补充血容量和凝血因子：及时足量输红细胞悬液，同等比例的冰冻血浆、血小板，也可输入冷沉淀，补充纤维蛋白原。

2）肝素的应用：DIC 高凝阶段，主张及早应用肝素，可阻断 DIC 的发展，但禁止在有显著出血倾向或纤溶亢进阶段使用。

3）抗纤溶治疗：当 DIC 处于血液不凝固而出血不止的纤溶阶段，可在肝素化和补充凝血因子的基础上应用抗纤溶药物治疗。

（3）肾衰竭：若每小时尿量<30ml/h，提示血容量不足，应及时补充血容量，若血容量已补足而尿量<17ml/h，可给予静脉注射呋塞米 20～40mg，必要时重复。通常 1～2 日可以恢复。若短期内尿量不增而且血中尿素氮、肌酐、血钾明显增高，二氧化碳结合力下降，提示肾衰竭。出现尿毒症应行血液透析抢救孕妇生命。

七、预防与调护

（1）加强产前保健，积极预防与治疗妊娠期高血压疾病、慢性高血压、慢性肾炎。

（2）避免长时间仰卧及腹部外伤。

（3）羊膜腔穿刺应避免刺伤胎盘。

（4）产前检查动作轻柔，处理羊水过多及双胎分娩时避免子宫体积骤然缩小、宫腔压力骤然降低。

八、预后与转归

胎盘早期剥离为妊娠晚期的严重并发症，往往起病急，进展快，如不及时处理，可威胁母婴生命。DIC、产后出血、急性肾衰竭是主要的并发症，当胎盘剥离面积超过胎盘面积的 1/2 时，胎儿多缺氧死亡。

（朱秀君　梁雪芳　黄旭春）

胎 膜 早 破

胎膜破裂发生在临产前称胎膜早破（premature rupture of membrane，PROM）。如发生在妊娠满 37 周后，称足月胎膜早破（PROM of term），占分娩总数的 10%。而发生在妊娠 20 周以后不满 37 周者，称未足月前胎膜早破（preterm PROM，PPROM），发生率为 2.0%～3.5%。胎膜早破的妊娠结局与破膜时孕周有关。孕周越小，围生儿预后越差，常引起早产、胎盘早剥、羊水过少、脐带脱垂等。孕产妇及胎儿感染率和围产儿病死率升高。

本病属于中医学"胞衣先破""胞浆先破"范畴。

一、病因病理

（一）中医病因病机

1.病因　中医学认为本病病因主要有虚、实两个方面。虚者由于产妇气血不足，胞衣脆薄；实者由于气滞血瘀，胞衣薄脆所致。

2.病机

（1）气血虚弱：孕妇素体虚弱，气血不足，冲任气血虚少，胞宫失养，胞衣薄脆，儿身转动，触之而破。《大生要旨·临盆》曰："胞衣先破，其故……因母弱气血虚，胞衣薄，儿身转动，随触而破。"

（2）气滞血瘀：产妇素多忧郁，气机不利，冲任、胞宫瘀滞，胞衣薄脆，儿身转动，触破胞衣。

（二）西医病因病理

导致胎膜早破的因素有很多，往往是多因素相互作用的结果。

1.生殖道感染　病原微生物上行性感染，可引起胎膜炎，细菌可以产生蛋白酶、胶质酶和弹性蛋白酶，这些酶可以直接降解胎膜的基质和胶质，使胎膜局部抗张能力下降而破裂。

2.羊膜腔压力增高　双胎妊娠、羊水过多、巨大儿等使羊膜腔内压力增高，覆盖宫颈内口处的胎膜自然成为薄弱环节而容易发生破裂。

3.胎膜受力不均　胎位异常、头盆不称等可使胎儿先露部不能与骨盆入口衔接，前羊膜囊所受压力不均，导致胎膜破裂。因手术创伤或先天性宫颈组织结构薄弱，宫颈内口松弛，前羊水囊易于楔入，受压不均。宫颈过短（<25mm）或宫颈功能不全，宫颈锥形切除，胎膜接近阴道，缺乏宫颈黏液保护，易受到病原微生物感染，造成胎膜早破。

4.营养因素　缺乏维生素C、锌及铜，使胎膜抗张能力下降，易引起胎膜早破。

5.其他　细胞因子IL-6、IL-8、TNF-α升高，可激活溶酶体酶，破坏羊膜组织导致胎膜早破；羊膜穿刺不当、人工剥膜、妊娠晚期性生活频繁等均有可能导致胎膜早破。

二、临床表现

（一）病史

患者有引起PROM的高危因素。如有过生殖道病原体感染史，双胎妊娠者，或合并羊水过多、胎位异常、头盆不称等者，或曾有宫腔操作史、宫颈内口松弛等。

（二）症状

90%的患者突感较多液体从阴道流出，无腹痛等其他产兆，有时可见到流出液中有胎脂或被胎粪污染，呈黄绿色。流液后，很快出现宫缩及宫口扩张。

（三）主要并发症

如并发明显羊膜腔感染，则流出液有臭味，并伴发热、母儿心率增快、子宫压痛等急性感染表现。隐匿性羊膜腔感染时，虽无明显发热，但常出现母儿心率增快。

三、诊断

1.临床表现　孕妇感觉阴道见尿样液体流出，有时仅感外阴较平时湿润，无腹痛等其他产兆。

2. 产科检查 诊断胎膜早破的直接证据，是阴道窥器打开时，可见液体自宫颈流出或阴道后穹隆有较多积液，并见到胎脂样物质。

3. 辅助检查

（1）阴道液 pH 测定：正常阴道液 pH 为 4.5～5.5，羊水 pH 为 7.0～7.5，如阴道液 pH≥6.5，提示胎膜早破的可能性大。若阴道液被血、尿、精液及细菌性阴道病所致的大量白带污染，可产生假阳性。

（2）阴道液涂片检查：取阴道后穹隆积液置于干净玻片上，待其干燥后镜检，显微镜下见到羊齿植物叶状结晶，用 0.5%硫酸尼罗蓝染色，显微镜下见橘黄色胎儿上皮细胞，用苏丹Ⅲ染色见黄色脂肪小粒，均可确定为羊水，准确率达 95%。

（3）胎儿纤连蛋白（fetal fibronectin, fFN）测定：fFN 是胎膜分泌的细胞外基质蛋白，当宫颈及阴道分泌物内 fFN 含量>0.05mg/L 时，胎膜抗张力下降，易发生胎膜早破。

（4）胰岛素样生长因子结合蛋白-1（IGFBP-1）检测：检测人羊水中 IGFBP-1 的试纸，特异性强，不受血液、精液、尿液及宫颈黏液的影响。

（5）羊膜镜检查：可以直视胎儿先露部，看不到前羊膜囊即可诊断胎膜早破。

（6）羊膜腔感染检测：羊水培养、羊水涂片及全身炎症指标提示有感染。

（7）B 超检查：羊水量减少可协助诊断。

四、鉴别诊断

本病应与妊娠合并生殖道感染导致的阴道分泌物增多相鉴别，通过阴道窥器检查、阴道液 pH 测定、阴道液涂片等可资鉴别。

五、治疗

（一）中医治疗

胞衣先破，可因胞浆先干而导致难产，且易感染邪毒，个别可发生脐带脱垂，故临证时当密切观察，产妇宜卧床休息，并注意外阴清洁，防止邪毒乘虚入胞。

1）气血两虚证

证候 羊水流尽，产道干涩；冲任气血不足。胞宫无力运胎，故腹不痛或阵痛微弱，产程过长。气血不足，则见神疲乏力，心悸气短，面色苍白，舌淡，苔白，脉虚大或细弱。

治法 补气养血，润胎催产。

方药 当归补血汤（《内外伤辨惑论》）。

黄芪、当归。

2）气滞血瘀证

证候 羊水流尽，产道干涩；冲任不畅，胞宫瘀滞，故见阵痛难忍，产程过长。气滞血瘀，则见烦躁不安，胸闷脘胀，面色紫暗，舌暗红，苔白，脉弦大或至数不匀。

治法 行气调血，滑胎催产。

方药 济生汤（《辨证录》）。

熟地黄、玄参、麦冬、山茱萸、山药、茯苓、白芍、柴胡、神曲、竹茹。

（二）西医治疗

处理原则：妊娠<24 周的孕妇应终止妊娠；妊娠 28～35 周的孕妇若胎肺不成熟，无感染征象，无胎儿窘迫可期待治疗，但必须排除绒毛膜羊膜炎；弱胎肺成熟或有明显感染时，应即刻终止妊娠；对胎儿窘迫的孕妇，妊娠>36 周，应终止妊娠。

1. **足月胎膜早破的处理** 观察12～24小时，80%的患者可自然临产。临产后观察体温、心率、宫缩、羊水流出量、性状及气味，必要时行B超检查以了解羊水量，胎儿电子监护进行宫缩应激试验，以了解胎儿宫内情况。若未临产，但发现有明显羊膜腔感染体征者，应立即使用抗生素，并终止妊娠；如检查正常，破膜12小时后，给予抗生素预防感染，破膜24小时仍未临产且无头盆不称者，宜引产。

2. **未足月胎膜早破的处理**

（1）期待治疗：适用于妊娠28～35周，胎膜早破不伴感染，羊水池深度≥3cm。

（2）预防感染：破膜超过12小时，应给予抗生素预防感染，先静脉应用2～3日，再改口服。

（3）控制宫缩。

（4）促胎肺成熟。

（5）纠正羊水过少：羊水池≤2cm，妊娠<35周，可行经腹羊膜腔输液，有助于胎肺发育，避免产程中脐带受压。

（6）终止妊娠：妊娠35周后，胎肺成熟、宫颈成熟，无禁忌证时可引产，可经阴道分娩，有剖宫产的适应证行剖宫产，并做好新生儿复苏准备。

六、中西医临床诊疗思路

（1）胞衣先破孕妇应住院，绝对卧床休息，以侧卧为宜，防止脐带脱垂，密切注意胎心音变化。

（2）妊娠足月，若未临产，又无感染症状，可观察12～18小时，如产程仍未发动，则宜引产或剖宫产，并可予辨证治疗，治疗方法首先是补虚祛瘀，滑胎催产，促进胎儿娩出；其次是防止邪毒感染。

七、预防与调护

（1）尽早治疗下生殖道感染：妊娠期应及时治疗滴虫阴道炎、细菌性阴道病、宫颈沙眼衣原体感染、淋病奈氏菌感染等。

（2）注意营养平衡：适量补充足量的铜、钙、锌及维生素C。

（3）避免腹压突然增加：特别对先露部高浮、子宫膨胀过度者，应予以足够休息，避免腹压突然增加。

（4）治疗宫颈内口松弛：可于妊娠14～18周行宫颈环扎术并卧床休息。

古医籍精选

《女科正宗》曰："如浆水干而不下者，滋润为主；污血阻滞者，遂瘀为主。如坐草用力太早，胞水干者，滑胎散、神应散，连进三服，如鱼得水，产自顺矣。"

《济阳纲目》曰："大全云：治胞浆先破，恶水来多，胎干不得下，须先与四物汤，补养血气，次煎椎葱汤，放冷。令坐婆洗产户。须是款曲洗，令气上下通畅，更用酥油滑石末涂产户里，次服神妙乳朱丹。或葵子如圣散。"

《妇科玉尺》曰："有胞破久，浆水沥尽，产门风进，产路干涩而难产者，俗名沥胞生，宜神应散（生蜜、酒酿、菜酒各半杯，煎数沸，入童便，润肠易产）。有血先下，或胞浆先下，子逆上冲者，宜子逆汤（人参二钱，砂仁一钱，菜油熬一两）、黄葵子散（黄葵子七十粒，炒研，酒下）。"

（梁雪芳　黄梓燕　王小云）

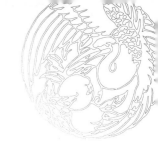

第十三节 羊水量与脐带异常

羊水和脐带是胎儿附属物。正常妊娠时羊水的产生与吸收处于动态平衡中。若羊水产生和吸收失衡，将导致羊水量异常。脐带是母儿间物质交换的重要通道，若发生脱垂、缠绕等各种异常，将对胎儿造成危害。

<h2 style="text-align:center">羊 水 过 少</h2>

妊娠晚期羊水量少于 300ml 者，称羊水过少（oligohydramnios）。其发生率占分娩总数的 0.4%～4%。羊水过少严重影响围产儿预后，羊水量少于 50ml，围产儿病死率高达 88%，故应引起临床重视。

本病在中医古籍中无单独记载，其症状散见于"胎萎不长"等病中。

一、病因病理

（一）中医病因病机

1.病因　素体阴虚津亏或营养不足，素体脾虚，生化之源不足，致阴血不足、津液亏少。

2.病机

（1）阴虚津亏：素体阴虚津亏，或者孕后漏水淋漓，或者营养不够，以致阴精不足，津液亏少，不能充实子宫以养胎儿，故致羊水不足。

（2）气血虚弱：素体气血不足，孕后气血下聚以养胎元，气血益虚。津血同源，血少津亏，冲任亏涸，以致胎水涩少。

（3）脾肾亏损：素体脾肾不足，精血津液生成与输布障碍，冲任不充，孕后精血下聚养胎，脾肾益虚。或孕后调摄失宜，损伤脾肾，精亏血少，冲任失滋，胎水日少。

（二）西医病因病理

本病主要与羊水产生减少或吸收、外漏增加有关。部分羊水过少原因不明。常见病因如下。

（1）胎儿泌尿道畸形：先天性肾缺如或尿路梗阻，因胎儿无尿液生成或生成的尿液不能排入羊膜腔导致妊娠中期后严重羊水过少。

（2）胎盘功能不良：如过期妊娠、胎儿宫内生长受限、妊娠期高血压疾病等。由于胎盘功能不良，胎儿宫内慢性缺氧，血液重新分布，导致肾血管收缩，胎儿尿形成减少，致羊水过少。

（3）羊膜病变：本病与羊膜通透性改变及炎症宫内感染有关。胎膜早破羊水外漏速度大于再产生速度，常出现继发性羊水过少。

（4）母体因素：如孕妇脱水、血容量不足、血浆渗透压增高等，可使胎儿血浆渗透压相应增高，胎盘吸收羊水增加，同时胎儿肾小管重吸收水分增加，尿形成减少。此外孕妇应用某些药物（如吲哚美辛、利尿剂等）亦可引起羊水过少。

二、临床表现

（一）症状

胎盘功能不良者常有胎动减少；胎膜早破者有阴道流液。子宫敏感性高，轻微刺激即可引起宫缩，临产后阵痛剧烈，宫缩多不协调，宫口扩张缓慢，产程延长。人工破膜引产时，发现无羊水或仅有少量黏稠液体流出。

（二）体征

腹围、宫高均较同期妊娠者小，胎儿宫内生长受限。临产后阴道检查时发现前羊水囊不明显，胎膜与胎儿先露部紧贴，由于胎儿活动受限故臀先露多见。

（三）主要并发症

本病容易发生胎儿窘迫和新生儿窒息，增加围生儿病死率。

三、辅助检查

1. **B 型超声检查**　是羊水过少的主要辅助诊断方法。妊娠晚期最大羊水池深度≤2cm 或羊水指数≤5cm，即可诊断。5.0cm<羊水指数<8cm 为可疑羊水过少。B 型超声还能及早发现胎儿畸形等。

2. **羊水直接测量**　破膜时以羊水少于 300ml 为诊断羊水过少的标准，直接测量法的最大缺点是不能早诊断。

3. **其他检查**　妊娠晚期发现羊水过少，应结合胎儿生物物理评分、电子胎儿监护仪检查、血尿雌三醇、胎盘生乳素检测等，以了解胎盘功能及评价胎儿宫内安危，及早发现胎儿宫内缺氧。

四、诊断

凡过期妊娠、胎儿宫内生长迟缓、孕妇合并妊娠高血压综合征、慢性高血压等情况，临产前发生胎心变化，原因不明，子宫小于同期妊娠，应考虑羊水过少的可能。终止妊娠前宜及时行人工破膜，观察羊水量及性状以明确诊断。此外，尚可结合 B 超检查确诊，并可通过羊水直接测量诊断。

五、鉴别诊断

羊水过少应与胎儿宫内发育迟缓、胎死腹中等相鉴别，通过现代医学 B 超检查，测定胎儿生长发育的各指标和羊水指数可鉴别。

六、治疗

（一）中医治疗

本病治疗重在养气血、补脾胃、滋化源，使其精充血足，则胎有所养。排除胎儿畸形后辨证治疗。

1）阴虚津亏证

证候　妊娠中、晚期，腹围、宫底低于同期妊娠者，小腹或有隐痛，头昏腰酸，烦热口渴，皮肤干燥，大便艰行，小便黄，舌红苔少，脉细数。

治法　滋阴生津，清热安胎。

方药　一贯煎（《续名医类案》）合沙参麦冬饮（《温病条辨》）加减。

一贯煎：北沙参、麦冬、当归身、生地黄、枸杞子、川楝子。

沙参麦冬饮：北沙参、麦冬、玉竹、天花粉、桑叶、扁豆、生甘草。

2）气血虚弱证

证候　妊娠晚期 B 超提示羊水量少，孕妇腹形小于正常月份，面色萎黄，少气懒言，头晕乏力，舌淡，苔少，脉细弱。

治法　补益气血，滋养胎元。

方药　八珍汤（《正体类要》）。

熟地黄、当归、白芍、川芎、白术、党参、茯苓、甘草。

3）脾肾不足证

证候　妊娠晚期B超提示羊水量少，孕妇腹形小于正常月份，纳呆食少，神疲乏力，腰膝酸软，四肢不温，舌淡，苔白，脉沉迟无力。

治法　健脾温肾，滋养胎元。

方药　温土毓麟汤（《傅青主女科》）。

巴戟天、覆盆子、白术、人参、怀山药、神曲。

（二）西医治疗

羊水过少是胎儿危险的重要信号之一，围产儿发病率和死亡率明显增高，一旦发现应积极处理。

1. 羊水过少合并胎儿畸形　已确诊胎儿畸形，应尽早终止妊娠。

2. 羊水过少合并正常胎儿　寻找和去除病因。增加补液量，改善胎盘功能，抗感染。嘱孕妇自行计数胎动，进行胎儿生物物理评分；B超动态监测羊水量及脐动脉收缩期最高血流速度与舒张期最低血流速度（S/D）的比值；胎儿电子监护，严密监测胎儿宫内情况。

（1）终止妊娠：对妊娠已足月、胎儿可宫外存活者，应及时终止妊娠。合并胎盘功能不良、胎儿窘迫，或破膜时羊水少且胎粪严重污染者，估计短时间不能结束分娩者，应采用剖宫产术终止妊娠，以降低围产儿病死率。对胎儿储备功能尚好，无明显宫内缺氧，人工破膜羊水清亮者，可以阴道试产。若选择阴道试产，需密切观察产程进展，连续监测胎心变化。

（2）增加羊水量期待治疗：对妊娠未足月，胎肺不成熟者，可行增加羊水量期待治疗，延长妊娠期。可采用羊膜腔灌注液体法，以降低胎心变异减速率、羊水粪染率及剖宫产率。与此同时，应选用宫缩抑制剂预防早产。

七、中西医临床诊疗思路

羊水过少多见于妊娠高血压综合征、胎儿宫内发育迟缓及过期妊娠等。羊水过少的胎儿多半似脱水状，皮肤皱缩，或伴有其他畸形等。对于羊水过少的孕妇，应注意胎儿的情况，如发现胎儿畸形，应及早终止妊娠；未发现胎儿畸形者，足月者应助其及早结束分娩。对于未足月者，西医以补充羊水、改善胎儿供氧、延长孕周为主，中医治以补充津液为主，从肾、脾先后天论治，同时注意食养疗法，忌服辛辣刺激、利尿通便、燥湿化痰的食物及药物，以免影响疗效。

八、预防与调护

羊水过少胎儿的畸形率、新生儿病死率及围生儿病死率较正常儿明显增高，故应积极做好产前检查，尽早诊断并及时处理。

（1）忌烟、酒、吸毒，保持心情舒畅。

（2）加强营养，使用高热量、高蛋白、高维生素、叶酸、钙剂等营养丰富易于消化的食物。

（3）孕妇左侧卧位，增加子宫血流量，改善胎盘灌注，定期吸氧。

（4）定期产前检查，及早发现，及早治疗，若发现胎儿畸形应及早终止妊娠。

（5）适时分娩，一般不超预产期。

羊 水 过 多

妊娠期间羊水量超过2000ml者，称羊水过多（polyhydramnios），发生率为0.5%～1%。多数孕妇羊水量增加缓慢，在生长时期内形成，称慢性羊水过多；少数孕妇羊水在数日内迅速增加，称急性羊水过多。

根据本病的临床特点属于中医学"子满""胎水肿满"范畴，发病多与脾肾两脏亏虚有关。

一、病因病理

（一）中医病因病机

1.病因 素体脾虚，过食生冷水渍胞中，或情志不畅，肝气郁滞，气机不畅。

2.病机

（1）脾气虚弱：妇人素体脾虚，孕后贪食生冷，血气下聚冲任养胎，脾气益虚，水湿莫制，湿渗胞中，发为胎水肿满。

（2）气滞湿郁：妇人喜多抑郁，肝郁气滞，孕后血聚冲任养胎，胎儿渐大，阻塞气机，气机不畅，水滞胞中，致使胎水肿满。

（二）西医病因病理

1.病因 现代医学认为羊水过多的确切原因还不十分清楚，多数羊水过多可能与胎儿畸形及妊娠并发症有关。

（1）胎儿疾病：①胎儿畸形：羊水过多孕妇中，约25%合并胎儿畸形，以神经系统和消化道畸形最常见。神经系统畸形主要是脊柱裂、无脑儿等神经管缺陷。消化道畸形主要是食管、十二指肠闭锁，使胎儿不能吞咽羊水，导致羊水积聚，而发生羊水过多。②胎儿水肿：羊水过多与胎儿免疫性水肿（母儿血型不合溶血）及非免疫性水肿（多由宫内感染引起）有关。

（2）多胎妊娠：多胎妊娠合并羊水过多，是单胎妊娠的10倍以上。

（3）妊娠合并症：妊娠期糖尿病或糖尿病合并妊娠，羊水过多的发生率为13%～36%。

（4）胎盘脐带病变：巨大胎盘、胎盘绒毛血管瘤、脐带帆状附着可导致羊水过多。

（5）特发性羊水过多：约占30%，不合并孕妇、胎儿及胎盘异常。原因不明。

2.发病机制

（1）胎儿畸形：当无脑儿、显性脊柱裂时，脑脊膜暴露，脉络膜组织增生，渗出增加，以及中枢性吞咽障碍加上抗利尿激素缺乏等，使羊水形成过多，回流减少；胎儿食管、十二指肠闭锁可使胎儿吞咽羊水障碍，引起羊水过多。

（2）多胎妊娠：单卵单绒毛膜双羊膜囊时，两个胎盘动静脉吻合，胎儿循环血量增多，尿量增加，引起羊水过多。

（3）妊娠合并症：因母体高血糖致胎儿血糖增高，产生渗透性利尿，使胎盘胎膜渗出增加，导致羊水过多。

二、临床表现

（一）病史

妊娠反应史，病毒感染病史，或有畸胎、双胎史，有妊娠合并症病史。

（二）症状

1.急性羊水过多 临床少见。妊娠20～24周，腹部胀大迅速，子宫数日内明显增大，且产生一系列压迫症状。孕妇自觉腹部胀痛，行走不便，表情痛苦，呼吸困难，甚至发绀，不能平卧，仅能端坐，进食减少，便秘。

2.慢性羊水过多 临床多见。羊水在数周内缓慢增多，出现较轻微压迫症状或无症状，孕妇仅感腹部增大较快。

（三）体征

1.**急性羊水过多** 产检见腹部膨胀，有振水感，腹壁变薄，皮下静脉显露，腹部可有触痛，下肢、外阴或腹部静脉曲张，子宫显著大于妊娠月份，胎位不清或易变动，胎心音遥远或听不清。

2.**慢性羊水过多** 产检见子宫逐渐增大，张力大，皮肤发亮、变薄，液体震颤感明显，胎位不清，胎心遥远或听不清。

三、辅助检查

1.**B 型超声检查** 是重要的辅助检查方法，不仅能测量羊水量，同时可了解胎儿情况，有无畸形。B 超诊断羊水过多的标准有：

（1）羊水最大暗区垂直深度（ammnioctic fluid volume，AFV）：≥8cm，诊断为羊水过多。其中 8～11cm，轻度羊水过多；12～15 为中度羊水过多；>15cm 为重度羊水过多。

（2）羊水指数（amniotic fluid，AFI）：≥25cm 为羊水过多。其中 25～35cm 为轻度羊水过多；36～45cm 为中度羊水过多；>45cm 为重度羊水过多。同时，羊水过多应注意除外胎儿畸形，一般 B 超检查可协助诊断。

2.**其他** 羊水甲胎蛋白测定较同期正常妊娠平均值高 3 个标准差以上。血糖检查：尤其慢性羊水过多者，应排除糖尿病。血型检查：胎儿水肿者应检查孕妇血型，排除母儿血型不合。胎儿染色体检查：羊水细胞培养或采集胎儿血做染色体核型分析，了解染色体数目、结构有无异常。

四、诊断

根据临床症状及体征诊断并不困难，但常需采取上述辅助检查，估计羊水量及羊水过多的原因。

五、鉴别诊断

羊水过多应与双胎、巨大儿、葡萄胎相鉴别，并排除胎儿畸形。可根据病史、临床表现、产科检查和 B 超检查结果进行判断。

六、治疗

（一）中医治疗

1）脾气虚弱证

证候 妊娠 5～6 月，腹大异常，胸膈满闷，阴部水肿，严重时全身浮肿，神疲肢软，舌淡胖，苔白腻，脉沉滑无力。

治法 健脾渗湿，养血安胎。

方药 鲤鱼汤（《备急千金要方》）。

鲤鱼、白术、生姜、芍药、当归、茯苓。

若喘甚者，加葶苈子、杏仁、苏子、旋覆花降逆平喘；腰痛甚者，加杜仲、菟丝子固肾安胎；肿甚而小便不利者，加泽泻、车前子渗湿利水，但注意中病即止。

2）气滞湿郁证

证候 孕期胎水过多，腹大异常，胸膈胀满，甚则喘不得卧，肢体肿胀，皮色不变，按之压痕不显，苔薄腻，脉弦滑。

治法 理气行滞，利水除湿。

方药 茯苓导水汤（《医宗金鉴》）。

木香、木瓜、槟榔、大腹皮、白术、茯苓、猪苓、泽泻、桑皮、砂仁、苏叶、陈皮。

腹胀甚者，酌加枳壳理气消胀满；喘甚不得卧者，酌加葶苈子泄肺行水；下肢肿甚者，酌加防己除湿消肿。

（二）西医治疗

1.羊水过多合并胎儿畸形　应及时终止妊娠。

（1）依沙吖啶：引产孕妇一般状况好，可经腹羊膜腔穿刺放出适量羊水后，注入依沙吖啶50～100mg引产。

（2）人工破膜：引产可采用高位破膜器自宫口沿胎膜向上15～16cm处刺破胎膜，使羊水以每小时500ml的速度缓慢流出，严密监测孕妇血压、心率、阴道流出物及宫高变化，羊水流出后腹部放置沙袋维持腹压，避免宫腔内压突然降低引起胎盘早剥和休克，应用抗生素预防感染，12小时后仍未临产者，予静脉滴注缩宫素诱发宫缩。

2.羊水过多合并正常胎儿　应根据羊水过多的程度与胎龄决定处理方法。症状较轻，妊娠不足37周，胎肺不成熟者，应尽可能延长孕周。

（1）一般治疗：低盐饮食，减少孕妇饮水量，必要时服用利尿剂及镇静剂，防止早产。卧床休息，取左侧卧位，改善子宫胎盘循环，预防早产。每周复查羊水指数及胎儿生长情况。

（2）羊膜穿刺减压：症状严重无法忍受子宫内张力、孕周小、胎肺不成熟者，可考虑经腹做羊膜囊穿刺放羊水，引流出部分羊水。穿刺时应在B超监测下，注意避开胎盘部位，放水速度以每小时500ml为宜，1次放羊水量不超过1500ml；严密观察孕妇血压、心率、呼吸及胎心变化。严格消毒，防止感染，酌情用镇静药预防早产。放水后3～4周如症状加重，可再次重复降低宫腔内压力。

（3）前列腺素合成酶抑制剂治疗：常用吲哚美辛2.2～2.4mg/（kg·d），分3次口服，作用机制在于抑制胎儿尿排出量和促进羊水经肺部重吸收。于孕22～31周开始，持续2～11周，通常少于3周。用药期间，密切观察羊水量，每周做1次B型超声测AFI。因其可致动脉导管狭窄，故不宜长期使用。

（4）病因治疗：若为妊娠期糖尿病或糖尿病合并妊娠，需控制孕妇过高的血糖；母儿血型不合溶血，胎儿尚未成熟，而B型超声检查发现胎儿水肿，或脐血显示血红蛋白<60g/L者，应考虑胎儿宫内输血。

（5）分娩期处理：症状较严重而胎龄已届37周，在确定胎儿已成熟的情况下，可行人工破膜或静脉滴注缩宫素引产。应注意防止脐带脱垂。若破膜后宫缩仍乏力，可给予低浓度缩宫素静脉滴注，增强宫缩，密切观察产程进展。胎儿娩出后应及时应用宫缩剂，预防产后出血。

七、中西医临床诊疗思路

羊水过多有急性和慢性之别，临床应先予以鉴别。急性羊水过多比较少见，大多在妊娠5～6个月时发生，症状严重，孕妇自觉腹部迅速增大，有明显压迫症状，腹部胀痛难忍，呼吸困难，心悸，不能平卧，行动不便，消化不良或发呕或便秘，类似前人所描述的"子满"症状。而慢性羊水过多多发生在妊娠晚期，发病缓慢，子宫逐渐增大，孕妇多尚可适应，自觉症状较轻，往往因为羊水过多而致胎位不正。因宫腔内压力过高容易发生早产。如系急性羊水过多，应行穿刺减压或人工破膜；慢性羊水过多者，如确诊为胎儿畸形引起，应及早终止妊娠，如未发现胎儿畸形，可按上述辨证论治。辨证中注意肢体和腹皮肿胀特征，如皮薄光亮，按之有凹陷为脾虚；皮色不变，按之压痕不显为气滞。还应结合全身症状、舌苔、脉象综合分析才能正确诊断。治疗大法以利水除湿为主，佐以益气行气。

八、预防与调护

（1）定期产前检查，严密观察羊水的变化。

（2）进低盐饮食，注意休息，睡姿以左侧位为佳。

（3）注意孕妇的血压、脉搏、胎心音，观察有无临产的征兆，做好输液、输血及分娩的准备。

古医籍精选

《备急千金要方·妇人方·妊娠诸病》曰："妊娠腹大，胎间有水气，鲤鱼汤方。"

《诸病源候论·妊娠病诸候妊娠胎间水气子满体肿候》曰："胎间水气，子满体肿者，此由脾胃虚弱，脏腑之间有停水，而挟以妊娠故也。妊娠之人，经血壅闭，以养于胎。若挟有水气，则水血相搏，水渍于胎，兼伤腑脏。脾胃主身之肌肉，故气虚弱，肌肉则虚，水气流溢于肌，故令体肿；水渍于胞，则令胎坏。"

《胎产心法·子肿子气子满论》曰："所谓子满者，妊娠至五、六个月，胸腹急胀，腹大异常，或遍身浮肿，胸胁不分，气逆不安，小便艰涩，名曰子满，又为胎水不利。若不早治，生子手足软短有疾，甚至胎死腹中。宜服《千金》鲤鱼汤治其水。"

脐 带 异 常

脐带是胎儿与母体进行物质和气体交换的唯一通道，若脐带发生异常（包括脐带过短、缠绕、打结、扭转及脱垂等），可使胎儿血供受限或受阻，导致胎儿窘迫，甚至胎儿死亡。

本病的诊断主要依赖现代医学超声检查等手段，因此在传统中医学古籍中无明确记载，仅在《十产论》中有接近脐带先露和脱垂的"盘肠产"的描述；但因其影响胎儿发育甚至导致胎儿死亡，与中医学"胎萎不长""胎死不下""小产"等范畴有一定相关性。

一、脐带先露和脐带脱垂

胎膜未破时脐带位于胎先露部前方或一侧，称为脐带先露（presentation of umbilical cord）或隐性脐带脱垂。胎膜破裂脐带脱出于宫颈口外，降至阴道内甚至露于外阴部，称为脐带脱垂（prolapse of umbilical cord）。

中医古时称之为"盘肠产"，又称"推肠生""盆肠生""催肠生""盘肠献花"等。

（一）病因病理

1. 中医病因病机　中医学认为其发病多由素体气虚，不能敛束，下元不固，关键不牢所致。

2. 西医病因病理

（1）胎头未衔接时如头盆不称，胎头入盆困难。

（2）胎位异常，如臀先露、肩先露、枕后位。

（3）胎儿过小或羊水过多。

（4）脐带过长。

（5）脐带附着异常及低置胎盘等。

（二）对母儿的影响

1. 对产妇的影响　增加剖宫产率及手术助产率。

2. 对胎儿的影响　发生在胎先露部尚未衔接、胎膜未破时的脐带先露因宫缩时胎先露部下降，一过性压迫脐带导致胎心率异常。胎先露部已衔接、胎膜已破者，脐带受压于胎先露部与骨盆之间，引起胎儿缺氧，甚至胎心完全消失；以头先露最严重，肩先露最轻。若脐带血循环阻断超过 7～8

分钟，可胎死宫内。

（三）诊断

有脐带脱垂危险因素存在时，应警惕脐带脱垂的发生。胎膜未破，于胎动、宫缩后胎心率突然变慢，改变体位、上推胎先露部及抬高臀部后迅速恢复者，应考虑有脐带先露的可能，临产后应行胎心监护。胎膜已破出现胎心率异常，应立即行阴道检查，了解有无脐带脱垂和脐带血管有无搏动。在胎先露部旁或其前方及阴道内触及脐带者，或脐带脱出于外阴者，即可确诊。B 型超声及彩色多普勒超声等有助于明确诊断。

（四）治疗

1. 脐带先露　经产妇、胎膜未破、宫缩良好者，取头低臀高位，密切观察胎心率，等待胎头衔接，宫口逐渐扩张，胎心持续良好者，可经阴道分娩。初产妇或足先露、肩先露者，应行剖宫产术。

2. 脐带脱垂　发现脐带脱垂，胎心尚好，胎儿存活者，应争取尽快娩出胎儿。

（1）宫口开全：胎头已入盆，行产钳术；臀先露行臀牵引术。

（2）宫颈未开全：产妇立即取头低臀高位，将胎先露部上推，应用抑制子宫收缩的药物，以缓解或减轻脐带受压；严密监测胎心的同时，尽快行剖宫产术。

（五）预防

妊娠晚期或临产后，超声检查有助于尽早发现脐带先露。对临产后胎先露部迟迟不入盆者，尽量不做或少做肛查或阴道检查。

二、脐带缠绕

脐带围绕胎儿颈部、四肢或躯干者，称为脐带缠绕（cord entanglement），90%为脐带绕颈，以绕颈一周者居多，占分娩总数的 20%左右。

发生原因与脐带过长、胎儿小、羊水过多及胎动频繁有关。脐带绕颈对胎儿的影响与脐带缠绕松紧、缠绕周数及脐带长短有关。

临床特点包括：①胎先露部下降受阻；②胎儿窘迫；③胎心率变异，出现频繁的变异减速；④彩色多普勒超声可在胎儿颈部发现脐带血流信号；⑤B 型超声检查见脐带缠绕处皮肤有明显压迹。

出现上述情况应高度警惕脐带缠绕，特别是胎心监护出现频繁的变异减速，经吸氧、改变体位不能缓解者，应及时终止妊娠。产前超声诊断为脐带缠绕，在分娩过程中应加强监护，一旦出现胎儿窘迫，及时处理。

三、脐带长度异常

脐带的正常长度为 30～100cm，平均长度为 55cm。脐带短于 30cm 者，称为脐带过短（excessive short cords），妊娠期间通常无临床征象，临产后因胎先露部下降，脐带被牵拉过紧，使胎儿血循环受阻，因缺氧出现胎心率异常；严重者可导致胎盘早剥，胎先露部下降受阻，引起产程延长，以第二产程延长居多。经抬高床脚及吸氧，胎心率仍无改善应立即行剖宫产结束分娩。脐带过长（excessive long cords）易造成脐带绕颈、绕体、打结、脱垂或脐带受压。

四、脐带打结

脐带打结有假结（false knots）和真结（true knots）两种。假结通常对胎儿无大危害。脐带真结多先为脐带缠绕胎体，后因胎儿穿过脐带套环而成真结，较为少见，发生率为 1.1%。若脐带真结未拉紧则无症状，拉紧后胎儿血循环受阻可致胎死宫内。多数在分娩后确诊。

五、脐带扭转

脐带扭转（torsion of cord）指胎儿活动可使脐带顺其纵轴扭转呈螺旋状，生理性扭转可达6～11周。脐带过分扭转在近胎儿脐轮部变细呈索状坏死，引起血管闭塞或伴血栓形成，胎儿可因血运中断而死亡。

六、脐带附着异常

正常情况下，脐带附着于胎盘胎儿面的近中央处。脐带附着于胎盘边缘者，称为球拍状胎盘（battledore placenta），分娩过程中对母儿无大影响，多在产后检查胎盘时发现。脐带附着于胎膜上，脐带血管通过羊膜与绒毛膜间进入胎盘者，称为脐带帆状附着（cord valementous insertion），若胎膜上的血管跨过宫颈内口位于胎先露部前方，称为前置血管（vasa previa）。当胎膜破裂时，伴前置血管破裂出血达200～300ml时可导致胎儿死亡。若前置血管受胎先露部压迫，可导致脐血循环受阻，胎儿窘迫或死亡。临床表现为胎膜破裂时发生无痛性阴道流血，伴胎心率异常或消失，胎儿死亡。取流出血涂片检查，查到有核红细胞或幼红细胞并伴有胎儿血红蛋白，即可确诊。

七、脐带数目异常

脐带只有一条动脉时，称为单脐动脉（single umbilical cord）。大多数病例在产前用B型超声可以发现。单脐动脉的胎儿常伴有先天畸形，多为心血管畸形、中枢神经系统缺陷或泌尿生殖系统发育畸形，结局多为早产、流产或胎死宫内。如果B型超声只发现单脐动脉这一因素，而没有其他结构异常，则新生儿预后良好。

八、中西医诊疗思路

脐带异常属于产科急症、疑难病症，诊断主要依靠查体和现代医学B超检查手段，一旦确诊脐带先露和脱垂，因其可使脐带受压，发生胎儿窘迫甚至死亡，临证必须反应迅速，及早结束分娩以保全胎儿性命。对于脐带缠绕、打结、扭转等脐带异常者，应密切关注胎儿情况，及早采取应对措施。

古医籍精选

《妇科秘兰》曰："临产肚肠先出，然后产子，产子之后，其肠不收，甚是苦楚，以蓖麻子十四粒去壳研如膏，贴产母头顶，肠收即忙拭去，又名推肠生。"

《名医类案》曰："赵都运恭人，每产则于肠产出，然后产子，产后其肠不收，其以为苦，名曰盘肠产。医莫能疗。"

（梁雪芳　黄梓燕　黄旭春）

第九章 产 时 病

产时病，即分娩过程中发生的疾病，又称难产（dystocia）或异常分娩（abnormal labor）。产时病常见的有异常分娩、胎儿窘迫、胎膜早破、产后出血、羊水栓塞、子宫破裂。

妇女以血为用，惟气顺则血和，胎安则产顺。产时病的发病机制比较复杂，主要有先天不足，房事不节，损伤肾气；饮食失节，劳逸过渡，损伤脾气，中气不足；素多忧郁，情志不畅，气滞血瘀等，影响冲任胞宫的功能，导致产时病的发生。

分娩时，产力、胎力、产道及精神心理因素中任何一个或一个以上因素异常或者相互间不能适应，均可使分娩进程受到阻碍，分娩发生困难，导致难产。难产处理不当，可严重威胁母儿生命，围产儿可因严重窒息或产伤而死亡；有幸存活者，可遗留脑瘫、癫痫、智力发育障碍；产妇因难产发生产后出血、产褥感染、子宫破裂等严重并发症，还可能遗留生殖道瘘、席汉综合征等疾患。

顺产和难产在一定条件下可相互转化，如果分娩处理不当，顺产可变为难产；相反，有可能发生难产者，经正确处理，及时了解产程中出现的矛盾，就可能使难产转化为顺产，因此，医务工作者应掌握好异常产的发生和发展规律，具有能促使矛盾向有利方向转化的知识，才能把产科工作做好，使母婴安全能获得更多的保障。

产时病有两个显著特点：一是出现突然，来势急；二是处理不当，可危及母子二人性命。因此，在产时必须严密观察产程，发现异常，及时采取应变措施。产时病大多势急症重，需产科手术处理，也有适合中医药调治者。《胎产心法·保产论》云："凡妊娠之于分娩，母子性命悬于顷刻，调理失宜，安反成危，将养有方，逆可使顺。"故中医治疗以补肾固冲、健脾益气、疏肝理血为主，必要时配合手法治疗。

为了使产时病得到准确治疗和预防，应注意产前检查和临产调护，如《达生篇》指出"睡、忍痛、慢临盆"六字真言。

第一节 异常分娩

异常分娩（abnormal labor）是指孕产妇在分娩过程中出现的异常情况，又称难产（dystocia）。其影响因素包括产力、产道、胎儿及产妇精神心理因素，这些因素相互影响，又互为因果关系，任何一个或几个因素发生异常，或四个因素间相互不能适应，从而使分娩进程受到阻碍，均可造成分娩异常，甚至危及母儿生命。出现异常分娩时，必须综合分析，及时做出正确判断，恰当处理，保证分娩顺利和母胎安全。

本病属中医学"难产""产难"或"乳难"范畴。早在隋代巢元方的《诸病源候论》就有"产难候"的记载，阐述了各种难产的病因证治，并提出了由难产引起的不良后果，其曰："产难者，或因漏胎，去血脏燥，或子脏宿挟疹病，或触禁忌，或始觉腹痛，产时未到，便即惊动，秽露早下，致产道干涩，产妇力疲，皆令难也。"如此精辟的论述，难能可贵，实是先贤临床经验之结晶。至唐代孙思邈《备急千金要方》、咎殷《产宝》，宋代杨子健《十产论》，元代朱丹溪《格致余论》，明代虞抟《医学正传》、王化贞《产鉴》，清代亟斋居士《达生篇》、阎纯玺《胎产心法》、傅山《傅青主女科》等各家名著中，对此均有专论。其中《十产论》和《傅青主女科》之论比较详细，且有手法和方药。近代，中西医工作者采用现代医学的科研方法和先进的技术手段，在中药转胎、针灸、电针、激光照射转胎及辨证论治产力性难产的研究方面，取得了很大的进步。但毋庸讳言，由于历史限制，难产仍是中医妇科的薄弱之处。对于部分由于产力因素造成的难产，可以用中医理论辨证论治，但也要严密观察，根据产程进展情况，调整处理办法。而对于产道、胎儿因素造成的难产，按照西医产科原则处置为妥，因此，本教材以产力异常中的子宫收缩乏力为主要内容进行中西医讨论。

产 力 异 常

产力是分娩的动力，包括子宫收缩力、腹肌与膈肌收缩力及肛提肌收缩力。产力以子宫收缩力为主，贯穿于分娩的全过程，通常将子宫收缩节律性、对称性及极性不正常，或强度、频率有改变称子宫收缩力异常，简称产力异常（abnormal uterine action）。临床上子宫收缩力异常分为子宫收缩乏力和子宫收缩力过强两类，每类又分为协调性子宫收缩和不协调性子宫收缩（图 9-1）。

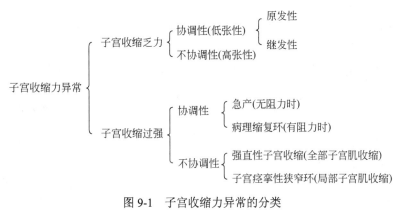

图 9-1　子宫收缩力异常的分类

一、子宫收缩乏力

（一）病因病理

1. 中医病因病机
（1）病因：本病的主要病因是气血虚弱或气滞血瘀。但无论因虚因滞，均能影响胞宫的正常活动，而致产力异常。气血虚弱不能促胎外出，表现为宫缩无力；或气滞血瘀，碍胎外出，表现为子宫收缩不协调，子宫收缩过强，产程过长。

（2）病机
1）气血虚弱：孕妇素体虚弱，元气不足；或临产后用力过早，耗气伤力，不能迫胎娩出；或胎衣早破，水干液涸，以致气血虚弱，气虚失运，血虚不润，令分娩异常。

2）气滞血瘀：或因临产过度紧张，惊恐惧怕，或产前精神抑郁，气血运行不畅，或产前过度安逸，逸则气滞，气不运行，血不流畅；或感受寒邪，寒凝血滞，气机不利，气滞血瘀，碍胎外出，而致难产。

2. 西医病因病理
病因
1）头盆不称或胎位异常：胎先露下降受阻，无法紧贴于子宫下段及宫颈内口，不能诱发反射性子宫收缩，致使子宫收缩乏力。

2）子宫局部因素：巨大胎儿、羊水过多、双胎等使子宫纤维过度伸展，失去正常收缩力；或子宫发育畸形、子宫肌瘤等引起子宫收缩乏力；或多次妊娠、分娩、高龄初产、宫内感染、子宫纤维变性等，引起子宫收缩乏力。

3）精神因素：产妇恐惧分娩，或精神过度紧张，或临产睡眠不足等因素，可造成大脑皮质功能紊乱，导致子宫收缩乏力。

4）内分泌失调：临产后，产妇体内缩宫素、乙酰胆碱和前列腺素等合成与释放不足，缩宫素受体量少，造成子宫收缩乏力。

5）药物影响：临产后大量或多次使用镇静剂、镇痛剂及麻醉药，如吗啡、氯丙嗪、哌替啶、硫酸镁等，使子宫收缩力下降。

（二）临床表现和诊断

（1）协调性子宫收缩乏力：子宫收缩节律性、对称性、极性正常，但收缩力弱，收缩强度弱，低于 180Montevideo 单位，宫缩持续时间短、间歇时间长且无规律（<2 次/10 分钟）。依据宫缩乏力出现的时间，协调性宫缩乏力又分为原发性宫缩乏力（产程开始即见宫缩乏力）和继发性宫缩乏力（产程某一阶段出现宫缩乏力）。当宫缩达到高峰时，宫体隆起不明显，宫口不能如期扩张，胎先露下降慢，宫缩时按压子宫可有凹陷，使产程进展缓慢甚至停滞。协调性宫缩乏力多属继发性宫缩乏力，即产程早期宫缩正常，于第一产程活跃期后期或第二产程宫缩减弱，常见于中骨盆与骨盆出口平面狭窄，胎先露部下降受阻，持续性枕横位或枕后位等。此种宫缩乏力对胎儿影响不大。

（2）不协调性宫缩乏力：子宫收缩极性倒置，宫缩兴奋点不是起自两侧宫角部，而是来自子宫下段一处或多处，子宫收缩波由下向上扩散，失去正常对称性、节律性和极性，宫缩时宫底部收缩不强，而子宫下段收缩强，间歇时子宫不能完全放松，宫口扩张及胎先露下降缓慢或停滞，呈无效宫缩。此种宫缩乏力多属于原发性宫缩乏力，即产程一开始就出现宫缩乏力。产妇自觉宫缩强。下腹持续疼痛，拒按子宫，烦躁不安。严重者出现脱水、电解质紊乱、肠胀气、尿潴留，胎盘胎儿循环障碍，出现胎儿宫内窘迫。产科检查：下腹部有压痛、胎位触之不清，胎心不规律，宫口扩张早期缓慢或停滞，潜伏期延长，胎先露部下降延缓或停滞。

（三）对母儿的影响

1. 对产妇的影响
（1）水、电解质紊乱、酸中毒：产程延长，使产妇休息不好，进食少，体力消耗大，疲乏，排尿困难，严重时脱水，甚至出现酸中毒、低钾血症。
（2）泌尿生殖道瘘：因产程延长，膀胱被压迫于耻骨联合与胎先露之间，引起组织缺血、坏死，而发生膀胱阴道瘘或尿道阴道瘘。
（3）产后出血：子宫收缩乏力影响胎盘剥离、娩出及子宫血窦关闭，从而引起产后出血。
（4）产后感染：胎膜早破，或产程延长、多次阴道检查均可增加感染的机会。子宫收缩乏力易致产后出血，使产褥感染增加。
2. 对胎儿的影响　产程延长，影响胎盘血液循环，可导致胎儿宫内缺氧，易发生胎儿窘迫。同时手术助产率升高，新生儿窒息、产伤、颅内出血、吸入性肺炎等发生率亦可随之升高。不协调宫缩乏力不能使子宫壁完全放松，对胎盘-胎儿循环影响大，容易发生胎儿宫内窘迫。

（四）治疗

本病可采用中西医结合方法治疗。
1. 中医治疗
（1）辨证方药：中医妇产科学认为产力出现异常，多因气血虚弱或气滞血瘀引起，其证一虚一实迥然有别，故当仔细辨识。气血虚弱者阵痛微弱，宫缩时间短，间歇时间长，伴见气血虚弱之象；气滞血瘀者腰腹胀痛剧烈，按之尤甚，宫缩强但间歇不匀，兼有气滞血瘀诸候，此为辨证要点。

治疗原则方面，产力异常所致的异常分娩，以调气和血为法，重在分清虚实而调治之。虚者补气养营；实者理气行滞，使气充而血沛，气行而血畅，则气壮送胎自易。血足胎滑易产，血气调和，自无难产之虑。诚如《胎产心法》所说："夫产育一门，全仗气血用事""治者滋其荣，益其气，使子母精神接续，运行得力；温其经，开其瘀，使道路通畅，子易舒转"。

1）气血虚弱证

证候 产时阵痛微弱，宫缩时间短，间歇时间长，久产不下，或下血量多，面色无华，精神委靡，神疲乏力，心悸气短，舌淡苔薄，脉虚或细弱无力，或大而虚。

治法 补气养血，润胎催产。

方药 蔡松汀难产方。

黄芪（蜜炙）、当归、茯神、党参、龟板（醋炙）、川芎、白芍（酒炒）、枸杞子。

2）气滞血瘀证

证候 产时腰腹疼痛剧烈，按之痛甚，宫缩虽强，但间歇不匀，无规律，久产不下，面色暗滞，精神紧张，焦虑烦躁，胸脘胀闷，时欲呕恶，舌暗红，脉弦大或涩，或沉实而至数不清。

治法 行气化瘀，滑胎催生。

方药 催生饮（《济阴纲目》）加益母草。

当归、川芎、大腹皮、枳壳、白芷。

（2）针灸及其他疗法

1）针刺：取合谷（双）、三阴交（双）、支沟（双）、太冲（双）等穴位。手法：强刺激，留针15～20分钟。

2）耳针：取子宫、交感、内分泌、神门等穴位，中刺激，每隔5分钟捻转一次。

3）穴位注射：取合谷、三阴交穴，注射维生素 B_1 25～50mg。

2. 西医治疗

（1）协调性子宫收缩乏力：寻找原因，检查有无头盆不称及胎位异常，了解宫颈扩张及胎先露部下降的情况。估计不能经阴道分娩者，应及时行剖宫产术；若无头盆不称或胎位异常，估计能从阴道分娩者，则加强宫缩。

1）第一产程

A. 一般处理：消除产妇紧张情绪，注意休息；采取自由体位；并鼓励进食高热量饮食，不能进食者，静脉补液；尿潴留者，诱导排尿，无效时导尿。破膜12小时以上应给予抗生素预防感染。

B. 加强宫缩：①人工破膜：无头盆不称，无明显胎位异常，胎头已衔接，在宫口大≥3cm后，可行人工破膜。破膜后，胎头直接紧贴于子宫下段及宫颈内口，引起反射性子宫收缩，加速产程进展。破膜应选择在宫缩间歇，破膜前务必检查是否有脐带先露。破膜后术者的手指应停留在阴道内，经过 1～2 次宫缩待胎头入盆后，术者再将手指取出，以免脐带脱垂，同时观察羊水量、性状和胎心变化，破膜后宫缩仍欠佳，排除缩宫素使用禁忌后，可采用缩宫素静脉滴注加强宫缩。②使用缩宫素：适用于协调性宫缩乏力、宫口扩张≥3cm、胎心良好、胎位正常、头盆相称者。缩宫素 2.5U 加入 0.9%生理盐水 500ml 中静脉滴注，从 4～5 滴/分即 1～2mU/min 开始，根据宫缩情况调整滴数，每隔 15～30 分钟可调整 1 次，每次增加 1～2mU/min 为宜，直至宫缩时宫腔内压力达 50～60mmHg，持续 40～60 秒，间隔 2～3 分钟；滴速不宜超过 20mU/min（60 滴/分）。缩宫素在滴注过程中必须有专人观察产程，监测宫缩、胎心、血压。当 10 分钟内宫缩≥5 次、宫缩持续 1 分钟以上或有胎心率异常时，应立即停止静脉滴注。

C.地西泮静脉注射：地西泮能使宫颈平滑肌松弛，软化宫颈，促进宫口扩张，适用于宫口扩张缓慢及宫颈水肿时。常用剂量为 10mg。缓慢静脉注射，与缩宫素联合应用效果更佳。

2）第二产程：若无头盆不称，第二产程出现宫缩乏力，则应给予宫缩素静脉滴注，促进产程进展。若胎头双顶径已通过坐骨棘平面，则可选择自然分娩，必要时以胎头吸引术或产钳术助娩；若胎头未衔接，伴有胎儿窘迫，估计短期内难以经阴道分娩，则应实施剖宫产术。

3）第三产程：为预防产后出血，胎儿前肩娩出时，可予缩宫素 10～20U 静脉滴注，加强子宫收缩，促使胎盘剥离与娩出及子宫血窦关闭。产程长、破膜时间久者，可给予抗生素预防感染。

（2）不协调性宫缩乏力：治疗原则是调节子宫收缩，恢复正常节律性和极性。给予镇静剂哌替啶 100mg 或吗啡 10mg 肌内注射，或西地泮 10mg 静脉注射，使产妇充分休息，不协调性多能恢复为协调性宫缩。若经上述处理，不协调性宫缩仍不能纠正，产程无进展，则应行剖宫产术。不协调性宫缩在未恢复为协调性之前，禁止使用宫缩剂。

（五）中西医临床诊疗思路

分娩是围产期的关键时期，一旦发生疾病，大多是急危重症。严重威胁母子两条生命。对于部分产力造成分娩异常可按照中医辨证论治，妇人以血为本，为气顺则血和，胎安则产顺。产时病的发生，主要是气血失调，导致摄胎、转胎、运胎、送胎障碍。"气血充实，则可保十月分娩，子母无虞"（《医学入门·胎前》）。产时病的治疗，应以调理气血为主，《胎产心法·催生论》云："产育一门，全仗气血用事。"

《女科秘诀大全·保卫临产秘诀》云："临产用药只须加味芎归汤、佛手散，二方用之不尽矣。盖胎时全要血足，血一足，如舟之得水，保恙不行。唯恐产母血少，又或胞浆早破，以致干涩耳。今二方皆大用芎归，使宿血顿去，新血骤升，药味易得，随地皆有，且使身体健壮，产后无病，真正有益无损。"临证时务必辨明虚实。

产力异常导致的分娩异常是常见的，但宫缩乏力亦可导致胎位异常，临床上应综合考虑，综合分析才能确定恰当的分娩方式。协调性宫缩乏力的处理原则是加强子宫收缩，包括人工破膜和缩宫素静脉滴注等。不协调性宫缩乏力处理时主要是调节子宫收缩。

（六）预防与调护

难产一旦发生，危及孕产妇及胎儿的生命。故预防难产的发生，加强孕晚期及分娩时的调护尤为重要。

（1）定期产前检查尤其是妊娠 7 个月后，对胎儿、胎位及母体骨盆的情况要充分掌握，对孕妇整个妊娠过程应动态关注。在分娩发动前即应确定适当的分娩方式，避免生产过程出现意外。

（2）做好产前宣教工作，消除对分娩的恐惧心理，缓解精神过度紧张，促使孕产妇和医生主动配合，指导孕妇正确运用腹压。中医妇产科有关产时"特忌多人瞻视"及"直候痛极，儿逼产门，方可坐草"，皆具有产室环境安静，正确使用腹压的含义。

（3）分娩前鼓励进食高热量饮食，补充营养，并保证充足休息，避免过多使用镇静药物。

（4）加强产时监护，及时排空直肠与膀胱，必要时进行专人护理，指导孕妇"睡、忍痛、慢临盆"。

（5）产程中要密切观察产程图，随时了解产妇的全身情况，避免急产、滞产等异常现象。做好助产，手术产的准备，一旦发生难产及时解决。

古医籍精选

《妇人大全良方·产难门》曰："妇人以血为主，惟气顺则血和，胎安则产顺。今富贵之家，过于安逸，以致气滞而胎不转动；或为交合，使经血聚于胞中，皆致产难。若腹或痛或止，名曰

弄胎。稳婆不悟，入手试水，致胞破浆干，儿难转身，亦难生矣。凡产直候痛极，儿逼产门，方可坐草。时当盛暑，倘或血运血溢，当饮清水解之。冬末初春，产室用火和暖下部，衣服尤当温厚，方免胎寒血结。若临月洗头濯足，亦致产难。"

《校注妇人良方·产难门》对横产者"产母当令安然仰卧，稳婆先推儿身顺直，头对产门，以中指探其肩，不令脐带羁绊，方用药催指，继以产母努力，儿即生"。

《普济本事方·卷第十妇人诸疾》曰："……兼治临产惊恐，气结连日不产，紫苏饮""曾有妇人累日产不下，服遍催生药不验，余曰：此必坐草太早，心怀恐惧，气结而然，非不顺也。《素问》云：恐则气下，盖恐则精神怯，怯则上焦闭，闭则气还，还则下焦胀，气乃不行矣，得此药一服便产。"

《胎产心法·卷中·催生论》曰："一息不运则机缄穷，一毫不续则霄壤判。所谓气血周流，循环一身，无有间断也，是以妊子者，儿在腹中，母子一气流通，全赖浆水滋养。十月数足，其子形神具备，血气完全，忽如梦觉，自然求路而出，儿既出胞，母子分体，呼吸殊息，岂可久居于内，而使气血不运不续哉？所以产子譬诸果熟蒂落，有自然分体之势，岂可早用催药以逆气性？至于催药，原为调扶失宜至成难产，不得已而用也。如胎壮则遂浆易产，何必用药催生。若胎弱则转慢迟生，有致困乏浆干，瘀塞不下，横逆，子死，难产等类。治者滋其营，益其气，使子母精神接续，运行得力；温其经，开其瘀，使道路通畅，子易转舒……自获大小平安。"

病 案 分 析

患者，女性，32岁，G_1P_0。因"孕39周，下腹阵痛8小时"就诊。患者平素月经规则，现停经39周，8小时前出现规律宫缩，无阴道流血、流液。胎动正常。舌淡苔薄白，脉细弱无力。既往体健。

查体：一般情况良好，宫高32cm，腹围95cm。宫缩20秒/（3~4）分钟，强度中下，左横枕位，胎心145次/分，律齐。跨耻征阳性。骨盆外测量：21cm-23cm-17cm-7.5cm。消毒后阴道检查：宫颈管展平，宫口开大6cm，先露-3，胎膜存。

根据上述资料，请提出你的诊断思路。

二、子宫收缩过强

（一）协调性子宫收缩过强

1. 临床表现及诊断　协调性子宫收缩过强指子宫收缩节律性、对称性及极性均正常，仅子宫收缩过强、过频（10分钟内≥5次宫缩），宫腔压力≥60mmHg。宫口扩张速度≥5cm/h（初产妇）或10cm/h（经产妇），产道无阻力，分娩在短时间内结束，总产程<3小时结束分娩，称为急产（precipitous labor），以经产妇为多见。若存在产道梗阻或瘢痕子宫，宫缩过强时可能出现病理缩复环（pathologic retraction ring），甚至发生子宫破裂。

2. 对母儿的影响

（1）对产妇的影响：宫缩过强、过频，产程过快，可致软产道（宫颈、阴道、会阴）撕裂伤，胎先露下降受阻，可发生子宫破裂。宫缩过强，使宫内压增高，增加羊水栓塞的风险。因接产时来不及消毒，可致产褥感染。胎儿娩出后子宫肌纤维缩复不良可导致胎盘滞留或产后出血。

（2）对胎儿及新生儿的影响：宫缩过强、过频，易发生胎儿窘迫、新生儿窒息甚至死亡。胎

第九章　产　时　病　**221**

儿娩出过快，产道内的压力突然解除，可致新生儿颅内出血。急产易致新生儿感染及坠地骨折、外伤等。

3. 治疗　及时做好接产及抢救新生儿窒息的准备，对急产来不及消毒，或新生儿直接坠地者，可给予抗生素预防感染，肌内注射维生素 K₁ 预防颅内出血。产后仔细检查宫颈、阴道、外阴等，若有撕裂，及时缝合。

（二）不协调性子宫收缩过强

1. 强直性子宫收缩　主要指外界因素等致子宫肌层强烈的痉挛性收缩。失去节律性，宫缩间歇期短或无间歇期。

（1）临床表现及诊断：产妇持续性腹痛，烦躁不安，拒按，胎位，胎心不清，有时有肉眼血尿、病理缩复环等先兆子宫破裂征象。

（2）处理：及时给予宫缩抑制剂 25% 硫酸镁 20ml 加入 25% 葡萄糖溶液 20ml 内缓慢静脉注射（不小于 5 分钟）。或肾上腺素 1mg 加入 5% 葡萄糖溶液 250ml 内静脉滴注。如为梗阻性原因引起则应立即行剖宫产术。

2. 子宫痉挛性狭窄环　指子宫壁局部肌肉呈痉挛性不协调性收缩形成的环状狭窄，持续不放松。狭窄环可出现在子宫颈、子宫体的任何部位，多在子宫上下段交界处，也可在胎体某一狭窄部，以胎颈、胎腰处常见（图 9-2、图 9-3）。

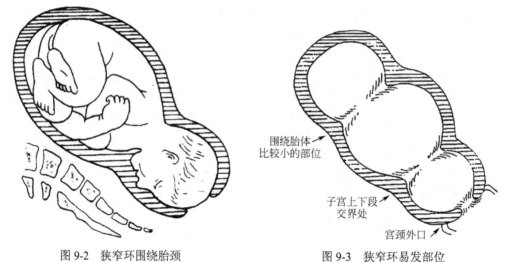

图 9-2　狭窄环围绕胎颈　　　　图 9-3　狭窄环易发部位

（1）临床表现及诊断：产妇持续性腹痛，烦躁不安，宫颈扩张缓慢，胎先露下降停滞，胎心时快时慢，阴道检查时在子宫腔内触及较硬无弹性狭窄环。环位不随子宫收缩而上升，与病理性复环不同。

（2）治疗：查寻导致子宫痉挛性狭窄环的原因，予以纠正。禁止粗暴的宫腔操作及阴道检查，掌握宫缩剂应用的适应证及禁忌证。若无胎儿窘迫，应给予 25% 硫酸镁 20ml 加入 5% 葡萄糖溶液 20ml 内缓慢静脉注射，或哌替啶 100mg 或吗啡 10mg 肌内注射（适用于胎儿 4 小时内不会娩出者）。待过强的宫缩控制后，可自然分娩或行阴道助产。若经上述处理，子宫痉挛性狭窄环不缓解，宫口未开全，胎先露部位高，或胎儿窘迫，则立即行剖宫产术结束分娩。如胎死宫内，则应先缓解宫缩，处理死胎，需以不损伤母体为原则。

产 道 异 常

产道异常包括骨产道异常及软产道（子宫下段、宫颈、阴道、外阴）异常。其中骨产道异常较多见。

一、骨产道异常

骨产道即骨盆腔。骨盆径线过短或形态异常，使骨盆腔小于胎儿先露部可通过的限度，阻碍胎先露部下降，影响产程进展，称狭窄骨盆。

（一）狭窄骨盆分级分类

1. 骨盆入口平面狭窄　扁平型骨盆最常见。

（1）分级：根据骨盆入口狭窄程度分三级。

Ⅰ级为临界性狭窄，骶耻外径 18cm，对角径 11.5cm（入口前后径 10cm），试产绝大多数可自然分娩；Ⅱ级为相对性狭窄，骶耻外径 16.5～17.5cm，对角径 10～11cm（入口前后径 8.5～9.5cm），须经试产后才决定能否经阴道分娩。Ⅲ级为绝对性狭窄，骶耻外径≤16cm，对角径≤9.5cm（入口前后径≤8cm），必须行剖宫产结束分娩。但对于早产和胎儿偏小者仍不能排除有阴道分娩的可能性。

（2）分类：扁平骨盆常见两种类型。

A. 单纯扁平骨盆：骨盆入口平面前后径短、横径相对较长，呈横的扁椭圆形，骶岬向前向下凸出（图 9-4）。

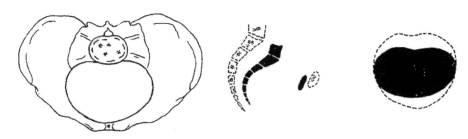

图 9-4　单纯扁平骨盆

B. 佝偻病性扁平骨盆：骶岬向前凸出，骨盆入口呈横行肾形，前后径明显变短，骶骨下段后移，失去骶骨正常弯度，变直向后翘，尾骨呈钩状突向骨盆出口平面（图 9-5）。骨盆变形严重，不宜试产。

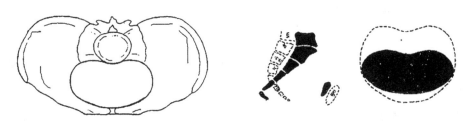

图 9-5　佝偻病性扁平骨盆

2. 中骨盆及骨盆出口平面狭窄

（1）分级

A. 中骨盆平面狭窄分级：Ⅰ级为临界性狭窄，坐骨棘间径为 10cm，坐骨棘间径加中骨盆后矢状径为 13.5cm；Ⅱ级为相对性狭窄，坐骨棘间径为 8.5～9.5cm，坐骨棘间径加中骨盆后矢状径为 12～13cm；Ⅲ级绝对性狭窄，坐骨棘间径≤8cm，坐骨棘间径加中骨盆后矢状径≤11.5cm。

B.骨盆出口平面狭窄分级：Ⅰ级为临界性狭窄，坐骨结节间径为 7.5cm，坐骨结节间径加出口后矢状径为 15cm；Ⅱ级为相对性狭窄，坐骨结节间径为 6～7cm，坐骨结节间径加出口后矢状径为 12～14cm；Ⅲ级绝对性狭窄，坐骨结节间径≤5.5cm，坐骨结节间径加出口后矢状径≤11cm。

（2）分型

A.漏斗型骨盆：骨盆入口各径线值正常，两侧骨盆壁内收，形似漏斗。中骨盆及骨盆出口平面均狭窄，坐骨棘间径及坐骨结节间径缩短、骶棘韧带宽度不足 2 横指，耻骨弓角度<90°，坐骨结节间径加出口后矢状径之和<15cm（图 9-6），常见于男性骨盆。

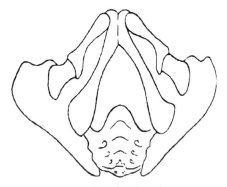

图 9-6　漏斗型骨盆

B.横径狭窄骨盆：类人猿骨盆即属此类。骨盆入口、出口及中骨盆横径均缩短，入口平面为纵椭圆形。常因中骨盆及骨盆出口平面横径狭窄导致难产（图 9-7）。

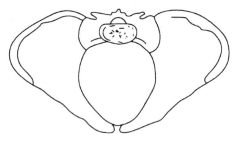

图 9-7　横径狭窄骨盆

3. 骨盆三个平面狭窄　骨盆入口、出口及中骨盆平面均狭窄，骨盆各平面径线均小于正常值 2cm以上，俗称均小骨盆（图 9-8），见于身材矮小，体型匀称的妇女。

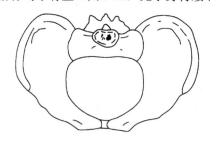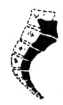

图 9-8　均小骨盆

4. 畸形盆骨　骨盆失去正常形态及对称性，形状各异，如软骨化症骨盆、偏斜骨盆，影响正常分娩。

（二）狭窄骨盆的诊断

1. 病史　需了解孕妇有无佝偻病、脊髓灰质炎、脊柱及髋关节结核与外伤史，经产妇有无难产史及新生儿有无产伤。

2. 临床表现

（1）骨盆入口平面狭窄：①胎头衔接受阻：初产妇在预产期前 1～2 周胎头已衔接，临产后胎头迟迟不入盆，腹部检查胎头跨耻征阳性（图 9-9）。胎位异常如臀先露、面先露或肩先露发生率显著增高。②骨盆入口临界狭窄：临产后如胎位、胎儿大小、产力均正常。胎头常以矢状缝在骨盆入口横径衔接，即后顶骨入盆。临床表现为潜伏期及活跃早期延长，活跃后期产程进展顺利。③骨盆入口绝对性狭窄：胎位、胎儿大小、产力均正常，胎头仍不能入盆，常导致分娩梗阻性难产。

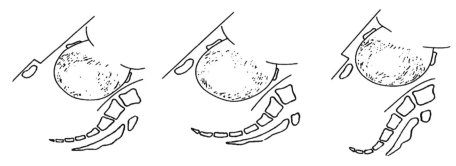

图 9-9　胎头跨趾征阳性

（2）中骨盆及出口平面狭窄：①胎头衔接正常：胎头顺利入盆，表现为潜伏期及活跃早期进展顺利。胎头到达中骨盆可因狭窄而导致内旋转受阻，出现持续性枕横位或枕后位。产程进展受阻可出现继发性宫缩乏力，活跃期晚期、第二产程延长或第二产程停滞。②胎头受阻于中骨盆：在宫缩的压力下胎头变形，颅骨重叠，软组织水肿，脑组织损失，颅内出血及宫内胎儿窘迫，可发生先兆子宫破裂或子宫破裂。

（3）单纯骨盆出口平面狭窄：第一产程进展顺利，胎头到达盆底受阻，不能通过出口横径，出现第二产程停滞，继发性宫缩乏力。强行阴道助产，将导致软产道、骨盆底肌肉及会阴严重损伤，新生儿产伤严重。

3. 体格检查

（1）一般检查：注意观察孕妇身高、体型、步态。身高<145cm 者，应注意均小骨盆。注意脊柱有无畸形、侧弯，米氏菱形窝是否对称等。

（2）腹部检查：观察是否有尖腹、悬垂腹等。正常情况下，部分初产妇在预产期前 1~2 周，经产妇在临产后，胎头应入盆，如尚未入盆，则需充分估计头盆关系。具体方法如下：嘱产妇排空膀胱，仰卧位，两腿伸直。检查者一手轻轻向骨盆方向推压胎头，另一手置于耻骨联合上方，若胎头低于耻骨联合平面，则表示抬头可以入盆，提示头盆相称，为胎头跨耻征阴性；若胎头与耻骨联合在同一平面，则提示可疑头盆不称，为胎头跨耻征可疑阳性；若胎头高于耻骨联合，则提示头盆不称，为胎头跨耻征阳性。对于跨耻征阳性的孕妇，应取两腿屈曲半卧位，再次检查胎头跨耻征，如转为阴性，考虑为骨盆倾斜度异常，而非头盆不称。头盆不称提示可能有骨盆相对性或绝对性狭窄，应注意不能单凭胎头跨耻征阳性轻易做出头盆不称的诊断，需要试产后方做出诊断。

4. 骨盆测量

（1）骨盆外测量：①各径线均较正常值小 2cm 或更多者，提示均小骨盆；②骶耻外径<18cm，常为扁平骨盆；③坐骨结节间径<8cm，耻骨弓角<90°，为漏斗骨盆；④米氏菱形窝不对称、个边不等长者，可能为倾斜骨盆。

（2）骨盆内测量：①对角径<11.5cm，属扁平骨盆；②坐骨棘明显凸出，棘间径估计<10cm，坐骨切迹底部不超过 2 横指，考虑为中骨平面狭窄。坐骨结节间径加后矢状径的<15cm，则提示骨盆出口平面狭窄。

（三）对母儿的影响

1. 对产妇的影响

（1）骨盆入口平面狭窄：胎先露不能衔接与骨盆入口平面，则可引起继发性宫缩乏力，产程延长，甚至停滞。

（2）中骨盆，出口平面狭窄：胎先露内旋转受阻，形成持续性枕横位或枕后位。长时间压迫局部软组织，则可引起组织缺血、缺氧、坏死，导致生殖道瘘；严重梗阻性难产，可导致先兆子宫破裂，甚至子宫破裂。胎膜早破、产程延长等易致产褥感染率增加。

2. 对胎儿、新生儿的影响　易发生脐带脱垂、胎儿窘迫、胎膜早破、胎儿宫内感染；胎头受压可致胎儿颅内出血；亦可因难产增加手术助产机会，则易致新生儿产伤及感染。

（四）治疗

1. 一般处理　分娩过程中，注意安慰产妇，使其精神舒畅，并保证充足的休息及丰富的营养。同时监测宫缩、胎心、胎先露下降及宫口扩张情况。

2. 骨盆入口平面狭窄的处理

（1）绝对性骨盆狭窄：足月活胎不能入盆，应行剖宫产结束分娩。

（2）相对性骨盆狭窄：足月活胎体重<3000g，胎心、胎位及产力正常，破膜后宫颈扩张≥6cm，应试产 2～4 小时为宜，胎头仍不入盆，宫颈扩张缓慢，或伴有胎儿窘迫，应及时行剖宫产结束分娩。

3. 中骨盆及骨盆出口平面狭窄的处理　中骨盆狭窄使胎头俯屈及内旋转受阻，形成持续性枕横位或枕后位。如宫口开全，胎头双顶径达坐骨棘水平或以下，可经阴道徒手旋转胎头为枕前位，待其自然分娩。胎头双顶径未达坐骨棘水平，则可出现胎儿窘迫，需行剖宫产结束分娩。

4. 骨盆三个平面狭窄的处理　主要指均小骨盆。如胎儿小，宫缩好，体温正常，可以试产。如胎儿较多，头盆不称，则应尽早行剖宫产术。

5. 畸形骨盆　根据畸形种类、程度、胎儿大小、产力等具体分析。若畸形严重，应及时行剖宫产术。

二、软产道异常

软产道包括子宫下段、宫颈、阴道及外阴。软产道异常所致的难产较少见。

（一）外阴异常

（1）会阴坚韧：多见于高龄初产妇，组织坚韧，缺乏弹性，不易伸展，常于第二产程阻碍胎先露下降，强行分娩易致会阴严重裂伤，分娩时应做预防性会阴切开。

（2）外阴水肿：重度妊娠高血压疾病、严重贫血、心脏病、慢性肾炎孕妇在全身严重水肿时常伴有外阴水肿，分娩时可影响胎先露下降。临产前外阴局部用 50%的硫酸镁湿热敷；临产后在严格消毒下多点针刺皮肤放液；产后应加强护理，预防感染。

（3）外阴瘢痕：烧伤、外伤或外阴炎症后遗症致瘢痕挛缩，可使外阴阴道口狭窄。若瘢痕小，分娩时可适度地会阴切开；若瘢痕较大，应行剖宫产手术。

（二）阴道异常

（1）阴道横膈：影响胎先露下降，且横膈被牵拉致平薄，可行 X 形切开，分娩结束后切除剩余的膈，用可吸收线缝合残断。若横膈高且坚韧，阻碍胎先露下降，宜选择剖宫产。

（2）阴道纵隔：若阴道纵隔薄，能自行断裂，则对分娩无阻碍。若阴道纵隔较厚，妨碍胎头下降，则需将其剪断，待分娩结束后，再切除剩余的隔，并用可吸收线缝合残端。

（3）阴道包块：阴道壁囊肿较大，阻碍胎先露部下降时，应行囊中穿刺抽取内容物，待产后再做进一步处理。阴道肿瘤阻碍胎先露下降者，可行剖宫产术。阴道尖锐湿疣阻塞产道时，可致阴道分娩时出现严重的阴道裂伤，行剖宫产为宜。

（三）宫颈异常

（1）宫颈粘连及瘢痕：易导致宫颈性难产。轻度宫颈粘连及瘢痕，可阴道试产，试产过程中必要时可行粘连分离、宫颈扩张等。若临产后宫颈扩张延缓或停滞，宜尽早行剖宫产术。严重宫颈粘连及瘢痕者，建议行剖宫产术。

（2）宫颈水肿：见于骨盆狭窄、胎位不正、过早用腹压致产程延长者，可引起宫颈水肿；头盆不称所致者，宜行剖宫产终止妊娠。轻者可抬高产妇臀部，减少胎头宫颈的压迫，亦可宫颈两侧分别用 0.5%利多卡因注射液 5～10ml 注射或地西泮 10mg 静脉注射，待宫口近开全，可将水肿的前唇向胎头上方推移，使胎头越致前方，等待经阴道分娩。上述处理无效果、宫口不扩张者，应行剖宫产术。

（3）宫颈坚韧：高龄初产妇，宫颈缺乏弹性，宫口不易扩张。可静脉注射地西泮 10mg；或于宫颈两侧注入 0.5%利多卡因注射液 5～10ml。未见缓解者，应行剖宫产术。

（4）子宫颈癌：使宫颈脆硬，阴道分娩则易发生大出血、裂伤及癌扩散，应先行剖宫产术，并术后放疗。妊娠合并宫颈肌瘤，如阻塞产道，影响胎头进入骨盆入口，应行剖宫产术。

（四）子宫异常

（1）子宫畸形：易导致子宫收缩乏力、产程异常、子宫破裂等。故妊娠合并子宫畸形者，临产后应严格观察，适当放宽剖宫产手术指征。

（2）子宫肌瘤：若子宫肌瘤不阻塞产道者，可阴道试产，产后必要时处理肌瘤。若子宫下段肌瘤或嵌顿于盆腔内的浆膜下肌瘤阻碍产道，则可行剖宫产术，并经过评估后必要时行子宫肌瘤剔除术。若肌瘤在骨盆入口以上而胎头已入盆，肌瘤未阻塞产道则可经阴道分娩，待产后再行处理。

（3）瘢痕子宫：曾行剖宫产、穿过子宫内膜的子宫肌瘤剔除术、输卵管间质部及宫角切除术、子宫形成术等的孕妇，其再次妊娠及分娩时发生子宫破裂的风险增加。剖宫产后阴道分娩者，应根据前次剖宫产的术式、指征，术后有无感染，术后再孕间隔的时间，既往剖宫产的次数，有无紧急剖宫产的条件，本次妊娠胎儿的大小、胎位、产力、产道等因素综合分析而决定。若瘢痕子宫在阴道试产过程中，发现子宫破裂的征象，应紧急行剖宫产同时修补子宫破裂口，必要时切除子宫。

（五）卵巢肿瘤

妊娠合并卵巢肿瘤时，卵巢肿瘤易发生蒂扭转、破裂、感染。孕期若卵巢肿瘤考虑为良性，可观察或者择期（孕 4 个月后或产后）手术。疑似恶性，若胎儿已具备基本生存能力，可在充分的医患沟通后，在保证孕产妇安全的前提下，支持治疗数周以便获得活婴；否则，确诊后应立即手术，手术范围同未孕者。卵巢良性肿瘤临产后，只要不阻塞产道，即可阴道分娩；若阻碍产道，则需行剖宫产术。

胎 位 异 常

胎位异常（abnormal fetal position）是造成难产的常见因素，分娩时胎位异常约占 10%。其中以头先露异常最常见。

一、持续性枕后位、枕横位

临产后胎头枕骨持续不能向前方旋转，直至分娩后期仍位于母体骨盆后方或侧方，致分娩发生困难者，称持续性枕后位（persistent occiput posterior position）（图 9-10）或持续性枕横位（persistent occiput transverse position），发生率约为 5%。

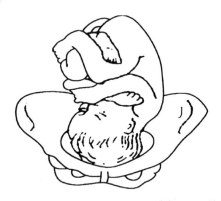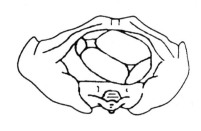

图 9-10　持续性枕后位

（一）病因

（1）骨盆异常：常发生在男型骨盆及类人猿骨盆。这两类骨盆入口平面前半部较狭窄，后半部较宽，抬头容易以枕后位或枕横位衔接。同时常伴有中骨盆狭窄，影响胎头在中骨盆平面向前旋转，为适应骨盆形态，而成为持续性枕后位或持续性枕横位。此外，扁平骨盆前后径短小，均小骨盆各径线均小，容易使胎头以枕横位衔接，胎头俯屈不良，旋转困难，使胎头枕横位嵌顿在中骨盆形成持续性枕横位。

（2）胎儿俯屈不良、头盆不称：因胎儿俯屈不良或头盆不称，胎儿径线及骨盆径线不适应，则可影响胎头的内旋转。

（3）子宫收缩乏力：影响胎头下降、俯屈及内旋转，容易造成持续性枕后（横）位；反过来，持续性枕后（横）位使胎头下降受阻，也容易导致宫缩乏力，两者互为因果关系。

（4）其他：膀胱充盈、宫颈肌瘤、头盆不称、胎儿发育异常、前壁胎盘等均可影响胎头的内旋转，形成持续性枕后（横）位。

（二）诊断

（1）临床表现：胎头枕骨持续位于骨盆后方，直接压迫直肠，在宫口未开全时过早出现排便感及肛门坠胀，产妇不自主向下屏气，过早使用腹压，常致继发性宫缩乏力及宫颈水肿，影响产程进展。持续性枕后（横）位常致活跃晚期及第二产程延长。若在阴道口已见到胎发，多次宫缩时屏气却不见胎头继续下降，应考虑持续性枕后位。

（2）腹部检查：可于产妇宫底触及胎儿臀部，胎背偏向母体侧或后方，对侧可触及胎儿肢体；胎心音在脐下一侧偏外方听及最响亮。

（3）肛门检查或阴道检查：枕后位时盆腔后部空虚。若胎头矢状缝位于骨盆左斜径上，前囟在骨盆右前方，后囟（枕部）在骨盆左后方则为枕左后位，反之为枕右后位。查明胎头矢状缝位于骨盆横径上，后囟在骨盆左侧方，则为枕左横位，反之为枕右横位。当出现胎头水肿、颅骨重叠、囟门触不清时，需行阴道检查，借助胎儿耳部及耳屏位置及方向判定胎位，若耳部朝向骨盆后方，诊断为枕后位；若耳部朝向骨盆侧方，诊断为枕横位。

（4）B超检查：根据胎头面部眼眶、口、鼻、枕部的位置，确定胎方向。

（三）对母儿的影响

（1）对产程的影响：持续性枕后（横）位容易导致第二产程延缓及胎头下降停滞，若未及时处理常导致第二产程延长，甚至滞产。

（2）对产妇的影响：胎头长时间压迫软产道亦可导致生殖道瘘。胎位异常可导致继发性宫缩乏力，产程延长，常需手术助产，容易发生软组织损伤，增加产后出血及感染的机会。

（3）对胎儿的影响：第二产程延长，手术助产机会增多，常导致胎儿窘迫及新生儿窒息，围产儿死亡率升高。

（四）治疗

首先确定有无头盆不称。持续性枕横位、持续性枕后位，在骨盆正常的情况下，且胎儿不大，具有有效宫缩时，可试经阴道分娩。试产时应严密观察产程，注意抬头下降、宫口扩张程度、宫缩强弱及胎心变化情况。

第一产程：保证产妇充分休息及摄入丰富的营养，缓解紧张情绪，指导产妇避免过早屏气用力。进入活跃期而宫缩乏力者，排除头盆不称，可予人工破膜，调整体位，并予缩宫素加强宫缩。在试产过程中出现胎儿窘迫或活跃期延长或产程无进展，则考虑剖宫产结束分娩。

第二产程：进展缓慢，初产妇已近 2 小时，经产妇已近 1 小时，除外头盆不称，胎头位于坐骨棘水平或以下，此时可试行徒手旋转胎头至枕前位，或向后转成正枕后位，从阴道自然分娩或阴道助产。如旋转为枕后位时，可适当增大会阴切口，并注意保护会阴，防止会阴裂伤。若出现第二产程延长、胎头下降停滞或胎儿窘迫等情况时，即使选择阴道助产或剖宫产。

第三产程：胎位异常、宫缩乏力可使产程延长，如产妇疲劳，易出现产后出血，故分娩后应立即静脉注射或肌内注射宫缩剂，以防产后出血。产程较长，产道有裂伤者，应予以缝合，必要时可给予抗生素预防感染。

二、胎头高直位

胎头以不屈不仰姿势衔接于骨盆入口，其矢状缝与骨盆入口前后径相一致，称胎头高直位（sincipital presentation），包括高直前位和高直后位，约占分娩总数的 1.08%。

（一）病因

胎头高直位可能与头盆不称、腹部松弛、腹直肌分离、胎膜早破等有关。

（二）诊断

（1）临床表现：高直位主要表现为胎头入盆困难，但高直前位部分可以衔接入盆，从而转为正常产程。部分高直前位孕妇可能有耻骨联合部位疼痛。高直后位一般胎头不入盆、不下降。高直后位部分可有排尿困难及尿潴留。

（2）腹部检查：抬头高直前位时，胎背占据产妇腹前壁，胎儿肢体不能触及，胎心在腹中线稍高处听诊最清楚。高直后位，产妇腹部被胎儿肢体占据，下腹部及左右两侧均可听到胎心音，有时在耻骨上方可触及胎儿下颏。

（3）阴道检查：胎头矢状缝与骨盆入口前后径相一致，高直前位时，后囟在耻骨联合后，前囟在骶骨前，反之为胎头高直后位。

（三）处理

胎头高直后位经阴道分娩难度大，需剖宫产结束分娩。胎头高直前位临产后，若盆骨正常，胎儿不大，产力良好，可阴道试产，必要时行剖宫产术。

三、前不均倾位

枕横位入盆的胎头前顶骨先入盆，称前不均倾位（anterior asynelitism），发生率为 0.5%~0.81%。

（一）病因

（1）头盆不称：是导致前不均倾的主要原因。

（2）其他：骨盆倾斜度过大、腹壁松弛、胎膜早破等均与前不均倾有关。

（二）诊断

（1）临床表现：胎头后顶骨不能入盆，使胎头下降停滞，产程延长。前顶骨与耻骨联合之间的膀胱颈受压，产妇过早出现尿潴留。

（2）腹部检查：临产早期，耻骨联合上方可扪及胎头前顶部。随着产程进展，前顶骨入盆胎头折叠于胎肩部之后，使在耻骨联合上方不易触及胎头，形成抬头衔接入盆的假象。

（3）阴道检查：胎头矢状缝与骨盆入口横径相一致，矢状缝向后移靠近骶岬，同时，前囟一起后移。前顶骨紧嵌于耻骨联合后方，宫颈前唇水肿，尿道受压可出现尿潴留。后顶骨大部分在骶岬之上，盆腔后半部分空虚。

（三）处理

一旦确诊前不均倾位，一般不宜试产，建议剖宫产结束分娩。

四、面先露

分娩过程中，胎头呈极度仰伸，以面先露为先露时称面先露（face presentation），发生率为0.08‰～2.7‰。

（一）病因

（1）头盆不称：临产后胎儿衔接受阻，造成胎头极度仰伸。

（2）骨盆狭窄：骨盆入口狭窄，抬头衔接受阻，阻碍抬头俯屈，导致胎头极度仰伸。

（3）其他：腹壁松弛、胎儿畸形、悬垂腹、胎膜早破、脐带过短或相对过短（绕颈等）、羊水过多等与面先露有关。

（二）诊断

（1）临床表现：潜伏期延长可合并活跃期延长，使胎头迟迟不易入盆。

（2）腹部检查：颏前位时，在腹前壁下可触及胎儿肢体，胎心可在胎儿肢体侧的下腹部闻及。颏后位时胎儿枕部与胎背接触，于耻骨联合上方可触及枕骨隆突，于胎背之间有明显的凹沟，胎心较远且弱。

（3）肛门及阴道检查：肛查可触及高低不平，软硬不均的胎儿面部，宫口开大3cm以上时，阴道内可扪及胎儿口、鼻、眼等。

（4）B超：可以确诊面先露，确定胎位。

（三）处理

颏前位时，如无头盆不称，宫缩好，胎儿不大，可经阴道自然娩出。如出现继发性宫缩乏力，第二产程延长，可行低位钳产助娩，且会阴切开要足够大。颏前位有头盆不称或胎儿窘迫者，应行剖宫产结束分娩。颏后位初产妇不能旋转至颏前位，需行剖宫产结束分娩。

五、臀先露

臀先露指胎儿以臀部或下肢先露，是产科最常见的异常胎位，发生率为3%～4%。

（一）病因

（1）胎儿在宫腔内活动范围大：羊水过多、胎儿过小、腹壁松弛等易导致胎儿在宫腔内自由活动形成臀先露。

（2）胎儿在宫腔内活动范围受限：羊水过少、子宫畸形、胎儿畸形、胎盘附着于宫底或宫角等易形成臀先露。

（3）胎头衔接受阻：骨盆狭窄、前置胎盘、子宫肌瘤等，易形成臀先露。

（二）分类

（1）单臀先露：先露为胎儿臀部，胎儿双髋关节屈曲，双膝关节伸直，此型最常见。

（2）完全臀先露：胎儿双髋关节及膝关节均屈曲，先露为胎儿臀部及双足，此型较常见。

（3）不完全臀先露：胎儿一足或双足、一膝或双膝为先露，以及一足一膝为先露，而膝先露进入产程后常转为足先露，此型较少见。

（三）诊断

（1）临床表现：孕妇常感肋下有圆而硬的胎头，先露胎臀不能紧贴于子宫下段及宫颈内口，常致宫缩乏力，宫口扩张延缓，产程延长。

（2）腹部检查：四部触诊法在子宫底部可触及圆而硬的胎头，按时有浮球感；耻骨联合上可触及宽而软、形状不规则的胎臀，胎心听诊在脐上最清楚。

（3）阴道检查：肛门可触到软而不规则的胎臀或胎足，肛查先露位置较高。疑臀位或胎膜已破者，应行阴道检查：臀先露时，肛门与坐骨结节在一条线上，手指深入肛门有肛门括约肌收缩感，取出手指有胎粪；面先露时，口与两颧骨联线呈三角形，手指放入口内可触及齿龈。

（4）B超：能确诊臀位的类型。

（四）对母儿的影响

（1）对产妇的影响：易发生继发性宫缩乏力或胎膜早破；产程延长，产后出血及感染机会增加。宫口未开全，过早行臀牵引术或动作粗暴可致宫颈裂伤，甚至累及子宫下段。

（2）对胎儿及新生儿的影响：易发生胎膜早破导致脐带脱垂，胎儿窘迫。宫口未开全，过早行臀牵引术，可导致后出头困难及新生儿颅内出血、窒息、臂丛神经损伤。

（五）治疗

1. **妊娠期**　妊娠 30 周前，臀先露可自然回转成头位。妊娠 30 周后仍为臀位，用下述方法可予以矫正。常用矫正方法有：

（1）膝胸卧位：孕妇排空膀胱，松解裤带，胸部贴床，大腿与床呈直角（图 9-11），每日 2 次，每次 15 分钟，1 周后复查。

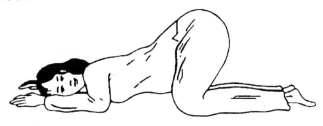

图 9-11　膝胸卧位

（2）艾灸或激光照射至阴穴：每日一次，每次 15 分钟，5 日为一疗程。

（3）外转胎位术：上述方法无效者，一般可在妊娠 30～32 周后，于 B 超和胎儿电子监控下实施。

2. 分娩期

（1）剖宫产术：骨盆狭窄、软产道异常、胎儿体重>3500g、不完全臀先露、胎儿窘迫、高龄初产、瘢痕子宫、妊娠合并疾病、有难产史等，均应实施剖宫产结束分娩。

（2）阴道分娩

A.阴道分娩的条件：①孕龄≥36 周；②单臀先露；③胎儿体重为 2500～3500g；④无抬头仰伸；⑤骨盆大小正常；⑥无其他剖宫产指征。

B.阴道分娩处理

第一产程：不宜站立走动，应卧床休息，少行肛查，不宜灌肠。一旦破膜，应立即听诊胎心，行阴道检查。如发现脐带脱垂，胎心好，宫口未开全，需立即剖宫产，如宫口开大 4～5cm，破水后，胎足常脱至阴道，为使宫颈和阴道充分扩张，常用"堵法"堵住外阴，在"堵"的过程中，每隔 10～15 分钟听胎心一次，注意宫口是否开全。宫口开全，要做好接产和抢救新生儿窒息的准备。

第二产程：接产前，需导尿排空膀胱，初产妇需行会阴后-侧切术。

第三产程：产程延长易并发宫缩乏力性出血，故胎盘娩出后，需肌内注射缩宫素防止产后出血，并给予抗生素预防感染。

六、肩先露

胎儿横卧于骨盆入口平面之上，先露为肩，称为肩先露（shouder presentation），发生率约为 0.25%。

（一）病因

腹壁松弛、前置胎盘、骨盆狭窄、子宫异常、子宫肿瘤、羊水过多等均与肩先露的形成有关。

（二）诊断

（1）临床表现：肩先露胎儿不能紧贴子宫颈，缺乏直接刺激，易发生宫缩乏力。胎肩对宫颈压力不均，易致胎膜早破。破膜后胎儿上肢、脐带顺羊水一起脱出，可导致胎儿窘迫，甚至胎死宫内。

（2）腹部检查：子宫呈横椭圆形，腹部一侧可触及胎头，另一侧触及胎臀，宫底低于相应孕周，耻骨联合上方空虚，胎心在脐周听诊最清楚。

（3）肛门及阴道检查：若宫口扩张，胎膜已破可触及胎儿肩胛骨、肩峰、腋窝及肋骨。

（4）B 超：能准确探清胎先露并确定胎的方向。

（三）治疗

（1）妊娠期：妊娠 30 周后发现肩先露，可采用膝胸卧位，或艾灸、激光照射至阴穴及时纠正。如未成功，应提前入院，确定分娩方式。

（2）分娩期：肩先露分娩以剖宫产为主。①初产妇、足月活胎无论宫口扩张多大或者是否破膜，均应行剖宫产。②经产妇、足月活胎首选剖宫产。如果宫口扩张大于 5cm，羊水未流尽，胎儿不大，可在麻醉下由有经验的产科医生行内倒转术，转成臀先露，按臀先露协助分娩。同时，需有新生儿医师在场并做好复苏准备。③早产肩先露，活胎者选择剖宫产。④双胎妊娠足月活胎，第二胎为肩先露，可行内转胎位术。⑤出现先兆子宫破裂或子宫破裂征象，无论胎儿死活，均应立即行剖宫产。术中若发现宫腔感染严重，应将子宫一并切除。⑥若胎儿已死，无先兆子宫破裂征象，若宫口近全开，在麻醉下行断头术或碎胎术。术后应常规检查子宫下段、宫颈及阴道有无裂伤。若有裂伤应及时缝合。注意防治产后出血，给予抗生素预防感染。

七、复合先露

胎儿先露部（胎头或胎臀）伴有肢体（上肢和下肢）同时进入骨盆，称复合先露（compound presentation）。一般以胎儿一手或一前臂沿胎头脱出最为常见，发生率为 0.8‰～1.66‰。

（一）病因

见于腹壁松弛、临产后胎头高浮、骨盆狭窄、子宫异常、子宫肿瘤、羊水过多等。

（二）诊断

阴道检查触及胎先露旁有小肢体即可确诊。

（三）治疗

无头盆不称者，嘱产妇向脱出肢体对侧侧卧有时可自行还纳，如胎头与脱出肢体已入盆，可在宫口开全后上推肢体、下压胎头使其下降，同时产钳助产；若头盆不称者或伴有胎儿窘迫征象，应尽早行剖宫产术。

（黎小斌　李亚萍　王小云）

第二节　分娩期并发症

在分娩过程中可出现一些严重的威胁母婴生命安全的并发症，如产后出血、羊水栓塞、子宫破裂等，是导致孕产妇死亡的主要原因。

产　后　出　血

胎儿娩出后 24 小时内出血量超过 500ml，剖宫产时超过 1000ml，称产后出血（postpartum hemorrhage）。产后出血是分娩期严重并发症，居我国目前孕产妇死亡原因的首位。产后出血的预后随失血量、失血速度及产妇体质不同而异。若短时间内大量失血可迅速发生失血性休克，严重者危及产妇生命。

本病属中医学"产后血崩"范畴。

一、病因病理

（一）中医病因病机

1. 病因　导致本病发生的直接原因有失血过多、瘀血不下、产伤等。

2. 病机　中医学认为本病主要病机有气虚血失统摄；瘀血留滞，新血不得归经；或产伤损伤脉络。

（1）气虚：产妇素体虚弱，或因产程太长，疲劳过度，损伤元气，气虚冲任不固，血失统摄，则致血崩。

（2）血瘀：产时血室正开，寒邪乘虚而入，余血浊液为寒邪凝滞，瘀阻冲任，新血不得归经，而致崩下不止。

（3）产伤：产时助产不当，或产力过强，产程进展过快，或胎儿过大，以致产道损伤，遂使流血不止，而致血崩。

（二）西医病因病理

1. 病因　现代医学认为引起产后出血的原因主要有子宫收缩乏力、胎盘因素、软产道裂伤和凝血功能障碍。这些原因可共存，相互影响或互为因果。

（1）子宫收缩乏力：是产后出血最常见的原因。影响产后子宫肌收缩和缩复功能的因素均可引起产后出血。常见的因素有：

1）全身性因素：产妇精神过度紧张，临产后过多使用镇静剂、麻醉剂；产程过长或难产，产妇体力衰竭；合并急慢性全身性疾病等。

2）产科因素：产程延长使体力消耗过多；前置胎盘、胎盘早剥、妊娠期高血压疾病、宫腔感染等，可使子宫肌水肿或渗血，影响收缩。

3）子宫因素：①子宫肌纤维过分伸展（如多胎妊娠、羊水过多、巨大胎儿）；②子宫肌壁损伤（剖宫产史、肌瘤剔除术后、产次过多等）；③子宫病变（子宫肌瘤、子宫畸形、子宫肌纤维变性等）。

4）药物因素：临产后过多使用镇静剂、麻醉剂或子宫收缩抑制剂。

（2）胎盘因素：根据胎盘剥离情况，胎盘因素所致产后出血的类型有：

1）胎盘滞留：胎盘多在胎儿娩出后 15 分钟内娩出，若 30 分钟后胎盘仍不排出，将导致出血。常见的原因有：①膀胱充盈，使已剥离胎盘滞留宫腔；②胎盘嵌顿，因子宫收缩药物应用不当，宫颈内口附近子宫肌出现环形收缩，使已剥离的胎盘嵌顿于宫腔；③胎盘剥离不全，第三产程过早牵拉脐带或按压子宫，影响胎盘正常剥离，胎盘已剥离部位血窦开放而出血。

2）胎盘植入：指胎盘绒毛在其附着部位与子宫肌层紧密连接。

根据胎盘绒毛侵入子宫肌层的深度分为胎盘粘连、胎盘植入、穿透性胎盘植入。胎盘绒毛黏附于子宫肌层表面为胎盘粘连；绒毛深入子宫肌壁间为胎盘植入；穿过子宫肌层到达或超过子宫浆膜面为穿透性胎盘植入。胎盘植入主要引起产时出血、产后出血、子宫破裂和感染等并发症，穿透性胎盘植入也可导致膀胱或直肠损伤。

根据胎盘植入的面积分为部分性或完全性。部分性胎盘粘连或植入表现为胎盘部分剥离，部分未剥离，导致子宫收缩不良，已剥离面血窦开放发生致命性的出血。完全性胎盘粘连或植入因胎盘未剥离而出血不多。胎盘植入的常见原因有：①子宫内膜损伤如多次人工流产、宫腔感染等；②胎盘附着部位异常如附着于子宫下段、宫颈部或子宫角部，因此处内膜菲薄使得绒毛易侵入子宫肌层；③子宫手术史如剖宫产术、子宫肌瘤剔除术、子宫整形后。尤其是多次剖宫产者，发生前置胎盘并发胎盘植入概率增加，是导致凶险性产后出血的主要原因；④经产妇子宫内膜损伤发生炎症的机会较多，易引起蜕膜发育不良而发生植入。

3）胎盘部分残留：指部分胎盘小叶、副胎盘或部分胎膜残留于宫腔内，影响子宫收缩而出血，常因过早牵拉脐带、过早用力揉挤子宫所致。

（3）软产道裂伤：软产道裂伤后，尤其为及时发现，可导致产后出血。常见原因有阴道手术助产（如产钳助产、臀牵引术等）、巨大胎儿分娩、急产、软产道静脉曲张、外阴水肿、软产道组织弹性差而产力过强等。

（4）凝血功能障碍：任何原发或继发的凝血功能异常，均能造成产后出血。如原发性血小板减少、再生障碍性贫血、肝脏疾病等，因凝血功能障碍可引起手术创伤处及子宫剥离面出血。胎盘早剥、死胎、羊水栓塞、重度子痫前期等产科并发症，可引起 DIC，从而导致子宫大量出血。

二、临床表现

（一）症状

产后出血的主要临床表现为阴道流血，继发失血性休克、贫血及易于发生感染。根据病因不同，其临床表现也不一样。

1.**阴道出血** 胎儿娩出后立即发生阴道流血，色鲜红，应考虑软产道裂伤；胎儿娩出后数分钟出现阴道流血，色暗红，应考虑胎盘因素；胎盘娩出后阴道出血较多，应考虑子宫收缩乏力或胎盘、胎膜残留；胎儿娩出后阴道持续流血，且血液不凝，应考虑凝血功能障碍；失血表现明显伴阴道疼痛而阴道流血不多，应考虑隐匿性软产道损伤，如阴道血肿。

剖宫产时主要表现为胎儿胎盘娩出后胎盘剥离面的广泛出血，宫腔不断被血充满或切口裂伤处出血。

2.**低血压症状** 患者可有头晕、面色苍白、皮肤湿冷、脉搏细数等休克早期表现。

（二）体征

1.**子宫收缩乏力** 在胎盘娩出后，检查宫底较高，子宫松软如袋状，甚至子宫轮廓不清，摸不到宫底，按摩及使用缩宫素子宫可变硬，出血减少。

2.**软产道裂伤** 分为宫颈裂伤、阴道裂伤和会阴裂伤。

（1）宫颈裂伤：检查见宫颈在 3 点和 9 点位，可呈花瓣状裂伤，严重者延及子宫下段。

（2）阴道裂伤：检查时，用中指、示指压迫会阴切口两侧，可有活动性出血，如有严重会阴疼痛及突然出现张力大、有波动感、可触及不同大小的肿物，表面皮肤颜色有改变为阴道壁血肿。多发生在侧壁、后壁和会阴部，多呈不规则裂伤。

（3）会阴裂伤：按程度分四度。Ⅰ度裂伤指会阴皮肤及阴道入口黏膜撕裂，出血不多；Ⅱ度裂伤指撕伤已达会阴体筋膜及肌层，累及阴道后壁黏膜，可至后壁两侧沟向上撕裂，解剖结构不易辨认，出血较多；Ⅲ度裂伤指撕裂向下扩展，肛门外括约肌已撕裂，直肠黏膜尚完整；Ⅳ度裂伤指撕裂累及直肠阴道膈，直肠壁及黏膜，直肠肠腔暴露，为最严重的阴道会阴撕伤，但出血量可不多。

3.**凝血功能障碍** 全身多部位皮肤可见瘀斑。

三、辅助检查

1.**血常规** 血红蛋白含量降低。
2.**凝血功能** 血小板计数、凝血酶原时间及纤维蛋白原等凝血功能相关检查出现改变。

四、诊断

胎儿娩出后 24 小时内出血量超过 500ml 者则可诊断为产后出血。诊断时需明确产后出血的病因，以利及时对症处理。另外，需评估出血量以了解病情轻重。失血量的测定有称重法、容积法、面积法、休克指数法等计算方法。

1.**称重法** 失血量（ml）=［胎儿娩出后接血敷料湿重（g）－接血前敷料干重（g）］/1.05［血液比重（g/ml）］

2.**容积法** 用弯盘或专用的产后接血容器收集阴道出血，然后将收集的血用量杯测量。

3.**面积法** 按事先测算过的血液浸湿的面积 10cm×10cm 为 10ml 计算。

4.**休克指数法** 休克指数（shock index, SI）=脉率/收缩压（mmHg），0.5 时为正常；1 时为轻度休克；1.0～1.5 时，失血量为全身血容量的 20%～30%；1.5～2.0 时，为 30%～50%；若 2.0 以上，约为 50%以上，重度休克。

五、鉴别诊断

根据产后出血的时间，需与晚期产后出血鉴别，本病为胎儿娩出 24 小时内，而后者则是产后 24 小时以后的阴道出血。另外，主要是本病病因的鉴别诊断，明确产后出血是子宫收缩乏力或胎盘因素或软产道裂伤或凝血功能障碍所致，或多种病因并存引起，以利及时对症处理。

六、治疗

治疗本着"急者治其标，缓者治其本"的原则，采用中西医结合的方法，针对出血原因止血、纠正休克、预防产后感染。

（一）中医治疗

1. 辨证方药　辨证时应注意本病主要是指产后 7 日内的出血，而且以产后 24 小时内出血为主的特点，以区别于产后恶露不绝。治疗时除按虚实辨证施治外，危重者应予以中西医结合治疗。

1）血虚气脱证

证候　新产后，突然阴道大量出血，血色鲜红，头晕目眩，心悸烦闷，肢冷汗出，面色苍白，眼闭口开，舌淡无苔，脉微欲绝或浮大而虚。

治法　益气固脱。

方药　参附汤或选用扶阳救脱汤。

人参、熟附子、青黛。

2）瘀阻气闭证

证候　新产后，突然阴道大量下血，夹有血块，小腹疼痛拒按，血块下后腹痛减轻，甚或气粗喘促，面青神昏，不省人事，牙关禁闭，两手握拳，唇舌紫暗，脉涩。

治法　行血逐瘀。

方药　夺命散（《妇人大全良方》）或黑神散《仙拈集》加减。

夺命散：没药、血竭。

黑神散：当归、熟地黄、白芍、肉桂、蒲黄、香附、延胡索、炮姜、五灵脂、大黑豆、沉香。

2. 针灸推拿治疗

（1）气脱血晕：针刺眉心、人中、涌泉穴；艾灸百会，十宣放血。

（2）宫缩乏力：针灸合谷、足三里、三阴交，强刺激；温灸百会、足三里、神厥穴；亦可用缩宫素 1~2U 做穴位注射。

（3）隔盐灸：在神阙穴上填上食盐，取艾柱在其上灸，每次灸 10 状。

（二）西医治疗

西医治疗原则为针对出血原因，迅速止血；补充血容量，纠正失血性休克，防止感染。

1. 子宫收缩乏力　加强宫缩能迅速止血。导尿排空膀胱后可采用以下方法：

（1）按摩子宫：①腹壁按摩子宫底：胎盘娩出后术者一手拇指在前，其余四指在后，在下腹部按摩并压迫宫底，挤出宫腔积血，按摩子宫因均匀而有节律，若效果不佳可选用腹部-阴道双手压迫子宫法（图 9-12）；②腹部-阴道双手压迫子宫法：一手带无菌手套伸入阴道，握拳置于阴道前穹隆，顶住子宫前壁，另一手自腹壁按压子宫后壁，使宫体前屈，双手相对紧压子宫并均匀而有节律地按摩子宫（图 9-13）。剖宫产时用腹壁按摩子宫的手法直接按摩子宫。注意：按摩子宫一定要有效，评价有效的标准是子宫轮廓清楚、收缩有皱褶、阴道或子宫出血减少。两手按摩子宫按压时间以子宫恢复正常收缩，并能保持收缩状态为止，有时可长达数小时，按摩时配合使用宫缩剂。

（2）应用宫缩剂：①缩宫素 10U 加入 0.9%生理盐水 500ml 内静脉滴注，必要时缩宫素 10U 直接宫体注射。②前列腺素类药物：缩宫素无效时，尽早使用前列腺素类药物（心脏病、高血压患者慎用）。麦角新碱可引起宫体肌肉及子宫下段甚至宫颈的强烈收缩，前置胎盘胎儿娩出后出血时应用效果较佳。

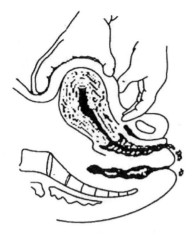

图 9-12　腹壁按摩子宫底

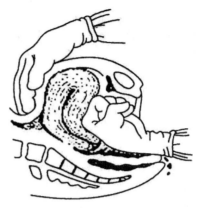

图 9-13　腹部-阴道双手压迫子宫法

（3）填塞宫腔：无菌纱布条填塞宫腔，有明显局部止血作用。方法为术者一手在腹部固定宫底，另一手持卵圆钳将无菌不脱脂棉纱布条送入宫腔内，自宫底由内向外填紧（图 9-14），压迫止血。24 小时取出纱布条。取出前应先肌内注射宫缩剂，并给予抗生素预防感染。宫腔填塞纱布条后应密切观察生命体征及宫底高度和大小，警惕因填塞不紧，宫腔内继续出血而阴道不流血的止血假象。也可采用宫腔放置球囊代替宫腔填塞止血。

（4）子宫压缩缝合术：适用于子宫乏力性产后出血，在剖宫产时使用更方便。首先将子宫从腹壁切口托出，用两手托住并挤压子宫体，观察出血情况，判断缝合成功的概率。若加压后出血明显减少或停止，则成功可能性大（图 9-15）。

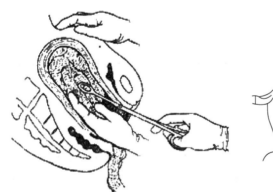

图 9-14　宫腔填塞

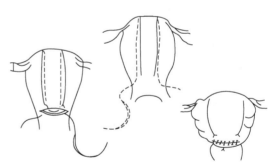

图 9-15　B-Lynch 子宫压缩缝合术

（5）结扎盆腔血管：主要用于子宫收缩乏力、前置胎盘及 DIC 等所致的严重产后出血而迫切希望保留生育功能的产妇。可采用：①结扎子宫动脉上行支；②经上述处理无效，结扎髂内动脉。

（6）髂内动脉或子宫动脉栓塞术：行股动脉穿刺插入导管至髂内动脉或子宫动脉，注入明胶海绵颗粒栓塞动脉。栓塞剂可于 2～3 周后吸收，血管复通。适用于产妇生命体征稳定时进行。

（7）子宫切除：经积极抢救无效，危及产妇生命时，应行子宫次全切除术，若合并中央性或部分性前置胎盘应施行子宫全切术。

2. 胎盘因素　胎儿娩出后，疑有胎盘滞留时，立即做宫腔检查。若胎盘已剥离则应立即取出胎盘；若胎盘粘连，可试行徒手剥离胎盘后取出。若剥离困难疑有胎盘植入，停止剥离，根据患者出血情况及胎盘剥离面积行保守治疗或子宫切除术。

3.软产道损伤　应彻底止血，按解剖层次逐层缝合裂伤。软产道血肿应切开血肿、清除积血，彻底止血、缝合，必要时可置橡皮管引流。

4.凝血功能障碍　首先要排除子宫收缩乏力、胎盘因素、软产道损伤等原因引起的出血。尽快输血、血浆、补充血小板、纤维蛋白原或凝血酶原复合物、凝血因子等。若并发 DIC 应按 DIC 处理。

5.失血性休克的处理

（1）密切观察生命体征，发现早期休克，做好记录，去枕平卧，保暖，吸氧。

（2）建立有效静脉通道，及时快速补充晶体平衡液及血液、新鲜冷冻血浆等，纠正低血压；有条件者应做中心静脉压指导输血补液。

（3）血压仍低时，可应用升压药物及肾上腺皮质激素，改善心、肾功能。

（4）抢救过程中随时做血气检查，及时纠正酸中毒。

（5）防治肾衰竭，如尿量少于 25ml/h，尿比重高，应积极快速补充液体，视尿量是否增加。尿比重在 1.010 或以下者，输液要慎重，利尿时注意高钾血症。

（6）保护心脏，出现心力衰竭时应用强心药物同时加用利尿剂，如呋塞米 20～40mg 静脉滴注，必要时 4 小时后可重复使用。

（7）抢救过程中，应注意无菌操作，给予广谱抗生素，预防感染。

七、中西医临床诊疗思路

产后出血属产科危急重症，临床上对出现失血性休克等情况需先抗休克抢救，明确病因，待病情稳定后可中西医结合治疗。中医治疗可根据产后病多虚多瘀的病机特点辨证施药，或益气扶正，或祛邪化瘀，做好善后，以防产后出血过多而致产后缺乳、闭经、血痨，或继发产褥感染等。

八、预防与调护

（1）产前预防：通过系统围产保健，对有可能发生产后出血的高危人群进行一般转诊和紧急转诊，防止产后出血的发生，并做好抢救措施。

（2）产时预防：消除孕妇分娩时的紧张情绪，密切观察产程进展，防止产程延长。正确处理第二、三产程，尽早使用缩宫素。

（3）产后预防：产后 2 小时内在产房观察子宫收缩及阴道出血情况。严密观察产妇的面色、血压、呼吸、脉搏、子宫高度、膀胱充盈情况及全身情况，随时注意病情变化，及时有效处理。鼓励产妇排空膀胱，与新生儿早接触、早吸吮，以便能反射性引起子宫收缩，减少出血量。

古医籍精选

《景岳全书·妇人规下·气脱血晕》曰："气脱证，产时血既大行，则血去气亦去多，致昏晕不省……血晕之证，本由气虚，所以一时昏晕。"

《傅青主妇科·正产·正产血晕不语》曰："产妇有子方下地，即昏晕不语，此气血两脱也，本在不救；然救之得法，亦有能生者，当斯之时，急用银针刺其眉心，得血出则语矣……以人参 1 两煎汤灌之，无不生者；即用黄芪 2 两，当归 1 两，名当归补血汤，煎汤 1 碗灌之亦得生。"

《圣济总录》曰："产后血下，或多或少，皆致运闷者，血随气行，血多者气虚，血少者气逆故也。其候目旋转，精神昏聩，甚者沉默不知人。治法虚弱者宜调气而益血，气逆者宜调气而下血，则思过半矣。"

羊 水 栓 塞

　　羊水栓塞（amniotic fluid embolism，AFE）是指在分娩过程中羊水进入母体血循环引起的急性肺栓塞、过敏性休克、DIC 和肾衰竭或猝死等一系列病理改变，是严重的分娩并发症，产妇病死率高达 80%，也可发生于妊娠早、中期流产时，但病情较轻，死亡少见。

　　本病相当于中医学的"产后血晕"，临床上有闭证、脱证之分。

一、病因病理

（一）中医病因病机

1. 病因　导致本病发生的直接原因有失血过多、瘀血不下。

2. 病机　本病的病机不外虚、实两端，主要为血虚气脱，心神失养；或血瘀气闭，心神蒙蔽而见晕闷，甚则昏不知人。

（1）血虚气脱：产妇素体气血不足，或产时失血过多，致气随血脱，阴脱阳浮，心神失养，而见血晕之脱证。

（2）血瘀气闭：素体阳气虚，或感受寒邪，或素有癥瘕，或产时情绪过度紧张，致寒凝血脉，或气滞血瘀，以致恶露涩少，血瘀气逆，阳气不通，心神蒙蔽而见血晕之闭证。

（二）西医病因病理

1. 病因　现代医学认为羊水栓塞是由污染羊水中的有形物质（胎儿毳毛、角化上皮、胎脂、胎粪）进入母体血循环引起的。羊膜腔内压力增高（子宫收缩过强）、胎膜破裂和宫颈或宫体损伤处有开放的静脉或血窦是导致羊水栓塞发生的基本条件。高龄产妇、多产妇、过强宫缩、急产、胎膜早破、前置胎盘、胎盘早剥、子宫不完全破裂、剖宫产术等均是发生羊水栓塞的诱因。

2. 病理生理　羊水进入母体血液循环，可通过阻塞肺小血管，引起机体的变态反应和凝血机制异常而引起机体的一系列病理生理变化。

（1）肺动脉高压：羊水内有形成分如胎脂、胎粪、角化上皮细胞等，经肺动脉进入肺循环，阻塞小血管并刺激血小板和肺间质细胞释放白三烯、$PGF_{2\alpha}$ 和 5-羟色胺等活性物质使肺小血管痉挛；同时羊水有形物质激活凝血过程，使肺毛细血管内形成弥散性血栓，进一步阻塞肺小血管。肺动脉高压直接使右心负荷加重，导致急性右心扩张，并出现充血性右心衰竭。而左心房回心血量减少，左心排出量明显减少，导致周围血循环衰竭，血压下降，出现休克，甚至死亡。

（2）DIC：羊水中某些成分可激发外源性凝血系统，使血管内产生广泛微血栓，消耗大量凝血因子及纤维蛋白原，发生 DIC。DIC 时，由于大量凝血物质消耗和纤溶系统激活，产妇血液系统有高凝状态迅速变为纤溶亢进，血液不凝固，最终导致严重产后出血及失血性休克。

（3）过敏性休克：羊水有形物质成为致敏原作用于母体，引起Ⅰ型变态反应，导致过敏性休克，多在羊水栓塞后立即出现血压骤降甚至消失。休克后方有心肺功能衰竭表现。

（4）急性肾衰竭：由于休克和DIC，肾急性缺血导致肾功能障碍和衰竭。

二、临床表现

1. 典型羊水栓塞　是以骤然的血压下降（血压与失血量不符合）、组织缺氧（hypoxia）和消耗性凝血病（consumptive coagulopathy）为特征的急性综合征。

（1）心肺功能衰竭和休克：分娩过程中，尤其是刚破膜不久，产妇突感寒战、出现呛咳、气急、烦躁不安、恶心、呕吐等前驱症状，继而呼吸困难、发绀、抽搐、昏迷，心率加快，血压急剧下降，肺底部出现湿啰音。严重者发病急骤，产妇仅惊叫一声或打一哈欠或抽搐一下后呼吸心跳骤停，于数分钟内迅速死亡。

（2）出血：患者度过心肺功能衰竭和休克后，进入凝血功能障碍阶段，表现以子宫出血为主的全身出血倾向，如切口渗血、全身皮肤黏膜出血、针眼渗血、血尿、甚至出现消化道大出血。

（3）急性肾衰竭：羊水栓塞后期患者出现少尿或无尿和尿毒症的表现。这主要由于循环功能衰竭引起的肾缺血及DIC前期形成的血栓堵塞肾内小血管，引起肾脏缺血、缺氧，导致肾脏器质性损害。

必须指出，典型病例按顺序出现，但有时并不全出现。

2. 不典型羊水栓塞　有些病情发展缓慢，症状隐匿。缺乏急性呼吸循环系统症状或症状较轻；有些患者羊水破裂时突然一阵呛咳，之后缓解，未在意；也有些仅表现为分娩或剖宫产时的一次寒战，几小时后才出现大量阴道出血，无血凝块，伤口渗血，酱油色血尿等，并出现休克症状。

三、辅助检查

1. 血涂片检查　可经右锁骨下静脉插入中心静脉压管抽取右心血涂片，镜检发现胎毛和胎儿皮屑，可证实为羊水栓塞。也可经上腔或下腔静脉插管取血做血液沉淀试验，放置后取上层物质做涂片，用WrigltGiemsa染色镜检发现鳞状上皮细胞、黏液、毳毛等物质，则羊水栓塞诊断可确立。

2. X线摄片　胸片多在发病后6小时出现双侧弥散性点片状浸润，并向肺门周围融合，随病情进展，可显示肺不张及心脏轻度扩大。如患者幸存，发病后3周X线胸片可显示由肺外围向肺门逐渐清晰，可见线条状肺不张的区域，心脏仍轻度扩大。

3. 心脏功能检查　可进行心电图、超声心动图及彩色多普勒超声等多种手段以了解心脏及心功能的情况。多可出现右心房、右心室扩大，而左心室缩小，心排血量减少，心肌劳损等改变。

4. 痰液涂片　用尼罗蓝硫酸盐染色可找到羊水内容物。

5. 与DIC有关的实验室检查　提示凝血功能障碍。

6. 肺动脉造影术　肺动脉造影诊断肺动脉栓塞最正确、最可靠，阳性率达85%～90%，可以确定栓塞的部位及范围。但羊水栓塞往往病情来得急骤，往往来不及亦不宜行肺动脉插管诊断，除非心肺功能恢复，进一步指导治疗时应用。

四、诊断

诊断羊水栓塞具有发病突然、病情凶险、进展快的临床特点，不易与其他疾病混淆。结合前述的病史、症状、体征，可明确诊断。

五、鉴别诊断

对发病较缓和、临床症状不典型者需与血栓性肺栓塞、空气栓塞、脂肪栓塞相鉴别。这些疾病多有胸痛，而羊水栓塞一般无此症状。其他疾病如子痫、充血性心力衰竭、脑血管意外、心肌梗死、产后出血、产后虚脱、产科休克等的鉴别可根据病史、发病因素、临床症状、体征、疾病进展过程及有关辅助检查等来区分。

六、治疗

（一）中医治疗

1. 辨证方药 羊水栓塞属于危急重症，可考虑采用中医急救疗法，待病情稳定后再辨证论治。

1）血虚气脱证

证候 产后阴道出血量多，突然出血头晕目眩，面色苍白，心悸愦闷，渐至昏不知人，甚而四肢厥冷，冷汗淋漓，手撒眼闭口开，舌淡无苔，脉细微欲绝。

治法 补气固脱。

方药 独参汤或参附汤。

待神志清醒后宜气血双补，方用当归补血汤加味。

2）血瘀气闭证

证候 产后恶露不下或下亦量少，下腹阵痛拒按，甚至心下急闷，气粗喘促，神昏口噤，不省人事，面色紫暗，舌暗苔少，脉细涩。

治法 行气逐瘀。

方药 夺命散合佛手散。

夺命散：没药、血竭末。

佛手散：当归、川芎。

2. 其他疗法

（1）针刺疗法针刺印堂、人中、涌泉，加十宣放血。

（2）铁器烧红后，放入醋中，以气熏其鼻孔，促其苏醒。

（二）西医治疗

一旦出现羊水栓塞的临床表现，应立即给予紧急处理。最初阶段主要是抗休克、抗过敏，解除肺动脉高压，纠正缺氧及心力衰竭。DIC 阶段应早期抗凝，补充凝血因子，晚期抗纤溶，同时也补充凝血因子。少尿或无尿阶段要及时应用利尿剂，预防及治疗肾衰竭。紧急处理还包括下腔静脉保留插管，既可测量中心静脉压指导补充血容量，又可抽血找羊水成分及做其他必要的血化验。

1. 抗过敏，解除肺动脉高压，改善低氧血症

（1）供氧：保持呼吸道通畅，行面罩或气管插管正压供氧，必要时行气管切开，保证供氧，减轻肺水肿，改善脑缺氧。

（2）抗过敏治疗：在改善缺氧的同时，尽快给予大剂量肾上腺糖皮质激素抗过敏、解痉，稳定溶酶体，保护细胞。氢化可的松 100～200mg 加入 5%～10% 葡萄糖注射液 50～100ml 内快速静脉滴注，再用 300～800mg 加入 5% 葡萄糖注射液 250～500ml 内静脉滴注，日量可达 500～1000mg；或地塞米松 20mg 加入 25% 葡萄糖注射液静脉注射后，再加 20mg 于 5%～10% 葡萄糖注射液中静脉滴注。

（3）解除肺动脉高压：改善肺血流灌注，预防右心衰竭所致的呼吸循环衰竭。

1）盐酸罂粟碱：30～90mg 加入 10%～25% 葡萄糖注射液 20mg 中静脉注射，日量不超过 300mg，与阿托品合用扩张肺小动脉效果更佳，能解除平滑肌张力，扩张肺、脑血管及冠状动脉。

2）阿托品：心率慢时应用，每次 1mg，每 10～20 分钟静脉注射 1 次，直至患者面色潮红，微循环改善，症状改善为止。

3）氨茶碱：250mg 加入 25% 葡萄糖液 10ml 中缓慢静脉注射，可松弛支气管平滑肌，解除肺血管痉挛。

2.抗休克

（1）补充血容量：应尽快补充新鲜血液和血浆。扩容可选用右旋糖酐 40、葡萄糖注射液 200～500ml 静脉滴注，抗休克时滴速为 20～40ml/min，日量不超过 1000ml。应根据中心静脉压了解心脏负荷情况，指导输液量和速度。

（2）升压药：多巴胺 20～40mg 加入 10%葡萄糖液 250ml 中静脉滴注，以每分钟 20 滴开始；间羟胺 20～80mg 加入 5%葡萄糖注射液中静脉滴注，根据病情调节滴速。

（3）纠正心力衰竭：用毛花苷丙 0.2～0.4mg 加入 10%葡萄糖液 20ml 中缓慢静脉注射；或毒毛花苷 K0.125～0.25mg 同法静脉缓注。必要时 4～6 小时后可重复应用。

（4）纠正酸中毒：应做血气分析及血清电解质测定。发现酸中毒时，用 5%碳酸氢钠液 250ml 静脉滴注，并及时纠正电解质紊乱。

3.防治 DIC

（1）肝素钠：羊水栓塞发生初期时短期使用，DIC 高凝阶段应用肝素效果佳。用药过程中凝血时间控制在 15 分钟左右。肝素钠 24 小时总量可达 100～200mg。肝素钠过量有出血倾向时，可用鱼精蛋白对抗，1mg 鱼精蛋白对抗肝素 100U。

（2）补充凝血因子：补充新鲜血液和血浆、纤维蛋白原等。

（3）抗纤溶药物：在 DIC 纤溶亢进期可给予抗纤溶药物，如氨基己酸、氨甲苯酸等。

4.预防肾衰竭　羊水栓塞发展到第三阶段为肾衰竭阶段，应注意尿量，血容量补足后仍少尿时，选用呋塞米 20～40mg 静脉注射，或 20%甘露醇 250ml 快速静脉滴注（心力衰竭慎用），扩展肾小球动脉预防肾衰竭。

5.预防感染　应选用对肾脏毒性较小的广谱抗生素预防感染。

6.产科处理　若发生在胎儿娩出前，应积极改善呼吸、循环功能，防止 DIC，抢救休克，待好转迅速结束分娩。在第一产程发病应立即考虑剖宫产以终止妊娠；在第二产程发病应在抢救产妇的同时，可及时阴道助产结束分娩。对一些无法控制的产后出血，即使在休克状态下亦应在抢救休克的同时行子宫全切术。

七、中西医临床诊疗思路

产后血晕属危急重症。首当辨其虚实，辨证依据产后晕厥特点，结合恶露多少，下腹胀痛有无，以分辨脱证与闭证。闭证属产后"三冲"范围。对产后血晕昏迷不醒的患者，须先抗休克抢救，可先用针灸或熏鼻促醒，并中西医结合治疗，针对病因，迅速抗过敏、抗休克，防治 DIC，待病情稳定后再根据病证分型治疗，切勿在昏迷中强灌中药，以免误入气管发生意外。

八、预防与调护

（1）对产妇进行阴道检查时，动作应轻柔，避免损伤产道，不要进行扩张宫颈及人工破膜的操作，人工破膜应该在宫缩间歇时进行，宫缩过强不要进行人工破膜。

（2）严格掌握宫缩剂使用的适应证、禁忌证。注意缩宫素的用法、用量及浓度。

（3）严格掌握剖宫产的指征，下段切口宜先小，破水后吸净羊水再扩大切口、娩出胎儿。

古医籍精选

《诸病源候论·产后血运闷候》曰："运闷之状，心烦气欲绝是也。亦有去血过多，亦有下血极少，皆令运。若产去血多，血虚气极，如此而运闷者，但烦闷而已。"

《经效产宝·产后血晕绝方论》曰："须速投方药，若不急疗，即危其命也。"

《产育宝庆集·卷上》曰："产后气血暴虚，未得安静，血随气上，迷乱心神，故眼前生花，极甚者，令人闷绝不知人，口噤神昏气冷。"

《傅青主女科·产后篇》曰："分娩之后，眼见黑花，头眩昏晕，不省人事者：一因劳倦甚而气竭神昏；二因大脱血而气欲绝；三因痰火乘虚泛上而神不守。当急服生化汤二、三帖，外用韭菜细切，纳有嘴瓶中，用滚醋二盅冲入瓶内，急冲产母鼻中，即醒。"

病案分析

患者，女性，24岁，已婚，G1A0，因"孕40周，下腹胀痛5小时，见红2小时"于2015年3月19日入院待产。

专科检查：宫高34cm，腹围96cm，胎位LOA，入盆，胎心140次/分。阴道检查，宫口开大5cm，先露头。入院查B超提示：双顶径9.7cm，股骨长7.4cm，羊水过多，胎盘Ⅲ级。

当天上午10：30分，产妇于胎头即将娩出时突发抽搐，咳白色泡沫痰，抽搐持续约1分钟，遂转持续性昏迷，测血压73/49mmHg，心率108次/分，迅速加腹压于10：32经阴道娩出一活男婴，胎盘自然娩出后，子宫轮廓清晰，宫底脐下2指，阴道出血持续不断，估计出血量约2000ml，无尿。急查血常规，血小板20×109/L，血红蛋白55g/L，白细胞38×109/L，凝血提示PT、APTT明显延长，FBG 1.1g/L。

根据上述资料，请提出你的诊断思路。

子 宫 破 裂

子宫破裂（rupture of uterus）是指子宫体部或子宫下段于妊娠晚期或分娩期发生的破裂，是产科极严重的并发症，威胁母儿生命。其发病率为判断一个地区产科质量的标准之一。国外报道其发生率为0.8‰～0.05‰。

中医学文献中没有"子宫破裂"的病名，但在"厥证""脱证"等病证中有类似症状的描述。

一、病因病理

（一）中医病因病机

本病类似于厥证、脱证。厥证有虚、实两方面。实证由于疼痛致气机逆乱，上壅心胸，蒙蔽窍髓，发为气厥。虚证由于元气素虚，产时过度劳累，气虚下陷，清阳不展，突然发生昏厥。脱证是指阴阳气血津液严重耗损，以致病情突变，阴阳离决的危笃证候。它是由于胞宫破裂，精血、津液溢于腹中，以致真阴亏损，津液大伤，阳气失其所依而骤越。临床上子宫破裂分为两型：气阴两亏型和阳气暴脱型。

（二）西医病因病理

现代医学认为子宫破裂与下列因素有关。

（1）梗阻性难产：主要见于高龄孕妇、骨盆狭窄、头盆不称、胎位异常（如忽略性肩先露）、胎儿异常（如脑积水）、宫颈瘢痕、软产道阻塞（如卵巢瘤嵌入盆腔）时，均可使胎先露部下降受阻，为克服阻力引起强烈宫缩导致子宫破裂。

（2）瘢痕子宫：临产后子宫壁原有瘢痕（如剖宫产、子宫穿孔修补术、子宫肌瘤剔除术）因子宫收缩牵拉及宫腔内压力升高而发生断裂。

（3）子宫收缩药物使用不当：未正确掌握缩宫素引产的适应证，或缩宫素剂量过大，或子宫对缩宫素过于敏感，均可引起子宫收缩过强，加之先露下降受阻时，可发生子宫破裂。

（4）手术创伤：多发生于不适当或粗暴的阴道助产手术（如宫口未开全行产钳或臀牵引术），常可发生宫颈撕裂，严重时可波及子宫下段，发生子宫下段破裂。忽略性肩先露强行内转胎位术操作不慎，或植入胎盘强行剥离，也可造成子宫破裂。

二、临床表现

子宫破裂可发生于子宫体部或子宫下段，多数发生于分娩期，部分发生于妊娠晚期，经产妇发生率高于初产妇，为先兆子宫破裂和子宫破裂两个阶段。有时先兆子宫破裂阶段很短，表现不明显，一开始就是子宫破裂的表现，如手术瘢痕破裂等。根据子宫破裂不同阶段，其临床表现亦各不相同。

1.**先兆子宫破裂** 常见于产程长、胎先露部下降受阻的产妇。产妇表现为：①下腹剧痛难忍，烦躁不安，呼叫，呼吸、心率加快，出现少量阴道流血。②因胎先露部下降受阻，子宫收缩过强，

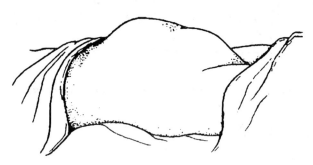

图9-16 病理缩复环

强有力的阵缩使子宫下段逐渐变薄而宫体更加增厚变短，两者间形成明显环状凹陷，随产程进展，此凹陷会逐渐上升达脐平甚至脐上，称病理缩复环（pathologic retraction ring）（图9-16）。此时子宫下段膨隆，压痛明显，子宫圆韧带极度紧张，可明显触及并有压痛。③膀胱受胎先露部压迫充血，出现排尿困难、血尿。④由于过频宫缩，胎儿供血受阻，胎心率改变或听不清。这种状况若不迅速解除，子宫将在病理缩复环处及其下方发生破裂。

2.**子宫破裂** 根据破裂程度，可分为完全性与不完全性子宫破裂两种。

（1）完全性子宫破裂：指宫壁全层破裂，使宫腔与腹腔相通。继先兆子宫破裂症状后，产妇突感下腹部撕裂样剧痛，子宫收缩骤然停止。产妇感觉腹痛稍缓和，宫缩停止。但不久因羊水、血液等进入腹腔，再次出现全腹痛呈持续性疼痛，并伴有低血容量休克状态，表现为面色苍白、出冷汗、呼吸表浅、脉搏细数、血压下降。检查时有全腹压痛及反跳痛，在腹壁下清楚扪及胎体，缩小宫体位于胎儿侧方，胎心消失，阴道可能有鲜血流出，量可多可少。子宫瘢痕破裂多为完全性子宫破裂，多无先兆破裂典型症状。开始时腹部微痛，子宫切口瘢痕部位有压痛，此时可能子宫瘢痕有裂开，但胎膜未破，胎心良好。若不立即行剖宫产，胎儿可能经破裂口进入腹腔，产生类似上述子宫破裂的症状和体征。

（2）不完全性子宫破裂：子宫肌层部分或全部破裂，浆膜层尚完整，宫腔与腹腔未相通。胎儿及其附属物仍在宫腔内。腹部检查在子宫不全破裂处有明显压痛。若破裂发生在子宫侧壁阔韧带两叶间，可形成阔韧带内血肿，此时在宫体一侧可扪及逐渐增大且有压痛的包块。胎心多不规则。

三、诊断

根据病史、分娩经过、临床表现，典型的子宫破裂诊断并不困难。但若破裂口被胎盘覆盖，或在子宫后壁破裂，或无明显症状的不完全性子宫破裂，诊断比较困难。此时，根据剖宫产手术史、子宫下段压痛、胎心改变、阴道流血等，结合阴道检查，发现宫口缩小，胎先露部上移，甚至有时

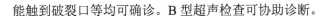

能触到破裂口等均可确诊。B 型超声检查可协助诊断。

四、鉴别诊断

本病需要与胎盘早剥及难产并发感染鉴别诊断。

1. 胎盘早剥　起病急、剧烈疼痛、胎心变化、内出血休克等表现，可与先兆子宫破裂混淆。但常有妊娠高血压病史或外伤史，子宫呈板状硬，无病例缩复环，胎位不清，B 超检查常有胎盘后血肿。

2. 难产并发感染　产程长，多次阴道检查史，腹痛及腹膜炎体征，容易与子宫破裂混淆。但通过阴道检查可鉴别，该病胎先露部无上升，宫颈口无回缩，查体及 B 超检查发现胎儿位于宫腔内，子宫无缩小，患者常有体温升高和血白细胞计数增多。

五、治疗

（一）中医治疗

1. 辨证方药　子宫破裂属于产科危急重症，需手术治疗，急性期，目前中医辨证服药治疗该病无特色治疗，但可考虑选用其他中医急救疗法，待病情稳定后，再按中医辨证予辅助治疗，或可待术后再辨证论治。

1）气阴两亏证

证候　精神委靡，气短，口渴，汗出，兼倦急微烦、四肢欠温，舌红或淡红，脉细数。

治法　益气养阴。

方药　生脉散加减。

2）阳气暴脱证

证候　神志淡漠，气息微弱，四肢逆冷，大汗淋漓，兼面唇发绀、体温不升，舌淡，脉微弱欲绝或不能触及。

治法　回阳固脱。

方药　参附汤和四逆汤。

2. 针灸疗法

（1）实证治疗：取穴水沟、中冲、涌泉。均采用泻法，先针水沟，继刺涌泉，留针，持续运针至厥苏神清。以三棱针点刺中冲，使出血数滴。

（2）虚证治疗：取百合、膻中、隐白。百合、膻中用艾卷行雀啄灸，直灸到患者清醒。百会亦可先行针刺，行补法运针 1～2 分钟后，再施灸法。隐白向上斜刺，留针行补法，去针时挤出黑血。

（3）缓解宫缩：取穴归来、关元、气海、肾俞、足三里、三阴交等，采用轻针浅刺法，留针 30 分钟，不做手法。

（4）耳穴：针刺神门、子宫。

（二）西医治疗

（1）先兆子宫破裂：抑制宫缩。肌内注射哌替啶 100mg，或静脉全身麻醉。应用镇静剂抑制宫缩后尽快剖宫产。

（2）子宫破裂：在抢救休克、防治感染的同时及时剖腹探查，手术原则力求简单、迅速，能达到止血目的。子宫破裂的手术治疗一旦确诊子宫破裂，无论胎儿是否存活，均应抢救休克的同时及时手术治疗，以抢救产妇生命。需根据产妇状态、子宫破裂程度、感染程度及有无子女决定是否保留子宫。子宫破裂已发生休克者，尽可能就地抢救。但如限于当地条件必须转院时，也应在大量输液、输血、抗休克条件下及腹部包扎后再行转运。

（3）手术前后给予大量广谱抗生素控制感染。

六、中西医临床诊疗思路

子宫破裂是产科危急重症，病情危急，如果已经发生子宫破裂以立即手术治疗为主。先兆子宫破裂的产妇可以采用中医药及针刺的方法缓解子宫收缩以便争取时间行剖宫产手术以挽救产妇的生命。围手术期亦可以发挥中医药的特色进行辨证施治帮助产妇及早恢复。

七、预防与调护

子宫破裂一旦发生，处理困难，危及孕产妇及胎儿生命，应积极预防。认真进行产前检查，正确处理产程，提高产科质量，绝大多数子宫破裂可以避免发生。

（1）做好计划生育工作，避免多次人工流产、节制生育，减少多产。

（2）做好围生期保健工作，认真做好产前检查，有瘢痕子宫、产道异常等高危因素者，应提前入院待产。

（3）严格掌握宫缩剂使用的适应证、禁忌证。

（4）避免做损伤较大的阴道助产。

病 案 分 析

孕妇，28岁，孕41周，G3P2A0，因"剧烈下腹疼痛8小时伴晕厥1次"入院，入院后检查：体温36.8℃，心率102次/分，血压112/75mmHg，心肺无异常，腹部膨隆，宫底脐上3横指，子宫强制性收缩，拒按，胎心听不到。腹壁下可触及明显胎肢，全腹压痛（+），反跳痛（+），腹肌紧张。

根据上述资料，请提出你的诊断思路。

（黎小斌　梁洁莎　王小云）

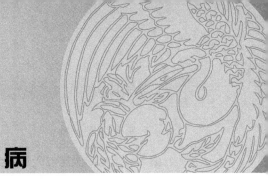

第十章 产 后 病

产妇在新产后或产褥期所发生与分娩或产褥有关的疾病，称产后病。中医学将产后7天以内称为"新产后"，产褥期指从胎盘娩出至产妇全身各器官除乳腺外恢复或接近正常未孕状态所需的一段时间，一般规定为6周。目前临床常见的产后病有产褥感染、晚期产后出血、产后缺乳、产褥期抑郁症、产后关节痛，以及急性乳腺炎、便秘、尿潴留等。

产后病的发病机制主要有三个方面。一是亡血伤津，阳易浮散；二是瘀血内阻，气机不利；三是外感六淫或饮食房劳所伤等。而无论何种病机，其发病因素不离三个方面：产后生理改变；产妇体质因素；产后调摄失慎。总的来说，产后病的发生是因产后多虚、多瘀的特点，加上患者的体质因素，或调养不慎，或七情内伤所致。

产后病的诊断，在运用四诊八纲辨证的基础上，还须根据新产特点，注意"三审"，即先审"小腹痛与不痛"，以辨有无恶露停滞；次审大便通与不通，以验津液之盛衰；三审乳汁行与不行，以及饮食之多少，以察胃气之强弱。此三者对产后诸证的辨证具有一定指导意义，临证还当根据不同病证，了解有关病史和证候，如产后痉证当询问产前有无子肿、子冒、分娩方式等。必要时产后病诊断还应配合体格检查、妇科检查、实验室检查等，进行综合分析，做出正确诊断。

产后病的治疗，应根据产后多虚、多瘀的特点，本着"勿拘于产后，亦勿忘于产后"的原则，掌握补虚不可滞邪、攻邪切勿伤正的要领，一般多以扶正祛邪化瘀方法为主，用方选药必须照顾气血。同时，应掌握产后用药"三禁"，即禁大汗，以防亡阳；禁峻下，以防亡阴；禁通利小便，以防亡津液。在产科领域有四大疾病易危及产妇生命，如羊水栓塞、产后出血、产后破伤风和产褥感染。前两者发生在产时，病情危急重；随着妇女保健事业的开展，新法接生，产后破伤风已少有发生；但由于胎盘和胎膜残留、子宫复旧不全、剖宫产术后子宫切口愈合不良等原因可引起晚期产后出血。产褥期生殖道感染引起的产褥感染，如治疗不当或延误治疗都可造成妇女健康的严重伤害，甚可危及产妇生命，当中西结合抢救，以免延误病情。罹患产后病的妇女必然影响母乳的生成，至此对下一代的健康也带来影响。

第一节 产 褥 感 染

产褥感染（puerperal infection）是指分娩及产褥期生殖道受病原体侵袭，引起局部或全身感染。

本病发病率为6%。产褥病率与产褥感染的含义不同。产褥病率（puerperal morbidity）是指分娩24小时以后的10天内，用口表每天测量体温4次，有2次≥38℃。产褥病率常由产褥感染引起，但也可由生殖道以外的感染如急性乳腺炎、上呼吸道感染、泌尿系统感染、血栓静脉炎等原因所致。产褥感染与产科出血、妊娠合并心脏病及严重的妊娠期高血压，是导致孕产妇死亡的四大原因。

本病属于中医学"产后发热"中感染邪毒型范畴。产褥期内，高热寒战或发热持续不退，并伴有其他症状者，称为"产后发热"。

一、病因病理

（一）中医病因病机

1. 病因　本病的发病与产后多虚、多瘀的特点密切相关。

2. 病机　主要是感染邪毒，正邪交争。产后血室正开，胞脉空虚，若产时接生不慎，或产后护理不洁，邪毒乘虚直犯胞宫，正邪交争而发热。邪热之毒不解，气血相搏，传变迅速，可入营血，逆传心包，出现险症、重症。

（二）西医病因病理

1. 病因

（1）诱因：正常女性阴道对外界致病因子有一定的防御能力。其对入侵病原体的反应与病原体的种类、数量、毒力和机体的免疫力有关。分娩降低或破坏了女性生殖道的防御功能和自净作用，增加了病原体侵入生殖道的机会，若产妇体质虚弱、营养不良、孕期贫血、孕期卫生不良、胎膜早破、羊膜腔感染、慢性疾病、产科手术、产程延长、产前产后出血过多、多次宫颈检查等，均可成为产褥感染的诱因。

（2）病原体种类：正常女性阴道寄生大量微生物，包括需氧菌、厌氧菌、真菌、衣原体和支原体，可分为致病微生物和非致病微生物。有些非致病微生物在一定条件下可以致病称为条件病原体，但即使致病微生物也需要达到一定数量或在机体免疫力下降时才会致病。

1）需氧菌

A. 链球菌：是外源性产褥感染的主要致病菌。β-溶血性链球菌致病性最强，能产生致热外毒素与溶组织酶，引起严重感染。其临床特点为发热早，体温超过38℃，有寒战、心率快、腹胀、子宫复旧不良、子宫旁或附件区触痛，甚至并发败血症。

B. 杆菌：以大肠杆菌、克雷伯菌属、变形杆菌属多见。它们寄生在阴道、会阴、尿道口周围，能产生内毒素，是菌血症和感染性休克最常见的病原菌，在不同环境对抗生素敏感性有很大差异，需行药物敏感试验。

C. 葡萄球菌：主要致病菌是金黄色葡萄球菌和表皮葡萄球菌。金黄色葡萄球菌多为外源性感染，容易引起伤口严重感染。表皮葡萄球菌存在于阴道菌群中，引起的感染较轻。

2）厌氧菌

A. 革兰阳性球菌：以消化链球菌和消化球菌最常见，存在于正常阴道中，当产道损伤、胎盘残留、局部组织坏死缺氧时，细菌迅速繁殖，与大肠杆菌混合感染，放出异常恶臭气味。

B. 杆菌属：产检的厌氧性杆菌有脆弱类杆菌。这类杆菌多与需氧菌和厌氧性球菌混合感染，形成局部脓肿，产生大量脓液，有恶臭味。感染还可引起化脓性血栓性静脉炎，形成感染血栓，脱落后随血循环到达全身各器官形成脓肿。

C. 芽孢梭菌：主要是产气荚膜菌，产生外毒素，毒素可溶解蛋白质而能产气及溶血。该菌引起感染，轻者为子宫内膜炎、腹膜炎、败血症，重者引起溶血、黄疸、血红蛋白尿、急性肾衰竭、循环衰竭、气性坏疽而死亡。

3）支原体和衣原体：支原体可在女性生殖道内寄生，引起感染，其感染多无明显症状，临床表现轻微。此外，沙眼衣原体、淋病奈瑟菌均可导致产褥感染。

（3）感染途径：分娩后产道创伤，创面被病原体感染，来源有二：一是外源性感染，由医务人员消毒不严或被污染的衣物、用具、各种手术器械及产妇临产前性生活等造成感染；二是内源性感染，正常孕妇生殖道或其他部位寄生的病原体，多数并不致病，当抵抗力降低或病原体数量、毒力增加等感染诱因出现时可致病。近年研究表明，内源性感染更重要，因孕妇生殖道病原体不仅可以导致产褥感染，而且还能通过胎盘、胎膜、羊水间接感染胎儿，导致流产、早产、胎儿发育不良、胎膜早破、死胎等。

2.病理

（1）急性外阴、阴道、宫颈炎：分娩时会阴部损伤或手术导致感染，以葡萄球菌和大肠杆菌感染为主。阴道裂伤及挫伤感染表现为黏膜充血、水肿、溃疡、脓性分泌物增多。感染部位较深时，可引起阴道旁结缔组织炎。宫颈裂伤感染向深部蔓延，可达宫旁组织，引起盆腔结缔组织炎。

（2）急性子宫内膜炎、子宫肌炎：病原体经胎盘剥离面侵入，扩散至子宫蜕膜层称子宫内膜炎，侵及子宫肌层称子宫肌炎。

（3）急性盆腔结缔组织炎及急性输卵管炎：病原体沿宫旁淋巴和血行达宫旁组织，出现急性反应而形成炎性包块，同时波及输卵管系膜、管壁，形成急性输卵管炎。淋病奈瑟菌沿生殖黏膜上行感染，达输卵管及盆腹腔，形成脓肿。

（4）急性盆腔腹膜炎及弥散性腹膜炎：炎症继续发展，或扩散至子宫浆膜，形成盆腔腹膜炎。腹膜面分泌大量渗出液，纤维蛋白覆盖引起肠粘连，也可在直肠子宫陷凹形成局限性脓肿。

（5）血栓静脉炎：盆腔内血栓静脉炎常侵及子宫静脉、卵巢静脉、髂内静脉、髂总静脉及阴道静脉，厌氧菌为常见病原体，病变单侧居多。

（6）脓毒血症及败血症：感染血栓脱落进入血液循环可引起脓毒血症，随后可并发感染性休克。若病原体大量进入血压循环并繁殖形成败血症。

二、临床表现

（一）病史

多有难产、产程过长、手术产、急产、不洁分娩、胎膜早破、产后出血或产褥期性交等病史。

（二）症状

1.产后发热 产褥期内，尤其是新产后（产后3～7日）出现，以发热为主，表现为持续发热，或突然寒战、高热，或发热恶寒，或乍寒乍热，或低热缠绵等症状。分娩后24小时内体温达到或超过38℃或持续不恢复正常，或分娩24小时后至10日内体温相隔24小时有2次达到或超过38℃为病态产褥，应考虑合并有感染。在不能确定是由其他系统感染引起时仍应考虑为产褥感染。

2.其他表现 有明显的生殖道感染的症状与体征，随感染部位的不同而表现各异。

（1）急性外阴炎、阴道炎、宫颈炎：多数产妇分娩时外阴、阴道或宫颈有裂伤创口。外阴伤口感染除发热外，伤口局部疼痛、红肿、发硬，压痛明显，拆线后伤口裂开，有脓性分泌物流出。阴道感染除发热外，出现阴道疼痛、阴道黏膜充血或溃疡，严重者有大片坏死组织脱落，可能会形成尿瘘。宫颈裂伤严重者，继发感染不重可无明显症状；甚至达阔韧带底部者，病原菌可直接通过淋巴管播散导致盆腔结缔组织炎甚至败血症。

（2）子宫内膜炎、子宫肌炎

1）轻型：产妇于产后24小时至10日内出现低热，下腹隐痛，恶露多、混浊有臭味。查体发现体温高，不超过38℃，脉稍快，子宫收缩欠佳，宫底有压痛，恶露混浊甚至呈脓样。

2）重型：产妇如宫腔内胎盘、胎膜组织残留或剖宫产时，病原菌毒性强，产妇抵抗力弱则感染严重。病原菌侵入肌层深处及浆膜、腹膜，亦可出现菌血症，产妇出现畏寒、寒战、高热、头痛、嗜睡、下腹痛。查体发现高热，脉快，子宫复旧不良、有压痛，恶露不一定多，臭味也不一定明显，局部体征不明显，容易误诊。

（3）盆腔结缔组织炎、输卵管炎、腹膜炎：产妇表现为下腹疼痛伴肛门坠胀，可伴有寒战、高热、脉速、头痛等全身症状。弥散性腹膜炎时症状严重，可伴有重度症状，发热达40℃左右，恶心，呕吐，腹胀，下腹或全身疼痛，脉快，呼吸急促，腹膨隆，腹壁肌肉紧张，下腹压痛明显，有反跳痛，肠鸣音弱，甚至消失。腹膜炎症渗出物易造成肠粘连及局部包裹性脓肿。急性期治疗不彻底可发展为盆腔炎性疾病后遗症而导致不孕。

（三）体征

1. **一般检查**　体温升高，脉搏加快，下腹部可有压痛，炎症波及腹膜时，可出现腹肌紧张及反跳痛。下肢血栓静脉炎患者局部静脉压痛，或触及硬索状，下肢水肿。

2. **妇科检查**　外阴感染时，伤口局部疼痛、红肿、发硬，压痛明显，或切口化脓、裂开。阴道与宫颈感染时黏膜充血、溃疡，脓性分泌物增多。如为宫体感染或盆腔感染，双合诊检查子宫有明显触痛、大而软，宫旁组织明显触痛、增厚或触及包块，有脓肿形成时，肿块可有波动感。

（四）主要并发症

1. **栓塞性静脉炎**　多在子宫内膜肌炎及盆腔结缔组织炎时，有盆腔内血栓性静脉炎，向下扩展，造成下肢静脉栓塞与炎症，多发生在股静脉、大隐静脉及腘静脉。临床可有下述症状：多于产后1～2周出现寒战高热，下肢疼痛与肿胀（多在一侧下肢），站立时加重，行走困难。查体发现局部栓塞静脉有压痛或硬索条状，血液回流受阻，引起下肢肿胀，皮肤发白，习称"股白肿"。

2. **脓毒血症、败血症**　盆腔静脉感染的细菌栓子脱落后可引起脓毒血症，常见于肺部栓塞，其次为肾脏和关节脓肿。炎症进一步扩散，细菌大量进入血循环，可形成败血症。患者全身中毒症状明显，持续高热、寒战、谵妄、昏迷、休克，甚至造成患者死亡。

三、辅助检查

1. **B型超声、彩色多普勒超声、CT、磁共振成像等监测手段**　能够对感染形成的炎性包块、脓肿做出定位及定性诊断。检测血常规、血清C反应蛋白有助于早期诊断感染。

2. **确定病原体**　通过宫腔分泌物，脓肿穿刺物、后穹隆穿刺物做病原体检查，细菌培养和药敏试验，必要时需做培养和厌氧菌培养。

四、诊断

1. **病史**　详细询问病史及分娩全过程，对于产后发热者，首先考虑为产褥感染，再排除引起产褥病率的其他疾病。

2. **全身及局部检查**　仔细检查腹部、盆腔、会阴伤口及肾区、乳腺等部位，确定感染部位和严重程度并辅助血常规、尿常规、病原体等检查。

3. **明确病变部位和病变性质**　如怀疑盆腔脓肿形成可做B超检查。怀疑肺栓塞可做胸部X线和胸部CT检查。怀疑栓塞性静脉炎尤其是下肢栓塞性静脉炎，可用超声多普勒测下肢血管血流图等检查。

五、鉴别诊断

本病应与生殖器官以外部位的感染相鉴别，通常应考虑最多见者，如泌尿系感染、乳腺炎、产褥中暑、产后上呼吸道感染等。

六、治疗

（一）中医治疗

1. **辨证方药**　辨证论治应根据发热的特点结合恶露的量、色、质、气味及有无腹痛、乳房胀痛、神志改变等症，以及舌脉进行。本证变化迅速，加之产后多虚，邪毒乘虚内侵，与血相搏，热毒可入营血，甚而逆传心包，治疗应根据感染邪毒的轻重深浅而辨证施治。

1）感染邪毒证

证候 产后高热寒战，腹痛拒按，恶露或多或少，色暗紫，气臭秽，烦躁口渴，尿少而赤，大便秘结，舌红，苔黄而干，脉弦数有力。

治法 清热解毒，凉血化瘀。

方药 解毒活血汤加减。

连翘、葛根、柴胡、枳壳、当归、赤芍、生地黄、红花、桃仁、甘草。

若烦渴汗多甚者，加生石膏、知母、天花粉、芦根以清热生津；大便秘结者，加大黄、芒硝以清热泻下。

2）热结阳明证

证候 产后发热不退，腹痛拒按，大便不通，恶露不畅，气臭秽，烦躁口渴，尿少而赤，舌红，苔黄厚而干，脉弦数。

治法 清热通瘀通腑。

方药 大黄牡丹皮汤加减。

大黄、牡丹皮、桃仁、芒硝（熔）、冬瓜仁。

3）热在气分证

证候 高热不退，烦渴汗出，尿少色黄，舌红，苔黄厚而干，脉细数。

治法 清热透邪，生津止渴。

方药 五味消毒饮合失笑散加减。

金银花、野菊花、紫花地丁、天葵子、蒲公英、炒蒲黄、五灵脂。

4）热入营血证

证候 高热持续，心烦汗出，皮肤斑疹，舌红绛，苔黄燥，脉沉细数。

治法 清营解毒，凉血养阴。

方药 清营汤加减。

玄参、生地黄、麦冬、金银花、连翘、竹叶、丹参、黄连、水牛角。

5）热入心包证

证候 高热不退，神昏谵语，甚至昏迷，面色苍白，四肢厥冷，舌红苔少，脉细微而数。

治法 清营泻热，通窍醒神。

方药 清营汤送服紫雪丹。

玄参、生地黄、麦冬、金银花、连翘、竹叶心、丹参、黄连、水牛角。

2. 中医外治疗法 产后发热感染邪毒证病情急重，可配合以下疗法，必要时中西医结合治疗，以免贻误病情。

（1）针灸：针刺人中、合谷、涌泉穴，配内关、少商穴；灸百会、关元、神阙穴。

（2）中药肛门导入：丹参、鸡血藤各 15g，桃仁、红花、三棱各 10g，红藤、金银花、败酱草各 30g，浓煎至 100ml，保留灌肠，每日 1 次。

（3）中药外敷：大黄 30g，黄连 20g，黄芩 25g，黄柏 20g，药粉混合为散，热水调和蜂蜜成膏状，温敷下腹部。每日 1～2 次。

（4）外洗法：会阴伤口感染，局部红、肿、热、痛，或有脓性分泌物，用蒲公英、马齿苋、黄连、黄柏、赤芍、牡丹皮、金银花煎水熏洗。

（二）西医治疗

1. 支持疗法 加强营养，增强全身抵抗力，纠正水、电解质失衡，病情严重或贫血者，多次少量输血或血浆。取半坐卧位，利于恶露引流或使炎症局限于盆腔。

2. 切开引流　会阴伤口或腹部切口感染，及时行切开引流术，疑盆腔脓肿可经腹或后穹隆切开引流。

3. 胎盘、胎膜残留处理　经有效抗感染的同时，清除宫腔内残留物，患者急性感染伴高热，待有效控制感染和体温下降后，再行刮宫，避免因刮宫引起感染扩散和子宫穿孔。

4. 抗生素的应用　未确定病原体时，应根据临床表现及临床经验，选用广谱高效抗生素。然后根据细菌培养和药敏试验结果，调整抗生素的种类和剂量，保持有效血药浓度。中毒症状严重者，可短期选用肾上腺皮质激素，提高机体应激能力。

5. 肝素治疗　血栓性静脉炎时，在大量应用抗生素的同时，可用肝素钠，150U/（kg·d）肝素加入 5% 葡萄糖液 500ml 中静脉滴注，每 6 小时一次，体温下降后改为每日 2 次，连用 4～7 日。尿激酶 40 万 U 加入 0.9% 氯化钠注射液或 5% 葡萄糖注射液 500ml 中静脉滴注 10 日。用药期间监测凝血功能，并口服双香豆素、阿司匹林等。

6. 手术治疗　子宫感染严重，经治疗无效，炎症继续扩展，出现不能控制的出血、败血症或脓毒血症时，应及时行子宫切除术，清除感染源，抢救患者生命。

七、中西医临床诊疗思路

产褥感染属急重症。临床变化最速，诊治贵在及时、果断。本病初期，热毒不解，邪无出路，变化最速，加之产后多虚，抗病力弱，热入营血，逆传心包，则病笃势危。故治疗务必及时，注意随证用药。当炎症局限于外阴、阴道、宫颈或子宫表浅部位时，病情易于控制，此时用中药治疗，可有一定效果。此时应注意产后"多虚多瘀"的特点，本着"勿拘于产后，勿忘于产后"的原则，时时照顾扶持正气，清热勿过于苦寒，疏风勿过于发散，化瘀勿过于攻破。热退后应养血扶脾。若恶露未净者，应使恶露畅行，切勿一意塞补；凡病情需要寒凉、攻下者，虽石膏、大黄，亦可大胆投药，唯当"中病即止"。如炎症累及子宫肌层，或漫及盆腔，则较为严重，此时应及时采取中西医结合治疗，以免延误治疗时机。有宫腔残留物者，应清除宫腔残留物；若已形成脓肿，应果断行脓肿切开治疗，以免抢救不及，致中毒性休克，危及产妇生命；或虽抢救成功，亦可遗留盆腔炎性疾病后遗症。

八、预防与调护

（1）做好孕前准备：有生育要求的女性在怀孕前应做好充分准备。加强身体锻炼，增强营养，使自己有一个健康的身体，为以后受孕、生产打下良好的基础。及时治疗外阴阴道炎及宫颈炎症等慢性疾病和并发症。

（2）加强孕期产前保健：怀孕后应定期检查，及时调整饮食结构，并适当参加锻炼，增强机体抵抗力。分娩前 2 个月应禁止性生活及盆浴。避免胎膜早破、滞产、产道损伤与产后出血。产时严格无菌操作，减少不必要的阴道检查和手术操作。若出现可能感染因素时，应口服抗生素预防性治疗。

（3）产后护理：产妇应注意休息，营养饮食，保持外阴清洁，注意环境卫生。如为剖宫产或会阴侧切者，应注意伤口清洁卫生。

（4）已发生产褥感染的产妇，应卧床休息，取半卧位，有利于引流，食用有营养、易消化的食品，并及时彻底地治疗。

古医籍精选

《金匮要略》曰："产后风续续数十日不解，头微痛，恶寒，时时有热，心下闷，干呕、汗出虽久，阳旦证续在耳，可与阳旦汤；产后中风，发热，面正赤，喘而头痛，竹叶汤主之。"

《景岳全书》曰："产后发热，有风寒外感而热者；有邪火内盛而热者；有水亏阴虚而热者；有因产劳倦，虚烦而热者；有去血过多，头晕闷乱烦热者。诸证不同，治当辨察。"

《医宗金鉴》曰："产后发热之故，非止一端。如食饮太过，胸满呕吐恶食者，则为伤食发热；若早起劳动，感受风寒，则为外感发热；若恶露不去，瘀血停留，则为瘀血发热；若去血过多，阴血不足，则为血虚发热。亦有因产时伤力劳乏发热者，三日蒸乳发热者。"

《沈氏女科辑要》曰："产后发热，所因不同，当与证参看。感冒者鼻塞，亦不可过汗，经有夺血无汗之禁，只宜芎归汤；停食者嗳腐饱闷，宜平剂消食；血虚发热，无别证者，脉大而芤，宜归；阴虚者烦渴脉细，宜生地、阿胶；更有一种表热里寒，下利清谷，烦渴恶热，脉微细者，此少阴危证，宜四逆汤。"

《妇人大全良方》曰："产后发热，有风寒外感而热者；有邪火内盛而热者；有水亏阴虚而热者；有因产劳倦，虚烦而热者；有去血过多，头晕闷乱烦热者。诸证不同，治当辨察。产后有外感发热者，盖临盆之际，多有露体用力，无暇他顾，此时或遇寒邪，则乘虚而入，感之最易。若见头疼身痛，憎寒发热……"

病案分析

初诊时间：2016 年 5 月 10 日 15 点 30 分。

梁某，女，23 岁，外来打工，以"产后 19 日，发热 5 日"为主诉求诊。

缘患者 2016 年 4 月 22 日顺产一女婴，产后恶露量不多，5 月 5 日开始恶寒，发热，体温 39℃，小腹疼痛拒按，恶露有臭味，大便干，小便黄，舌质红，苔黄，脉弦有力。

辅助检查：血常规：白细胞计数 14.3×10⁹/L，血红蛋白 113g/L；C 反应蛋白 102，红细胞沉降率 45mm/h。生化正常；尿常规：潜血（+++），白细胞（+-）；尿培养阴性；宫颈拭子细菌培养加药敏提示：解脲支原体（+），对左氧氟沙星敏感。B 超提示：子宫增大。

体格检查：双侧乳腺无异常，双侧肾区无叩击痛。

专科检查：外阴侧切术口愈合好，阴道壁灼热，内见暗红色分泌物，质稠，有异味，宫颈抬举痛，宫底脐下 3 横指触及，压痛明显，双附件区未触及包块，轻触痛。

根据上述资料，请提出你的诊断思路。

第二节　晚期产后出血

晚期产后出血（late puerperal hemorrhage）是指分娩 24 小时后，在产褥期内发生的子宫大量出血。以产后 1～2 周发病最常见，亦有迟至产后 2 个月余发病者。阴道流血可为少量或中量，持续或间断；亦可表现为急剧大量流血，同时有血凝块排出。产妇多伴有寒战、低热，且常因失血过多导致严重贫血，甚至休克。

本病多属中医"产后血崩""产后恶露不绝"等病证的范畴。由于出血量多，可危及产妇生命，是产后严重的并发症。

一、病因病理

（一）中医病因病机

1.病因　本病的发生主要与虚、热、瘀内蕴，冲任失固，气血运行失常有关。

2.病机

（1）气虚：素体虚弱，因产而耗伤气血，正气愈虚；或因产后操劳过早伤及脾气，气虚则冲任不固，血失统摄。

（2）血瘀：产后胞脉空虚，寒邪乘虚入胞，与血相搏，血为寒凝成瘀；产后元气本亏，若因劳倦，气虚无力运血，败血滞留成瘀；或因七情郁结，气滞而血瘀；或宿有积瘀阻；或胞衣残留，阻滞冲任，以致恶血未去，新血离经。

（3）血热：素体阴虚，复因产后失血伤津，营阴愈亏，虚热内生；或因产后过食辛燥助阳；或感受热邪；或情志不畅，肝郁化热，以致冲任伏热，迫血妄行。

（二）西医病因病理

1.病因　胎盘及附属物残留，或感染，或子宫复旧不全，剖宫产伤口愈合不良等是引起晚期产后出血的主要致病原因。

2.病理

（1）胎盘、胎膜、蜕膜部分残留：胎盘、胎膜残留多发生于产后10日左右，黏附在宫腔内的残留胎盘组织发生变性、坏死、机化，形成胎盘息肉，当坏死组织脱落时，暴露基底部血管，引起大量出血。蜕膜残留主要是蜕膜长时间停留，引起子宫内膜炎症，从而导致晚期产后出血。

（2）子宫胎盘附着面感染或复旧不全：分娩后胎盘附着面的血管内血栓形成，机化，出现玻璃样变，血管腔变窄、堵塞，附着面的边缘内膜逐渐向中心生长、修复。若胎盘附着面复旧不全可引起血栓脱落，血窦重新开放，导致子宫出血，多发生在产后2周左右。

（3）感染：以子宫内膜炎多见，感染导致胎盘修复面复旧不良和子宫收缩欠佳，血窦关闭不全导致子宫出血。

（4）剖宫产术后子宫伤口裂开：多见于多次剖宫产切口处菲薄，或子宫下段剖宫产横切口局部供血不足。横切口选择过高或过低，局部缝合技术不当，切口感染，术前有胎膜早破，产程延长，多次阴道检查，前置胎盘，术中出血多或贫血。这些因素可致肠线溶解脱落，血窦重新开放，出现大量阴道出血，甚至引起休克，多发生在术后2～3周。

（5）其他：产后子宫滋养细胞肿瘤、子宫黏膜下肌瘤等均可发生晚期产后出血。

二、临床表现

（一）病史

应询问分娩方式及剖宫产指征和术式，术中特殊情况与术后恢复是否顺利，术后有无发热等，排除全身出血性疾病。常有第三产程或产后2小时内阴道出血量较多及胎盘、胎膜残留病史，或难产、产程过长等病史。剖宫产术后产妇常有子宫切口缝扎异常情况，或有感染因素等。

（二）症状

1.阴道出血　常反复出血，血量可少而持续淋漓不尽；亦可突然大量出血。胎盘、胎膜残留引起的出血，多发生在产后10日左右，先是血性恶露持续时间延长，以后反复出血或突然大量流血；胎盘附着面感染、复旧不全者多发生在产后2周左右；子宫切口裂开的阴道出血常发生在术后2～3周，常表现为突然大量子宫出血，甚至引起休克。

2.发热及腹痛　常合并感染，伴有恶露恶臭而量增加，可出现发热及下腹痛。

3.全身症状　继发性贫血、严重者因失血性休克危及产妇生命。

（三）体征

1.**出血量多、势急者呈贫血貌** 血容量严重不足时可出现心跳加快、血压下降、冷汗淋漓、脉搏细弱，甚至意识丧失等休克征。

2.**妇科检查** 子宫复旧不佳可扪及子宫大而软，宫口松弛，鲜血自宫腔流出，有时可见残留的胎盘组织；剖宫产切口裂开者，宫颈内有血块，宫颈外口松，有时可触及子宫下段明显变软，切口部分有凹陷或突起血块；软产道损伤者，有时可见宫颈撕裂伤或阴道渗血；有切口感染者，局部有压痛；滋养细胞肿瘤患者，有时可伴转移结节。

三、辅助检查

1.**血尿常规** 了解感染与贫血情况。

2.**病原菌和药敏试验** 宫腔分泌物培养，发热时血培养，选择有效抗生素。

3.**B超检查** 了解宫腔内有无残留物，子宫切口愈合状况。

4.**血 HCG 定量检测** 了解胎盘组织残留及排除产后滋养细胞肿瘤。

5.**病理检查** 宫腔刮出物或切除子宫标本，送病理检查。

四、诊断

根据病史、临床症状与体征，一般诊断本病不难，如有困难时，可进行 HCG 检查以排除产后滋养细胞肿瘤，通过 B 超检查了解子宫复旧情况及宫腔内是否有残留组织，子宫刮出物病理检查是确诊的主要依据。

五、鉴别诊断

1.**与凝血障碍疾病鉴别** 原有凝血障碍性疾病，如血小板减少症、白血病、再生障碍性贫血、重症肝炎等，多数在妊娠前即存在。可通过血液检查明确诊断。

2.**产褥期内外伤性出血** 产褥期内性交或外伤，妇科检查可见阴道或宫颈有裂伤。

六、治疗

（一）中医治疗

1.**辨证方药** 本病辨证时除运用四诊八纲外，应特别注意从恶露的量、色、质、气味辨其寒、热、虚、实。恶露量多、色淡红、质清稀、无臭气，多为气虚；量时多时少，色紫暗，时有血块，多为血瘀；量多、色红或红绛、质黏稠或有臭味，多为血热。

本病的治疗原则为虚者补之、热者清之、瘀者攻之，同时注意产后多虚多瘀的特点，补虚勿碍邪，祛邪勿伤正。

1）气虚证

证候 产后阴道流血不止，量多，色淡，质稀，无臭气，小腹空坠，神疲倦怠，气短懒言，面色㿠白，舌淡胖，有齿印，苔白，脉缓弱。

治法 补气摄血，固摄冲任。

方药 补中益气汤加减。

当归、黄芪、白术、陈皮、升麻、柴胡、党参、炙甘草。

若兼肾虚腰痛者，加炒杜仲、川断补益肝肾止血；兼气虚血瘀者，见恶露色淡暗，夹小血块，小腹疼痛，加益母草、三七粉化瘀止血；气血两亏多汗者，加煅龙骨、煅牡蛎、白芍、五味子养血敛阴，固涩止血。

2）血瘀证

证候 产后阴道出血不止，淋漓涩滞，量时多时少，色紫暗有块，腹痛拒按，块下痛减，舌紫暗，边尖有瘀斑、瘀点，脉沉弦涩。

治法 活血化瘀止血。

方药 生化汤加减。

血余炭、川芎、桃仁、炙甘草、炮姜、当归、黄酒、童便。

若宫寒腹冷痛喜暖者，加小茴香、吴茱萸温经散寒；兼疲乏无力等气虚证者，加黄芪、党参益气化瘀；若气滞腹胀痛者，加郁金、延胡索行气止痛；血虚气脱者，加参附汤回阳救逆。

3）血热证

证候 产后阴道出血不止，量较多，色红或深红，质稠，或色如败酱，有臭气，面红唇赤，口燥咽干，或有腹痛、便秘，或兼五心烦热，舌红，苔燥或少苔，脉滑数或细数无力。

治法 养阴清热，凉血止血。

方药 保阴煎加减。

熟地黄、白芍、生地黄、山药、川断、甘草、黄芩、黄柏。

若肝郁化火，症见口苦胁胀者，加醋柴胡、薄荷、牡丹皮、山栀子疏肝清热凉血；若见发热、恶露臭秽，属邪毒炽盛者，合五味消毒饮清热解毒；热灼血瘀腹痛者加失笑散、益母草化瘀止痛。若阴虚内热，恶露量少淋漓，色鲜红，五心烦热，苔少，脉细数者，宜滋阴清热，用两地汤合二至丸。

2. 中医外治法

（1）针灸治疗：取穴关元、气海、三阴交、足三里，取任脉、足太阴、足阳明经穴为主，行补法，治虚型产后出血、取穴中极、气冲、血海、阴谷、中都，取任脉、足三阴经穴位为主，行泻法，治血热型产后出血。

（2）敷脐疗法：当归、川芎、肉桂、炙甘草、蒲黄、乳香、没药、五灵脂、赤芍、血竭（研），黄酒适量。取药末15～30g，与血竭0.5g混匀，加入热酒调匀成厚膏状，敷于脐孔。适用于血瘀型产后出血。

（二）西医治疗

（1）少量或中等量阴道出血，应给予广谱抗生素联合子宫收缩剂如缩宫素、补液支持疗法。

（2）疑有胎盘、胎膜、蜕膜残留或胎盘附着部位复旧不全者，及时刮宫，操作轻柔，避免子宫穿孔，术前备血，并做好开腹手术的术前准备。刮出物应送病理检查，以明确诊断。术后继续给予抗生素及子宫收缩剂。

（3）疑似剖宫产术后子宫切口裂开者，仅少量或中量阴道流血，应住院给予抗生素及支持疗法，并严密观察病情；阴道大量流血应积极抢救，可行剖腹探查。若切口周围组织坏死范围小，炎症反应轻微，可行清创缝合及髂内动脉、子宫动脉结扎止血或行髂内动脉栓塞术。若组织坏死范围大，酌情行低位次全子宫切除术，或行子宫全切除术。

（4）若肿瘤引起的阴道出血，应按肿瘤性质、部位给予相应处理。

七、中西医临床诊疗思路

晚期产后出血，常因子宫复旧不良，或胎盘、胎膜残留，或子宫内膜感染影响子宫收缩所致。中医病机有虚有实，亦常见虚实夹杂。治疗原则扶正是基础，祛瘀排瘀是关键。勿忘产后多虚多瘀的特点，注意补虚不留瘀，化瘀不伤正，合理选用方药。

出血量多势急时，中医应以独参汤或参附汤益气固冲，回阳救逆；西医当立即使用宫缩素及抗生素，积极纠正贫血，补充血容量，同时查明原因，短时间内控制出血。对宫腔内有胎盘残留者，必要时行清宫术；子宫切口裂开者，手术治疗。出血得到有效控制后，除继续促宫缩、抗感染、纠正贫血外，应通过中医辨证论治，以治其本，巩固疗效。

八、预防与调护

（一）预防

（1）剖宫产时避免子宫下段横切口两侧角部撕裂，并注意合理缝合。
（2）分娩前积极治疗各种妊娠病，如妊娠高血压综合征、贫血、阴道炎等。
（3）对胎膜早破、产程长者或剖宫产后，给予抗菌生素预防感染。
（4）分娩后仔细检查胎盘、胎膜是否完全，如有残留者及时处理。
（5）坚持哺乳，有利于子宫收缩和恶露的排出。

（二）调护

（1）分娩后绝对卧床休息，恶露多者要注意阴道卫生，合理清洁。
（2）使用垫纸质地要柔软，要严密消毒，防止发生感染。
（3）卧床休息静养，避免情绪激动，保持心情舒畅，消除思想顾虑，特别要注意意外的精神刺激。
（4）保持室内空气流通，祛除秽浊之气，但要注意保暖，避免受寒。若血热证者，衣服不宜过暖。
（5）恶露减少，身体趋向恢复时，可鼓励产妇适当起床活动，有助于气血运行和胞宫余浊的排出。
（6）产后未满 50 日绝对禁止房事。
（7）加强营养，饮食总宜清淡，忌生冷、辛辣、油腻、不易消化食物。为免温热食物助邪，可多吃新鲜蔬菜。

古医籍精选

《妇人大全良方·产后恶露不绝方论》曰："夫产后恶露不绝者，由产后伤于经血，虚损不足。或分解之时，恶血不尽，在于腹中，而脏腑挟于宿冷，致气血不调，故令恶露淋漓不绝也。"

《景岳全书·妇人规》曰："产后恶露不止，若因血热者，宜保阴煎、清化饮；有伤冲任之络而不止者，宜固阴煎加减用之；若肝脾气虚，不能收摄而血不止者，宜寿脾煎或补中益气汤。若气血俱虚而淡血津津不止者，宜大补元煎或十全大补汤。若怒火伤肝而血不藏者，宜加味四物汤。若风热在肝而血下泄者，宜一味防风散。"

《医宗金鉴·妇科心法要诀》恶露不绝证治注："产后恶露，乃裹儿污血，产时当随胎而下。若日久不断，时时淋漓者，或因冲任虚损，血不收摄；或因瘀行不尽，停留腹内，随化随行者。当审其血之色，或污浊不明，或浅淡不鲜，或臭、或腥、或秽，辨其为实、为虚而攻补之。虚宜十全大补汤加阿胶、续断，以补而固之。瘀宜佛手散，以补而行之。"

病案分析

初诊时间：2016 年 7 月 22 日。

陈某，女，32 岁，以"产后阴道出血伴下腹隐痛 7 日"为主诉求诊。缘患者 2016 年 7 月 1 日顺产一男婴，产后阴道一直少量出血，夹小血块，每日用普通卫生巾 1～2 片，湿 1/2 量，伴下腹隐痛，无发热，恶露无臭味，二便调，舌质暗红，苔薄，脉沉涩。患者产后情绪低落。

辅助检查：血常规检查正常。盆腔B超提示：子宫增大，宫内见少许增强光斑。

消毒下妇科（肛门）检查：阴道内见暗红色血，量不多，子宫增大如孕2月，质中，无压痛，双附件未扪及包块。

根据上述资料，请提出你的诊断思路。

（成芳平　黎小斌　黄旭春）

第三节　产褥期抑郁症

产褥期抑郁症（postpartum depression，PPD）指产妇在产褥期间出现抑郁症状，是产褥期精神综合征最常见的一种类型。主要表现为持续和严重的情绪低落及一系列证候，如动力减低、失眠、悲观等，甚至影响对新生儿的照料能力。其发病率国外报道为30%，通常在产后2周内出现。

中医古籍无此病名，按其临床表现，散见于"产后癫狂""产后脏躁""产后乍见鬼状"等病证之中。

一、病因病理

（一）中医病因病机

1.**病因**　导致产褥期抑郁症的主要因素有三：一是产后思虑过度；二是素性忧郁，产后复因情志所伤，或突受惊吓；三是产后元气受损，或产后胞脉空虚。

2.**病机**　本病的发生主要与产后多虚多瘀的生理变化及产妇的情志变化相关。

（1）心脾两虚：产后思虑过度，心血暗耗，脾气受损，气血生化不足，血不养心，心神失养致心脾两虚而发病。

（2）肝气郁结：素性忧郁，产后复因情志所伤，或突受惊吓，魂不守舍，肝气郁结而发病。

（3）瘀血阻络：产后元气受损，复因劳倦耗气，运血无力，血行迟滞成瘀；或产后胞脉空虚，寒邪内侵，血为寒凝，瘀滞不行，致恶露不下，瘀阻气逆，败血扰心而发病。

（二）西医病因病理

1.**病因**　病因不明，可能与遗传因素、心理因素、妊娠因素、分娩因素和社会因素等有关。

2.**病理**

（1）社会因素：胎儿性别可导致产妇出现自卑感，不满意的家庭环境也可带给产妇重大的心理创伤。

（2）心理因素：具有性格内向、敏感、好强、固执等个性特点的产妇，容易发生心理障碍，可导致情绪紊乱、焦虑抑郁。

（3）产科因素：分娩可以导致产妇出现生理及心理上的应激。生产过程中的紧张因素导致产妇机体产生一系列变化，如心率加快、呼吸急促、肺心气体交换不足，导致子宫缺氧、收缩乏力、产程延长，或导致胎儿缺血缺氧，出现胎儿宫内窘迫等，进一步加重了产妇的焦虑不安情绪。剖宫产对心理影响较大，尤其是性格懦弱的产妇。临产前胎盘类固醇的释放达最高值，分娩后胎盘固醇分泌突然减少，胎盘分泌的绒毛膜促性腺激素、胎盘生乳素、孕激素、雌激素含量急剧下降，以及雌、孕激素的不平衡在产后心理障碍的发生上均起着一定的作用。

二、临床表现

（一）病史

部分产褥期抑郁症的产妇有躯体疾病和精神疾病史，或有产前抑郁情绪。

（二）症状

（1）情绪改变：心情压抑、沮丧、情绪淡漠，甚至焦虑、恐惧、易怒，夜间加重；有时表现为孤独、不愿见人或伤心、流泪。

（2）自我评价降低：自暴自弃，自罪感，对身边的人充满敌意，与家人、丈夫关系不协调。

（3）创造性思维受损，主动性降低。

（4）对生活缺乏信心，觉得生活无意义，出现厌食、睡眠障碍、易疲倦、性欲减退。严重者甚至绝望、自杀或杀婴倾向，有时陷于错乱或昏睡状态。

三、诊断

产褥期抑郁症至今尚无统一的诊断标准。1994年，美国精神病学会（American Psychiatric Association，APA）在《精神疾病的诊断与统计手册》（DSM-Ⅳ）一书中，制订了产褥期抑郁症的诊断标准（表10-1）。

产褥期抑郁症诊断困难，产后常规进行自我问卷调查对早期发现和诊断很有帮助。

表 10-1 产褥期抑郁症的诊断标准

（1）在产后2周内出现下列5条或5条以上的症状，必须具备1）、2）两条
1）情绪抑郁
2）对全部或多数活动明显缺乏兴趣或愉悦
3）体重显著下降或增加
4）失眠或睡眠过度
5）精神运动性兴奋或阻滞
6）疲劳或乏力
7）遇事均感毫无意义或有自罪感
8）思维能力减退或注意力不集中
9）反复出现死亡的想法
（2）在产后4周内发病

四、鉴别诊断

需排除器质性精神障碍或精神活性物质和非成瘾物质所致的抑郁。

五、治疗

（一）中医治疗

本病的主症是心神失养，情志失其常度。治疗大法为安神定志，虚者补益心神，实者镇惊开窍。

1）心脾两虚证

证候　产后精神不振，夜寐不安，神志恍惚，悲伤欲哭，不能自主，舌质淡红，苔薄白，脉沉细无力。

治法　补益心脾，养血安神。

方药　甘麦大枣汤（《金匮要略》）合归脾汤（《校注妇人良方》）加味。

甘麦大枣汤：甘草、小麦、大枣。

归脾汤：白术、人参、黄芪、当归、甘草、茯神、远志、酸枣仁、木香、龙眼肉、生姜、大枣。

惊悸不宁者加龙齿、琥珀（冲服），中成药口服朱砂安神丸，每次1丸，每日2次；产时产后失血较多，面色㿠白者，加阿胶、枸杞子、制首乌，选择应用中成药新血宝胶囊、柏子养心丸、归脾丸口服。

2）肝郁气结证

证候　精神郁闷，心烦易怒，头痛，失眠多梦，善太息，胸胁乳房胀痛，呕恶痰涎，舌质淡，苔薄白，脉弦细。

治法 舒肝健脾，养血安神。

方药 逍遥散（《太平惠民和剂局方》）加味。

当归、白芍、柴胡、茯苓、白术、甘草、煨姜、薄荷。

大便燥结者加大黄、郁李仁；五心烦热者加牡丹皮、栀子；呕恶痰涎者加半夏。

3）瘀阻气逆证

证候 产后恶露不下，或下而不畅，小腹硬痛拒按，抑郁寡欢，或神志错乱如见鬼状，喜怒无常，甚则伤人毁物，面色晦暗，舌紫暗，有瘀点瘀斑，脉涩。

治法 活血化瘀，醒神。

方药 癫狂梦醒汤（《医林改错》）加味。

桃仁、柴胡、香附、木通、赤芍、半夏、大腹皮、青皮、陈皮、桑白皮、苏子、甘草。

（二）西医治疗

1. 心理治疗 为重要的治疗手段，包括心理支持、咨询与社会干预等。通过心理咨询，解除致病的心理因素（如婚姻关系紧张、想生男孩却生女孩、既往有精神障碍史等）。为产妇提供更多的情感支持及社会支持，指导产妇对情绪和生活进行自我调节。对产褥期妇女多加关心和无微不至地照顾，尽量调整好家庭关系，指导其养成良好的睡眠习惯。

2. 药物治疗 适用于中重度抑郁症及心理治疗无效者。应在专科医师的指导下用药为宜，可根据以往疗效及个性化选择药物。应尽量选用不进入乳汁的抗抑郁药，首选 5-羟色胺再吸收抑制剂。

（1）5-羟色胺再吸收抑制剂

1）盐酸帕罗西汀：口服，起始量和有效量为 20mg，每日早餐时 1 次，2～3 周后，如疗效不好且不良反应不明显，可以 10mg 递增，最大剂量 50mg（体弱者 40mg），每日 1 次。肝肾功能不全者慎用。注意不要骤然停药。

2）盐酸舍曲林：口服，开始每日 50mg，每日 1 次，与食物同服。数周后增至每日 100～200mg。常用剂量为每日 50～100mg，最大剂量为每日 150～200mg（此量不得连续应用超过 8 周以上）。需长期应用者，需用最低有效剂量。

（2）三环类抗抑郁药：阿米替林（amitriptyline），开始一次 25mg，每日 2～3 次，然后根据病情和耐受情况逐渐增至每日 150～250mg，分 3 次口服，最高剂量一日不超过 300mg，维持量每日 50～150mg。

六、中西医临床诊疗思路

本病的治疗，应采用中西医结合的方法，具体应包括心理治疗和药物治疗的方法，另需结合医学心理学、社会学知识，以尽快解除患者的抑郁状态。

七、预防与调护

产褥期抑郁症的发生，受到许多社会因素、心理因素及妊娠因素的影响。因此，增加对孕妇的精神关怀；利用孕妇学校等多种渠道普及有关妊娠分娩知识；了解孕妇的生理特点和性格特点；运用医学心理学、社会学知识，及时解除致病的心理因素、社会因素；在孕期和分娩过程中，医护人员和家属等都应多给予关心、爱护，对于预防产褥期抑郁症具有积极意义。

对有精神疾患家庭史的孕妇，应定期密切观察，避免一切不良刺激，给予更多的关爱、指导。对于有不良分娩史、死胎、畸形胎儿的产妇，应向她们说明产生的原因，用友善、亲切、温和的语言，给予她们更多的关心，鼓励她们增加自信心。

病案分析

患者，李某，女，36岁，因"产后3周，悲伤欲哭伴疲倦15日"就诊。患者3周前剖宫产1女，现正哺乳。15日前出现悲伤欲哭，疲倦乏力，口淡，纳欠佳，夜寐差，大便日4行，不成形，小便无异常。

查体：全身体格检查无异常。舌质淡红，苔薄白，脉细。

门诊辅助检查：血常规：血红蛋白101g/L。

根据上述资料，请提出你的诊疗思路。

（任晋洪　黎小斌　王吉菊）

第四节　产后关节痛

产后关节痛（postpartum arthralgia paralysis）是指产妇在产褥期内出现肢体关节酸痛、麻木、重着。

中医学称本病为"产后身痛""产后遍身疼痛"，俗称"产后风"。本病以冬春季严寒时分娩者多见，有时在突然受邪后，一夜之间肢体不能屈伸，甚或不能着地行走。

一、病因病理

（一）中医病因病机

1.**病因**　产后关节痛常见病因有血虚、风寒、肾虚和血瘀。

2.**病机**

（1）血虚：素体血虚，产时产后失血多，阴血亏虚，四肢百骸及经脉、关节失养，则肢体麻木、酸痛。

（2）血瘀：产伤致瘀，或产后恶露不畅，瘀血阻滞，留滞于经脉关节，气血运行不通而发为本病。

（3）外感：产后百节空虚，卫外不固，腠理疏松，若起居不慎，风寒湿邪乘虚而入，留着于经络、关节、肌肉，凝滞气血，不通则痛。

（二）西医病因病理

1.**病因**　现代医学认为本病多因头盆不称、头位难产、胎位异常、强行阴道分娩所致。

2.**病理**　上述因素，以及分娩过程可发动体内缩宫素、前列腺素增加，作用于神经而致疼痛。

二、临床表现

（一）病史

产时产后失血过多，产褥期汗出较多，感受外邪，居住环境较潮湿。

（二）症状

产褥期出现肢体关节疼痛、麻木、重着，畏寒恶风，关节活动不利，甚至关节肿胀。临床上还因风寒湿邪之偏盛，而出现不同的见症，如风胜者，往往疼痛游走不定；血瘀寒盛者，疼痛剧烈，痛有定处。

（三）体征

关节活动度降低，或关节肿胀，病久不愈者可见肌肉萎缩，关节变形。

三、辅助检查

检查手段包括血常规、血钙、红细胞沉降率、抗链球菌溶血素"O"试验、类风湿因子、X线摄片等。

四、诊断

本病根据病史、症状、体征，结合实验室检查可诊断。

五、鉴别诊断

本病外感型与痹证的临床表现相似，症状都在肢体关节，但本病发生于产褥期，痹证则任何时期均可发病。若本病日久不愈，超过产褥期，则属痹证。本病亦需与现代医学产后血栓性静脉炎、脉管炎、耻骨联合分离等出现的相关症状鉴别。

六、治疗

（一）中医治疗

1. **辨证方药**　中医治疗宜养血活血，通络止痛。养血之中，应佐理气通络之品标本同治；祛邪之时，当配养血补虚之药以助祛邪而不伤正。即使本病兼夹外感，也应以调理气血为主。

1）血虚证

证候　产后遍身酸痛，肢体麻木，关节酸楚，面色萎黄，头晕心悸，或兼乳汁不足，舌淡红，少苔，脉细弱。

治法　养血益气，温经通络。

方药　黄芪桂枝五物汤（《金匮要略》）加减。

黄芪、桂枝、白芍、生姜、大枣。

若头晕眼花，心悸明显者，加龙眼肉、制首乌、阿胶补血养心安神；中成药可选用生脉注射液静脉滴注，新血宝胶囊口服。若关节疼痛较重兼有外感者，酌加威灵仙、独活、羌活、穿山甲等。

2）血瘀证

证候　产后遍身疼痛，或刺痛，四肢关节屈伸不利，按之痛甚，恶露量少色暗，小腹疼痛拒按，舌紫暗，苔薄白，脉弦涩。

治法　养血活血，化瘀止痛。

方药　生化汤（《傅青主女科》）加桂枝、牛膝；或用身痛逐瘀汤（《医林改错》）加减。

当归、川芎、桃仁、炙甘草、炮姜、黄酒、童便。

若恶露不畅，小腹疼痛明显者加益母草、枳壳。

3）外感证

证候 产后关节肢体疼痛，屈伸不利，或痛处游走不定，或冷痛剧烈，怕冷恶风，或关节肿胀，麻木重着，初起可有恶寒、发热、头痛，舌淡，苔薄白，脉浮紧。

治法 养血祛风，散寒除湿。

方药 独活寄生汤（《备急千金要方》）加减。

独活、桑寄生、秦艽、防风、细辛、当归、川芎、干地黄、杜仲、牛膝、人参、茯苓、甘草、桂心、芍药。

若风寒偏盛者，加羌活、生姜，中成药可选用大活络丸；湿盛者，加薏苡仁、苍术、木瓜；痛甚者，加海风藤、威灵仙。

4）肾虚证

证候 产后腰背酸痛，腰腿乏力，或足跟痛，头晕耳鸣，夜尿多，舌淡暗，苔薄白，脉沉细。

治法 补肾强腰，养血祛风壮筋骨。

方药 养荣壮肾汤（《叶天士女科证治》）加减。

当归、川芎、独活、肉桂、川断、杜仲、桑寄生、防风、生姜。

2. 针灸推拿治疗

（1）体针：外感者，上肢取曲池、合谷、内关穴；下肢取穴环跳、阳陵泉、足三里、三阴交。可加阿是穴，中等刺激，留针 15～20 分钟。

（2）艾灸：血虚者可配合艾灸气海、关元、足三里等穴。

（3）热奄包：吴茱萸、白芥子炒热后做热奄包外敷痛处如腰背部、四肢关节。

（4）按摩理疗：疼痛局部选用此法。

（二）西医治疗

外贴吲哚美辛巴布膏，每次 1 片，每日 1 次，贴用患处。产后关节痛较重者，可口服解热镇痛类药物如扶他林片 25～50mg，每日 3 次；或芬必得布洛芬缓释胶囊 0.3g，每日 2 次。

七、中西医临床诊疗思路

本病一旦发生，应注意休息，适当锻炼，配合针灸、理疗、推拿等多种方法综合治疗。现代医学主要是止痛对症处理，中医治疗宜养血活血、通络止痛。养血之中，应佐理气通络之品标本同治；祛邪之时，当配养血补虚之药以助祛邪而不伤正。即使本病兼夹外感，也应以调理气血为主。

八、预防与调护

本病是可以预防的。主要是注意产后护理，慎起居，避风寒，注意保暖。注意饮食营养，忌生冷寒凉，配合适当锻炼，增强体质。

古医籍精选

《校注妇人良方·产后遍身疼痛方论第一》曰："产后遍身疼痛者，由气血百节开张，血流骨节，以致肢体沉重，不利筋脉，引急，发热头痛，宜用趁痛散治之。"

《陈素庵妇科补解》曰："产后遍身疼痛，因产时损动，血气升降失常，留滞关节，筋脉引急，是以遍身疼痛也。然既遍身作痛，则风寒余血十有五六，治宜调和营卫，祛关节间之风，经隧间瘀血，加以行气补血之药，则痛自止，若误作历节白虎诸证，则卫气益虚，营气益涸，必有筋急拘挛之患，宜秦艽寄生汤。"

(黎小斌　任晋洪　黄旭春)

第五节　产后缺乳

产后哺乳期乳汁甚少,或逐渐减少,或全无,不能满足喂养婴儿的需要,称为产后缺乳(postpartum hypogalactia)。产后缺乳多发生在产后数日至半个月内,也可发生在整个哺乳期。产后1个月内及以后母乳喂养失败,因乳量不足者约占34.39%。

中医学称本病为"产后乳汁不行""产后乳汁不行"等。

一、病因病理

（一）中医病因病机

1.病因　主要原因是乳汁化源不足和乳汁运行不畅两方面。

2.病机　产后失血,或素体脾虚、脾失健运,或先天禀赋不足等,均可致乳汁生化乏源,无乳可下;产后忧思过度、肝失条达,或产后恣食膏粱厚味、辛辣刺激,损伤脾胃,痰湿内阻,或产后瘀血阻滞,或产后外邪侵袭留滞等,均可致乳络停滞不通,则乳不得下。

（1）气血虚弱:素体气血亏虚,或脾胃素弱,复因分娩失血耗气,致气血亏虚,乳汁无源可化,故无乳可下。

（2）肝郁气滞:产后情志不遂,肝失条达,气机不畅,乳脉不通,致乳汁不行而无乳。

（3）痰浊壅阻:产后过于补养,恣食膏粱厚味,伤及脾胃,内湿不化,久而成痰,痰湿壅盛,阻滞乳脉,乃至乳汁不行而缺乳。

（4）瘀血阻滞:产后气血不足,无力推动血行,血行不畅,血瘀阻络,产后乳汁不畅而缺乳。

（二）西医病因病理

（1）贫血、营养不良、恐惧、抑郁、焦虑、劳累或疼痛、高龄等直接影响下丘脑下部,使儿茶酚胺量增多,导致催乳激素抑制因子分泌增加,催乳激素减少,因而缺乳或乳汁过少。

（2）产后婴儿对乳头刺激不够,或婴儿吸吮乳头姿势不正确造成乳头皲裂,由于乳头的疼痛,产妇减少泌乳次数,使垂体催乳激素抑制因子分泌增加,催乳激素释放减少,致使乳腺泡泌乳减少而缺乳。

二、临床表现

（一）病史

体质虚弱,或产时、产后出血过多,或产后情志不畅,或产后脾胃功能不足而致食欲差,或产后劳倦过度。

（二）症状

产后开始哺乳即见乳汁量少清稀，甚至点滴皆无，乳房无胀感，不足以喂养婴儿，或哺乳期间乳汁本足而突然减少，或泌乳不畅，甚或全无，乳房胀痛。

（三）体征

检查乳房，了解乳汁分泌情况，包括乳房大小、软弱或胀硬，有无红肿、压痛，乳腺组织情况，有无乳头凹陷或皲裂。

三、诊断

根据病史、症状、体征，产妇哺乳时不能达到以下五点，可考虑确诊为产后缺乳。

（1）哺乳次数：出生后 1～2 个月的婴儿 24 小时哺乳 8 次以上，哺乳时可以听见吞咽声。

（2）排泄情况：每日换尿湿布 6 块以上，有少量多次大便。

（3）睡眠：两次哺乳之间，婴儿满足并安静，3 个月婴儿常在吸吮中入睡，自发放弃乳头。

（4）体重：每周平均增加 150g 左右，2～3 个月内婴儿每周增加 200g 左右。

（5）神情：婴儿双眼明亮，反应灵敏。母亲在哺乳前有乳房胀感，哺乳时有射乳反射，哺乳后乳房变软。

四、鉴别诊断

急性乳腺炎：可表现为缺乳，但初起恶寒发热，乳房红肿热痛，继而化脓破溃。产后缺乳无局部皮肤改变。

五、治疗

（一）中医治疗

中医药治疗产后缺乳存在优势，尤其与食疗配合。本病不外乎虚、实两端，虚者，多为气血虚弱，而致乳汁化源不足；实者，则因肝郁气滞，或瘀血阻滞，或痰浊内阻而致乳汁不行。临床治疗以"虚者补而行之，实者疏而通之"为总的治疗原则。此外，还应配合针灸疗法、推拿按摩、心理疗法等，综合多种方法进行治疗。

1. 辨证方药

1）气血虚弱证

证候 产后乳汁不足，量少清稀，甚或全无，乳房柔软而无胀感，或乳汁自行漏出，伴面色少华，神疲气短，心悸怔忡，纳少便溏，或恶露量多或恶露不绝，舌质淡或淡胖，舌苔薄白，脉细弱。

治法 益气养血，佐以通乳。

方药 通乳丹（《傅青主女科》）。

人参、黄芪、当归、麦冬、木通、桔梗、猪蹄。

若气虚为主者，重用黄芪加肉桂、升麻以补气升阳，鼓舞气血；若血虚为主者，加熟地黄、何首乌、阿胶以补血荣脉；若乳汁清稀如水，漏乳特甚，伴四肢清冷，脉沉微者，加干姜、熟附子、怀山药、砂仁以补益脾肾、通乳；若食少便溏、腹胀、脾胃运化不足者，加炒白术、砂仁、陈皮以滋化源。

2）肝郁气滞证

证候 产后乳汁不行，两乳胀痛或按之有块，抑郁寡欢，口苦咽干，胸胁胀满，嗳气食少，舌质暗红或尖边红，苔薄白，脉弦。

治法 疏肝理气，通络下乳。

方药 下乳涌泉散（《清太医院配方》）。

当归、白芍、川芎、生地黄、柴胡、青皮、天花粉、漏芦、通草、桔梗、白芷、穿山甲、王不留行、甘草。

若胸胁胀闷窜痛、腹胀、纳谷不香者，加橘叶、白蒺藜以疏肝解郁，行气发乳；若烦躁易怒，口苦目赤，小便黄者，为肝郁化热，加夏枯草、丝瓜络、路路通以疏肝清热，通络下乳；若乳房结块，胀满而痛，按之感热者，加蒲公英、瓜蒌、路路通以清热化痰，散结通络。

3）痰浊壅阻证

证候 产后乳汁稀少或点滴全无，乳房肥大，按之柔软无胀感，形体肥胖，胸闷呕恶，大便溏或黏滞不爽，舌质胖，苔白腻，脉弦滑。

治法 健脾化痰，通络下乳。

方药 苍附导痰丸（《叶天士女科诊治秘方》）。

茯苓、半夏、陈皮、甘草、苍术、香附、胆南星、枳壳、生姜、神曲。

若乳汁行而减少，乳汁稠黄，乳房胀痛，胸脘痞闷者，为痰浊化热，上方去苍术、香附、白芥子，加全瓜蒌、漏芦、天花粉、浙贝母以清热宽胸，化痰通络。

4）瘀血阻滞证

证候 产后乳汁不行，乳房硬痛拒按，或乳房柔软，少腹疼痛拒按，恶露不行或恶露不绝而量少，色紫暗有块，面色青白，舌质暗紫，或舌边有瘀斑，脉沉紧或弦涩。

治法 活血祛瘀通乳。

方药 加味生化汤（《胎产秘书》）。

当归、川芎、人参、天麻、黄芪、荆芥、炙甘草、大枣。

胸胁胀闷者，加柴胡、青皮以增强行气之功；少腹疼痛消失而泌乳不增加者，加党参、黄芪、升麻以升补通乳。

2. 针灸推拿治疗

（1）体针疗法

主穴：膻中、乳根、少泽。

配穴：气血虚弱者加足三里、脾俞、三阴交；肝郁气滞者加太冲、肝俞、期门；痰浊湿重者加内关、丰隆。

手法：每次选 3～4 个穴位，实证用泻法，或少泽穴点刺放血；虚证用补法，或加灸法。虚实夹杂证用平补平泻针刺法。得气后留针 30 分钟，每 10 分钟行针 1 次。每日 1 次，一般 3～5 次为一疗程。

（2）穴位注射

主穴：膻中、乳根。

配穴：肝俞、脾俞、期门、足三里、三阴交。

药物：当归注射液、复方丹参注射液，每次选用主穴和 1～3 个配穴，上述组织液任选 1 种，于注射针刺入穴位得气后，每穴各注入 1ml 药液，每日 1 次，一般 3～5 次为一疗程。

（3）耳穴贴压

取穴：胸、乳、内分泌、交感、神门、皮质下、脑、肝、脾、胃。

材料：王不留行籽、磁珠。

方法：上述耳穴辨证选无用，每次双侧各选取 3～5 个穴位，用王不留行籽或磁珠贴压，于哺乳前 30 分钟按压 1 次，每日按压 5～6 次。

（4）耳针

取穴：同上述"耳穴贴压"。

手法：上述耳穴辨证伍用，每次双侧各选取 3～5 个穴位。常规消毒，针刺得气后，施先泻后补手法。

3. 外治疗法

（1）橘叶、葱白适量，煎汤熏洗双乳，每日 1 次。洗后用手掌来回轻揉乳房。

（2）双柏散（黄柏、侧柏叶、大黄、薄荷、泽兰）水蜜调敷双乳，每日 1～2 次。

（3）乳房结块胀痛者，①用仙人掌（剪去刺）切薄片贴敷局部，或生马铃薯捣烂成糊状外敷患处，干则调换，不可中断，1～2 日可消肿痛。②局部用金黄膏外敷，每日 1 次。③局部用蒲公英捣烂外敷，每日 2 次。

（二）西医治疗

西医对本病尚无针对性治疗方案，主要易服用大量维生素 B 类药物、红外线进行乳房照射、超声波等。

六、中西医临床诊疗思路

西医认为产后 1 周至 2 个月内，泌乳主要靠婴儿的吸吮刺激，使泌乳素释放抑制因子（PIF）分泌减少，导致泌乳素反应性增加，维持至产后 3 个月，吸吮刺激也逐渐减弱乃至消失，此时泌乳主要依靠婴儿规律的吸吮和乳房排空，以及母体充足的营养和睡眠来维持。停止哺乳后，乳汁在乳房内淤积使局部的压力增加，同时没有婴儿的吸吮刺激，解除了对 PIF 的抑制而使泌乳素分泌减少，因此乳汁逐渐减少乃至停止。同时泌乳素的分泌液表现为昼夜节律变化，夜间睡眠好，泌乳素分泌较多。

中医学认为乳汁乃津血所化生。产后气血不足以至乳汁无源：同时乳汁的通畅需要气机调达，产后情志不舒或瘀血内阻，气血不畅，乳汁也通行不畅，乃至缺乳。所以必须气血充足乃至调达，乳房常处于排空状态，乳汁才能源源不断分泌。由此可见，产后多虚多瘀的机制在产后缺乳上也表现得非常明显，针对该病，可以充分发挥中医的优势，以虚实辨证，从脾、胃、肾、肝四脏入手，虚则补之，实则泻之，气血同治，方能更好奏效。乳汁的分泌与情志有密切的关系，所以调畅情志、疏肝理气、安神定志也不可忽略。

七、预防与调护

（1）孕期做好乳头护理，若乳头凹陷或扁平乳头，嘱孕妇经常将乳头向外牵拉或做乳头十字保健操，常用肥皂擦洗乳头，防止乳头皲裂。

（2）纠正孕期贫血，预防产后大出血。

（3）提倡母婴同室，及早吸吮，按需哺乳，掌握正确的哺乳方法。积极刺激乳头，加快乳腺排空，促进乳汁分泌。若哺乳后仍感乳胀者，应将多余的乳汁挤出；若母婴患病，不能哺乳，应将乳汁挤出，每日挤奶 6～8 次，以保持泌乳，待去除疾病后继续哺乳。

（4）加强营养，食物要清淡而富含蛋白质及新鲜蔬菜，忌辛辣酸咸，补充充足的热能和各种营养、水分。

（5）保证产妇充足的睡眠，加强产妇在分娩前后的心理护理，保持乐观舒畅心情，减少不良因素刺激，避免紧张、焦虑甚至悲伤情绪。

古医籍精选

《陈素庵妇科补解》曰："乳头属厥阴，乳房属阳明，乳汁则手少阴手太阳二经血也。若乳汁不行，多属血虚，而兼忧怒所伤。若乳少，全属脾胃虚而饮食减少之故……至于产后乳少，大补气血则胃气平复，胃旺则水谷之精以生新血，血充则乳自足……"

病案分析

某女，31岁，以"产后1个月，乳汁不足"就诊。

患者二胎足月顺产，产程过长，产时感受风寒，第2日即感发热恶寒，全身痛，予以退热药口服，3日后热退，身痛症状消失后方才哺乳，但乳汁不足以喂养婴儿所需，家人按偏方予以鲫鱼汤、当归羊肉汤口服，断断续续，将近1个月，乳汁时下时止，不多。现恶露色淡，量少，感乳房胀痛，关节酸楚，腰腹胀痛，大便2~3日一行，困倦乏力，小便不多，色黄。

专科查体：双乳外观色泽正常，未见红肿，触之胀满微痛，未扪及结节。舌淡胖，苔白略腻，脉沉细涩软。

根据上述资料，请提出你的中西医诊治思路。

（杜巧琳　黎小斌　王吉菊）

第六节　产后乳汁自出和回乳

产后乳汁自出

哺乳期内，乳汁不经婴儿吮吸而自然流出者，称为"产后乳汁自出"，又称"漏乳"或"产后乳汁自漏"。

西医学无此病名，如果乳母体壮，乳汁颇丰，乳胀时便有少量溢乳；或值授乳时间，乳母思欲授乳则乳自出；或断乳之初，乳汁难断而自出者，则为生理现象，不作病论。

一、病因病理

（一）中医病因病机

病机有虚实两端，虚者气血虚弱，胃气不固；实者肝郁化热，迫乳外溢。

1.气血虚弱　因产耗伤，中气不足，或饮食劳倦伤及脾胃，乳房属足阳明胃经，胃气不固，摄纳无权，乳汁随化随出。

2.肝经郁热　产后情志抑郁，郁久化热，或恚怒伤肝，肝火亢盛，乳头属足厥阴肝经，疏泄太过，迫乳外溢。

（二）西医病因病理

现代医学认为，由于婴儿吸吮乳头的反复刺激，使产妇乳头上很多敏感神经冲动沿迷走神经到达垂体，垂体前叶产生催乳素，使乳腺腺泡分泌乳汁，即泌乳反射；垂体后叶产生缩宫素，使腺泡管周围肌细胞收缩，乳汁流出，即射乳反射。产后乳汁自出的产妇多因垂体分泌以上两种激素旺盛，乳腺管粗，致使在没有婴儿吸吮乳头刺激的情况下乳汁自动流出。

二、临床表现

（一）病史

素体虚弱，劳倦过度，贫血或其他慢性病史，或产后性格抑郁病史。

（二）症状

产后未经婴儿吮吸而乳汁自动流出，尤其在哺乳时，吸吮一侧乳头而另一侧乳头乳汁自然流出，乳汁清晰或稠，可伴有疲乏无力、饮食不佳；或乳房胀痛、烦躁易怒、口苦咽干等。

（三）体征

双侧或一侧乳头乳汁点滴而下，渗透衣衫，乳头未见皲裂，乳房柔软或胀满，无红肿，无包块。

三、诊断

根据以上病史、症状和体征，即可确诊。

四、鉴别诊断

1. **乳泣** 孕期乳汁自流出，而非发生在产后哺乳期。
2. **闭经溢乳综合征** 闭经患者同时伴有溢乳，常伴不孕，属月经病范畴，而非产后哺乳期间发生。
3. **乳腺癌** 多为血性分泌物，乳房有肿块，边界不清，质硬。应结合有关检查，以明确病因。

五、治疗

因产后溢乳与泌乳素分泌旺盛有关，抑制泌乳素的药物目前以溴隐亭和麦卡角林为主，但哺乳期不建议服用此药，因此西医暂无特别措施。该病治疗以中医辨证论治为主。

根据乳汁和乳房情况辨别虚实，若乳汁清稀，乳房柔软者，多属气血虚弱；若乳汁浓稠，乳房胀满而痛者，多属肝经郁热。治疗以敛乳为原则，虚者固摄敛乳；实者清热敛乳。同时加强营养，调畅情志，有利于乳汁的生化与蓄溢。

1）气血虚弱证

证候 乳汁不经婴儿吸吮自然流出，量少质稀，乳房柔软而无胀感，神疲乏力，饮食减少，面色不华，舌淡，苔薄白，脉细无力。

治法 补气养血，佐以固摄。

方药 八珍汤（《正体类要》）。

白芍、当归、熟地黄、川芎、白术、党参、茯苓、甘草。

乳汁自出，量少，质清稀，乳房柔软，神疲乏力，治宜益气固摄，去川芎，加黄芪、五味子、芡实。

2）肝经郁热证

证候 乳汁自出，量多，质浓稠，乳房胀硬疼痛，情志抑郁，胸胁胀满，烦躁易怒，口苦，小便短赤，大便秘结，舌红，苔薄黄，脉弦数。

治法 疏肝解郁清热。

方药 丹栀逍遥散（《内科摘要》）。

白芍、当归、柴胡、茯苓、白术、甘草、煨姜、薄荷、牡丹皮、栀子。

若心悸少寐、舌红少津者，加麦冬、五味子；若乳房胀痛有块者，加夏枯草清热散结，生牡蛎平肝散结敛乳。

六、预防与调护

哺乳结束后，手挤、用吸奶器或奶泵将乳房内的乳汁排空，减少乳汁流出。

产后宜戴宽大胸罩，使乳房不受任何刺激，充分松弛。此外，要勤换衣衫，避免乳汁浸渍皮肤发生湿疹或炎症等。

病 案 分 析

季某，女，29岁，因"产后1月余，乳汁外溢1周"就诊。患者顺产后及时哺乳，乳汁充足，但婆媳关系紧张，言语多有不和，1周前恼怒生气，虽按时喂乳，婴儿食量如前，但乳房仍胀痛，乳汁自出，量少质浓稠，不能自止，伴心烦易怒、夜难入寐、咽干口苦、嗳气、胸闷不舒。

专科查体：衣衫前胸见双侧乳汁渍迹，双乳外观色泽正常，饱满，未触及包块硬结，乳头未见皲裂，见有乳汁溢出，色黄质稠，无异味。舌红，苔薄白，脉弦数。

实验室检查：血常规：白细胞 $6.5×10^9/L$，中性粒细胞0.6，血红蛋白125g/L。

根据上述资料，请提出你的中医诊治思路。

回 乳

若乳母体质虚弱，或因病不能授乳，或产后不需要授乳者，或已到断乳之时，或堕胎、小产及中期妊娠引产分娩后必须回乳者，或婴儿死亡者，可选用下列方法回乳。

（1）乳汁不多者，逐渐减少授乳次数，乳汁分泌可逐渐减少至停止。

（2）中药回乳

1）炒麦芽60～120g，水煎代茶饮。

2）炒麦芽200g，蝉蜕5g，煎汤代茶饮。

3）炒麦芽100g，神曲10g，煎汤频饮。

4）免怀散（《济阴纲目》）：红花、赤芍、当归尾、川牛膝，活血通经、引血下行，促使月经来潮，促使乳汁断绝，加炒麦芽60g，效果更好。

（3）外敷回乳：芒硝120g，布包外敷乳房，排乳后敷之，湿后更换。

（4）针灸回乳：①光明、足临泣，针刺行泻法，可灸。②足三里、内关，针刺行泻法，可灸。

（5）食物疗法：豆浆250ml，砂糖适量，混合温服。

（6）西药

1）溴隐亭2.5mg，每日2次，连服14日。

2）苯甲酸雌二醇4mg/d，肌内注射，共3～5日。

3）己烯雌酚5mg，口服，每日3次，共5～7日。

4）维生素 $B_6$10mg，口服，每日3次，共5～7日。

（杜巧琳　黎小斌　王小云）

第七节　产后急性乳腺炎

绝大多数急性乳腺炎（acute mammitis）发生于产后哺乳的妇女，以初产妇多见，一般多在产后3～4周发病，为乳腺的急性化脓性炎症，临床表现为乳房局部结块，红肿热痛，溃后脓出稠厚，伴有恶寒发热等。

本病属中医学"乳痈""妒乳""外吹乳痈"等病证的范畴。

一、病因病理

（一）中医病因病机

1. 病因 本病最常见的病因为乳汁郁积；或情志失调、饮食不节；或哺乳、回奶不当，感受火热毒邪。

2. 病机 肝郁气滞，疏泄失职，致使乳汁瘀滞；饮食失常，过食厚腻，以致脾胃失和，胃热壅滞；外加火毒内侵或小儿口气热，或哺乳、回奶不当，致内热与外邪相搏，久而成脓，发为乳痈。

（1）乳汁郁积：初产妇，乳头破碎，或乳头畸形、凹陷，影响充分哺乳；或哺乳方法不当，或乳汁多而少饮，或断乳不当，导致乳汁郁积，乳络阻塞结块，郁久化热，酿脓而成痈肿。

（2）肝郁胃热：情志不畅，肝气郁结，失于疏泄；或产后饮食不节，脾胃运化失司，阳明胃热壅盛，使乳络闭阻不畅，郁而化热，形成乳痈。

（3）感受外邪：产妇体虚汗出，或露胸哺乳外感风邪，或婴儿含乳而睡，口中热毒之气侵入乳孔，使乳络郁滞不通，化热成痈。

（二）西医病因病理

1. 病因 本病的病因为细菌感染。

2. 病理 乳头破损或皲裂，细菌沿淋巴管入侵，细菌也可侵入乳管，上行至腺小叶而致感染。一般初起呈蜂窝织炎样表现，数日后可形成脓肿，脓肿可以是单房或多房性，脓肿可向外溃破，深部脓肿还可穿至乳房与胸肌间的疏松组织中，形成乳房后脓肿。严重感染者，可并发脓毒血症。

二、临床表现

（一）病史

多有产后乳汁分泌不畅、瘀乳、乳头皲裂、破损或身体其他部位有感染灶的病史。

（二）症状

1. 炎症初期 可见乳房内有界限不清的肿块，有明显触痛，表面皮肤微红。继之局部皮肤发红、发热，有明显肿块，质硬，触痛明显，进一步发展，局部形成脓肿。成脓阶段，硬块中央渐软，按之有波动感。破溃后，局部流脓，形成乳漏时，乳汁可从疮口溢出，表面皮肤可见静脉扩张，腋下淋巴结肿大并有压痛。

2. 乳房蜂窝织炎 产妇突然畏寒、寒战、高热38～39℃以上，乳腺疼痛加重，有跳痛感。检查时，病变多在乳腺外下象限，局部皮肤发红、发热，有明显肿块，质硬，触痛明显，表面皮肤可见静脉扩张；腋下淋巴结肿大并有压痛；严重者可扩散引起菌血症。

3. 乳腺脓肿形成 乳腺内炎症逐渐局限后可形成脓肿，表浅的脓肿可向皮肤外破溃，亦可穿入乳腺管，由乳头向外排脓，在破溃前乳腺内肿块有波动感；深部脓肿早期不易发现，由乳房表面检查不易查出。产妇持续高热，乳房疼痛，脓液引流通畅后产妇体温可下降。

（三）体征

炎症早期，检查时可发现乳房内有界限不清的肿块，触痛明显，表面皮肤微红，继之局部皮肤发红、发热，有明显肿块，质硬，触痛明显，进一步发展，局部可形成脓肿。成脓阶段，硬块中央渐软，按之有波动感。破溃后，局部流脓，形成乳漏时，乳汁可从疮口溢出，表面皮肤可见静脉扩张，腋下淋巴结肿大并有压痛。

三、辅助检查

1. 血常规 白细胞计数及中性粒细胞增高，有核左移现象。

2. 乳腺红外线透光检查 可见血管充血，局部有炎症浸润阴影。

3. 乳腺 B 超检查 可发现乳腺体积明显增大，回声增强。如有脓肿形成，即在乳房深部有积液暗区，亦可因脓肿未及时切开引流而流入乳房及胸大肌间的疏松组织中，形成乳房后脓肿的积液暗区。

四、诊断

诊断根据临床症状和体征，并结合以上实验室检查可确诊本病。

五、鉴别诊断

1. 产褥感染 可有寒战、高热、恶露异常及腹痛，但无乳腺局部急性炎症表现。

2. 单纯乳腺充胀 一般发生于产后 2～5 天，由泌乳前的静脉与淋巴液充盈所致。乳房局部也有轻度发热或触痛，但经过冷敷及哺乳可很快消退，体温一般低于 37.5℃。

六、治疗

（一）中医治疗

1. 辨证方药 本病的中医治疗应结合各期不同的变化论治。

1）瘀乳期

证候 乳房肿胀疼痛，皮肤微红或不红，肿胀或有或无，排乳不畅，伴有恶寒、发热、口渴、烦躁、厌食、便干，舌红，舌苔薄黄或黄腻，脉弦数或浮数。

治法 清热解毒，行气散瘀止痛。

方药 瓜蒌牛蒡子汤（《医宗金鉴》）。

瓜蒌仁、牛蒡子、天花粉、黄芩、生栀子、连翘、皂角刺、金银花、甘草、陈皮、青皮、柴胡。

若热重者，加蒲公英、石膏、夏枯草；若肿痛者加乳香、没药、王不留行；如仍哺乳，加穿山甲、木通；恶露较多者，加益母草、当归、川芎；若回乳，加焦山楂、炒麦芽。

2）成脓期

证候 乳房胀痛剧烈，皮肤焮红，肿块逐渐增大，跳痛拒按，壮热不退，口渴喜饮，或烦躁汗出，舌质红，苔黄，脉弦数。

治法 清热解毒，通乳透脓。

方药 透脓散（《外科正宗》）加牛蒡子、金银花、连翘、白芷、紫花地丁。

黄芪、穿山甲、川芎、当归、皂角刺、牛蒡子、金银花、连翘、白芷、紫花地丁。

若跳痛者，加蒲公英、牡丹皮。

3）溃脓期

证候 乳房肿胀疼痛，热势可稍减，乳房破溃流脓，脓液黏稠，并可自乳头流出脓汁样乳汁，脓出后破口逐渐愈合；若破溃后脓出不畅，肿痛不减，身热不退，疮口经久难愈，伴神疲、体倦，舌质淡红，苔薄白，脉沉。

治法 补益气阴，清除余毒。

方药 四妙勇安汤（《验方新编》）加黄芪、党参、白术。

金银花、玄参、当归、甘草、黄芪、党参、白术。

2. 针灸推拿治疗

（1）针刺：常用穴位膻中、期门、肩井、合谷、足三里，均用泻法。用于初期未化脓者。

（2）乳房按摩：先于患乳涂少许润滑油，用五指呈半屈曲状，自乳房四周向乳头方向轻轻按摩，并同时轻轻提拉乳头，促进乳汁通畅。每日 2～3 次，每次 10～15 分钟。适用于乳腺炎早期、乳汁积滞明显者。

3. 外敷法

（1）用芒硝适量，开水溶解、过滤，然后用纱布或毛巾浸透，稍加捏压，以不滴水为度，敷于患部，候冷即换。每日 2～3 次，用于早期患者。

（2）如意金黄散适量，菊花汁调敷患处，保持一定湿度，每日 1 次。

4. 切开换药 脓成后，在局麻下，沿乳管方向做放射状切口，用凡士林纱条换药引流，外敷金黄散（水调），脓尽可外敷生肌散。

（二）西医治疗

本病应及早诊断，积极治疗，以免炎症扩散破坏更多的乳腺小叶，使病情加重，增加产妇疼痛，影响婴儿哺乳。

1. 炎症明显者 应停止哺乳，但必须使乳汁通畅排出（可用吸奶器），防止乳汁瘀积，局部热敷或物理治疗以促进炎症消散或局限化，同时视病情情况合理选择抗生素。如青霉素、头孢菌素类药物。

2. 手术治疗 一旦乳房内脓肿形成，对较小的脓肿可局部穿刺抽出脓液并注入抗生素，每日 1 次，至局部无积脓为止。脓肿较大且往往为多房性时，穿刺抽脓效果不好，应及时行乳晕向外做放射状切开引流。如脓肿较深，应于乳腺下缘做孤行切开，注意勿伤及乳腺管。

七、中西医临床诊疗思路

产后急性乳腺炎的西医病因病理机制明确，治疗上给予足量抗生素，同时配合清热解毒、活血化瘀的中草药内服及外敷为主要治疗方法，以免炎症扩散破坏更多的乳腺小叶。强调及早处理，以消为贵。瘀滞者以通为主，成脓者以彻底排脓为要，对并发脓毒症者，及时采用中西医综合疗法。

八、预防与调护

（1）积极治疗乳头皲裂，可用麻油或蛋黄油外敷。乳头凹陷（俗称马口奶），在妊娠期采用牵拉、抽吸等法及时纠正。

（2）新产妇宜心情舒畅，避免过食肥甘厚味。正确哺乳回乳，保持乳头清洁；不让婴儿含乳睡觉；每次哺乳时，要使乳汁吸尽、排空，以防乳汁瘀积。回乳应逐渐减少哺乳次数，不宜突然断奶。

（3）出现乳痈倾向或初期乳痈者，应采取积极措施内服、外治，以消散积乳。

古医籍精选

《刘涓子鬼遗方》曰："治发背、发乳，四体有痈疽，虚热大渴，生地黄汤方……治发背乳痈，已服生地黄汤，取利后服此淡竹叶汤方……治发背痈及发乳，兼味竹叶汤下……治妇人妒乳，辛夷汤方……治妇人客热乳结肿，或溃或作痛，内补黄芪汤方。"

《圣济总录·卷第一百二十八·痈疽门·乳痈》曰："新产之人，乳脉正行，若不自乳儿，乳汁蓄结，气血蕴积，即为乳痈。又有因乳子，汗出露风，邪气外客，入于乳内，气留不行，传而为热，则乳脉壅滞，气不疏通，蓄结成脓，疼痛不可忍，世谓之吹奶。"

《外科启玄·乳痈》曰："乳肿最大者曰乳发。次曰乳痈。初发即有头曰乳疽……有孕为内吹。有儿为外吹。"

病 案 分 析

陈某，女，34岁，因"产后3周，左侧乳房红肿热痛2日"就诊。左侧乳房肿胀疼痛，排乳不畅，恶寒，低热，口渴，烦躁，纳差，大便干结，小便黄。

查体：体温38.3℃，呼吸20次/分，心率98次/分，血压130/75mmHg。左侧乳房内可及界限不清的肿块，触痛明显，表面皮肤微红。舌红，苔薄黄，脉弦数。

根据上述资料，请提出你的诊断思路。

第八节 产后便秘

产后便秘（postpartum astriction）是指产后饮食正常，大便秘结艰涩，数日不解或大便干燥疼痛，难以排出者。

中医学又称之为"产后大便难""产后大便不通""产后大便秘涩"，是新产三病之一。

一、病因病理

（一）中医病因病机

1. 病因 本病发病因素有三：一是因产失血、汗出所致血虚津亏；二是元气亏虚；三是阴虚火盛。其中尤以血虚为最主要，与产时产后出血多少、产程长短、是否顺利等有直接关系。以上各种因素可互为因果，阴血亏虚，虚热内生；邪热内灼，津液耗损；元气亏虚，输送无力，大便结滞，越结越燥；且气虚无以生血，营血愈亏，以致恶性循环。

2. 病机

（1）血虚津亏：素体阴血亏虚，复加产时失血、出汗伤津，血虚津亏，肠失濡润，无水行舟，故大便不畅、艰涩难行。

（2）气虚失运：素体气虚，分娩耗血伤气，气虚大肠无力传导，故大便难行。

（3）阴虚火旺：素体阴虚，无以制火，火伤阴津，津液更亏，大便结于肠腑。

（二）西医病因病理

产后因卧床休息过多，活动少，腹肌及盆底肌肉松弛，肠道蠕动减弱，加之有些产妇饮食习惯不良，少食新鲜蔬菜、水果，或产后因会阴部伤口疼痛等忍解大便，均可引起大便秘结。

二、临床表现

（一）病史

近期有产时产后失血过多，或出汗过多病史。

（二）症状

产后数日，饮食如故，大便秘结艰涩，数日不解或大便干燥疼痛，难以排出者。

三、辅助检查

本病无需特殊检查。必要时可行腹平片检查以排除肠梗阻。

四、诊断

根据以上病史，结合产后大便数日不解或干结疼痛，怒责难出症状，可确诊。

五、鉴别诊断

本病应与其他病变引起的便秘相鉴别，如痔疮、肛裂等。

六、治疗

（一）中医治疗

1. 辨证方药　针对产后体虚津亏的特点，治疗本病以养血润燥为主，根据气血偏虚程度，或兼有内热之异而随证变通。然产后便秘以虚者为多，临证时不宜妄投苦寒通下之品，以免徒伤中气，重伤阴血。

1）血虚津亏证

证候　产后大便干燥，或数日不解，无腹胀腹痛，饮食如常，伴面色萎黄、皮肤不润、心悸失眠，舌淡，苔薄白，脉细或虚而涩。

治法　滋阴养血，润肠通便。

方药　四物汤（《太平惠民和剂局方》）加火麻仁、柏子仁、肉苁蓉、制首乌。

熟地黄、白芍、当归、川芎、火麻仁、柏子仁、肉苁蓉、制首乌。

2）气虚失运证

证候　产后数日不解大便，时有便意，临厕努责乏力，大便不坚，汗出，乏力，短气懒言，便后疲乏更甚，舌质淡，苔薄白，脉虚缓。

治法　益气养血，润肠通便。

方药　圣愈汤（《脉因证治》）加火麻仁、制首乌。

熟地黄、白芍、当归、川芎、人参、黄芪、火麻仁、制首乌。

若腹部痞满不适者，加枳壳、木香以行气宽中除痞；心悸失眠者，加酸枣仁、柏子仁以宁心安神。

3）阴虚火旺证

证候　产后数日不解大便，解时艰涩，大便坚结，伴颧赤咽干，五心烦热，脘中痞满，腹部胀痛，小便黄赤，舌质红，苔薄黄或少苔，脉细数。

治法　滋阴清热，润肠通便。

方药　两地汤（《傅青主女科》）加火麻仁、柏子仁。

生地黄、地骨皮、麦冬、玄参、阿胶、白芍、火麻仁、柏子仁。

若口干舌燥者，加石斛、玉竹以润燥生津。

2. 针灸推拿治疗

（1）体针：大肠俞、足三里、内关；中脘、足三里、内关。针刺行泻法，用于实秘。膈俞、肝俞、天枢，针刺行补法，用于虚秘。取三焦俞、肾俞、水分、气海、复溜穴。隔日 1 次，10 次为一疗程，休息 7 日，再针第二疗程。

（2）推拿疗法：用双手各一指以适当的压力揿按迎香穴 5～10 分钟，或用按摩法将手指向四周移动扩大面积，可使肠蠕动加快。

（二）西医治疗

开塞露：每次 1～2 个，纳入肛门，或者肥皂水灌肠，或口服缓泻剂。

七、中西医临床诊疗思路

产后便秘西医病因机制明确，治疗主要以灌肠及开塞露塞肛为主，中医临证思路清晰，经方辨证灵活，中药结合针灸推拿及食疗效果较好，因此我们治疗本病应充分发挥中医药的优势。

具体应用上，根据气虚、血虚、阴虚之侧重，各用益气、养血、滋阴等法配以润肠通便，同时要注意虚中夹实的情况存在，勿忘产后多虚的病理特点，以免伐伤正气。

八、预防与调护

（1）积极预防产后出血及出汗伤津。

（2）注意饮食调节，多食蔬菜及含纤维多的食物，忌食辛辣及刺激食品。

（3）产后宜及早下床适当活动。

（4）养成定时排便的习惯。

古医籍精选

《经效产宝·产后十八论》曰："产卧水血俱下，肠胃虚竭，津液不足，故大便涩秘。若过五六日腹中闷痛者，乃有燥粪在脏腑，以其干涩不能出耳，宜服麻仁丸，更以津润之。若误以为热而投寒药，则阳消阴长，变动百生，性命危矣。"

《陈素庵妇科补解·产后大便秘结方论》曰："产后大便闭结者，由产后去血过多，津液干涸，肠胃燥结，是以大便闭。"

《济阴纲目·大便涩秘》曰："产后固不可轻用大黄，若大肠干涩不通，或恶露点滴不出，不得大黄以宣利之，则结滞决不能行……利后仍即以参、术、芎、归、甘草等药调补之。不然，元气下脱，后将不可收拾矣。"

病案分析

周某，女，28岁，因"大便艰涩难行1个月"就诊。1个月前顺产，生产过程中出血量多。近1个月来大便干燥，或数日不解，无腹胀腹痛，面色萎黄，皮肤不润，饮食如常，心悸失眠。

查体：体温36.5℃，呼吸20次/分，心率80次/分，血压125/75mmHg，全腹软，无压痛、反跳痛，肠鸣音正常。舌淡，苔薄白，脉细涩。

根据上述资料，请提出你的诊断思路。

（陈秋霞　黎小斌　黄旭春）

第九节　产后腹痛

产后腹痛（postpartum abdominal pain）是指分娩后子宫强烈地阵发性收缩而引起的小腹疼痛，是产后常见并发症，又称"儿枕痛""儿枕腹痛""产后腹中痛"。人工流产后、药物流产后的腹痛治疗可参照本节内容。

一、病因病理

（一）中医病因病机

1. **病因**　本病主要由血虚、血瘀、热结等引起。素体气血不足，产后失血伤气，冲任脉虚、胞脉失养，气虚不足以行血，胞宫胞脉失于濡养，不荣则痛；产后虚弱，血行无力，留滞于胞宫为瘀，或感受风寒、外邪与胞宫余血结而为瘀，或情志不畅，气滞而血瘀，不通则痛。

2. **病机**

（1）血虚：素体气血不足，产后失血伤气，冲任脉虚、胞脉失养，气虚不足以行血，胞宫胞脉失于濡养，不荣则痛。

（2）血瘀：产后血室正开，起居不慎，寒邪乘虚而入，血为寒凝；或情志不畅，血随气结而成瘀；或产后虚弱，血行无力，恶露当下不下，留滞于胞宫为瘀，不通则痛。

（3）热结：产后胞宫胞脉空虚，邪毒内侵，入里化热，血热互结，闭阻胞脉，不通则痛。

（二）西医病因病理

现代医学认为产后腹痛是由于产妇分娩后，由于子宫纤维的收缩和缩复作用所致。产后子宫收缩呈阵发性痉挛，使子宫肌壁血管缺血，组织缺氧，神经细胞受刺激出现腹痛。

二、临床表现

（一）病史

本病多发于经产妇，可有难产、胎膜早破、产后出血等病史。患者多素体虚弱，产时产后有失血过多，或情志不遂，或感受风寒史。

（二）症状

新产后至产褥期内持续 1 周以上的小腹部阵发性剧烈疼痛，或产后不足 1 周，但小腹阵发性疼痛加剧，或小腹隐隐作痛，不伴有寒热，常伴有恶露不净。

（三）体征

1. **腹部触诊**　腹痛时，下腹部可触及子宫呈球状硬块，或腹部柔软，无块。

2. **妇科检查**　注意恶露的量、色、质、气味有无异常；有无伤口感染；宫颈口有无组织物嵌顿；盆腔有无触痛包块。

三、辅助检查

1. **血液检查**　必要时行血常规检查、分泌物培养，排除产褥感染的可能。

2. **B型超声检查**　可了解子宫复旧情况，宫腔内有无组织物残留。

四、诊断

依据临床有产后失血过多，情志不畅，或感受寒热之邪病史，产妇腹痛难以忍受，呈阵发性，哺乳时加重的临床表现，结合实验室及 B 超检查即可诊断。

五、鉴别诊断

1. **产后生理性腹痛**　在胎盘娩出，胞宫缩复过程中，可发生阵发性的小腹疼痛，一般持续3～5日可减轻或消失；有些产妇在哺乳时偶发小腹疼痛，这些均属于正常的产褥期反应。如果腹痛持续时间过长，或疼痛程度严重，常伴有恶露不下或恶露量少，应考虑产后腹痛。

2. **产后伤食腹痛**　有饮食失节史。疼痛部位多在上腹部，伴有嗳腐吞酸、食欲不振、呕吐腹泻，或便秘等消化道症状。恶露可无改变。

3. **产后感染腹痛**　腹痛剧烈，持续不减，拒按，伴发热恶寒，体温38℃以上，恶露色暗臭秽。实验室检查、血常规、分泌物培养、妇科检查、B超检测可获阳性，可鉴别。

4. **产后痢疾**　起病急，有不洁进食史。疼痛部位在脐周，伴有发热、里急后重，下痢赤白脓血便。大便常规可见红细胞、白细胞。

六、治疗

（一）中医治疗

1. **辨证方药**

1）血虚证

证候　产后小腹隐痛，多日不解，喜按喜揉，恶露量少，色淡无块，头晕目眩，心悸失眠，大便干燥，舌质淡，苔薄白，脉细无力。

治法　益气补血，荣络止痛。

方药　肠宁汤（《傅青主女科》）。

当归、熟地黄、人参、阿胶、山药、续断、肉桂、麦冬、甘草。

若血虚津亏便结者，去肉桂，加肉苁蓉、火麻仁润肠通便；腹凉喜暖者，加小茴香、吴茱萸、艾叶暖宫散寒止痛；恶露不畅者，加益母草、桃仁活血化瘀；腹痛兼有下坠感者，加黄芪、白术益气升提。

若腹痛剧烈者，加没药、延胡索、姜黄以行气止痛；便秘明显者，去肉桂，加全瓜蒌、生首乌、肉苁蓉以润肠通便；若血虚兼寒，症见小腹隐痛、得热痛减、面色青白、形寒肢冷，或大便溏薄，舌淡，脉细而迟，治宜养血温中、散寒止痛，方选当归建中汤（《千金翼方》）。

2）血瘀证

证候　产后小腹疼痛拒按，或得温稍减，恶露量少不畅，色紫暗有块，面色苍白或青白，四肢不温，气短懒言，或胸胁胀痛，心烦郁闷，舌质暗，苔白，脉沉细、沉紧或涩。

治法　活血化瘀，通络止痛。

方药　生化汤（《傅青主女科》）。

当归、川芎、桃仁、炮姜、炙甘草、黄酒、童便。

若恶露量少夹有血块，腹部硬者，加五灵脂、生蒲黄、延胡索以增强活血祛瘀之力；面白气短兼欲吐者，加吴茱萸、法半夏；胸胁胀痛，小腹胀甚而痛者，加香附、郁金以疏肝理气，行滞止；小腹冷痛绞痛为寒凝血瘀者，可加干姜、肉桂、川椒等。

3）热结证

证候　产后小腹疼痛拒按，或有灼热疼痛，恶露量由多渐少，其气秽臭，口渴，小便黄，大便秘结，舌红，苔黄，脉数。

治法　泻热逐瘀，活血止痛。

方药　大黄牡丹皮汤（《金匮要略》）

大黄、丹皮、桃仁、冬瓜仁、芒硝。

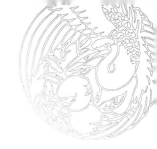

2. 外治法

（1）针灸：针刺三阴交、足三里、关元、气海等穴，虚证用补法或艾灸。

（2）点按穴位：用拇指指端点按双侧次髎、腰阳关穴，每穴1～2分钟。

（二）西医治疗

1. 药物 产后腹痛较重影响产妇休息和睡眠时，可给予适量的止痛药，如索米痛片、氟灭酚、吲哚美辛等。

2. 清除宫腔残留物 如有胎盘、胎膜残留，应在常规消毒下行清宫术，术后积极抗感染治疗。

七、中西医临床诊疗思路

产后腹痛，常因子宫复旧不良，或胎盘、胎膜残留所致。中医病机有虚有实。辨证时应以小腹疼痛的性质参合恶露的量、色、质为辨证要点。治疗原则应为虚者补之、瘀者行之。

西医方面，有胎盘或组织物残留，必要时可行清宫术，术后适当给予抗生素预防感染。

对于人工流产后或药物流产后的腹痛，其辨证论治与足月妊娠产后腹痛不同，证似而因异，其腹痛病因多由于冲任脉正盛时期，胚胎突去而产生的实多虚少之证。可从疏肝理气，调适冲任入手。

八、预防与调护

（1）做好计划生育工作，避免多次妊娠（包括人工流产、堕胎、小产）。

（2）产后仔细检查胎盘、胎膜是否完整，注意子宫缩复及恶露情况。

（3）加强围产期宣教，减少不必要的顾虑，保持心情舒畅，产后注意避风寒，勿食生冷辛辣之品。

古医籍精选

《金匮要略》曰："产后腹中疼痛，当归生姜羊肉汤主之；并治腹中寒疝、虚劳不足……产后腹痛，烦满不得卧，枳实芍药散主之。产妇腹痛，法当以枳实芍药散，假令不愈者，此为腹中有干血着脐下，宜下瘀血汤主之；亦主经水不利。"

《妇人大全良方》曰："夫儿枕者，由母胎中宿有血块，因产时其血破散与儿俱下，则无患也。若产妇脏腑风冷，使血凝滞，在于小腹不能流通，则令结聚疼痛，名曰儿枕也……夫产后小腹痛者，此由产时恶露下少，胞络之间有余血与气相击搏，令小腹痛也。因重遇于冷，则血结变成血痕，亦令月水不利也。"

《景岳全书·妇人规》曰："产后腹痛，最当辨察虚实。血有留瘀而痛者，实痛也；无血而痛者，虚痛也。大都痛而且胀，或上冲胸胁，或拒按而手不可近者，皆实痛也，宜行之散之。若无胀满，或喜揉按，或喜热熨，或得食稍缓者，皆属虚痛，不可妄用推逐等剂。

凡新产之后，多有儿枕腹痛者，摸之亦有块，按之亦微拒手，故古方谓之儿枕，皆指为胞中之宿血，此大不然。夫胎胞俱去，血亦岂能独留？盖子宫蓄子既久，忽尔相离，血海陡虚，所以作痛。胞门受伤，必致壅肿，所以亦若有块，而实非真块。肿既未消，所以亦颇拒按。治此者，但宜安养其脏，不久即愈，惟殿胞煎为最妙，其次则四神散、五物煎皆极佳者。若误认为瘀，而妄用桃仁、红花、玄胡、青皮之属，反损脏气，必增虚病。"

病案分析

李某，女，30岁，家庭主妇，已婚，孕3产2人流1，2016年11月30日就诊。

主诉：产后下腹疼痛1个月。

现病史：患者于2016年10月20日顺产1女，诉产时出血量约500ml，其后出现间断下腹隐痛不适，近日腹痛次数较前频繁，伴小腹空坠感，乏力，头晕，精神不振，面色苍白，无发热恶寒，恶露未净，色淡红，量中，乳汁不足，量少清稀，二便正常，舌淡，苔薄白，脉细。

妇科检查：外阴发育正常，阴道通畅，内见少量淡粉色血污，宫颈轻度柱状上皮外移，子宫前位，稍大，宫底部位于其下3指，轻压痛。双侧附件未及异常。

B超检查：子宫稍大，双侧附件未见异常。子宫内膜厚7mm，尚均质，内未见异常回声。

血常规：正常。

根据上述资料，请提出你的诊断思路。

（黎小斌　陈　玮　黄旭春）

第十一章　外阴上皮内非瘤样病变

外阴上皮内非瘤样病变（nonneoplastic epithelial disorders of vulva）是一组女性外阴皮肤和黏膜组织发生色素改变和变性的常见慢性病变，这类病变过去被归类于外阴营养不良，1987年国际外阴疾病研究学会（ISSVD）与国际妇科病理家学会（ISGYP）提出新的分类系统与命名，建议采用本病名，包括鳞状上皮增生、外阴硬化性苔藓和其他皮肤病。本章重点讨论外阴鳞状上皮增生和硬化性苔藓两种疾病。由于鳞状上皮增生和外阴硬化性苔藓多有外阴皮肤和黏膜的色素减退，临床上也称外阴白色病变。

第一节　外阴鳞状上皮增生

外阴鳞状上皮增生（squamous cell hyperplasia of vulva）是以外阴瘙痒为主要症状的鳞状上皮细胞良性增生为主的外阴疾病，多见于50岁左右的妇女。癌变率为2%～5%。

中医古籍无此病名，但根据其症状及体征表现，可属"阴痒"的范畴。

一、病因病理

（一）中医病因病机

1.**病因**　本病内因为肝、脾功能失常；外因为湿热下注，或外邪入侵、虫蚀为患。

2.**病机**　因肝经绕阴器，肝为风木之脏；脾司生化气血，主肌肉。肝经湿热，或肝郁脾虚，化火生湿，郁久化热，下注前阴则痒；或感染虫毒，虫扰阴部，均可致阴痒。

（二）西医病因病理

1.**病因**　本病的病因不明。可能与外阴局部潮湿、阴道排出物或外来刺激物的刺激出现外阴瘙痒而反复搔抓有关。

2.**发病机制**　一般认为可能与以下因素有关：

（1）外阴局部神经血管功能失调，导致外阴局部组织生长和代谢功能障碍。

（2）表皮局部代谢刺激物——抑素平衡遭到破坏，表皮组织的自稳调节失去平衡，抑素分泌过多，表皮分化与生长受到抑制，引起表皮萎缩，而抑素下降又可使表皮增厚。

（3）外阴局部刺激如分泌物多、衣着或月经垫的刺激，在局部神经末梢变性的基础上，使毛细血管扩张，组织水肿，局部供血不足，表皮生长发生障碍。

（4）卵巢功能低下或消失，雌激素缺乏。

3.**病理**　主要组织病理变化为：

（1）表皮层角化过度和角化不全，棘细胞层不规则增厚，上皮脚向下延伸，末端钝圆或较尖。

（2）上皮角之间的真皮层乳头明显，并有轻度水肿，以及淋巴细胞和少量浆细胞浸润。

（3）上皮细胞层次排列整齐，极性保持，细胞大小形态、细胞核染色均正常。

二、临床表现

（一）病史

有居住潮湿，或带下量多史，或各种阴道炎症等病史。

（二）症状

外阴瘙痒是此病最主要的症状，患者多难以耐受而搔抓，严重者坐卧不安，影响睡眠。由于搔抓局部时刺激较大的神经纤维，可抑制瘙痒神经纤维反射，患者瘙痒可暂时得到缓解，但搔抓可以导致皮肤进一步损伤，从而触发新的瘙痒反应以致瘙痒更剧，表现为反复搔抓与瘙痒，形成恶性循环。

（三）体征

病损主要累及大阴唇、阴唇间沟、阴蒂包皮、阴唇后联合等处，常呈现局灶性、多发性或对称性。早期病变时，皮肤颜色呈暗红或粉红，角化过度部位则呈白色。晚期病变时由于长期搔抓和摩擦，皮肤增厚似皮革，色素增加，正常皮肤的纹理明显突出，皮嵴隆起，呈现多数小角性扁平丘疹，并群集成片，出现苔藓样变。由于局部潮湿、搔抓和摩擦的程度不同，以及对局部用药的反应不一，患者不同部位的病损形态亦有所差异，严重者可因搔抓引起表皮抓破、皲裂、溃疡。

（四）主要并发症

如果出现病损局部溃疡长期不愈，特别是有结节隆起时，应警惕局部癌变的可能，应及早活检确诊。

三、辅助检查

病理检查是确诊手段。

四、诊断

根据临床症状和体征可做出初步诊断。确诊靠组织学检查，活检应在色素减退区、皲裂、溃疡、隆起、硬结和粗糙处进行，注意多点活检。为使取材适当，活检前先以 1%甲苯胺蓝涂抹局部皮肤，干燥后用 1%醋酸液擦洗脱色，在不脱色区活检，有助于提高不典型增生或早期癌变的检出率。

五、鉴别诊断

外阴鳞状上皮增生应与外阴白癜风、白化病、特异性外阴炎及外阴上皮内瘤变和癌相鉴别。

1. 与外阴白癜风鉴别 外阴皮肤出现界限分明的发白区，表面光滑润泽，质地完全正常，且无任何自觉症状者为白癜风。

2. 与外阴炎鉴别 外阴皮肤增厚，发白或发红，伴有瘙痒且阴道分泌物增多者，应首先排除假丝酵母菌病、滴虫阴道炎和外阴炎，分泌物中可查见病原体，炎症治愈后白色区逐渐消失；外阴皮肤出现对称性发红、增厚，伴有严重瘙痒，但无阴道分泌物多者，应考虑糖尿病所致外阴炎的可能。在原发疾病治愈后，瘙痒和局部白色区可消退。

六、治疗

（一）中医治疗

1. 辨证方药 本病治疗要根据辨病、辨证相结合的原则，除依据患者症状、舌脉外，还需结合局部的病变特点，内服、外治并举，治法以疏肝养血、祛风止痒、清热利湿为主。

1）肝郁气滞证

证候 外阴瘙痒、干燥，灼热疼痛，外阴局部皮肤粗糙、肥厚或皲裂、脱屑、溃疡，或色素减退，性情抑郁，经前乳房胀痛，胸闷嗳气，两胁胀痛，舌苔薄，脉细弦。

治法 疏肝解郁，养血祛风。

方药 黑逍遥散（《太平惠民和剂局方》）加减。

柴胡、白芍、当归身、白术、茯苓、熟地黄、甘草、生姜、大枣。

如咽干口燥、头晕目眩者加枸杞子、麦冬、沙参、川楝子以滋阴清热；如心烦易怒者，加牡丹皮、栀子以清肝经之热。

2）湿热下注证

证候 外阴瘙痒、灼热疼痛，外阴局部皮肤粗糙、肥厚或皲裂，溃疡或色素减退，性情急躁，经前乳房胀痛，胸闷嗳气，两胁胀痛，舌质红，苔黄腻，脉弦滑。

治法 清热利湿，消斑止痒。

方药 龙胆泻肝汤去木通（《医宗金鉴》）加减。

龙胆草、栀子、黄芩、泽泻、车前子、柴胡、甘草、当归、生地黄。

若烦躁、头晕、目眩者可加枸杞子、麦冬、沙参以滋阴清热；心烦易怒者加牡丹皮、枸杞子清肝经之热；若局部红肿，渗流黄水者，加蚤休、土茯苓、连翘以清热解毒；带下色黄量多者，加椿根皮、薏苡仁以清热除湿止带。

2. 外治法

（1）针灸治疗

1）体针：主穴取曲骨、横骨、阴阜、阿是穴；配穴取三阴交、阴廉、上星，直刺，留针20～30分钟。耳针：主穴取神门、外生殖器、肺；配穴取肾、内分泌、皮质下、肝等，留针20～30分钟。

2）穴位注射：丹参注射液，交替注射于病变部位与上髎穴，病变部位每次2ml，上髎穴每次1ml，10日为一疗程。

3）穴位埋线：将3号羊肠线剪成3cm长，埋于穴位深部，取穴为：横骨、曲骨、血海及坐骨结节内上寸，同时还可从大阴唇两侧上端向下端方向刺入，埋线于此，每20日治疗1次，3次为一疗程。

（2）中药外治法

1）外洗法：选用赤芍、苦参、牡丹皮、制香附、蛇床子、地肤子、防风、肉苁蓉、木贼草、淫羊藿、雄黄、冰片等煎水外洗或湿敷。每日1～2次。

2）外涂法：对实证病变，可选用白斑外敷方：炉甘石30g，密陀僧12g，飞滑石15g，煅石膏、制南星、皂荚各9g，枯矾、炮山甲各6g，共研为末，用麻油或凡士林调匀、消毒处理，于每次坐浴后擦患处，每日1～3次。

（二）西医治疗

1. 一般治疗 保持外阴部皮肤清洁干燥，不宜用肥皂、清洁剂或刺激性药物擦洗外阴。忌穿不透气的化纤内裤。忌食过敏、辛辣食品和少饮酒。对精神较紧张、瘙痒症状明显以致影响睡眠者，可使用镇静、安眠和抗过敏药物。

2. 局部药物治疗 主要目的在于控制局部瘙痒。一般主张采用皮质激素局部治疗。临床常用药物有0.025%氟轻松软膏、0.01%曲安奈德软膏或1%～2%氢化可的松软膏或霜剂，每日涂擦局部3～4次。长期连续使用高效激素制剂，可导致局部皮肤萎缩，故当瘙痒基本控制后，应停用高效糖皮质激素类制剂，改以作用较轻微的氢化可的松软膏每日1～2次继续治疗，连续6周。瘙痒消失，患者不再搔抓，仍需经过较长时期增生变厚的皮肤肉眼及病理方可明显改善，甚至有可能完全恢复正常。

3. 物理治疗 对缓解症状、改善病变有一定效果。常用方法有：

（1）聚焦超声治疗：利用超声波在组织内有良好的能量穿透性，将超声波的能量聚集到发生病变的真皮层内，通过超声的机械效应、热效应及空化效应，使病变组织内的小血管、毛细血管及神经末梢受到损伤；同时促进局部微血管的形成，改善其微血管和神经末梢的营养状况，改变局部组织生长的微环境，使组织修复和再生，从而使病变的外阴皮肤康复。

（2）激光治疗：可以破坏皮肤深度 2mm 的异常上皮组织及真皮层内神经末梢，从而阻断瘙痒和搔抓引起的恶性循环。本法治疗简易、破坏性小、瘢痕少，但远期仍有 50%的复发率。

（3）其他：一些学者也提出高压氧、光动力学、微波等疗法，有待进一步研究。

4. 手术治疗 由于外阴鳞状上皮细胞增生发生癌变的概率很低，且手术治疗后仍有远期复发的可能，故目前主张以药物治疗为主。手术治疗仅适用于局部病损组织出现不典型增生或有恶变可能，以及反复药物、物理治疗无效者。目前常采用的手术治疗有单纯性外阴切除，如病灶极局限，可考虑行单纯病灶切除，但因一般病变范围较广，故多需行单纯外阴切除术。由于切除后瘢痕组织形成常导致术后性交痛，故有人主张手术的同时行皮片移植以减少瘢痕挛缩。术后应定期随访，一般远期复发率在 50%左右。复发部位多在切口周围，再次手术仍难以避免再度复发。

七、中西医临床诊疗思路

中医药治疗外阴上皮内非瘤样病变（包括外阴鳞状上皮增生和外阴硬化性苔藓），强调标本同治。中医学认为肾主生殖，藏精，开窍于二阴，又有女子以肝为先天，肝藏血而绕阴器，故而外阴病变均与肝肾相关，肝肾功能失调，精血不足，导致外阴失于濡养，出现本病相关的病变。脾为后天之本，脾阳不足则运化失司，生化乏源，同样无以荣养阴器，同时水湿内停，久而化热，湿热胁迫下注于阴器，亦可致病。上述诸证型并不是孤立存在的，在疾病发生发展过程中，互相影响，甚至互相转变。因此，在临床上治疗本病，当灵活运用诸法，审症求因以治本。

现代医学研究发现本病的致病因素多种多样，而发病机制尚不明确，可能是多种机制共同致病，不同病理类型的病因病机尚有差别，因此，在治疗用药方面当区别对待。现代医学使用药物治疗本病，并没有合适的内服药物，仅有外用药。近年来物理疗法成为本病治疗的热门，既可做到无创治疗，不良反应发生率也较低，又有较好的临床疗效，复发后仍可继续治疗。

中医治疗本病，既有经验方、单方验方治疗，更多的是辨证施治，同时，中医治疗本病方法多样，可口服药物，亦可外用药物，亦可结合针灸、穴位注射等方法。中西医结合治疗，可减少西药的用量，瘙痒难忍时可用其控制，平时用中药治疗，既可降低西药的不良反应，又能达到起效快、缩短疗程、降低复发率的目标，体现了各自的优点，有良好的发展前景。

八、预防与调护

应积极治疗各类导致外阴分泌物增多的阴道炎，避免衣着或月经垫的刺激，不食辛辣刺激性食物，忌烟酒，保持心情舒畅。

古医籍精选

《景岳全书》曰："妇人阴痒，必有阴虫，微则痒，甚则痛，或脓水淋沥，多由湿热所化。"

《女科撮要》曰："妇人阴疮，乃七情郁火，伤损肝脾，湿热下注。"

《女科精要》曰："欲事伤损肝肾，肾阴亏而肝火旺，木郁思达，肝经郁滞之火走空窍而下注为痒。"

第二节　外阴硬化性苔藓

　　外阴硬化性苔藓（lichen sclerosus of vulva）是一种以外阴及肛周皮肤萎缩变薄、色素减退呈白色病变为主的皮肤病。由于皮肤萎缩为此病特征，故皮肤科医师又称本病为"硬化萎缩性苔藓"。本病可发生于任何年龄的妇女，但以绝经后妇女和青春期少女最多见。

　　中医古籍无此病名，但根据其症状及体征表现，属"阴痒""阴痛"的范畴。

一、病因病理

（一）中医病因病机

1. **病因**　本病因为肝、脾、肾三脏功能失常，外阴失于濡养、温煦。

2. **病机**　因肝经绕阴器，主藏血及疏泄；脾司生化气血，主肌肉；肾藏精，开窍于二阴。肝肾不足，精血亏虚，血虚生风化燥，阴部肌肤失养，不荣则痒；素体阳虚，或因其他原因使脾肾阳气虚损，阴寒内盛，经脉气血凝滞，均可致阴痒。

（二）西医病因病理

1. **病因**　现代医学认为本病的病因不明，可能与以下因素有关：

（1）自身免疫性疾病：合并斑秃、白癜风、甲状腺功能亢进或减退等自身免疫性疾病。

（2）基因遗传病：文献中有母女、姐妹等直系亲属家族性发病的报道，亦有研究发现患者 HLA-B40 抗原的阳性率较无本病的妇女有所增高。

（3）性激素缺乏：此外，由于本病好发于成年女性，且患者血中二氢睾酮水平明显低于正常妇女，当对患处皮肤采用睾酮进行局部治疗时往往有效，因而提示患者血中睾酮水平低下可能为发病因素之一。

（4）局部组织自由基作用。

（5）感染。

2. **发病机制**　目前对外阴硬化性苔藓的发病机制知之甚少，可能为多因素致病，包括自身免疫、细胞增殖和环境因素、感染因素等。

3. **病理**　镜下见表皮萎缩，过度角化，上皮增粗和上皮脚变钝，基底层细胞的胞质空泡化和毛囊栓塞。病变早期真皮乳头层水肿，血管扩张充血；晚期出现均质化，均质带下有淋巴细胞和浆细胞浸润，表皮过度角化及黑素细胞减少。

二、临床表现

（一）病史

有家族史或自身免疫性疾病，或有居住潮湿，或各种阴道炎症等病史。

（二）症状

主要症状为外阴病损区皮肤瘙痒、外阴烧灼感或性交不适，但其瘙痒程度远较鳞状上皮增生患者为轻，甚至有个别患者无明显的瘙痒不适。严重时可有性交痛，甚至性交困难。

（三）体征

病损常位于大阴唇、小阴唇、阴蒂包皮、阴唇后联合及肛周，多呈现对称性。早期皮肤发红肿胀，出现粉红色、象牙白色或有光泽的多角形平顶小丘疹，中心有角质栓，丘疹融合成片后呈现紫癜状，但在其边缘仍可见散在丘疹；进一步发展时皮肤和黏膜变白、变薄，失去弹性，干燥易皲裂，阴蒂萎缩且与其包皮粘连，小阴唇缩小变薄，逐渐与大阴唇内侧融合以致完全消失。晚期皮肤菲薄皱缩似卷烟纸，阴道口挛缩狭窄，仅能容指尖以致性交困难。幼女患者过度角化通常不及成年妇女严重，瘙痒症状多不明显，可能仅在小便或大便后感外阴及肛周不适，检查时在外阴及肛周区可见锁孔状珠黄色花斑样或白色病损环，至青春期时多数患者的病变可能自行消失。

三、辅助检查

病理检查是确诊手段。

四、诊断

一般根据临床症状和体征即可做出诊断，确诊需靠病理检查，注意多点活检。

五、鉴别诊断

本病当与老年性外阴生理性萎缩相鉴别。后者仅见于老年妇女，其外阴部皮肤的萎缩情况与身体其他部位皮肤相同，表现为外阴皮肤及皮下脂肪层均萎缩，因而大阴唇变平，小阴唇退化，但患者无任何自觉症状。此外，本病尚需与白癜风和白化病鉴别，这两种疾病均无自觉症状，且身体其他部位可出现相同病变。

六、治疗

治疗本病，要仔细查找诱因，针对病因进行积极治疗，方能取得较好疗效。本病属临床难治性疾病，应中西医结合进行综合治疗。

（一）中医治疗

1. 辨证方药　本病辨证以虚证居多，临床常见血虚化燥、肝肾不足、脾肾阳虚三型，治法以益气养血、补益肝肾、温补脾肾、润燥止痒为主。治疗时要根据辨病、辨证相结合的原则，内服、外治并举。

1）肝肾不足证

证候　外阴干燥痒痛，夜间尤甚，外阴皮肤黏膜萎缩，颜色变白或粉红，皲裂处干燥、薄脆，伴头昏目眩、双目干涩、腰膝酸楚、耳鸣乏力、舌红，苔黄，脉细或细数。

治法　滋补肝肾，养荣润燥。

方药 左归丸（《景岳全书》）合二至丸（《医方集解》）加减。

左归丸：熟地黄、菟丝子、牛膝、龟板胶、鹿角胶、山药、山茱萸、枸杞子。

二至丸：女贞子、旱莲草。

若头昏目眩者加当归、白芍、川芎、钩藤以养血平肝息风；若大便干结者加玄参、麦冬、何首乌以滋阴养血润肠；若阴户烧灼疼痛者加黄柏、知母以滋阴降火。

2）血虚化燥证

证候 外阴干燥瘙痒、变薄、变白、脱屑、皲裂，头晕眼花，心悸怔忡，气短乏力，面色萎黄，舌淡，苔薄，脉细。

治法 益气养血，润燥息风止痒。

方药 归脾汤（《济生方》）加蝉蜕。

白术、人参、黄芪、当归、甘草、茯苓、远志、酸枣仁、木香、龙眼肉、生姜、大枣。

若外阴皮肤脱落、皲裂者加桃仁、红花、穿山甲、鳖甲以养血润燥；如阴蒂、阴唇萎缩者加仙茅、淫羊藿、菟丝子、肉苁蓉以补肾壮阳。

3）脾肾阳虚证

证候 外阴瘙痒，皮肤、黏膜变白，弹性减弱，萎缩与增厚粗糙相间出现，腰背酸楚，尿频尿多，四肢欠温，形寒畏冷，面浮肢肿，纳差便溏，舌淡胖，苔薄白或薄润，脉沉细无力。

治法 温补脾肾，祛风止痒。

方药 右归丸（《景岳全书》）加减。

熟地黄、附子（炮）、肉桂、山药、山茱萸、菟丝子、鹿角胶、枸杞子、当归、杜仲。

若外阴瘙痒者加荆芥、防风、地肤子以祛风止痒；局部萎缩显著者，加炙黄芪、陈皮、补骨脂以加强健脾补肾之力；局部增厚粗糙者，加三棱、莪术、鳖甲以软坚。

2. 外治法 外洗方：可用丹参、蛇床子、补骨脂、白鲜皮、淫羊藿等煎水熏洗坐浴。每日1～2次。

3. 针灸

（1）体针：双侧关元、三阴交、足三里、阴陵泉，直刺，留针20～30分钟，20日为一疗程。

（2）耳针：神门、肝、脾、外生殖器、卵巢、肾。采用中、强度刺激，每次取穴3～4处，埋针15～30分钟，每日1次，亦可用埋针、埋豆法。

（3）穴位注射：红花注射液2ml注射于长强穴，隔日注射1次，15次为一疗程。

（二）西医治疗

1. 一般治疗 同"外阴鳞状上皮增生"。

2. 局部药物治疗 目前认为丙酸睾酮局部涂擦是治疗成年妇女硬化性苔藓的标准方法，但疗效常因人而异。临床上一般以200mg丙酸睾酮加入10g凡士林油膏或软膏制成2%制剂涂擦患部，擦后稍予按摩，每日3～4次，至少用药达1个月左右始可出现疗效，一般应连续治疗3～6个月，瘙痒症状缓解后用药次数可逐渐减少。如瘙痒症状较严重时，亦可将上述凡士林油膏与2.5%氢化可的松软膏混合涂擦，瘙痒缓解后逐渐减量直至最后停用氢化可的松软膏。近年有人采用0.05%氯倍他索软膏局部治疗取得良好效果。其用法最初1个月为每日2次，继而每日1次共用2个月，最后每周2次共用3个月，总计治疗时间半年为期。若瘙痒顽固、表面用药无效者可用曲安奈德混悬液皮下注射。将5mg曲安奈德混悬液用2ml生理盐水稀释后，取脊髓麻醉穿刺针在耻骨联合下方注入皮下，经过大阴唇皮下直至会阴，然后在缓慢回抽针头时，将混悬液注入皮下组织，对侧同法治疗，注射后轻轻按摩使混悬液弥散。

幼女硬化性苔藓至青春期时有自愈可能，其治疗有别于成年妇女，一般不宜采用丙酸睾酮局部治疗以免出现男性化。治疗目的主要是暂时缓解瘙痒症状，目前认为0.05%丙酸氯倍他索软膏是治疗儿童硬化性苔藓的一线药物，治疗2～4周后可改用低效的类固醇激素维持治疗；亦可用1%氢化可的松软膏或

100mg 黄体酮油剂加入 30g 凡士林油膏或软膏涂擦局部。多数幼女症状可获缓解，但仍应长期定时随访。

3. 全身用药 阿维 A 胶囊，20～30mg/d，口服，具有维持上皮和黏膜功能和结构的作用，可缓解皮肤瘙痒症状。另外可口服多种维生素；伴有局部感染者使用抗生素；镇静、安眠和抗过敏药物可用于精神紧张、瘙痒症状明显者。

4. 物理治疗 同"外阴鳞状上皮增生"。

5. 手术治疗 同"外阴鳞状上皮增生"，但本病恶变机会更少，故很少采用手术治疗。

七、中西医临床诊疗思路

见"外阴鳞状上皮增生"。

八、预防与调护

应尽量避免衣着或经垫、卫生护垫的刺激。

古医籍精选

《诸病源候论》曰："肾荣于阴器，肾气虚，则为风邪所乘，邪客腠理，而正气不泄，邪正相干，在于皮肤故痒。"

《医学准绳六要》曰："阴中痒……瘦人燥痒属阴虚。"

《女科经纶》曰："治法不外渗湿清热，外以杀虫为治。然其本元，又当滋养肝血，补助脾土，益阴燥湿也。"

病案分析

患者，女，51 岁，已婚，自然绝经 2 年。因"外阴瘙痒反复发作 3 年，加重 1 个月"入院。患者于 3 年前出现外阴瘙痒，自诉予草药外洗后可缓解，但症状反复，1 个月前无明显诱因外阴瘙痒难忍，干涩灼热，夜间尤甚，伴头晕目眩，五心烦热，纳可，夜眠差，二便正常。

查体：生命体征平稳。妇科检查：外阴萎缩，皮肤弹性差，大小阴唇及阴蒂色素脱失、变白，局部增生变厚，左侧小阴唇处部分粘连，阴道通畅，分泌物少，宫颈光滑，子宫、双附件未及明显异常。其余全身体检无特殊。舌红，苔薄白，脉沉细。

辅助检查：血常规、肝功能、肾功能、尿常规正常。妇科彩超：子宫萎缩，双附件未及异常。

根据上述资料，请提出你的诊断思路。

第三节 外阴硬化性苔藓合并鳞状上皮增生

外阴硬化性苔藓合并鳞状上皮增生指两种病变同时存在。可能原因为硬化性苔藓患者长期瘙痒和搔抓，导致在原有硬化性苔藓基础上出现鳞状上皮增生。主要临床表现为外阴瘙痒、烧灼感及性交痛，与外阴硬化性苔藓或鳞状上皮增生相似，主要体征为外阴皮肤萎缩，变薄伴有局部隆起等。因其常合并不典型增生，应特别重视病理检查，确诊需多点活检。

治疗应选用氟轻松软膏涂擦局部，每日 3～4 次，共用 6 周，继用 2% 丙酸睾酮软膏 6～8 周，每周 2～3 次，必要时长期使用，亦可选择使用物理疗法。中医需辨证治疗，内外同治。

（肖　静　温明华　王小云）

第十二章 女性生殖系统炎症

第一节 外阴及前庭大腺炎

外阴及前庭大腺炎（vulvitis and bartholinitis）是指发生于外阴皮肤或黏膜及前庭大腺的炎症。外阴与尿道、肛门临近，经常受到经血、阴道分泌物、尿液、粪便刺激，若不注意皮肤清洁易引起外阴炎。前庭大腺位于两侧大阴唇后 1/3 深部，腺管开口于处女膜与小阴唇之间，在性交、分娩等情况污染外阴部时易发生炎症，本病育龄妇女多见，幼女及绝经后期妇女少见。

外阴炎属于中医学"阴痒""阴蚀"及"带下病"范畴；前庭大腺炎属于中医学"阴疮""阴痛"的范畴。

非特异性外阴炎

非特异性外阴炎（non-specific vulvitis）是由物理、化学因素而非病原体所致的外阴皮肤或黏膜的炎症。

一、病因病理

（一）中医病因病机

1.**病因** 本病内因肝、脾、肾功能失常；外因湿热下注，或虫蚀为患。

2.**病机** 中医学认为本病的发生多为经期、产后不注意阴部卫生，或性交不洁等致湿毒之邪内侵，或因肝经郁热，脾虚生湿，蕴而化热，湿热下注外阴而发病。

（1）湿热下注：久居阴湿之地，或经行产后涉水淋雨，湿邪乘虚而入，蕴而化热，伤及任带而致；或因肝郁化热，肝气乘脾，脾虚失运，肝火夹脾湿流注下焦，伤及任带两脉而发病。

（2）湿毒蕴结：经期、产后，胞脉空虚，摄生不慎，或房事不洁，或手术损伤，湿热乘虚而入，酿而成毒；或宿有痼疾，正气不足以御邪，邪毒直中子门、胞宫，损伤任带，而为病。

（二）西医病因病理

首先外阴与尿道、肛门临近，经常受到经血、阴道分泌物、尿液、粪便刺激，若不注意皮肤清洁易引起外阴炎；其次糖尿病患者糖尿刺激、粪瘘患者粪便刺激及尿瘘患者尿液长期浸渍等易引起外阴炎。此外，穿紧身化纤内裤、经期使用卫生巾导致局部通透性差，局部潮湿，均可引起非特异性外阴炎。

二、临床表现

（一）病史

本病多有月经后、糖尿病、粪尿瘘等病史。

（二）症状

外阴皮肤黏膜瘙痒、疼痛、烧灼感，于活动、性交、排尿及排便时加重。

（三）体征

检查见外阴充血、肿胀、糜烂，常有抓痕，严重者形成溃疡或湿疹。慢性炎症可使皮肤增厚、粗糙、皲裂，甚至苔藓样变。

三、辅助检查

分泌物中无滴虫及念珠菌。行血糖、尿糖筛查糖尿病。

四、诊断

根据病史、临床表现、体征结合实验室检查，诊断一般不困难。

五、鉴别诊断

慢性期皮肤增厚或苔藓样变，需要做病理活检排除外阴上皮内瘤样变及外阴癌。

六、治疗

（一）中医治疗

1.辨证方药　需辨明湿热与湿毒，湿热则以清热利湿为主，湿毒则以清热解毒除湿为法。

1）湿热下注证

证候　外阴肿痛，灼热或瘙痒，充血或有腐烂，溃疡，带下增多，色黄质稠，气味秽臭，伴烦躁易怒、口干口苦、尿黄便秘，舌质红，苔黄腻，脉弦数。

治法　清热利湿。

方药　龙胆泻肝汤（《医宗金鉴》）加减。

龙胆草、栀子、黄芩、车前子、木通、泽泻、生地黄、当归、甘草、柴胡。

2）湿毒浸渍证

证候　外阴疼痛，肿胀，充血，溃疡，渗流脓水，带下增多，色黄秽臭，舌质红，苔黄糙，脉数。

治法　清热解毒除湿。

方药　五味消毒饮（《医宗金鉴》）。

金银花、野菊花、蒲公英、紫花地丁、紫背天葵。

2.外治法

（1）中药熏洗：可选用五味消毒饮、塌痒汤或蛇床子散煎汤趁热先熏后坐浴，用于非特异性外阴炎无破溃者。

（2）中药外涂：可用珍珠散或冰硼散外涂，用于外阴皮肤破损者。

（3）中药外敷：可用四黄膏或四黄水蜜外敷，用于外阴红、肿、热、痛，脓肿未成时。

1）四黄膏：药用大黄、黄芩、黄连、黄柏制成药膏外敷肿处，每日1～2次。

2）四黄水蜜：用四黄散（大黄、黄芩、黄连、黄柏）适量，用温开水搅拌成饼状，表面涂以蜜糖，外敷肿处。

（二）西医治疗

治疗原则为保持局部清洁、干燥，局部应用抗生素软膏；重视消除病因。可用 0.1%聚维酮碘液或 1:5000 高锰酸钾液坐浴，每日 2 次，每次 15～30 分钟。坐浴后涂抗生素软膏或紫草油。急性期还可选用微波或红外线局部物理治疗。手术治疗如外阴脓肿形成，应予切开排脓术。

七、中西医临床诊疗思路

积极寻找病因，若发现糖尿病应及时治疗糖尿病，若有尿瘘、粪瘘应及时行修补术。本病以中西药物局部治疗为主，配合中药辨证论治，并保持局部清洁、干燥，如外阴脓肿形成，应予切开排脓术。

八、预防与调护

平时应保持外阴清洁，勤换内裤，避免穿紧身化纤内裤，注意经期及性生活清洁卫生，避免不洁性交，及时治疗外阴炎及阴道炎。糖尿病患者积极控制血糖。

九、预后与转归

糖尿病及粪尿瘘患者易复发，需积极控制血糖，保持外阴清洁卫生。

前庭大腺炎

病原体侵入前庭大腺引起炎症，称为前庭大腺炎（bartholinitis）。前庭大腺位于两侧大阴唇后 1/3 深部，腺管开口于处女膜与小阴唇之间，在性交、分娩等情况污染外阴部时易发生炎症，此病育龄妇女多见，幼女及绝经后期妇女少见。通常以单侧发病多见，多见于性活跃期妇女。

前庭大腺炎属于中医学"阴肿""阴疮""阴痛"的范畴。

一、病因病理

（一）中医病因病机

1.病因 中医认为本病的发生，多为热毒或寒凝引起。

2.病机

（1）热毒蕴结：经行产后，摄生不慎，或性交不洁，阴户破损，感染邪毒，或湿热毒邪蕴积于下焦，与血气相搏，发为阴疮。

（2）寒凝痰瘀：若经行产后，摄生不洁，寒邪入侵，凝滞气血，瘀积于内，或平素阳虚，水湿不运，痰湿内生，阻滞气机，气滞血瘀，痰瘀凝结成块，则可形成阴疮。

（二）西医病因病理

主要病原体为葡萄球菌、大肠杆菌、链球菌、肠球菌。随着性传播疾病发病率的增加，淋病奈瑟菌及沙眼衣原体已成为常见的病原体。急性发作时，病原体首先侵犯腺管，导致前庭大腺导管炎，腺管开口往往因肿胀或渗出物凝聚而阻塞，脓液不能外流、积存而形成脓肿，称为前庭大腺脓肿（abscess of bartholin gland）。如分泌物中脓细胞被逐渐吸收而变为透明液体，则可形成前庭大腺囊肿（bartholin cyst）。

二、临床表现

（一）病史

常有不洁性交、外阴外伤或污染史。

（二）症状

炎症多发生于一侧。急性炎症局部疼痛、灼热感，行走不便，有时会致大小便困难。慢性炎症时则表现为前庭大腺囊肿，肿块小者可无不适感，若囊肿大，可有外阴坠胀或性交不适感。

（三）体征

妇科检查外阴可见肿物，急性炎症检查局部皮肤红肿、发热、压痛明显，患侧前庭大腺开口处有时可见白色小点。当脓肿形成时，疼痛加剧，脓肿直径可达 3～6cm，局部可触及波动感。部分患者出现发热等全身症状，腹股沟淋巴结可呈不同程度的增大。当脓肿内压力增大时，表面皮肤变薄，脓肿自行破溃，若破孔大，可自行引流，炎症较快消退而痊愈；若破孔小，引流不畅，则炎症持续不消退，并可反复急性发作。慢性炎症见囊肿大小不等，多呈椭圆形，如继发感染，则呈急性炎症表现。

三、辅助检查

急性期白细胞总数可升高，中性粒细胞亦可升高，分泌物涂片或培养可找到病原体。

四、诊断

根据病史、临床表现、体征结合实验室检查，一般能明确诊断。

五、鉴别诊断

1. 本病急性期需与前庭大腺囊肿相鉴别　前庭大腺囊肿为大阴唇下 1/3 区见囊肿，常单发，只表现为局部的肿胀不适或者有性交不适感，无疼痛及发热。

2. 前庭大腺炎应与外阴疖肿相鉴别　疖肿病位非前庭大腺部位，初起时位置较浅，逐渐在根部形成硬结，由顶端开始化脓，脓排出后，脓腔不大，炎症迅速减轻。

六、治疗

（一）中医治疗

1. 辨证方药　首先辨别寒热。外阴红肿热痛，发病急骤，甚或脓水淋漓，或伴有全身发热者，为热为实；肿块坚硬，不痛不痒，日久不消，形体虚赢者，多为虚寒。其次要辨善恶。疮疡溃腐，久不收敛，脓水淋漓，恶臭难闻者，多属热毒蕴郁而气血衰败之恶候。治则应根据热者清之、寒者温之、坚者消之、虚者补之等原则处理。

1）热毒蕴结证

证候　外阴一侧红肿疼痛，灼热结块，拒按，或破溃流脓，带下量多，色黄，臭秽，甚或恶寒，发热，口舌咽干，心烦易怒，便秘尿黄，舌红，苔黄腻，脉弦滑数。

治法　清热解毒，消肿散结。

方药　仙方活命饮加减（《校注妇人良方》）。

金银花、甘草、穿山甲、皂角刺、当归尾、赤芍、乳香、没药、天花粉、陈皮、防风、贝母、白芷。

若热盛者，加黄芩、黄柏以清热泻火；若大便秘结者，加大黄、枳实以泻下通便，使热邪自大便解。

2）寒凝痰瘀证

证候　外阴一侧结块肿胀，疼痛缠绵，皮色不变，经久不消，舌质胖，苔薄，脉细缓。

治法 温经散寒，化湿涤痰，和营散结。

方药 阳和汤（《外科证治全生集》）。

熟地黄、肉桂、麻黄、鹿角胶、白芥子、炮姜、生甘草。

2. 外治法 脓肿未形成或未破溃时，可用四黄膏或四黄水蜜外敷患处以消肿，中药熏洗以清热解毒利湿为法，方选五味消毒饮，煎水先熏后坐浴。如已成脓则切开排脓，术后每日予上述中药熏洗坐浴以消肿去脓。

（二）西医治疗

急性炎症发作时，需卧床休息，局部保持清洁。可取前庭大腺开口处分泌物做细菌培养，确定病原体，根据病原体选用抗生素。脓肿形成后则需切开引流及造口术，并放置引流条。

（三）其他疗法

肿物持久不消，可予红外线照射以促进局部消肿及术口愈合。

七、中西医临床诊疗思路

本病初起，脓未成时，可予中医辨证给予清热解毒消肿或温经化湿散结治疗，内服中药及中药液坐浴；如已成脓，则予切开排脓引流，配合中药内服及坐浴，一般均可治愈。

八、预防与调护

平时应保持外阴清洁，勤换内裤，注意经期及性生活清洁卫生，避免不洁性交，及时治疗外阴炎及阴道炎。

本病经正规治疗容易治愈，但多于过劳后、多食煎炸之品或不洁性交后容易复发，复发后仍可按常规处理。

古医籍精选

《妇人大全良方》曰："凡妇人少阴脉数而滑者，阴中必生疮，名曰䘌，或痛或痒，如虫行状，淋露脓汁，阴蚀几尽者。此皆由心神烦郁，胃气虚弱，致气血留滞。故经云：诸痛痒疮，皆属于心。又云：阳明主肌肉……治之当补心养胃，外以熏洗、坐导药治之乃可。"

《景岳全书》曰："妇人阴中生疮，多由湿热下注，或七情郁火，或纵情敷药，中于热毒。其外证则或有阴中挺出，如蛇头者谓之阴挺，如菌者谓之阴菌，或如鸡冠，或生虫湿痒，或内溃肿烂疼痛，常流毒水。其内证则或为体倦内热，经候不调，或为饮食不甘，晡热，发热，或为小腹痞胀，腰胁不利，或为小水淋沥，赤白带下。凡治此之法，若肿痛内外俱溃者，宜芍药蒺藜煎为最佳，或四物汤加栀子、牡丹皮、胆草、荆芥，或用加味逍遥散。若湿痒者，宜芍药蒺藜煎，或归脾汤加柴、栀、牡丹皮……肿而坠毒者，补中益气汤加山栀、牡丹皮。可洗者用百草煎。可敷者宜螺蛳散、完疮散。"

第二节 阴 道 炎

阴道炎（vaginitis）是指阴道感染病原体而诱发的阴道炎症，常见的有滴虫阴道炎、外阴阴道假丝酵母菌病、细菌性阴道病、萎缩性阴道炎。

本病属于中医学"带下病""阴痒"范畴。

滴虫阴道炎

滴虫阴道炎（trichomonal vaginitis）是由阴道毛滴虫引起的常见的阴道炎症，也是常见的性传播疾病。

一、病因病理

（一）中医病因病机

1.病因 本病主要由肝、脾、肾功能失常，湿热内蕴、虫毒侵蚀所致。

2.病机 本病因肝、脾、肾功能失常，脾虚失运，水湿内生，或肾阳虚衰，气化失常，水湿内停，或肝侮乘脾，肝火夹脾湿下注，可致湿热下注，或感染虫毒，虫扰阴部。

（二）西医病因病理

本病由阴道毛滴虫引起。阴道毛滴虫适宜在温度 25～40℃、pH 5.2～6.6 的潮湿环境中生长，在 pH 5 以下或 7.5 以上的环境中则不生长。滴虫生活史简单，只有滋养体而无包囊期，滋养体生存力较强，能在 3～5℃生存 21 天；在 46℃时生存 20～60 分钟；在半干燥的环境中生存 10 小时左右；在普通肥皂水中也能生存 45～120 分钟。月经前、后阴道 pH 发生变化，月经后接近中性，故隐藏在腺体及阴道皱襞中的滴虫于月经前、后常得以繁殖，引起炎症发作。滴虫能消耗或吞噬阴道细胞内的糖原，阻碍乳酸的生成，使阴道 pH 升高。滴虫阴道炎患者的阴道 pH 为 5.0～6.5。滴虫不仅寄生于阴道，还常侵入尿道或尿道旁腺，甚至膀胱、肾盂，以及男性的包皮褶、尿道或前列腺中。滴虫能消耗氧，使阴道成为厌氧环境，易致厌氧菌繁殖。约 60%的患者合并细菌性阴道病。

其传播方式有：① 经性交直接传播：是主要的传播方式。由于男性感染滴虫后常无症状，易成为感染源；② 间接传播：经公共浴池、浴盆、浴巾、游泳池、坐式便器、衣物、污染的器械及辅料等。

二、临床表现

潜伏期为 4～28 日。25%～50%的患者感染初期无症状。

（一）病史

有不洁性生活史，或接触公共浴池、浴盆、浴巾、游泳池、坐式便器、衣物、污染的器械及辅料等。

（二）症状

主要症状是阴道分泌物增多及外阴瘙痒，间或有灼热、疼痛、性交痛等。分泌物的典型特点为稀薄脓性、黄绿色、泡沫状、有臭味。分泌物呈脓性是因分泌物中含有白细胞，若合并其他感染则呈黄绿色；呈泡沫状、有臭味是因滴虫无氧酵解碳糖类，产生腐臭气体。瘙痒部位主要为阴道口及外阴。若合并尿道感染，可有尿频、尿痛，有时可见血尿。阴道毛滴虫能吞噬精子，并能阻碍乳酸生成，影响精子在阴道内存活，可致不孕。

（三）体征

检查见阴道黏膜充血，严重者有散在出血点，甚至宫颈有出血斑点，形成"草莓样"宫颈，后穹隆有多量的白带，呈灰黄色、黄白色稀薄液体或黄绿色脓性分泌物，常呈泡沫状。

三、辅助检查

阴道分泌物中找滴虫，使用 0.9%氯化钠溶液湿片法，具体方法是：取 0.9%氯化钠溶液一滴放于玻片上，在阴道侧壁取典型分泌物混于 0.9%氯化钠溶液中，立即在低光倍镜下寻找滴虫。显微镜下可见到呈波状运动的滴虫及增多的白细胞被推移。此方法的敏感性为 60%～70%。对可疑患者，若多次湿片法未能发现滴虫时，可送培养，准确性达 98%，取分泌物前 24～48 小时避免性交、阴道灌洗或局部用药，取分泌物时阴道窥器不涂润滑剂，分泌物取出后应及时送检并注意保暖，否则滴虫活动力减弱，造成辨认困难。

四、诊断

本病根据病史、症状及阴道分泌物中找到滴虫，即可确诊。

五、鉴别诊断

本病需与外阴阴道假丝酵母菌病、细菌性阴道病、老年性阴道炎相鉴别。

六、治疗

（一）中医治疗

本病以局部症状为主，要注意"治外必本诸内"原则，采用内服与外治，整体与局部相结合进行施治。

1. 辨证方药

1）湿热下注证

证候　白带增多，色白或黄，呈泡沫状或脓性，甚或杂有赤带，外阴瘙痒，心烦失眠，舌苔薄腻，脉弦。

治法　清热利湿，杀虫止痒。

方药　龙胆泻肝汤（《医宗金鉴》）加减。

龙胆草、栀子、黄芩、车前子、木通、泽泻、生地黄、当归、甘草、柴胡。

痒甚者，加苦参、百部、蛇床子以燥湿杀虫止痒；大便干结者，加大黄以泻热通腑。

2）肾虚湿盛证

证候　带下增多，色白，呈泡沫状，外阴瘙痒，腰脊酸楚，神疲乏力，舌苔薄腻，脉细软。

治法　补肾利腰，清热利湿。

方药　肾气丸（《金匮要略》）合萆薢渗湿汤（《疡科心得集》）加减。

肾气丸：熟地黄、山药、山茱萸、泽泻、茯苓、丹皮、桂枝、附子。

萆薢渗湿汤：萆薢、薏苡仁、黄柏、赤茯苓、牡丹皮、泽泻、通草、滑石。

2. 外治法

（1）苦参 30g，蛇床子 30g，白鲜皮 20g，狼牙草 20g。煎水坐浴，每日 1～2 次。

（2）百部 15g，苦参 30g，乌梅 15g，五倍子 15g。煎水坐浴，每日 1～2 次。

（二）西医治疗

因滴虫阴道炎可同时有尿道、尿道旁腺、前庭大腺滴虫感染，治愈此病，需全身用药，主要治疗药物为甲硝唑与替硝唑。

1. 全身用药　初次治疗可选择甲硝唑 2g，单次口服；或替硝唑 2g，单次口服；或甲硝唑 400mg，每日 2 次，连服 7 日。口服药物的治愈率为 90%～95%。服药后偶见胃肠道反应，如食欲减退、恶心、呕吐。此外，偶见头痛、皮疹、白细胞减少等，一旦发现应停药。甲硝唑用药期间及停药 24 小时内，替硝唑用药期间及停药 72 小时之内禁止饮酒，哺乳期间不宜哺乳。

2. 性伴侣的治疗　滴虫阴道炎主要由性行为传播，性伴侣应同时进行治疗，并且患者及性伴侣治愈前应避免无保护性交。

3. 随访及治疗失败的处理　由于滴虫阴道炎患者再感染率很高，可考虑对患有滴虫阴道炎的性活跃女性在最初感染 3 个月后重新进行筛查。对甲硝唑 2g 单次口服，治疗失败且排除再次感染者，增加甲硝唑剂量及疗程仍有效。若为初次治疗失败，可重复应用甲硝唑 400mg，每日 2 次，连服 7 日；或替硝唑 2g，单次口服。若治疗仍失败，给予甲硝唑 2g，每日 1 次，连服 5 日，或替硝唑 2g，每日 1 次，连服 5 日。

4. 妊娠合并滴虫阴道炎的治疗　妊娠合并滴虫阴道炎可导致胎膜早破、早产及低体重出生儿，治疗有症状的妊娠期滴虫阴道炎可以减轻症状，减少传播，防止新生儿呼吸道和生殖道感染。方案为甲硝唑 2g 顿服，或甲硝唑 400mg，每日 2 次，连服 7 日。但甲硝唑治疗能否改善滴虫阴道炎的产科并发症尚无定论，因此应用甲硝唑时，最好取得患者及其家属的知情同意。

5. 治疗中的注意事项　有复发症状的病例多数为重复感染，为避免重复感染，内裤及洗涤用的毛巾应煮沸 5～10 分钟以消灭病原体，并应对相应伴侣进行治疗。因滴虫阴道炎可合并其他传播疾病，应注意排查。

七、中西医临床诊疗思路

需全身及局部用药，为避免重复感染，须夫妻同治，主要治疗药物为甲硝唑及替硝唑，并配合中药内服、外用。

八、预防与调护

因其传染方式主要为经性交直接传播，或是经公共浴池、浴盆、浴巾、游泳池、厕所、衣物等途径传播，故应注意性交卫生及性伴侣卫生，注意外出时的清洁卫生。

古医籍精选

滴虫阴道炎常在月经后复发，治疗后检查滴虫虽为阴性，以后仍应每次月经后复查阴道分泌物 3 次，检查均为阴性，方为治愈。滴虫阴道炎需夫妇同治。治疗期间避免性生活，为避免重复感染，内裤及洗涤用的毛巾应煮沸 15 分钟，以消灭病源。

外阴阴道假丝酵母菌病

外阴阴道假丝酵母菌病（vulvovaginal candidiasis，VVC）曾称外阴阴道念珠菌病，是由假丝酵母菌引起的常见外阴阴道炎症。国外资料显示，约 75% 的妇女一生中至少患过 1 次外阴阴道假丝酵母菌病，45% 的妇女经历过 2 次或 2 次以上的发病。

因其临床常表现为白带增多如豆渣状或外阴瘙痒，故属中医学"带下病"或"阴痒"范畴。

一、病因病理

（一）中医病因病机

中医学认为引起本病的原因有外因及内因两种，外因由寒湿外侵，湿久蕴热，湿热阻滞带脉所致；内因为脾肾两虚，运化失职，湿浊内生，蕴而生虫所致。

（二）西医病因病理

现代医学认为 80%～90%的病原体为白假丝酵母菌，10%～20%为光滑假丝酵母菌、近平滑假丝酵母菌、热带假丝酵母菌等。酸性环境适宜假丝酵母菌的生长，有假丝酵母菌感染的阴道 pH 多在 4.0～4.7，通常<4.5。白假丝酵母菌为双相菌，有酵母相及菌丝相，酵母相为牙生孢子，在无症状寄居及传播中起作用，菌丝相牙生孢子伸长成假菌丝，侵袭组织能力加强。假丝酵母菌对热的抵抗力不强，加热至 60℃ 1 小时即可死亡，但对干燥、日光、紫外线及化学制剂的抵抗力较强。白假丝酵母菌为条件致病菌，10%～20%的非孕妇女及 30%的孕妇阴道中有此菌寄生，但菌量极少，呈酵母相，并不引起症状。只有在全身及阴道局部细胞免疫能力下降，假丝酵母菌大量繁殖，并转变为菌丝相，才出现症状。

常见发病诱因为妊娠、糖尿病、大量应用免疫抑制剂及广谱抗生素。其他诱因还有胃肠道假丝酵母菌、应用避孕药，此外，穿紧身化纤内裤、肥胖可使会阴局部的温度及湿度增加，也易使假丝酵母菌易于繁殖而引起感染。假丝酵母菌除寄生于阴道外，还可寄生于人的口腔、肠道，这三个部位的假丝酵母菌可互相自身传染，一旦条件适宜时易发病。此外，小部分患者可通过性交直接传染或接触感染的衣物间接传染。

二、临床表现

（一）病史

有妊娠、糖尿病、大量应用免疫抑制剂及广谱抗生素等病史。

（二）症状

主要表现是外阴及阴道灼热、瘙痒，严重时坐卧不定，异常痛苦，还可伴有尿频、尿急、尿痛等症状。部分患者阴道分泌物增多。分泌物特征为白色稠厚呈凝乳或豆腐渣样。

（三）体征

妇科检查外阴可见红斑、水肿，常伴有抓痕。或为阴道炎，阴道黏膜可见水肿、红斑，小阴唇内侧及阴道黏膜上覆有白色凝乳状薄膜，呈点状或片状分布，擦除后露出红肿黏膜面，急性期还可见到糜烂及浅表溃疡。

三、辅助检查

取少许阴道分泌物于玻片上，加数滴 10%氢氧化钾溶液，混匀后在显微镜下找到芽孢及大量菌丝。若为顽固病例，为确诊是否为非白假丝酵母菌感染，可采用培养法。pH 测定具有重要鉴别意义，若 pH<4.5，可能为单纯假丝酵母菌感染；若 pH>4.5，并且涂片中有多量白细胞，可能存在混合感染。

四、诊断

根据典型的症状、体征，阴道分泌物中找到白假丝酵母菌即可确诊。若有症状而多次湿片法检查为阴性；或为顽固病例，为确诊是否为非白假丝酵母菌感染，可采用培养法。

五、治疗

消除诱因，一般采用局部治疗即可，目前西医疗效较快捷。中医中药辨证论治，对减轻症状、减少复发有帮助。

（一）中医治疗

1. 辨证方药

1）脾虚湿盛证

证候　白带增多，色白如凝乳块或豆渣样，外阴瘙痒，舌苔薄白，脉细濡。

治法　健脾燥湿，杀虫止痒。

方药　完带汤（《傅青主女科》）。

党参、白术、白芍、怀山药、苍术、陈皮、柴胡、黑荆芥穗、车前子、甘草。

2）肾虚湿阻证

证候　带下增多，色白如豆渣样，腰脊酸楚，面色白，神疲乏力，外阴瘙痒，舌淡苔薄白，脉细数。

治法　补肾燥湿，固涩止带。

方药　内补丸（《女科切要》卷二）。

鹿茸、肉苁蓉、菟丝子、潼蒺藜、肉桂、制附子、黄芪、桑螵蛸、白蒺藜、紫草茸。

若痒甚者，加苦参、黄柏、蛇床子、白鲜皮，杀虫止痒。

2. 外治法

（1）苦参30g，蛇床子30g，白鲜皮20g，狼牙草20g。煎水坐浴，每日1～2次。

（2）百部15g，苦参30g，乌梅15g，五倍子15g。煎水坐浴，每日1～2次。

（二）西医治疗

消除诱因，根据患者情况选择局部或全身应用抗真菌药物。

1. 消除诱因　若有糖尿病应给予积极治疗；及时停用广谱抗生素、雌激素及皮质醇激素。勤换内裤，用过的内裤、盆及毛巾均应用开水烫洗。

2. 局部用药　可选用下列药物放于阴道内：咪康唑栓剂，每晚1粒（200mg），连用7日；或每晚1粒（400mg），连用3日；或1粒（1200mg），单次用药。克霉唑栓剂，每晚1粒（150mg），塞入阴道深部，连用7日；或每日早、晚各1粒（150mg），连用3日；或1粒（500mg），单次用药。制霉菌素栓剂，每晚1粒（10万U），连用10～14日。

3. 全身用药　对不能耐受局部用药者、未婚妇女及不愿采用局部用药者可选用口服药物。常用药物：氟康唑150mg，顿服。

4. 单纯性外阴阴道假丝酵母菌病　全身用药与局部用药的疗效相似，治愈率为80%～90%；对于复杂性外阴阴道假丝酵母菌病，如临床表现严重的、外阴阴道假丝酵母菌病，不良宿主的外阴阴道假丝酵母菌病，无论局部用药还是口服药物，均应延长治疗时间，若为局部用药，延长至7～14日，若为口服氟康唑150mg，则72小时加服1次。症状严重者，局部应用低浓度糖皮质激素软膏或唑类霜剂。

5. 复发性外阴阴道假丝酵母菌病（recurrent vulvovaginal candidiasis，RVVC）　指1年内有症状并经真菌学证实的发作4次或以上，发生率约为5%。多数患者复发机制不明确。抗真菌治疗分为初始治疗及巩固治疗。根据培养和药物敏感试验选择药物。在初始治疗达到真菌学治愈后，给予巩固治疗至半年。初始治疗若为局部治疗，延长治疗时间至7～14日；若口服氟康唑150mg，则第4日、第7日各加服1次。巩固治疗方案：目前国内外尚无成熟方案，可口服氟康唑150mg，每周1次，连续6个月；也可根据复发规律，在每月复发前给予局部用药巩固治疗。

在治疗前应做真菌培养确诊。治疗期间定期复查监测治疗疗效及药物不良反应，一旦发现不良反应，立即停药。

6. 妊娠合并外阴阴道假丝酵母菌病的治疗　以局部治疗为主，以 7 日疗法效果为佳，禁用口服唑类药物。

7. 性伴侣治疗　无需对性伴侣进行常规治疗。约 15% 的男性与女性患者接触后患有龟头炎，对有症状男性应进行假丝酵母菌检查及治疗，预防女性重复感染。

8. 随访　若症状持续存在或诊断后 2 个月内复发者，需再次复诊。对复收性在治疗结束后 7～14 日、1 个月、3 个月和 6 个月各随访 1 次，3 个月和 6 个月时建议同时进行真菌培养。

六、中西医临床诊疗思路

对于外阴阴道假丝酵母菌病，一般采用局部治疗即可，性伴侣可不用治疗；如为反复感染，则需配合全身用药，性伴侣需同时用药。中医中药辨证论治，对减轻症状、减少复发可达到较好疗效。

七、预防与调护

因其传染方式主要为经性交直接传播，或是经公共浴池、浴盆、浴巾、游泳池、厕所、衣物等途径传播，故应注意性交卫生及性伴侣卫生，注意外出时的清洁卫生。对糖尿病患者积极控制血糖，对应用抗生素后易发生外阴阴道假丝酵母菌病的患者尽量避免局部和全身应用广谱抗生素，对必须应用者可同时口服氟康唑 150mg。

外阴阴道假丝酵母菌病常在月经后复发，治疗后检查白假丝酵母菌虽为阴性，以后仍应每次月经后复查阴道分泌物 3 次，检查均为阴性，方为治愈。

细菌性阴道病

细菌性阴道病（bacterial vaginosis，BV）为阴道内正常菌群失调所致的一种混合感染，但临床及病理特征无炎症改变。

一、病因病理

（一）中医病因病机

中医学认为妇女由于摄生不慎，或正值经期、产后胞脉空虚，致湿热、热毒之邪直犯阴器、胞宫，湿热蕴结，湿毒损伤任带二脉而发为本病。

（二）西医病因病理

正常阴道内以产生过氧化氢的乳杆菌占优势，细菌性阴道病时，阴道内能产生过氧化氢的乳杆菌减少，导致其他微生物大量繁殖，主要有加德纳菌、厌氧菌（动弯杆菌、普雷沃菌、紫单胞菌、类杆菌、消化链球菌等）及人型支原体，其中以厌氧菌居多，厌氧菌数量可增加 100～1000 倍。厌氧菌繁殖的同时可产生胺类物质，碱化阴道，使阴道分泌物增多并有臭味。促使阴道菌群发生变化的原因仍不清楚，推测可能与频繁性交、多个性伴侣或阴道灌洗使阴道碱化有关。

细菌性阴道病除导致阴道炎症外，还可引起其他不良结局，如妊娠期细菌性阴道病可导致绒毛膜羊膜炎、胎膜早破、早产；非孕妇女可引起子宫内膜炎、盆腔炎、子宫切除术后阴道断端感染。

二、临床表现

（一）病史

有频繁性交、多个性伴侣或阴道灌洗等病史。

（二）症状

10%~40%的患者临床无症状，有症状者主要表现为阴道分泌物增多，有鱼腥臭味，尤其性交后加重，可伴有轻度外阴瘙痒或烧灼感。

（三）体征

阴道黏膜无充血的炎症表现，分泌物呈灰白色，均匀一致，稀薄，黏度很低，容易将分泌物从阴道壁拭去。

三、辅助检查

1.**线索细胞（clue cell）阳性**　取少许分泌物放在玻片上，加1滴0.9%氯化钠溶液混合，置于高倍光镜下寻找线索细胞。线索细胞即阴道脱落的表层细胞，于细胞边缘贴附颗粒状物即各种厌氧菌，尤其是加德纳菌，细胞边缘不清。取材应注意取自阴道侧壁的分泌物，不应取自宫颈管或后穹隆。细菌性阴道病时线索细胞需＞20%。

2.**阴道分泌物**　pH＞4.5。

3.**胺臭味实验（whiff test）阳性**　取阴道分泌物少许放在玻片上，加入10%氢氧化钾1~2滴，产生烂鱼肉样腥臭气味，系因胺遇碱释放氨所致。

四、诊断

主要采用Amsel诊断标准，下列四项中有三项阳性，即可临床诊断为细菌性阴道病。

（1）匀质、稀薄的阴道分泌物。

（2）阴道分泌物pH＞4.5。

（3）氨臭味试验阳性。

（4）线索细胞阳性。

五、鉴别诊断

常见阴道炎的鉴别诊断要点见表12-1。

表12-1　常见阴道炎的鉴别诊断要点

	细菌性阴道病	外阴阴道假丝酵母菌病	滴虫阴道炎
症状	分泌物增多，无或轻度瘙痒	重度瘙痒，烧灼感	分泌物增多，轻度瘙痒
分泌物特点	白色，匀质，胺臭味	白色，豆腐渣样	稀薄、脓性、泡沫状
阴道黏膜	正常	水肿、红斑	散在出血点
阴道pH	>4.5	<4.5	>4.5
胺实验	阳性	阴性	可为阳性
显微镜检查	线索细胞，极少白细胞	芽生孢子及假菌丝，少量白细胞	阴道毛滴虫，多量白细胞

六、治疗

（一）中医治疗

1.**辨证方药**

1）湿热证

证候　带下量多，色黄呈脓性或浆液性，有臭气，阴部坠胀，灼热疼痛，或瘙痒，或少腹疼痛，

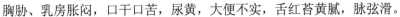

胸胁、乳房胀闷，口干口苦，尿黄，大便不实，舌红苔黄腻，脉弦滑。

治法　清热利湿止带。

方药　止带方（《世补斋不谢方》）。

猪苓、茯苓、车前子、泽泻、绵茵陈、赤芍、牡丹皮、黄柏、栀子、牛膝。

若口苦咽干、阴部灼热、小便赤热者，加败酱草、车前草、龙胆草以清肝胆湿热；阴部瘙痒者加白鲜皮、苦参以利湿止痒。

2）湿毒证

证候　带下量多，色黄质稠如脓，气味臭秽，阴部坠胀灼痛，或小腹疼痛坠胀，或发热，心烦口渴，小便短赤或黄少，大便干结，舌红，苔黄干，脉滑数。

治法　清热解毒除湿。

方药　五味消毒饮（《医宗金鉴》）。

金银花、野菊花、蒲公英、紫花地丁、紫背天葵。

2. 外治法

（1）苦参30g，蛇床子30g，白鲜皮20g，狼牙草20g。煎水坐浴，每日1～2次。

（2）百部15g，苦参30g，乌梅15g，五倍子15g。煎水坐浴，每日1～2次。

（二）西医治疗

治疗原则为选用抗厌氧菌药物，主要有甲硝唑、替硝唑、克林霉素。甲硝唑抑制厌氧菌生长，不影响乳杆菌生长，是较理想的治疗药物，但对支原体效果差。

1. 口服药物　首选甲硝唑400mg，每日2次口服，共7日。替代方案：替硝唑2g，口服，每日1次，连服3日；或替硝唑1g，口服，每日1次，连服5日；或克林霉素300mg，每日2次，连服7日。

2. 局部药物治疗　含甲硝唑栓剂200mg，每晚1次，连用7日；或2%克林霉素软膏阴道涂布，每次5g，每晚1次，连用7日。口服药物与局部用药疗效相似，治愈率在80%左右。

3. 性伴侣的治疗　本病虽与多个性伴侣有关，但对性伴侣的治疗并未改善治疗效果及降低复发，因此，性伴侣不需常规治疗。

4. 妊娠期细菌性阴道病的治疗　细菌性阴道病与不良妊娠结局（如绒毛膜羊膜炎、胎膜早破、早发宫缩、早产、产后子宫内膜炎等）有关，对妊娠合并细菌性阴道病的治疗益处是减少阴道感染的症状和体征，减少细菌性阴道病相关感染的并发症和其他感染。对高危早产孕妇（即有早产史）的无症状细菌性阴道病进行筛查及治疗能否改善早产并发症亦尚无定论。任何有症状的细菌性阴道病孕妇均需筛查与治疗。用药方案为甲硝唑400mg，口服，每日2次，连用7日；或克林霉素300mg，口服，每日2次，连用7日。

5. 随访　治疗后无症状者无需常规随访。对妊娠合并细菌性阴道病需随访治疗效果。细菌性阴道病复发比较常见，对症状持续或症状反复出现者，应告知患者复诊，接受治疗。可选择与初次治疗不同的抗厌氧菌药物，也可试用阴道乳杆菌制剂。

七、中西医临床诊疗思路

西药口服或阴道给药为主，辅以中药改善患者体质，减轻症状，减少复发。

八、预防与调护

避免多个性伴侣，减少阴道灌洗。对妊娠合并细菌性阴道病需要随访治疗效果。细菌性阴道病复发较常见，对症状持续或症状重复出现者，应告知患者复诊，接受治疗。可选择与初次治疗不同的抗厌氧菌药物，也可试用阴道乳杆菌制剂。

萎缩性阴道炎

萎缩性阴道炎（atrophic vaginitis）常见于自然绝经或为人工绝经后的妇女，也可见于产后闭经或药物假绝经治疗的妇女。

常表现为外阴瘙痒或干涩，白带增多，故属中医学"阴痒"或"带下病"范畴。

一、病因病理

（一）中医病因病机

中医学认为年过七七肾气虚，肝肾不足，冲任虚衰，阴虚内热，任脉不固，带脉失约而致。

（二）西医病因病理

西医学认为绝经后或卵巢切除或盆腔放疗卵巢功能衰退后，雌激素水平降低，阴道壁萎缩，黏膜变薄，上皮细胞糖原减少，阴道内 pH 增高，多为 5.0～7.0，嗜酸性的乳杆菌不再为优势菌，局部抵抗力下降，其他致病菌过度繁殖或容易入侵引起炎症。

二、临床表现

（一）病史

有绝经、卵巢手术史、盆腔放疗史或药物性闭经史等。

（二）症状

主要症状为外阴灼热不适、瘙痒及阴道分泌物增多。阴道分泌物稀薄，呈淡黄色，感染严重者呈脓血性白带。

（三）体征

检查见阴道呈萎缩性改变，上皮皱襞消失、萎缩、菲薄。阴道黏膜充血，有散在小出血点或点状出血斑，有时见浅表溃疡。溃疡面可与对侧粘连，严重时可造成阴道狭窄甚至闭锁，炎症分泌物引流不畅可形成阴道积脓甚或宫腔积脓。

三、诊断

根据年龄、病史及临床表现，诊断本病一般不难，但应排除其他疾病才能确诊。应取阴道分泌物检查，镜下见大量基底层细胞及白细胞而无滴虫及假丝酵母菌。对有血性白带者，应与子宫恶性肿瘤鉴别，需常规做宫颈细胞学检查，必要时行分段诊刮术。对阴道壁肉芽组织及溃疡，需与阴道癌相鉴别，可行局部组织活检。

四、治疗

（一）中医治疗

1. 辨证方药

1）肾阴亏损证

证候　带下增多或不多，色白或色黄，阴户干涩疼痛，灼热，腰膝酸软，头晕目眩，心慌心悸，潮热汗出，口干尿赤，舌红，苔薄，脉细软或细数。

治法　滋阴降火，固涩止带。

方药　知柏地黄汤（《医宗金鉴》）。

熟地黄、山茱萸、山药、泽泻、茯苓、牡丹皮、知母、黄柏。

若烘热汗出者，加柴胡、黄芩；若心慌心悸者，加茯神、五味子、小麦以宁心安神；白带增多者，加金樱子、龙骨、牡蛎以固涩止带。

2）湿热下注证

证候　带下增多，色黄秽臭，甚则呈脓样，口干口苦，小便黄赤，大便干结，苔薄黄腻，脉弦数。

治法　清热利湿，滋阴补肾。

方药　易黄汤（《傅青主女科》）。

山药、芡实、黄柏、车前子、白果。

2. 外治法

（1）苦参 30g，蛇床子 30g，白鲜皮 20g，狼牙草 20g。煎水坐浴，每日 1～2 次。

（2）百部 15g，苦参 30g，乌梅 15g，五倍子 15g。煎水坐浴，每日 1～2 次。

（二）西医治疗

治疗原则为补充雌激素增加阴道抵抗力；抗生素抑制细菌生长。

1. 增加阴道抵抗力　针对病因，补充雌激素是萎缩性阴道炎的主要治疗方法。雌激素制剂可局部给药，也可全身给药。可用雌三醇软膏局部涂抹，每日 1～2 次，连用 14 日。为防止阴道炎复发，亦可全身用药，对同时需要性激素替代治疗的患者，可给予替勃龙 2.5mg，每日 1 次，也可选用其他雌孕激素制剂连续联合用药。

2. 抑制细菌生长　阴道局部应用抗生素如诺氟沙星 100mg，放于阴道深部，每日 1 次，7～10 日为一疗程；也可选用保妇康栓等。对阴道局部干涩明显者，可应用润滑剂。

五、中西医临床诊疗思路

中药可改善患者体质，减轻围绝经期不适症状；西药可补充体内激素水平，预防感染。

六、预防与调护

对于有绝经、卵巢手术史、盆腔放疗史或药物性闭经史的患者，在排除合并雌激素依赖的肿瘤之后，可以适时补充雌激素制剂。

雌激素停用后可能出现复发症状，可适时选择补充。

（肖　静　倪运萍　王小云）

第三节　子宫颈炎症

子宫颈炎症（cervicitis）是育龄期妇女的常见疾病之一，包括子宫颈阴道部炎症及子宫颈管黏膜炎症。临床多见的子宫颈炎是急性子宫颈黏膜炎（acute cervicitis），若急性子宫颈炎未经及时诊治或病原体持续存在，可导致慢性子宫颈炎（chronic cervicitis）。

中医学无本病病名记载，因其以带下量增多，色、质、气味异常为临床主要症状，故属"带下病"范畴。

一、病因病理

（一）中医病因病机

1. 病因　本病病因以湿邪为主，包括内湿和外湿。

2. 病机　任脉不固，带脉失约。湿邪有外感之邪与内生之邪。外湿自外而入，往往是经期、产后或流产后乘虚而入，或摄生不慎，感受湿邪，蕴为湿热、热毒；内湿缘于脏腑功能失调，水湿失运，流注任带。

（1）湿热下注：久居湿冷之地，感受湿邪；或经行产后涉水冒雨，或摄生不慎，湿邪乘胞脉空虚而入；湿滞体内日久化热，伤及任带，以致任脉不固，带脉失约；或平素肝气郁结，郁久化热，肝气乘脾，脾虚水湿失运，肝火夹脾湿流注下焦，伤及任带二脉而发病。

（2）热毒蕴结：经期产后，胞脉空虚，房事不洁，或手术损伤，致湿热之邪乘虚直犯阴户、胞宫，酿而成毒；或因热甚化火成毒；或湿热遏久成毒；热毒损伤任带二脉，以致任脉不固，带脉失约，发为本病。

（3）脾虚：素体脾虚；或劳倦过度，或饮食不节，或忧思气结，损伤脾气；脾主运化，脾虚则水失运化，聚而成湿，流注下焦，伤及任带，以致任脉不固，带脉失约，而发为带下异常。

（4）肾虚：素体肾气不足，或恣情纵欲，房劳多产，屡孕屡堕，肾气虚损，或年老肾虚，久病伤肾；肾虚气化失常，水湿停聚，下注任带，以致任脉不固，带脉失约；或肾虚封藏失职，阴液滑脱，而致带下异常。

（二）西医病因病理

1. 病因　急性子宫颈炎的病原体分类如下。

（1）性传播疾病的病原体：淋病奈瑟菌及沙眼衣原体主要见于性传播疾病的高危人群。

（2）内源性病原体：部分子宫颈炎的病原体与细菌性阴道病的病原体、生殖支原体感染有关。但也有部分患者的病原体不清楚。沙眼衣原体及淋病奈瑟菌均可感染子宫颈管柱状上皮，沿黏膜面扩散引起浅层感染，病变以子宫颈管明显。除子宫颈管柱状上皮外，淋病奈瑟菌还常侵袭尿道移行上皮、尿道旁腺及前庭大腺。

2. 病理

（1）急性宫颈炎：宫颈红肿，宫颈黏膜充血水肿，脓性分泌物可经宫颈外口流出。

（2）慢性子宫颈炎

1）慢性子宫颈黏膜炎：由于子宫颈管黏膜皱襞较多，感染后容易形成持续子宫颈黏膜炎，表现为子宫颈管黏液及脓性分泌物，反复发作。

2）子宫颈息肉：是子宫颈管腺体和间质的局限性增生，并向子宫颈外口突出形成息肉。检查见子宫颈息肉通常为单个，也可为多个，红色，质软而脆，呈舌型，可有蒂，蒂宽窄不一，根部可附在子宫颈外口，也可在子宫颈管内。显微镜下见息肉表面被覆高柱状上皮，间质水肿，血管丰富，以及慢性炎性细胞浸润。子宫颈息肉极少恶变，但仍应与子宫的恶性肿瘤鉴别（图12-1）。

3）子宫颈肥大：慢性炎症的长期刺激导致腺体及间质增生。此外，子宫颈深部的腺囊肿均可使子宫颈呈不同程度肥大，硬度增加（图12-2）。

注意：目前已明确"宫颈糜烂"并不是病理学上的上皮溃疡、缺失所致的真性糜烂，也与慢性子宫颈炎症的定义即间质中出现慢性炎细胞浸润并不一致。因此"宫颈糜烂"作为慢性子宫颈炎症的诊断术语已不再恰当，子宫颈糜烂样改变只是一个临床征象，可为生理性改变，也可为病理性改变。

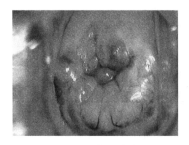

图 12-1　宫颈息肉

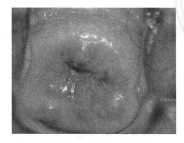

图 12-2　子宫颈肥大

生理性柱状上皮异位多见于青春期、生育年龄妇女雌激素分泌旺盛者、口服避孕药或妊娠期，由于雌激素的作用，鳞柱交界部外移，子宫颈局部呈糜烂样改变外观。此外，子宫颈上皮内瘤变及早期子宫颈癌也可使子宫颈呈糜烂样改变，因此对于子宫颈糜烂样改变者同样需进行子宫颈细胞学检查和（或）HPV 检测，必要时需行阴道镜及活组织检查以除外子宫颈上皮内瘤变或子宫颈癌。

二、临床表现

（一）症状

急性子宫颈炎主要表现为阴道分泌物增多，呈黏液脓性，或伴有经间期出血、性交后出血等症状，时有腰酸及下腹部坠痛。本病常与阴道炎症同时发生，也可同时发生急性子宫内膜炎。若合并尿路感染，可出现尿急、尿频、尿痛。慢性子宫颈炎患者大部分无明显症状，少数临床表现为阴道分泌物增多，呈淡黄色或脓性，性交后出血，月经间期出血，偶有分泌物刺激引起外阴瘙痒或不适。

（二）体征

急性子宫颈炎妇科检查见子宫颈充血、水肿、黏膜外翻，有黏液脓性分泌物附着甚至从子宫颈管流出，子宫颈有触痛，甚则形成溃疡。慢性子宫颈炎妇科检查可发现子宫颈呈糜烂样改变，或有黄色分泌物覆盖子宫颈口或从子宫颈口流出，也可表现为子宫颈息肉或子宫颈肥大。

（三）主要并发症

1. **不孕**　因黏稠的脓性分泌物不利于精子穿透及炎症改变了阴道内的 pH，不利于精子的存活而导致不孕。

2. **月经不调**　可出现月经先期、经间期出血、月经过多、经期延长等。

3. **盆腔炎**　子宫颈炎严重时可沿宫颈管上行，引起子宫内膜炎，输卵管炎，甚至扩散引起盆腔结缔组织炎。

三、诊断

1. **病史**　急性子宫颈炎可在性交、流产、分娩或手术损伤子宫颈后，病原体侵入而引起感染；或有经期不注意卫生、性生活不洁史。慢性子宫颈炎多由急性子宫颈炎治疗不彻底发展而来。

2. **临床表现**　阴道分泌物增多，呈黏液脓性或乳白色黏液状，甚至有血性白带，或性交后出血，或伴外阴瘙痒或腰酸，下腹坠痛。

3. **妇科检查**　可见宫颈充血、水肿、黏膜外翻，有脓性分泌物从宫颈口流出，量多；宫颈有不同程度的糜烂、肥大、息肉、裂伤或宫颈腺囊肿，触诊有时感到宫颈质地较硬，宫颈息肉或糜烂可有接触性出血。

四、辅助检查

1. 实验室检查 阴道分泌物检查白细胞增多，即可做出宫颈炎症的初步诊断。同时进行以下检查：①白细胞检查：阴道分泌物涂片检查白细胞>10/高倍视野；②病原体检查：用酶联免疫吸附试验检测沙眼衣原体抗原，是临床常用的方法，核酸杂交及核酸扩增法是更敏感特异的方法，但应做好质量控制，避免污染；③细菌性阴道病（BV）：部分患者可表现为阳性；④淋病奈瑟菌检查：淋病奈瑟菌培养是诊断淋病的金标准方法。

2. 其他 宫颈细胞学检查（TCT）有问题需要进一步做阴道镜检查或活体组织检查，必要时可进行影像学检查（如 B 型超声、MR、CT 等），可了解宫颈与邻近组织的关系。

五、鉴别诊断

1. 子宫颈柱状上皮异位 两者均可表现为子宫颈糜烂样改变。生理性柱状上皮异位即子宫颈外口的子宫颈阴道部外观呈细颗粒状的红色区，阴道镜下表现为宽大的转化区，肉眼所见的红色区为柱状上皮覆盖，由于柱状上皮菲薄，其下间质透出而呈红色，一般无阴道分泌物改变，亦无需特殊处理。

2. 子宫颈上皮内瘤变 亦可表现出子宫颈糜烂样改变，需行子宫颈细胞学检查和（或）HPV 检测，必要时行阴道镜及活组织检查以明确诊断。

3. 子宫恶性肿瘤 子宫颈息肉应与子宫颈或子宫体的恶性肿瘤相鉴别，可行子宫颈息肉摘除术以送病理组织学检查以确诊。另外子宫颈炎表现为子宫颈肥大者或子宫颈糜烂样改变者亦应与子宫颈恶性肿瘤相鉴别，方法为子宫颈细胞学检查和（或）HPV 检测，必要时完善阴道镜检查或活组织病理检查以确诊。

六、治疗

（一）中医治疗

子宫颈炎主要表现为带下异常，带下过多，治疗上主要是根据带下的量、色、质、气味配合全身症状及舌脉辨其寒热虚实。其病位主要在脾、肾，病因主要为湿邪致病，临床上多虚实夹杂，治疗时尤需注意"扶正不助邪、祛邪不伤正"的原则，以除湿为主，一般治脾宜升、宜燥、宜运；治肾宜补、宜涩、宜固；湿热和热毒宜清、宜利；局部症状明显者宜配合外治法，方可提高疗效。

1）湿热下注证

证候 带下量多，色黄，或呈豆腐渣样，或脓性，或泡沫状，气味臭秽，外阴瘙痒或灼热疼痛，小腹作痛，或腰骶胀痛，口苦口腻，胸闷纳呆；舌质红，苔黄腻，脉滑数。

治法 清热泻火，利湿止带。

方药 止带方（《世补斋》）加减。

猪苓、茯苓、车前子、泽泻、绵茵陈、赤芍、牡丹皮、黄柏、栀子、牛膝。

若带下如脓血而臭秽者，加土茯苓、败酱草、苦参清热去湿毒；小腹疼痛甚者加川楝子、延胡索行气止痛；胸闷甚者加瓜蒌壳、薤白宽胸理气；饮食欠佳或纳呆者加焦山楂、砂仁化湿行气。若肝经湿热下注，伴阴户或阴道痒痛，头痛口苦，烦躁易怒，舌边红，苔黄腻，脉弦滑，治宜疏肝清热，利湿止带，方选龙胆泻肝汤（《医宗金鉴》）。

2）热毒蕴结证

证候 带下量多，色黄或黄绿如脓，质稠，或夹血色，或浑浊如米泔，臭秽，小腹胀痛，腰骶酸痛，口苦咽干，烦热头晕，大便干结或臭秽，小便黄赤，或有阴部灼痛、瘙痒，舌红苔黄或黄腻，脉滑数。

治法　清热解毒，除湿止带。

方药　五味消毒饮（《医宗金鉴》）加白花蛇舌草、白术。

金银花、野菊花、蒲公英、紫花地丁、紫背天葵、白花蛇舌草、白术。

若脾胃虚弱，正气不足者，可加生黄芪扶正解毒；若小便涩痛，大便质硬者，可酌加虎杖、金钱草以泄热通便、利湿通淋。

3）脾虚证

证候　带下量多，色白，质稀薄如涕如唾，无臭味，神疲乏力，纳少便溏，面色萎黄，倦怠嗜睡，少气懒言，舌胖淡，边有齿痕，苔薄白腻，脉虚缓。

治法　健脾益气，利湿止带。

方药　完带汤（《傅青主女科》）加减。

白术、山药、人参、白芍、车前子、苍术、甘草、陈皮、黑芥穗、柴胡。

若气虚重者加黄芪以加强补气；兼肾虚腰酸者加杜仲、续断、菟丝子以补肾健脾；带下日久，滑脱不止者加金樱子、芡实、乌贼骨、白果以固涩止带。

4）肾虚证

证候　白带清冷，质稀如水，久下不止，无臭味，面色苍白无华，腰脊酸楚，大便稀薄或五更泄泻，尿频清长，或夜尿增多，舌苔薄白或无苔，脉沉迟。

治法　补肾培元，固涩止带。

方药　内补丸加减（《女科切要》）。

鹿茸、菟丝子、沙蒺藜、紫菀、黄芪、肉桂、桑螵蛸、肉苁蓉、附子（制）、蒺藜。

（二）西医治疗

1. 急性子宫颈炎　主要用抗生素治疗，针对病原体采用抗生素治疗。

（1）针对病原体的抗生素治疗：应针对病原体选用合适的抗生素，如查出淋球菌感染，主张大剂量、单次给药，常用药物有第三代头孢菌素，如头孢曲松钠 250mg，单次肌内注射；或头孢克肟 400mg，单次口服；头孢唑肟 500mg，肌内注射；或头孢西丁 2g，肌内注射，加用丙磺舒 1g 口服；或头孢噻肟钠 500mg，肌内注射；或另可选择氨基糖苷类抗生素大观霉素 4g，单次肌内注射。如合并衣原体感染，多用阿奇霉素 1g 顿服，或用多西环素口服，每次 100mg，每日 2 次，连服 7 日。

（2）经验性抗生素治疗：针对性传播疾病高危因素者（如年龄小于 25 岁，多个性伴侣或新性伴侣或性伴侣同时有其他性伴侣，或性伴侣有性传播疾病者，并且为无保护性交者），在未获得病原体检测结果前，采用针对衣原体的经验性抗生素治疗，方案为阿奇霉素 1g 顿服或多西环素 100mg，每日 2 次，连服 7 日。

（3）性伴侣的治疗：若子宫颈炎患者的病原体为沙眼衣原体及淋病奈瑟菌，应对其性伴进行相应的检查及治疗。

2. 慢性子宫颈炎　不同的病变采用不同的治疗方法。

（1）物理治疗：对表现为糜烂样改变者，若无症状的生理性柱状上皮异位无需处理。对糜烂样改变伴有分泌物增多、乳头状增生或者接触性出血者，可局部予物理治疗。物理治疗原理是以各种物理方法将宫颈糜烂面单层柱状上皮破坏，使其坏死脱落后，为新生的复层鳞状上皮覆盖，为期 3～4 周，病变较深者需 6～8 周，子宫颈转为光滑。临床常用治疗方法有激光、冷冻、红外线凝结疗法及微波疗法等。治疗前，常规做宫颈刮片行细胞学检查除外子宫颈上皮内瘤变和子宫颈癌。治疗时间应选在月经干净后 3～7 日内进行，有急性生殖器炎症者列为禁忌。各种物理疗法治疗后均有阴道分泌物增多，甚至有大量水样排液，在术后 1～2 周脱痂时可有少许出血。在创面尚未完全愈合期间（4～8 周）禁盆浴、性交和阴道冲洗。治疗后必须定期复查，观察创面愈合情况直到痊愈。复查时应注意有无宫颈管狭窄。

（2）手术治疗：如宫颈息肉，则需行宫颈息肉摘除术。

（3）对于子宫颈肥大者，若无临床症状，可无需特别治疗，定期做宫颈刮片行细胞学或联合HPV检查即可。

七、中西医临床诊疗思路

急性子宫颈炎西医病因多为病原体急性感染所致，典型表现为带下量多异常，中西医病因病机明确，故治疗上宜中西医结合，积极有效治疗，防止迁延为慢性炎症；而慢性子宫颈炎常迁延难愈，针对无症状的子宫颈糜烂样改变及子宫颈息肉，可行西医物理治疗或手术摘除，其有症状者亦常表现为带下量多，色质异常，中医中药辨证治疗效果明显，亦可配合中医外治法，效果更佳。

八、预防与调护

加强卫生宣传工作，注意性交卫生，防止滥交，杜绝卖淫行为，减少性传播病原体的感染。做好避孕措施，避免人工流产。积极治疗急性宫颈炎，定期进行妇科检查；避免分娩时或器械损伤宫颈，产后发现宫颈裂伤应及时缝合。同时，为了减少传播及再感染，对合并衣原体及淋球菌感染者，应在治疗期间禁止性生活，直到本人及性伴侣（过去60日内曾有性接触者）应被全面地治疗（顿服治疗后7日或7日治疗方案完成后）及症状消失，病原体检测呈阴性。

古医籍精选

《傅青主女科·白带》曰："夫带下俱是湿症。而以'带'名者，因带脉不能约束而有此病，故以名之……夫白带乃湿盛而火衰，肝郁而气弱，则脾土受伤，湿土之气下陷……治法宜大补脾胃之气，稍佐以疏肝之品……方用完带汤。"

《素问·至真要大论》曰："……诸湿肿满，皆属于脾……诸转反戾，水液浑浊，皆属于热。"

病案分析

患者女性，23岁，因"带下量多1周"来诊，患者自诉1周前曾有不洁性交史，其后出现带下量多色黄，质稠，臭秽难闻，腰部困痛，阴部瘙痒，全身困重乏力，时有低热，体温最高37.8℃，就诊时暂无发热，伴心烦易怒、口干口苦、小便短赤、大便秘结、少腹不适感、舌红苔黄腻，脉弦滑数。

妇检：外阴阴道稍潮红，分泌物量多色黄质稠，宫颈呈中度糜烂样改变，其上见黏液脓性分泌物附着，无举摆痛，子宫前位，常大，轻触痛，双附件区稍增厚，轻压痛。

辅助检查：白带常规：滴虫+，阴道清洁度4度。BV阳性。衣原体阳性。血常规基本正常。淋球菌、支原体结果待回复。

根据上述资料，请提出你的诊断思路。

（程 兰 肖 静）

第四节　盆腔炎性疾病

盆腔炎性疾病（pelvic inflammatory disease，PID）指女性上生殖道的一组感染性疾病，主要包括子宫内膜炎（endometritis）、输卵管炎（salpingitis）、输卵管卵巢脓肿（tubo ovarian abscess，TOA）、盆腔腹膜炎（pelvic peritonitis）。盆腔炎性疾病大多发生在性活跃期、有月经的妇女。初潮前、绝经后或无性生活者很少发生盆腔炎，若发生盆腔炎也往往是邻近器官炎症的扩散。若未能得到及时、彻底治愈，可导致不孕、输卵管妊娠、慢性盆腔痛，炎症反复发作，不仅严重影响妇女健康、生活及工作，也会造成家庭与社会的负担。

本病属于中医学"带下病""妇人腹痛""热入血室""产后发热""癥瘕"等范畴，现代中医亦称之为"盆腔炎"。

一、病因病理

（一）中医病因病机

1.病因 本病的发生一般都有明显的诱发因素，如分娩、流产、宫腔手术操作、经行房事等，此时妇人胞宫、胞脉空虚，血室正开，气血耗伤而余血未尽，若调摄失当，或手术消毒不严，湿、热、毒邪乘虚而入，与气血相搏结，蕴积胞宫、胞脉、胞络，冲、任损伤，正邪交争，发为本病。

2.病机

（1）热毒炽盛：经期、分娩、流产后，或宫腔手术之际，血室正开，若摄生不严，邪毒乘虚而入，或因房事不洁，经期同房，湿浊之邪入侵。邪毒与气血相搏结，致胞脉阻滞，冲任损伤。热毒壅盛，蔓延全身，正邪交争剧烈，故令寒战高热。

（2）湿热瘀结：经行产后，余血未净，湿热内侵，与余血相搏，冲任脉络阻滞，瘀结不畅，则瘀血与湿热内结，滞于少腹，则腹痛带下日久，缠绵难愈。

（二）西医病因病理

1.病因 现代医学认为盆腔炎性疾病的主要病因有以下几方面。

（1）产后或流产后感染：分娩后产妇体质虚弱，宫口未完全关闭，如分娩造成产道损伤或有胎盘、胎膜残留等，病原体侵入宫腔，容易引起感染；流产过程中裂伤，流血过多，或有组织残留于宫腔内，或手术无菌操作不严格，均可导致病原体侵入而发生盆腔炎性疾病。

（2）宫腔内手术操作后感染：如刮宫术、输卵管通液术、子宫输卵管造影术、宫腔镜检查等，由于手术可以致生殖道黏膜损伤、出血、坏死，导致下生殖道内源性病原体易上行感染。

（3）经期及产褥期卫生不良：经期不注意卫生，或经期性交等，均可使病原体侵入而引起炎症。

（4）感染性传播疾病：不洁性生活史、性交过频者可致性传播疾病的病原体入侵，引起盆腔炎症。常见病原体为淋病奈瑟菌、沙眼衣原体或合并有需氧菌、厌氧菌感染。

（5）邻近器官炎症直接蔓延：如阑尾炎、腹膜炎等，病原体以大肠杆菌为主。

（6）盆腔炎性疾病再次急性发作：盆腔炎性疾病所致的盆腔广泛粘连、输卵管损伤、输卵管防御能力下降，容易造成再次感染，导致急性发作。

引起盆腔炎性疾病的病原体分为外源性病原体和内源性病原体，往往是两者同时合并存在。外源性病原体包括淋病奈瑟菌、沙眼衣原体及支原体。内源性病原体则为来自原寄居于阴道内的菌群，包括需氧菌及厌氧菌混合感染多见。这些病原体的主要感染途径有：①经淋巴系统蔓延：病原体经外阴、阴道、宫颈及宫体创伤处的淋巴管侵入盆腔结缔组织及内生殖器其他部分，是产褥感染、流产后感染及放置宫内节育器后感染的主要传播途径，多见于链球菌、大肠杆菌、厌氧菌感染。②沿生殖器黏膜上行蔓延：病原体侵入外阴、阴道后，沿黏膜面经宫颈、子宫内膜、输卵管黏膜至卵巢及腹腔，是非妊娠期、非产褥期盆腔炎性疾病的主要感染途径。淋病奈瑟菌、沙眼衣原体及葡萄球菌沿此途径扩散。③经血循环传播：病原体先侵入人体的其他系统，再经血循环感染生殖器，为结核菌感染的主要途径。④直接蔓延：腹腔其他脏器感染后，直接蔓延到内生殖器，如阑尾炎可引起右侧输卵管炎。

2.病理及发病机制

（1）急性子宫内膜炎及急性子宫肌炎：子宫内膜充血、水肿，有炎性渗出物，严重者内膜坏死、脱落形成溃疡。镜下见大量白细胞浸润，炎症向深部侵入形成子宫肌炎。

（2）急性输卵管炎、输卵管积脓、输卵管卵巢脓肿：急性输卵管炎因病原体传播途径不同而有不同的病变特点。

1）炎症经子宫内膜向上蔓延：首先引起输卵管黏膜炎，输卵管黏膜肿胀、间质水肿及充血、大量中性粒细胞浸润，严重者输卵管上皮发生退行性变或成片脱落，引起输卵管黏膜粘连，导致输卵管管腔及伞端闭锁，若有脓液积聚于管腔内则形成输卵管积脓。淋病奈瑟菌及大肠杆菌、类杆菌及普雷沃菌，除直接引起输卵管上皮损伤外，其细胞壁脂多糖等内毒素引起输卵管纤毛大量脱落，导致输卵管运输功能减退、丧失。因衣原体热休克蛋白与输卵管热休克蛋白有相似性，感染后引起的交叉免疫反应可损伤输卵管，导致严重输卵管黏膜结构及功能破坏，并引起盆腔广泛粘连。

2）病原菌通过宫颈的淋巴播散：通过宫旁结缔组织，首先侵及浆膜层，发生输卵管周围炎，然后累及肌层，而输卵管黏膜层可不受累或受累极轻。其管腔常可因肌壁增厚受压变窄，但仍能保持通畅。病变以输卵管间质炎为主，轻者输卵管仅有轻度充血、肿胀、略增粗；重者输卵管明显增粗、弯曲，纤维素性脓性渗出物多，造成与周围粘连。卵巢很少单独发炎，白膜是良好的防御屏障，卵巢常与发炎的输卵管伞端粘连而发生卵巢周围炎，称输卵管卵巢炎，习称附件炎。炎症可通过卵巢排卵的破孔侵入卵巢实质形成卵巢脓肿，脓肿壁与输卵管积脓粘连并穿通，形成输卵管卵巢脓肿。输卵管卵巢脓肿可以发生在急性附件炎初次发病之后，但往往是在慢性附件炎屡次急性发作的基础上形成。脓肿多位于子宫后方或子宫、阔韧带后叶及肠管间粘连处，可破入直肠或阴道，若破入腹腔则引起弥散性腹膜炎。

（3）急性盆腔结缔组织炎：内生殖器急性炎症时，或阴道、宫颈有创伤时，病原体经淋巴管进入盆腔结缔组织而引起结缔组织充血、水肿及中性粒细胞浸润。以宫旁结缔组织炎最常见，开始局部增厚，质地较软，边界不清，以后向两侧盆壁呈扇形浸润，若组织化脓则形成盆腔腹膜外脓肿，可自发破入直肠或阴道。

（4）急性盆腔腹膜炎：盆腔内器官发生严重感染时，往往蔓延到盆腔腹膜，发炎的腹膜充血、水肿，并有少量含纤维素的渗出液，形成盆腔脏器粘连。当有大量脓性渗出液积聚于粘连的间隙内时，可形成散在小脓肿；积聚于直肠子宫陷凹处则形成盆腔脓肿，较多见。脓肿的前面为子宫，后方为直肠，顶部为粘连的肠管及大网膜，脓肿可破入直肠而使症状突然减轻，也可破入腹腔引起弥散性腹膜炎。

（5）败血症及脓毒血症：当病原体毒性强、数量多，患者抵抗力降低时，常发生败血症、多见于严重的产褥感染、感染流产。发生感染后，若身体其他部位发现多处炎症病灶或脓肿者，应考虑有脓毒血症存在，但需经血培养证实。

（6）肝周围炎（Fitz-Hugh-Curtis 综合征）：是指肝包膜炎症而无肝实质损害的肝周围炎。淋病奈瑟菌及衣原体感染均可引起肝周围炎。由于肝包膜水肿，吸气时右上腹疼痛。肝包膜上有脓性或纤维渗出物，早期在肝包膜与前腹壁腹膜之间形成松软粘连，晚期形成琴弦样粘连。5%～10%的输卵管炎可出现此综合征，临床表现为继发下腹痛后出现右上腹痛，或下腹疼痛与右上腹疼痛同时出现。

二、临床表现

（一）病史

本病患者多有近期妇产科手术史，或经期、产后不注意卫生、慢性盆腔炎及房事不洁史等。

（二）症状

本病可因炎症轻重及范围大小而有不同的临床表现。常见症状为下腹痛、阴道分泌物增多。腹痛为持续性，活动或性交后加重。若病情严重可出现发热甚至高热、寒战、头痛、食欲不振。月经期发病可出现经量增多、经期延长，非月经期发病可有白带增多。若有腹膜炎，则出现消化系统症状如恶心、呕吐、腹胀、腹泻等。伴有泌尿系统感染可有尿急、尿频、尿痛症状。若有脓肿形成，可有下腹包块及局部压迫刺激症状：包块位于前方可出现膀胱刺激症状，如排尿困难、尿频，若引起膀胱肌炎还可有尿痛等；包块位于后方可有直肠刺激症状，可致腹泻、里急后重感和排便困难。若有输卵管炎的症状及体征，并同时有右上腹疼痛者，应怀疑有肝周围炎。

（三）体征

患者体征差异较大，轻者无明显异常发现，或妇科检查仅发现宫颈举痛或宫体压痛或附件区压痛。严重病例呈急性病容，体温升高，心率加快，腹胀，下腹部有压痛、反跳痛及肌紧张，肠鸣音减弱或消失。盆腔检查：阴道可能充血，并有脓性臭味分泌物；将宫颈表面的分泌物拭净，若见脓性分泌物从宫颈口外流，说明宫颈黏膜或宫腔有急性炎症。穹隆有明显触痛，必须注意是否饱满；宫颈充血、水肿、举痛明显；宫体稍大，有压痛，活动受限；子宫两侧压痛明显，若为单纯输卵管炎，可触及增粗的输卵管，有明显压痛；若为输卵管积脓或输卵管卵巢脓肿，则可触及包块且压痛明显；宫旁结缔组织炎时，可扪到宫旁一侧或两侧有片状增厚，或两侧宫骶韧带高度水肿、增粗，压痛明显；若有脓肿形成且位置较低时，可扪及后穹隆或侧穹隆有肿块且有波动感，三合诊常能协助进一步了解盆腔情况。

三、辅助检查

1. 实验室检查　血常规检查提示白细胞计数升高，中性粒细胞升高；C反应蛋白升高；红细胞沉降率加快；降钙素原升高。

2. 病原体培养　宫颈分泌物培养可找到致病的病原体。如败血症、菌血症时，血培养可找到病原体。

3. B型超声检查　提示盆腔内有炎性渗出，或有盆腔脓肿、炎性包块。

4. 宫颈分泌物及阴道后穹隆穿刺术　宫颈分泌物涂片见大量白细胞；子宫直肠陷凹积脓时，后穹隆穿刺可抽出脓液，经培养可找到病原体。

四、诊断

根据病史、症状、体征和实验室检查可做出初步诊断。由于盆腔炎性疾病的临床表现差异较大，临床正确诊断盆腔炎性疾病比较困难，而延误诊断又导致盆腔炎性疾病后遗症的发生。2010年美国疾病控制中心（CDC）推荐的盆腔炎性疾病诊断标准见表12-2。

表 12-2　盆腔炎性疾病的诊断标准（美国CDC诊断标准，2010年）

最低标准（mininum criteria）	宫颈举痛或子宫压痛或附件区压痛
附加标准（additional criteria）	（1）体温超过38.3℃（口表）
	（2）宫颈异常黏液脓性分泌物或宫颈脆性增加
	（3）阴道分泌物生理盐水涂片见到大量白细胞
	（4）实验室证实的宫颈淋病奈瑟菌或衣原体阳性
	（5）红细胞沉降率升高
	（6）C反应蛋白升高
特异标准（specific criteria）	（1）子宫内膜活检证实子宫内膜炎
	（2）阴道超声或磁共振检查显示输卵管增粗，输卵管积液，伴或不伴有盆腔积液、输卵管卵巢肿块
	（3）或腹腔镜检查发现盆腔炎性疾病征象

最低诊断标准提示在性活跃的年轻女性或者具有性传播疾病的高危人群，若出现下腹痛，并可排除其他引起下腹痛的原因，妇科检查符合最低诊断标准，即可给予经验性抗激素治疗。

附加标准可增加诊断的特异性，多数盆腔炎性疾病患者有宫颈黏液脓性分泌物，或阴道分泌物0.9%生理盐水涂片中见到大量白细胞，若宫颈分泌物正常并且阴道分泌物镜下见不到白细胞，盆腔炎性疾病的诊断需要谨慎，应考虑其他引起腹痛的疾病。阴道分泌物检测还可以同时发现阴道合并感染，如细菌性阴道病及滴虫阴道炎。

特异标准基本可诊断盆腔炎性疾病。但由于除 B 超检查外，均为有创检查且费用较高，特异标准仅适用于一些有选择的病例。腹腔镜诊断盆腔炎性疾病标准：①输卵管表面明显充血；②输卵管壁水肿；③输卵管伞端或浆膜表面有脓性渗出物。腹腔镜诊断准确，并能直接采取感染部位的分泌物做细菌培养，但临床应用有一定局限性，如对轻度输卵管炎的诊断准确性较低、对单独存在的子宫内膜炎无诊断价值，因此并非所有怀疑盆腔炎性疾病的患者均需腹腔镜检查。

在做出盆腔炎性疾病的诊断后，要明确感染的病原体。宫颈管分泌物及后穹隆穿刺液的涂片、培养及核酸扩增检测病原体，虽不如通过剖腹探查或腹腔镜直接采取感染部位的分泌物做细菌培养及药敏结果准确，但临床较实用，对明确病原体有帮助。涂片可做革兰染色，可以根据细菌形态及革兰染色，为选用抗生素及时提供线索；培养阳性率高，并可做药敏试验。除病原体的检查外，还可根据病史、临床症状及体征特点做出病原体的初步判断。

五、鉴别诊断

盆腔炎性疾病应与急性阑尾炎、异位妊娠、卵巢囊肿蒂扭转等相鉴别。

1. 急性阑尾炎 起病前常有胃肠道症状，如恶心呕吐、腹泻或便秘，腹痛初发于脐周，然后转移并固定于右下腹部。检查见麦氏点压痛、反跳痛明显，腰大肌征、闭孔肌征可阳性，直肠指检前壁右侧有压痛，而妇科检查可无阳性征。

2. 异位妊娠 有不规则阴道流血或停经史，突发下腹部剧痛，可有晕厥，一般无发热，检查有腹腔内出血及贫血征，甚至有休克征，尿妊娠试验阳性，实验室检查一般无明显感染迹象，后穹隆穿刺可抽出不凝血。

3. 卵巢囊肿蒂扭转 有卵巢囊肿病史，因体位改变而突发一侧下腹剧痛，常伴恶心、呕吐，妇科检查可扪及张力较大的肿块，有压痛，早期可无发热等感染征。

六、治疗

（一）中医治疗

1. 辨证方药 盆腔炎性疾病起病急骤、病情危重，临床上以实证为主，中医辨证以热毒炽盛、湿热瘀结为多见。因属急性期，故治疗贯彻"急则治标，缓则治本"的原则，高热阶段治以清热解毒为主；热减或热退后，则以消癥散结化湿为法。

1）热毒炽盛证

证候 高热恶寒，甚或寒战，下腹疼痛拒按，带下量多，色黄脓样，质稠秽臭，口干口苦，恶心纳呆，小便黄短，大便干结，舌质红，苔黄干或黄厚腻，脉滑数。

治法 清热解毒，利湿排脓。

方药 五味消毒饮（《医宗金鉴》）合大黄牡丹皮汤（《金匮要略》）加味。

五味消毒饮：金银花、野菊花、蒲公英、紫花地丁、紫背天葵。

大黄牡丹皮汤：大黄、牡丹皮、桃仁、冬瓜仁、芒硝。

若热盛者加黄芩、黄柏以清热解毒；夹湿者加薏苡仁、泽泻、车前子以利湿；下腹痛甚者加香附、木香、延胡索以理气止痛；盆腔有包块者，加败酱草、白花蛇舌草、赤芍、牡丹皮以清热解毒，活血化瘀；腹胀甚者，加厚朴、大腹皮以行气通腑；兼经量多、经期长者，加地榆、茜根、贯众以清热凉血止血。若症见高热汗出，下腹痛未减或加重，烦躁，斑疹隐隐，舌红绛，苔黄燥，脉弦细而数，为邪入营分，宜清营解毒，凉血养阴，方选清营汤加败酱草、蒲公英。兼便秘者，加大黄、桃仁；兼高热神昏谵语者加牛黄清心丸或紫雪丹。发热不退，热毒内结，防其成脓，可加黄芪、穿山甲、皂角刺等托毒之品。

2）湿热瘀结证

证候 下腹部疼痛拒按，或胀满，热势起伏，寒热往来，带下量多黄稠臭秽，经量增多，经期延长，淋漓不止，大便溏或燥结，小便短赤，舌红有斑点，苔黄厚，脉弦滑。

治法 清热利湿，化瘀止痛。

方药 仙方活命饮（《校注妇人良方》）加薏苡仁、冬瓜仁。

金银花、当归、赤芍、穿山甲、皂角刺、天花粉、贝母、防风、白芷、陈皮、乳香、没药、甘草、薏苡仁、冬瓜仁。

若大便干结者加大黄、厚朴、枳实以通腑泻热；腹痛甚者加香附、延胡索以理气止痛；带下多者加黄柏、椿根皮清热利湿止带；热退体虚者加黄芪、白术、茯苓以益气健脾；月经来潮量多者去乳香、没药、当归，加地榆、茜草根、益母草以清热凉血，祛瘀止血。

2. 外治法

（1）中药灌肠疗法：复方毛冬青灌肠液，含毛冬青、大黄、黄芪、莪术等，制成药液100ml保留灌肠，每日1次，10次为一疗程，可连续应用，月经期暂停。

（2）中药外敷

1）四黄水蜜：用四黄散（含大黄、黄芩、黄柏、黄连）适量，加温开水拌匀搅成饼状，表面涂以蜜糖，用布包好外敷下腹部，每日1~2次，10次为一疗程，可连续应用，月经期暂停。

2）双柏水蜜：用双柏散（含侧柏叶、大黄、黄柏、泽兰、薄荷）适量加温开水拌匀搅成饼状，表面涂以蜜糖，用布包好外敷下腹部，每日1~2次，10次为一疗程，可连续应用，月经期暂停。

（二）西医治疗

西医治疗主要为抗生素治疗，必要时手术治疗。抗生素的治疗原则：经验性、广谱、及时及个体化。根据药敏试验选用抗生素比较合理。治疗盆腔炎所选择的抗生素必需同时对淋球菌、沙眼衣原体、厌氧菌及需氧菌的感染有效，选择广谱抗生素及联合用药。盆腔炎性疾病诊断48小时内及时用药将明显降低后遗症的发生。具体选用的方案根据医院的条件、患者的接受程度、药物有效性及性价比等综合考虑。

1. 抗生素治疗 根据药敏试验选用抗生素；在细菌培养结果不明或无培养条件时，则根据临床表现及经验加以选用。由于盆腔炎性疾病的病原体多为需氧菌、厌氧菌及衣原体混合感染，故抗生素多采用广谱抗生素及联合用药。常用药有青霉素类、头孢菌素类、氨基糖苷类、大环内酯类、四环素类、喹诺酮类、尼立达唑类、克林霉素及林可霉素等。病情严重时需用广谱抗生素，给药途径以静脉滴注收效快。抗生素的应用要求达到足量，且需注意毒性反应。在盆腔炎性疾病诊断48小时内及时用药将明显降低后遗症的发生。具体选药的方案根据医院的条件、患者的接受程度、药物价格及药物有效性等综合考虑，达到个体化。在抗生素治疗前，了解患者的抗生素用药史、药物过敏史及常用抗生素的抗菌谱及其不良反应。

青霉素治疗时用大剂量，按病情严重程度，每日240万~1000万U静脉滴注，病情缓解后可减至每日120万~400万U，分4次肌内注射。如对青霉素过敏，可选用红霉素1.2g静脉滴注，外加庆大霉素每日16万~32万U，分2~3次静脉滴注或肌内注射。甲硝唑对厌氧菌有广谱抗菌作用，临床已广为应用，可与需氧菌有效的广谱抗生素配合。甲硝唑注射液500mg静脉滴注，每8小时1次，病情好转改口服。本药可通过胎盘及乳汁，故孕妇及哺乳期妇女慎用。此外，第二代头孢菌素或相当于第二代头孢菌素的药物及第三代头孢菌素或相当于第三代头孢菌素的药物、克林霉素与氨基糖苷类药物联合方案、喹诺酮类药物与甲硝唑联合方案等均可有效治疗本病。

2. 手术治疗　手术指征如下。

（1）药物治疗无效：输卵管卵巢脓肿或盆腔脓肿形成经药物治疗 48～72 小时，体温持续不降，患者中毒症状加重或包块增大者，应及时手术，以免发生脓肿破裂。

（2）脓肿持续存在：经药物治疗病情有好转，继续控制炎症 2～3 周，肿块仍未消失但已局限化，应行手术切除，以免日后再次急性发作。

（3）脓肿破裂：突然腹痛加剧、寒战、高热、恶心、呕吐、腹胀，检查腹部拒按或有中毒性休克表现，均应怀疑为脓肿破裂，需立即剖腹探查。

手术可根据情况选择经腹手术或腹腔镜手术。手术范围应根据病变范围、患者年龄、一般状态等条件全面考虑，原则以切除病灶为主。年轻妇女应尽量保留卵巢功能，以采用保守性手术为主；年龄大、双侧附件受累或附件脓肿屡次发作者，行全子宫及双附件切除术；对极度衰弱危重患者的手术范围必须按具体情况决定。若脓肿位置低、突向阴道后穹隆时，可经阴道切开排脓，同时注入抗生素。

3. 性伴侣的治疗　对于盆腔炎性疾病患者出现症状前 60 日内接触过的性伴侣进行交叉治疗。在女性盆腔炎性疾病患者治疗期间应避免无保护性交。

七、中西医临床诊疗思路

盆腔炎性疾病因病情急重，治疗上强调中西医结合治疗，及时、合理、足量地运用抗生素，对于迅速控制感染，避免败血症、脓毒血症、感染性休克及盆腔脓肿的形成，是十分必要的，但抗生素均有一定不良反应，中医药不但可以减缓这些不良反应，还能协同、增强其抗炎作用，使患者病情迅速得到控制。本病起病急骤，临床上以实证为主，治疗上以清热解毒、利湿化瘀为要，通腑泄热，使邪有出路也是治疗本病的关键。临床上盆腔炎性疾病的患者多伴有腹胀、大便干结等腑气不通的症状。大黄、芒硝、枳实等药物能通腑泄热，不但能增加胃肠蠕动，增强胃肠容积，起到泻下作用，使塞者通、闭者畅，邪有出路，减少细菌毒素的致病作用，还能改善微循环，起活血祛瘀作用，使痛随药减。多途径用药是治疗本病不可忽视的环节。除了口服药物外，中药保留灌肠，如使用复方毛冬青灌肠液保留灌肠，通过直肠黏膜吸收，对控制病灶、消除疼痛、增加病变部位的血流量、改善血液循环对炎症增生组织的吸收和转化等，有其独特的疗效。中药外敷下腹部，如使用中药大黄、黄芩、黄柏、黄连研末加水，调蜜制成药饼，外敷下腹部，功能清热解毒利湿，可促进血液循环，加快炎症吸收，减少疼痛。应用中医综合疗法，可有效提高治疗效果。

八、预防与调护

（1）做好经期、孕期及产褥期的卫生宣传。

（2）严格掌握产科、妇科手术指征，做好术前准备，术时注意无菌操作，术后做好护理，预防感染。

（3）治疗盆腔炎性疾病时，应做到及时治疗、彻底治愈，防止转为盆腔炎性疾病后遗症。

（4）注意性生活卫生，减少性传播疾病，经期禁止性交。

（5）饮食应加强营养，选择易于消化的食品。

古医籍精选

（1）《灵枢·痈疽》曰："营卫稽留于经脉之中，则血泣而不行，不行则卫气从之而不通，壅遏不得行，故大热，大热不止，热胜则肉腐，肉腐则为脓。"

（2）《金匮要略方论·妇人杂病脉证并治》曰："妇人中风七八日，往来寒热，发作有时，经

水适断，此为热入血室，其血必结，故使如疟状，发作有时，小柴胡汤主之。"

（3）《陈素庵妇科补解·产后众疾门》曰："产后恶露方下，忽然一断，寒热往来，妄言谵语，如见鬼神，此热入血室，故乍行忽断也。治宜清热行血，血行则热自退，一切寒热谵语之疾自除矣。"

（4）《温病条辨》曰："热入血室……为热邪陷入，搏结而不行，胸腹少腹，必有牵引作痛拒按者。"

附：盆腔炎性疾病后遗症

盆腔炎性疾病未得到及时正确的诊断或治疗，可能会发生盆腔炎性疾病后遗症（sequelae of PID），既往称慢性盆腔炎。

主要病理改变为组织破坏、广泛粘连、增生及瘢痕形成，导致：①输卵管阻塞、输卵管增粗；②输卵管卵巢粘连形成输卵管卵巢肿块；③若输卵管伞端闭锁、浆液性渗出物聚集形成输卵管积水或输卵管积脓或输卵管卵巢脓肿的脓液吸收，被浆液性渗出物代替形成输卵管积水或输卵管卵巢囊肿；④盆腔结缔组织表现为主、骶韧带增生、变厚，若病变广泛，可使子宫固定。

一、病因病理

（一）中医病因病机

1.**病因** 经行产后，胞门未闭，风寒湿热之邪，或虫毒乘虚内侵，与冲任气血相搏结，蕴积于胞宫，反复进退，耗伤气血，导致本病。

2.**病机**

（1）湿热瘀结：宿有湿热内蕴，流注下焦，阻滞气血，瘀积冲、任；或经期产后，余血未尽，感受湿热之邪，湿热与血相搏结，湿热瘀结于内，缠绵日久不愈。

（2）气滞血瘀：素性抑郁，或忿怒过度，肝失条达，气机不利，气滞而血瘀，冲、任阻滞，脉络不通。

（3）寒湿凝滞：素体阳虚，下焦失于温煦，水湿不化，寒湿内结，或经行产后，余血未尽，冒雨涉水，感寒饮冷，或久居寒湿之地，寒湿伤及胞脉，血为寒湿所凝，凝结瘀滞冲任，致寒湿凝滞证。

（4）气虚血瘀：素体虚弱，或正气内伤，外邪侵袭，留着于冲任，血行不畅，瘀血停聚；或久病不愈，瘀血内结，日久耗伤，正气亏乏，致气虚血瘀证。

（二）西医病因病理

1.**病因** 盆腔炎性疾病后遗症常为盆腔炎性疾病未能彻底治疗，或患者体质较差病程迁延所致，但亦可无急性盆腔炎病史，如沙眼衣原体、解脲支原体感染所致输卵管炎。

2.**病理**

（1）慢性子宫内膜炎：可发生于产后、流产后或剖宫产后，因胎盘、胎膜残留或子宫复旧不良，极易感染；也见于绝经后雌激素低下的老年妇女，由于内膜菲薄，易受细菌感染，严重者宫颈管粘连形成宫腔积脓。子宫内膜充血、水肿、间质大量浆细胞或淋巴细胞浸润。

（2）慢性输卵管炎、输卵管积水、输卵管卵巢炎及输卵管卵巢囊肿：慢性输卵管炎双侧居多，输卵管呈轻度或中度肿大，伞端可部分或完全闭锁，并与周围组织粘连。若输卵管伞端及峡部因炎症粘连闭锁，浆液性渗出物积聚形成输卵管积水；有时输卵管积脓的脓液渐被吸收，浆液性液体继续自管壁渗出充满管腔，亦可形成输卵管积水。积水输卵管表面光滑，管壁甚薄，由于输卵管系膜不能随积水输卵管囊壁的增长扩大而相应延长，故积水输卵管向系膜侧弯曲，形似腊肠或呈曲颈的蒸馏瓶状，卷曲向后，可游离或与周围组织有膜样粘连。

输卵管发炎时波及卵巢，输卵管与卵巢相互粘连形成炎性肿块，或输卵管伞端与卵巢粘连并贯通，液体渗出形成输卵管卵巢囊肿，也可由输卵管卵巢脓肿的脓液被吸收后由渗出物替代而形成。

（3）慢性盆腔结缔组织炎：多由慢性宫颈炎症发展而来，由于宫颈的淋巴管与宫旁结缔组织相通，宫颈炎症可蔓延至宫骶韧带处，使纤维组织增生、变硬。若蔓延范围广泛，可使子宫固定，宫颈旁组织也增厚。

二、临床表现

（一）病史

既往有盆腔炎性疾病、阴道炎、宫颈炎、节育或妇科手术感染史，或不洁性生活史。

（二）症状

1. **不孕**　输卵管粘连阻塞可致不孕。盆腔炎性疾病后不孕发病率为 20%～30%。
2. **异位妊娠**　盆腔炎性疾病后异位妊娠发生率是正常妇女的 8～10 倍。
3. **慢性盆腔痛**　炎症形成的粘连、瘢痕及盆腔充血，常引起下腹部坠胀、疼痛及腰骶部酸痛，常在劳累、性交后及月经前后加重。文献报道约 20%的急性盆腔炎发作后遗留慢性盆腔痛。慢性盆腔痛常发生在盆腔炎性疾病急性发作后的 4～8 周。
4. **盆腔炎性疾病反复发作**　由于盆腔炎性疾病造成的输卵管组织结构的破坏，局部防御功能减退，若患者仍处于同样的高危因素，可造成再次感染导致盆腔炎性疾病反复发作。有盆腔炎性疾病病史者，约 25%将再次发作。
5. **其他**　全身炎症症状多不明显，有时仅有低热、易感疲倦，可引起月经增多、月经失调、带下异常等。由于病程时间较长，部分患者可出现神经衰弱症状，如精神不振、周身不适、失眠等。

（三）体征

妇科检查，子宫常呈后倾后屈，活动受限或粘连固定。若为输卵管炎，则在子宫一侧或两侧触到呈索条状的增粗输卵管，并有轻度压痛；若为输卵管积水或输卵管卵巢囊肿，则在盆腔一侧或两侧触及囊性肿物，活动多受限；若为盆腔结缔组织炎时，子宫一侧或两侧有片状增厚、压痛，宫骶韧带常增粗、变硬，有触痛。

三、辅助检查

盆腔炎性疾病后遗症血常规检查一般正常。B 超提示盆腔内可能有炎性渗出，或有包块。腹腔镜直视下见内生殖器周围粘连，组织增厚，包块形成。

四、诊断

有盆腔炎性疾病发作史和盆腔炎性疾病后遗症的症状和体征；妇科检查见子宫常呈后位、活动受限或粘连固定，输卵管炎时可在宫旁触及增粗的条索状物、有压痛；输卵管积水或囊肿时可扪及囊性肿物、欠活动、压痛。B 超发现双侧附件增宽、增厚或有炎性包块或有盆腔积液；腹腔镜检查可直接观察盆腔改变、做活检，做出诊断的同时进行治疗。

五、鉴别诊断

本病应与子宫内膜异位症、盆腔瘀血综合征、卵巢囊肿等相鉴别。

1. **子宫内膜异位症**　盆腔炎性疾病后遗症有时与子宫内膜异位症不易鉴别，子宫内膜异位症没有盆腔炎性疾病的病史，主要症状为继发性痛经进行性加重，若能触到后穹隆触痛结节，有助于诊断。鉴别困难时可行腹腔镜检查。
2. **盆腔瘀血综合征**　症状与盆腔炎性疾病相类似，主要表现为慢性下腹疼痛、低位腰痛、痛经、极度疲劳感、性交不适感或性交后疼痛及自主神经功能障碍等。妇科检查：附件增厚、压痛，卵巢增大、触痛。与盆腔炎性疾病后遗症类似，不同的是外阴、阴道呈紫蓝色，部分伴有静脉曲张，宫颈肥大、软，呈紫蓝色。可通过体位试验、B 型超声波检查、盆腔静脉造影术、盆腔血流图、腹腔镜检查以鉴别。

3. 卵巢囊肿　盆腔炎性疾病后遗症有盆腔包块时应与卵巢恶性肿瘤区别，输卵管积水或输卵管卵巢囊肿需与卵巢囊肿相鉴别，输卵管卵巢囊肿除有盆腔炎病史外，肿块呈腊肠形，囊壁较薄，周围有粘连；而卵巢囊肿一般以圆形或椭圆形较多，周围无粘连，活动自如。卵巢恶性肿瘤多无感染史，表现为不规则的固定实性肿块，常伴腹水，妇科检查常可扪及无痛性后穹隆结节且肿瘤标记物（CA125、CA199）常升高。B 超及 CT 检查发现实质性包块、腹水和转移病灶有助诊断，必要时可行腹腔镜检查和活检。

六、治疗

（一）中医治疗

对于盆腔炎性疾病后遗症，中医治疗较之西医更具优势。除辨证内服中药外，还常常以中药保留灌肠、理疗、热敷、离子透入等方法综合治疗，以提高疗效。同时应加强解除患者思想顾虑，增强治疗信心，增加营养，锻炼身体，注意劳逸结合，提高机体抵抗力。

1. 辨证方药　盆腔炎性疾病后遗症起病缓慢，病情缠绵，临床上虚实夹杂。中医辨证以湿热瘀结、气滞血瘀、寒湿凝滞、气虚血瘀为主要证型。

1）湿热瘀结证

证候　少腹部隐痛，或疼痛拒按，痛连腰骶，低热起伏，经行或劳累时加重，带下量多，色黄白，质黏稠，胸闷纳呆，口干不欲饮，小便黄赤，大便干结或溏，舌质暗红，或有瘀点、瘀斑，苔黄腻，脉弦数或滑数。

治法　清热利湿，化瘀止痛。

方药　银甲丸（《王渭川妇科检验选》）或止带方（《世补斋》）加减。

银甲丸：金银花、连翘、红藤、蒲公英、生鳖甲、西茵陈、升麻、紫花地丁、生蒲黄、椿根皮、大青叶、琥珀末、桔梗。

止带方：猪苓、茯苓、车前子、泽泻、绵茵陈、赤芍、牡丹皮、黄柏、栀子、牛膝。

热盛者黄芩以清热；下腹痛甚者加香附、延胡索以理气止痛；大便干结者加大黄、厚朴、枳实以通腑泻热；妇科检查有炎症包块者加三棱、莪术以活血消癥。

2）气滞血瘀者

证候　少腹部坠胀疼痛或刺痛，经行腰腹疼痛加重，经血量多有块，瘀块排出则痛减，带下量多，色黄或白，情志抑郁，嗳气叹息，经前乳房胀痛，婚久不孕，舌质暗红，有瘀点、瘀斑，苔薄白，脉弦涩。

治法　活血化瘀，理气止痛。

方药　膈下逐瘀汤（《医林改错》）。

当归、川芎、赤芍、桃仁、红花、枳壳、延胡索、五灵脂、牡丹皮、乌药、香附、甘草。

有癥块者加丹参、三棱、莪术以活血消癥；胸胁乳房胀痛者，加郁金、川楝子、香附、青皮以行气解郁；带下量多者加萆薢、薏苡仁、泽泻、土茯苓以清热利湿。

3）寒湿凝滞证

证候　小腹冷痛，或坠胀疼痛，痛处不移，得温痛减，腰骶酸痛，带下量多，色白质稀，神疲乏力，形寒肢冷，面色青白，小便频数，婚久不孕，舌质淡暗，苔白腻，脉沉紧或迟。

治法　散寒除湿，活血化瘀。

方药　少腹逐瘀汤（《医林改错》）加减。

小茴香、干姜、肉桂、当归、川芎、赤芍、没药、蒲黄、五灵脂、延胡索。

带下增多者加党参、白术、薏苡仁、椿根皮以健脾止带；腹中结块者加黄芪、桃仁、三棱、莪术以益气活血消癥；四末不温者加炙附子以温阳散寒；腰骶痛者加桑寄生、川断、牛膝以壮腰健肾。

4）气虚血瘀者

证候　下腹疼痛结块，缠绵日久，痛连腰骶，经行加重，经血量多有块，带下量多，精神不振，疲乏无力，食少纳呆，舌暗红，有瘀点瘀斑，苔白，脉弦涩无力。

治法 益气健脾，化瘀散结。

方药 理冲汤（《医学衷中参西录》）或完带汤（《傅青主女科》）加减。

理中汤：黄芪、党参、白术、山药、花粉、知母、三棱、莪术、生鸡内金。

完带汤：白术、苍术、陈皮、白芍、柴胡、荆芥穗、甘草。

下腹痛较甚者加延胡索、乌药以理气止痛；湿盛者加薏苡仁、萆薢以利湿；腹泻者去知母，重用白术；若久病及肾则肾气虚血瘀，症见少腹疼痛，缠绵不休，腰脊酸痛，膝软乏力，白带量多，质稀，神疲，头晕目眩，性淡漠，舌暗苔白，脉细弱，治宜补肾活血，壮腰宽带，方选宽带方（《傅青主女科》）。

2. 外治法

（1）中药外治法

1）四黄水蜜外敷：用四黄散（含大黄、黄芩、黄柏、黄连）适量，加温开水拌匀搅成饼状，表面涂以蜜糖，用布包好外敷下腹部，每日1～2次，10次为一疗程，可连续应用，月经期暂停。

2）双柏水蜜外敷：用双柏散（含侧柏叶、大黄、黄柏、泽兰、薄荷）适量加温开水拌匀搅成饼状，表面涂以蜜糖，用布包好外敷下腹部，每日1～2次，10次为一疗程，可连续应用，月经期暂停。

3）复方毛冬青灌肠液保留灌肠：含毛冬青、大黄、黄芪、莪术等，制成药液100ml保留灌肠，每日1次，10次为一疗程，可连续应用，月经期暂停。

（2）针灸治疗

1）毫针：取中极、天枢、归来、三阴交、阴陵泉、关元俞等穴，若小腹部有包块者加阿是穴。取用平补平泻法。

2）耳针：取腹部、内生殖区、内分泌、三焦、肾上腺、肝等穴，埋针或埋豆，每周2～3次。

3）电针：取穴天枢、血海；中极、三阴交。选择疏密波，中等强度，通电20分钟，每日或隔日1次。

（3）物理治疗：能促进盆腔局部血液循环，改善组织营养状态，提高新陈代谢，以利炎症吸收和消退。常用的有短波、超短波、微波、激光、离子透入（可加入各种药物如两面针、丹参液等）。

（二）西医治疗

盆腔炎性疾病后遗症需根据不同情况选择治疗方案。

不孕患者，多需要辅助生育技术协助受孕；对慢性盆腔痛，尚无有效的治疗方法，对症处理或给予中药、理疗等综合治疗，治疗前需排除子宫内膜异位症等其他引起盆腔痛的疾病；盆腔炎性疾病反复发作者，抗生素治疗的基础上可根据具体情况，选择手术治疗；输卵管积水或输卵管卵巢囊肿者，应行手术治疗；存在感染灶，反复引起炎症急性发作者或伴有严重盆腔疼痛，经综合治疗无效者，应行手术治疗，根据患者年龄、病变轻重及有无生育要求决定手术范围，行单侧附件切除术或全子宫切除术加双侧附件切除术。对年轻妇女应尽量保留卵巢功能。若患者主诉为不孕，对病变较轻者可采用以上保守方法治疗，但由于慢性输卵管炎常为不可逆组织损害，多需要辅助生育技术协助受孕。

七、中西医临床诊疗思路

盆腔炎性疾病后遗症抗生素治疗效果差，手术治疗效果也欠理想，主要是以对症治疗为主，故中医治疗较之西医更有优势。中医学认为，本病病情缠绵，多有瘀血内阻，正气受损，临床上常见寒热错综、虚实夹杂之证，治疗上宜根据不同证型辨证施治，除内服药外，还应结合中药保留灌肠、中药外敷腹部、理疗等综合疗法，以提高临床疗效。中医综合治疗比单一疗法效果好。慢性盆腔痛是盆腔炎性疾病后遗症最常见的症状，也是治疗难点之一，在遣方用药方面，可辨证用药止痛。从病机而言，多有血瘀和气滞的表现，中药中常可配伍一些行气止痛之品，热证者当取凉性药物，如郁金、川楝子等；偏于寒者取温性行气药，如小茴香、乌药等。由于行气止痛药物多属温性，故证型属热者，不宜过多选用温热的行气药，一是药味不宜繁杂，一般用一二味即可；二是药量不可过重，以免辛温助热。此外，有些行气止痛药兼有活血的作用，如郁金、延胡索；还有一些祛瘀止痛药，如田七、蒲黄、五灵脂。选用这些药既为证候需要，又能对症，往往效果较好。另外，在治疗时注意

"久病多瘀""久病多虚"的特点，盆腔炎性疾病后遗症患者无论哪一种证型，多有瘀滞存在，故治疗上多选用丹参、牡丹皮、赤芍、当归等活血化瘀药。盆腔炎性疾病后遗症患者到一定程度，多有体虚表现，故临床上选用茯苓、白术、怀山药、炙甘草、桑寄生等健脾补肾药以增强体质。

八、预防与调护

（1）生育期妇女要坚持个人卫生保健。尤其注意性生活卫生，减少性传播疾病。对沙眼衣原体感染高危妇女筛查和治疗可减少盆腔炎性疾病的发生率。虽然细菌性阴道病与盆腔炎性疾病相关，但检测和治疗细菌性阴道病能否降低盆腔炎性疾病发生率，至今尚不清楚。

（2）积极锻炼身体，增强体质，及时彻底治疗盆腔炎性疾病，预防后遗症发生，及时治疗下生殖道感染。

（3）解除思想顾虑，正确认识疾病，增强治疗信心。

（4）公共卫生教育，提高公众对生殖道感染的认识及预防感染的重要性。

（5）严格掌握妇科手术指征，做好术前准备，术时注意无菌操作，预防感染。

古医籍精选

《素问·骨空论》曰："任脉为病……女子带下瘕聚。"

《校注妇人良方·妇人腹中瘀血方论》曰："妇人腹中瘀血者，由月经闭积，或产后余血未尽，或风寒滞瘀，久而不消，则为积聚瘕矣。"

《傅青主女科·带下》曰："夫带下俱是湿症，而以带名者，因带脉不能约束而有此病，故以名之……况加以脾气之虚，肝气之郁，湿气之侵，热气之逼，安得不成带下之病哉……夫白带乃湿盛而火衰，肝郁而气弱……方用完带汤。夫青带乃肝经之湿热……方用加味逍遥散。夫黄带乃任脉之湿热也……方用易黄汤。夫黑带者，乃火热之极也……方用利火汤。夫赤带亦湿病……火热故也……方用清肝止淋汤。"

《医宗金鉴·妇科心法要诀·带下门》曰："五色带下，皆从湿化。若少腹胀痛，污水绵绵属湿热者，宜用导水丸……属湿寒者，宜用万安丸。"

病案分析

患者女性，29岁，文员，已婚，孕2产1人流1，因"人流术后反复下腹痛伴带下量多半年"来诊。

现病史：患者半年前人流后，出现反复下腹痛，呈隐痛，伴腰骶酸痛，带下量较平时增多，反复治疗未愈。来诊时精神尚可，无发热，下腹隐痛，以左下腹为主，腰痛，带下量多，色黄，质稠，口干，小便短黄，大便时溏时硬难解。经行血块增多。

体格检查：全腹软，下腹轻压痛，无反跳痛。妇检：外阴正常，阴道分泌物多，黄稠，宫颈轻炎。子宫前位，大小正常，活动差，触痛明显。双侧附件未扪及成形包块，触痛。舌红，苔黄腻，脉弦滑。

实验室检查及其他检查：血常规：白细胞 $8.6 \times 10^9/L$，中性粒细胞 0.65。红细胞沉降率 21mm/h。宫颈分泌物培养：解脲支原体阳性。盆腔B超提示：子宫大小正常，双侧附件反射杂乱。

根据上述资料，请提出你的诊断思路。

（陈 玲 肖 静 王小云）

第五节　生殖器结核

生殖器结核（genital tuberculosis）是指由结核分枝杆菌引发的女性生殖器炎症，又称结核性盆腔炎。本病多见于20～40岁的女性，也可见发生于绝经后的老年妇女。生殖器结核常继发于身体其他部位的结核，为全身结核的一种表现，约10%的肺结核患者伴有生殖器结核。生殖器结核的潜伏期很长，可达1～10年，多数患者在发现生殖器病灶时，原病灶已痊愈。血行传播为其最主要的传播途径。近年来生殖器结核的发病率有上升趋势，这与耐多药结核、艾滋病的增加及对结核病控制的松懈有关。

本病属于中医学"痨瘵"中的一种，属于"干血痨"的范畴，俗称"女儿痨"。根据其不同病理阶段的临床表现，分见于"月经过少""闭经""癥瘕""崩漏""月经过多"等有关疾病的论述中。

一、病因病理

（一）中医病因病机

1.病因 有内外两方面因素。外因为痨虫感染冲任胞宫；内因为正气不足，阴血亏损。

2.病机

（1）阴虚：阴血耗伤，元气受损，日久不复，则痨虫乘虚内入而为害。内外因素可以互为因果，但正虚是发病的基础，阴虚是本病的病机特点。

（2）变证：若治不及时，痨虫流注下焦，损伤冲任，侵蚀胞宫胞脉，则可见月经过多，经期延长，胞脉结块；患病日久冲任乏源，经水干涸，而致月经过少或闭经、不孕。

（二）西医病因病理

1.病因 本病的致病菌是结核杆菌，对人类有致病力的结核杆菌有人型及牛型两种，而人型为主要致病菌。

2.发病机制 人型结核杆菌首先感染肺部，然后再传播至其他器官，其中包括生殖器官。血行传播最为多见，青春期为生殖器发育阶段，血供丰富，结核杆菌易随血行传播，亦有少数为直接蔓延、淋巴传播、性交传播较少见。结核杆菌感染肺部后，大约1年内可侵犯内生殖器，由于输卵管黏膜有利于结核杆菌的潜伏感染，最先侵犯输卵管，然后依次扩散到子宫内膜、卵巢，病灶在宫颈、阴道、外阴较为少见。

3.病理

（1）输卵管结核：通常双侧累及，但双侧的病变程度可能不同。输卵管增粗肥大，其伞端外翻如烟斗嘴状是输卵管结核的特有表现；也可表现为伞端封闭，管腔内充满干酪样物质；有的输卵管增粗，管壁内有结核结节；有的输卵管僵直变粗，峡部有多个结节隆起。输卵管浆膜面可见多个粟粒结节，有时盆腔腹膜、肠管表面及卵巢表面也布满类似结节，或并发腹水型结核性腹膜炎。

（2）子宫内膜结核：常由输卵管结核蔓延所致，输卵管结核患者半数伴有子宫内膜结核。早期病变出现在宫腔两侧角，子宫大小、形状无明显变化，随着病变的进展，子宫内膜受到不同程度结核病变的破坏，最后代以瘢痕组织，可使宫腔粘连变形、缩小。

（3）卵巢结核：亦主要由输卵管结核蔓延所致。因有白膜包裹，一般仅为卵巢周围炎，侵犯深层的较少。少数卵巢结核由血循环传播而致，可在卵巢深部形成结节及干酪样坏死性脓肿。

（4）宫颈结核：常由子宫内膜结核蔓延而来，或由淋巴或血循传播，较少见。病变多表现为乳头状增生或为溃疡。

（5）盆腔腹膜结核：多合并输卵管结核，根据病变特征不同分为渗出型和粘连型为主。渗出型以渗出为主，特点为腹膜及盆腔脏器浆膜面布满无数大小不等的散在灰黄色结节，渗出物为浆液性草黄色澄清液体，积聚于盆腔，有时因粘连形成多个包裹性囊肿；粘连型以粘连为主，特点为腹膜增厚，与邻近脏器之间发生紧密粘连，粘连间的组织常发生干酪样坏死，易形成瘘管。

二、临床表现

（一）病史

多为既往有结核病接触史或本人患有肺结核、胸膜结核、肠结核。

（二）症状

1.不孕　由于输卵管黏膜破坏与粘连，常使管腔阻塞；或因输卵管周围粘连，有时管腔尚保持部分通畅，但黏膜纤毛被破坏，输卵管僵硬、蠕动受限，丧失其运输功能；子宫内膜受到结核病灶的破坏也可致不孕，故绝大多数患者不孕。在原发性不孕患者中生殖器结核常为主要原因之一。

2.月经失调　早期因子宫内膜充血及溃疡，可有经量过多；晚期因子宫内膜遭不同程度破坏而表现为月经稀少或闭经。

3.下腹坠痛　由于盆腔炎性疾病症状和粘连，常有不同程度的下腹坠痛，经期加重。

4.全身症状　若为活动期，可有结核病的通常症状，如发热、盗汗、乏力、食欲不振、体重减轻等。轻症全身不明显，有时仅为经期发热，症状重者可有高热等全身中毒症状。

（三）体征

由于病变程度与范围不同而有较大差异，较多患者因不孕行诊断性刮宫、子宫输卵管碘油造影及腹腔镜检查才发现患有盆腔结核，而无明显体征和其他自觉症状。较严重患者若有腹膜结核，检查时腹部有柔韧感或腹水征，形成包裹性积液时，可触及囊性肿块，边界不清，不活动，表面因有肠管粘连，叩诊空响。子宫一般发育较差，往往因周围有粘连使活动受限。若附件受累，在子宫两侧可触及大小不等及形状不规则的肿块，质硬、表面不平、呈结节或乳头状突起，或可触及钙化结节。

三、辅助检查

1.子宫内膜病理检查　即诊断性刮宫，是诊断子宫内膜结核最可靠的依据。由于经前子宫内膜较厚，若有结核菌，此时检出阳性率高，故应选择在经前1周或月经来潮6小时内做刮宫术。术前术后4日应每日肌内注射链霉素0.75g及口服异烟肼0.3g，以预防刮宫引起结核病灶扩散。

2.X线检查　胸部X线摄片，必要时做消化道或泌尿系统X线检查，以便发现原发病灶。盆腔X线摄片，发现孤立钙化点，提示曾有盆腔淋巴结结核病灶。

3.子宫输卵管造影　可能见到下列征象：①宫腔呈不同形态和不同程度狭窄或变形，边缘呈锯齿状；②输卵管管腔有多个狭窄部分，呈典型连珠状或显示管腔细小而僵直；③在相当于盆腔淋巴结、输卵管、卵巢部位有钙化灶；④若碘油进入子宫一侧或两侧静脉丛，应考虑有子宫内膜结核的可能。造影前后应使用链霉素及异烟肼等抗结核药物，以防将输卵管管腔中的干酪样物质及结核菌带到腹腔。

4.腹腔镜检查　能直接观察子宫、输卵管浆膜面有无粟粒结节，并可取腹腔液行结核菌培养，或在病变处做活组织检查。

5.结核分枝杆菌检查　取月经血或宫腔刮出物或腹腔液做结核菌检查，如涂片抗酸染色找结核菌、结核菌培养、分子生物学方法、动物接种。

6.结核菌素试验　阳性说明体内曾有结核分枝杆菌感染，若为强阳性则表示仍有活动性病灶，但不能定位；若为阴性，说明未有过结核分枝杆菌的可能性很大。

7.其他　血常规中白细胞计数不高，分类中淋巴细胞增多，不同于化脓性盆腔炎；活动期红细胞沉降率增快，但红细胞沉降率正常不能除外结核病变。若怀疑子宫颈结核则需行子宫颈活检。国外有文献报道浆膜腔积液腺苷脱氨酶（ADA）数值升高，是结核诊断的良好依据，ADA>30U/L，敏感性为90%，特异性为68%。

四、诊断

本病多数患者缺乏明显症状，阳性体征也不多，故诊断时易被忽略。为提高确诊率，应详细询问病史，尤其当患者有原发不孕、月经稀少或闭经时；未婚女青年有低热、盗汗、盆腔炎或腹水时；慢性盆腔炎久治不愈时；既往有结核病接触史或本人曾患肺结核、胸膜炎、肠结核时，均应考虑有生殖器结核的可能。临床上可配合以上实验室检查及其他检查协助诊断。

五、鉴别诊断

本病应与盆腔炎性疾病、子宫内膜异位症、卵巢恶性肿瘤、宫颈恶性肿瘤等鉴别。

1. **盆腔炎性疾病**　多有分娩、流产、急性盆腔炎病史，经量一般较多，闭经极少见；而生殖器结核多为不孕、经量减少甚至闭经，盆腔检查时有时可触及结节。若行手术治疗，在输卵管管腔内见到干酪样物质，有助于同非结核性炎症相鉴别。

2. **子宫内膜异位症**　生殖器结核的临床表现多有相似之处，如低热、痛经，盆腔有粘连、增厚及结节等。但子宫内膜异位症痛经为继发性并进行性加重，经量较多，经诊断性刮宫、子宫输卵管碘油造影及腹腔镜检查多能确诊。

3. **卵巢恶性肿瘤**　结核性炎性附件包块表面不平，有结节感或乳头状突起，应与卵巢癌相鉴别。临床上有时将卵巢癌误认为盆腔腹膜和生殖器结核，长期采用抗结核治疗，以致延误病情，甚至危及患者生命，故诊断困难时，可做腹腔镜检查或剖腹探查以确诊。

4. **宫颈恶性肿瘤**　宫颈结核可有乳头状增生或表浅溃疡，与宫颈癌有时不易鉴别，应做宫颈刮片行细胞学检查及宫颈活组织检查。

5. **结核性包裹性积液时应与卵巢囊肿相鉴别**　根据发病过程、有无结核病史、B型超声检查协助鉴别。

六、治疗

（一）中医治疗

临床按辨证与辨病相结合的原则论治。一般而论，本病虚证多而实证少，即使是火，也是虚火。临床上症见不一，或经期延长，或初潮较迟，或量少渐至闭经，皮肤干燥，咯血唾血，咳痰不爽，多属阴虚肺燥；症见经量少，渐至闭经，伴潮热心烦，咽干口燥，多属阴虚血燥。故治疗当以补虚培元、治痨杀虫为原则，以养阴清热为主，随证施治。

1）阴虚肺燥证

证候　月经量少不一，或经期延长，或初潮较迟，或量少渐至闭经，不孕，皮肤干燥，咯血，咳痰不爽，气短，或喘促不安，舌红少苔，脉细数。

治法　滋阴清热，润肺止咳调经。

方药　百合固金汤（《医方解集》）。

生地黄、熟地黄、当归身、炒芍药、甘草、百合、贝母、麦冬、桔梗、玄参。

如咯血多者，加白茅根、白及凉血止血。

2）阴虚血燥证

证候　月经由量少渐至闭经，不孕，潮热心烦，咽干口燥，甚则盗汗骨蒸，形体消瘦，舌红少苔，脉细数。

治法　滋阴清热，养血调经。

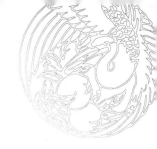

方药 两地汤（《傅青主女科》）。

生地黄、玄参、白芍、麦冬、地骨皮、阿胶。

（二）西医治疗

采用抗结核药物治疗为主，休息营养为辅的治疗原则。

1. 抗结核药物治疗 抗结核药物治疗对女性生殖器结核 90% 有效。药物治疗应遵循的原则是早期、联合、规律、适量、全程。

（1）常用抗结核药物及剂量

1）异烟肼（H）：300mg，每日 1 次，顿服，或每周 2～3 次，每次 600～800mg。

2）利福平（R）：每日 450～600mg（体重小于 50kg，用 450mg），早饭前顿服，便于吸收，间歇疗法为每周 2～3 次，每次 600～900mg。

3）链霉素（S）：每日肌内注射 0.75g（50 岁以上或肾功能减退者可用 0.5～0.75g）。

4）乙胺丁醇（E）：每日口服 0.75～1g，也可开始时每日 25mg/kg，8 周后改为 15mg/kg。间歇疗法为每周 2～3 次，每次 1.5～2g。

5）吡嗪酰胺（Z）：每日 1.5～2g，分 3 次口服。

（2）治疗方案：采用利福平、异烟肼、乙胺丁醇及吡嗪酰胺等抗结核药物联合治疗 6～9 个月，可取得良好疗效。目前推行两阶段短疗程药物治疗，前 2～3 个月为强化期，后 4～6 个月为巩固期或继续期。2010 年 WHO 结核病诊疗指南指出生殖器结核的抗结核药的选择、用法、疗程参考肺结核。常用的治疗方案：①强化期 2 个月，每日利福平、异烟肼、乙胺丁醇及吡嗪酰胺四种药物联用，后 4 个月巩固，每日连续应用异烟肼、利福平（简称 2HRZE/4HR）；或巩固期每周 3 次间歇应用异烟肼、利福平（2HRZE/4H3R3）。②强化期每日异烟肼、利福平、吡嗪酰胺、乙胺丁醇四种药联合应用 2 个月，巩固期每日应用异烟肼、利福平、乙胺丁醇连续 4 个月（2HRZE/4HRE）；或巩固期每周 3 次应用异烟肼、利福平、乙胺丁醇连续 4 个月（2HRZE/4H3R3E3）。第一个方案可用于初次治疗的患者，第二个方案多用于治疗失败或复发的患者。

2. 支持疗法 急性期应休息 3 个月以上，慢性期也需要劳逸结合，仅适用于低强度工作和学习者，应加强营养，配合体育锻炼，增强体质。

3. 手术治疗 手术指征：①盆腔包块经药物治疗后缩小，但不能完全消退；②治疗无效或治疗后又反复发作者，或难以与盆腹腔恶性肿瘤鉴别者；③盆腔结核形成较大的包块或较大的包裹性积液者；④子宫内膜结核严重，内膜破坏广泛，药物治疗无效者。受术者手术前后均需应用抗结核药物治疗。手术方式宜选全子宫及双侧附件切除术。对年轻妇女应尽量保留卵巢功能；对病变局限于输卵管，而又迫切希望生育者，可行双侧输卵管切除术，保留卵巢及子宫。由于生殖器结核所致的粘连常较广泛而繁密，术前需口服肠道消毒药物并做清洁灌肠，术中注意解剖位置，避免损伤邻近组织器官。

生殖器结核如早期发现并经及时正规抗结核治疗可以治愈。年轻患者，病情较轻，子宫内膜破坏不多、输卵管通畅的，经治疗后可以受孕。但大部分患者妊娠成功率较低，对部分有生育要求的患者，可行辅助生殖技术助孕。

七、中西医临床诊疗思路（图 12-3）

现代医学认为生殖器结核主要为结核杆菌感染所致，炎症可局限于一个部位或多个部位同时受累；病情可轻可重，轻者无症状，重者可引起败血症甚至感染性休克死亡。生殖器结核对女性盆腔组织器官造成直接破坏，危害极大，不孕为常见表现。因此，对生殖系统炎症应积极防治。临床诊疗上医者往往易与其他盆腔炎性疾病混淆，故提高对该病的诊断水平，降低误诊率是关键。从治疗生殖器结核病的手段来看，目前治疗多采用全身抗结核疗法，此法虽能控制病情，但服用抗结核药物不良反应极大，且疗程较长，且对不孕的后果难以逆转。中医治疗结核病的历史悠久，经验丰富，临床采用辨证论治的原则，选方用药，具有相当疗效。如与西药配合应用，减轻抗结核药物的不良反应，促进自身正气恢复，令邪不再干，当是最佳的治疗方案。

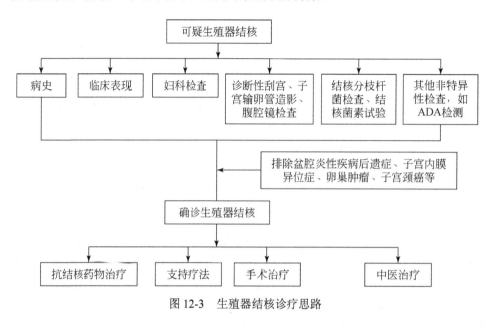

图 12-3　生殖器结核诊疗思路

八、预防与调护

预防可采用卡介苗接种，增强体质，积极防治各类结核病。若已病需要规范足量治疗，充分休养，忌劳累伤神。

古医籍精选

《女科精要·卷一·经病门诸论》提及女子血症"凡此变证百出，不过血滞枯而已，重则经闭不通，致成痨瘵"。

《薛氏济阴万金方经候·卷二·第五论》提到"凡妇人二十一二岁，经水不调，赤白带下，或如煤汁，或成片。此症血气虚弱，往来寒热，咳嗽，饮食少进，四肢倦息，日久为骨蒸劳瘵，急服调经和气饮，虚弱可用八珍汤，次服温经汤"。

《类证治裁·卷之八·调经论治》有云："夫心主血，脾统血，思虑过度，所愿不遂，郁而成损，则先经闭而后干嗽，累月经年，遂成干血劳瘵，治难措手矣。"

病案分析

何某，女，17岁，学生。因腹胀12日，发现盆腔包块1日入院。12日前开始觉轻微腹胀，无明显加重，持续至今。无不规则阴道出血、白带增多，无恶心、呕吐、纳差、腹泻、便秘，无腹痛、腰痛，无发热、盗汗，无午后潮热、乏力、咳嗽、咯血、胸痛及体重减轻。既往体健。其兄于1年前患肺结核，行正规抗结核治疗6个月，半年前已痊愈。月经史：14岁初潮，30日一潮，量中，经期4日干净，无痛经。未婚，否认性生活史。

查体：腹平软，腹围 65cm，无压痛、反跳痛，下腹部可扪及一巨大囊实性包块，上界位于脐下三指，包块质中，无压痛，张力稍大，表面尚平，下界不清；腹部移动性浊音阴性；肠鸣音 5 次/分，肛检：外阴未婚正常型，阴道未触及肿块，子宫前位，质中，活动欠佳，子宫后方可触及一巨大囊实性包块，边界与上述的腹部包块边界相同，不活动，形状不规则，质中，表面光滑，无压痛，张力稍大。舌红少苔，脉细数。

辅助检查：白细胞 5.1×10^9/L，中性粒细胞 0.60，淋巴细胞 0.37，单核细胞 0.03，血红蛋白 125g/L，红细胞 3.75×10^{12}/L，血小板 200×10^9/L。红细胞沉降率 32mm/h。肝肾功能、尿常规正常。甲胎蛋白（AFP）、癌胚抗原（CEA）、癌抗原 CA125、糖链抗原 CA199 正常。血清 E_2、P 浓度均正常，血 HCG 正常。B 超检查示：子宫无异常，子宫后方及附件区可探及大小为 14cm×16cm×4cm 的囊实性包块，内为不规则强回声光点夹杂液性暗区，直肠子宫陷凹无积液。结核菌素试验结果尚未回。

根据上述资料，请提出你的诊断思路。

（肖　静　邓霭静　王小云）

第十三章 子宫内膜异位症及子宫腺肌病

第一节 子宫内膜异位症

子宫内膜异位症（endometriosis，简称内异症）是指具有生长功能的子宫内膜组织出现在子宫腔面以外的部位而引起的病证。异位的子宫内膜最常出现在卵巢、子宫骶骨韧带、子宫下段、后壁浆膜层、子宫直肠陷凹、乙状结肠的盆腔腹膜处，故亦称为"盆腔内异症"。本病发病率呈上升趋势，估计人群中为 5%～15%，多发于 25～45 岁的妇女，是造成不孕或慢性盆腔疼痛的潜在原因。内异症虽属良性疾患，但具有增生、浸润、转移及复发等恶性行为。

中医学文献中没有"内异症"的病名记载，但在"痛经""癥瘕""不孕症"等病证中有类似症状的描述。

一、病因病理

（一）中医病因病机

1. **病因**　外感六淫，如寒、热、湿邪；情志因素，如怒、思、恐；生活因素，如房劳多产、饮食不节、劳逸失常；以及环境因素、体质因素的作用，均可相互影响致机体气血运行失调，或虚或实导致下焦瘀血形成，是常见的病因。

2. **病机**　中医学认为，内异症是异位的内膜有周期性的出血，蓄积于局部，并引起其周围组织纤维化，此为"离经之血"，称蓄血或瘀血。血瘀是内异症的病理实质。瘀阻冲任、胞宫胞络，经行不畅，"不通则痛"发为痛经。当瘀血阻滞冲任，新血不得归经，或瘀伤脉络，络伤血溢，亦可致月经过多与延长、漏下。当瘀阻冲任、胞宫，令胞脉受阻，两精不能结合成孕，发为不孕。血瘀日久，积结成癥瘕包块；而积瘀日久更伤肾气，肾亏冲任不足，胞宫盈溢失司，则月经不调。

本病常见的分型有气滞血瘀、寒凝血瘀、痰瘀互结、气虚血瘀和肾虚血瘀。

（1）气滞血瘀：多因平素抑郁或恚怒伤肝，使肝郁气滞，气机不畅，冲任失和，以致经脉瘀阻。

（2）寒凝血瘀：多于经期产后，血室正开，余血未净，摄生不慎，感受寒邪，血遇寒则凝，导致寒凝血瘀。

（3）痰瘀互结：素体脾虚痰盛，或饮食不节，劳倦过度，思虑过极，损伤脾气，脾虚生湿，湿聚成痰，痰湿下注冲任胞脉，阻碍血行，导致痰瘀互结。

（4）气虚血瘀：饮食不节，思虑过极，劳倦过度，或大病久病，损伤脾气，气虚运血无力，血行迟滞，冲任瘀阻。

（5）肾虚血瘀：先天不足，或后天损伤，大病久病，房劳多产，损伤肾气。肾阳不足则阴寒内盛，冲任虚寒，血失温煦推动而导致血瘀；肾阴不足，虚火内生，内热灼血亦可致瘀；肾水不足，不能涵木，则肝失条达，疏泄失常，气血不和而致冲任瘀阻。

（二）西医病因病理

1. **病因**　内异症的病因不明。异位种植学说认为，异位的内膜来源于子宫内膜组织，这些组织通过经血逆流、淋巴传播、血管播散及医源性种植等途径转移到宫腔以外的部位,并种植和生长。从这一理论的提出到现在已进行了 80 多年的探索:从组织细胞到蛋白、基因分子水平,从激素代谢、黏附侵袭、血管生成、神经组织生长到免疫系统异常等各个方面进行了大量的研究。此项研究之后又出现了体腔上皮生化学说、诱导学说。近年我国郎景和教授提出"在位内膜决定论",这是对传统理论的补充和发展。最近随着干细胞理论的建立和完善,内异症干细胞来源的理论亦逐渐受到关注。

2. 发病机制 现代医学认为,内异症为良性病变,其发病机制至今尚未完全阐明,目前主要有以下学说。

(1)异位种植学说:Sampson 于 1921 年最早提出该学说。这一理论认为,异位的内膜来源于子宫内膜组织,这些组织转移到宫腔以外的其他部位并种植和生长。常见的传播途径包含有经血倒流、淋巴及静脉播散学说、医源性种植等。

1)经血倒流:经期时经血中所含内膜腺上皮和间质细胞可随经血逆流,经输卵管进入腹腔,种植于卵巢和邻近的盆腔腹膜,并在该处继续生长和蔓延,以致形成盆腔内异症。

2)淋巴及静脉播散学说:不少学者通过光镜检查在盆腔淋巴管和淋巴结中发现有子宫内膜组织,有学者在盆腔静脉中也发现有子宫内膜组织,因而提出子宫内膜可通过淋巴或静脉播散学说,并认为远离盆腔部位的器官如肺、手或大腿的皮肤和肌肉发生的内异症可能是通过淋巴或静脉播散的结果。

3)医源性种植:剖宫产术后继发腹壁切口内异症或阴道分娩后会阴切口处出现内异症,可能是术时将子宫内膜带至切口直接种植所致。此途径在实验中已得到证实。

(2)体腔上皮化生学说:由于卵巢表面上皮、盆腔腹膜都是由胚胎期具有高度化生潜能的体腔上皮分化而来。Meyer 从而提出上述由体腔上皮分化而来的组织,在反复受到经血、慢性炎症或持续卵巢激素刺激后,均可被激活而衍化为子宫内膜样组织,以致形成内异症。

(3)诱导学说:未分化的腹膜组织在内源性生物化学因素的诱导下可发展成为子宫内膜组织。种植的内膜释放某种未知物质诱导未分化的间充质形成子宫内膜异位组织,动物实验得以证明,但在人体实验尚未得到证实。此学说实际为体腔上皮化生学说的延伸。子宫内膜发生异位后,能否形成内异症可能还与遗传因素、免疫因素与炎症、内分泌因素、在位内膜的特性等因素有关。

总之,目前有关内异症发病机制的学说甚多,但尚无一种可以解释全部内异症的发生,因而有可能不同部位的内异症有不同的发病机制,各种学说可以相互补充。

3. 病理 内异症的主要病理变化为异位内膜随卵巢激素的变化而发生周期性出血,伴有周围纤维组织增生和粘连形成,以致在病变区出现紫褐色斑点或小泡,最后发展为大小不等的紫蓝色实质结节或包块,但可因病变发生部位和程度不同而有差异。根据发生部位不同,大致可分为卵巢内异症和腹膜内异症。此外,还有深部浸润型内异症和其他部位的内异症。

(1)大体病理

1)卵巢内异症:最为多见,约80%的患者病变累及一侧卵巢,双侧卵巢同时波及者约为50%。病变早期在卵巢表面上皮及皮层中可见紫褐色斑点或小泡,随着病变发展,卵巢内的异位内膜可因反复出血而形成单个或多个囊肿,但以单个为多见,称为卵巢子宫内膜异位囊肿。囊肿大小不一,一般直径多在 5~6cm 以下,但最大者直径可达 10~20cm。一般情况下,陈旧性血液聚集在囊内形成咖啡色黏稠液体,似巧克力样,故俗称卵巢"巧克力囊肿"。由于经期时囊肿内出血增多,囊腔内压力增高,囊壁可出现小的裂隙并有极少量血液渗漏至卵巢表面,但裂隙随即被漏出物引起的腹膜局部炎性反应和组织纤维化所闭合,并导致卵巢与其邻近的子宫、阔韧带或乙状结肠等紧密粘连,故卵巢多固定在盆腔内,不能活动。上述卵巢与周围器官或组织紧密粘连是卵巢子宫内膜异位囊肿的临床特征之一,并可借此与其他出血性卵巢囊肿相鉴别。

2)腹膜内异症:分布于盆腔腹膜和各脏器表面,以宫骶韧带、直肠子宫陷凹和子宫后壁下段浆膜最为常见。这些部位处于盆腔后部较低或最低处，与经血中的内膜碎屑接触机会最多，故为内异症的好发部位。早期宫骶韧带、直肠子宫陷凹或子宫后壁下段有散在紫褐色出血点或颗粒状散在结节。随病变发展，子宫后壁与直肠前壁粘连，直肠子宫陷凹变浅，甚至完全消失，严重者直肠子宫陷凹内的异位内膜向直肠阴道隔发展，在隔内形成包块，并向阴道后穹隆或直肠腔凸出，但极少穿透阴道或直肠黏膜层。腹膜内异症也可分为两型：①色素沉着型：即典型的蓝紫色或褐色腹膜异位结节，在手术过程中容易辨认；②除了色素沉着子宫内膜异位病灶外，还可在一些早期病例发现无色素的早期子宫内膜异位腹膜病灶，其中有白色混浊腹膜灶、火焰状红色灶、腺样息肉灶和卵巢下粘连等。手术中可进行热色试验来辨认病灶。这些无色素灶发展为典型的色素灶需时 6～24 个月。

3）深部浸润型内异症：指病灶浸润深度≥5mm 的内异症，常见于宫骶韧带、直肠子宫陷凹、阴道穹隆、直肠阴道隔、直肠或结肠壁，也可侵犯至膀胱壁和输尿管等。

4）其他部位的内异症：包括瘢痕内异症（腹壁切口及会阴切口）及其他少见的远处内异症，如肺、胸膜等部位的内异症。

（2）镜下检查：在病灶中可见到子宫内膜上皮、内膜腺体或腺样结构、内膜间质及出血。但异位内膜反复出血后，上述典型的组织结构可能被破坏而难以发现，以致出现临床和镜下病理所见不一致的现象，即临床表现极典型。但内膜异位的组织病理特征极少。在镜检时能找到少量内膜间质细胞即可确诊本病。若临床表现和手术时肉眼所见病理改变十分典型，即使镜检下仅能在卵巢的囊壁中发现红细胞或含铁血黄素的巨噬细胞等出血证据，亦应视为内异症。异位内膜虽可随卵巢周期变化而有增生和分泌改变，但其改变不一定与子宫内膜同步。内异症一般极少发生恶变，发生率低于 1%。

二、临床表现

（一）病史

凡育龄妇女有继发性痛经进行性加重和不孕史，盆腔检查扪及盆腔内有触痛性结节或子宫旁有不活动的囊性包块，即可初步诊断为内异症。

（二）症状

症状可因病变部位不同而出现不同症状，症状特征与月经周期密切相关。约 25%的患者无明显不适。

1. **痛经和下腹痛**　继发性痛经是内异症的典型症状，且多随局部病变加重而逐年加剧。疼痛多位于下腹部及腰骶部，可放射至阴道、会阴、肛门或大腿，常于月经来潮前 1～2 日开始，经期第 1日最剧，以后逐渐减轻，至月经干净时消失。疼痛的程度与病灶大小并不一定呈正比。病变严重者如较大的卵巢子宫内膜异位囊肿可能疼痛较轻，而散在的盆腔腹膜小结节病灶反而导致剧烈痛经。偶有周期性腹痛出现稍晚而与月经不同步者。少数晚期患者诉长期下腹痛，至经期更剧。

2. **月经失调**　15%～30%的患者有经量增多、经期延长或经前点滴出血。月经失调可能与卵巢无排卵、黄体功能不足或同时合并有子宫腺肌病或子宫肌瘤有关。

3. **不孕**　正常妇女不孕率约为 15%，子宫内膜异位症患者可高达 40%。重度内异症患者不孕的原因可能与盆腔内器官和组织广泛粘连及输卵管蠕动减弱，以致影响卵子的排出、摄取和受精卵的运行有关。但盆腔解剖无明显异常的轻症患者亦可导致不孕，说明不孕的原因绝非单纯局部解剖异常所致。现多认为患者的不孕还可能与下列因素有关：盆腔解剖结构异常、盆腔内微环境改变、卵巢功能异常、黄体期功能不足、未破卵泡黄素化综合征（LUFS）、自身免疫反应、自然流产率增加等。

4. **性交痛**　性交时由于宫颈受到碰撞及子宫的收缩和向上提升，可引起疼痛，一般表现为深部性交痛，多见于直肠子宫陷凹有异位病灶或因病变导致子宫后倾固定的患者，且以月经来潮前性交痛更为明显。

5. 其他特殊症状 肠道内异症患者可出现腹痛、腹泻或便秘，甚至有周期性少量便血。便血一般为肠黏膜充血而非黏膜溃破出血所致。严重的肠道内异症可因直肠或乙状结肠肠腔受压而出现肠梗阻症状。异位内膜侵犯膀胱肌壁可在经期引起尿痛和尿频，但多因严重的痛经症状所掩盖而被忽略。异位内膜侵犯和压迫输尿管时，可出现一侧腰痛和血尿，但极罕见。

此外，身体其他任何部位有子宫内膜异位种植和生长时，均可在病变部位出现周期性疼痛、出血或块物增大，典型病例如剖宫取胎术后的腹壁瘢痕子宫内膜异位，术后每当经期时出现腹部瘢痕疼痛，并可在瘢痕深部扪及剧痛的包块，月经净后疼痛缓解，但下次经期时又复发作，且随时间延长，包块逐渐增大，腹痛亦多加剧。除上述各种特殊症状外，卵巢子宫内膜异位囊肿破裂时，陈旧的暗黑色黏稠血液流入腹腔可引起突发性剧烈腹痛，伴恶心、呕吐和肛门坠胀。疼痛多发生在经期前后或经期，其症状类似输卵管妊娠破裂。

（三）体征

除巨大的卵巢子宫内膜异位囊肿可在腹部扪及囊块，以及囊肿破裂时可出现腹膜刺激征外，一般腹部检查均无明显异常。典型的盆腔内异症在盆腔检查时，可发现子宫多后倾固定，直肠子宫陷凹、宫骶韧带或子宫后壁下段等部位扪及触痛性结节，在子宫的一侧或双侧附件处扪及与子宫相连的囊性偏实不活动包块，往往有轻压痛。若病变累及直肠阴道膈，可在阴道后穹隆部扪及甚至可看到隆起的紫蓝色斑点、小结节或包块。

三、辅助检查

1. B型超声检查 阴道和腹部B超检查是鉴别卵巢内异症和直肠阴道膈内异症的重要手段，其诊断敏感性和特异性均在96%以上。可确定卵巢子宫内膜异位囊肿的位置、大小和形状，偶能发现盆腔检查时未能扪及的包块。B超显示卵巢内膜异位囊肿壁较厚，且粗糙不平，与周围脏器特别是与子宫粘连较紧。囊肿内容物呈囊性、混合性或实性，但以囊性最多见。盆腔CT及MRI对盆腔内异症的诊断价值与B超相当。

2. CA125测定 在诊断中有较好的价值：中、重度内异症患者血清CA125值可能升高。CA125测定还可用于监测内异症病变活动情况，动态监测CA125有助于评估疗效和预防复发。

3. 腹腔镜检查 是目前诊断内异症的最佳方法，往往在腹腔镜下对可疑病变进行活检即可确诊。此外，内异症的临床分期也只有在腹腔镜检或剖腹探查直视下方可确定。

四、诊断

生育年龄女性有继发性痛经且进行性加重，不孕或慢性盆腔痛，盆腔检触及与子宫相连的盆腔包块，或盆腔内有触痛性结节，即可初步诊断为内异症。但须结合上述辅助检查。腹腔镜检查盆腔可见病灶和病灶的活组织病理检查，是确诊依据，但病理学检查结果阴性不能做出内异症的诊断。

五、鉴别诊断

1. 卵巢恶性肿瘤 盆腔包块增大迅速，病情发展快，患者全身情况差，腹痛、腹胀为持续性。检查除扪及盆腔内包块外，常发现有腹水。B超图像显示肿瘤包块以实性或混合性居多，形态多不规则。彩色多普勒超声肿瘤内部血流丰富，且多为低阻血流（阻力指数＜0.45）。CA125值多显著增高。凡诊断不明确时，应尽早剖腹探查。

2. 盆腔炎性包块 以往多有急性盆腔感染和反复感染发作史，疼痛不仅限于经期，平时亦有腹部隐痛，且可伴有发热。抗炎治疗有效。

3. 子宫腺肌病 痛经症状与内异症相似，甚至更剧烈。子宫多呈均匀性增大，且质地较正常子宫硬。经期检查时，子宫压痛明显。应注意此病亦可与内异症合并存在。

六、临床分期

目前常用的内异症分期方法是 1996 年美国生育医学学会（ASRM）提出修正的内异症分期法（r-AFS），主要根据腹膜、卵巢病变的大小及深浅，卵巢输卵管粘连的范围及厚薄，以及子宫直肠陷凹的封闭程度进行评分，分为四期：Ⅰ期（微小病变）1～5 分；Ⅱ期（轻度）6～15 分；Ⅲ期（中度）16～40 分；Ⅳ期（重度）>40 分。评分方法见表 13-1。

表 13-1　内异症的分期（修正的 AFS 分期法）

	病灶大小			粘连范围		
	<1cm	1～3cm	>3cm	<1/3 包裹	1/3～2/3 包裹	>2/3 包裹
			腹膜			
浅	1	2	4			
深	2	4	6			
			卵巢			
右浅	1	2	4	薄膜 1	2	4
深	4	16	20	致密 4	8	16
左浅	1	2	4	薄膜 1	2	4
深	4	16	20	致密 4	8	16
			输卵管			
右				薄膜 1	2	4
				致密 4	8	16
左				薄膜 1	2	4
				致密 4	8	16
		直肠子宫陷凹封闭		部分 4	全部 40	

注：如输卵管伞端完全粘连，记 16 分；如果患者只残留一侧附件，其卵巢输卵管评分应乘 2。

七、治疗

内异症治疗的目的是减少和消除病灶，缓解和解除疼痛，改善和促进生育，减少和避免复发。治疗的基本考虑是年龄、生育要求、症状的严重性、病变范围、既往治疗史、患者的意愿。治疗措施要规范化与个体化，对盆腔疼痛、不育及盆腔包块的治疗要分别对待。除了中医药的治疗，现代医学治疗方法可分为手术治疗、药物治疗、介入治疗、辅助生育治疗等。

（一）中医治疗

1.辨证方药　血瘀为本病的关键，故治疗原则以活血化瘀为主。因本病发生与月经周期有密切关系，治疗时尚须结合月经周期不同时期及不同体质分别论治。一般经前以调气祛瘀为主；经期以活血祛瘀、理气止痛为主；经后益气补肾、活血化瘀为主。同时注意辨病与辨证相结合，配合补肾活血、助孕或散结消癥治疗。

1）气滞血瘀证

证候　经前、经行下腹胀痛、拒按，前后阴坠胀欲便，经血紫暗有块，块去痛减，腹中积块，固定不移，伴胸闷乳胀，舌紫暗有瘀点，脉弦涩。

治法　理气活血，化瘀止痛。

方药　膈下逐瘀汤。

当归、川芎、赤芍、桃仁、红花、枳壳、延胡索、五灵脂、牡丹皮、乌药、香附、甘草。

若肛门坠胀、便结者加大黄化瘀通腑；前阴坠胀者加柴胡、川楝子以理气行滞；盆腔肿块者加皂角刺、三棱、莪术、穿山甲、血竭以化瘀消癥；经量多夹块者加炒蒲黄、槐花、茜草根以化瘀止痛；疼痛剧烈者加全蝎、土鳖虫、三棱、莪术以活血通络止痛。

2）寒凝血瘀证

证候　经前或经行小腹冷痛，喜温畏寒，疼痛拒按，得热痛减，经量少，色紫暗，下腹结块，形寒肢冷，面色苍白，舌紫暗，苔薄白，脉沉紧。

治法　温经散寒，活血祛瘀。

方药　少腹逐瘀汤。

小茴香、干姜、延胡索、没药、当归、川芎、肉桂、赤芍、蒲黄、五灵脂。

若恶心呕吐者，加吴茱萸、半夏以温中止呕；腹泻者，加肉豆蔻、藿香、白术温中止泻；腹痛甚、肢冷汗出者加川椒、制川乌、制草乌以温经活血；阳虚内寒者，加人参、熟附子、淫羊藿以温阳散寒。

3）痰瘀互结证

证候　下腹结块，婚久不孕，经前经期小腹掣痛，疼痛剧烈、拒按，平时形体肥胖，头晕沉重，胸闷纳呆，呕恶痰多，带下量多，色白质黏，无味，舌暗，或舌边尖有瘀斑、瘀点，苔白滑或白腻，脉细。

治法　化痰散结，活血逐瘀。

方药　苍附导痰汤合桃红四物汤。

苍术、法半夏、茯苓、香附、陈皮、甘草、胆南星、枳壳、生姜、神曲。

若婚久不孕、输卵管不通者，加路路通、穿山甲以通络助孕。

4）气虚血瘀证

证候　经前或经后腹痛，喜按喜温，经色淡质稀，或婚久不孕，面色少华，神疲乏力，大便不实，盆腔结节包块，舌淡暗边有齿痕，苔薄白，脉细无力。

治法　益气活血，化瘀散结。

方药　理冲汤。

生黄芪、党参、白术、山药、天花粉、知母、三棱、莪术、生鸡内金。

若腹痛甚者，加艾叶、小茴香、熟附片、干姜以温经止痛；血虚者，加鸡血藤以养血活血。

5）肾虚血瘀证

证候　经行或经后腹痛，痛引腰骶，月经先后不定期，经行量少，色淡暗质稀，或有血块，不孕或易流产，伴头晕耳鸣、腰膝酸软，舌暗滞，或有瘀点，苔薄白，脉沉细而涩。

治法　益肾调经，活血祛瘀。

方药　归肾丸合桃红四物汤。

熟地黄、山药、山茱萸、茯苓、当归、枸杞、杜仲、菟丝子、桃仁、红花、川芎、白芍。

若偏阳虚者，加仙茅、补骨脂、艾叶、肉桂温肾助阳；偏肾阴虚者，加地骨皮、鳖甲养阴清热。

2. 外治法

（1）中药保留灌肠：常选用丹参、赤芍、牡丹皮、三棱、莪术、紫草根、延胡索、川楝子、红藤、败酱草、白芷等。浓煎至100ml，保留灌肠，每日1次。

（2）贴敷法：常用红花、乳香、没药、泽兰、赤芍、丹参、当归、三棱、莪术等活血化瘀之品制成膏、糊、粉剂外敷下腹部。

（3）针灸疗法：①体针：辨证选取气海、关元、中极、曲骨、子宫、三阴交、血海、阴陵泉等穴，针刺加艾灸，每日1次，7次为一疗程，每次留针30分钟，经前或经行期治疗；②耳针、取耳穴子宫、内分泌、肝，用王不留行籽敷贴穴位，每日多次按压刺激。

（二）西医治疗

1.期待疗法　适用于病变轻微、无症状或症状轻微者，一般可每数月随访1次。若经期有轻微疼痛时，可试给前列腺素合成酶抑制剂如吲哚美辛、萘普生、布洛芬或双氯芬酸钠等对症治疗。希望生育的患者，应做有关不孕的各项检查如输卵管通液试验或子宫输卵管碘剂造影，特别是在腹腔镜检查下行输卵管亚甲蓝液通液试验，必要时解除输卵管粘连扭曲，以促使尽早受孕。一旦妊娠，病变组织多坏死、萎缩，分娩后症状可缓解，甚至病变完全消失。期待疗法期间，若患者症状和体征加剧时，应改用其他较积极的治疗方法。

2.药物治疗　包括对症治疗和激素抑制治疗。

（1）对症治疗：多采用非甾体类抗炎药缓解慢性盆腔疼痛及痛经。但对症治疗不能阻止病情的进展。

（2）激素抑制治疗：其主要原理是造成体内低雌激素环境，使患者形成假孕或假绝经，或药物性卵巢切除状态，导致异位内膜萎缩、退化、坏死而达到治疗目的。

1）口服避孕药：是最早用于治疗内异症的激素类药物，目的是降低垂体促性腺激素水平，并直接作用于子宫内膜和异位内膜，导致异位内膜萎缩。长期连续服用造成类似妊娠的人工闭经，称假孕疗法。临床常用低剂量高效孕激素和炔雌醇的复合片，可缓解痛经和减少经量。一般用法是连续或周期用药，持续6个月及以上。不良反应较轻，常见有乳房胀痛，体重，情绪改变，点滴出血，消化道症状，以及肝肾功能异常等。

2）孕激素类：作用机制为抑制垂体促性腺激素释放并直接作用于子宫内膜和异位内膜，引起子宫内膜组织的蜕膜化，继而导致内膜萎缩和闭经。临床常用醋酸甲羟孕酮每日口服30mg，或甲地孕酮每日口服40mg，或炔诺酮每日口服5mg，一般均连续运用6个月。不良反应包括恶心、乳房胀痛、体重增加、血清脂蛋白水平异常等。

3）孕激素受体拮抗剂：常用药物为米非司酮，其与子宫孕酮受体的亲和力是孕酮的5倍，具有强抗孕激素作用，每日口服25～100mg，造成闭经使病灶萎缩。不良反应轻，无雌激素样影响，亦无骨质丢失危险，长期疗效有待证实。

4）促性腺激素释放激素激动剂（GnRH-a）：为人工合成的十肽类化合物，其作用与天然的GnRH相同，能促进垂体细胞释放LH和FSH，但因其与垂体GnRH受体的亲和力强，且对肽酶分解的感受性降低，故其活性较天然的GnRH高数十倍至百倍。若长期连续应用GnRH-a，垂体GnRH受体被耗尽，将对垂体产生相反的降调作用，即垂体分泌的促性腺激素减少，从而导致卵巢分泌的激素显著下降，出现暂时性绝经，故一般称此疗法为"药物性卵巢切除"。目前临床上应用的多为亮丙瑞林缓释剂或戈舍瑞林缓释剂。用法为月经第1日皮下注射亮丙瑞林3.75mg或皮下注射戈舍瑞林3.6mg，以后每隔28日再注射1次，共3～6次。此药的副反应主要为雌激素过低所引起的潮热、阴道干燥、性欲减退及骨质丢失等绝经症状，但无达那唑所引起的体重增加、痤疮、转氨酶升高等副反应。一般认为骨质丢失可在停药后逐渐恢复正常。如用药达3个月以上，现主张给予反加疗法，即同时给予每日结合雌激素0.3～0.625mg加甲羟孕酮2～4mg，或者每日替勃龙1～2.5mg。

5）孕三烯酮：19-去甲睾酮甾类药物，有抗孕激素和抗雌激素作用，可增加游离睾酮含量，减少性激素结合球蛋白水平，抑制FSH、LH峰值并减少LH均值，使体内雌激素水平降低，异位内膜萎缩、吸收。其用于治疗内异症的疗效和不良反应与达那唑相同，但远较达那唑的不良反应程度轻，由于此药在血浆内半衰期长达24小时，故可每周仅用药2次，每次2.5mg，于月经第1日开始服药，连续用药6个月。由于此药对肝功能影响较小，故很少因转氨酶过度升高而中途停药。不良反应是卵巢功能抑制症状及雄性化作用，如多毛、痤疮、声音变粗（不可逆转）、头痛、潮热、性欲减退、体重增加。此外，还可能影响脂蛋白代谢、可能有肝功能损害及体重增加等。

6）其他药物：包括芳香酶抑制剂、促性腺激素释放激素拮抗剂及选择性 PR 调节剂都是值得进一步进行研究的内异症治疗新药。

3. 手术治疗　适用于：①药物治疗后症状不缓解，局部病变加剧或生育功能仍未恢复者；②卵巢内膜异位囊肿直径≥5～6cm，特别是迫切希望生育者。

根据手术范围的不同，可分为保留生育功能、保留卵巢功能和根治性手术三类。①保留生育功能手术：适用于年轻有生育要求的患者，特别是采用药物治疗无效者。手术范围为尽量切净或灼除内膜异位灶，但保留子宫和双侧、一侧或至少部分卵巢。手术可经腹腔镜或剖腹直视下进行。②保留卵巢功能手术：将盆腔内病灶及子宫予以切除，以杜绝子宫内膜再经输卵管逆流种植和蔓延的可能性，但要保留至少一侧卵巢或部分卵巢以维持患者卵巢功能。此手术适用于年龄在 45 岁以下，且无生育要求的重症患者。但少数患者在术后仍有复发。③根治性手术：即将子宫、双侧附件及盆腔内所有内膜异位病灶予以切除，适用于 45 岁以上近绝经期的重症患者。

4. 药物与手术联合治疗　手术治疗前可先用药物治疗 3～6 个月以使内膜异位灶缩小、软化，从而有可能适当缩小手术范围和有利于手术操作。术后亦可给予药物治疗 6 个月以使残留的内膜异位灶萎缩退化，从而降低术后复发率。

八、中西医临床诊疗思路

内异症的基本病机是瘀血内阻，患者常表现为：盆腔包块、结节，子宫活动度差，经色紫暗，夹杂血块，经行腹痛拒按，舌质紫暗等。大多数医家认为本病与瘀血关系密切。临床采用活血化瘀中药治疗本病取得较好疗效。现代医学目前采用 GnRH-a、孕三烯酮等药物治疗，但这些药物具有一定不良反应，且停药后易复发，单纯使用西药治疗受到很大的限制，目前越来越多医家采用中西医结合方法取得良好疗效。

九、预防与调护

（1）防止经血逆流：及时手术治疗先天性生殖道畸形或炎症引起的经血潴留；经期一般不做盆腔检查，若有必要，应避免重力挤压子宫；以免经血逆流进入腹腔。

（2）避免手术操作引起子宫内膜异位种植：凡进入宫腔内的经腹手术，均注意保护好子宫切口周围术野，以防宫腔内容物溢入腹腔和腹壁切口；缝合子宫壁时，应避免缝针穿透子宫内膜层；经前及经期禁做各种输卵管通畅试验，以免将子宫内膜推注入腹腔；宫颈及阴道手术应在月经干净后 3～7 日内进行，以免下一次月经来潮时脱落的子宫内膜种植在尚未愈合的手术创面；人工流产负压吸宫时，吸管应缓慢拔出，否则宫腔内外压差过大，宫腔内血液和内膜有可能随负压而被吸入腹腔内。

（3）药物避孕：长期服用避孕药抑制排卵，可促使子宫内膜萎缩和经量减少，降低经血及内膜碎片逆流至腹腔的机会。

古医籍精选

《太平圣惠方·治妇人月水来腹痛诸方》曰："治妇人月信来时，脐腹痛如锥刀所刺，麒麟竭散方。麒麟竭、芫花（醋拌炒令干）、川芎、肉桂、延胡索、当归（剉微炒）、琥珀，以上各半两，麝香一分研入。上件药，捣细罗为散。每于食前，以热酒调下一钱。"

《宋氏女科秘书·经候不调门》曰："经水将来作痛者，此血滞气实也。"

《诸病源候论》曰："瘕聚令人腰痛，不可以俯仰，横骨下有结气，牢如石。小腹里急苦痛……下挛阴里……月水不时，乍来乍不来。此病令人无子。"

《女科正宗》曰："妇人月水将来，而先腰腹疼者，乃血滞而气逆不通也，用四物加木香、枳壳等。"

《柳选四家医案·妇人门》曰："痛经数年，不得孕育，经水三日前必腹痛，腹中有块凝滞……询知闺阁之时，无是病，既嫁之后，有是疾。"

《医学衷中参西录·医论·论女子癥瘕治法》曰："女子癥瘕，多因产后恶露未净，凝结于冲任之中，而流走之新血，又曰凝滞其上，以附益之，逐渐积而为癥瘕矣。"

《本草纲目》曰："经期只吐血、衄血，或眼目出血者，是谓逆行。"

《医宗金鉴》曰："妇女经血逆行，上为吐血、衄血，及错行下为崩血者，皆因热盛也，伤阴络则下行为崩，伤阳络则上行为吐衄也。"

《血证论》曰："血之归宿，在于血海，冲为血海，其脉上隶于阳明，未有冲气不逆上而血逆上者也。"

病案分析

患者，女性，36 岁，干部，已婚，孕 3 产 1 人流 2，以"经行下腹痛 3 年，渐进性加剧"为主诉于 2006 年 12 月 10 日来诊。

现病史：患者既往月经正常，3 年多前开始出现经行下腹痛，每于经前及经期 1~2 日为甚，开始时仅小腹胀痛拒按，伴肛门坠胀疼痛，其后疼痛逐渐加剧，至剧痛难忍，需卧床休息及服用止痛药，伴经量增多，甚时每次月经需用普通卫生巾 30~40 片，经色暗红夹血块，血块排出后疼痛减轻，经前胸胁乳房胀痛，时口干口苦，大便干结难解。末次月经 11 月 30 日，量色如常。

体格检查：血压：100/70mmHg（13.3/9.33kPa）。心肺听诊无异常，全腹软，无压痛及反跳痛。妇科检查：外阴、阴道正常，宫颈光滑，子宫后位，增大如孕 2 个月，质硬，欠活动，后穹隆可及触痛结节，直径 0.2~0.4cm 不等，双侧附件稍增厚，无压痛。舌质紫暗有瘀斑，苔白，脉弦涩。

实验室和其他检查：2006 年本院 B 超检查提示：子宫增大，子宫腺肌病，腺肌瘤形成。

请根据本病例提出诊疗思路。

（曹立幸　许　铮　梁雪芳　司徒仪）

第二节　子宫腺肌病

当子宫内膜腺体及间质侵入子宫肌层中，伴随周围基层细胞的代偿性肥大和增生，称为子宫腺肌病（adenomysis）。子宫腺肌病多发生于 30~50 岁经产妇，约有半数患者同时合并子宫肌瘤，约 15% 患者合并内异症。虽然对尸检及因病切除子宫的标本做连续切片检查，发现 10%~47% 的子宫肌层中有子宫内膜组织，但其中仅 65% 有临床症状。

本病属中医学"痛经""癥瘕""月经过多"等范畴。

一、病因病机

（一）中医病因病机

中医学病因及发病机制同子宫内膜异位症。

（二）西医病因病理

1.病因　子宫腺肌病是基底层内膜细胞侵入到肌层间质的结果。而引起内膜基底层和间质增生的因素现有四种理论：①与遗传因素有关；②损伤，如刮宫和剖宫产；③高雌激素血症；④病毒感染。其中尤以高雌激素血症与子宫腺肌病的关系最受人关注，一些实验和研究可提供佐证。

2.发病机制　目前较公认的看法是此病是一种雌激素依赖性疾病。所涉及的发病因素较多，包括内分泌学、免疫学、增殖与凋亡及遗传学等。发病机制主要有三个方面的因素：①在酶的作用下使组织间黏附性降低、肌层平滑肌束松弛，肌层结构薄弱，通过间接免疫反应使内膜与肌层分界模糊，在卵巢高雌激素和月经周期中凋亡抑制基因的作用下使内膜侵袭性增加；②依据间质性子宫内膜异位和内膜间质肉瘤的发生推测子宫内膜侵袭可能是沿着淋巴管进入肌层；③子宫内膜与肌层都起源于胚胎期苗勒管，由于苗勒管组织具有多能性，故推测此病发生是由于肌层组织化生为内膜组织所致。

3.病理

（1）大体病理：子宫多呈均匀增大，但很少超过 12 周妊娠子宫大小。子宫内病灶有弥漫型及局限型两种，一般为弥漫性生长，且多累及后壁，故后壁常较前壁厚。剖开子宫壁可见其肌层明显增厚且硬，剖面无肌瘤所见到的那种明显且规则的漩涡状结构，仅在肌壁中见到粗厚的肌纤维带和微囊腔，腔中偶可见陈旧血液。少数子宫内膜在子宫肌层中呈局限性生长形成结节或团块，类似肌壁间肌瘤，称子宫腺肌瘤（adenolmyoma）。腺肌瘤不同于肌瘤之处在于其周围无包膜存在，故与周围的肌层无明显分界，因而难以将其自肌层剥出。

（2）镜检：本病的镜下特征是肌层内有呈岛状分布的子宫内膜腺体与间质。由于异位内膜细胞属基底层内膜，对卵巢激素特别是对孕激素不敏感，故异位腺体常处于增生期，仅偶尔见到局部区域有分泌期改变。

二、临床表现

约 35% 的患者无任何临床症状。凡 40 岁以上的经产妇，出现经量增多、经期延长及逐年加剧的进行性痛经，检查时子宫呈均匀性增大或有局限性结节隆起，质硬而有压痛，经期压痛尤为显著时，应首先考虑为子宫腺肌病。

三、辅助检查

B 型超声检查可在肌层中见到种植内膜所引起的不规则增强回声。

四、诊断

根据典型的症状及体征可做出初步诊断，确诊则需组织病理学检查。B 型超声和 CT 等影像学检查有一定帮助。

五、鉴别诊断

1.子宫肌瘤　多无明显症状，仅在体检时偶然发现。症状多于肌瘤部位、有无变性相关，而与肌瘤大小、数目关系不大。常见症状有：经量增多及经期延长、下腹包块、白带增多、压迫症状等。若肌瘤较大，妇科检查时可扪及实质性肿块及子宫增大。可采用 B 型超声检查、宫腔镜、腹腔镜、子宫输卵管造影等协助诊断。

2.子宫内膜异位症　临床表现多样，病变部位不同而表现各异。症状大多与月经周期密切相关。常见的有：痛经、慢性盆腔痛、性交痛、月经异常及不孕。盆腔检查盆腔内有触痛性结节或子宫旁有不活动的囊性包块。腹腔镜及活组织检查即可确诊及确定临床分期。

六、治疗

（一）中医治疗

同子宫内膜异位症。

（二）西医治疗

治疗应视患者症状和年龄而定，但目前尚无根治本病的有效药物。若在给予吲哚美辛、萘普生或布洛芬对症治疗后症状可缓解，或患者已近绝经期时，可采用保守治疗。对于年轻、有生育要求和近绝经期患者可试用 GnRH-a 治疗，可使疼痛缓解或消失，子宫缩小，但停药后症状复发，子宫又重新增大。若患者长期有剧烈痛经则应行全子宫切除术，卵巢是否保留取决于患者年龄和卵巢有无病变。

七、中西医临床诊疗思路

现代医学治疗子宫腺肌病取得了较大进展，主要为药物治疗和手术治疗，但同样存在一些问题。药物治疗本病疗效暂时，停药后易复发且有一定不良反应。手术疗法不适宜于未生育患者和要求保留子宫的患者，术后一定程度上影响患者的生活质量。

中医药在治疗本病的基础和临床研究上取得了不少研究成果。"瘀血内阻冲任、胞宫"是本病的基本病机。故本病的治疗大法为活血、化瘀、止痛。根据瘀血形成的原因不同，辅以不同的治疗方法。痰瘀互结者，宜活血化瘀，化痰软坚；瘀热阻滞者，宜清热除湿，化瘀止痛；气滞血瘀者，宜理气行滞，活血化瘀；寒凝血瘀者，宜温经止痛化瘀；病情迁延日久，耗伤气血者，应当辅以扶助正气之品，扶正祛邪。在治疗时应当根据病情的轻重缓急而采取祛邪、扶正之法。

八、预防与调护

（1）尽早治疗某些可能引起经血引流不畅的疾病，如宫颈闭锁、阴道闭锁、宫颈粘连等。

（2）慎用可以引起子宫腺肌病发生的药物，目前认为高雌激素水平和高催乳素水平与子宫腺肌病的发病有关。因此凡是引起患者体内血清雌激素和催乳素水平升高的药物应当慎用。

（3）积极治疗和预防与高雌激素水平及高泌乳素血症相关的疾病，如子宫内膜异位症、垂体泌乳素肿瘤、甲状腺功能低下、慢性肾衰竭等。

（4）尽量减少宫腔操作，防止医源性子宫腺肌病的发生，要严格掌握宫腔手术的适应证和操作规程，避免滥用。

古医籍精选

《证治准绳》曰："血瘕之聚……腰痛不可俯仰……背脊疼，深达腰腹……此病令人无子。"

《证治要诀》曰："经事来而腹痛，不来腹亦痛，皆血之不调故也。"

《三因极一病证方论》曰："多因经脉失于将理，产褥不善护理……遂致营卫不输，新陈干忤，随经败浊，淋露凝滞，为瘕为痕。"

《医学入门》曰："血滞瘀积于中，与日生新血相搏，则为疼痛。"

《医学衷中参西录》曰："妇人癥瘕，多因产后恶露未净，凝结于冲任之中，而流走之新血，又日凝滞其上以附益之，逐渐积而为癥瘕也。"

（曹立幸　许　铮　梁雪芳　黄健玲）

附：代偿性月经

代偿性月经指与月经周期相似的周期性子宫外出血的一种疾病。出血的部位以鼻黏膜最多见，其次为胃，还常见于肠、膀胱、肺、乳腺、皮肤、外耳道、眼等部位，常伴有月经过少甚至无月经来潮。多发生于青春期女子。

中医学将本病归入"经行吐衄"的范畴，另有"倒经""逆经""错经""异位月经"之称。

一、病因病理

（一）中医病因病机

1. 病因　中医学认为，经行吐衄缘于血热气逆，冲任失调。本病常见的病因有肝经郁火、胃热炽盛、肺肾阴虚、血瘀。

2. 病机

（1）肝经郁火：素体抑郁，郁结化火，或暴怒伤肝，肝热扰于冲脉，值经前经期血海充盛，冲气旺盛，冲脉之气挟肝气上行，横逆犯胃、犯肺，发为吐血、衄血。

（2）胃热炽盛：平素过食辛辣、辛温、香燥之品，导致胃火炽盛，血分蕴热，冲脉隶于阳明，于经期血海满溢之时，胃热挟冲脉之气上逆而为吐血、衄血。

（3）肺肾阴虚：素体阴虚，虚火妄动，经行时冲气旺盛，冲气挟虚火上逆，灼伤血络而为吐血、衄血。

除此之外，还有肝郁气滞日久，血滞成瘀；或肾阳不足，阳虚气化不利，瘀浊内阻，随冲任、厥少阴之经脉流注于口鼻部，形成本病。

（二）西医病因病理

现代医学对本病的发病原因尚不清楚，认为可能与血中雌激素含量减低有关，血中产生一种类似优球蛋白样的毒素，易使鼻、胃、肠、膀胱等黏膜血管扩张，脆性增强，易破裂出血。此外，亦有认为通过血流移植生长的异位内膜，如同子宫内膜一样，受体内雌、孕激素的影响发生周期性出血。其出血量或多或少。

二、临床表现

（一）病史

每逢月经来潮之际见某些部位有相应出血史。

（二）症状

鼻衄是临床最常见的症状，呈现周期性发作。月经来潮衄血量多时则月经量少，亦有表现无月经，只有周期性鼻衄，衄血少时则月经量多。除鼻衄外，亦有表现为周期性咯血、尿血、便血、眼耳出血、皮下紫斑等。若无月经，常伴全身不适或盆腔坠胀感，一旦代偿性月经出现，上述症状即消失。

（三）体征

无其他器质性病变，生殖器官发育尚可，偶见子宫发育欠佳。

三、辅助检查

通过血常规、出血与凝血时间、血小板计数及肝功能测定可排除血液系统疾病。通过鼻镜、胃镜、肠镜、膀胱镜检查等，并结合活体组织病检除外恶性肿瘤。

四、诊断

临床多见于中青年妇女，以周期性的月经前、月经期的衄血或吐血，经净后便逐渐停止，呈周期性发作的病史为主。结合实验室血常规、出凝血时间、血小板检测等辅助检查可确诊。

五、鉴别诊断

1. **内科相关疾病** 消化性溃疡、肝硬化、支气管扩张、肺结核等疾患可出现吐血、衄血，但与月经周期无明显关系。而代偿性月经则伴随月经周期而作，且能自止。

2. **鼻部疾患** 亦与月经周期无明显关系，可借助鼻咽部等检查来协助诊断。

六、治疗

代偿性月经，一般鼻衄出血量较少，时间短暂，且能自止，多不需治疗。如果鼻衄出血量多，甚至引起贫血或影响身体健康，则必用西医对症迅速止血，而后采用中医辨证治本。

（一）中医治疗

1. **辨证方药** 常见证型有实热（肝经郁火、胃热炽盛）、肺肾阴虚、血瘀。治疗上本着"热者清之""逆者平之"的原则，以清热凉血降逆为主。实热者苦寒清热为法，虚热者重在滋阴化燥，不可妄用苦寒攻下之品。瘀血性出血当化瘀止血。病久失血过多，实证可转为虚证，当随证论治。

1）实热证

A. 肝经郁火证

证候 经前或经期吐血、衄血，量较多，色鲜红，月经提前，量少，或月经不潮，心烦易怒，口苦咽干，胸胁胀痛，头晕耳鸣，尿黄便结；舌红苔黄，脉弦数。

治法 疏肝清热，降逆止血。

方药 清肝引经汤。

当归、白芍、生地黄、牡丹皮、栀子、黄芩、川楝子、茜草、牛膝、白茅根、甘草。

B. 胃热炽盛证

证候 经前或经期吐血、衄血，齿衄，量多，色红，质稠，月经量少或闭止不行，口干咽燥，喜冷饮，尿黄便结，舌红苔黄脉洪大或滑数。

治法 清胃泻火，降逆止血。

方药 三黄四物汤。

当归、白芍、川芎、生地黄、黄连、黄芩、大黄。

若月经量少或闭止不行者，加三棱、莪术、丹参、桃仁、红花以活血通经。

2）肺肾阴虚证

证候 经期或经后吐血、衄血，量少，色红，质略稠，月经量少甚至闭止不行，头晕耳鸣，手足心热，两颧潮红，干咳少痰，咽干口燥，舌红苔少或无苔，脉细数。

治法 滋阴润肺，降逆止血。

方药 顺经汤。

当归、熟地黄、沙参、白芍、茯苓、黑荆芥、牡丹皮。

3）血瘀证

证候 经期吐血、衄血，量少或多，有血块，小腹时痛，口干不欲饮，肢体麻木，面色青紫，或口唇青紫、舌质紫暗或有瘀点、瘀斑，脉沉涩或沉弦。

治法 化瘀止血，引血下行。

方药 血府逐瘀汤。

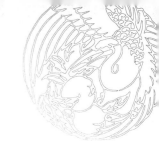

桃仁、红花、当归、生地黄、川芎、赤芍、牛膝、桔梗、柴胡、枳壳、甘草。

若血行不畅，腹痛剧烈者，加三棱、莪术、地龙、延胡索化瘀止痛。

2. 中成药

（1）知柏地黄丸：适用于阴虚火旺证。用法：口服，每次8粒，每日2次。

（2）龙胆泻肝丸：适用于肝火上逆所致者。用法：口服，每次6粒，每日2～3次。

（3）失笑散：适用于瘀血内阻证。用法：口服，每次8粒，每日3次。

（4）四红丸：适用于血热妄行证。用法：口服，每次1丸，每日2次。

（二）西医治疗

1. 一般治疗 可采用临时急救止血法。如使患者头部保持直立位，用手指紧捏两侧鼻翼，并进行深呼吸，指压5～10分钟；或用填塞物压迫出血部位，持续48小时左右，使破裂的血管形成血栓以止血，填塞物一般采用凡士林纱条；或以冷水浸湿的毛巾或冰袋敷患者前额或颈部，通过降温减少出血量。保持心情舒畅，饮食宜清淡。

2. 手术治疗 ①烧灼法：患处黏膜麻醉后，用铬酸或硝酸银点于患处，将出血的血管封闭以止血。术后以油剂滴鼻；②黏膜下注射法：1%普鲁卡因或0.5%利多卡因注射于鼻黏膜出血处，以压迫破裂的血管达到止血目的；③硬化疗法：70%乙醇加普鲁卡因注射于鼻衄处的黏膜内；④鼻中隔黏膜下剥离术：止血效果好，需依次进行，不可同时进行两侧鼻黏膜剥离，以防鼻中隔穿孔。

3. 药物治疗 ①激素疗法：孕激素：甲地孕酮4mg，每日2次，连服22日，月经周期第5日开始服用。雄激素：甲睾酮5～10mg，每日1次，连服22日；或丙酸睾酮25mg，肌内注射，每周2～3次，每周总量为200～300mg。②其他药物：维生素K，每次2～4mg，每日2～3次，血量减少或血止立即停用；维生素C，每次100～300mg，每日3次，口服。

七、中西医临床诊疗思路

对轻度出血，而未影响全身情况的患者，用中医或西医的一般处理方法多能迅速有效止血。但对于较为严重的出血，必须先用西医的方法，止血后再根据患者病情辨证分型论治，达到调理全身气血、平衡阴阳的目的。

中医治疗本病关键是辨清虚实，虚者当养阴清热，但不宜过用滋腻，以免留邪为患。实者当清热泻火，但苦寒之品不宜久用多用，以免攻伐五脏生气、耗伤气血，并防病伏留瘀。

八、预防与调护

（1）注意摄生调护：如保持心情舒畅，避免焦躁情绪；饮食宜清淡，禁食辛辣香燥之品，尤其经前、经期更需注意。

（2）平时注意治本：以使疾病减少复发次数甚至完全解除症状。

古医籍精选

《万病回春》曰："错经妄行于口鼻者，是火载血上，气之逆也。"

《傅青主女科》曰："经逆而吐血，虽不大损失血，而反复颠倒，未免大伤肾之气，而血又上泄过多，则肾水亦亏矣。"

《医宗金鉴》曰："妇女经血逆行，上为吐血、衄血，及错行下为崩血者，皆因热盛也，伤阴络则下行为崩，伤阳络则上行为吐衄也。"

（曹立幸 许 铮 梁雪芳 程 兰）

第十四章　女性生殖器官发育异常

第一节　女性生殖器官的发生过程

女性生殖系统包括生殖腺、生殖管道和外生殖器，其发生过程如下：

一、生殖腺的发生

在胚胎第 3~4 周时，在卵黄囊内胚层内，出现多个大于体细胞的生殖细胞，称为原始生殖细胞。在胚胎第 5~6 周时，体腔背面肠系膜基底部两侧各出现两个由体腔上皮增生所形成的隆起，称为泌尿生殖嵴（urogenital ridge），外侧隆起为中肾，内侧隆起为生殖嵴，生殖嵴表面上皮细胞增生，成为性腺的始基。约从胚胎第 5 周开始，原始生殖细胞沿自第 10 胸椎水平的肠系膜迁移到生殖嵴，并被性索包绕，形成原始生殖腺。原始生殖腺具有向睾丸或卵巢分化的双向潜能，其进一步分化取决于有无睾丸决定因子的存在。目前研究认为 Y 染色体短臂性决定区即为睾丸决定因子所在。

二、生殖管道的发生

生殖嵴外侧的中肾有两对纵形管道，一为中肾管，为男性生殖管道始基；另一为副中肾管（也称苗勒管），为女性生殖管道始基。当生殖腺发育为卵巢后，中肾管退化，两侧副中肾管的头段形成两侧输卵管，两侧中段和尾段开始合并，构成子宫及阴道上段。初始合并时保持有中隔，使之分为两个腔，在胎儿 3~5 个月中隔消失，成为单一内腔。副中肾管最尾端与泌尿生殖窦（urogenital sinus）相连，并同时分裂增殖，形成一实质圆柱状体称阴道板。随后阴道板由上向下穿通，形成阴道腔。阴道腔与尿生殖窦之间有一层薄膜为处女膜。

三、外生殖器的发生

胚胎初期的泄殖腔分化为后部的直肠与前方的尿生殖窦。尿生殖窦两侧隆起为尿生殖褶（urogenital fold）。褶的前方左右相会合呈结节形隆起，称生殖结节，以后长大称初阴；褶外侧隆起为左右阴唇阴囊隆起。生殖腺为卵巢时，约在第 12 周末生殖结节发育成阴蒂，两侧的尿生殖褶不合并，形成小阴唇，左右阴唇阴囊隆起发育成大阴唇。尿生殖沟扩展，并与尿生殖窦下段共同形成阴道前庭。

外生殖器向女性分化是胚胎发育的自然规律，不需要雌激素的作用。若向男性方向分化则必须有雄激素的作用。雄激素睾酮还须与外阴局部靶器官组织中 5a-还原酶发生作用，衍化为二氢睾酮，再与外阴细胞中相应的二氢睾酮受体相结合后，才能使外阴向雄性分化。因此，即使睾丸分泌睾酮，若外阴局部组织中缺乏 5a-还原酶或无二氢睾酮受体存在，外生殖器仍向女性转化，表现两性畸形。

第二节　常见女性生殖器官发育异常

女性生殖器官发育异常多在青春期后发现，因原发性闭经、腹痛、性交困难、流产、早产等而就医。常见的女性生殖器官发育异常有：①正常生殖管道形成受阻所致的异常：包括处女膜闭锁、阴道横隔、阴道纵隔、阴道闭锁和宫颈闭锁等。②副中肾管衍化物发育不全所致的异常：包括无子宫、无阴道、痕迹子宫、子宫发育不良、单角子宫、始基子宫、输卵管发育异常等；③副中肾管衍化物融合障碍所致的异常：包括双子宫、双角子宫、鞍状子宫和中隔子宫等。

一、病因病理

（一）中医病因病机

1.病因　本病多属先天肾之精气不足，主要为脏腑、气血、冲任虚乏所致。其形成主要责之于肾。

2.病机　肾气不足，肾阳虚损，冲任失调，精血亏虚，胞宫失养。

（二）西医病因病理

女性生殖器官发育异常均是由于女性生殖器官在胚胎期发育形成过程中，受到内在因素如父母生殖细胞性染色体异常等或外在因素如药物等影响所致。

二、常见女性生殖器官发育异常的种类

（一）处女膜闭锁

处女膜闭锁（imperforate hymen）又称无孔处女膜，临床上较常见，为尿生殖窦上皮未能向前庭部贯穿所致。中医学称本病为"鼓"或"鼓花头"。

1.发病机制　因正常生殖管道形成受阻，引起处女膜闭锁，少女至青春期初潮时，经血无法排出，最初阴道积血，反复多次月经来潮后，逐渐发展至子宫积血、输卵管积血，甚至腹腔内积血。但输卵管伞端多因积血而粘连闭锁，故月经血进入腹腔者较少见。

2.临床表现

（1）病史：患者可有闭经病史。

（2）症状：处女膜闭锁的幼女在新生儿期多无症状而漏诊。偶有幼女因大量黏液潴留在阴道内，导致处女膜向外凸出而确诊。绝大多数患者至青春期因逐渐加剧的周期性下腹痛，但无月经来潮始被发现，严重者伴便秘、肛门坠胀、尿频或尿潴留等症状。

（3）体征：妇科检查时可见处女膜向外膨隆，表面呈紫蓝色，肛门指检可扪到阴道内有球状包块向直肠前壁突出；行直肠腹诊可在下腹部扪及位于阴道包块上方的另一较小包块（为经血潴留的子宫），压痛明显。如用手往下按压此包块时，可见处女膜向外膨隆更明显。

（4）主要并发症：经血引流不畅，日久造成感染或子宫内膜异位症。

3.辅助检查　妇科 B 型超声检查提示子宫腔及阴道内积液或积血，甚至输卵管积液或积血，直肠窝积液或积血，日久可形成附件肿块。

4.诊断　根据患者症状、妇科检查所见，结合妇科 B 型超声检查发现子宫及阴道内有积液或处女膜膨隆处穿刺抽出不凝的深褐色或暗红色血液可确诊。

5.治疗　本病治疗以手术为主，幼女时，无症状者暂不处理，如有阴道分泌物潴留应将处女膜切开，使阴道内分泌物流出，症状即可消失。青春期后若确诊，必须及时手术。可在局部麻醉或静脉麻醉下，于处女膜膨出部位"X"形切开，放尽阴道内积血，以生理盐水棉球拭净阴道壁，然后沿处女膜缘环形剪除多余的处女膜瓣，使切口呈圆形，再用 3-0 号肠线缝合切口边缘黏膜，以保持引流通畅和防止创缘粘连。术后留置尿管 1～2 日，每日擦洗外阴 1～2 次直至积血排净为止。术后常规应用抗生素预防感染。

（二）阴道发育异常

1. 先天性无阴道（congenital absence of vagina）　常合并无子宫或仅有痕迹子宫，输卵管发育不良，极个别有发育正常的子宫，但卵巢一般正常。本病发病率为 1/10 000～1/4000。本病属中医学"纹"的范畴。

（1）病因：本病为双侧副中肾管发育不全的结果。

（2）发病机制：双侧副中肾管汇合后未能向尾端伸展成阴道，因此，膀胱、尿道与直肠间无空隙，两者之间仅有一些疏松的组织。有些患者的外阴部有一较浅的凹陷，系泌尿生殖窦所演变的部分阴道。先天性无阴道多数伴有无子宫，或只有始基子宫，极个别患者可有发育正常的子宫，2%～7%的患者有功能性的子宫内膜，卵巢一般发育正常，第二性征良好，约15%的患者合并泌尿系畸形（包括单侧肾脏不发育、单侧或双侧盆腔肾、马蹄肾、肾盂积水、输尿管积水），部分可有骨骼异常。

（3）临床表现

1）症状：青春期后一直无月经来潮，婚后性交困难，婚后不孕。有发育正常子宫的患者，表现为青春期时因宫腔积血而出现周期性腹痛。

2）体征：妇科检查见外阴和第二性征发育正常。但无阴道口或仅在阴道外口处见一浅凹陷，有时可见约 2cm 短浅阴道残端，直肠腹部诊未能扪及子宫。若有发育正常的子宫，因宫腔积血而出现周期性腹痛的患者，直肠腹部诊可扪及增大而有压痛的子宫及附件肿块。

3）主要并发症：经血引流不畅，日久造成感染或子宫内膜异位症。

（4）辅助检查：妇科 B 型超声检查未能发现子宫。有发育正常子宫的患者，子宫腔内积液或积血，甚至输卵管积液或积血，直肠窝积液或积血，日久可形成附件肿块。

（5）诊断：根据上述临床症状、体征并结合妇科 B 型超声检查可诊断。

（6）治疗：对希望结婚的先天性无阴道患者，有短浅阴道者可先用机械扩张法，即按顺序由小到大使用阴道模型局部加压扩张，一般夜间放置日间取出，逐渐加深阴道长度，一般为 2～3 个月，直至能满足性生活的需要。不适宜机械扩张或机械扩张无效者可行人工阴道成形术。无阴道也无子宫者进行阴道成形术仅能解决性生活问题，手术宜选在婚前半年左右进行。手术方法很多，如乙状结肠阴道成形术、羊膜或盆腔腹膜成形、带血管的肌皮瓣再造阴道等，以乙状结肠阴道成形术效果较好。对有发育正常子宫者为防止经血潴留，应在初潮时行人工阴道成形术，同时引流宫腔积血并将人工阴道与子宫相接。因宫颈缺如或子宫发育不良而无法保留子宫者应予切除。

2. 阴道闭锁或狭窄　阴道闭锁（atresia of vagina）多发生于阴道下段，其上为正常阴道。

（1）病因：现代医学认为先天性阴道闭锁或狭窄是尿生殖窦未能参与形成阴道下段所致。后天性阴道闭锁或狭窄，多是由于药物腐蚀或创伤所引起。

（2）发病机制：胚胎发育时两侧副中肾管下端与泌尿生殖窦未能形成空腔，即发生阴道闭锁或狭窄。若空腔贯通后发育不良则为阴道狭窄。

（3）临床表现

1）症状：与处女膜闭锁者的症状相似。

2）体征：与处女膜闭锁者的体征相似，但妇科检查时处女膜除无孔外，不向外膨出，色泽正常。直肠腹部诊扪及向直肠突出的阴道积血包块，其位置较处女膜闭锁高。阴道狭窄者经血外流不畅，性交困难，妇科检查时放置窥器困难或阴道壁僵硬。

3）主要并发症：经血引流不畅，日久造成感染或子宫内膜异位症。

（4）辅助检查：妇科 B 型超声检查提示子宫腔及阴道内积液或积血，甚至输卵管积液或积血，直肠窝积液或积血，日久可形成附件肿块。

（5）诊断：根据患者症状、体征所见，结合妇科 B 型超声检查发现子宫及阴道上段内有积液可明确诊断。

（6）治疗：应尽早手术。术时应先切开闭锁段阴道并游离阴道积血下段的阴道黏膜，再切开积血包块，排净积血后，利用已游离的阴道黏膜覆盖创面。术后定期扩张阴道以防挛缩。

3. 阴道横隔（transverse vaginal septum）　　可位于阴道内任何部位，但以上、中段交界处为多见，其厚度约为1cm。完全性横隔较少见，多数是横隔的中央或侧方有一小孔，月经血可自小孔排出。横隔位于上段者不影响性生活，常系偶然或不孕检查时发现。位置较低者少见，多因性生活不满意而就诊。

（1）发病机制：两侧副中肾管汇合后的尾端与泌尿生殖窦相接处未贯通或部分贯通，留下一层黏膜组织所致。

（2）临床表现

1）病史：患者可有闭经病史。

2）症状：完全阴道横隔无论横隔部位高低均因月经初潮后经血潴留在横隔之上，症状同处女膜闭锁。不完全阴道横隔若横隔上孔较大、横隔部位较高者，不影响经血引流及性生活而无症状。而孔眼小者经血引流不畅，日久造成感染或子宫内膜异位症。横隔部位低者影响性生活。凡横隔受孕后必定在分娩过程中胎先露下降受阻。

3）主要并发症：完全阴道横隔引起经血引流不畅，日久造成感染或子宫内膜异位症。

（3）体征、辅助检查：完全阴道横隔与阴道闭锁相似。

（4）诊断：根据上述临床症、体征并结合妇科B型超声检查可诊断。

（5）治疗：一般应将阴道横隔"X"形切开，并切除其多余部分。切缘粗糙面用3-0号肠线缝合。横隔厚者切开后创面大，可植羊膜或皮片，阴道内填塞纱布7～10日再取出。术后短期放置阴道模型以防粘连。若分娩时发现横隔阻碍胎先漏下降，横隔薄者，当胎先露下降将隔伸展更薄时行"X"形切开，产后检查切口有撕裂出血则行缝合，否则不需缝合；横隔厚者行剖宫产术。

4. 阴道纵隔与斜隔　　阴道纵隔（longitudinal vaginal septum）分为完全纵隔和不完全纵隔两种。完全纵隔形成双阴道，常合并双宫颈、双子宫，它可以位于阴道正中，将阴道分成两个大小相同的管道，或偏于一侧，形成大小不等的两个阴道。也有少数隔偏于一侧与下端的阴道壁相连，形成斜隔，阴道斜隔的一侧形成一闭合腔，上通宫口，下端可有小孔与另一侧阴道相通。

阴道斜隔综合征的定义包括：①双子宫双宫颈，个别有单宫颈合并子宫纵隔；②表现为一片两面均覆盖阴道上皮的膜状组织，起源于两个宫颈之间，斜升，附着于一侧阴道壁，形成一个盲管把该侧的宫颈遮蔽在内，斜隔的后方与宫颈之间有一个腔为"隔后腔"；③泌尿系畸形。不完全纵隔仅有部分纵隔将部分阴道分隔为二。

中医学称之为"纹"。

（1）发病机制：胚胎发育时两侧副中肾管隔汇合后，其中隔未消失或未完全消失所致。

（2）症状与体征：绝大多数阴道纵隔无症状。部分患者可出现性交困难。临产后胎先露下降受阻。阴道斜隔者一侧闭合腔因经血潴留引起类似阴道闭锁的症状、体征。如有小孔与另一侧阴道相通，临床表现同阴道狭窄。

（3）诊断：根据临床症状及妇科检查即可确诊本病。

（4）治疗：阴道纵隔无症状者不必行特殊处理，影响性生活者则行纵隔切除术，创面缝合。临产后阻碍胎先露下降者将纵隔中央切开，有活动性出血则用肠线连续缝合。阴道斜隔者行斜隔切除术并引流积血。

（三）子宫发育异常

女性生殖器官发育异常以子宫发育异常最多见，种类亦多，故其临床意义也最大。现代医学认为在胚胎发育时，两侧副中肾管中段及尾段未发育，或发育受阻，即形成各种异常。由于子宫及阴道均来自副中肾管，因此，各种子宫发育异常多合并不同程度的阴道发育异常。子宫发育异常可以分为以下两大类：

1. 先天性无子宫（congenital absence of uterus） 常合并无阴道，但卵巢发育正常，第二性征不受影响。

（1）发病机制：此系两侧副中肾管中段及尾段未发育或汇合所致。

（2）临床表现

1）症状：青春期后一直无月经来潮，常合并无阴道，婚后性交困难，婚后不孕。

2）体征：妇科检查见外阴和第二性征发育正常。合并无阴道者同阴道闭锁体征，直肠腹部诊未能扪及子宫。

（3）辅助检查：妇科 B 超未能发现子宫显影。

（4）诊断：根据上述临床症状、体征并结合妇科 B 型超声检查可诊断。

2. 始基子宫（primordial uterus） 子宫极小，仅长 1～3cm，无子宫腔，常合并无阴道。

（1）发病机制：此系两侧副中肾管汇合不久即停止发育所致，又称痕迹子宫。

（2）临床表现

1）症状：与先天性无子宫相同。

2）体征：妇科检查见外阴和第二性征发育正常。合并无阴道者同阴道闭锁体征，直肠腹部诊能扪及细小子宫。

（3）辅助检查：妇科 B 超发现始基子宫。

（4）诊断：根据上述临床症状、体征并结合妇科 B 型超声检查可诊断。

3. 子宫发育不良（hypoplasia of uterus） 子宫较正常小，宫颈相对较长，呈圆锥，宫体与宫颈之比为 1∶1 或 2∶3，又称幼稚子宫。

（1）发病机制：此系两侧副中肾管汇合后短期内即停止发育所致。

（2）临床表现

1）症状：月经量极少，一般婚后无生育。

2）体征：直肠腹部诊能扪及幼稚子宫。

（3）辅助检查：妇科 B 超发现幼稚子宫。

（4）诊断：根据上述临床症状、体征并结合妇科 B 型超声检查可诊断。

（5）治疗

1）辨证方药

A. 肝肾不足证

证候 月经初潮延迟，量少，色淡质稀，经期延后，经行腹痛绵绵隐痛，喜按，婚后不孕，头晕耳鸣，腰膝酸软，脱发，舌淡，苔薄，脉沉细。

治法 补肾填精，养血调经。

方药 四二五合方（《刘奉五妇科经验》）。

当归、川芎、白芍、熟地黄、仙茅、淫羊藿、覆盆子、菟丝子、五味子、车前子、枸杞子、牛膝。

B. 肝郁气滞证

证候 月经量少，经前乳房及小腹胀痛，胸胁胀满，喜叹息，婚后不孕，心烦易怒，二便正常，舌红，苔少，脉弦。

治法 疏肝理气，补肾调经。

方药 调经种玉汤加味。

当归、吴茱萸、川芎、香附、熟地黄、白芍、白茯苓、牡丹皮、延胡索、陈皮。

2）西医治疗：根据患者是否有规律排卵，若无排卵，可用小剂量雌激素加孕激素序贯用药刺激子宫生长，自月经周期第 5 日开始，口服妊马雌酮 0.625mg 或戊酸雌二醇 1mg，每日 1 次连服

21 日，最后 7～10 日每日加用孕激素口服，如醋酸甲羟孕酮 10mg、地屈孕酮 10mg 等。

4. 子宫发育畸形 此类畸形种类较多，大致分为以下几类（图 14-1）。

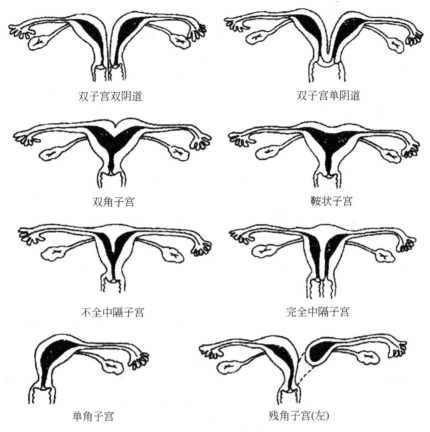

双子宫双阴道   双子宫单阴道

双角子宫   鞍状子宫

不全中隔子宫   完全中隔子宫

单角子宫   残角子宫(左)

图 14-1 子宫发育异常

（1）双子宫（uterus didelphys）：即有两个子宫体和两个子宫颈，阴道也完全分开，左右侧子宫各有单一的输卵管和卵巢。亦有双子宫、单阴道，或阴道内有一纵隔者。

1）发病机制：两侧副中肾管完全未融合，各自发育形成两个子宫和两个宫颈。

2）临床表现

A.症状：患者无任何自觉症状。多在人工流产、产前检查甚至分娩时偶然发现。早期人工流产时可能误刮未孕侧子宫而导致漏吸。妊娠者在妊娠晚期胎位异常率增加，分娩时未孕侧子宫可能阻碍胎先露部下降，子宫乏力亦较多见，故剖宫产率增加。偶可见两侧子宫均妊娠，各有一胎儿者，这种情况多属双卵受精。阴道内有一纵隔者，患者可出现性交困难或性交痛。

B.体征：妇科检查可扪及子宫呈分叉状。

3）辅助检查：妇科 B 超、宫腔镜检查或子宫输卵管造影可见两个宫腔。

4）诊断：根据上述临床症状、体征并结合妇科 B 型超声检查可诊断。

5）治疗：一般不需特殊处理。合并阴道内有一纵隔者，患者可出现性交困难或性交痛，可将纵隔切除。

（2）双角子宫（uterus bicornis）和鞍状子宫（saddle form uterus）：轻度者仅两宫角间有较浅的凹陷形似鞍状，称之为鞍状子宫或弓型子宫。

1）发病机制：两侧副中肾管在宫底部融合不全形成不同程度的双角子宫、鞍状子宫。

2）临床表现

A. 症状：一般无症状，有的双角子宫患者可有月经量较多或痛经等症状，但妊娠时可发生反复流产、易发生胎位异常，以臀先露居多。

B. 体征：妇科检查可扪及宫底部有不同程度的凹陷。

3）辅助检查：妇科 B 超、子宫输卵管造影显示双角子宫和鞍状子宫。

4）诊断：根据上述临床症状、体征并结合妇科 B 型超声检查可诊断。

5）治疗：一般不需特殊处理。双角子宫发生反复流产者，可行子宫整形术，较为困难，目前尚缺乏有效的临床证据。

（3）中隔子宫（uterus septus）：可分为完全中隔子宫与不完全中隔子宫。

1）发病机制：双侧副中肾管已全部发育，子宫外形正常，宫颈与阴道均为一个，但宫腔内隔全部未退化，从宫底至宫颈内口甚至外口有一中隔，将子宫腔完全隔为两部分者为完全中隔，如中隔部分未退化将宫腔部分隔开，形成不完全中隔。

2）临床表现：一般无症状。易发生不孕、流产、早产和胎位异常；若胎盘粘连在隔上，可出现产后胎盘滞留。

3）辅助检查：妇科 B 超显示中隔子宫。子宫输卵管造影或宫腔镜检查可确诊。

4）诊断：根据上述临床症状、体征并结合子宫输卵管造影或宫腔镜检查确诊。

5）治疗：对有不孕或反复流产的中隔子宫患者，可在 B 型超声或腹腔镜监视下通过宫腔镜切除中隔。术后放置宫内节育器，防止中隔创面形成粘连，3 个月后取出。

（4）单角子宫（uterus unicornis）

1）发病机制：仅一侧副中肾管发育而形成单角子宫，而另一侧副中肾管不发育或未形成管道，未发育侧的卵巢、输卵管、肾亦往往同时缺如。

2）临床表现：一般无症状。可导致患者不孕，妊娠也可发生在单角子宫，妊娠中期、晚期反复流产、早产较多见。

3）辅助检查：妇科 B 超显示单角子宫。可经子宫输卵管造影确诊。

4）诊断：根据上述临床症状、体征并结合妇科 B 超、子宫输卵管造影可诊断。

5）治疗：一般不需特殊处理。

（5）残角子宫（rudimentary horn of uterus）：多数残角子宫与对侧正常宫腔不相通，仅有纤维带相连，偶亦有两者间有狭窄管道相通者。

1）发病机制：一侧副肾管发育正常，另一侧发育不全形成残角子宫，可伴有该侧泌尿道发育畸形。检查时易将残角子宫误诊为卵巢肿瘤。

2）临床表现：若残角子宫内膜无功能，一般无症状；若内膜有功能且与正常宫腔不相通时，往往因宫腔积血而出现痛经，甚至并发子宫内膜异位症。若妊娠发生在残角子宫内，人工流产时无法刮到，至妊娠 16～20 周时往往破裂而出现典型的内出血征象。

3）辅助检查：妇科 B 超显示残角子宫。

4）诊断：根据上述临床症状、体征并结合妇科 B 超可诊断。

5）治疗：若残角子宫内膜无功能，不需治疗。若因宫腔积血而出现痛经，甚至并发子宫内膜异位症，则需切除残角子宫。如果残角子宫妊娠，若不及时抢救，手术切除破裂的残角子宫，患者可因大量腹腔内出血而死亡。

5. 宫颈发育异常　先天性宫颈闭锁是罕见的一种畸形。如果患者子宫内膜存在功能时，青春期后可因子宫腔积血而出现周期性腹痛，经血还能经输卵管逆流入腹腔，引起盆腔子宫内膜异位症和子宫腺肌病。治疗上采取手术治疗，通过手术穿通宫颈，使子宫与阴道相通。如果宫颈未发育，则行子宫切除术。

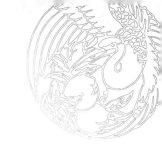

（四）输卵管发育异常

输卵管发育异常，临床可见以下类型：

1. 单侧输卵管缺失　由于患侧副中肾管未发育。

2. 双侧输卵管缺失　由于双侧副中肾管未发育。常见于无子宫或始基子宫患者。

3. 单侧（偶尔双侧）副输卵管　系输卵管分支，具有伞部，内腔与输卵管相通或不通。

4. 输卵管发育不全、闭塞或中段缺失　与结扎术后的输卵管相似。

输卵管发育异常是引起不孕的主要因素之一，亦可导致输卵管妊娠，由于临床罕见，几乎均为手术时偶然发现。除输卵管部分节段缺失可整形吻合外，其他均无法手术。希望生育者需借助辅助生殖技术。

（五）卵巢发育异常

卵巢发育异常，临床可见以下类型：

（1）卵巢未发育或发育不良：双侧卵巢缺失常为先天性性腺发育不良所致，原因之一是低促性腺激素低性腺激素，其中部分为 Kallmann 综合征；原因之二是高促性腺激素低性腺激素及 45，X 染色体核型异常导致的卵巢不发育，卵巢外观细长而薄，色白质硬，甚至仅为条状痕迹。单侧卵巢缺失见于单角子宫。

（2）副卵巢：临床罕见，一般副卵巢远离卵巢部位，位置可在腹膜后。

（3）卵巢可分裂为几个部分，临床这种情况偶尔可见。

（梁雪芳　谢静华　王小云）

第十五章 盆底功能障碍性及生殖器官损伤疾病

女性盆底支持组织因退化、创伤等因素导致其支持薄弱，从而发生盆底功能障碍（pelvic floor dysfunction，PFD）。盆底功能障碍性疾病以盆腔器官脱垂、女性压力性尿失禁和生殖道损伤为常见问题。盆底功能障碍性疾病的治疗与否取决于是否影响患者的生活质量，治疗有非手术和手术治疗两种方法。

当损伤导致女性生殖器官与相邻的泌尿道、肠道出现异常通道时，临床上表现为尿瘘和粪瘘。尿瘘和粪瘘的诊断和定位取决于各种检查，手术是主要的治疗方法。

第一节 子宫脱垂

子宫从正常位置沿阴道下降，宫颈外口达坐骨棘水平以下，甚至子宫全部脱出于阴道口以外，称子宫脱垂（uterine prolapse）。子宫脱垂常伴发阴道前壁或后壁脱垂。

本病属中医学"阴挺""阴菌"范畴。

一、病因病理

（一）中医病因病机

1. **病因** 本病的主要病因是中气不足、肾虚不固，胞络损伤，不能提摄子宫所致。

2. **病机**

（1）气虚：素体虚弱，中气不足，或产时损伤，或产后过早操劳负重，或长期咳嗽等，以致脾虚气弱，中气下陷，不能提摄，故阴挺下脱。

（2）肾虚：先天不足，或房劳多产，或年老体弱，肾气亏虚，以致胞络损伤，子宫虚冷，摄纳无力，亦令下脱。

（二）西医病因病理

1. **病因** 妊娠的因素、产伤、慢性腹内压增加和医源性因素都是引起子宫脱垂的主要原因。

2. **发病机制**

（1）妊娠与分娩：特别是产钳或胎吸困难的阴道分娩，可能会使盆腔筋膜，子宫主、骶韧带，以及盆底肌肉受到过度牵拉而削弱其支撑力量。若产后过早参加体力劳动，特别是重体力劳动，将影响盆底组织张力的恢复，导致未复旧的子宫有不同程度的下移。

（2）慢性腹内压增加：引起慢性腹内压增加的因素有慢性咳嗽、腹水、频繁地提举重物、肥胖或便秘等，腹腔内压力增加可导致子宫脱垂。

（3）年龄及绝经状态：随着年龄的增长，特别是绝经后出现的支持结构的萎缩是引起子宫脱垂发病的常见原因之一。

（4）医源性：医源性原因，包括没有充分纠正手术所造成的盆腔支持结构的缺损。

二、临床表现

（一）病史

多有滞产、第二产程延长、难产、助产术史，以及长期腹压增加、体弱、营养不良、产后过早从事体力劳动等。

（二）症状

轻症患者一般无不适。重症子宫脱垂患者有不同程度的腰骶部酸痛或下坠感，站立过久或劳累后症状明显，卧床休息则症状减轻。常伴有排尿排便困难，或便秘，或遗尿，或存在残余尿及张力性尿失禁，易并发膀胱炎。外阴肿物脱出后经卧床休息，有的能自行回缩，有的经手也不能还纳。暴露在外的宫颈和阴道黏膜长期与裤子摩擦，可致宫颈和阴道壁发生溃疡而出血，若继发感染则有脓性分泌物。子宫脱垂不管程度多重一般不影响月经，轻症子宫脱垂也不影响受孕、妊娠和分娩。

（三）体征

不能还纳的子宫脱垂常伴有阴道前后壁膨出、阴道黏膜增厚角化、宫颈肥大并延长。

根据 1981 年全国部分省、市、自治区"两病"科研协作组的意见，以患者平卧用力向下屏气时子宫下降的程度，将子宫脱垂分为三度（图 15-1、图 15-2）。

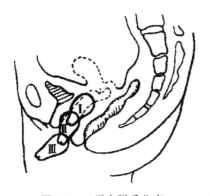

图 15-1　子宫脱垂分度

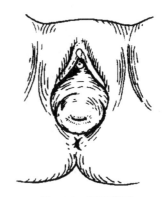

图 15-2　子宫脱垂

Ⅰ度轻型：宫颈外口距处女膜缘＜4cm，未达处女膜缘；重型：宫颈外口已达处女膜缘，阴道口可见到宫颈。

Ⅱ度轻型：宫颈已脱出阴道口，宫体仍在阴道内；重型：宫颈及部分宫体已脱出阴道口。

Ⅲ度：宫颈及宫体全部脱出阴道口外。

目前国际多采用 Bump 提出的盆腔器官脱垂定量分度法（pelvic organ prolapse quantitation，POP-Q），此分期系统是分别利用阴道前壁、阴道顶端、阴道后壁上的各 2 个解剖指示点与处女膜的关系来界定盆腔器官的脱垂程度。与处女膜平行以 0 表示，位于处女膜以上用负数表示，处女膜以下则用正数表示。阴道前壁上的 2 个点分别为 Aa 和 Ba 点；阴道顶端的 2 个点分别为 C 和 D 点；阴道后壁的 Ap、Bp 两点与阴道前壁 Aa、Ba 两点是对应的。另外，还包括阴裂（gh）的长度、会阴体（bp）的长度及阴道的总长度（TVL）。测量均用厘米表示（表 15-1）。

表 15-1　盆腔脏器脱垂评估指示点（POP-Q 分类法）

指示点	内容描述	范围
Aa	阴道前壁中线距处女膜 3cm 的阴道前壁处，相当于尿道膀胱沟处	−3～+3cm
Ba	阴道顶端或前穹隆到 Aa 点之间阴道前壁上段中的最远点	在无阴道脱垂时，此点位于−3cm，在子宫切除术后阴道完全外翻时，此点将为+TVL
C	宫颈或子宫切除后的阴道顶端所处的最远端	−TVL～+TVL
D	有宫颈时的后穹隆的位置，它提示子宫骶骨韧带附着于近端宫颈后壁的水平	−TVL～+TVL 或空缺（子宫切除后）
Ap	阴道后壁中线距处女膜 3cm 处，Ap 点与 Aa 点相对应	−3～+3cm
Bp	阴道顶端或后穹隆到 Ap 点之间阴道后壁上段中的最远点，Bp 与 Ap 点相对应	在无阴道脱垂时，此点位于−3cm，在子宫切除术后阴道完全外翻时，此点将为+TVL

注：POP-Q 分度应在向下用力屏气时，以脱垂最大限度出现时的最远端部位距离处女膜的正负值计算。

POP-Q 通过 3×3 格表记录以上各测量值，客观地反映盆腔器官脱垂变化的各个部位的具体数值（表 15-2）。

表 15-2　盆腔器官脱垂分度（POP-Q 分类法）

分度	内容
0	无脱垂，Aa、Ap、Ba、Bp 都是−3cm，C、D 两点在阴道总长度和阴道总长度−2cm 之间，即 C 点或 D 点量化值<（TVL−2cm）
I	脱垂最远端在处女膜平面上>1cm，即量化值<−1cm
II	脱垂最远端在处女膜平面上<1cm，即量化值>−1cm，但<+1cm
III	脱垂最远端超过处女膜平面上>1cm，但量化值<阴道总长度−2cm，即量化值>+1cm，但<（TVL−2cm）
IV	下生殖道呈全长处翻，脱垂最远端即宫颈或阴道残端脱垂超过阴道总长度−2cm，即量化值>（TVL−2cm）

注：POP-Q 分度应在向下用力屏气时，以脱垂完全呈现出来的最远端部位计算。应针对每个个体先用 3×3 表格量化描述，再进行分期。为了补偿阴道的伸展性及内在测量上的误差，在 0 和 IV 度中的 TVL 值允许有 2cm 的误差。

三、诊断

根据病史及妇科检查即可获得诊断。妇科检查前，应嘱咐患者向下屏气或加腹压（咳嗽），判断子宫脱垂的最重程度，并予以分度。同时注意有无溃疡及其部位、大小、深浅、有无感染等。嘱患者在膀胱充盈时咳嗽，观察有无溢尿，即压力性尿失禁情况。注意宫颈的长短，并做宫颈细胞学检查。如为重度子宫脱垂，可触摸子宫大小，将脱出的子宫还纳，做双合诊检查子宫两侧有无包块。应用单叶窥器进行阴道检查。当压住阴道后壁时，嘱患者向下用力，可显示出阴道前壁膨出的程度，以及伴随的膀胱膨出和尿道走行的改变。同样，压住阴道前壁时嘱患者向下用力，可显示肠疝和直肠膨出。直肠检查是区别直肠膨出和肠疝的有效方法。

四、鉴别诊断

1.阴道壁肿物　阴道壁肿物在阴道壁内，固定、边界清楚。

2.黏膜下肌瘤　患者有月经过多病史，宫颈口见红色、质硬之肿块，表面找不到宫颈口，但在其周围或一侧可扪及被扩张变薄的宫颈边缘。

五、治疗

（一）中医治疗

1. 辨证方药 本病主因为气虚或肾虚，遵《内经》"虚者补之，陷者举之，脱者固之"的治疗原则，治法以益气升提，补肾固脱为主。

1）气虚证

证候 子宫下移或脱出阴道口外，劳则加剧，小腹下坠，四肢无力，气少懒言，小便频数，或带下量多，色白质稀，面色少华，舌淡，苔薄，脉虚细。

治法 补中益气，升阳举陷。

方药 补中益气汤（《脾胃论》）加金樱子、杜仲、川续断。

黄芪、人参、白术、炙甘草、升麻、柴胡、当归、陈皮、金樱子、杜仲、川续断。

若兼带下量多，色黄质黏腻，有臭气，为湿热下注，加黄柏、败酱草、薏苡仁清热利湿；若小便频数或失禁，为膀胱失约，加覆盆子、桑螵蛸固缩小便。

2）肾虚证

证候 子宫下移或脱出阴道口外，劳则加剧，小腹下坠，腰酸腿软，头昏耳鸣，小便频数，夜间尤甚，舌质淡，苔薄，脉沉弱。

治法 补肾固脱，益气升提。

方药 大补元煎（《景岳全书》）加升麻、鹿角胶、金樱子。

熟地黄、山药、山萸肉、人参、杜仲、当归、枸杞子、炙甘草、升麻、鹿角胶、金樱子。

若兼腰膝酸冷，为命门火衰，加补骨脂、肉桂以温补肾阳；若子宫下脱日久，摩擦损伤，继发湿热，可见红肿溃烂，黄水淋沥，带下量多，色黄如脓，有臭气，伴口渴发热等症状，轻者可于前方中加入清利湿热之黄柏、苍术、土茯苓、车前草等，重者用龙胆泻肝汤或易黄汤，待湿热清除后，仍需补气扶正固本。

2. 针灸推拿治疗

（1）气虚证：主穴取足三里、三阴交、关元、气海、百会穴；配穴取中脘、维道、脾俞穴。施用补法，也可针后施灸。

（2）肾虚证：主穴取关元、子宫、大赫、照海穴；配穴取肾俞、曲泉、中极穴。施用补法，也可针后施灸。

3. 中药煎剂坐浴 苦参、蛇床子、生黄柏、白花蛇舌草、白矾，煎水熏洗，用于子宫脱垂破溃者。

（二）西医治疗

1. 非手术治疗 目前的非手术治疗方法包括放置子宫托、盆底肌肉锻炼和物理疗法。

（1）盆底肌肉锻炼和物理疗法：早期是盆底肌训练、Kegel 运动，可以加强薄弱的盆底肌肉的力量，增强盆底支持力，改善并预防轻、中度脱垂及其相关症状的进一步发展。可用于所有程度子宫脱垂的患者，重度手术可以辅以盆底肌肉锻炼治疗。单独采用盆底肌肉锻炼治疗适用于 POP-Q 分期 Ⅰ度和Ⅱ度的子宫脱垂者。嘱咐患者行收缩肛门运动，用力收缩盆底肌肉 3 秒以上后放松，每次 10～15 分钟，每日 2～3 次。辅以生物反馈治疗优于自身锻炼。

（2）放置子宫托：POP-Q Ⅱ～Ⅳ脱垂患者均可使用，对于以下情况：全身状况不适宜手术；妊娠期和产后；手术前放置可促进膨出面溃疡的愈合，尤其适用子宫托治疗。子宫托分为支撑型和填充型，前者用于程度稍轻的患者，后者用于重度患者。放置子宫托也应定期复查，否则会出现严重后果，如瘘的形成、嵌顿、出血和感染等。

2. 手术治疗　对脱垂超出处女膜且有症状者可考虑手术治疗。根据患者年龄、生育要求及全身健康状况，个体化治疗。手术的主要目的是缓解症状、恢复正常的解剖位置和脏器功能，有满意的性功能并能够维持效果。常选用以下手术方法，合并压力性尿失禁患者应同时行尿道中段悬带吊术或膀胱颈悬吊手术。

（1）曼氏手术（Manchester）包括阴道前后壁修补、主韧带缩短及宫颈部分切除术。适用于年龄较轻、宫颈延长的子宫脱垂患者。

（2）经阴道子宫全切除及阴道前后壁修补术：适用于年龄较大、无需生育的患者，但重度子宫脱垂患者的术后复发概率较高。

（3）阴道封闭术：分阴道半封闭术（又称 LeFort 手术）和阴道全封闭术。该手术将阴道前后壁分别剥离长方形黏膜面，然后将阴道前后壁剥离创面相对缝合以部分或完全封闭阴道。此手术方法因术后失去性交功能，故仅适用于年老体弱不能耐受大手术者。

（4）盆底重建新手术：通过吊带、网片和缝线将阴道穹隆或宫骶韧带悬吊固定于骶骨前或骶棘韧带等可承力的部位，经阴道、或经腹腔镜或经腹完成。经腹或经腹腔镜下加用补片的阴道骶骨固定术、经阴道骶棘韧带固定术和高位骶韧带悬吊术为国际上公认的非宫颈延长的重度子宫脱垂的有效术式。阴道加用合成网片能有效提高解剖治愈率，但网片的并发症问题如侵蚀、暴露、疼痛、感染等有待进一步循证证据，帮助权衡其术式的利弊。

六、中西医临床诊疗思路

轻度子宫脱垂患者可选择中医治疗，中医辨证气虚者可以用补中益气汤加减，肾虚者可以用大补元煎加减，也可再配合针灸、盆底肌肉锻炼等康复治疗，平时需注意避免增加腹压的不良行为习惯，积极治疗便秘和慢性咳嗽；中至重度子宫脱垂患者则建议手术治疗，但因年老体弱不适宜手术的，则予子宫托治疗，并可配合内服中药调理改善气虚或肾虚状态。对于手术后复发的患者，仍可选择相应的手术治疗，术后再予中药内服、针灸治疗及盆底康复治疗以防复发。

在中医治疗方面，用补中益气汤一般剂量治疗，效果不理想，因本病属于下焦虚衰，而且子宫脱于体外，非重于有效量，则难以达到病所，而收升提敛涩之效。原方只着重于中焦，尤其是升提之品，分量太轻，实难收效。故拟基本方：党参 30g，黄芪 30g，当归 15g，白术 20g，陈皮 5g，炙甘草 9g，柴胡 6g，升麻 15g，杜仲 20g，菟丝子 25g，金樱子 30g。

年老阴虚者，加熟地 15g，山萸肉 15g；大便秘结者，去升麻、杜仲，加肉苁蓉 25g，熟地黄 20g，枳壳 15g；大便溏泄者，去当归、菟丝子，加茯苓 25g，诃子 12g，乌梅 2 枚。

七、预防与调护

（1）提倡晚婚晚育，提倡计划生育，防止房劳多产。

（2）正确处理产程，避免产程延长。

（3）减少产伤，若发生产伤应尽早处理。

（4）注意产后摄生保健，避免过早参加体力劳动，提倡产后保健操。

（5）积极治疗慢性咳嗽、习惯性便秘等增加腹压的疾病。

古医籍精选

《诸病源候论》曰："胞络伤损，子宫虚冷，气下冲则令阴挺出……亦有因产而用力偃气，而阴下脱者。"

《妇人良方大全》曰："妇人阴挺下脱，或因胞络伤损，可因子脏虚冷，或因分娩用力所致""产后阴脱，玉门不闭，因坐产努力，举动房劳所致"。

《三因极一病证方论》曰："妇人趣产，劳力努咽太过，致阴下脱，若脱肛状，及阴下挺出，逼迫肿痛，举重房劳，皆能发作，清水续续，小便淋漓……"

《景岳全书·妇人规》曰："妇人阴中突出如菌如芝，或挺出数寸，谓之阴挺。此或因胞络伤损，或因分娩过劳，或因郁热下坠，或因气虚下脱，大都此症当以升补元气，固涩真阴为主。如阴虚滑脱者，宜固阴煎、秘元煎；气虚陷下者，补中益气汤、十全大补汤；因分娩过劳、气陷者，归脾汤、寿脾煎；郁热下坠者，龙胆泻肝汤、加味逍遥散。"

病 案 分 析

傅某，女，58岁，农民，发现外阴有物突出14年，加重3年就诊，患者顺产4，产后劳作未注意休息，14年前出现阴道有物脱出如鸡蛋大，休息可回纳，患者一直未予诊治，近3年加重，阴道肿物脱出后不能回纳，伴尿频急、尿不尽感，在咳嗽及走路或腹压增加时出现漏尿，伴头晕眼花、倦怠乏力、腰膝酸软、夜尿频多，舌质淡胖，边有齿印，苔薄白，脉细弱。检查提示：双肾中至重度积液，妇检见子宫完全脱出阴道外，伴阴道前后壁完全膨出，尿流动力学检查提示：膀胱反应迟钝，VLPP78cmH2O。POP-Q评分 Aa+3cm，Ba+8cm，C+8，D+7.5 cm，Ap+3cm，Bp+7.5cm，gh7cm，Pb2.5 cm，TVL8cm。

根据上述资料，请提出你的诊断思路。

（叶润英　黎小斌）

第二节 阴道膨出

阴道膨出包括阴道前壁膨出和阴道后壁膨出。阴道前壁膨出常伴有膀胱膨出和尿道膨出，以膀胱膨出常见，常伴有不同程度的子宫脱垂。阴道后壁脱垂常伴直肠膨出。阴道前壁脱垂与后壁脱垂可以单独存在，也常合并出现。

本病属中医学"阴挺""子肠不收"等范畴。

一、病因病理

（一）中医病因病机

参见本章"子宫脱垂"。

（二）西医病因病理

1.阴道前壁膨出　阴道前壁主要由耻骨宫颈韧带、膀胱宫颈筋膜和泌尿生殖膈的深筋膜支持。分娩时，这些韧带、筋膜和肌肉撕裂，特别是膀胱宫颈筋膜、耻骨宫颈韧带损伤；产后过早参加体力劳动，未能很好恢复，使膀胱底部失去支持力；这些因素导致与膀胱紧连的阴道前壁向下膨出，在阴道口或阴道口外可见，称膀胱膨出。若支持尿道的膀胱宫颈筋膜受损严重，尿道紧连的阴道前壁以尿道外口向下 3～4cm 膨出，称尿道膨出（图 15-3）。

2.阴道后壁膨出　阴道分娩时损伤是其主要原因。分娩后，若受损的耻尾肌、直肠、阴道筋膜或泌尿生殖膈等盆底支持组织未能修复，直肠向阴道后壁中段膨出，在阴道口可见到膨出的阴道后壁黏膜，称直肠膨出。阴道穹隆处支持组织薄弱可形成直肠子宫陷凹疝，阴道后穹隆向阴道内脱出，其至脱出至阴道口外，内有小肠，称肠膨出（图 15-4）。

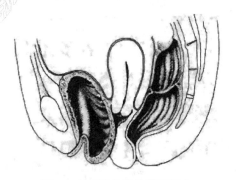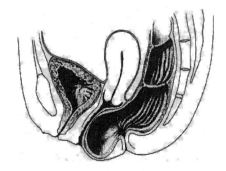

图 15-3　阴道前壁伴膀胱膨出　　　　图 15-4　阴道后壁膨出伴直肠膨出

二、临床表现

（一）病史

有经阴道分娩病史，或有慢性咳嗽、便秘病史。

（二）症状

阴道前壁膨出：轻者无症状。重者自述阴道内有肿物脱出，伴腰酸、下坠感，或有尿频、尿急、尿痛、排尿困难等。重度膀胱膨出多伴有尿道膨出，此时常伴有压力性尿失禁症状。如膀胱膨出加重，可导致排尿困难，需要用手将阴道前壁向上抬起方能排尿。

阴道后壁膨出：阴道后壁黏膜在阴道口刚能看到者，多无不适。阴道后壁明显凸出于阴道口外者，有外阴摩擦异物感。部分患者有坠感、腰酸痛。膨出重者出现排便困难，需下压阴道后壁方能排便。

（三）体征

阴道前壁膨出：检查可见阴道前壁呈球状膨出，阴道口松弛，膨出膀胱柔软，该处阴道黏膜皱襞消失，如反复摩擦，可发生溃疡。

阴道后壁膨出：检查可见阴道后壁黏膜呈球状物膨出，阴道松弛，多伴陈旧性会阴裂伤。肛门检查手指向前方可触及阴道凸出的直肠。阴道后壁有两个球状突出时，位于阴道中段的球形膨出为直肠膨出，而位于后穹隆部的球形突出是肠膨出，指诊可触及疝囊内的小肠。

三、分度

根据膨出和脱垂的程度，临床传统分度上将阴道脱垂分三度。

Ⅰ度：阴道前（后）壁膨出已达处女膜缘，仍在阴道内。

Ⅱ度：部分阴道前（后）壁已膨出至阴道口外。

Ⅲ度：阴道前（后）壁全部脱出至阴道口外。

Baden-Walker 提出评价盆底器官膨出的阴道半程系统分级法（halfway system），分度如下。

Ⅰ度：阴道前（后）壁突出部位下降到距处女膜半程处。

Ⅱ度：阴道前（后）壁突出部位到达处女膜。

Ⅲ度：阴道前壁突出部位达处女膜以外。

注意：膨出分度检查应在最大屏气状态下进行。

四、辅助检查

1. 阴道前壁膨出   可将金属导尿管插入尿道及膀胱内，导尿管中有尿液流出，膨出的包块可缩小，且在包块内可触及金属导尿管，即可确诊。

2. 阴道后壁膨出   如出现大便失禁，可行直肠镜检查，或行脊髓 MR 平扫以排除神经源性大便失禁。

五、诊断

妇检时发现膨出的阴道壁，不难诊断和分度。阴道前壁膨出时要注意区分是膀胱膨出还是尿道膨出，此外还要了解有无压力性尿失禁存在。

对于阴道后壁膨出，肛门指诊时注意肛门括约肌功能，还应注意盆底肌肉组织检查，主要了解肛提肌的肌力和生殖裂隙的宽度。

六、鉴别诊断

阴道前壁膨出应和阴道壁囊肿相鉴别。导尿时阴道壁的肿物内不能触及导尿管，肿物也不会缩小。

七、治疗

（一）中医治疗

本病的辨证论治，参见本章"子宫脱垂"。

（二）西医治疗

1. 阴道前壁膨出的治疗   无症状、阴道半程系统分级法为Ⅰ度和Ⅱ度的患者无需治疗。重度有症状的患者应行阴道前壁修补术，加用医用合成网片或生物补片能够达到加强修补、减少复发的作用。合并压力性尿失禁者应同时行膀胱颈悬吊手术或阴道无张力尿道中段悬吊带术。

2. 阴道后壁膨出的治疗   仅有阴道后壁膨出而无症状者，不需治疗。有症状的阴道后壁膨出伴会阴陈旧性裂伤者，应行阴道后壁及会阴修补术。修补阴道后壁，应将肛提肌裂隙及直肠筋膜缝合于直肠前，以缩紧肛提肌裂隙。加用医用合成网片或生物补片可加强局部修复，对重度膨出的修复有减少复发的作用。

八、中西医临床诊疗思路

无症状的阴道前后壁轻、中度脱垂，可以采用中医辨证调理体质。必要时配合盆底康复治疗和行为指导，重度阴道脱垂者则需手术治疗，必要时加用网片以加强支撑力。阴道前壁脱垂者，常合并泌尿系相关症状，如尿频急，或排尿不尽等，此时需注意有无压力性尿失禁存在，可行相关的检查以进一步确诊，在行阴道前壁手术前决策是否需要同时行尿道悬吊术。

九、预防与调护

（1）正确处理产程，避免产程延长。

（2）减少产伤，若发生产伤应尽早处理；产后注意休息，避免过早参加体力劳动。

（3）产后保健操有助于产后骨盆底肌肉及筋膜张力的恢复。

（4）合理膳食，保持大便通畅，积极治疗慢性咳嗽等增加腹压的疾病。

注：古医籍精选：参见本章"子宫脱垂"。

（叶润英　黎小斌　黄旭春）

第三节　压力性尿失禁

压力性尿失禁（stress urinary incontinence，SUI）指腹压突然增加导致的尿液不自主流出，但不是由逼尿肌收缩压或膀胱壁对尿液的张力压所引起。

本病属中医学"小便不禁""遗尿""遗溺"的范畴。

一、病因病理

（一）中医病因病机

1.病因　本病主要与先天禀赋不足、后天失养、劳伤、房劳、病后气虚、外伤、年老体弱等因素有关。

2.病机　脾肾气虚，固摄无力，气化失司，不能约束尿道，尿液不能固守而致。

（二）西医病因

压力性尿失禁主要由盆底组织松弛引起。引起盆底组织松弛的因素包括年龄、激素水平、盆腔手术史、婚育因素、家族史、便秘、肥胖和吸烟等，这些因素往往相互影响，相互作用。压力性尿失禁的患者主动控尿机制异常，且盆底支持结构缺损使膀胱颈和近端尿道脱出于盆底外，由此导致腹压增加时腹腔内压力不能被平均地传递到膀胱和近端的尿道，导致增加的膀胱内压力大于尿道内压力而出现漏尿。

二、临床表现

几乎所有的下尿路症状及许多阴道症状都可见于压力性尿失禁。常见症状为腹压增加如咳嗽、打喷嚏、大笑、提托重物、跑步等腹压增加情况下产生不自主溢尿，是最典型的症状，尿急、尿频、急迫性尿失禁和排尿后膀胱区胀满感也是常见症状。80%的压力性尿失禁患者伴有阴道膨出。

三、临床分度

临床常用简单的主观分度：

Ⅰ级尿失禁：只发生在剧烈压力下，如咳嗽、打喷嚏或慢跑，一般活动及夜间无尿失禁，腹压增加时偶发尿失禁。

Ⅱ级尿失禁：发生在中度压力下，如快速运动或上下楼梯。

Ⅲ级尿失禁：发生在轻度压力下，如站立或卧位体位变化时，但患者在仰卧位时可控制尿液。

四、诊断

压力性尿失禁的诊断需要充分了解患者的病史、以患者的症状为主要依据。此外相关的压力试验、指压试验、棉签试验和尿动力检查等辅助检查，可以协助诊断，并排除急迫性尿失禁、充盈性尿失禁及感染等情况。

（一）病史

应详细了解患者有无泌尿系感染、便秘、盆腔结构异常、既往各种药物引起的尿失禁病史；此外需了解有无与压力性尿失禁相关的生育、肥胖、盆腔手术史等因素存在。以上可以为尿失禁的诊断提供初步诊断依据。

（二）临床症状

通过临床症状可以对压力性尿失禁的严重程度进行主观的临床分度评估。并同时了解存在压力性尿失禁的同时有无合并阴道前后壁的膨出及其严重程度，为日后的治疗方案的选择提供依据。

（三）辅助检查

相关的辅助检查包括女性盆底的检查及压力试验、指压试验、棉签试验、尿动力学检查、尿道膀胱镜检查和超声检查等。

1. 女性盆底的检查　主要包括有无盆底器官的结构异常，有无阴道前后壁和子宫的膨出或下垂。

2. 其他辅助检查

（1）压力试验（stress test）：患者膀胱充盈时，取截石位检查。嘱患者咳嗽的同时，医师观察尿道口，如果每次咳嗽时均伴随着尿液的不自主溢出，则可提示压力性尿失禁。延迟溢尿，或有大量的尿液溢出提示非抑制性的膀胱收缩。如果截石位状态下没有尿液溢出，应让患者站立位时重复压力试验。

（2）指压试验（Bonney test）：检查者把中、示指放入阴道前壁的尿道两侧，指尖位于膀胱与尿道交接处，向前上抬高膀胱颈，如压力性尿失禁现象消失，则为试验阳性。

（3）棉签试验（Q-tip test）：患者仰卧位，将涂有润滑剂或利多卡因凝胶的棉签置入尿道，使棉签头处于尿道膀胱交界处，分别测量患者在静息时及 Valsalva 动作（紧闭声门的屏气）时棉签棒与地面之间形成的角度。在静息及做 Valsalva 动作时该角度差小于 15° 为良好结果，说明有良好的解剖学支持；如角度差大于 30°，说明解剖学支持薄弱；15°～30° 时，结果不能确定。

（4）尿动力学检查（urodynamics）：包括膀胱内压测定和尿流率测定，膀胱内压测定主要观察逼尿肌的反射及患者控制或抑制这种反射的能力，膀胱内压力的测定可以区别患者是因为非抑制性逼尿肌收缩还是压力性尿失禁而引起的尿失禁。尿流率测定可以了解膀胱排尿速度和排空能力。

（5）尿道膀胱镜检查（cystoscopy）和超声检查可辅助诊断。

五、鉴别诊断

急迫性尿失禁在症状和体征上最易与压力性尿失禁混淆，可通过尿动力学检查来鉴别明确诊断。

六、治疗

（一）中医治疗

1. 辨证方药

1）气虚证

证候　小便频数或不禁，小腹胀急，面色失华，气短懒言，四肢乏力，舌淡，苔薄，脉缓弱。

治法　补气固摄。

方药　补中益气汤（《脾胃论》）加益智仁、金樱子。

黄芪、人参、白术、当归、炙甘草、升麻、柴胡、陈皮。

2）肾虚证

证候　小便频数或不禁，夜尿多，小腹胀满，面色晦暗，腰酸肢冷，舌胖淡，苔薄白润，脉沉迟。

治法　温补肾阳，化气固涩。

方药　肾气丸（《金匮要略》）加桑螵蛸、覆盆子、补骨脂。

干地黄、山药、山茱萸、茯苓、牡丹皮、泽泻、桂枝、附子。

2. 针灸治疗

（1）气虚证：针灸可取足三里、阴陵泉、脾俞、胃俞、中脘、次髎，均用补法。

（2）肾虚证：可取肾俞、气海、关元、命门、三阴交、太溪、涌泉，均用补法。

（二）西医治疗

本病的治疗方法分为非手术治疗和手术治疗，主要依据是尿失禁的严重程度。

1. 非手术治疗　用于轻、中度压力性尿失禁的治疗和手术治疗前后的辅助治疗。非手术治疗包括生活方式的干预、盆底肌肉锻炼、盆底电刺激、射频治疗、膀胱训练、α-肾上腺素能激动剂（alpha-adrenergic agonist）和阴道局部雌激素治疗。

2. 手术治疗　压力性尿失禁的手术方法有百余种。目前用于压力性尿失禁的手术主要有以下四类，其中阴道无张力尿道中段悬吊带术是较为常用的治疗方法。

（1）泌尿生殖膈成形术：阴道前壁修补术和 Kelly 折叠术。

（2）耻骨后膀胱尿道悬吊术：手术操作在腹膜外（Retzius 间隙）进行，缝合膀胱颈和近端尿道两侧的筋膜至耻骨联合（Marshall-Marchetti-Krantz 手术）或 cooper 韧带（Burch 手术）而提高膀胱尿道连接处的角度。

（3）阴道无张力尿道中段悬吊带术：除解剖型压力性尿失禁外，尿道内括约肌障碍型压力性尿失禁合并有急迫性尿失禁的混合性尿失禁也为该手术适应证。悬吊带术可用自身筋膜（腹直肌、侧筋膜、圆韧带）或合成材料带，术后 1 年治愈率在 90%左右，最长术后 11 年随诊的治愈率在 70%以上。

（4）膀胱颈旁填充剂注射：明胶醛交叉连接牛胶原蛋白现已被允许用于治疗压力性尿失禁。

七、中西医临床诊疗思路

症状较轻的患者可以采用中医辨证治疗及非手术治疗方法，或者一些患者症状较重但身体状况较差，体质暂时不能达到手术要求的，可以先考虑采用中医药方法辨证论治，调整机体，增强体质，最终结合非手术疗法达到治疗目的或者达到手术要求。

八、预防与调护

提高产科质量，做好产检工作，尽量避免产伤的出现。增强体质，预防和治疗腹压增加造成的疾病，避免重体力劳动。

古医籍精选

朱丹溪的《格致余论·胞损淋沥论》曰："常见尿胞因收生者不慎，以致破损而得淋沥病，遂为废疾……难产之由，多是气虚，难产之后，血气尤虚。"

《傅青主女科》"产后编上卷·产后诸症治法·遗尿第十七"曰："气血太虚，不能约束。宜八珍汤加升麻、柴胡，甚者加熟附子一片。"

（张　娟　黎小斌　王小云）

第四节　生殖道瘘

由于各种原因导致生殖器官与其毗邻器官之间形成异常通道称为生殖道瘘。临床上以尿瘘（urinary fistula）最常见，又称泌尿生殖瘘（urogenital fistula），其次为粪瘘（fecal fistula），两者可同时存在，称混合性瘘（combined fistula）。

尿　瘘

尿瘘指生殖道与泌尿道之间的任何部位形成的异常通道，尿液自阴道排出，不能控制。

本病属中医学"产后遗尿""产后小便失禁"的范畴。

一、病因病理

1. **中医病因病机**　中医学认为本病多因难产、滞产，胎压膀胱过久，使膀胱受压处气血瘀滞过久而破溃；或接生不慎、手术损伤膀胱，膀胱失约，小便失禁。

2. **西医病因病理**

常见尿瘘为产伤和盆腔手术损伤所致的膀胱阴道瘘和输尿管阴道瘘。尿道阴道瘘通常是尿道憩室、阴道前壁膨出或压力性尿失禁的手术并发症。

1）产伤：为引起尿瘘的主要原因，多发生在医疗条件落后的地区。根据发病机制分为：①坏死型尿瘘：由于骨盆狭窄、胎儿过大或胎位异常所致头盆不称，产程延长，特别是第二产程延长者，阴道前壁、膀胱、尿道被挤压在胎头和耻骨联合之间，导致局部组织缺血坏死形成尿瘘。②创伤型尿瘘：产科助产手术，尤其产钳助娩直接损伤导致。

2）妇科手术损伤：尿瘘的产生通常是由于手术时分离组织粘连，伤及膀胱、输尿管或输尿管末端游离过度，输尿管血供减少引起迟发性缺血性坏死而导致。

3）其他：外伤/局部组织坏死导致的损伤如放射治疗后、子宫托安放不当、局部药物注射治疗等均能导致尿瘘。

二、临床表现

1. **病史**　有难产、滞产，或接生不慎、手术损伤等病史。

2. 症状

（1）漏尿：最常见的症状是产后或盆腔手术后出现阴道无痛性持续性流液。根据瘘孔的位置，可表现为持续漏尿、体位性漏尿、压力性尿失禁或膀胱充盈性漏尿等，如较高位的膀胱瘘孔，患者在站立时无漏尿，而平卧时则漏尿不止；瘘孔极小者在膀胱充盈时方漏尿；一侧输尿管阴道瘘由于健侧输尿管的尿液进入膀胱，因此在漏尿的同时仍有自主排尿。漏尿发生的时间也因病因不同而有区别，手术直接损伤者术后即开始漏尿；分娩时压迫或手术时过度剥离组织导致的坏死型尿瘘多在产后及手术后 7～14 日开始漏尿；放射损伤所致漏尿发生时间晚且常合并粪瘘。

（2）外阴不适：局部刺激、组织炎症增生及感染和尿液刺激、浸渍，可引起外阴部痒及烧灼痛，外阴部分呈湿疹样改变。若一段输尿管下段断裂而致阴道漏尿，由于尿液刺激阴道一侧顶端，周围组织引起增生，盆腔检查可触及局部增厚。

（3）尿路感染：合并尿路感染者有尿频、尿急、尿痛及下腹部不适等症状。

3. 体征

大瘘孔时阴道检查即可发现，小瘘孔则可触摸到瘘孔边缘的瘢痕组织。如患者在盆腔手术后，检查未发现瘘孔，只见尿液自阴道穹隆一侧流出，多为输尿管阴道瘘。如检查暴露不满意时，可取膝胸卧位，用单叶拉钩将阴道后壁向上拉开，可见位于阴道上端或近穹隆处的瘘孔。

三、诊断及鉴别诊断

应仔细询问病史、手术史、漏尿发生时间和漏尿表现。首先需要明确的是漏出的液体为尿液，可通过生化检查来比较漏出液与尿液。尿液中的电解质和肌酐水平应为血液中的数倍，若漏出液中的电解质和肌酐水平接近尿液则怀疑有尿瘘可能。在诊断的过程中需仔细进行妇科检查以明确瘘孔的部位、大小及其周围瘢痕情况，还应了解阴道有无狭窄，尿道是否通畅及膀胱的容积、大小等。

下列辅助检查可协助明确诊断：

1. 金属导尿管或探针检查 用导尿管或探针插入尿道，可了解尿道有否狭窄、闭锁等，并试与阴道内手指相遇，若能相遇，则该处为瘘孔所在。

2. 亚甲蓝试验 将三个棉球逐一放在阴道顶端、中 1/3 处和远端。用稀释的亚甲蓝溶液 300ml 充盈膀胱，嘱患者走动 30 分钟后逐一取出棉球查看，根据蓝染海绵是在阴道上、中、下段估计瘘孔的位置。

3. 靛胭脂试验（indigo carmine test） 静脉推注靛胭脂 5ml，5～10 分钟见蓝色液体自阴道顶端流出者为输尿管阴道瘘。

4. 膀胱镜、输尿管镜检查 膀胱镜能了解膀胱内瘘孔的数目、位置、大小，以及输尿管口和尿道内口的情况。输尿管逆行插管及输尿管镜检能了解输尿管瘘的位置。

5. 影像学检查

（1）静脉肾盂造影：为静脉注入造影剂，可以了解肾脏功能、输尿管通畅情况，有助于输尿管阴道瘘及膀胱阴道瘘的诊断。逆行输尿管肾盂造影对于静脉肾盂造影没有发现的输尿管阴道瘘有辅助诊断作用。

（2）64 层螺旋 CT 尿路造影：以其超快速容积扫描的特点，可清楚地显示肾盂、输尿管及膀胱的全貌，对输尿管的变异、畸形、受压及扩张等改变可清晰显示，能显示尿路的狭窄程度，管腔内有无充盈缺损，管壁有无增厚、是否光整，已成为一种新的、非侵入性检查尿瘘的方法。

6. 肾图 能了解双肾功能和输尿管功能。

四、治疗

（一）中医治疗

应注重围手术期中医辨证用药。对于瘘口周围感染，尿频、尿急、尿痛，外阴皮肤溃烂者，可予八正散内服以清热利湿，予黄柏、金银花、苦参、飞扬草、蒲公英等煎水外洗以促症状改善，争取早日手术。对于病程长、正气亏虚、或分娩损伤膀胱，以致膀胱失约，小便失禁的患者，治当补气固肾，方用黄芪当归散加味。

（二）西医治疗

本病的治疗方法分为非手术治疗和手术治疗，其中手术修补为主要治疗方法。

1. 非手术治疗　仅限于分娩或手术后 1 周内发生的膀胱阴道瘘和输尿管小瘘孔，留置导尿管于膀胱内或在膀胱镜下插入输尿管导管，4 周～3 个月有愈合可能。膀胱阴道瘘如采用非手术治疗则建议行耻骨上膀胱造瘘，进行膀胱引流。绝经后妇女给予雌激素，促进阴道黏膜上皮增生，有利于伤口愈合。对于术后早期出现的直径仅数毫米的微小尿瘘瘘孔，15%～20%的患者可以非手术治疗自行愈合。而对于瘘管已经形成并且上皮化者，非手术治疗通常失败。年老体弱不能耐受手术者，考虑采用尿收集器保守治疗。

2. 手术治疗

（1）手术时间的选择：直接损伤的尿瘘应尽早手术修补；其他原因所致的尿瘘应等待 3 个月，待组织水肿消退，局部血液供应恢复正常再行手术；瘘修补失败后至少应等待 3 个月后再次手术。放疗所致的尿瘘需要更长的时间形成结痂，建议可推迟至 12 个月后再修补。

（2）手术途径的选择：手术有经阴道、经腹和经腹-阴道联合途径之分。膀胱阴道瘘和尿道阴道瘘手术修补前首选经阴道手术，不能经阴道手术或复杂尿瘘者，应选择经腹或经腹-阴道联合手术。输尿管阴道瘘的治疗取决于其位置和大小。除放疗后瘘孔，小的瘘孔经放置输尿管支架后可自然愈合；如果瘘孔接近输尿管膀胱入口处，可行输尿管膀胱植入术；如果输尿管瘘孔距离膀胱有一定距离，可切除含有瘘孔的一段输尿管，然后断端行输尿管端端吻合术。放置输尿管导管者，术后一般留置 3 个月。

（3）术前准备：目的为手术创造有利条件，促进伤口愈合。①术前 3～5 日用 1∶5000 高锰酸钾溶液坐浴，有外阴湿疹者在坐浴后涂擦氧化锌油膏，待痊愈后再行手术。②老年妇女或闭经患者，术前应口服雌激素制剂半个月，促进阴道上皮增生，有利于伤口愈合。③常规尿液检查，有尿路感染者要先控制感染，再行手术。④术前数小时开始应用抗生素预防感染。⑤必要时术前给予地塞米松，促使瘢痕软化。

（4）手术操作：手术必须选择适当体位，膀胱阴道瘘经阴道手术时取胸膝卧位，暴露困难者可取俯卧位，尿道阴道瘘可取截石位。术野必须暴露满意，组织分离要清楚充分，操作要耐心细致，防止附加损伤，分层缝合时无张力进行，缝合要牢固可靠，必要时可用周围组织加固缝合。

（5）术后护理：手术能否成功，术后护理是重要环节。膀胱有瘘孔的修补术后留置导尿管或耻骨上膀胱造瘘，应保证膀胱引流持续通畅，发现阻塞必须及时处理。导尿管保留 7～14 日不等。术后每日进液量不应少于 3000ml，大量尿液冲洗膀胱，防止发生尿路感染。外阴部应每日擦洗干净。术后继续给予广谱抗生素预防感染。已服用雌激素制剂者，术后继续服用 1 个月。输尿管修补术后留置双 J 管 2 周以上。术后注意碱化尿液及预防感染。术后 5 日宜流质或无渣的半流质饮食，以防大便污染。其后应注意保持大便通畅，以防大便时用力过度而使伤口开裂。尿瘘修补术后 3 个月禁止阴道检查及性生活，以防刚愈合的伤口被再次撑开。尿瘘修补术后再次分娩者，建议剖宫产。

五、预防与调护

绝大多数尿瘘可以预防。首先提高产科质量，预防产科因素所致的尿瘘是关键。此外，妇科手术时要充分评估手术困难程度，对于盆腔粘连严重、恶性肿瘤有广泛浸润等较困难手术，术前应经膀胱镜放入输尿管导管，使术中易于辨认。此外，一旦术中发现输尿管或膀胱损伤，必须及时修补。

粪　　瘘

粪瘘（fecal fistula）指肠道与生殖道之间的异常通道，最常见的是直肠阴道瘘（rectal-vaginal fistula）。可以根据瘘孔在阴道的位置，将其分为低位、中位和高位瘘。

本病属中医学"产后遗粪""漏粪"的范畴。

一、病因病理

1. **中医病因病机**　中医学认为本病多因难产或其他原因使胎头压迫肠道过久，局部气血久郁而破溃；或接生不慎、手术损伤肠道，致大便不循肠道而从子肠出，则成粪漏。

2. **西医病因病理**

（1）产伤：占临床所见直肠阴道瘘的50%～90%。可因头盆不称、梗阻性难产等导致胎头在阴道内停滞过久，直肠受压坏死而形成粪瘘。产伤导致的会阴损伤修复缝合过程中缝线可能穿透直肠黏膜导致继发感染，进而形成瘘管。

（2）手术损伤：直肠、会阴、阴道手术的损伤均可导致直肠阴道瘘，行子宫切除术或严重盆腔粘连分离手术时易损伤直肠，进而导致瘘管形成。

（3）感染性肠病：克罗恩病或溃疡性结肠炎是引起直肠阴道瘘的另一个原因。此外严重的肛周感染，特别是脓肿和瘘管位于前方也可累及阴道形成肛门阴道瘘。

（4）先天畸形：生殖道发育畸形进行校正手术时可能发生直肠阴道瘘。

（5）其他：生殖器恶性肿瘤晚期浸润或放疗、长期安放子宫托不取均可导致粪瘘。

二、临床表现

1. **病史**　应详细了解患者有无产伤、盆腔手术、感染性肠病、先天畸形等病史。

2. **症状**　主要症状为阴道内可见粪便排出。瘘孔大者，成形粪便可经阴道排出，稀便时呈持续外流；瘘孔小者，阴道内可无粪便污染，但肠内气体可自瘘孔经阴道排出，稀便时则从阴道流出。因粪便的长期污染会导致慢性阴道、会阴的炎症及刺激症状。

3. **体征**　阴道检查时，大的粪瘘在阴道窥器暴露下显而易见，小的瘘孔不一定能发现，如在阴道后壁见有鲜红的肉芽组织，用示指行直肠指诊，可以触及瘘孔，如瘘孔极小，用一探针从阴道肉芽样处向直肠方向探查，直肠内手指可以触及探针。

三、辅助检查

阴道穹隆处小的瘘孔、小肠和结肠阴道瘘需行钡剂灌肠检查方能确诊，必要时可借助下消化道内镜检查。

四、诊断及鉴别诊断

根据病史、临床表现及妇科检查不难诊断。阴道检查时，大的粪瘘在阴道窥器暴露下显而易见，小的瘘孔不易发现，如在阴道后壁见有鲜红的肉芽组织，用示指行直肠指诊，可以触及瘘孔，如瘘孔极小，用一探针从阴道肉芽样处向直肠方向探查，直肠内手指可以触及探针。阴道穹隆处小的瘘孔、小肠和结肠阴道瘘需行钡剂灌肠检查方能确诊，必要时可借助下消化道内镜检查。在直肠阴道瘘诊断的同时还应确定与肛门内、外括约肌有无损伤，这对于修补瘘孔的同时是否治疗肛门括约肌损伤以预防术后大便失禁是非常必要的。

五、治疗

1. 中医治疗　围手术期注重中医辨证调护，特别是术后注重益气生肌以促伤口愈合。恢复正常饮食后注意益气润肠通便。

2. 西医治疗　直肠阴道瘘的临床处理主要治疗方法是手术修补，小部分极小瘘孔、靠近肛门附近且不影响日常生活者，可考虑保守治疗。

（1）手术时间的选择：先天性粪瘘应在患者 15 岁左右月经来潮后进行手术，因为过早手术会导致阴道狭窄；新鲜手术损伤或外伤者应立即修补；压迫坏死性粪瘘，应等待 3～6 个月后再行手术修补。

（2）手术方式的选择：可以经阴道、经直肠或经开腹途径完成瘘的修补。手术方式的选择主要根据形成瘘管的原因、位置与大小、是否存在多个瘘管及医师的手术经验和技巧。

（3）术前准备：术前 3 日进少渣饮食，每日用 1:5000 高锰酸钾溶液坐浴 1～2 次。口服诺氟沙星或链霉素、庆大霉素、甲硝唑控制肠道细菌，手术前晚及手术当日晨行清洁灌肠。

（4）手术操作：瘘修补术主要是切除瘘管，游离周围组织后进行多层缝合。高位巨大直肠阴道瘘合并尿瘘者、前次手术失败阴道瘢痕严重者，应先行暂时性乙状结肠造瘘，之后再行修补手术。

（5）术后护理：术后应保持外阴清洁，给予静脉高营养，口服肠蠕动抑制药物。术后除全身用药预防感染外，还应予口服甲硝唑以抑制肠道细菌。

六、预防与调护

（1）粪瘘的预防与尿瘘基本相同，关键是提高产科质量，预防产科损伤。

（2）妇科手术时，分离盆腔粘连时注意小心操作，避免损伤肠黏膜，术中发现损伤者，必须及时修补。

（张　娟　黎小斌）

第十六章　女性生殖器官肿瘤

女性生殖器官肿瘤是妇科常见病，可发生于女性生殖器官的各个部位，以子宫及卵巢多见，并有良性与恶性之分。良性肿瘤以子宫肌瘤及卵巢囊肿为多，恶性肿瘤以子宫颈癌、子宫内膜癌、卵巢癌居多，其次为外阴癌及阴道癌，输卵管癌最少见。其中卵巢癌病死率最高。肿瘤的诊断依据是病理，恶性肿瘤的分期对制订治疗方案、判断预后有重要的指导意义，也是诊断必不可少的内容。

中医古籍中并无女性生殖器官肿瘤的相关记载，根据各个疾病的临床表现，如腹部包块，有形可征，大量腹水，带下异常，经血非时而下或漏下不止，绝经后子宫出血等，可将其归为"癥瘕""臌胀""带下病""崩漏""经断复来"等范畴。

中医学把妇人下腹结块，伴有或痛、或胀、或满、甚或出血者，称为"癥瘕"。癥者，有形可征，坚硬成块，推揉不散，固定不移，痛有定处；瘕者，痞满无形，聚散无常，推之可移，痛无定处。一般癥属血病，瘕属气病，但就其临床所见，每有先因气聚，日久则血瘀，因此，不能把它们截然分开，故并称"癥瘕"。《素问·骨空论》曰："任脉为病……女子带下瘕聚。"《灵枢·水胀》曰："石瘕生于胞中，寒气客于子门，子门闭塞，气不得通，恶血当泻不泻，衃以留止，日以益大，状如怀子，月事不以时下，皆生于女子，可导而下。"此描述与子宫肌瘤颇为相似。《诸病源候论·疝瘕候》曰："诊妇人疝瘕……此为妇人胞中绝伤，有恶血，久成结瘕。得病以冬时，黍赤而死。"《诸病源候论·八瘕候》曰"妇人荣卫经络断绝不通，邪气便得往入，合于子脏；若经血未尽，而合阴阳，即令妇人血脉挛急……因生积聚，如怀胎状。"隋代《诸病源候论·水胀》曰："若积引岁月，人皆柴瘦，腹转大，遂致死。"这与晚期卵巢癌患者的恶病质、腹水、肿物和预后极其相似，所以卵巢肿瘤亦包括在癥瘕、臌胀之中。其症状描述类似卵巢肿瘤的临床表现。故凡女性生殖器官肿瘤，有形可征者，可参考"癥瘕""臌胀"辨证论治。

《医宗金鉴·妇科心法要诀》曰："若胞宫内溃则所下之物杂见五色；若有脏腑败气，时下不止而多者，是危证也。"如宫颈癌、子宫内膜癌、输卵管癌所致的带下改变，可按带下病辨证处理。经血非时暴下如注或漏下不止，亦或绝经后再次出现阴道出血在明确现代病名诊断基础上，可借鉴"带下病""崩漏""经断复来"辨证论治。

女性生殖器官肿瘤的主要治疗方法有手术、放疗、化疗、免疫及中医治疗等综合治疗。中医治疗在围手术期、放化疗期、维持治疗期增效减毒、巩固疗效，对提高患者生存质量、延长生存时间起到了积极的作用，可贯穿女性生殖器官肿瘤治疗始终。

第一节　外阴肿瘤

外阴肿瘤包括良性肿瘤、外阴上皮内瘤变（vulvar intraepithelial neoplasia，VIN）、恶性肿瘤。本病属于中医学"阴蚀疮"，又名"阴疮""阴蚀"的范畴。

外阴良性肿瘤

外阴良性肿瘤较为少见，包括上皮来源的外阴乳头瘤、汗腺腺瘤及中胚叶来源的纤维瘤、平滑肌瘤等。

一、病因病理

（一）中医病因病机

本病多为情志郁火，损伤肝脾，或湿热下注，郁蒸生虫，虫蚀阴中，或感染六淫之邪，湿热蕴结，引起阴部气血留滞；或饮食、房欲劳伤亏阴，肝肾不足，血虚不荣等而发病。

本病病机主要为：

1. **湿热蕴结**　外感湿热之邪，流注下焦；或情志抑郁，郁久化火，肝郁克脾，脾虚生湿，肝火夹湿循肝经下注，阻滞经脉，湿热凝结阴部为患，甚则蕴积成毒。

2. **肝肾不足**　素体肾虚或房事不节，致肝肾阴虚。肝脉绕阴器，肾开窍于二阴，肝肾阴虚，阴窍失养不荣而为病。

3. **脾虚痰阻**　素体脾虚，或过食膏粱厚味，损伤脾胃，脾虚生湿生痰，痰浊流注下焦为病，甚则诸邪相聚成毒。

4. **寒湿凝滞**　外感寒邪，寒客肝经，或素体中焦虚寒，命门火衰，阴寒内生，致寒凝血脉，瘀滞不行，凝滞为毒。

（二）西医病因病理

1. **外阴乳头瘤**（vulvar papillomatosis）　是以上皮增生为主的病变。镜下可见复层扁平上皮，上皮的钉脚变粗并向真皮纤维结缔组织内伸展。

2. **汗腺瘤**（hidradenoma）　来源于顶浆分泌性汗腺，由汗腺上皮增生而成。镜下见高柱状或立方形的腺上皮交织形成绒毛状突起。病理特征为分泌性柱状细胞下衬有一层肌上皮细胞。

3. **纤维瘤**（fibroma）　来源于外阴结缔组织，由成纤维细胞增生而成。肿瘤切面为致密、灰白色纤维结构。镜下见平行的纤维索呈波浪状或互相盘绕，由成熟的成纤维细胞和胶原纤维组成。包膜为纤维结缔组织。

4. **平滑肌瘤**（leiomyoma）　来源于外阴平滑肌、毛囊立毛肌或血管平滑肌。镜下见平滑肌细胞排列成束状，与胶原纤维束纵横交错或形成漩涡状结构，常伴退行性变。

二、临床表现

1. **外阴乳头瘤**　常见于围绝经期和绝经后妇女。主诉多为发现外阴肿物和瘙痒，检查可见阴唇肿物，见多个乳头状突起并覆有油脂性物质，表面常因反复摩擦可破溃、出血、感染。

2. **汗腺瘤**　常见于青春期后，比较少见。多位于大阴唇上部，边界清楚，隆起于皮肤表面，生长缓慢，直径常在 1～2cm 内。肿瘤包膜完整，与表皮不粘连。患者多无症状，有时由于囊内的乳头状生长可溃破于壁外，可有少量出血，伴感染时有瘙痒、疼痛。

3. **纤维瘤**　是最常见的外阴良性肿瘤。大多发生于大阴唇，其他部位较少，常为单发，生长缓慢。一般无症状，偶尔因摩擦，表面可有溃疡，可出现下坠及疼痛症状。检查可见大阴唇绿豆到樱桃大小、光滑质硬、带蒂的赘生物。

4. **平滑肌瘤**　多见于生育年龄妇女，常位于大阴唇、阴蒂及小阴唇。质硬，表面光滑，突出于皮肤表面。

三、诊断和鉴别诊断

诊断与鉴别诊断主要应从包块的形态、生长部位及病理检查几个方面确定。

四、治疗

（一）中医治疗

1. 辨证方药

1）湿热蕴结证

证候　阴户溃烂，瘙痒，灼痛，带下量多，色黄如脓，味腥臭，口干心烦，小便淋漓，便秘；舌质红，苔黄腻，脉滑数。

治法　清热利湿，解毒化瘀。

方药　萆薢渗湿汤（《疡科心得集》）加蒲公英、紫花地丁。

萆薢、薏苡仁、黄柏、赤茯苓、牡丹皮、泽泻、通草、滑石、蒲公英、紫花地丁。

局部痛甚者加乳香、没药；湿热证重者改用龙胆泻肝汤加减。

2）肝肾不足证

证候　外阴瘙痒，破损，或有疹点，烧灼感，腰膝酸软，头晕目眩，五心烦热；舌红，少苔，脉细数。

治法　滋肝补肾。

方药　六味地黄汤（《小儿药证直诀》）加蒲公英、连翘。

熟地黄、山药、山茱萸、牡丹皮、茯苓、泽泻、蒲公英、连翘。

3）脾虚痰阻证

证候　外阴破损，或有瘙痒，伴带下量多，色淡无味，四肢无力，形态肥胖，纳呆，胸脘痞闷，面色萎黄；舌淡，苔白腻，脉虚缓。

治法　健脾益气，利湿化痰。

方药　参苓白术散（《太平惠民和剂局方》）合二陈汤（《太平惠民和剂局方》）去莲子肉，加金银花。

参苓白术散：人参、白术、扁豆、茯苓、甘草、山药、莲子肉、桔梗、薏苡仁、砂仁。

二陈汤：半夏、陈皮、茯苓、炙甘草。

4）寒湿凝滞证

证候　阴户肿块或溃烂，或瘙痒，或有疹点，皮色不变，或灰白或淡红，神疲畏寒，纳谷不香，腰痛如折；舌质淡，苔薄，脉沉细无力或沉迟。

治法　温阳补血，散寒通滞。

方药　阳和汤（《外科证治全生集》）。

麻黄、熟地黄、白芥子、炮姜炭、肉桂、鹿角胶、甘草。

2. 外治法

（1）黄芩洗方：当归、黄芩、川芎、大黄、枯矾、黄连、雄黄。煎水洗疮，每日3次。

（2）板蓝根、香附、木贼草煎水外洗患部。

（3）鸦胆子仁捣烂敷贴，用胶布固定，3日换药1次。

（二）西医治疗

外阴良性肿瘤的治疗原则为局部肿瘤切除。其中乳头瘤2%～3%有恶变倾向，术时做冷冻切片，若证实有恶变，应做较广泛的外阴切除。

五、预防与调护

应注意保持外阴清洁，避免长期慢性刺激；对表现为外阴瘙痒、外阴新生物并溃疡、渗液及出血者提高警惕，及时进行病理检查。

六、预后

外阴良性肿瘤预后较好，一般通过手术治疗后均能治愈。

外阴上皮内瘤变

外阴上皮内瘤变多见于 45 岁左右妇女，是一组外阴病变的病理学诊断名称，包括外阴鳞状上皮内瘤变及外阴非鳞状上皮内瘤变（Paget 病和非浸润性黑色素瘤）。

一、病因病理

（一）中医病因病机

参见外阴良性肿瘤。

（二）西医病因病理

1.**病因**　不完全清楚。目前认为大多数与人乳头瘤病毒（HPV）16 型感染有关，也可能与外阴性传播疾病、肛门—生殖道瘤病变、免疫抑制及吸烟等相关。

2.**病理**　上皮内瘤变的病理特征为上皮层内细胞分化不良、核异常及核分裂象增加。病变始于基底层，严重时向上扩展甚至占据上皮全层。2004 年国际外阴疾病研究协会（ISSVD）对 VIN 定义分类进行修正，认为 VINI 主要是 HPV 感染的反应性改变，VIN 仅指高级别 VIN 病变（Ⅱ～Ⅲ）。ISSVD VIN 分类见表 16-1。

表 16-1　外阴上皮内瘤样病变分类及特征（ISSVD，2004 年）

分类	特征	
	大体观	镜下观
普通型	皮肤病损界限清晰（与 HPV 感染有关）	
疣型	呈湿疣样外观	见挖空细胞，角化不全及角化过度细胞，上皮棘层肥厚，细胞异型明显
基底细胞型	呈扁平样增生改变或乳头瘤病变	挖空细胞少于疣型，上皮层增厚，内见呈基底细胞样未分化细胞从基底向上扩展
混合型	兼有上述两种类型的表现（与 HPV 感染无关）	
分化型	局部隆起，溃疡，疣状丘疹或过度角化斑片	细胞分化好，细胞异型限于上皮基底层，基底细胞角化不良，表皮网脊，内常有角化蛋白形成
未分化型	其他不能归入普通型或分化型，如 Paget 病，其病理特征为基底层见大而不规则的圆形、卵圆形或多边形细胞，细胞质空而透亮，核大小、形态、染色不一（Paget 细胞），表皮基膜完整	

二、临床表现

（一）病史

曾有各种生殖道感染的病史。

（二）症状

症状主要为外阴瘙痒、皮肤破损、烧灼感及溃疡等。

（三）体征

（1）病灶可发生在外因任何部位，可见外阴丘疹，斑点，斑块、或乳头状赘疣，单个或多个，融合或分散，灰白或粉红色；少数为略高出皮肤的色素沉着。

（2）外阴上皮内瘤病确诊依据为活体组织病理检查，对任何可疑病变应作多点活检。取材时应注意深度，避免遗漏浸润癌。阴道镜检查或采用 1%甲苯胺蓝或 3%～5%醋酸涂抹外阴病变皮肤，有助于提高病灶活检的准确率。

三、鉴别诊断

外阴上皮内瘤病需与外阴湿疹、外阴白色病变、痣、脂溢性角化瘤等相鉴别，鉴别依据主要根据活组织病理检查明确诊断。

四、治疗

（一）中医治疗

参见"外阴良性肿瘤"。

（二）西医治疗

治疗的目的在于消除病灶，缓解症状和预防恶变。治疗应根据患者年龄、病变大小及分类、恶变风险、对外阴形态及功能影响等选择个体化方案。治疗前应做活组织检查以明确诊断和排除早期浸润癌。

1. 局部治疗 适应于病灶局限、年轻的普通型患者。可采用：

（1）药物治疗：5%氟尿嘧啶软膏等外阴病灶涂抹和局部免疫反应调节剂咪喹莫特（imiquimod）。

（2）物理治疗：可用激光、冷冻、电灼及光动力学治疗，特别是激光汽化的效果更佳。

2. 手术治疗 手术方式依据病变范围、分类和患者年龄来决定。

（1）对局限的分化型病灶可采用外阴上皮局部表浅切除术，切除边缘超过肿物外缘 0.5～1.0cm即可。

（2）对大的病变可行表浅外阴切除术（外阴皮肤剥除）和薄层皮片植皮术。

（3）老年人和广泛性 VIN，特别是分化型患者采用单纯外阴切除，切除范围包括外阴皮肤及部分皮下组织，但不切除会阴筋膜。

（4）对 Paget 病，由于病变多超越肉眼所见病灶边缘，且偶有浸润发生，应行较广泛局部病灶切除或单纯外阴切除；若出现浸润或合并汗腺癌时，需做广泛性外阴切除和双侧腹股沟淋巴结切除术。

外阴恶性肿瘤

外阴恶性肿瘤占女性生殖道恶性肿瘤的 3%～5%，其中 90%为鳞状细胞癌，另外还有恶性黑色素瘤、腺癌、基底细胞癌、疣状癌、肉瘤及其他罕见的外阴恶性肿瘤。外阴肿瘤的恶性程度，以恶性黑色素瘤和肉瘤较高，腺癌和鳞癌次之，基底细胞癌恶性程度最低。

一、病因病理

（一）中医病因病机

参见"外阴良性肿瘤"。

（二）西医病因病理

外阴恶性肿瘤中以外阴鳞状细胞癌的病因较为明确，目前认为该病与以下因素相关：①与HPV（16、18、31 型）感染和吸烟相关，来自 VIN。倾向于多灶性，多发生于年轻妇女；②与慢性非瘤性皮肤黏膜病变相关，如外阴鳞状上皮增生和硬化性苔藓，倾向于单灶性，多见于老年妇女。

外阴恶性肿瘤常见为鳞状细胞癌，镜下见多数外阴鳞癌分化好，有角化珠和细胞间桥。前庭和阴蒂的病灶倾向于分化差或未分化，常有淋巴管和神经周围的侵犯，必要时可作电镜或免疫组化染色确定组织学来源。外阴基底细胞癌镜下可见肿瘤发生于毛囊或表皮的多功能幼稚细胞，常呈浸润性生长，分化好者呈囊性、腺性或角化等形态。肿瘤生长缓慢，以局部浸润扩展为主，很少发生转移。

1. 临床分期（表 16-2）

表 16-2　外阴癌分期（FIGO，2009 年）

FIGO	肿瘤累及范围
Ⅰ 期	肿瘤局限于外阴
Ⅰ A 期	肿瘤最大径线≤2cm，局限于外阴或会阴且间质浸润≤1.0mm*，无淋巴结转移
Ⅰ B 期	肿瘤最大径线＞2cm 或间质浸润＞1.0mm*，局限于外阴或会阴，无淋巴结转移
Ⅱ 期	任何大小的肿瘤侵犯至会阴邻近结构（下 1/3 尿道、下 1/3 阴道、肛门），无淋巴结转移
Ⅲ 期	任何大小的肿瘤，有或无侵犯至会阴邻近结构（下 1/3 尿道、下 1/3 阴道、肛门），有腹股沟-股淋巴结转移
Ⅲ A 期	1 个淋巴结转移（≥5mm）；或 1～2 个淋巴结转移（＜5mm）
Ⅲ B 期	≥2 个淋巴结转移（≥5mm）；或≥3 个淋巴结转移（＜5mm）
Ⅲ C 期	阳性淋巴结伴囊外扩散
Ⅳ 期	肿瘤侵犯其他区域（上 2/3 尿道，上 2/3 阴道），或远处转移
Ⅳ A 期	肿瘤侵犯至下列任何部位：上尿道和（或）阴道黏膜、膀胱黏膜、直肠黏膜，或固定于骨盆壁；或腹股沟－股淋巴结出现固定或溃疡形成
Ⅳ B 期	包括盆腔淋巴结的任何远处转移

注：*浸润深度指从肿瘤临近的最表浅真皮乳头的表皮－间质连接处至浸润最深点之间的距离。

2. 转移途径　以局部蔓延和淋巴扩散为主，极少血行转移。

（1）直接浸润：癌灶逐渐增大，沿皮肤及邻近黏膜直接浸润尿道、阴道、肛门，晚期可累及膀胱、直肠等。

（2）淋巴转移：外阴有丰富的淋巴管，且两侧互相交通成网，癌细胞通常沿淋巴管扩散，汇至腹股沟浅淋巴结，再至腹股沟深淋巴结，并经此进入盆腔内髂外、闭孔和髂内淋巴结，最终转移至主动脉旁淋巴结和左锁骨下淋巴结。但外阴癌盆腔淋巴结转移并不常见，约为 9%，通常发生在腹股沟淋巴结之后。一般肿瘤向同侧淋巴结转移，但阴蒂部癌灶向两侧转移并可绕过腹股沟浅层淋巴结直接至腹股沟深淋巴结，外阴后部及阴道下端癌可避开腹股沟浅层淋巴结而直接转移至盆腔内淋巴结。另外，若癌灶累及尿道、阴道、直肠、膀胱，也可直接进入盆腔淋巴结。

（3）血行播散：罕见，仅发生于晚期，引起肺、骨转移多见。

二、临床表现

（一）症状

症状主要为长时间持续久治不愈的外阴瘙痒、皮肤破损、烧灼感、色素沉着和各种不同形态的肿物，如结节状、菜花状、溃疡状。肿物合并感染或较晚期癌可出现疼痛、渗液和出血。

（二）体征

在外阴任何部位可见丘疹或斑块，或小溃疡，或乳头状结节，灰白或粉红色，可伴有色素沉重或皮肤溃疡，或在一侧或双侧触及肿大的淋巴结。

三、诊断

1. **病史及症状结合妇科检查** 早期可为外阴结节或小溃疡，晚期可累及全外阴伴溃破、出血、感染。应注意病灶大小、部位、与邻近器官的关系及双侧腹股沟淋巴结有无增大。

2. **组织学检查** 对一切外阴赘生物和可疑病灶，均需尽早做活体组织检查，病灶取材应有足够的深度，避免误取坏死组织。活检时，为避免取材不准而发生误诊，可采用 1%甲苯胺蓝染色外阴病变皮肤，待干后用 1%醋酸溶液擦洗脱色，在蓝染部位取材做活检；或用阴道镜观察外阴皮肤定位活检，以提高活检阳性率。

3. **影像学检查** B 型超声、CT、MRI、PET 等。

4. **膀胱镜检查、直肠镜检等** 有助于判断是否有局部或远处转移。

四、鉴别诊断

1. **外阴上皮内非瘤样病变** 皮肤病灶广泛、变化多样，既可有角化增厚、变硬，也可呈萎缩样改变、色素减退或脱失，外阴瘙痒可反复发作；病检可确诊；可与外阴癌同时并存，若有可疑必须活检。

2. **外阴湿疣** 常见于年轻人，质地较柔软而无溃疡，呈乳头状向外生长，有时带蒂，病理检查可发现"挖空细胞"。

五、治疗

（一）中医治疗

外阴恶性肿瘤患者术前、术后或晚期或年龄大而不适宜手术者，可配合中药治疗，以扶正祛邪为主，以提高生存质量为目的；具体参考"外阴良性肿瘤"的处理。

（二）西医治疗

本病以手术治疗为主，辅以放射治疗和化学药物综合治疗。手术治疗强调个体化，在不影响预后的前提下，最大限度地缩小手术范围，以保留外阴的解剖结构，改善生活质量。

1. **手术治疗**

（1）Ⅰ A 期行局部病灶扩大切除（切缘距肿瘤 2～3cm，单侧病灶）或单侧外阴切除（多病灶者），通常不需切除腹股沟淋巴结。

（2）Ⅰ B 期行广泛性外阴切除及腹股沟淋巴结切除。

（3）Ⅱ～Ⅲ期行广泛性外阴切除及受累的部分下尿道、阴道与肛门皮肤切除，双侧腹股沟淋巴结切除。

（4）Ⅳ期除广泛性外阴切除、双侧腹股沟及盆腔淋巴结切除外，分别根据膀胱、上尿道或直肠受累情况选作相应切除术。

鉴于腹股沟淋巴结状态对预后的影响，要求在病理报告中描述阳性淋巴结的数量、大小及包膜是否完整或破裂。

2. **放射治疗** 由于外阴正常组织对放射线耐受性差，放疗仅属辅助治疗。常用于：①不能手术者；②术前局部照射，缩小癌灶再手术；③腹股沟淋巴结转移的补充治疗，包括一处转移直径＞10mm，淋巴结囊外扩散或血管淋巴间隙受累，两处或更多处微转移；④术后原发病灶的补充治疗：手术切缘阳性或接近切缘、脉管有癌栓；⑤复发癌。

3. 化学药物治疗　用于晚期癌或复发癌的综合治疗，常用的化疗方案有单药顺铂与放疗同期进行。也可选择 FP 方案（5-FU＋DDP）等联合化疗方案，疗程数视具体情况而定，可与放疗同期进行，或在手术后、放疗后进行。常采用静脉注射或局部动脉灌注。

六、中西医临床诊疗思路

外阴肿瘤治疗上以手术为主，恶性肿瘤则可辅以放射治疗和化学药物治疗。外阴鳞状上皮内瘤变 VIN I 可中药或西药局部治疗，配合物理治疗，并结合全身症状辨证论治。治疗方法以调整肝、脾、肾三脏功能及清热泻火、解毒化湿、祛瘀泄浊为主，可配合内服、熏洗、坐浴、贴敷等多种方式用药。

七、预防与调护

外阴癌的预后与癌灶大小、部位、分期、肿瘤分化、有无淋巴转移及治疗措施等有关。其中以淋巴结转移最为重要，有淋巴结转移者 5 年生存率约为 50%，而无淋巴结转移者 5 年生存率为 90%。

治疗后应定期随访：术后第 1 年内每 1～2 个月 1 次，第 2 年每 3 个月 1 次，第 3～4 年可每半年 1 次，第 5 年及以后每年 1 次。

古医籍精选

《诸病源候论·妇人杂病诸候》曰："阴疮者，由三虫、九虫动作，侵食所为也。若劳伤经络，肠胃虚损，则动作侵食于阴。轻者或痒或痛，重者生疮也。"

《妇人大全良方·产后门》曰："凡妇人少阴脉数而滑者，阴中必生疮，名曰匿疮，或痛或痒，如虫行状，淋露脓汁，阴蚀几尽者，此皆由心神烦郁，胃气虚弱，致气血留滞。"

病案分析

患者女性，33 岁，未婚，无性生活。因"外阴瘙痒反复 1 年，疼痛 1 个月"就诊。患者平时工作较忙，外阴瘙痒反复但没有到医院检查，自用药膏外擦后阴痒能缓解。1 个月前月经干净后又出现外阴疼痛，伴少许出血，使用外洗药液后症状无改善，10 日前患者发现双侧腹股沟淋巴结肿大，右侧有压痛，并触及右侧外阴肿物。症见：患者阴户瘙痒，疼痛，带下量多色黄，味腥臭，口干口苦，小便黄，大便干结，舌红，苔黄腻，脉滑数。

妇检：外阴右侧小阴唇内侧下段见一菜花样结节 4cm×3cm，触痛，接触性出血。

辅助检查：CT 示外阴区软组织增厚，双侧腹股沟淋巴结肿大。外阴活检病理结果暂未回复。

根据上述资料，请提出出你的诊疗思路。

第二节　子宫颈肿瘤

子宫颈肿瘤包括良性肿瘤和恶性肿瘤。子宫颈良性肿瘤以肌瘤为常见，在相应章节叙述，其余较为少见，不在本章范围。子宫颈癌是最常见的妇科恶性肿瘤，起源于子宫颈上皮内瘤变，两者病因相同，均为高危型 HPV 感染所致，在本章一并介绍。

子宫颈上皮内瘤变

子宫颈上皮内瘤变（cervical intraepithelial，CIN）是一组与宫颈浸润癌密切相关的癌前病变，反映了宫颈癌发生发展的连续病理过程，是子宫颈癌防治的重要阶段。CIN 有两种不同结局：一是自然消退；二是病变具有癌变潜能，可能发展为浸润癌。

中医学无本病病名，根据子宫颈上皮内瘤变的临床症状，可归于"带下病"的范畴论治。

一、病因病理

（一）中医病因病机

1.**病因** 本病的发生多由饮食不节、早婚多产、房劳过度、不洁房事等因素引起，致湿热毒邪瘀结于胞宫，伤及任带；或脾肾不足，湿邪内生，致使任脉不固、带脉失约而发病。

2.**病机**

（1）热毒蕴结：摄生不慎，或经期、产后胞脉空虚，热毒乘虚直犯阴器、胞宫。或因热甚化火成毒，或湿热遏久成毒，热毒损伤任带二脉可发为本病。

（2）湿热下注：经行产后，胞脉空虚，如摄生不洁，或感染虫毒，或久居湿地，湿蕴化热，或肝经湿热下注，损伤任带二脉可发为本病。

（3）脾虚湿盛：平素饮食不节，或劳倦过度，思虑郁结伤脾，脾虚运化失职，水湿内停，湿邪下注，伤及任带二脉亦可致本病。

（4）肾阳虚损：素体肾阳不足，或年老肾衰，或久病及肾，或多产伤肾，命门火衰，气化失常，水湿下注，或因肾气不固，封藏失职，致任带失约可发为本病。

（二）西医病因病理

1.**病因** 流行病学调查发现 CIN 和子宫颈癌与人乳头瘤病毒（HPV）感染、多个性伴侣、吸烟、性生活过早（<16 岁）、性传播疾病、经济状况低下和免疫抑制等因素相关。

2.**发病机制**

（1）HPV 感染：目前已知 HPV 共有 120 多个型别，30 余种与生殖道感染有关，其中 10 余种与 CIN 和子宫颈癌发病密切相关。已在接近 90% 的 CIN 和 99% 以上的子宫颈癌组织发现有高危型 HPV 感染，其中约 70% 与 HPV 16 和 18 型相关。高危型 HPV 产生病毒癌蛋白，其中 E_6 和 E_7 分别作用于宿主细胞的抑癌基因 *P53* 和 *Rb* 使之失活或降解，继而通过一系列分子事件导致癌变。

（2）性行为及分娩次数：多个性伴侣、初次性生活 <16 岁、早年分娩、多产与子宫颈癌发生有关。青春期子宫颈发育尚未成熟，对致癌物较敏感。分娩次数增多，子宫颈创伤概率也增加，分娩、妊娠内分泌及营养也有改变，患子宫颈癌的危险增加。孕妇免疫力较低，HPV-DNA 检出率很高。与有阴茎癌、前列腺癌或其性伴侣曾患子宫颈癌的高危男子性接触的妇女，也易患子宫颈癌。

（3）其他：吸烟可增加感染 HPV 效应，屏障避孕法有一定的保护作用。

3.**病理**

（1）宫颈组织学的特殊性：宫颈上皮是由宫颈阴道部鳞状上皮和宫颈管柱状上皮组成。宫颈阴道部鳞状上皮由深至浅分为基底层、中间层和浅表层。宫颈鳞状上皮与宫颈管柱状上皮交接部称为鳞-柱状交接部或鳞-柱交接部。青春期后，柱状上皮多外翻到宫颈阴道部，在阴道酸性环境中，柱状上皮被破坏，被化生的鳞状上皮所取代，形成新的鳞-柱交接部，称为生理鳞-柱交接部。鳞状上皮的化生通常从外翻上皮的原始鳞-柱交接部开始，也可在暴露的柱状上皮中呈岛状散布，此时原始鳞-柱交接部距宫颈外口较远，其与生理鳞-柱交接部之间的区域称为转化区，也称移行带。在转化区形成的过程中，未成熟的基底鳞状上皮细胞暴露在阴道环境中，易受 HPV 病毒感染，病毒的早期基因在基底层细胞中表达，并随着鳞状上皮的分化成熟，使晚期基因得以在浅底层细胞中表达，从而完成病毒的复制过程。而高危型 HPV 持续感染未成熟的基底鳞状化生细胞，可使其转化为核与胞浆异常的不典型细胞，即形成 CIN 的病理表现。

（2）病理学诊断与分级：CIN 分为三级，反映了 CIN 发生的连续病理过程（图 16-1）。

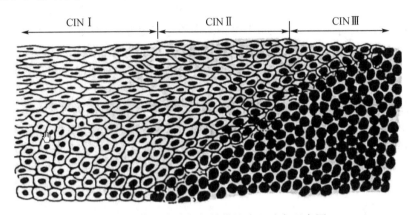

图 16-1　宫颈上皮组织结构及病理改变示意图

Ⅰ级：即轻度异型。上皮下 1/3 层细胞核增大，核质比例略增大，核染色稍加深，核分裂象少，细胞极性正常。

Ⅱ级：即中度异型。上皮下 1/3～2/3 层细胞核明显增大，核质比例增大，核深染，核分裂象较多，细胞数量明显增多，细胞极性尚存。

Ⅲ级：包括重度异型和原位癌。病变细胞占据 2/3 层以上或全部上皮层，细胞核异常增大，核质比例显著增大，核型不规则，染色较深，核分裂象多，细胞拥挤，排列紊乱，无极性。

二、临床表现

子宫颈上皮内瘤变可无特别症状，偶有阴道排液增多，伴或不伴臭味。也可在性生活或妇科检查后发生接触性出血。检查子宫颈可光滑，或仅见局部红斑、白色上皮，或子宫颈糜烂样表现。

（一）病史

常有早婚史；多个性伴侣、房事不洁（节）史；长期使用避孕药史等。

（二）症状

临床表现不典型，部分患者可有阴道排液增多，性交出血或接触性出血等症状。

（三）体征

妇科检查：可见宫颈光滑，或仅见局部红斑、白色上皮，或宫颈柱状上皮异位表现。

三、诊断

1. **子宫颈细胞学检查**　是 CIN 及早期子宫颈癌筛查的基本方法，也是诊断的必需步骤，相对于高危 HPV 检测，细胞学检查特异性高，但敏感性较低。可选用巴氏涂片法或液基细胞涂片法。筛查应在性生活开始 3 年后开始，或 21 岁以后开始，并定期复查。子宫颈细胞学检查的报告形式主要有巴氏五级分类法和 TBS（the Bethesda system）分类系统。巴氏分类法简单，但其各级之间的区别无严格客观标准，也不能很好地反映组织学病变程度。推荐使用 TBS 分类系统，该系统较好地结合了细胞学、组织学与临床处理方案。

2. 高危型 HPV-DNA 检测　相对于细胞学检查其敏感性较高，特异性较低。可与细胞学检查联合应用于子宫颈癌筛查。也可用于细胞学检查异常的分流，当细胞学为意义未明的不典型鳞状细胞（ASCUS）时进行高危型 HPV-DNA 检测，阳性者行阴道镜检查，阴性者 12 个月后行细胞学检查。也可作为子宫颈癌初筛的方法。但由于年轻妇女的 HPV 感染率较高，且大多为一过性感染，推荐用于 30 岁以后的女性，在子宫颈癌高发或开展细胞学检查有困难的地区也可在 25 岁以后开始使用，阴性者常规随访，阳性者再行细胞学等检查进行分流。

3. 阴道镜检查　若细胞学检查为 ASCUS 并高危 HPV-DNA 检测阳性，或低度鳞状上皮内病变（LSIL）及以上者，应做阴道镜检查。

4. 子宫颈活组织检查　是确诊子宫颈鳞状上皮内瘤变及子宫颈癌的最可靠方法。任何肉眼可见病灶，均应作单点或多点活检。若无明显病变，可选择在子宫颈转化区 3、6、9、12 点处活检，或在碘试验（又称为 Schiller 试验）不染色区或涂抹醋酸后的醋酸白上皮区取材，或在阴道镜下取材以提高确诊率。若需要了解子宫颈管的病变情况，应行子宫颈管内膜刮取术（endocervical curettage, ECC）。

四、鉴别诊断

宫颈 CIN 与有临床类似症状或体征的各种宫颈病变鉴别，主要通过宫颈活组织病理检查进行鉴别。

五、治疗

（一）中医治疗

宫颈 CIN 的中医治疗同"子宫颈炎症"。高危型 HPV 感染或合并 CIN 患者，还可采用中药栓剂阴道纳药治疗。

（二）西医治疗

1. CIN Ⅰ　约 60% CIN Ⅰ 会自然消退、若细胞学检查为 LSIL 及以下，可仅观察随访。若在随访过程中病变发展或持续存在 2 年，宜进行治疗。若细胞学检查为高度；鳞状上皮内病变（HSIL）应予治疗。阴道镜检查满意者可采用冷冻或激光治疗等，阴道镜检查不满意或 ECC 阳性者，推荐子宫颈锥切术。

2. CIN Ⅱ 和 CIN Ⅲ　约 20%CIN Ⅱ 会发展成为 CIN Ⅲ，5% 发展为浸润癌。故所有的 CIN Ⅱ 和 CIN Ⅲ 均需要治疗。阴道镜检查满意的 CIN Ⅱ 可用物理治疗或子宫颈锥切术；阴道镜检查不满意的 CIN Ⅱ 和 CIN Ⅲ 通常采用子宫颈锥切术，包括子宫颈环形电切除术（LEEP）和冷刀锥切术。经子宫颈锥切确诊、年龄较大、无生育要求、合并有其他手术指征的妇科良性疾病的 CIN Ⅲ 也可行全子宫切除术。

3. 妊娠合并子宫颈上皮瘤变　妊娠期间，增高的雌激素使柱状上皮外移至子宫颈阴道部，转化区的基底细胞出现不典型增生改变；妊娠期免疫功能可能低下，易患 HPV 感染。诊断应注意：妊娠时转化区的基底细胞可有核增大、深染等表现，细胞学检查易误诊，但产后 6 周可恢复正常。大部分妊娠期患者为 CIN Ⅰ，仅约 14% 为 CIN Ⅱ 或 CIN Ⅲ。一般认为妊娠期 CIN 仅作观察，产后复查后再处理。

六、预防与调护

CINⅡ、CINⅢ患者治疗后应采用细胞学，最好是细胞学与阴道镜相结合的方法进行随访，间隔时间为 4～6 个月。如检查结果为不典型鳞状细胞（ASCUS）以上，可选择至少间隔 6 个月的 HPV-DNA 检测作为随访方法，如为阴性，每年行细胞学检查随访。

子 宫 颈 癌

子宫颈癌是最常见的妇科恶性肿瘤，高发年龄为 50～55 岁。由于宫颈细胞学筛查的普遍应用，可使宫颈癌和癌前病变得以早期发现和治疗，其发病率和病死率已明显下降。

中医学中无宫颈癌的病名，根据其临床表现，可归属于"五色带""癥瘕""崩漏"等病范畴。

一、病因病理

（一）中医病因病机

1.病因 本病的发生多由于早婚多产、房劳过度、情志内伤等，损伤正气；房事不洁，或经期、产后摄生不慎，感染湿浊之邪，邪气内盛，以致冲任、胞脉损伤，湿热毒邪瘀结于子门日久湿腐成脓或杂色带下。

2.病机

（1）肝郁化火：情怀不畅，忧思郁怒，肝气郁结，郁久化火，肝失疏泄，肝旺侮土，脾失运化，水湿内停，湿热蕴结胞宫，损伤任带胞脉为患。

（2）湿热瘀结：饮食不节，过食肥甘，损伤脾气，脾虚生湿，湿热下注，滞阻胞脉，蕴久成毒；或经期、产后摄生不慎，或不洁房事，湿热毒邪直犯胞宫，稽留日久；气血瘀滞，湿、热、毒、瘀互结，损伤任带、胞脉而致本病。

（3）脾肾阳虚：久病不愈，或劳倦过度，多产房劳，损伤脾胃，脾肾阳虚，水湿内停，湿浊壅阻任带、胞脉，日久为患。

（4）肝肾阴虚：久病失养，年老体衰，或房事不节，早婚多产，以致肝肾阴虚，虚火内生，冲任不固；或复感湿热之邪，损伤任带、胞脉而致本病。

（二）西医病因病理

1.病因 参见"子宫颈上皮内瘤变"。

2.病理

（1）鳞状细胞浸润癌：占子宫颈癌的 75%～80%。

1）巨检：微小浸润癌肉眼观察无明显异常，或类似子宫柱状上皮异位。随病变发展，可形成四种类型（图 16-2）。

a.外生型：最常见，癌灶向外生长呈乳头状或菜花样，组织脆，触之易出血，常累及阴道。

b.内生型：癌灶向子宫颈深部组织浸润，子宫颈表面光滑或仅有柱状上皮异位，子宫颈肥大变硬，呈桶状，常累及宫旁组织。

c.溃疡型：上述两型癌组织继续发展合并感染坏死，脱落后形成溃疡或空洞，似火山口状。

d.颈管型：癌灶发生于子宫颈管内，常侵入子宫颈管及子宫峡部供血层及转移至盆腔淋巴结。

2）显微镜检

a.微小浸润癌：指在原位癌基础上镜检发现小滴状、锯齿状癌细胞团突破基膜，浸润间质。诊断标准见临床分期。

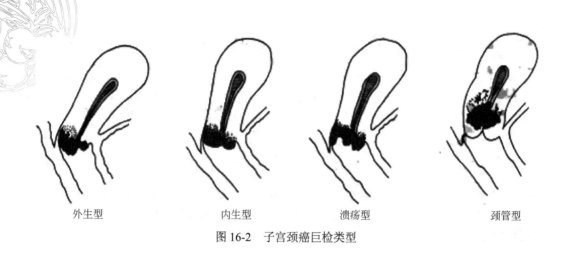

| 外生型 | 内生型 | 溃疡型 | 颈管型 |

图 16-2　子宫颈癌巨检类型

b.浸润癌：指癌灶浸润间质范围超出微小浸润癌，多呈网状或团块状浸润间质。根据癌细胞分化程度可分为：Ⅰ级为高分化鳞癌（角化性大细胞型），大细胞，有明显角化珠形成，可见细胞间桥，细胞异型性较轻，无核分裂或核分裂象＜2/HP。Ⅱ级为中分化鳞癌（非角化性大细胞型），大细胞，少或无角化珠。细胞间桥不明显，细胞异型性明显，核分裂象 2～4/HP。Ⅲ级为低分化鳞癌即小细胞型，多为未分化小细胞，无角化珠及细胞间桥，细胞异型性明显，核分裂象＞4/HP。大细胞角化性和非角化性癌有四种变型：淋巴上皮样癌、梭形细胞鳞状细胞癌、子宫颈疣状乳头状肿瘤和基底细胞样鳞状细胞癌（图 16-3）。

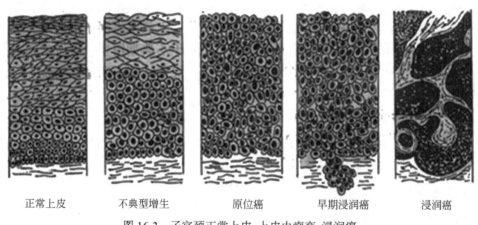

| 正常上皮 | 不典型增生 | 原位癌 | 早期浸润癌 | 浸润癌 |

图 16-3　子宫颈正常上皮-上皮内瘤变-浸润癌

（2）腺癌：近年来子宫颈腺癌的发生率有上升趋势，占子宫颈癌的 20%～25%。

1）巨检：来自子宫颈管内，浸润管壁；或自子宫颈管内向子宫颈外口突出生长；常可侵犯宫旁组织；病灶向子宫颈管内生长时，子宫颈外观可正常，但因子宫颈管膨大，形如桶状。

2）显微镜检：主要组织学类型有两种。

a.黏液腺癌：最常见，来源于子宫颈管柱状黏液细胞，镜下见腺体结构，腺上皮细胞增生呈多层，异型性明显，见核分裂象，癌细胞呈乳突状突入腺腔。可分为高、中、低分化腺癌。

b.恶性腺瘤：又称偏腺癌（MDC），属高分化子宫颈管黏膜腺癌。癌性腺体多，大小不一，形态多变，呈点状突起伸入子宫颈间质深层，腺上皮细胞无异型性，常有淋巴结转移。

（3）腺鳞癌：占子宫颈癌 3%～5%，是由储备细胞同时向腺细胞和鳞状细胞分化发展而形成。癌组织中含有腺癌和鳞癌两种成分。

（4）其他：少见病理类型神经内分泌癌、未分化癌、混合性上皮/间叶肿瘤、间叶肿瘤、黑色素瘤、淋巴瘤等。

3.转移途径 主要为直接蔓延和淋巴转移，血行转移极少见。

（1）直接蔓延：最常见，癌组织局部浸润，向邻近器官及组织扩散。常向下累及阴道壁，极少向上由子宫颈管累及宫腔；癌灶向两侧扩散可累及主韧带及子宫颈旁、阴道旁组织直至骨盆壁；癌灶压迫或侵及输尿管时，可引起输尿管阻塞及肾积水。晚期可向前、后蔓延侵及膀胱或直肠，形成膀胱阴道瘘或直肠阴道瘘。

（2）淋巴转移：癌灶局部浸润后侵入淋巴管，形成瘤栓，随淋巴液引流进入局部淋巴结，在淋巴管内扩散。淋巴转移一级组包括宫旁、子宫颈旁、闭孔、髂内、髂外、髂总、骶前淋巴结；二级组包括腹股沟深浅淋巴结、腹主动脉旁淋巴结。

（3）血行转移：极少见，晚期可转移至肺、肝或骨骼等。

二、临床分期

采用国际妇产科联盟（FIGO，2009 年）的临床分期标准。临床分期在治疗前进行，治疗后不再更改（表 16-3、图 16-4）。

表 16-3　子宫颈癌临床分期（FIGO，2009 年）

Ⅰ 期	肿瘤局限在子宫颈（扩展至宫体将被忽略）
Ⅰ A	镜下浸润癌（所有肉眼可见的病灶，包括表浅浸润，均为 Ⅰ B 期） 间质浸润深度＜5mm，宽度＜7mm
Ⅰ A1	间质浸润深度≤3mm，宽度≤7mm
Ⅰ A2	间质浸润深度＞3mm，且＜5mm，宽度≤7mm
Ⅰ B	临床癌灶局限于子宫颈，或者镜下病灶＞IA
Ⅰ B1	临床癌灶≤4cm
Ⅰ B2	临床癌灶＞4cm
Ⅱ 期	肿瘤超越子宫，但未达骨盆壁或未达阴道下 1/3
Ⅱ A	肿瘤侵犯阴道上 2/3，无明显宫旁浸润
Ⅱ A1	临床可见癌灶≤4cm
Ⅱ A2	临床可见癌灶＞4cm
Ⅱ B	有明显宫旁浸润，但未达到盆壁
Ⅲ 期	肿瘤已扩展到骨盆壁，在进行直肠指诊时，在肿瘤和盆壁之间无间隙，肿瘤累及阴道下 1/3，由肿瘤引起的肾盂积水或肾无功能的所有病例，除非已知道由其他原因所引起
Ⅲ A	肿瘤累及阴道下 1/3，没有扩展到骨盆壁
Ⅲ B	肿瘤扩展到骨盆壁，或引起肾盂积水或肾无功能
Ⅳ 期	肿瘤超出了真骨盆范围，或侵犯膀胱和（或）直肠黏膜
Ⅳ A	肿瘤侵犯临近的盆腔器官
Ⅳ B	远处转移

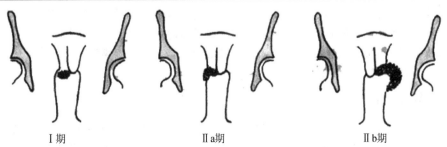

Ⅰ期　　　　　　　　Ⅱa期　　　　　　　　Ⅱb期

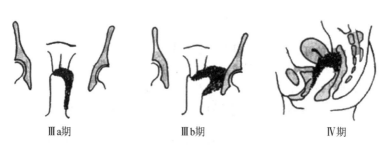

Ⅲa期　　　　　　　　Ⅲb期　　　　　　　　Ⅳ期

图 16-4　子宫颈癌临床分期

三、临床表现

（一）症状

1. 阴道流血　常表现为接触性出血即性生活或妇科检查后出现阴道流血，也可表现为不规则阴道流血，或经期延长、经量增多。老年患者常为绝经后不规则阴道流血。出血量根据病灶大小、侵蚀间质内血管情况而不同，若侵蚀大血管可引起大出血。一般外生型癌出血较早，量多；内生型癌出血较晚。

2. 阴道排液　多数患者有白色或血性、稀薄如水样或米泔状、有腥臭味的阴道排液。晚期患者因癌组织坏死伴感染，可有大量米泔样或脓性恶臭白带。

3. 晚期症状　根据癌灶累及范围出现不同的继发性症状。如尿频、尿急、便秘、下肢肿痛等；癌灶压迫或累及输尿管时，可引起输尿管梗阻、肾盂积水及尿毒症；晚期可有贫血、恶病质等全身衰竭症状。

（二）体征

子宫颈癌若为微小浸润癌可无明显肉眼可见的病灶，子宫颈光滑或糜烂样改变。随病情发展，可出现不同体征。外生型子宫颈癌可见息肉状、菜花状赘生物，常伴感染，质脆易出血；内生型表现为子宫颈肥大、质硬、子宫颈管膨大。子宫颈癌晚期癌组织坏死脱落，形成溃疡或空洞伴恶臭。阴道壁受累时，可见赘生物生长或阴道壁变硬；宫旁组织受累时，双合诊、三合诊检查可扪及子宫颈旁组织增厚、结节状、质硬或形成冰冻骨盆状。

四、诊断

1. 病史　早婚、早产、多产、性生活紊乱等。

2. 症状　早期子宫颈癌常无症状及明显体征，宫颈可光滑或与慢性宫颈炎无差异。随着病情发展可出现阴道排血、阴道排液及临近器官的压迫症状。

3. 辅助检查　早期病例的诊断应采用子宫颈细胞学检查和（或）高危型 HPV-DNA 检测、阴道镜检查、子宫颈活组织检查的"三阶梯"程序，确诊依据为组织学诊断。子宫颈有明显病灶者，可直接在癌灶取材。子宫颈锥切术适用于子宫颈细胞学检查多次阳性而子宫颈活检阴性者，或子宫颈活检为 CINⅡ和 CINⅢ需确诊者，或可疑微小浸润癌需了解病灶的浸润深度和宽度等情况。可采用冷刀切除、环形电切除（LEEP），切除组织应做连续病理切片（24～36 张）检查。

确诊后根据具体情况可选择胸部 X 线摄片、静脉肾盂造影、膀胱镜检查、直肠镜检查、B 型超声检查及 CT、MRI、PET 等影像学检查。

五、鉴别诊断

本病主要依据子宫颈活组织病理检查，与有临床类似症状或体征的各种子宫颈病变鉴别，包括：①子宫颈良性病变：子宫颈柱状上皮异位、子宫颈息肉、子宫颈子宫内膜异位症、子宫颈结核性溃疡等；②子宫颈良性肿瘤：子宫颈黏膜下肌瘤、子宫颈管肌瘤、子宫颈乳头瘤等；③子宫颈恶性肿瘤：原发性恶性黑色素瘤、肉瘤及淋巴瘤、转移性癌等。

六、治疗

（一）中医治疗

1. 辨证中药

1）肝郁化火证

证候　阴道流血淋漓不断，或带下量多，色白或赤白相兼，有臭味，烦躁易怒，胸胁少腹胀痛，食少纳差；苔薄白或微黄，脉弦或弦数。

治法　疏肝理气，解毒散结。

方药　丹栀逍遥散（《女科撮要》）加半枝莲、白花蛇舌草、土茯苓、椿根白皮。

牡丹皮、炒栀子、当归、白芍、柴胡、白术、茯苓、甘草、煨姜、薄荷、半枝莲、白花蛇舌草、土茯苓、椿根白皮。

若少腹胀痛甚者，可酌加延胡索、川楝子；赤带不止加茜草炭、芡实。

2）湿热瘀毒证

证候　带下量多，为杂色秽水，或如米泔汤，或似洗肉血水，或如脓性，秽臭难闻，或阴道流血淋漓不断，甚者突然大量出血，小腹疼痛，溲黄便结；舌质红或见瘀斑、瘀点，脉滑数。

治法　清热利湿，化瘀解毒。

方药　宫颈抗癌汤（《现代中医妇科学》）。

黄柏、茵陈、薏苡仁、土茯苓、赤芍、牡丹皮、蒲公英、半枝莲、黄药子、白花蛇舌草、败酱草、紫草。

若阴道流血量多，有块，腹痛者，可酌加三七粉、茜草炭、益母草化瘀止血；大便秘结者，可酌加大黄、桃仁通腑泄热。

3）脾肾阳虚证

证候　带下量多，色白质稀，秽臭不重，或阴道流血淋漓不断，或突然下血量多，神疲倦怠，四肢不温，纳少便溏，腰脊冷痛；舌淡胖边有齿痕，苔白，脉沉细弱。

治法　温肾健脾，化浊解毒。

方药　金匮肾气丸（《金匮要略》）合理中汤（《伤寒论》）加薏苡仁、白花蛇舌草。

金匮肾气丸：熟地黄、山药、山茱萸、茯苓、牡丹皮、桂枝、泽泻、附片。

理中汤：党参、白术、干姜、炙甘草。

如阴道流血量多，去肉桂，加黄芪。

4）肝肾阴虚证

证候　阴道流血淋漓不断，或带下赤白相兼，质稠，有臭味，形体消瘦，头晕耳鸣，五心烦热，口干便秘，腰膝酸软；舌质红，少苔，脉细数。

治法　滋阴清热，佐以解毒。

方药　知柏地黄汤（《医宗金鉴》）加紫草、白花蛇舌草、半枝莲。

熟地黄、山药、山茱萸、茯苓、泽泻、牡丹皮、知母、黄柏、紫草、白花蛇舌草、半枝莲。

若大便秘结者，酌加生首乌、瓜蒌仁、桃仁润肠通便；失眠多梦，心悸不宁者，加阿胶、制首乌、酸枣仁养心安神。

2. 放疗不良反应的中医治疗　放疗之射线，中医认为属火毒之邪。

若伤及肠络，症见大便次数增多、里急后重，大便呈黏冻状，甚者便血，舌淡边尖略红或红，苔薄黄，脉细数，治以清热凉血，敛阴止泻，方选白头翁汤（《伤寒论》）合槐角丸（《丹溪心法》）

加减。可配合艾灸神阙穴、足三里穴。

晚期直肠反应见大便出血、色鲜红，但下而不爽，或夹黏冻，里急后重，肛门疼痛，口干舌燥，面色萎黄，神疲乏力，舌暗苔薄，脉细弱。治以益气摄血，解毒祛瘀，药用黄芪、党参、升麻、柴胡、三七粉、桔梗、阿胶、茯苓、焦山楂、乌梅炭、山药、银花炭。

若白细胞下降，症见头晕目眩，神疲乏力，面色萎黄或灰滞，纳呆，小便清长，大便不实，舌淡，苔薄，脉细弱，治宜益气养血，方选十全大补汤（《太平惠民和剂局方》）加减。若症见头晕目眩，腰膝酸软，心烦易怒，尿黄，便秘，夜寝不安，口干不欲饮，舌红，少苔或光剥，脉细数，治以滋阴清热，益气养血，方用六味地黄丸（《小儿药证直诀》）合当归补血汤（《内外伤辨惑论》）。

3. 局部用药

（1）经净 3 日开始用保妇康栓，每日 2 粒，纳入阴道。16 日为 1 个疗程，经期停用，适用于宫颈上皮内瘤变。

（2）三品方（《难治妇产科病的良方妙法》）：白砒、明矾煅制后加雄黄、没药、麝香适量混合压制成"三品饼"或杆型，紫外线消毒后供宫颈局部外用。辅助药为双紫粉、鹤酱粉。双紫粉由紫草、紫花地丁、草河车、黄柏、旱莲草，共研细末。鹤酱粉由仙鹤草、败酱草、金银花、黄柏、苦参、冰片，共研细末而成。均经高压消毒后供外用。适用于宫颈鳞状上皮原位癌及宫颈鳞状上皮癌ⅠA 期。

（3）麝胆栓：药物组成为麝香、枯矾、雄黄、猪胆法、冰片、硼砂、青黛、白花蛇舌草、茵陈、黄柏、百部、蓖麻油等，制成栓剂，阴道给药，每晚 1 粒，10 次为 1 个疗程。适用于中晚期宫颈癌。

（二）西医治疗

根据临床分期、患者年龄、生育要求、全身情况、医疗技术水平及设备条件等，综合考虑制订适当的个体化治疗方案。总原则为采用以手术和放疗为主、化疗为辅的综合治疗。

1. 手术治疗　手术的优点是年轻患者可保留卵巢及阴道功能。主要用于早期子宫颈癌（ⅠA～ⅡA 期）患者。①ⅠA1 期：无淋巴脉管间隙浸润者行筋膜外全子宫切除术，有淋巴脉管间隙浸润者按ⅠA2 期处理；②ⅠA2 期：行改良广泛性子宫切除术及盆腔淋巴结切除术；③ⅠB1 期和ⅡA1 期：行广泛性子宫切除术及盆腔淋巴结切除术，必要时行腹主动脉旁淋巴取样。④ⅠB2 期和ⅡA2 期：行广泛性子宫切除术及盆腔淋巴结切除术和腹主动脉旁淋巴结取样，或同期放、化疗后行全子宫切除术。也有采用新辅助化疗后行广泛性子宫切除术，化疗可使病灶缩小利于手术，减少手术并发症，但其远期疗效有待进一步验证。未绝经、<45 岁的鳞癌患者可保留卵巢。对要求保留生育功能的年轻患者，ⅠA1 期可行子宫颈锥形切除术；ⅠA2 期和肿瘤直径<2cm 的ⅠB1 期，可行广泛性子宫颈切除术及盆腔淋巴结切除术。

2. 放射治疗　适用于：①部分ⅠB2 期和ⅡA2 期和ⅡB～ⅣA 期患者；②全身情况不适宜手术的早期患者；③子宫颈大块病灶的术前放疗；④手术治疗后病理检查发现有高危因素的辅助治疗。放射治疗包括腔内照射及体外照射。腔内照射采用后装治疗机，放射源为 137 铯（Cs）、192 铱（Ir）等，用以控制局部原发病灶；体外照射多用直线加速器、60 钴（Co）等，治疗子宫颈旁及盆腔淋巴结转移灶。早期病例以局部腔内照射为主，体外照射为辅；晚期以体外照射为主，腔内照射为辅。

3. 化疗　主要用于晚期或复发转移患者和同期放化疗。常用抗癌药物有顺铂、卡铂、氟尿嘧啶和紫杉醇等。常采用以铂类为基础的联合化疗方案，如 TP（顺铂与紫杉醇）、FP（顺铂与氟尿嘧啶）、BVP（博来霉素、长春新碱与顺铂）、BP（博来霉素与顺铂）等。多采用静脉化疗，也可用动脉局部灌注化疗。

七、预防和调护

子宫颈癌病因明确、筛查方法较完善，是一个可以预防的肿瘤。

（1）通过普及、规范子宫颈癌筛查（二级预防），早期发现 CIN，并及时治疗高级别病变，阻断子宫颈浸润癌的发生。

（2）广泛开展预防子宫颈癌相关知识的宣教，提高接受子宫颈癌筛查和预防性传播性疾病的自觉性。

（3）自 2006 年第一个 HPV 疫苗上市以来，大量临床试验显示 HPV 疫苗能有效防止 HPV16、18 相关 CIN 的发生。因此条件成熟时推广 HPV 疫苗注射（一级预防），可通过阻断 HPV 感染预防子宫颈癌发生。

八、预后及随访

（1）预后：与临床期别、病理类型等密切相关，有淋巴结转移者预后差。

（2）随访：子宫颈癌治疗后复发 50%在 1 年内；75%～80%在 2 年内。治疗后 2 年内应每 3～4 个月复查 1 次；3～5 年内每 6 个月复查 1 次；第 6 年开始每年复查 1 次。随访内容包括盆腔检查、阴道脱落细胞学检查、胸部 X 线摄片、血常规及子宫颈鳞状细胞癌抗原（SCCA）等。

九、中西医临床诊疗思路

治疗应采用标本兼治，攻补兼施，全身与局部治疗相结合的原则。全身治疗以辨证论治为主，以改善全身功能为主要目的，再配合手术及放、化疗能起到独特的作用。局部治疗是中医治疗宫颈癌的主要特色。

古医籍精选

《金匮要略·妇人杂病脉证并治》曰："妇人之病因虚、积冷、结气，为诸经水断绝，至有历年，血寒积结胞门，寒伤经络……在下未多，经候不匀，令阴掣痛……此皆带下，非有鬼神，久则羸瘦……"

《备急千金要方·赤白带下崩中漏下》曰："崩中漏下，赤白青黑，腐臭不可近，令人面黑无颜色，皮骨相连，月经失度，往来无常，小腹弦急，或苦绞痛，上至心，两胁肿胀，食不生肌肤，令人偏枯，气息乏少，腰背接胁，不能久立，每嗜卧困懒。"

《傅青主女科》曰："妇人有带下而色青者，甚则绿如绿豆汁，黏稠不断，其气腥臭。"

病案分析

患者女性，43 岁。因"同房后出血 5 个月"就诊。患者 5 个月前开始间断出现同房后阴道少量出血，伴白带量明显增多，无腹痛，口干，腰酸，手脚心热，小便黄赤；见形体消瘦，舌质红，少苔，脉细数。

妇检：外阴阴道正常，宫颈肥大，宫颈管内可见一个大小约 2cm×1.5cm 的赘生物，子宫前位，大小正常，质中，活动可，无压痛，双附件未扪及异常。TCT 检查提示 HSILS 可能，建议阴道镜+宫颈活检进一步检查。行阴道镜检查，醋酸白试验见宫颈醋白上皮增厚，局部分支状血管明显，碘试验阴性，宫颈活检结果暂未回复。

辅助检查：SCC-Ag 定量正常。高危型 HPV-DNA：阳性。妇科彩超：宫颈管内及宫颈口处稍高回声团，大小约 3.2cm×1.8cm×2.8cm，边界不清，回声不均匀，内见稍丰富血流信号，其一动脉：PVS15cm/s，RI0.52。请结合临床考虑。

根据上述资料，请提出你的诊疗思路。

附：子宫颈癌合并妊娠

子宫颈癌合并妊娠较少见。妊娠期出现阴道流血时，在排除产科因素引起的出血后，应做详细的妇科检查，对子宫颈可疑病变作子宫颈细胞学检查、阴道镜检查，必要时行子宫颈活检明确诊断。因子宫颈锥切可能引起出血、流产和早产，只有在细胞学和组织学提示可能是浸润癌时，才做子宫颈锥切。

治疗方案的选择取决于患者期别、孕周和本人及家属对维持妊娠的意愿，采用个体化治疗。

对于不要求维持妊娠者，其治疗原则和非妊娠期子宫颈癌基本相同。对于要求维持妊娠者，妊娠 20 周之前经锥切确诊的 ⅠA1 期可以延迟治疗，不影响孕妇的预后，其中锥切切缘阴性可延迟到产后治疗；妊娠 20 周之前诊断的 ⅠA2 期及其以上患者应终止妊娠并立即接受治疗。妊娠 28 周后诊断的各期子宫颈癌可以延迟至胎儿成熟再行治疗。对于妊娠 20～28 周诊断的患者，可以根据患者及家属的意愿采用延迟治疗或终止妊娠立即接受治疗，延迟治疗至少对 ⅠA2 期及 ⅠB1 期子宫颈癌没有造成明显不良预后。ⅠB2 期及以上期别决定延迟治疗者，建议采用新辅助化疗来阻止疾病进展。

在延迟治疗期间，应密切观察病情，如肿瘤进展，及时终止妊娠。除 ⅠA1 期外，延迟治疗应在孕 34 周前终止妊娠。分娩方式一般采用古典式剖宫产。

（肖　静　周丽丽　王小云）

第三节　子宫肿瘤

子 宫 肌 瘤

子宫肌瘤（uterine myoma）是女性生殖器最常见的良性肿瘤，也是人体最常见的肿瘤，由子宫平滑肌组织增生而成，其间有少量纤维结缔组织，多见于 30～50 岁妇女，20 岁以下少见。其发病率较难统计，根据尸检资料，30 岁以上妇女约 20%有子宫肌瘤，因很多患者无症状，或因肌瘤很小，因此临床报道的发病率远较其真实的发病率低。

本病属于中医学"癥瘕""石瘕"的范畴，部分症状还与"崩漏""月经过多""经期延长"等病证相关。

一、病因病理

（一）中医病因病机

1.病因　本病多因脏腑失和，气血失调，痰、郁、瘀等聚结胞宫，日久成癥。

2.病机

（1）气滞血瘀：情志不遂，肝失疏泄，气机不畅，或暴怒伤肝，肝郁气滞，血行受阻，瘀滞胞宫，瘀积日久而为癥。

（2）寒湿凝滞：因产时、产后寒湿之邪乘虚入侵胞脉；或经期冒雨涉水，或过食生冷，致寒凝血滞，瘀阻胞宫，日久渐增而成癥。

（3）痰湿瘀阻：饮食不节，嗜食肥甘或肝郁犯脾，脾失健运，痰浊内生，痰湿阻滞冲任胞脉，痰血搏结，渐积成癥。

（4）湿热瘀阻：经行、产后胞脉空虚，湿热之邪客于胞宫，与血搏结，或脾虚生湿，流注下焦，湿蕴化热，湿热之邪阻滞气机，血行瘀阻，湿热瘀血互结于胞宫，瘀积日久，发为本病。

（5）气虚血瘀：素体气虚，或大病久病耗伤气血，或劳倦过度耗伤中气，气虚血运无力，血行迟滞，瘀积胞宫，日久成癥。

（6）肾虚血瘀：多产房劳，损伤肾气，肾虚则冲任不充，血海失司，旧血瘀滞胞宫，日久积而成癥。

（二）西医病因病理

1. 病因 现代医学对于本病的确切病因尚不清楚。根据肌瘤好发于生育年龄及青春期少见、绝经后萎缩或消失，提示其发生可能与性激素相关。

（1）雌激素及其受体：研究证实肌瘤组织中雌二醇转化为雌酮效应明显降低，且雌激素受体数目高于周边肌组织，故认为肌瘤组织局部对雌激素的高敏感性是肌瘤发生的重要因素之一。

（2）孕激素及其受体：肌瘤组织中存在孕激素受体，孕激素可刺激子宫肌瘤有丝分裂，促进肌瘤生长。

（3）细胞遗传学：细胞遗传学研究显示25%～50%子宫肌瘤存在细胞遗传学的异常，包括12号和14号染色体长臂片段相互换位、12号染色体长臂重排、7号染色体长臂部分缺失等。分子生物学研究结果提示子宫肌瘤由单克隆平滑肌细胞增殖而成；多发性子宫肌瘤是由不同克隆细胞形成。

2. 病理

（1）大体病理：子宫肌瘤为实质性球形包块，表面光滑，质地较子宫肌层硬，压迫周围肌壁纤维形成假包膜，肌瘤与假包膜间有一层疏松网状间隙，故易剥出。肌瘤长大或多个相融合时，呈不规则形状。切面呈灰白色，可见漩涡状或编织状结构。颜色和硬度与纤维组织多少有关。

（2）镜检：主要由梭形平滑肌细胞和不等量纤维结缔组织构成。肌细胞大小均匀，排列成漩涡状或棚状，核为杆状。极少情况下尚有一些特殊的组织学类型，如富细胞性、奇异性、核分裂活跃、上皮样平滑肌瘤及静脉内和播散性腹膜平滑肌瘤等，这些特殊类型平滑肌的性质及恶性潜能尚有待确定。

（3）肌瘤变性：肌瘤失去其原有典型结构时称为肌瘤变性。常见的变性有：

1）玻璃样变（hyaline degeneration）：又称透明变性，最常见。肌瘤剖面漩涡状结构消失，被均匀的透明样物质取代，色苍白。镜下见病变区域肌细胞消失，为均匀透明无结构区。

2）囊性变（cystic degeneration）：继发于玻璃样变，组织坏死、液化即可发生囊性变，此时子宫肌瘤变软，很难与妊娠子宫或卵巢囊肿区别。肌瘤内出现大小不等的囊腔，其间有结缔组织相隔，数个囊腔，囊腔内见清亮无色液体，也可自然凝固成胶冻状。镜下见囊腔壁由玻璃样变的肌瘤组织构成，内壁无上皮覆盖。

3）红色样变（red degeneration）：多见于妊娠期或产褥期，为肌瘤一种特殊类型的坏死，其发生原因尚不清楚，可能与肌瘤内小血管退行性变引起血栓及溶血、血红蛋白渗入肌瘤内有关。患者主诉剧烈腹痛伴恶心、呕吐、发热，白细胞计数升高。体检发现肌瘤迅速增大、压痛。肌瘤剖面呈暗红色，如半熟的牛肉，腥臭，质软，漩涡状结构消失。镜下见组织高度水肿，假包膜内大静脉及瘤体内小静脉血栓形成，广泛出血伴有溶血，肌细胞减少，细胞核常溶解消失，有较多脂肪小球沉积。

4）肉瘤样变（sarcomatous change）：肌瘤恶变为肉瘤变少见，国内资料发病率为0.4%～0.8%。多见于绝经后伴疼痛和出血的患者。没有证据表明绝经前快速增长的肌瘤有肉瘤变的可能，但若绝经后妇女肌瘤增大仍应警惕恶变可能。肌瘤恶变后，组织变软变脆，切面灰黄色，似生鱼肉状，与周围组织界限不清。镜下见平滑肌细胞增生，排列紊乱，旋涡状结构消失，细胞有异型性。

5）钙化（degeneration with calcification）：多见于蒂部细小、血供不足的浆膜下肌瘤及绝经后妇女的肌瘤。常在脂肪变之后，进一步分解成三酰甘油，再与钙盐结合，沉积在肌瘤内。镜下见钙化区为层状沉积，呈圆形，有深蓝色微细颗粒。

二、临床表现

（一）症状

本病多无明显症状，仅在体检时偶然发现。其症状与肌瘤部位、有无变性相关，而与肌瘤大小、数目关系不大。常见症状有：

（1）经量增多及经期延长：此为最常见症状，多见于大的肌壁间肌瘤及黏膜下肌瘤。肌瘤使宫腔增大，子宫内膜面积增加并影响子宫收缩，此外肌瘤可能使肿瘤附近的静脉受挤压，导致子宫内膜静脉丛充血与扩张，从而引起经量增多，经期延长。黏膜下肌瘤伴有坏死感染时，可有不规则阴道流血或血样脓性排液。长期经量增多可继发贫血，出现乏力、心悸等症状。

（2）下腹包块：肌瘤较小时在腹部摸不到肿块，当肌瘤逐渐增大使子宫超过 3 个月妊娠大时可从腹部触及。巨大的黏膜下肌瘤可脱出于阴道外，患者可因外阴脱出肿物就医。

（3）白带增多：肌壁间肌瘤使宫腔面积增大，内膜腺体分泌增多，并伴有盆腔充血致使白带增多；黏膜下子宫肌瘤一旦感染，可有大量脓性白带。若有溃烂、坏死、出血时，可有血性或脓血性，有恶臭的阴道溢液。

（4）腹痛、腰酸、下腹坠胀：患者通常无腹痛，浆膜下肌瘤蒂扭转时出现急性腹痛。肌瘤红色变时，腹痛剧烈且伴发热。下腹坠胀、腰酸背痛常见，且经期加重。

（5）压迫症状：子宫前壁下段肌瘤可压迫膀胱出现尿频、排尿障碍、尿潴留等。宫颈肌瘤可引起排尿困难，尿潴留；子宫后壁肌瘤（峡部或后壁）可引起下腹部坠胀不适、便秘等症状。阔韧带肌瘤或宫颈巨大肌瘤向侧方发展，嵌入盆腔内压迫输尿管形成输尿管扩张甚至可致肾盂积水。

（6）不孕：文献报道占 25%～40%。可能是肌瘤压迫输卵管使之扭曲，或使宫腔变形，妨碍受精卵着床。

（二）体征

本病体征与肌瘤大小、位置、数目及有无变性有关。肌瘤较大时在腹部扪及质硬、不规则、结节状肿物。妇科检查时，肌壁间肌瘤子宫常增大，表面不规则，单个或多个结节状突起；浆膜下肌瘤可扪及质硬、球状肿物与子宫有细蒂相连，活动。黏膜下肌瘤位于宫腔内者子宫多为均匀增大，脱出于宫颈外口者，窥器检查时可看到宫颈口处有肿物，粉红色，表面光滑，宫颈四周边缘清楚。若伴感染时可有坏死、出血及脓性分泌物。

三、辅助检查

1. **影像学检查** 超声可明确肌瘤大小、数目、部位及肌瘤内部是否均匀或液化、囊变等；MRI 在肌瘤的边界、内部结构、位置的判断上更具优势。

2. **宫腔镜检查** 可直接观察宫腔情况，有助于黏膜下肌瘤的诊断。

3. **腹腔镜检查** 当肌瘤需要与卵巢肿瘤或其他盆腔肿块鉴别时，可行腹腔镜检查，直接观察子宫大小形态，肿瘤生长部位。

四、诊断

根据病史、症状和体征，诊断本病多无困难。但对小的、症状不明显或囊性变肌瘤有时诊断困难。可借助 B 型超声、宫腔镜、腹腔镜、子宫输卵管造影等协助确诊。

五、鉴别诊断

1. **妊娠子宫** 妊娠时有停经史、早孕反应，子宫随停经月份增大、质软等；而子宫肌瘤无停经史，有月经改变，子宫增大、质硬、表面不规则、结节状突起。肌瘤囊性变可误诊为妊娠子宫，先兆流产也可被误认为子宫肌瘤。借助尿或血 HCG 测定、B 型超声、多普勒超声检查可确诊。

2. 卵巢肿瘤　一般无月经改变，多为偏于一侧的囊性肿块，能与子宫分开。实质性卵巢肿瘤可误认为是带蒂浆膜下肌瘤；肌瘤囊性变可被误诊为卵巢囊肿。应详细询问病史，仔细行三合诊检查，注意肿块与子宫的关系。必要时行 B 型超声、腹腔镜检查可确诊。

3. 子宫腺肌病　两者均可使子宫增大，经量增多。局限性子宫腺肌病类似子宫肌壁间肌瘤，质硬。但子宫腺肌症有继发性痛经明显，子宫多呈均匀增大，很少超过 3 个月妊娠子宫大小。B 型超声检查有助于诊断。但有时两者并存。

4. 盆腔炎性肿物　常有盆腔感染病史。肿物边界不清，与子宫粘连或不粘连，有压痛，抗炎治疗后症状、体征好转。血液炎症指标的监测、B 型超声检查可协助鉴别。

5. 子宫畸形　双子宫或残角子宫易误诊为子宫肌瘤。子宫畸形自幼即有，无月经改变等。B 型超声检查、腹腔镜检查、子宫输卵管造影等可协助诊断。

6. 子宫肉瘤　好发于老年妇女，生长迅速，多有腹痛、腹部包块及不规则阴道流血，B 型超声及磁共振检查有助于鉴别。

六、治疗

（一）中医治疗

活血化瘀、软坚散结为本病的治疗大法，治疗时应辨证与辨病相结合。辨证要点是按包块的性质、大小、部位，病程的长短及兼证和月经情况辨其在气在血，属痰湿还是热毒。治宜活血化瘀，软坚散结为主，佐以行气化痰，兼调寒热；但又必须根据患者体质强弱，病之久暂，酌用攻补，或先攻后补，或先补后攻，或攻补兼施等法，随证施治。需遵循"衰其大半而止"的原则，不可一味地猛攻、峻伐，以免损伤元气。用药尚需注意经期与非经期之不同，标本兼治。

1. 辨证方药

1）气滞血瘀证

证候　小腹包块坚硬，腹痛拒按，月经量多，经行不畅，精神抑郁，经前乳房胀痛，胸胁胀闷，或心烦易怒，小腹胀痛或有刺痛。舌苔薄白，舌边或有瘀斑，脉沉弦或涩而有力。

治法　行气活血，化瘀消癥。

方药　膈下逐瘀汤（《医林改错》）。

五灵脂、当归、川芎、桃仁、牡丹皮、赤芍、乌药、延胡索、甘草、香附、红花、枳壳。

若乳房胀痛者，加郁金、橘核络、八月札、路路通；血瘀重而正不虚者，加三棱、莪术、夏枯草、瓦楞子以破瘀消癥散结。月经量多者加益母草、香附炭以化瘀止血。

2）寒湿凝滞证

证候　小腹包块，月经后期，量少色暗有块，或量多色暗，经期延长，下腹冷痛喜温，四末不温，带下量多色白清稀，大便不坚；舌质淡紫，苔薄白而润，脉沉紧。

治法　温经散寒，活血消癥。

方药　少腹逐瘀汤（《医林改错》）加味。

小茴香、干姜、延胡索、没药、当归、川芎、肉桂、赤芍、蒲黄、五灵脂。

若带多如水，加苍术；若血瘀重，加三棱、莪术、水蛭、桃仁；若经量过多，可用金匮温经汤，炮姜易生姜，加益母草、香附炭。

3）痰湿瘀阻证

证候　小腹包块，胀满，月经后期，经少不畅，或量多有块，色紫暗，或夹有黏稠白带，下腹胀满，脘痞多痰，体形肥胖；舌质胖紫，苔白腻，脉沉滑。

治法 化痰理气，活血消癥。

方药 苍附导痰丸（《广嗣纪要》）合桂枝茯苓丸（《金匮要略》）加减。

苍术、香附、陈皮、南星、枳壳、半夏、茯苓、神曲、甘草、生姜、桂枝、赤芍、牡丹皮、桃仁。

若食欲不振，加山楂、鸡内金以助运消癥；若痰湿眩晕，加天麻、石菖蒲以化湿清窍；若大便溏薄，加炒薏苡、炒白术以健脾止泻；若带下量多，加海浮石、制南星、海螵蛸以化痰止带；经量过多可用四物汤合二陈汤加香附炭、益母草、党参、白术、仙鹤草、阿胶珠等，以健脾化痰，和血止血。

4）湿热夹瘀证

证候 小腹包块，疼痛拒按，经行量多色红，有血块，经期延长，质黏稠，下腹疼痛，腰骶酸痛下坠，时有发热，带下量多，色黄，秽臭，舌红，苔黄腻，脉滑数。

治法 清热利湿，活血消癥。

方药 大黄牡丹皮汤（《金匮要略》）加红藤、败酱草、石见穿。

大黄、牡丹皮、桃仁、冬瓜子、芒硝、红藤、败酱草、石见穿。

若下腹疼痛较重，加制乳香、没药；带下量多，加贯众、土茯苓；发热不退，加蒲公英、紫花地丁、马齿苋；经量过多时去桃仁，加贯众炭、地榆、槐花、侧柏叶、马齿苋。

5）气虚血瘀证

证候 小腹包块，小腹空坠，月经量多，经期延长，色淡有块，神疲乏力，气短懒言，纳少便溏，面色无华；舌淡暗，边尖有瘀点或瘀斑，脉细涩。

治法 益气养血，消癥散结。

方药 圣愈汤（《医宗金鉴》）加桂枝、茯苓、丹参、阿胶、山楂、山慈菇、益母草、煅龙骨、煅牡蛎。

人参、当归、熟地黄、白芍、川芎、黄芪、柴胡、桂枝、茯苓、丹参、阿胶、山楂、山慈菇、益母草、煅龙骨、煅牡蛎。

若经血夹块者，加花蕊石、炒蒲黄活血化瘀；出血量多加田三七化瘀止血；出血量多伴头晕目眩者，加何首乌、补益精血。

6）肾虚血瘀证

证候 下腹部结块，触痛，月经量多或少，经行腹痛较剧，经色紫暗有块，婚久不孕或曾反复堕胎，腰酸膝软，头晕耳鸣，夜尿频多。舌淡暗，舌边有瘀点或瘀斑，脉沉涩。

治法 补肾活血，消癥散结。

方药 补肾祛瘀方（李祥云经验方）。

淫羊藿、仙茅、熟地黄、山药、香附、鸡血藤、三棱、莪术、丹参。

若兼经行量多者，加炒蒲黄、茜草、益母草以化瘀止血；腹痛甚者，加血竭、三七以化瘀止痛；包块日久者，加炙山甲、水蛭以化瘀消癥。

2.针灸治疗 针灸可选双侧子宫穴、曲骨、横骨等穴位，平补平泻。

3.中医外治法

（1）中药灌肠：桃仁、川芎、三棱、莪术、穿山甲、木通、路路通、陈皮、枳实、昆布、牡蛎各15g。浓煎至100ml，保留灌肠，每日1次，30次为1个疗程。

（2）中药热敷：穿山甲20g，当归尾、白芷、赤芍各10g，山茴香、生艾叶各30g。装入布袋放于小腹上，再放置热水袋，每次20分钟，30日为1个疗程。

（二）西医治疗

1.观察等待 治疗应根据患者症状、年龄和有无生育要求，以及肌瘤的类型、大小、数目全面考虑。无症状肌瘤一般不需要治疗，特别是近绝经期女性。绝经后肌瘤多可萎缩和症状消失。每3～6个月随访一次，若出现症状可考虑进一步治疗。

2. 药物治疗 适于症状轻，近绝经年龄或全身情况不宜手术者。

（1）促性腺激素释放激素激动剂（gonadotropin-releasing hormone agonist，GnRH-a）：采用大剂量连续或长期非脉冲式给药，可产生抑制 FSH 和 LH 分泌作用，降低雌激素至绝经后水平，借以缓解症状并抑制肌瘤生长使其萎缩。但停药后又逐渐增大到原来大小。用药 6 个月以上可产生围绝经期综合征、骨质疏松等不良反应，长期用药受限制。目前临床上常用的 GnRH-a 有亮丙瑞林每次 3.75mg、戈舍瑞林每次 3.6mg、曲普瑞林等。应用指征：①术前应用缩小肌瘤，降低手术难度，或使阴式手术或腹腔镜手术成为可能；②缩小肌瘤利于妊娠；③术前治疗控制症状，纠正贫血；④对近绝经妇女，提前过渡到自然绝经，避免手术。

（2）米非司酮（mifepristone，Ru486）：与孕激素竞争受体，拮抗孕激素作用。每日 12.5mg，口服，连续服用 3 个月。可作为术前用药或提前绝经使用。不宜长期服用，因其拮抗孕激素后，子宫内膜长期受雌激素刺激，增加子宫内膜增生的风险。

3. 手术治疗 手术适应证：①月经过多致继发贫血，药物治疗无效；②严重腹痛、性交痛或慢性腹痛，有带蒂肌瘤扭转引起的急性腹痛；③有膀胱、直肠压迫症状；④能确定肌瘤是不孕或反复流产的唯一原因者；⑤肌瘤生长较快，怀疑有恶变。手术可经腹、阴道或宫腔镜及腹腔镜下手术。手术方式有：

（1）肌瘤切除术：适用于希望保留生育功能的患者。浆膜下肌瘤多经腹或在腹腔镜下切除肌瘤。黏膜下肌瘤或大部分突向宫腔的肌壁间肌瘤可宫腔镜下切除。突出宫口或阴道内的黏膜下肌瘤经阴道或经宫腔镜切除。术后有 50%复发机会，约 1/3 患者需再次手术。

（2）子宫切除术：症状明显，经药物治疗无效，不需保留生育功能，或疑有恶变者，可行子宫次全切除术或全子宫切除术。术前应行宫颈细胞学检查、内膜活检或诊刮病检以除外子宫恶性病变，必要时可手术中行冷冻切片组织学检查。

4. 其他疗法

（1）子宫动脉栓塞术（uterine artery embolization，UAE）：通过阻断子宫动脉及其分支，减少肌瘤的血供，从而延缓肌瘤的生长，缓解症状。本法可能引起卵巢功能减退，对有生育要求的妇女一般不推荐使用。

（2）宫腔镜子宫内膜切除术：适用于月经量多，没有生育要求但希望保留子宫或不能耐受子宫切除术的患者。

（3）高频超声聚焦治疗：适应证：①有临床症状的子宫肌瘤；②无临床症状并有生育要求的育龄期女性，肌瘤直径大于 3cm 的单发肌壁间肌瘤或 3 个以上的肌瘤且最大径线大于 2cm 或直径大于 4cm 的浆膜下肌瘤；③无临床症状且无生育要求的育龄期女性，直径大于 2cm 的黏膜下肌瘤或有心理负担的直径约 3cm 的肌壁间肌瘤患者或直径大于 5cm 的浆膜下肌瘤或拒绝手术治疗的带蒂浆膜下肌瘤患者；④围绝经期女性，肌瘤持续存在直径大于 3cm 并有心理负担的。禁忌证：①无安全声通道的肌瘤（如严重盆腔粘连、宫腔异物等）；②无有效声通道的肌瘤（如位置较深的肌瘤或较小的宫颈肌瘤）；③不能被焦域有效覆盖的肌瘤（如后屈子宫后壁肌瘤或宫底肌瘤）；④合并重要器官严重器质性病变；⑤合并胶原结缔组织病史；⑥合并盆腔或生殖道急性或亚急性期感染；⑦合并子宫及附件的非良性病变；⑧不能仰卧 1 小时者；⑨不能与医生或护士交流沟通者；⑩心脏安置永久起搏器及正在进行抗凝治疗或具有出血倾向的患者。

七、中西医临床诊疗思路

子宫肌瘤是妇科常见病。病机多因脏腑失调，气血阻滞，瘀血内结，聚成癥瘕。临证要注意辨清病种，分清善恶，以明确预后。治疗时应根据辨证特点，以理气、活血、除湿、清热、益气、补肾等为主，结合化瘀消癥，并合理使用虫类药，必要时还可配合外治，如保留灌肠、中药热敷法及针灸等。不拘于一方一法，可提高疗效。

子宫肌瘤的治疗要处理好扶正与祛邪、化瘀与止血等关键。应按经期与非经期，攻补各有侧重。尤其对于经量过多，血海空虚者，注意止血不留瘀，即使要攻，也应攻补兼施，以免犯"虚虚之戒"。同理，癥瘕亦不可滥补，只有久病正气虚弱者才使用补法，以免犯"实实之虞"。要坚持用药，缓图其功，使邪祛正不伤，早日痊愈。对于有生育要求寻求中药保守治疗的患者，还应根据排卵前后用药有所顾护。若经中医中药系统治疗后症状未见明显缓解或已有明确手术指征，应适时行手术治疗。

八、预防与调护

子宫肌瘤为妇科常见病，多发于中年妇女，因此 30～50 岁妇女应注意妇科普查，有肌瘤者应慎用性激素制剂。绝经后肌瘤继续增大者应注意发生恶变的可能。

古医籍精选

《灵枢·水胀》曰："肠覃何如……寒气客于肠外，与卫气相搏，气不得荣，因有所系，癖而内著，恶气乃起，息肉乃生。其始生也，大如鸡卵，稍以益大，至其成，如怀子之状，久者离岁，按之则坚，推之则移，月事以时下，此其候也。石瘕何如……石瘕生于胞中，寒气客于子门，子门闭塞，气不得通，恶血当泻不泻，衃以留止，日以益大，状如怀子，月事不以时下，皆生于女子，可导而下。"

《景岳全书·妇人规·瘕类》曰："瘀血留滞作，惟妇人有之，其证则或由经期，或由产后，凡内伤生冷，或外受风寒，或忿怒伤肝，气逆而血留，或忧思伤脾，气虚而血滞，或积劳积弱，气弱而不行，总由血动之时，余血未净，而一有所逆，则留滞日积，而渐以成矣。"

《医宗金鉴·妇科心法要诀·瘕积痞疝癖疝诸证门》曰："凡治诸积，宜先审身形之壮弱，病势之缓急而治之。如人虚，则气血衰弱，不任攻伐，病势虽盛，当先扶正气，而后治其病；若形证俱实，宜先攻其病也。经曰：大积大聚，衰其大半而止，盖恐过于攻伐，伤其气血也。"

病案分析

患者女性，52 岁。主诉：月经量增多 4 年，阴道出血 47 日未净。患者 4 年前开始出现月经量增多，一周期用 40+片卫生巾，周期规律，30 日左右一潮，经期 5～7 日干净，伴腰酸腹胀，月经干净后自觉头晕不适。遂至外院就诊，当时查 B 超提示子宫肌瘤，具体大小不详。自诉给予消炎止血等治疗后症状稍缓解，后患者间断至外院治疗，但症状反复。末次月经 5 月 1 日，至今 47 日未净，曾服炔诺酮、中药止血均无效。入院时患者神疲乏力，头晕，经血量中，色红夹块，腰酸腹胀，纳平嗜卧，口干乏液。

体格检查：脉搏 94 次/分，血压 115/71mmHg，精神稍疲倦，贫血面容；舌暗偏红，边有瘀紫，少苔，脉细弦带数。

妇检（消毒下）：外阴血污，发育正常，阴道通畅，中等量血迹，来自宫腔，宫颈肥大光滑，宫体后位，质硬，如孕 2 个月余，活动可，无压痛，双侧附件未及异常。

实验室和其他检查：2016 年 1 月查 B 超示子宫 10.2cm×7.3cm×4.2cm，肌壁间减弱光团 2.7cm×2.2cm×3.4cm、2.1cm×2.6cm×2.9cm，宫腔内见减弱光团 2.5cm×2.0cm×1.7cm。血常规提示：Hb 76g/L。诊为多发性子宫肌瘤、中度贫血。

根据上述资料，请提出你的诊断思路。

子 宫 肉 瘤

子宫肉瘤（uterine sarcoma）少见，是恶性程度高的女性生殖道肿瘤，来源于子宫肌层或肌层内结缔组织和内膜间质，也可继发于子宫平滑肌瘤。占子宫恶性肿瘤的 2%～4%，占女性生殖道恶性肿瘤 1%。多见于 40～60 岁以上妇女。

本病属中医学"崩漏""经断复来""五色带""癥瘕"的范畴。

一、病因病理

（一）中医病因病机

1. 病因　同子宫肌瘤。

2. 病机

（1）肝肾阴虚：素体肝肾不足或房事不节，致肝肾阴虚，冲任失调，阴虚内热，积热成毒，蕴结胞宫发为本病。

（2）湿热瘀结：经行、产后胞脉空虚，湿热之邪客于胞宫，与血搏结，或脾虚生湿，流注下焦，湿蕴化热，湿热之邪阻滞气机，血行瘀阻，湿热瘀血互结于胞宫，瘀积日久，发为本病。

（二）西医病因病理

本病根据不同的组织发生来源，主要有：

1. 子宫平滑肌肉瘤（leiomyosarcoma）　本型最多见，易发生盆腔血管、淋巴结及肺转移。平滑肌肉瘤分为原发性和继发性两种。原发性平滑肌肉瘤是指由具有平滑肌分化的细胞组成的恶性肿瘤，是子宫最常见的恶性间叶性肿瘤，发自子宫肌壁或肌壁间血管壁的平滑肌组织。此种肉瘤呈弥散性生长，与子宫肌层无明显界限，无包膜。继发性平滑肌肉瘤为原已存在的平滑肌瘤恶变。肌瘤恶变常从肌瘤中心部分开始，向周围播散直到整个肌瘤发展为肉瘤，此时往往侵及包膜。通常肿瘤的体积较大，切面为均匀一致的黄色或红色结构，呈鱼肉状或豆渣样。镜下见平滑肌肉瘤细胞呈梭形，细胞大小不一致，形态各异，排列紊乱，有核异型，染色质深，核仁明显，细胞质呈碱性，有时有巨细胞出现。核分裂象＞5/10 HP。继发性子宫肉瘤的预后比原发性好。

2. 子宫内膜间质肉瘤（endometrial stromal sarcoma，ESS）　本型来自子宫内膜间质细胞，按照核分裂、血管侵袭及预后情况分以下三类：

（1）子宫内膜间质结节：病灶局限于子宫，边界清楚，质硬无浸润，无淋巴管或血管侵袭，通常核分裂象＜5/10HP。

（2）子宫内膜间质肉瘤（既往称为低度恶性子宫内膜间质肉瘤）：有向宫旁组织转移倾向，较少发生淋巴、肺转移。复发迟，平均初始治疗后 5 年复发。巨检见子宫球状增大，有颗粒样、小团状突起，质如橡皮、富弹性。切面见肿瘤呈息肉状或结节状，子宫内膜突向宫腔或侵及肌层，有时息肉有长蒂可达宫颈口外。瘤组织呈鱼肉状，均匀一致，呈黄色。镜下见子宫内膜间质细胞侵入肌层肌束间，细胞大小形态一致，细胞质少，核分裂象＜10/10HP。

（3）高度或未分化子宫内膜肉瘤：恶性程度高，预后差。大体见肿瘤多发生在子宫底部，向腔内突起呈息肉状，质软且脆，常伴有出血坏死。切面灰黄色，鱼肉状。当侵入肌层时，肌壁则呈局限性或弥漫性增厚。镜下见肿瘤细胞分化程度差，细胞大小不一致，核深染，异型性明显，核分裂象＞10/10HP。

3. 上皮和间叶混合性肉瘤　指肿瘤中具有上皮和间叶两种成分组成的恶性肿瘤，根据其中上皮成分的良恶性，又分为腺肉瘤和癌肉瘤。

（1）腺肉瘤（adenosarcoma）：是含有良性腺上皮成分及肉瘤样间叶成分的双向分化的肿瘤。多见于绝经后妇女，也可见于青春期和育龄期女性。腺肉瘤呈息肉样生长，突入宫腔，较少侵犯肌层，切面常呈灰红色，伴出血坏死，可见小囊腔。镜下可见被间质挤压呈裂隙状的腺上皮成分，周围间叶细胞排列密集，细胞轻度异型，核分裂象>4/10HP。

（2）癌肉瘤（carcinosarcoma）：是一种由恶性上皮和恶性间叶成分混合组成的子宫恶性肿瘤，也称恶性中胚叶混合瘤（malignant mesodermal mixed tumor，MMMT）。常见于绝经后妇女。肿瘤体积可以很大，并侵犯子宫肌层，伴出血坏死。镜下见恶性上皮成分通常为 Mullerian 型上皮，间叶成分分为同源性和异源性，后者常见恶性软骨、骨骼肌及横纹肌成分，恶性明显。

二、临床表现

（一）症状

无特异性。本病早期症状不明显，随着病情发展可出现下列表现：

1. 不规则阴道流血　最常见的症状，量或多或少，出血来自向宫腔生长的肿瘤表面溃破。若合并感染坏死，可有大量脓性分泌物排出，内含组织碎片，味臭。

2. 腹部肿物　患者常诉下腹部肿物迅速增大，晚期肿瘤向周围组织浸润，压迫周围组织，以致下腹痛、腰痛等。

3. 压迫症状　当肿瘤压迫直肠、膀胱时出现相关脏器压迫症状。

4. 全身症状　晚期出现恶病质，消瘦，继发性贫血，发热或出现肺、脑转移相应症状。

（二）体征

妇科检查：子宫增大，质软，表面不规则。有时宫口扩张，宫口内见赘生物或从宫口向阴道脱出的息肉样或葡萄状赘生物，呈暗红色，质脆，触之易出血。继发感染后有坏死及脓性分泌物。晚期肉瘤可累及骨盆侧壁，子宫固定不活动，可转移至肠管及腹腔，但腹水少见。

三、辅助检查

1. 影像学检查　阴道彩色多普勒超声检查可明确肉瘤的大小、部位及肿瘤内部结构等；MRI在肌瘤的边界、内部结构、位置的判断上更具优势。

2. 活体组织检查　宫颈阴道肿物活检，刮取内膜做病检。

3. 胸部 X 线检查　肉瘤肺转移为常见，胸部 X 线检查可提供重要线索。

四、诊断

因子宫肉瘤临床表现与子宫肌瘤及其他恶性肿瘤相似，术前诊断较困难。对绝经后妇女及幼女的宫颈赘生物、迅速长大伴疼痛的子宫肌瘤，均应考虑有无子宫肉瘤的可能。辅助诊断可选用诊断性刮宫等。确诊依据为组织病理学检查。

五、鉴别诊断

1. 子宫肌瘤　子宫肌瘤（肌壁间）可引起月经异常、经量增多、经期延长、白带增多，与子宫肉瘤症状相似。妇科检查及B超检查有助于鉴别，但最终应以病理检查结果为依据。

2. 子宫内膜癌　多发生绝经后不规则阴道流血，应与本病鉴别，但妇科检查时早期无明显体征，子宫稍大，可行诊断性刮宫鉴别。

3. 子宫颈癌　临床表现有不规则阴道出血或阴道排液伴有恶臭，与本病类似。妇科检查时可见宫颈糜烂、肥大、菜花样、溃疡型等，子宫大小正常。宫颈刮片可找到癌细胞，宫颈活检可确诊。

4. 功能失调性子宫出血　可有不规则阴道出血，特别是更年期的功能失调性子宫出血应与本病鉴别。妇科检查子宫大小及软硬度正常，盆腔无异常。诊断性刮宫可协助诊断。

六、临床分期（表 16-4）

表 16-4　子宫肉瘤手术病理分期（FIGO，2010 年）

类型	期别	定义
（1）子宫平滑肌肉瘤		
	I	肿瘤局限于子宫
	I A	肿瘤最大直径≤5cm
	I B	肿瘤最大直径>5cm
	II	肿瘤扩散到盆腔（仍局限于盆腔）
	II A	累及附件
	II B	累及子宫外的盆腔内组织
	III	肿瘤侵犯腹腔组织（并非仅突向腹腔）
	IIIA	1 个病灶
	IIIB	多个病灶
	IIIC	侵犯盆腔和（或）主动脉旁淋巴结
	IV	肿瘤侵犯膀胱和（或）直肠或有远处转移
	IVA	肿瘤侵犯膀胱和（或）直肠
	IVB	远处转移
（2）子宫内膜间肉瘤和腺肉瘤		
	I	肿瘤局限于子宫
	I A	局限于子宫内膜、宫颈管内膜，无肌层浸润
	I B	≤1/2 肌层浸润
	I C	>1/2 肌层浸润
	II	肿瘤扩散到盆腔
	II A	累及附件
	II B	累及子宫外的盆腔组织
	III	肿瘤侵犯腹腔组织（并非仅仅突向腹腔）
	IIIA	1 个病灶
	IIIB	多个病灶
	IIIC	转移到盆腔和（或）主动脉旁淋巴结
	IV	
	IVA	肿瘤侵犯膀胱和（或）直肠
	IVB	远处转移
癌肉瘤		分期参照子宫内膜癌的新分期标准

注：与卵巢、盆腔子宫内膜异位病灶相关的同时发生于子宫体和卵巢、盆腔的肿瘤应分别诊断为原发性肿瘤。III期是指肿瘤病灶浸润腹腔内组织而不仅仅是子宫底突向腹腔。

七、转移途径

子宫肉瘤的转移方式为血行播散、直接蔓延及淋巴转移三种。主要为血行播散及直接蔓延，以肺、肝转移多见，少数为淋巴管转移。低度恶性子宫内膜间质肉瘤在宫旁血管腔内可见白色蚯蚓状瘤栓；子宫恶性中胚叶混合瘤可经淋巴转移或直接蔓延。

八、治疗

（一）中医治疗

子宫肉瘤的中医治疗以软坚散结、扶正祛邪为原则。治疗时应辨证与辨病相结合。随证施治，攻补兼施。

1）肝肾阴虚证

证候 阴道流血，淋漓不净，色红或紫暗，赤白带下伴臭味，眩晕耳鸣，颧红咽干，五心烦热，腰酸腿痛；舌质红，少苔，脉细数或弦细。

治法 滋阴降火，清热解毒，化瘀消癥。

方药 知柏地黄汤（《医宗金鉴》）加减。

熟地黄、山茱萸、山药、泽泻、茯苓、牡丹皮、知母、黄柏。

阴道流血量多、色鲜红可加茜根、地榆以凉血止血。

2）湿热瘀结证

证候 阴道流血色紫黑质稠，带下不断且量多，色黄如脓或赤白相兼并伴恶臭，胸闷腹痛，腰酸疼痛，口咽干苦，烦热纳少，便秘或泻泄，小便短赤或涩痛不利；舌质红，苔黄腻，脉滑数或弦数。

治法 清热解毒，活血化瘀。

方药 黄连解毒汤（《外台秘要》）加减。

黄连、黄芩、黄柏、栀子。

大便秘结者，可加大黄、枳实泻热通腑。

（二）西医治疗

子宫肉瘤的西医治疗原则以手术为主。Ⅰ期和Ⅱ期行全子宫及双附件切除术。子宫内膜间质肉瘤和癌肉瘤还应行淋巴结切除。子宫平滑肌肉瘤因淋巴转移率低，是否切除淋巴结尚存争议。根据期别和病理类型，术后化疗或放疗有可能提高疗效。Ⅲ期及Ⅳ期应考虑手术、放疗和化疗综合治疗。目前对肉瘤化疗效果较好的药物有顺铂、多柔比星、异环磷酰胺等，常用联合化疗。低度恶性子宫内膜间质肉瘤含雌、孕激素受体，孕激素治疗有一定疗效。

九、中西医临床诊疗思路

子宫肉瘤治疗原则是以手术为主，术后配合放疗、化疗；中医药起抑瘤增效作用，在围手术期及放疗、化疗期间应用可以提高疗效，改善患者生存质量。

十、预防与调护

本病早期发现与诊断较为困难，故对绝经期前后的妇女，最好半年作一次盆腔检查及妇科B超等相关辅助检查。任何年龄的妇女，如有阴道异常出血、异常分泌物或下腹不适，宜及时就诊。

十一、随访

应根据复发风险制订随访方案。随访期间需排除常见的肺部转移和局部复发。低级别肉瘤患者术后 5 年内每 4~6 个月随访一次，5 年后每年复诊一次。高级别肉瘤术后 1~3 年每 3~4 个月随访一次，术后 3~5 年每年两次，5 年后每年一次。随访内容：每次询问症状、体检。每 3~6 个月检测肿瘤标志物。2 年内每 3~6 个月复查胸片、盆腹腔 B 超；2 年后每 6 个月复查一次，至 5 年。每年复查盆腹腔 CT 或 MRI 一次。

古医籍精选

《诸病源候论·瘕候》曰："若积引岁月，人即柴瘦，腹转大，遂致死。"

《妇人大全良方·妇人积年血块方论》曰："夫妇人积年血块者久而不差，则心腹两胁苦痛，害于食，肌肤羸瘦。"

《金匮要略·妇人妊娠病脉证并治》曰："妇人宿有病，经断未及三月，而得漏下不止，胎动在脐上者，为瘕害。妊娠六月动者，前三月经水利时，胎也。下血者，后断三月血也。所以血不止者，其不去故也，当下其，桂枝茯苓丸主之。"

《诸病源候论》曰："若经血未净而合阴阳，即令妇人血脉挛急，小腹重急支满……结牢恶血不除，月水不时，或月前月后，因生积聚，如怀胎状。"

病案分析

患者女，52 岁。以"绝经 1 年，阴道不规则流血 10 个月"为主诉于 2015 年 12 月 26 日收入院。

现病史：患者已生育 4 胎，既往月经规则，有子宫肌瘤病史，未定期复查。绝经 1 年，于 2015 年 2 月开始出现不规则阴道流血，量时多时少，近 4 个月阴道流出洗肉样水，并发觉腹部扪及包块，逐渐增大。曾在当地医院就诊，具体用药不详。2015 年 12 月 23 日当地医院行腹部 CT 检查，提示盆腔巨大占位性病变。转至我科门诊就诊而收入院。入院症见阴道流血流液，恶臭，伴下腹胀痛，口干口苦，腰膝酸痛，无发热恶寒，胃纳可，失眠多梦，夜尿多，大便干结。

查体：体温、心率、血压正常。心肺体检未见异常，形体消瘦，面色晦暗无华，全身浅表淋巴结未扪及肿大。腹部膨隆，下腹部可扪及一质硬包块，充满整个盆腹腔，上界平脐，轻触痛。

妇科检查：外阴正常，阴道见多量淡红色液体恶臭，宫颈光滑，子宫轮廓欠清，增大如孕 5+ 月，表面凹凸不平活动差与盆壁无间隙，双侧附件区扪诊不满意。三合诊包块向直肠突出凹凸不平，直肠壁光滑，指套退出无血染。舌质暗红，有瘀点瘀斑，苔薄黄，脉弦细涩。

实验室检查：血常规：Hb87g/L，余项正常。CA125：199.5U/ml，CA153：87.7U/ml，CA199：41.9U/ml。腹部 CT：盆腔巨大占位性病变考虑恶性肿瘤，来自子宫或附件可能性大。全身 ECT：多发性骨代谢异常，考虑多发性骨转移。

根据上述资料，请提出你的诊断思路。

子宫内膜癌

子宫内膜癌（endometrial carcinoma），是发生于子宫内膜的一组上皮性恶性肿瘤，以来源于子宫内膜腺体的腺癌最常见，为女性生殖道三大恶性肿瘤之一，约占女性全身恶性肿瘤的 7%，占女性生殖道恶性肿瘤的 20%~30%。平均发病年龄为 60 岁，其中 75% 发生于 50 岁以上妇女。近年在世界范围内发病率有上升趋势。

本病属中医学"崩漏""五色带""经断复来""癥瘕"范畴。

一、病因病理

（一）中医病因病机

1. 病因 主要与脏腑功能失调，痰浊、湿热瘀毒，蕴结胞宫，暗耗气血，败损脏腑有关。

2. 病机

（1）痰湿结聚：素体脾虚，水湿内蕴，湿聚成痰，流注下焦，结聚胞宫，日久成癥。

（2）湿热瘀毒：素体湿盛，或肝旺脾虚，湿蕴化热，积之成毒，湿热邪毒互结胞宫为患。

（3）肝肾阴虚：素体阴虚，或年老肾亏，阴虚内热，积热成毒，热毒内浸，蕴结胞宫。

（4）脾肾阳虚：素体亏损，肾阳虚弱，脾失健运，水湿停聚，阳气不足，血脉涩滞，痰瘀互结，聚积胞宫。

（二）西医病因病理

1. 病因 现代医学关于本病的确切病因仍不清楚。目前认为子宫内膜癌可能有两种发病类型。

Ⅰ型即雌激素依赖型（estrogen-dependent），占多数。其发生可能是在无孕激素拮抗的雌激素长期作用下，发生子宫内膜增生症（单纯型增生或复杂型增生、伴或不伴不典型增生），继而癌变。临床上常见无排卵性疾病（无排卵性功血，多囊卵巢综合征）、分泌雌激素的卵巢肿瘤（颗粒细胞瘤、卵泡膜细胞瘤）、长期服用雌激素的绝经后妇女及长期服用他莫昔芬的妇女。这种类型占子宫内膜癌的大多数，均为子宫内膜样腺癌，肿瘤分化较好，雌孕激素受体阳性率高，预后好。患者较年轻，常伴有肥胖、高血压、糖尿病、不孕或不育及绝经延迟。*PTEN* 基因失活和微卫星不稳定是常见的分子事件。

Ⅱ型为非雌激素相关型（estrogen-independent），多见于老年体瘦妇女，与雌激素无明确关系，其病理形态属少见类型，如子宫内膜浆液乳头状癌、透明细胞癌、腺鳞癌、黏液腺癌等。在癌灶周围可以是萎缩的子宫内膜，肿瘤恶性度高，分化差，雌孕激素受体多呈阴性，预后不良。*P53* 基因突变和 *HER2* 基因过度表达为常见的分子事件。

大约有10%左右的子宫内膜癌还与遗传因素有关，其中关系最密切的遗传症候群是林奇综合征（Lynch syndrome），也称遗传性非息肉结直肠癌综合征（hereditary non-polyposis colorectal cancer syndrome，HNPCC），也是一种常染色体显性遗传病，由错配修复基因突变引起，与年轻女性的子宫内膜癌发生有关。

2. 病理

（1）大体病理：不同组织学类型内膜癌的肉眼观无明显区别。大体分为弥散型和局限型。

1）弥散型：子宫内膜大部或全部为癌组织侵犯，癌灶常呈菜花样物从内膜表层长出并突向宫腔内，充满宫腔甚至脱出于宫口外。癌组织灰白或淡黄色，表面有出血、坏死，有时形成溃疡。虽广泛累及内膜，但较少浸润肌层，晚期侵犯肌壁全层并扩展至宫颈管。一旦癌灶阻塞宫颈管则可导致宫腔积脓。

2）局限型：癌灶局限于宫腔，多见于宫底部或宫角部，癌灶小，呈息肉或菜花状，易浸润肌层。

（2）镜检及病理类型

1）内膜样腺癌：占 80%～90%。内膜腺体高度异常增生，上皮复层，并形成筛孔状结构。癌细胞异型明显，核大、不规则、深染，核分裂活跃，分化差的腺癌腺体少，腺结构消失，成实性癌块。国际妇产科联盟（FIGO，1988 年）提出内膜样癌组织三级分类法。Ⅰ级（高分化腺癌）：非鳞状或桑葚状实性生长区域≤5%；Ⅱ级（中度分化腺癌）：非鳞状或桑葚状实性生长区域占 6%～50%；Ⅲ级（低分化腺癌）：非鳞状或桑葚状实性生长区域＞50%。

2）腺癌伴鳞状上皮分化：腺癌组织中含有鳞状上皮成分。按鳞状上皮的良恶性，良性为腺角化癌，恶性为鳞腺癌，介于两者之间称腺癌伴鳞状上皮不典型增生。

3）浆液性腺癌：又称为子宫乳头状浆液性腺癌（UPSC），占 1%～9%，癌细胞异型性明显，多为不规则复层排列，呈乳头状或簇状生长，约 1/3 患者伴砂粒体。恶性程度高，易广泛累及肌层、脉管及淋巴转移，预后差。

4）透明细胞癌：约占不足 5%，癌细胞呈实性片状、腺管状或乳头状排列，癌细胞胞质丰富、透亮，核异型居中，或由鞋钉状细胞组成。恶性程度较高，易早期转移。

二、临床表现

（一）病史

有月经失调、肥胖、不孕症、乳腺癌服用他莫昔芬等病史。

（二）症状

约 90% 的患者出现阴道流血或阴道排液症状，在诊断时无症状者不足 5%。

1. 阴道流血　主要表现绝经后阴道流血，量一般不多，大量出血者少见，或为持续性或间歇性流血；尚未绝经者则诉经量增多、经期延长或月经紊乱。

2. 阴道排液　多为浆液性或浆液血性排液，合并感染则有脓血性排液，并有恶臭。因阴道排液异常就诊者约占 25%。

3. 疼痛　通常不引起疼痛。晚期癌瘤浸润周围组织或压迫神经引起下腹及腰骶部疼痛，并向下肢及足部放射。癌灶侵犯宫颈，堵塞宫颈管导致宫腔积脓时，出现下腹胀痛及痉挛样疼痛。

4. 全身症状　晚期患者常伴全身症状，如贫血、消瘦、恶病质、发热及全身衰竭等。

（三）体征

本病患者早期时妇科检查无明显异常，子宫正常大小，活动度可，双侧附件较软，无肿物；当病情逐渐发展，子宫增大、稍软；晚期时偶见癌组织自宫口脱出，质脆，触之易出血。若合并宫腔积脓，子宫明显增大、压痛。癌灶向周围浸润，子宫固定或在宫旁或盆腔内扪及不规则结节状物。

三、辅助检查

1. 影像学检查　B 型超声检查：极早期时见子宫正常大，仅见宫腔线紊乱、中断。典型内膜癌声像图为子宫增大或绝经后子宫相对增大；宫腔内见实质不均回声区，形态不规则，宫腔线消失，有时见肌层内不规则回声紊乱区，边界不清，可做出肌层浸润程度的诊断。彩色多普勒显像可显示丰富血流信号。MRI 对肌层浸润深度和宫颈间质浸润有较准确的判断，CT 可协助判断有无子宫外转移。

2. 诊断性刮宫（diagnostic curettage）　是常用而又价值的诊断方法。如果临床或影像学检查怀疑有宫颈转移，或为鉴别子宫内膜癌和子宫颈管腺癌，需行分段诊刮（fractional curettage）。先用小刮匙环刮宫颈管，再进宫腔搔刮内膜，取得的刮出物分瓶标记送病理检查。分段刮宫操作要小心，以免穿孔，尤其当刮出多量豆腐渣样组织疑为内膜癌时。只要刮出物已足够送病理检查，即应停止操作。组织学检查是子宫内膜癌的确诊依据。

3. 宫腔镜检查　可直视宫腔及宫颈管，若有癌灶生长，能直接观察病灶大小、生长部位、形态，并可取活体组织送病理检查。对局灶子宫内膜癌的诊断更为准确。

4. CA125 检查　有条件者可选用血清 CA125 检测检查。有子宫外转移者，血清 CA125 值会升高。也可作为疗效观察的指标。

5. 子宫内膜抽吸活检（endometrial aspiration biopsy） 方法简便，国外报道诊断的准确性与诊断性刮宫相当，国内尚未普遍开展。

四、诊断

根据病史、症状和体征外，最后确诊本病必须根据诊断性刮宫病理检查结果。

五、鉴别诊断

1. 功能失调性子宫出血 主要表现为月经紊乱，如经量增多、经期延长、经间期出血或不规则流血等，妇科检查无异常发现，与内膜癌的症状和体征相似，临床上难以鉴别，应先行诊断性刮宫和活组织检查可以确诊。

2. 萎缩性阴道炎 主要表现为血性白带，需与内膜癌相鉴别。前者见阴道壁充血或黏膜下散在出血点，分泌物增多等表现，B 型超声检查宫腔内无异常发现，治疗后可好转。必要时可先抗感染治疗，再做诊断性刮宫。老年妇女还必须注意两种情况并存的可能。

3. 子宫黏膜下肌瘤或内膜息肉 多表现为月经过多及经期延长，需与内膜癌相鉴别。及时行分段刮宫、子宫镜检查及 B 型超声检查等以明确诊断。

4. 原发性输卵管癌 主要表现为阴道排液、阴道流血和下腹疼痛。原发性输卵管癌分段刮宫阴性，子宫旁扪及肿物；而子宫内膜癌诊断性刮宫病理阳性，子宫旁无肿物扪及。B 型超声检查有助于鉴别。

5. 老年性子宫内膜炎合并宫腔积脓 常表现阴道排液增多，浆液性、脓性或脓血性。子宫正常大或增大变软，扩张宫颈管及诊刮即可明确诊断。扩张宫颈管后即见脓液流出，刮出物见炎性细胞，无癌细胞。子宫内膜癌合并宫腔积脓时，除有脓液流出外，还应刮出癌组织，病理检查即能证实。但要注意两者并存的可能。

6. 宫颈管癌、子宫肉瘤 均表现为不规则阴道流血及排液增多。宫颈管癌病灶位于宫颈管内，宫颈管扩大形成桶状宫颈。子宫肉瘤一般多在宫腔内以致子宫增大。分段诊刮及宫颈活检即能鉴别。

六、分期

子宫内膜癌的分期采用国际妇产科联盟（FIGO，2009 年）修订的手术病理分期（表 16-5）。不进行手术者，可采用临床分期（FIGO，1971 年）。

表 16-5　子宫内膜癌手术病理分期（FIGO，2009 年）

FIGO 分期	定义
I	肿瘤局限于子宫体
I A	肿瘤局限于内膜层或浸润肌层深度<1/2
I B	肿瘤浸润肌层深度≥1/2
II	肿瘤浸润宫颈间质，但无超出子宫体外蔓延
III	局部和（或）区域的扩散
IIIA	肿瘤侵犯子宫浆膜层和（或）附件
IIIB	阴道和（或）宫旁受累
IIIC	盆腔和（或）腹主动脉旁淋巴结转移
	IIIC1：盆腔淋巴结阳性
	IIIC2：主动脉旁淋巴结阳性和（或）盆腔淋巴结阳性
IV	肿瘤侵犯膀胱和（或）直肠黏膜，和（或）远处转移
IVA	肿瘤侵犯膀胱和（或）直肠黏膜
IVB	远处转移，包括腹腔内和（或）腹股沟淋巴结转移

七、转移途径

子宫内膜癌生长缓慢，局限在内膜时间较长，部分特殊病理类型（浆液性腺癌，鳞腺癌）和低分化腺癌也可发展很快，短期内出现转移。转移途径主要为直接蔓延、淋巴转移，晚期有血行转移。

1. **直接蔓延**　癌灶初期沿子宫内膜蔓延生长，向上经宫角至输卵管，向下至宫颈管，并继续蔓延至阴道。也可经肌层浸润至子宫浆膜面而延至输卵管、卵巢。并可广泛种植在盆腔腹膜、直肠子宫陷凹及大网膜。

2. **淋巴转移**　为内膜癌的主要转移途径。当癌肿累及宫颈、浸润至深肌层或癌组织分化不良时，易发生淋巴转移。其转移途径与癌灶生长部位有关。宫底部癌灶沿阔韧带上部淋巴管网，经骨盆漏斗韧带转移至腹主动脉旁淋巴结。宫角部或前壁上部病灶沿圆韧淋巴管转移至腹股沟淋巴结。子宫下段及宫颈管癌灶与宫颈癌淋巴转移途径相同，可累及宫旁、闭孔、髂内、髂外、髂总淋巴结。子宫后壁癌灶可沿宫骶韧带扩散到直肠淋巴结。约10%内膜癌经淋巴管逆行引流到阴道前壁。

3. **血行转移**　晚期经血行转移至全身各器官，常见部位为肺、肝、骨等处。

八、治疗

（一）中医治疗

应根据患者临床表现及虚实不同确定治疗原则。同时还应本着"急则治其标，缓则治其本"的原则，出血期应迅速有效止血，出血止后以中、西医治疗为主。

1）痰湿结聚证

证候　阴道流血，淋漓不尽，质黏腻，带下量多，或黄白相间，质黏，形体肥胖，嗜睡乏力，纳呆便溏；舌淡，苔白腻，脉濡滑。

治法　化湿涤痰，软坚散结。

方药　苍附导痰丸（《叶天士女科证治秘方》）加半枝莲、夏枯草、海藻、昆布。

苍术、香附、陈皮、南星、枳壳、半夏、茯苓、神曲、甘草、生姜、半枝莲、夏枯草、海藻、昆布。

若乏力加党参、黄芪以益气；阴道流血量多加仙鹤草、茜草以止血。小腹疼痛者加没药、乳香行气化瘀止痛。

2）湿热瘀毒证

证候　阴道流血，色紫暗质稠，带下量多，色黄如脓，或赤白相混，恶臭，胸闷腹痛，腰酸疼痛，口干咽苦，烦热纳呆，便秘或溏泄，小便赤或涩痛不利；舌质红，苔黄腻，脉滑数或弦数。

治法　清热解毒，活血化瘀。

方药　黄连解毒汤（《外台秘要》）加土茯苓、薏苡仁、牡丹皮、赤芍、半枝莲、白花蛇舌草。

黄连、黄芩、黄柏、栀子、土茯苓、薏苡仁、牡丹皮、赤芍、半枝莲、白花蛇舌草。

若出血量多加侧柏叶、生地榆清热凉血止血；小腹疼痛加乳香、没药理气止痛；便秘加生大黄通腑泄热。

3）肝肾阴虚证

证候　阴道流血，淋漓不尽，色红或暗，赤白带下伴臭味，眩晕耳鸣，颧红咽干，五心烦热，腰酸腿痛；舌质红，少苔，脉细数或弦细。

治法　滋阴降火，清热解毒。

方药　知柏地黄丸（《医宗金鉴》）加白花蛇舌草、半枝莲、椿根皮、甘草。

熟地黄、山茱萸、山药、泽泻、茯苓、牡丹皮、知母、黄柏、白花蛇舌草、半枝莲、椿根皮、甘草。

4）脾肾阳虚证

证候　阴道流血，淋漓不尽，色淡，伴形寒畏冷、腰膝酸软、倦怠乏力，舌胖，脉沉细无力。

治法　温补脾肾。

方药　理中汤（《伤寒论》）加附子、肉桂、仙茅、淫羊藿、巴戟天、补骨脂。

党参、白术、干姜、炙甘草、附子、肉桂、仙茅、淫羊藿、巴戟天、补骨脂。

（二）西医治疗

子宫内膜癌的主要治疗方法为手术、放疗及药物（化学药物及激素）治疗。应根据肿瘤累及范围及组织学类型，结合患者年龄及全身情况制订适宜的治疗方案。早期患者以手术为主，术后根据高危因素选择辅助治疗。影响子宫内膜癌预后的高危因素有：非子宫内膜样癌或低分化腺癌、深肌层浸润、脉管间隙受侵、肿瘤体积大、宫颈转移、淋巴结转移和子宫外转移等。晚期采用手术、放射、药物等综合治疗。

1. **手术治疗**　为首选的治疗方法。手术目的一是进行手术-病理分期，确定病变范围及预后相关因素；二是切除病变子宫及其他可能存在的转移病灶。术中首先留取腹水或盆腔冲洗液进行细胞学检查，然后全面探查腹腔内脏器，对可疑病变取样送病理检查。子宫切除标本应在术中常规剖检，确定肌层侵犯深度，必要时可行冷冻切片检查，以进一步决定手术范围。手术可经腹或在腹腔镜下进行。切除的标本应常规进行病理学检查，癌组织还应行雌、孕激素受体检测，作为术后选用辅助治疗的依据。

Ⅰ期患者行筋膜外全子宫切除及双侧附件切除术。有以下情况之一者，行盆腔淋巴结切除及腹主动脉旁淋巴结取样：①可疑的盆腔和（或）腹主动脉旁淋巴结转移；②特殊病理类型，如浆液性腺癌、透明细胞癌、鳞状细胞癌、癌肉瘤、未分化癌等；③子宫内膜样腺癌 G3；④肌层浸润深度≥1/2；⑤癌灶累及宫腔面积超过 50%。

Ⅱ期行改良广泛性子宫切除及双侧附件切除术，同时行盆腔淋巴结切除及腹主动脉旁淋巴结取样术。

Ⅲ期和Ⅳ期的手术应个体化，以尽可能切除所有肉眼可见病灶为目的，手术范围也与卵巢癌相同，进行肿瘤细胞减灭术。

2. **放疗**　是治疗子宫内膜癌有效方法之一，分腔内照射及体外照射两种。腔内照射多用后装治疗机腔内照射，高能放射源为 60 钴或 137 铯。体外照射常用 60 钴或直线加速器。

1）单纯放疗：仅用于有手术禁忌证或无法手术切除的晚期患者。腔内照射总剂量为 45～50Gy，体外照射总剂量 40～45Gy。对Ⅰ期 G1、不能接受手术治疗者，可选用单纯腔内照射外，其他各期均应采用腔内腔外照射联合治疗。

2）放疗联合手术及化疗：术后放疗是Ⅰ期高危和Ⅱ期内膜癌最主要的术后辅助治疗，可降低复发，改善无瘤生存期。术后辅助放疗可能使有深肌层浸润、G3 及淋巴结转移者获益。对Ⅲ期和Ⅳ期病例，通过放疗和手术及化疗联合应用，可提高疗效。

3. **化疗**　为晚期或复发子宫内膜癌综合治疗措施之一，也可用于术后有复发高危因素患者的治疗以期减少盆腔外的远处转移。常用化疗药物有顺铂、多柔比星、紫杉醇、环磷酰胺、氟尿嘧啶、丝裂霉素、依托泊苷等。可单独或联合应用，也可与孕激素合并应用。子宫浆液性癌，术后应给予化疗，方案同卵巢上皮性癌。

4. **孕激素治疗**　主要用于晚期或复发癌，也可试用于极早期要求保留生育功能的年轻患者。其机制可能是孕激素与癌细胞孕激素受体结合形成复合物进入细胞核，延缓 DNA 和 RNA 复制，抑制癌细胞生长。孕激素以高效、大剂量、长期应用为宜，至少应用 12 周以上方可评定疗效。孕激素受体（PR）阳性者有效率可达 80%。常用药物：口服醋酸甲羟孕酮 200～400mg/d；己酸孕酮 500mg，肌内注射每周 2 次。长期使用可有水钠潴留、水肿或药物性肝炎等不良反应，停药后即可恢复。

九、中西医临床诊疗思路

子宫内膜癌治疗原则是以手术为主，术后配合放疗、化疗、中医药起抑瘤增效作用。在围手术期及放疗、化疗期间应用中医药可以提高疗效，改善患者生存质量（具体详见第六节）。

十、预防与调护

预防措施包括：①重视对绝经后妇女阴道流血和绝经过渡期妇女月经紊乱的诊治；②正确掌握雌激素应用指征及方法；③对有高危因素的人群，如肥胖、不育、绝经延迟、长期应用雌激素及他莫昔芬等，应密切随访或监测；④加强对林奇综合征妇女的监测，建议其可在 30～35 岁后开展每年一次的妇科检查、经阴道超声和内膜活检，甚至建议其在完成生育后可预防性切除子宫和双侧附件，但这类措施对患者生存的最终影响尚不清楚。

十一、随访

治疗后应定期随访，75%～95% 的复发在术后 2～3 年内。随访内容应包括详细询问病史、盆腔检查、阴道细胞学涂片、胸部 X 线摄片、血清 CA125 检测等，必要时可做 CT 及 MRI 检查。一般术后 2～3 年内每 3 个月随访 1 次，3 年后每 6 个月 1 次，5 年后每年 1 次。

古医籍精选

《傅青主女科·调经》曰："妇人有年五十外或六七十岁忽然行经者，或下紫血块，或如红血淋，人或谓老妇行经，是还少之象，谁知是血崩之渐乎！夫妇人至七七之外，天癸已竭，又不服济阴补阳之药，如何能精满化经，一如少妇？然经不宜行而行者，乃肝不藏、脾不统之故也，非精过泄而动命门之火，即气郁甚而发龙雷之炎，二火交发，而血乃奔矣，有似行经而实非经也。此等之症，非大补肝脾之气与血，而血安能聚止。方用安老汤。"

《女科百问》曰："妇人卦数已尽，经水当止而复行者，何也……七七则卦数以终……或劳伤过度，喜怒不时，经脉虚衰之余，又为邪气攻冲，所以当止而不止也。"

病案分析

患者，何某，女性，49 岁，因"月经紊乱 4 年，不规则阴道出血 20 日"入院。4 年前患者出现月经紊乱，10～60 日一潮，经期 16～20 日干净，量时多时少。2 年前曾在外院行诊断性刮宫术，术后病理提示：子宫内膜单纯性增生。术后未进一步系统治疗。此次 20 日前开始阴道出血，开始量少，近 1 周开始出现阴道出血量增多，每小时更换一片卫生巾，湿透，色鲜红，伴头晕耳鸣，口干，腰酸。至我院就诊。

查体：体温 36.5℃，呼吸 20 次/分，心率 98 次/分，血压 135/95mmHg。中度贫血貌。心肺无异常。全腹软，无压痛反跳痛，肠鸣音正常。妇科检查：外阴阴道血污，宫颈光滑，子宫前位，增大如孕 40+ 天，活动可，无压痛，双附件未及异常。舌红，少苔，脉细略数。

辅助检查：查妇科 B 超提示子宫增大，子宫内膜增厚（24mm，欠均质）。双附件区未见异常回声。血常规提示：Hb76g/L。

根据上述资料，请提出你的诊断思路。

（胡向丹 肖 静）

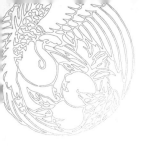

第四节 卵巢肿瘤

卵巢肿瘤（ovarian tumor）为妇科常见肿瘤之一，其发病范围广泛，组织类型复杂、是全身各脏器肿瘤类型最多的器官，约占女性生殖器肿瘤的 1/3，可发生在任何年龄，而不同年龄组卵巢肿瘤的组织学分布有所不同。卵巢肿瘤有良性、恶性、交界性之分。卵巢恶性肿瘤是女性常见的生殖器三大恶性肿瘤之一，由于卵巢位于盆腔深部，早期病变不易发现，而晚期又缺乏有效的治疗手段，所以卵巢恶性肿瘤病死率位居妇科恶性肿瘤首位。近 20 年来，由于有效化疗方案的应用，卵巢恶性肿瘤的疗效发生了明显的变化，5 年生存率接近 50%，但其反复复发及难以治愈的特点使其成为严重威胁妇女生命和健康的主要肿瘤。

中医对卵巢肿瘤没有明确的记载，根据其症状、体征常归纳于"癥瘕""肠覃""积聚""臌胀"等病证范畴。

一、病因病理

（一）中医病因病机

1.病因 多因长期忧思郁怒、七情内伤、外感六淫、湿毒内攻，客于胞脉；正气虚衰，邪气羁留，日久气滞血结或痰湿凝聚，与血搏结，而至癥瘕。

2.病机

（1）气滞血瘀：长期情志不遂，忧思郁怒，气机壅滞，血行不畅，瘀阻冲任胞宫，结成癥瘕。

（2）痰湿凝结：素体脾肾不足，或饮食内伤，损伤脾气，脾失健运，水湿不化，聚而成痰，痰湿下注，阻滞冲任胞宫，渐成痰瘀，积聚不散，日久成癥。

（3）湿热瘀毒：摄生不慎，脉络空虚，湿热邪毒入侵，与血搏结，客于胞脉，瘀阻冲任胞宫，渐成癥积。

（4）肾虚血瘀：房劳多产，或感受外邪，损伤肾气，肾虚运气无力，血行受阻；肾阳虚衰，虚寒内生，寒主收引，血行凝滞；肾阴虚内热，热灼精血，均可导致肾虚血瘀；瘀血内积，阻滞冲任胞宫，日久成癥。

癥瘕形成后，又可进一步影响气血运行及津液的输布，使脉络瘀阻，水湿凝聚，癥瘕与痰湿瘀滞互为因果，从而进一步使本病胶着难愈。

（二）西医病因病理

现代医学对于卵巢肿瘤的发生及恶变机制尚不清楚。不过目前对于其发生的高危因素研究包括以下几个方面：

1.病因

（1）遗传和家族因素：20%～25%卵巢恶性肿瘤患者有家族史。所谓家族聚集性卵巢癌是指一家数代均发病，主要是上皮性癌。皮-杰综合征（Peutz-Jeghers syndrome）妇女有 5%～14%发生卵巢肿瘤。基底细胞痣综合征常与卵巢纤维瘤并存。

（2）内分泌因素：过多的促性腺激素刺激及雌激素的作用可使卵巢包涵囊肿的上皮细胞增生和转化。乳腺癌或子宫内膜癌合并功能性卵巢癌的概率较一般妇女高 2 倍。

（3）环境因素：工业发达国家卵巢癌发病率高，可能与饮食中高胆固醇有关。

2.病理 卵巢组织成分非常复杂，是全身各脏器原发肿瘤类型最多的器官，不同类型卵巢肿瘤的组织学结构和生物学行为，存在很大差异。

（1）组织学分类：分类方法多，目前最新的是世界卫生组织（WHO）的卵巢肿瘤组织学分类（2014 年制订，图 16-5）。

（2）不同组织类型的卵巢肿瘤的病理特点

1）卵巢上皮性肿瘤（epithelial ovarian tumor）：来源于卵巢表面的生发上皮，而生发上皮来自原始的体腔上皮，具有分化为各种苗勒上皮的潜能。若向输卵管上皮分化，形成浆液性肿瘤；若向宫颈黏膜分化，形成黏液性肿瘤；向子宫内膜分化，形成子宫内膜样肿瘤。上皮性肿瘤占原发性卵巢肿瘤的 50%～70%，发病年龄多为 30～60 岁，有良性、交界性和恶性之分。交界性肿瘤是指上皮细胞增生活跃及核不典型，核分裂象增加，表现为上皮细胞层次增加，但无间质浸润，是一种低度潜在恶性肿瘤，生长缓慢，转移率低，复发迟。恶性上皮性肿瘤占卵巢恶性肿瘤的 85%～90%。

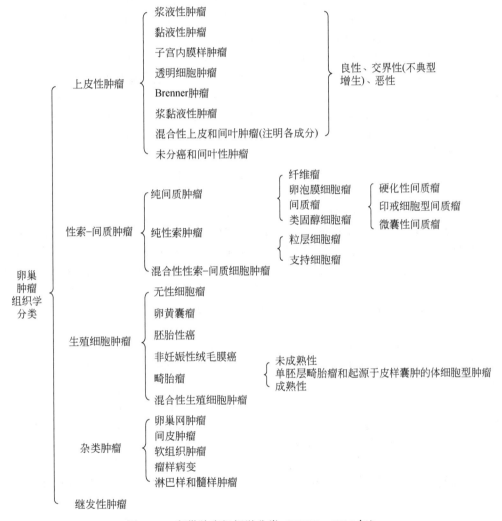

图 16-5　卵巢肿瘤组织学分类（WHO，2014 年）

A. 浆液性肿瘤

a. 浆液性囊腺瘤（serous cystadenoma）：是最常见的卵巢良性肿瘤，约占卵巢良性肿瘤的 25%。其多为单侧，球形，大小不等，表面光滑，囊性，壁薄，囊内充满淡黄色清澈液体。有单纯性和乳头状两型，前者多为单房，囊壁光滑；后者常为多房，内见乳头，偶见向囊外生长。镜下见囊壁为纤维结缔组织，内衬单层柱状上皮，间质内见砂粒体，系钙盐沉淀所致。

b. 交界性浆液性囊腺瘤（borderline serous cystadenoma）：中等大小，双侧多见，多向囊外乳头状生长。镜下见乳头分支纤细而稠密，上皮复层不超过三层，细胞核轻度异型，核分裂象<1/HP，无间质浸润，5年存活率达90%以上。

c. 浆液性囊腺癌（serous cystadenocarcinoma）：为最常见的卵巢恶性肿瘤，占卵巢上皮性癌的75%。多为双侧，体积较大，囊实性。结节状或分叶状，灰白色，或有乳头状增生，切面为多房，腔内充满乳头，质脆，出血、坏死，囊液混浊。镜下见囊壁上皮明显增生，复层排列，一般在4~5层以上。癌细胞为立方形或柱状，细胞异型明显，并向间质浸润。

B. 黏液性肿瘤

a. 黏液性囊腺瘤（mucinous cystadenoma）：占卵巢良性肿瘤的20%。多为单侧，圆形或卵圆形，表面光滑，灰白色。体积较大或巨大。切面常为多房，囊腔内充满胶胨样黏液，含黏蛋白和糖蛋白。囊内很少有乳头生长。镜下见囊壁为纤维结缔组织，内衬单层高柱状上皮，产生黏液；有时可见杯状细胞及嗜银细胞。恶变率为5%~10%。黏液性囊腺瘤偶可自行穿破，黏液性上皮种植在腹膜上继续生长并分泌黏液，在腹膜表面形成许多胶胨样黏液团块，外观极像卵巢癌转移，瘤细胞呈良性，分泌旺盛，很少见细胞异型和核分裂，多限于腹膜表面生长，一般不浸润脏器实质。

b. 交界性黏液性囊腺瘤（borderline mucinous cystadenoma）：一般较大，少数为双侧，表面光滑，常为多房。切面见囊壁增厚，实质区和乳头形成，乳头细小、质软。镜下见上皮不超过三层，细胞轻度异型，细胞核大、染色深，有少量核分裂，增生上皮向腔内突出形成短而粗的乳头，但无间质浸润。

c. 黏液性囊腺癌（mucinous cystadenocarcinoma）：占卵巢上皮癌的20%。单侧多见，瘤体较大，囊壁可见乳头或实质区，切面为囊实性，囊液混浊或血性。镜下见腺体密集，间质较少，腺上皮超过三层，细胞明显异型，并有间质浸润。

C. 卵巢子宫内膜样肿瘤（endometrioid tumor）：良性的卵巢内膜样肿瘤较少见，多为单房，表面光滑，囊壁衬以单层柱状上皮，酷似正常子宫内膜腺上皮。囊内被覆扁平上皮，间质内可有含铁血黄素的吞噬细胞。交界性瘤也很少见。恶性者称为卵巢子宫内膜样癌（endometriod carcinoma），占卵巢上皮性癌2%，肿瘤单侧多，中等大，囊性或实性，有乳头生长，囊液多为血性。镜下特点与子宫内膜癌极相似，多为高分化腺癌或腺棘皮癌，常并发子宫内膜异位症和子宫内膜癌，不易鉴别何者为原发。

2）卵巢性索间质肿瘤（ovarian sex cord stromal tumor）：来源于原始性腺中的性索及间质组织，占卵巢肿瘤的4.3%~6%。一旦原始性索及间质组织发生肿瘤，仍保留其原来的分化特性。这类肿瘤往往由单一的细胞组成，如颗粒细胞瘤、卵泡膜细胞瘤、支持细胞瘤、睾丸间质细胞瘤或纤维瘤；也可以由两种或两种以上细胞组合而成，如颗粒-卵泡膜细胞瘤、支持-间质细胞瘤。极罕见的情况下，由颗粒细胞、卵泡膜细胞、支持细胞及睾丸间质细胞四种成分组成的肿瘤称为两性母细胞瘤。这类肿瘤大多能分泌不同的类固醇激素，故又称为功能性卵巢肿瘤。恶性卵巢性索间质肿瘤占卵巢恶性肿瘤的5%~8%，预后较上皮性肿瘤好。

A. 颗粒细胞-间质细胞肿瘤（granulosa-stromal cell tumor）：由颗粒细胞及间质的衍生成分如成纤维细胞及卵泡膜细胞组成。

a. 卵巢颗粒细胞瘤（ovarian granulosa cell tumor）：在病理上颗粒细胞瘤分为成人型和幼年型。成人型颗粒细胞瘤占95%，属低度恶性肿瘤，可发生于任何年龄，高峰期为45~55岁。肿瘤能分泌雌激素，青春期前患者可出现性早熟，生育年龄患者出现月经紊乱，绝经后患者则有不规则阴道流血，常合并子宫内膜增生，甚至发生癌变。肿瘤多为单侧，圆形或椭圆形，呈分叶状，表面光滑，实性或部分囊性；切面组织脆而软，伴出血坏死灶。镜下见颗粒细胞环绕成小圆形囊腔，菊花样排列，中心含嗜伊红物质及核碎片（Call-Exner小体）。瘤细胞呈小多边形，偶呈圆形或圆柱形，胞质表述正确或中性，细胞膜界限不清，核圆，核膜清楚。预后良好，5年存活率为80%以上，但有远期复发倾向。幼年型颗粒细胞瘤罕见，仅占 5%，恶性度极高。主要发生在青少年，98%为单侧。镜下呈卵泡样，缺乏核纵沟，胞质丰富，核分裂更活跃，极少含 Call-Exner 小体，10%~15%呈重度异型性。

b. 卵泡膜细胞瘤（theca cell tumor）：常与颗粒细胞瘤合并存在，但也可单一成分。多为良性肿瘤，多为单侧，大小不一。圆形或卵圆形，也有分叶状。表面被覆有光泽、薄的纤维包膜。切面实性，灰白色。镜下见瘤细胞短梭形，胞质富含脂质，细胞交错排列呈漩涡状。瘤细胞团为结缔组织分隔。常合并子宫内膜增生症，甚至子宫内膜癌。恶性较少见，其预后比卵巢上皮性癌好。

c. 纤维瘤（fibroma）：占卵巢肿瘤的 2%~5%，多见于中年妇女，单侧居多，中等大小，表面光滑或结节状，切面灰白色，实性、坚硬。镜下见由胶原纤维的梭形瘤细胞组成，排列呈编织状。纤维瘤伴腹水或胸腔积液者，称为梅格斯综合征（Meigss yndrome），手术切除肿瘤后，胸腔积液、腹水自行消失。

B. 支持细胞-间质细胞瘤（sertoli-leydig cell tumor）：又称睾丸母细胞瘤（androblastoma），罕见。多发生在 40 岁以下的妇女。单侧居多，通常较小，可局限在卵巢门区或皮质区，实性，表面光滑而湿润，有时呈分叶状，切面灰白色伴囊性变，囊内壁光滑，含血性浆液或黏性液体。镜下见由不同分化程度的支持细胞及间质细胞组成。高分化者属良性，中低分化为恶性，占 10%~30%，具有男性化作用，少数无内分泌功能呈雌激素升高。5 年存活率为 70%~90%。

3）卵巢生殖细胞肿瘤（ovarian germ cell tumor）：来源于原始生殖细胞的一组卵巢肿瘤，占卵巢肿瘤的 20%~40%。发病的峰值在 30~40 岁，也可发生于绝经后的妇女。恶性生殖细胞肿瘤大多发生于儿童及青少年女性，青春期前发病率占 60%~90%，绝经后仅占 4%。

A. 无性细胞瘤（dysgerminoma）：为中等恶性的实性肿瘤，约占卵巢恶性肿瘤的 5%。好发于青春期及生育期妇女，幼女及老年妇女少见。单侧居多，右侧多于左侧，少数为双侧。肿瘤为圆形或椭圆形，中等大，实性，触之如橡皮样。表面光滑或呈分叶状，切面淡棕色，镜下见瘤细胞分为大细胞型及小细胞型两类，瘤细胞常排列成巢状或片状、索状。肿瘤间质结缔组织内常见多少不等的淋巴细胞浸润，常见结缔组织玻璃样变或胶原化。对放疗特别敏感。无性细胞瘤的 5 年存活率可达90%。

B. 畸胎瘤：是由多胚层组织构成的肿瘤，偶见含一个胚层成分。肿瘤组织多数成熟，少数未成熟。质地多数为囊性，少数为实性。肿瘤的良、恶性及恶性程度取决于组织分化程度。

成熟畸胎瘤（mature teratoma）属良性肿瘤，又称皮样囊肿（dermoid cyst），占卵巢肿瘤的 10%~20%，占生殖细胞肿瘤的 85%~97%，占畸胎瘤的 95%以上。发生于任何年龄，以 20~40 岁居多。多为单侧，双侧仅占 10%~17%。中等大小，呈圆形或卵圆形，表面光滑，壁薄质韧。切面多为单房，腔内充满油脂和毛发，有时见牙齿或骨质。囊壁上常见小丘样隆起向腔内突出称"头节"。肿瘤可含外、中、内胚层组织，偶见向单一胚层分化，形成高度特异性畸胎瘤，如卵巢甲状腺肿（struma ovarii），分泌甲状腺激素，甚至引起甲亢。成熟囊性畸胎瘤恶变率为 2%~4%，多发生于绝经后妇女，任何一种组织成分均可恶变而形成各种恶性肿瘤。"头节"的上皮易恶变，形成鳞状细胞癌，预后较差，5 年存活率为 15%~31%。

未成熟畸胎瘤（immature teratoma）是恶性肿瘤，占卵巢畸胎瘤的 1%~3%。好发于青少年。含 2~3 个胚层，肿瘤由分化程度不同的未成熟胚胎组织构成，主要为原始神经组织。肿瘤多为实性，其中可有囊性区域。肿瘤的恶性程度根据未成熟组织所占比例、分化程度及神经上皮含量而定。该肿瘤复发及转移率均高，但复发后再次手术，可见肿瘤组织有自未成熟向成熟转化的特点，即恶性程度逆转现象。

C. 卵黄囊瘤（yolk sac tumor）：来源于胚外结构卵黄囊，其组织结构与大鼠胎盘的内胚窦特殊血管周围结构（Schiller-Duval 小体）相似，又名内胚窦瘤（endodermal sinus tumor）。较罕见，占卵巢恶性肿瘤的 1%，多见于儿童及年轻妇女。多为单侧，肿瘤较大，圆形或卵圆形。切面部分囊性，组织质脆；有出血坏死区，呈灰红或灰黄色，易破裂。镜下见疏松网状和内皮窦样结构。瘤细胞扁平、立方、柱状或多角形，产生甲胎蛋白（AFP），故 AFP 是诊断及病情监测的重要标志物。恶性程度高，生长迅速，易早期转移，预后差，但对化疗十分敏感，经手术及联合化疗，生存期明显延长。

4）卵巢继发性肿瘤：占卵巢肿瘤的 5%～10%，体内任何部位原发性癌均可能转移到卵巢。常见原发性癌有乳腺、肠、胃、生殖道、泌尿道及其他脏器等，占卵巢肿瘤的 5%～10%。库肯勃瘤（Krukenberg tumor）是一种特殊的转移性腺癌，原发部位为胃肠道，肿瘤为双侧性，中等大，多保持卵巢原状或呈肾形。一般无粘连，切面实性，胶质样，多伴腹水。镜下见典型的印戒细胞，能产生黏液，周围是结缔组织或黏液瘤性间质。预后极差。

（3）卵巢恶性肿瘤的转移途径：直接蔓延、腹腔种植、淋巴结转移是卵巢恶性肿瘤主要的转移途径，因此其转移特点是盆、腹腔内广泛转移灶，包括横膈、大网膜、腹腔脏器表面、壁腹膜及腹膜后淋巴结等部位。即使外观肿瘤局限在原发部位，也可能存在广泛微转移，其中以上皮性癌表现最为典型。淋巴转移途径有三种方式：①沿卵巢血管走行，从卵巢淋巴管向上达腹主动脉旁淋巴结；②从卵巢门淋巴管达髂内、髂外淋巴结，经髂总至腹主动脉旁淋巴结；③沿圆韧带入髂外及腹股沟淋巴结。横膈为转移的好发部位，尤其右膈下淋巴丛密集，故最易受侵犯。血行转移少见，终末期时可转移到肝实质及肺。

（4）卵巢恶性肿瘤的组织学分级与预后：WHO 分级标准主要依据组织结构，并参照细胞分化程度分三级：①分化 1 级，G1 为高分化；②分化 2 级，G2 为中分化；③分化 3 级，G3 低分化。组织学分级对预后的影响较组织学类型更重要，低分化预后最差。

（5）卵巢恶性肿瘤分期：采用国际妇产科联盟（FIGO）2014 年手术分期标准（表 16-6）。

表 16-6　卵巢癌手术分期标准（FIGO，2014 年）

Ⅰ期	肿瘤局限于卵巢或输卵管
ⅠA 期	肿瘤局限于一侧卵巢（包膜完整）或输卵管，卵巢和输卵管表面无肿瘤；腹水或腹腔冲洗液未找到癌细胞
ⅠB 期	肿瘤局限于双侧卵巢（包膜完整）或输卵管，卵巢和输卵管表面无肿瘤；腹水或腹腔冲洗液未找到癌细胞
ⅠC 期	肿瘤局限于单或双侧卵巢或输卵管，并伴有如下任何一项：
ⅠC1 期	手术导致肿瘤破裂
ⅠC2 期	术前肿瘤包膜已破裂或卵巢、输卵管表面有肿瘤
ⅠC3 期	腹水或腹腔冲洗液中发现癌细胞
Ⅱ期	肿瘤累及一侧或双侧卵巢或输卵管并有盆腔扩散（在骨盆入口平面以下）或原发性腹膜癌
ⅡA 期	肿瘤蔓延至或种植到子宫和（或）输卵管和（或）卵巢
ⅡB 期	肿瘤蔓延至其他盆腔内组织
Ⅲ期	肿瘤累及单侧或双侧卵巢、输卵管或原发性腹膜癌，伴有细胞学或组织学证实的盆腔外腹膜转移或证实存在腹膜后淋巴结转移
ⅢA 期	
ⅢA1 期	仅有腹膜后淋巴结阳性（细胞学或组织学证实）
ⅢA1（i）	转移灶最大直径≤10mm
ⅢA1（ii）	转移灶最大直径>10mm
ⅢA2 期	显微镜下盆腔外腹膜受累，伴或不伴腹膜后阳性淋巴结
ⅢB 期	肉眼盆腔外腹膜转移，病灶最大直径≤2cm，伴或不伴腹膜后阳性淋巴结
ⅢC 期	肉眼盆腔外腹膜转移，病灶最大直径>2cm，伴或不伴腹膜后阳性淋巴结
Ⅳ期	超出腹腔外的远处转移
ⅣA 期	胸腔积液中发现癌细胞
ⅣB 期	腹腔外器官实质转移（包括肝实质转移和腹股沟淋巴结和腹腔外淋巴结转移）

二、临床表现

（一）病史

卵巢良性肿瘤多数病程长，肿瘤缓慢增大；卵巢交界性肿瘤多数病程较长，肿瘤逐渐增大；而恶性肿瘤病程较短，肿瘤迅速增大。

（二）症状

1. **卵巢良性肿瘤** 肿瘤较小时多无症状，常在妇科检查时偶然发现；肿瘤增大时，感腹胀或腹部可扪及肿块；肿瘤增大占据盆、腹腔时，可出现尿频、便秘、气急、心悸等压迫症状。

2. **卵巢交界性肿瘤** 临床症状与良性肿瘤相似，包括盆腔包块、压迫症状及各种并发症。

3. **卵巢恶性肿瘤** 早期常无症状。晚期主要表现为腹胀、腹部肿块、腹水及其他消化道症状；部分患者可有消瘦、贫血等恶病质表现。肿瘤向周围组织浸润或压迫，可引起腹痛、腰痛或下肢疼痛；压迫盆腔静脉可出现下肢水肿；功能性肿瘤可出现不规则阴道流血或绝经后出血。

（三）体征

1. **卵巢良性肿瘤** 在双合诊和三合诊检查时，在子宫一侧或双侧触及圆形或类圆形肿物，多为囊性，表面光滑，活动，与子宫无粘连。

2. **卵巢交界性肿瘤** 病灶常局限于卵巢，大约75%的患者初诊时为Ⅰ期，故一般情况良好，双合诊及三合诊检查与良性肿瘤相似，多数体积较大，在下腹部可扪及包块。

3. **卵巢恶性肿瘤** 患者晚期表现恶病质，在三合诊检查时可在直肠子宫陷凹处触及质硬结节或肿块，肿块多为双侧，实性或囊实性，表面凹凸不平，活动差，与子宫分界不清，常伴有腹水。有时可在腹股沟、腋下或锁骨上触及肿大的淋巴结。

（四）主要并发症

1. **蒂扭转** 为常见的妇科急腹症，约10%的卵巢肿瘤可发生蒂扭转。好发于瘤蒂较长、中等大、活动度良好、重心偏于一侧的肿瘤，如成熟畸胎瘤。常在体位突然改变，或妊娠期、产褥期子宫大小、位置改变时发生蒂扭转。卵巢肿瘤扭转的蒂由骨盆漏斗韧带、卵巢固有韧带和输卵管组成。发生急性扭转后，因静脉回流受阻，瘤内充血或血管破裂致瘤内出血，导致瘤体迅速增大。若动脉血流受阻，肿瘤可发生坏死、破裂和继发感染。蒂扭转的典型症状是体位改变后突然发生一侧下腹剧痛，常伴有恶心、呕吐甚至休克。双合诊检查可扪及压痛的肿块，以蒂部最明显。有时不全扭转可自然复位，腹痛随之缓解。本病治疗原则是一经确诊，尽快行手术治疗。术时应先在扭转蒂部靠近子宫的一侧钳夹，再切除肿瘤和扭转的瘤蒂，钳夹前不可先将扭转的蒂回复，以防血栓脱落造成重要器官栓塞。

2. **破裂** 约3%卵巢肿瘤会发生破裂。有自发性破裂和外伤性破裂。自发性破裂常因肿瘤发生恶性变，肿瘤快速、浸润性生长穿破囊壁所致。外伤性破裂则由腹部受重击、分娩、性交、妇科检查及穿刺引起。症状轻重取决于破裂口大小、流入腹腔囊液的量和性质。小的囊肿或单纯浆液性囊腺瘤破裂时，患者仅有轻微腹痛；大的囊肿或畸胎瘤破裂后，患者常有剧烈腹痛伴恶心呕吐。破裂也可导致腹腔内出血、腹膜炎及休克。体征有腹部压痛、腹肌紧张，可有腹水征，盆腔原存在的肿块消失或缩小。诊断肿瘤破裂后应立即手术，术中尽量吸净囊液，并涂片行细胞学检查；彻底清洗盆、腹腔。切除的标本送病理学检查。

3. **感染** 较少见。多继发于蒂扭转或破裂，也可来自邻近器官感染灶（如阑尾脓肿）的扩散。患者可有发热、腹痛、腹部压痛及反跳痛、腹肌紧张、腹部肿块及白细胞升高等。治疗原则是抗感染治疗后，手术切除肿瘤。感染严重者，应尽快手术去除感染灶。

4.恶变 卵巢良性肿瘤若生长迅速，尤其为双侧性，应疑有恶变，确诊后应尽早手术治疗。

三、辅助检查

（一）影像学检查

1.B型超声检查 可了解肿块的部位、大小、形态，囊性或实性，囊内有无乳头。临床符合率>90%，但不易测出直径<1cm的实性肿瘤。彩色多普勒超声扫描可测定卵巢及其新生组织血流变化，有助于诊断。

2.腹部X线摄片 卵巢畸胎瘤可显示牙齿、骨骼及钙化囊壁。

3.CT、MRI、PET检查 MRI可较好显示肿块及肿块与周围的关系，有利于病灶定位及病灶与相邻结构关系的确定；CT可判断周围侵犯及远处转移情况，对手术方案的制订有较大优势；PET或PET-CT对卵巢肿瘤的敏感性和特异性均不高，一般不推荐用于初次诊断。

（二）肿瘤标志物

1.血清CA125 80%卵巢上皮性癌患者血清CA125水平升高，但近半数的早期病例并不升高，故不单独用于卵巢上皮性癌的早期诊断。90%以上患者CA125水平与病程进展有关，故更多用于病情监测和疗效评估。

2.血清AFP 对卵黄囊瘤有特异性诊断价值。未成熟畸胎瘤、混合性无性细胞瘤中含卵黄囊成分者，AFP也可升高。

3.血清HCG 对非妊娠性卵巢绒癌有特异性。

4.性激素 颗粒细胞瘤、卵泡膜细胞瘤产生较高水平的雌激素，浆液性、黏液性囊腺瘤或勃勒纳瘤有时也可分泌一定量雌激素。

5.血清HE₄ 是继CA125后被高度认可的卵巢上皮性癌肿瘤标志物，目前推荐其与CA125联合应用来判断盆腔肿块的良恶性。

（三）腹腔镜检查

腹腔镜可直接观察肿块外观和盆腔、腹腔及横膈等部位，在可疑部位进行多点活检，抽取腹水行细胞学检查。

（四）细胞学检查

抽取腹水或腹腔冲洗液和胸腔积液，行细胞学检查。

四、诊断

结合病史和体征，辅以必要的辅助检查确定：①盆腔肿块是否来自卵巢；②卵巢肿块的性质是否为肿瘤；③卵巢肿瘤是良性还是恶性；④肿瘤的可能组织学类型；⑤恶性肿瘤的转移范围。

五、鉴别诊断

（一）卵巢良性肿瘤的鉴别诊断

1.卵巢瘤样病变（ovarian tumor like condition） 滤泡囊肿和黄体囊肿是育龄期妇女最常见卵巢瘤样病变。多为单侧，壁薄，直径≤8cm。观察或口服避孕药2～3个月，可自行消失；若肿块持续存在或增大，卵巢肿瘤的可能性较大。

2.输卵管卵巢囊肿 为炎性积液，常有盆腔炎性疾病病史。两侧附件区有不规则条形囊性包块，边界较清，活动受限。

3. 子宫肌瘤 浆膜下肌瘤或肌瘤囊性变，容易与卵巢肿瘤混淆。肌瘤常为多发性，与子宫相连，检查时随宫体及宫颈移动。B 型超声检查可协助鉴别。

4. 腹水 常有肝、心脏、肾病史，平卧时腹部两侧突出如蛙腹，叩诊腹部中间鼓音，两侧浊音，移动性浊音阳性；B 型超声检查见不规则液性暗区，液平面随体位改变，其间有肠曲光团浮动，无占位性病变。而巨大卵巢囊肿平卧时腹部中间隆起，叩诊浊音，腹部两侧鼓音，无移动性浊音，边界清楚；B 型超声检查见圆球形液性暗区，边界整齐光滑，液平面不随体位移动，但恶性卵巢肿瘤常伴有腹水。

（二）卵巢恶性肿瘤的鉴别诊断

1. 子宫内膜异位症（简称内异症） 可有粘连性肿块及直肠子宫陷凹结节，且 CA125 水平常升高，有时与卵巢恶性肿瘤很难鉴别。内异症常有进行性痛经、经量过多、不规则阴道流血等症状，B 型超声检查、腹腔镜检查有助于鉴别。

2. 结核性腹膜炎 常有肺结核病史，合并腹水和盆腹腔内粘连性肿块。多发生于年轻、不孕女性，伴月经量少或闭经。有消瘦、乏力、低热、盗汗、食欲低下等全身症状。肿块位置较高，形状不规则，界限不清，不活动。叩诊鼓音和浊音分界不清。胸部 X 线摄片、B 型超声检查多可协助诊断，必要时行剖腹探查或腹腔镜检查取活检确诊。

3. 生殖道以外的肿瘤 卵巢肿瘤需与腹膜后肿瘤、直肠癌、乙状结肠癌等鉴别。腹膜后肿瘤固定不动，位置低者可使子宫、直肠或输尿管移位。肠癌多有消化道症状。B 型超声检查、钡剂灌肠、乙状结肠镜检等有助于鉴别。

六、治疗

（一）中医治疗

1）气滞血瘀证

证候 腹部包块，伴有经前乳房胀痛，心烦易怒，少腹胀痛刺痛；舌边有瘀点瘀斑，脉弦涩。

治法 行气化瘀，散结消癥。

方药 膈下逐瘀汤（《医林改错》）。

五灵脂、当归、川芎、桃仁、牡丹皮、赤芍、延胡索、甘草、香附、红花、枳壳、乌药。

若腹胀甚者加槟榔、枳实行气导滞。属恶性肿瘤，可酌加半枝莲、全蝎、蜈蚣等解毒抑瘤。

2）痰湿凝聚证

证候 腹部肿块，按之不坚，推揉不散，带下量多，色白质黏稠，胸脘痞满，时有恶心，神倦无力；舌暗，苔白腻，脉滑涩。

治法 燥湿化痰，化瘀消癥。

方药 苍附导痰丸（《叶天士妇科证治秘方》）合桂枝茯苓丸（《金匮要略》）。

茯苓、半夏、陈皮、甘草、苍术、香附、南星、枳壳、生姜、神曲、桂枝、赤芍、牡丹皮、桃仁。

若兼脾胃虚弱，正气不足，加党参、白术健脾扶正。

3）湿热瘀毒证

证候 腹部肿块，腹胀或痛；或不规则阴道出血，甚伴有腹水，大便干燥，尿黄灼热，口干口苦；舌红，苔黄腻，脉弦滑或滑数。

治法 清热利湿，解毒散结。

方药 四妙丸（《成方便读》）。

苍术、牛膝、黄柏、生薏苡仁。

若毒热盛者加龙胆草、苦参、白花蛇舌草清热解毒；腹水多者加大腹皮、木瓜、茯苓以行气利水。

4）肾虚血瘀证

证候 下腹部结块，触痛，月经量多或少，经行腹痛较剧，经色紫暗有块，婚久不孕或曾反复堕胎，腰酸膝软，头晕耳鸣；舌暗，脉弦细。

治法 补肾活血，消癥散结。

方药 补肾祛瘀方（李祥云经验方）。

淫羊藿、仙茅、熟地黄、怀山药、香附、鸡血藤、三棱、莪术、丹参。

若兼经行量多者，加炒蒲黄、茜草、益母草以化瘀止血；腹痛甚者，加血竭、三七以化瘀止痛；包块日久者，加炙山甲、水蛭以化瘀消癥。

（二）西医治疗

1. 手术治疗 卵巢肿瘤一经发现，应行手术。手术目的：①明确诊断；②切除肿瘤；③恶性肿瘤进行手术病理分期；④解除并发症。术中应剖检肿瘤，若疑肿瘤非良性的必须常规送冷冻切片检查以明确诊断。但对于交界性肿瘤，尤其是交界性黏液性肿瘤，术中冷冻切片诊断准确性并不高，为58%～86%，因此医者应在术前充分告知患者及家属。卵巢良性肿瘤可在腹腔镜下手术，而恶性肿瘤一般采用经腹手术。不同性质和组织学类型的肿瘤手术情况不尽相同。

（1）良性肿瘤：通常根据患者年龄、生育要求及对侧卵巢情况，决定手术范围。卵巢良性肿瘤患者，年轻、单侧肿瘤可行患侧卵巢肿瘤剔除或卵巢切除术，保留同侧正常卵巢组织和对侧正常卵巢；双侧良性肿瘤应行肿瘤剔除术。绝经后妇女可行子宫及双侧附件切除术或患侧附件切除术。术中应剖视肿瘤，必要时做冷冻切片组织学检查，明确肿瘤性质以确定手术范围。肿瘤应完整取出，尽可能防止肿瘤破裂、囊液流出，避免瘤细胞种植于腹腔。巨大良性囊性肿瘤可穿刺放液，待体积缩小后取出，但穿刺前必须保护穿刺周围组织，以防被囊液污染。放液速度应缓慢，以免腹压骤降发生休克。

（2）卵巢上皮性交界性肿瘤：主要采用手术治疗，参照卵巢癌手术方法进行全面分期手术或肿瘤细胞减灭术。由于交界性肿瘤很少广泛转移及深部浸润，即使晚期病例也能全部切除，故应力求全部切除术中能探查到的所有病灶。交界性肿瘤预后较好，对临床Ⅰ期、希望保留生育功能的年轻患者，均可考虑行保守性手术。交界性肿瘤术后一般不选择辅助性化疗，只有在腹膜、大网膜有浸润种植或术后短期内复发时考虑给予化疗。

（3）恶性肿瘤：手术是治疗卵巢上皮性癌的主要手段，辅以化疗、放疗等综合治疗。初次手术的彻底性与预后密切相关。

早期（FIGO Ⅰ、Ⅱ期）卵巢上皮性癌应行全面分期手术，包括：足够大的腹部正中直切口；留取腹水或腹腔冲洗液行细胞学检查；全面探查全部腹膜和腹腔脏器表面，活检和（或）切除任何可疑病灶、包块和粘连部位；正常腹膜随机盲检，包括右半横隔下面、膀胱返折、直肠子宫陷凹、左右侧结肠旁隐窝和双侧盆壁；全子宫和双附件切除；结肠下网膜切除；选择性盆腔淋巴结及腹主动脉旁淋巴结切除；黏液性肿瘤者应行阑尾切除。

对于年轻的早期患者（FIGO Ⅰ期且没有高危因素）且有生育要求的，应根据肿瘤的范围及分化情况仔细讨论其预后、签署知情同意书后方可行保留生育功能手术。保留生育功能手术包括：腹水/冲洗液的细胞学检查；患侧附件切除；大网膜切除；选择性盆腔和腹主动脉旁淋巴结切除；盆腔腹膜多点活检；各种粘连部位的活检。

晚期卵巢上皮性癌行肿瘤细胞减灭术，手术的主要目的是切除所有原发病灶，尽可能切除所有转移灶，使残余肿瘤病灶达到最小，必要时可切除部分肠管、膀胱、脾脏等脏器。若最大残余灶直径小于1cm，称满意或理想的肿瘤细胞减灭术。对于经评估无法达到满意手术的患者，在获得明确的组织学诊断后可先行2～3个疗程的新辅助化疗后再进行手术。

（4）恶性生殖细胞肿瘤：建议行全面分期手术，对年轻并希望保留生育功能者，无论期别早晚，只要对侧卵巢和子宫未被肿瘤浸润，均可行保留生育功能手术。对复发者仍主张积极手术。

（5）恶性性索间质肿瘤：手术方法参照卵巢上皮性癌，但可不行腹膜后淋巴结切除。希望保留生育功能的Ⅰ期患者在分期手术的基础上可实施保留生育功能手术。复发患者也可考虑手术。

（6）复发性上皮性癌：卵巢上皮性癌一经复发，预后很差，故治疗时优先考虑患者的生活质量。手术治疗的作用有限，应仔细全面评估后实施。主要用于：①解除并发症；②对二线化疗敏感的复发灶再次减灭；③孤立复发灶的切除。

（7）卵巢继发性肿瘤：若原发肿瘤已经切除且无其他转移和复发迹象，转移瘤仅局限于盆腔者，可行全子宫及双附件切除术，并尽可能切除盆腔转移灶。大部分卵巢转移瘤治疗效果不佳，预后很差。

2. 化学药物治疗 是恶性卵巢肿瘤重要的补充治疗方法。化疗主要用于：①初次手术后辅助化疗，以杀灭残留癌灶、控制复发，以缓解症状，延长生存期。②新辅助化疗使肿瘤缩小，为达到满意手术创造条件。③作为不能耐受手术者的主要治疗，但很少应用。

卵巢上皮性癌对化疗较敏感，即使已有广泛转移也能取得一定疗效。除经过全面分期手术的 IA 期和 IB 期且为 G1 的患者不需要化疗外，其他患者均需要化疗。常用化疗药物有顺铂、卡铂、紫杉醇、环磷酰胺、依托泊苷等。多采用以铂类为基础的联合化疗，其中铂类联合紫杉醇为"金标准"一线化疗方案。老年患者可用卡铂或紫杉醇单药化疗。一般采用静脉化疗，对初次手术达到满意的患者也可采用静脉腹腔联合化疗。早期患者 3～6 个疗程，晚期患者 6～8 个疗程，疗程间隔一般为3 周，但也有紫杉醇采用间隔 1 周给药（表 16-7）。

表 16-7 卵巢上皮性癌常用化疗方案

紫杉醇 175mg/m²，>3 小时静脉滴注；卡铂（AUC6），>1 小时静脉滴注，疗程间隔 3 周
紫杉醇 135 mg/m²，>24 小时静脉滴注；顺铂 75mg/ m²，>6 小时静脉滴注，疗程间隔 3 周
多西紫杉醇 75mg/m²，>1 小时静脉滴注；卡铂（AUC5～6），>1 小时静脉滴注，疗程间隔 3 周
顺铂 70 mg/m²，静脉滴注；环磷酰胺 700mg/ m²，静脉滴注，疗程间隔 3～4 周
紫杉醇 80 mg/m²，>3 小时静脉滴注，间隔 1 周（第 1, 8, 15 日）；卡铂（AUC6），>1 小时静脉滴注，疗程间隔 3 周
静脉腹腔联合化疗方案
紫杉醇 135 mg/m²，>24 小时静脉滴注，第 1 日；顺铂 75～100mg/ m²，第 2 日腹腔注射
紫杉醇 60mg/m²，第 8 日腹腔注射，疗程间隔 3 周

注：AUC（area under the curve）指曲线下面积，根据患者的肌酐清除率计算卡铂剂量。

化疗是复发性卵巢癌的主要治疗手段，药物的选择应根据一线化疗的方案、疗效、毒副作用及无瘤生存时间综合考虑，可根据以下原则选择方案：①既往未用铂类或已完成铂类药物化疗且无瘤生存时间大于 6 个月者可再选择以铂类为主的联合化疗；②完成铂类药物化疗后无瘤生存时间小于6 个月或铂类药物化疗未达完全缓解者，应选用与铂类无交叉耐药的药物，如吉西他滨、脂质体阿霉素、拓扑替康、依托泊苷等。

恶性生殖细胞肿瘤除Ⅰ期无性细胞瘤和Ⅰ期、G1 的未成熟畸胎瘤外，其他患者均需化疗，常用的化疗方案：BEP、EP 方案。在考虑使用博莱霉素前，应给予肺功能检查（表 16-8）。

表 16-8 卵巢恶性生殖细胞肿瘤常用化疗方案

BEP 方案
依托泊苷 100mg/（m²·d），静脉滴注，共 5 日，间隔 3 周
顺铂 20mg/（m²·d），静脉滴注，共 5 日，间隔 3 周
博来霉素 30 000U/d，静脉滴注或肌内注射，分别在第 1、8、15 日
EP 方案
依托泊苷 100mg/（m²·d），静脉滴注，共 5 日
顺铂 20mg/（m²·d），静脉滴注，共 5 日
疗程间隔 3 周

3. 放射治疗 针对卵巢恶性肿瘤的治疗价值有限，多对于复发患者进行姑息性治疗；虽然无性细胞瘤对放疗敏感，但放疗会破坏患者卵巢功能，故已极少应用，仅用于治疗复发的无性细胞瘤。

4. 其他治疗 目前临床应用较多的是细胞因子治疗，如白介素-2、干扰素、胸腺素等。研究发现卵巢癌细胞诱导肿瘤局部免疫抑制是卵巢癌免疫逃逸的关键机制，并证明了细胞因子基因治疗的有效性。分子靶向治疗作为卵巢癌的辅助治疗手段，已呈现出一定的临床疗效，如血管内皮生长因子的抑制剂贝伐珠单抗等，其临床推荐使用方案是 7.5～15mg/kg，疗程间隔 3 周，可与标准化疗方案联合应用。

七、中西医临床诊疗思路

（一）中医临床诊疗思路

1. 中医辨病思维

（1）诊断要点：①病史：可有月经病、带下病、不孕症、生殖道炎症等病史；②症状：下腹部包块，或胀、或痛、或满，伴有月经异常，痛经或带下异常等；③检查：妇科检查、肿瘤标志物、B 超、腹腔镜等协助确诊，注意排除恶性肿瘤。

（2）鉴别诊断：主要与内科、外科之积聚相鉴别。

2. 中医辨证思维 癥瘕的辨证，重在辨气病、血病及虚实、善恶。一般包块坚实硬结者属癥，多为血病；聚散无常者属瘕，多为气病。病之初期，肿块胀痛明显，多为实邪为主；中期包块增大，质地较硬，隐隐作痛，月事异常，面色欠润者，多为邪实正虚；后期胀痛加重，肿块坚硬如石，全身羸弱者，则正虚为主。癥瘕发病缓慢，按之柔软活动，精神如常，面色有泽者多为善证；若癥瘕日益增大，按之坚硬如石，疼痛则甚，或崩或漏，或五色带下，形瘦而暗者，多为恶证。

3. 中医治疗思维 总的治则不外攻邪、扶正两端。治疗大法以活血化瘀、软坚散结为主，佐以理气或清热。根据患者体质强弱，病程长短，酌用攻补，并要遵循"衰其大半而止"的原则，不可一味猛攻，以免损伤元气。若可疑恶性或肿物较大、增长迅速者，应考虑手术治疗；而中医药在围手术期或围化疗、放疗期体现出其优势，起到增效减毒，促进机体快速康复等作用。

（二）西医临床诊疗思路

（1）盆腔包块是否来源于卵巢：根据双合诊及三合诊判断盆腔包块与子宫、膀胱、直肠、骶骨等器官的关系，结合实验室检查、影像学检查如超声检查、CT 等进一步判断盆腔包块是否来源于卵巢，如果非卵巢来源，比如子宫肿物、消化道来源或腹膜后肿物等，根据其来源部位采取妇科相关疾病或外科进一步诊治。

（2）是否属于病理性的卵巢肿物：如果考虑生理性卵巢黄体囊肿，则可建议定期复查。

（3）卵巢肿瘤是良性还是恶性：根据患者年龄、病程长短、临床症状及体征、必要的辅助检查来综合考虑，针对育龄期女性若卵巢肿物为囊性且直径小于 5cm，无临床不适，肿瘤标记物无明显异常，则可定期复查；若是青春期前或绝经后女性卵巢肿物考虑为卵巢良性肿瘤可能者，则建议手术治疗；若卵巢肿物为混合性或实性且临床出现腹痛、腹胀、异常子宫出血、体重下降等症状，且病程进展迅速，肿瘤标记物明显异常、影像学检查来考虑有恶性可能者视情况决定下一步治疗。

（4）可疑恶性者：手术是卵巢肿瘤的主要诊断和治疗手段。考虑能手术者，行保留生育功能、全面分期手术或满意的肿瘤细胞减灭术；若无法满意减瘤，则应先获得病理学支持，行新辅助化疗或姑息性化疗，之后视化疗效果决定是否能行手术减瘤。

八、预防与调护

卵巢肿瘤由于病因不清，难以有特异性预防措施。但在经期及产后要特别注意摄养，如严禁房事，保持外阴和阴道清洁；心情舒畅，情绪稳定，切忌忧思烦怒；注意保暖，避免受寒；

劳逸适度，开展卫生宣教，饮食宜高蛋白、富含维生素 A，忌高胆固醇食物，忌食辛辣生冷刺激性食物，保持正气充足，气血顺畅。同时要重视每年常规妇科检查及 B 超检查，查 CA125、AFP 以监测。对于卵巢癌高危人群宜服避孕药预防，对于乳腺癌、胃肠癌的患者应密切随防以监测有无卵巢转移。

古医籍精选

《医宗必读·积聚篇》曰："积之成也，正气不足，而后邪气居之。"

《医宗必读》曰："初者，病邪渐久，正气尚强，邪气尚浅，则任受攻；中者，受病渐久，邪气较深，正气较弱，任受且攻且补；末者，病魔经久，邪气侵凌，正气消残，则任受补。女子癥，多因产后恶露未净，凝结于冲、任之中，而流走之新血，又日凝滞其上以附益之，逐渐积而为癥矣。"

《医宗金鉴·妇科心法要诀》曰："凡治诸积，宜先审身形之壮弱，病势之缓急而治之。如人虚，则气血虚弱，不任攻伐，病势虽盛，当先扶正气，而后治其病。若形证俱实，宜先攻其病也。"

《医学正传》曰："大凡腹中有块，不问积聚癥，俱为恶候，切勿视为寻常等而不求医早治，若待胀满已成，胸腹鼓急，虽仓扁复生，亦莫救其万一，遘斯疾者，可不惧乎！"

《卫生宝鉴》曰："洁古老人有云，养正积自除。犹之满座皆君子，纵有一小人，自无容地而出。今令真气实，胃气强，积自消矣。"

病案分析

患者，女，44岁，因"腹胀1个月，加重1周"入院。1个月前患者出现腹胀，无大便改变，未特殊重视，近1周加重，伴恶心欲呕，无明显呕吐，无月经改变，无带下异常，大小便正常。已婚育，G1P1（剖宫产1子）A0，工具避孕，无生育要求。家族史无特殊。

查体：生命体征平稳，腹部膨隆，全腹无压痛，无反跳痛，移动性浊音（+），肠鸣音约4次/分，双下肢无水肿。妇科检查：外阴正常，阴道通畅，宫颈光滑，子宫前位，大小正常，质中，活动可，无压痛，左侧附件区可扪及大小约7cm×8cm包块，边界欠光滑，质地稍硬，活动差，无压痛，右附件区未扪及异常包块。三合诊宫旁组织软，直肠黏膜光滑，退指后指套无血染。

辅助检查：血常规提示 Hb:103g/L，大便常规正常；性激素六项符合卵泡期改变；CA125＞5000U/ml，HE4：1287.0pmol/L；CA153、CEA、AFP 未见异常；妇科彩超提示：左附件区实性肿物（75mm×68mm×82mm），边界清，形态不规则，内见液性暗区。CDFI：内见稍丰富血流信号，RI:0.45，建议结合病理。腹腔中至大量积液。

根据上述资料，请提出你的诊断思路。

（肖　静　孙艳梅）

附：输卵管肿瘤

输卵管肿瘤（tumor of the fallopian tube）临床少见，有良性肿瘤和恶性肿瘤两类。与卵巢肿瘤相似，输卵管肿瘤组织学类型较多。由于少见，且无特异性症状和体征，常被忽略或误诊。

一、病因病理

病因及发病机制

1. 病因 不明，70%患者有慢性输卵管炎，50%有不孕史，单侧输卵管癌患者，其对侧输卵管经病理检查多有炎性改变，推断慢性炎性刺激可能是发病诱因。目前认为，输卵管癌与卵巢上皮性癌均起源于米勒管上皮，有相似的病因学基础和基因异常，如 *c-erb*、*p53* 和 *K-ras* 突变等，并与 *BRCA*1 和 *BRCA*2 基因突变有关。

2. 病理

（1）输卵管良性肿瘤种类繁多，以腺瘤样瘤居多，其他包括乳头状瘤、血管瘤、平滑肌瘤、脂肪瘤、畸胎瘤等。肿瘤体积小且无症状，术前难以确诊，大多数是在盆、腹腔手术时发现。肿瘤切除或患侧输卵管切除术是主要的治疗手段，预后良好。由于乳头状瘤与畸胎瘤偶可发生恶变，因此术中应行冰冻病理检查。

（2）原发性输卵管癌（primary carcinoma of the fallopian tube）：是少见的女性生殖道恶性肿瘤，占所有妇科恶性肿瘤的 0.1%~1.8%。发病年龄以 40~65 岁居多，平均年龄为 52 岁，超过 60%的原发性输卵管癌发生于绝经后妇女。输卵管癌发生于单侧的居多，好发于输卵管壶腹部，病灶始于黏膜层，早期呈结节状增大，病程逐渐进展，输卵管增粗形似腊肠。切面见输卵管腔扩大且壁薄，有乳头状或菜花状赘生物。伞端有时封闭，内有血性液体，外观类似输卵管积水。镜下为腺癌，根据癌细胞分化程度及组织学结构分为三级，分级越高，恶性程度越高，预后越差。

（3）转移途径及手术病理分期：与卵巢恶性肿瘤基本相同。

二、临床表现

（一）病史

输卵管癌患者常有原发或继发不孕史。

（二）症状

输卵管癌早期无症状，体征多不典型，易被忽视或延误诊断。典型临床表现为阴道排液、腹痛及盆腔肿块，称为输卵管癌"三联症"，但具有典型"三联症"的患者不到 15%。

1. 异常阴道流血 是最常见的主诉，超过 50%的患者有此症状，可伴有阴道水样分泌物和下腹部不适，腹胀和腹部压迫感。

2. 阴道排液 10%患者有阵发性阴道排液，为浆液性黄水，量可多可少，常呈间歇性，有时为血性，通常无臭味。

3. 腹痛 多发生于患侧，为钝痛，以后逐渐加剧呈痉挛性绞痛。疼痛与肿瘤体积、分泌物积聚使输卵管承受压力加大有关，当阴道排出水样或血性液体后，疼痛常随之缓解。

（三）体征

盆腔肿块妇科检查可扪及肿块位于子宫一侧或后方，活动受限或固定不动。肿块因液体自阴道排出能缩小，液体积聚后能再增大。

三、辅助检查

由于输卵管常累及卵巢，故手术前易误诊为卵巢癌。辅助检查有助于提高术前诊断的准确率，常用方法有：

1. 影像学检查 包括 B 型超声、CT、MRI 等，能确定肿块部位、大小、性状及有无转移和腹水等。

2. 血清 CA125 测定 可作为输卵管癌诊断和判断预后的重要参考指标，但无特异性。

3. 细胞学检查 宫颈和宫腔脱落细胞学检查见不典型腺细胞，而排除子宫颈癌和子宫内膜癌后，应高度怀

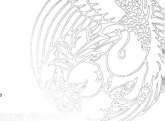

疑为输卵管癌。

4.**腹腔镜检查**　见输卵管增粗，外观似输卵管积水，呈茄子形态，有时可见到赘生物。

四、诊断

输卵管癌根据症状、体征、实验室检查诊断，但因为发病率低且症状体征不典型，故术前容易误诊。

五、鉴别诊断

输卵管癌与卵巢肿瘤及输卵管卵巢肿瘤不易鉴别。有阴道排液者需与子宫内膜癌鉴别。若不能排除输卵管癌，应尽早剖腹探查确诊。

六、治疗

由于原发性输卵管癌的组织学特征、生物学行为和预后相关因素均与卵巢浆液性癌相似，因此原发性输卵管癌的处理原则参照卵巢上皮性癌，以手术为主，辅以化疗、放疗的综合治疗。早期患者行分期手术，晚期患者行肿瘤细胞减灭术。除了Ⅰ期、G1 患者术后不需化疗外，其他所有患者术后均接受以铂类为基础的联合化疗。

七、预后

输卵管癌的预后相关因素与卵巢上皮性癌相似，但预后更差，尤其是早期病例。Ⅰ期患者 5 年生存率仅为65%，Ⅱ期为 50%～60%，而Ⅲ～Ⅳ期为 10%～20%。

（肖　静　孙艳梅　王小云）

第五节　妇科恶性肿瘤的中医特色治疗

妇科恶性肿瘤的发生、发展是一个邪实正虚的过程，在病灶局部表现多为邪实，而患者整体的表现多是正虚。需要将扶正与祛邪、攻与补有机地结合起来，以手术、放疗、化疗及中药攻伐之品祛邪攻癌，同时，以扶正培本中药来调整人体的阴阳、气血、脏腑、经络来增强机体的抗癌能力，减轻攻癌的毒副反应。临床上应根据患者的具体情况、身体强弱、病期早晚来决定攻或补，做到"扶正以祛邪""祛邪而不伤正"。

恶性肿瘤是目前医学界的疑难重症，治疗上更应该是一个复杂的系统工程，重视中西医同治、身心同治、内外同治、药食同调、起居导引，重视多途径全方位的整体治疗，达到扶正祛邪的目的，才可能取得治疗上的成功。

一、中药辨证论治

中医学十分重视扶正培本的治疗，认为"正气存内、邪不可干"，强调正气对疾病的发生、发展和防御的重要意义。扶正培本必须辨别气、血、阴、阳的盛衰状况，分别采取益气、养血、滋阴和助阳等扶正方法，在此基础上还要进一步辨别各脏腑的虚衰，从而针对脏腑再采取相应的治法。中医学认为肾为先天之本，脾为后天之本，故扶正培本多从脾肾入手，但对妇科恶性肿瘤患者来说，更重视健脾益气和调理脾胃。邪实多因脏腑不和，气机阻滞，瘀血内停，气聚为瘕，血结为癥；以气滞、血瘀、痰湿及毒热为多，故祛邪攻瘤多以行气、散瘀、化痰、清热解毒为法。

（一）扶正培本治疗

1）气虚证

证候　盆腔有块，头晕乏力，语声低微，少气懒言，动则气短，心悸自汗；舌质淡，苔薄白，脉细弱。

治法　益气健脾。

方药　四君子汤（《太平惠民和剂局方》）加黄芪、怀山药。

人参、白术、茯苓、甘草、黄芪、怀山药。

脾胃乃气血生化之源。《脾胃论》指出"脾胃之气既伤，而元气亦不能充，诸病之所由生也"，强调了脾胃之气不足是造成气虚证的关键。因此，临床上扶正补虚治疗最主要是健脾益气，调理脾胃。妇科恶性肿瘤患者在手术及放、化疗后常见气虚证，并且在放、化疗的同时应用益气健脾药可以减轻放、化疗所致的胃肠道反应和对造血功能的影响。

2）血虚证

证候　腹部有块，伴有头晕眼花，心悸失眠，面色萎黄，唇甲苍白，手足发麻；舌质淡，脉细无力。

治法　补血填精。

方药　四物汤（《太平惠民和剂局方》）选加枸杞子、黄精、阿胶、龙眼肉、紫河车、何首乌、鸡血藤、红枣等。

熟地黄、当归、白芍、川芎。

根据中医学"气血同源"的理论，应用这类药物时常与补气健脾药配伍使用。

3）阴虚证

证候　盆腔肿块，口干咽燥，失眠，大便干结，潮热盗汗，五心烦热，形体消瘦；舌红，少苔或光红无苔，脉细数。

治法　滋补阴液。

方药　增液汤（《温病条辨》）选加沙参、石斛、女贞子、旱莲草、龟甲、鳖甲、玉竹、天花粉等。

玄参、麦冬、生地黄。

4）阳虚证

证候　盆腔包块，畏寒肢冷，口淡神疲，倦卧嗜睡，气短而喘，面色苍白，小便清长，大便溏薄；舌淡，苔白润滑，脉沉无力。

治法　温补脾肾。

方药　理中汤（《伤寒论》）选加附子、肉桂、仙茅、淫羊藿、鹿茸、锁阳、肉苁蓉、巴戟天、补骨脂等。

人参、白术、干姜、甘草。

根据中医学"阴阳互根"的理论，使用肾阳药时常配伍熟地黄、龟甲、枸杞子等滋补肾阴药物。

扶正培本治疗是用来治疗虚证的，无虚证时不可滥用。因此，注意辨清虚实，不可妄投补药。古人有"大实有羸状，误补益疾；至虚有盛候，反泻含冤"不可不知。因血属物质，气属功能，气血互生，气帅血行，故补气时应适加补血药，补血时也应适加补气药。补阳时注意不要过于温燥而伤阴，时时顾护阴液，并应佐以养阴之剂，使阳得阴助而生化无穷；使用滋阴养血药时，勿过于滋腻而碍脾胃，并适当佐以补阳、理气之品，使阴得阳升而泉源不竭。峻补选药宜精，剂量要大，不能久服；缓补用于久虚，药力不宜过猛。

现代药理研究证实，扶正培本中药有多方面的作用：①能促进机体免疫功能，提高淋巴细胞增殖和网状内皮系统活力，从而增强对外界恶性刺激的抵抗力。②能保护和改善骨髓造血功能，提高血液细胞成分。③能提高内分泌的调节功能，促进垂体-肾上腺皮质功能。④能调整患癌机体内环腺苷酸和环鸟苷酸的比值（cAMP/cGMP），有利于抑制癌细胞的生长。⑤能提高机体的物质代谢。⑥能减轻放、化疗毒副反应，增强放、化疗的效果。⑦部分扶正中药能直接抑癌，控制癌细胞浸润和转移，有可能预防肿瘤的发生和发展。

（二）祛邪攻瘤治疗

本类疾病辨证要点是按包块的性质、大小、部位、病程的长短及兼证和月经情况，辨其在气或在血，属气滞、血瘀、痰湿还是热毒。治疗大法以活血化瘀，软坚散结为主，佐以行气化痰，兼调寒热。攻邪过程中需遵循"衰其大半而止"的原则，不可一味地猛攻、峻伐，以免损伤元气。

1）气滞证

证候　小腹有包块，积块不坚，推之可移，时聚时散，或上或下，时感疼痛，痛无定处，小腹胀满，胸闷不舒，精神抑郁，月经不调，舌红，苔薄，脉沉弦。

治法　疏肝解郁，行气散结。

方药　香棱丸（《济生方》）。

木香、丁香、小茴香、枳壳、川楝子、青皮、三棱、莪术。

2）血瘀证

证候　小腹有包块，积块坚硬，固定不移，疼痛拒按，肌肤少泽，口干不欲饮，月经延后或淋漓不断，面色晦暗，舌紫暗，苔厚而干，脉沉涩有力。

治法　活血破瘀，散结消癥。

方药　桂枝茯苓丸（《金匮要略》）。

桂枝、茯苓、牡丹皮、赤芍、桃仁。

若积块坚牢者，酌加鳖甲、穿山甲以软坚散结，化瘀消积；疼痛剧烈者，酌加延胡索、莪术、姜黄以行气活血止痛；小腹冷痛者，酌加小茴香、炮姜以温经散寒；月经过多，崩漏不止者，酌加三七粉、炒蒲黄、血余炭等化瘀止血；若血瘀甚者，兼肌肤甲错，两目暗黑，用大黄䗪虫丸。

3）痰湿证

证候　小腹有包块，按之不坚，或时作痛，带下量多，色白质黏稠，胸脘痞闷，时欲呕恶，经行衍期，甚或闭而不行，舌淡胖，苔白腻，脉弦滑。

治法　除湿化痰，散结消癥。

方药　散聚汤（《三因极一病证方论》）。

半夏、槟榔、当归、陈皮、杏仁、桂心、茯苓、炙甘草、炮附子、川芎、枳壳、厚朴、吴茱萸。

若脾胃虚弱，纳差神疲者，酌加党参、白术健脾益气；若兼血滞者，用三棱、莪术以破血逐瘀。

4）毒热证

证候　小腹有包块拒按，下腹及腰骶疼痛，带下量多，色黄或五色杂下，可伴经期提前或延长，经血量多，经前腹痛加重，烦躁易怒，发热口渴，便秘，舌红，苔黄腻，脉弦滑数。

治法　解毒除湿，破瘀消癥。

方药　银花蕺菜饮（《中医妇科治疗学》）加赤芍、牡丹皮、丹参、三棱、莪术、皂角刺。

金银花、蕺菜、土茯苓、炒荆芥、甘草、赤芍、牡丹皮、丹参、三棱、莪术、皂角刺。

若小腹包块疼痛，兼带下量多，色黄稠如脓，或五色带杂下，臭秽难闻，酌加半枝莲、穿心莲、白花蛇舌草、七叶一枝花以清热解毒消癥。

妇科恶性肿瘤，往往虚实夹杂，临床论治，往往攻补兼施。孰轻孰重，孰先孰后，孰多孰少，临床如何定夺是决定我们临床疗效的重中之重。

二、针灸治疗

针灸在调理癌症患者全身气血，协调脏腑功能，通过扶助正气，提高免疫能力，增强抗癌方面有积极作用，但因长期以来国内除针灸专业外的临床中医专科医生对针灸技能掌握不够，能运用针灸疗法治疗肿瘤的针灸医生更少，所以针灸疗法尚未在肿瘤治疗中应用推广。目前针灸只在治疗癌症、防治术后并发症等方面在国内外都广泛运用，起到良好的效果。

目前运用针灸方法治疗癌症较有心得的医家有俞云、黄金昶等。

俞云切脉针灸是俞云教授通过遍访有切脉经验的医家，依据《内经》针灸理论，结合自己多年的临床经验而研究出的治疗方法。其理论基础有：四部脉诊法；十大辨证法；金针补银针泻。临证用切脉指导辨证，切脉指导针刺取穴，切脉指导针刺手法，切脉指导针刺补泻，切脉判断针灸疗效。切脉可以克服针灸的盲目性，解决针灸疲劳现象，实时根据患者的脉象决定用针取穴，是更灵活个体化的精准医学，提高了治疗疑难杂症的效果。

黄金昶教授非常强调肿瘤外治法的重要性，提出刺血拔罐、艾灸、针刺、脐疗、火针等针灸外治法在肿瘤治疗中的巨大作用不可忽视。

近年来，针灸及其他外治法在肿瘤方面的运用越来越得到医家、病者的重视和认可，其显著的临床疗效，值得我们去学习、推广和发展。

三、情志音乐治疗

人的情志有五，即喜、怒、思、悲、恐。五脏与五志的关系是：心在志为喜，肝在志为怒，脾在志为思，肺在志为悲，肾在志为恐。五志是人们对外界信息所引起的情志变化，是整个精神活动的重要组成部分，其太过或不及均可影响人体内环境的稳定，如气机逆乱、脏腑功能失常、损伤阴阳气血，导致疾病的发生。已病的肿瘤患者易出现暴躁、压抑、悲哀、愤怒、绝望的恶劣情绪，大多预后较差，反之保持乐观良好的情绪，使免疫功能增强，则有利于抑制和清除癌细胞。

《素问·阴阳应象大论》曰："肝属木，在音为角，在志为怒；心属火，在音为徵，在志为喜；脾属土，在音为宫，在志为思；肺属金，在音为商，在志为忧；肾属水，在音为羽，在志为恐。"把五音（宫、商、角、徵、羽）与人的五脏（脾、肺、肝、心、肾）和五志（思、忧、怒、喜、恐）有机地联系在一起，即五音配五脏，五脏配五行，五行配五志。王小云教授采用中医"以情胜情"疗法、体感音乐疗法治疗妇科肿瘤患者，对缓解患者焦虑状态、保持乐观情绪和防病治病均有积极意义。

四、饮食调养

中医营养学认为，癌症患者的饮食疗法，宜根据食物本身的四气五味，结合患者的情况，实施辨证施食，切勿因饮食不当加重病情。

（一）如何认识中医的忌口

忌口是指患者对某些饮食的禁忌。中医很重视忌口，早在《内经》就已经记载食物的五味所禁，《金匮要略》曰："所食之味，有与病相宜，有与身为害，若得宜则益体，害则成疾。"避免这种不利饮食就是忌口。忌口是疾病调护中重要的内容，对癌症患者来说，尤其应把忌口贯穿于疾病治疗和康复的全过程。

（1）首先要注意忌口与病情所含中医病性的关系，要针对疾病的寒热、虚实等证候，结合食物的性味，全面加以考虑。凡与病不利的饮食皆应忌食，如水肿禁盐，温热病禁食辛辣热性食物、寒病忌食瓜果生冷食物。

（2）其次要注意服药时忌口，例如，患者正在服用健脾和胃、温中益气的中药，却进食性凉滑肠之食品，显然不合适。另外要注意根据阴阳转化的规律，清晨进补，傍晚排毒。

（3）要注意"发物"的进食。所谓发物，是指能使疾病加重或诱使疾病加重的某些食物，如鲤鱼、蛤蜊、螃蟹、虾、鹅、鹅蛋、笋、酒等，这些食物可能含有异体蛋白，容易引起过敏；有些因性味温燥，会助热生火，应用时应注意。但这些并不一定是肿瘤患者的忌口，患者的忌口应根据所患疾病、病性、目前治疗方案、得病诱因等多方面因素决定，决不能轻易拒绝营养食物，因噎废食。

（二）现代医学也强调饮食

现代医学也强调饮食对疾病的影响。如被黄曲霉菌污染的食物不能吃；烧焦食物使蛋白质变性，产生多环芳烃类化合物，对人体有害，不主张吃；熏鱼、熏肉可产生亚硝胺，也不主张多吃；酒能减低人体解毒功能和生物转化功能，使免疫力低下，同时在机体内增加致癌物活性，并且具有细胞毒性，故不提倡饮酒。

在用药期间，有的食物不能吃，如服用维生素 C 期间不宜吃虾，因为维生素 C 能使虾肉中的五价砷还原成三氧化二砷，对人体有很大的毒性。用氟尿嘧啶，有时可以引起剧烈腹泻，故服用药时，应忌生冷寒凉滑肠之品，宜食清淡、低脂食品，慎食高脂、油煎、高糖制品。

针对肿瘤患者不同的相关症状及治疗方法，饮食禁忌应不同。如术后胃肠功能尚未恢复的患者，应按术后的常规进食全流饮食、半流饮食、普通饮食等。

（三）错误的忌口

肿瘤患者的饮食应该因病而异，因人而异，因治疗方法而异。不能笼统机械地规定能吃什么不能吃什么。癌症患者在饮食方面要注意遵循传统的，有科学依据的忌口习惯，而对于那种过分苛求忌口，做法则不必言听计从。过度的忌口会使患者的营养状况日趋恶化，不利于治疗康复。

饮食是医患共同关心的问题，正确发挥饮食的重要作用，扬长避短，将有利于疾病的治疗，加快患者的康复，从而提高患者的生存质量。

五、适应季节环境

肿瘤患者应根据疾病的性质、六淫与五季、五脏的关系了解外界环境可能对疾病的影响，尽量避开不利因素，利用有利因素，帮助疾病的向愈。例如，妇科恶性肿瘤的患者身体多有阴寒之邪蕴结，在冬季外寒较盛之时容易病情变化，属于阳虚的患者在上午可适当进食温阳之品，如人参、生姜、蒜头等，并注意保暖防寒。

六、生命节律与生活习惯

中医子午流注十二时辰养生法，是一套完整的养生体系，是人与自然和谐相处的根本，按照子午流注、日月交替、阴阳转化的规律安排日常作息，形成规律的生活方式来达到治疗疾病、促进健康的目的。

比如应该睡觉的时辰：亥时（21～23 点），三焦经最旺。三焦是六腑中最大的腑，有主持诸气、疏通水道的作用。亥时三焦通百脉，人如果在亥时睡眠，百脉可休养生息，对身体十分有益。子时是指夜里 11 点到次日凌晨 1 点，这个时候是胆经当令。而子时是一天中最黑暗的时候，阳气开始生发。《内经》中"凡十一脏皆取于胆"。胆气生发，全身气血才能随之而起。子时睡眠把胆气养住了，对一天至关重要。

七、锻炼和导引

"动则生阳，静则生阴"，动静结合可保护潜能、激发潜能。在肿瘤康复期、维持期，中医提倡进行太极拳、八段锦练习，可调畅气血，对增强脏腑的功能，提高免疫，促进康复，防止局部复发及远处转移有实际意义。

八、围手术、围放化疗期增效减毒

肿瘤的治疗主要是手术、放疗、化疗等，这些治疗的目的就是尽可能去除病灶及预防复发，但在治疗癌症的同时，亦存在诸多毒副作用。结合使用中医中药可起到增效减毒、防治并发症的作用。

（一）围手术期的中医中药辅助治疗

辨证方药

（1）术前治疗：目的是改善体质虚弱者的一般状况，有利于手术进行。治疗上大多按中医辨证使用补气养血的药物或健脾益气、滋补肝肾的药物，如四君子汤、八珍汤等。大部分围术期肿瘤患者都可以接受术前治疗以改善体质。

（2）术后治疗：中医学认为手术创伤可导致腑气不通或手术耗气伤血，患者术后多表现有气血亏损，或气阴两亏，或营卫失和，或脾胃失调等。术后配合中医药治疗能促进患者机体的康复，并为后续的放疗、化疗打好基础。

术后治疗可分为两个阶段：第一阶段腑气未通，分虚证与实证；第二阶段腑气已通，则临床辨证用药。

1）第一阶段：患者腑气未通。

a.实证：气滞腑气不通证

证候　术后无矢气，无大便，腹胀满，腹痛，发热，口干，小便黄。舌质红，苔黄腻，脉弦数。

治法　行气通腑。

方药　小承气汤（《伤寒论》）加减。

大黄、川朴、枳实、莱菔子、大腹皮。

若夹湿热，见发热，口干口苦，小便黄，舌质红，苔黄腻者，加赤芍、牡丹皮、泽泻、车前子；或根据证候辨证加减用药。

b.虚证：气虚腑气不通证

证候　术后无矢气，无大便，腹软，伴神疲乏力，气短懒言，口淡。舌质淡，苔白，脉细弱。

治法　益气通腑。

方药　四磨汤（《重订严氏济生方》）加减。

党参、槟榔、沉香、乌药。

若夹痰湿，见口中有痰，胸闷欲呕，舌质淡胖，苔白腻者，加陈皮、法夏、白术、砂仁；或根据证候辨证加减用药。

2）第二阶段：术后患者已排气排便。

a.脾虚证

证候　术后患者已排气排便，但正气未盛，术口隐痛，神疲乏力，少气懒言，纳呆便溏。舌质淡，苔白，脉细弱。

治法　益气健脾。

方药　陈夏六君子汤（《医学正传》）加减。

党参、白术、云苓、炙甘草、陈皮、法半夏。

b.表虚不固证

证候　术后汗出恶风，动则尤甚，面色㿠白，舌淡苔薄白，脉浮虚。

治法　益气固表止汗。

方药　玉屏风散（《医方类聚》）。

防风、黄芪、白术。

c.气滞血瘀夹湿热证

证候　术后发热，口干口苦，腹部胀痛，小便黄短，大便干结或溏泻。舌质暗红，苔黄厚腻，脉弦数。

治法　清热利湿，行气化瘀。

方药　活血化湿方（自拟方）。

赤芍、牡丹皮、泽泻、车前子、厚朴、枳实。

若热甚，见发热不退，口干口苦，小便黄，舌质红，苔黄者，加金银花、连翘；若夜寐不安，加首乌藤、酸枣仁；若见阴道少量出血，加地榆、旱莲草、仙鹤草。若下肢疼痛，加延胡索、丹参；若尿频尿涩痛，加金钱草、猪苓。

d.气阴两虚证

证候　术后出现口干舌燥，大便干结，食少，舌光红无苔，脉细。

治法　养阴生津

方药　增液汤（《温病条辨》）。

玄参、麦冬、生地黄。

（3）围手术期中医特色疗法

1）防治根治性子宫切除术后尿潴留

A. 穴位埋线法

原理：在针灸经络理论的指导下，以线代针，使用羊肠线或其他可吸收线对穴位进行植入，令其对穴位产生一种缓慢、柔和、持久、良性的"长效针感效应"，长期发挥疏通经络作用，达到"深纳而久留之，以治顽疾"的效果。

选穴：气海、关元、阴陵泉、三阴交、足三里等穴（避开术口）。

时机：宫颈癌子宫根治性切除术后 24 小时内。

B. 艾灸：拔尿管前 2 日开始艾灸气海穴、关元穴、阴陵泉穴、三阴交穴。

C. 穴位注射：拔尿管后立即予新斯的明双侧三阴交穴位注射。

2）促进术后胃肠功能恢复

A. 中药热奄包外敷：采用吴茱萸 250g 加粗盐 250g 加热后置入袋中，热敷 30 分钟，每天 1～2 次。

B. 电针或用维生素 B_6 穴位注射双侧足三里穴。

C. 中药保留灌肠：大承气汤保留灌肠，每日 2～3 次。原理：行气止痛、清热通腑。时机：肠淤积或肠梗阻（肠吻合手术者除外）。

（二）围放疗期的中医中药辅助治疗

放射治疗是治疗妇科恶性肿瘤的重要手段，但放疗会引起一系列的毒副反应与后遗症。在放疗的过程中配合中医药治疗，能减轻毒副反应和后遗症并巩固放疗的疗效。

1. 辨证方药　防治放疗毒副反应和后遗症：放疗对肿瘤细胞及正常组织细胞同时产生生物效应和破坏作用，发生局部反应，使局部组织充血、水肿、色素沉着、溃疡坏死及纤维化。同时可引起全身的一系列变化，主要表现为乏力、食欲不振、恶心呕吐、腹泻、骨髓造血功能抑制等。中医学认为放射线属热毒之邪，易伤阴耗气，损伤脾胃，影响气血生化之源，放疗后早期多引起气阴两虚，后期以热毒伤阴为主。治疗早期宜益气养阴，佐以清热解毒；后期宜清热解毒、滋养阴血。

（1）放射损伤脾胃功能

1）脾胃气虚证

证候　放疗后自觉乏力，头晕，纳呆，恶心，呕吐，舌质淡，苔白，脉细弱。

治法　益气健脾。

方药 香砂六君子汤(《古今名医方论》)加减。

党参、白术、茯苓、半夏、陈皮、广木香、砂仁、炙甘草。

2)肝胃不和证

证候 食欲不振,胃脘饱胀,胸胁窜痛,胸闷善太息,情志抑郁易怒,或嗳气,脘腹胀满,舌质淡,苔白,脉弦。

治法 疏肝理气,活血止痛。

方药 柴胡疏肝散(《景岳全书》)合金铃子散(《太平圣惠方》)加减。

陈皮、柴胡、川芎、香附、枳壳、芍药、甘草、金铃子、延胡索。

3)胃虚有热证

证候 呕吐酸水,苦水,呃逆或干呕,虚烦少气,口干,舌红嫩,脉虚数。

治法 降逆止呕,益气清热。

方药 橘皮竹茹汤(《金匮要略》)。

橘皮、竹茹、大枣、生姜、甘草、人参。

(2)放射性肠炎

证候 下腹部疼痛,里急后重,腹泻常夹便血等放射性直肠炎,舌红脉弦。中医辨证多属大肠热盛。

治法 清热解毒。

方药 白头翁汤(《伤寒论》)加木香、赤芍、地榆、金银花、马齿苋、败酱草、白芍、乌梅、槐花、血余炭等。

白头翁、黄连、黄柏、秦皮、木香、赤芍、地榆、金银花、马齿苋、败酱草、白芍、乌梅、槐花、血余炭。

(3)放疗影响骨髓抑制

证候 放疗后精神疲倦,头晕眼花,面色萎黄,或形体消瘦,五心烦热,舌淡红或偏红,苔薄白或少苔,脉细无力或细数。

治法 健脾益气,滋阴养血。

方药 八珍汤(《正体类要》)。

人参、白术、白茯苓、当归、川芎、白芍、熟地黄、甘草。

(4)放射性膀胱炎

证候 多伴有尿急、尿痛、尿频和血尿等。舌红苔黄腻脉弦细。中医辨证多属肾虚膀胱湿热。

治法 滋肾养肾,清利湿热。

方药 五苓散(《伤寒论》)合小蓟饮子(《济生方》)加减。

泽泻、茯苓、猪苓、桂枝、白术、生地黄、小蓟、滑石、木通、蒲黄、藕节、淡竹叶、当归、山栀子、甘草。

2. 防治放疗毒副反应的中医特色疗法

(1)放疗阴道黏膜损伤的中药预防与治疗

证候 放疗后阴道干涩,疼痛,心烦失眠,舌偏红,苔薄黄,脉细。

治法 滋肾清热。

方药 苦参、蛇床子、黄柏、蒲公英、败酱草、白鲜皮、野花椒。

于放疗开始之日,每日1~2次进行阴道冲洗,上药加水1500ml,急火煎20分钟,取汁800ml。可预防阴道黏膜损伤并治疗损伤后伴发感染。

(2)放疗后淋巴水肿

证候 放疗后下肢肿胀,疼痛,舌暗,苔白厚或黄厚,脉滑。

治法 理气,利湿,消肿。

方法 减少跑步、长途行走等锻炼方式，下地时行动时穿弹力袜。除此之外中医用刺络拔罐的方法治疗淋巴清扫术后或放疗后导致的下肢淋巴水肿有良好的临床疗效。建议每周1~2次。

对放疗疗效的巩固不管是姑息性还是根治性放疗，仍需要继续巩固治疗以预防复发及转移。中医药通过扶正、祛邪、减毒能起到巩固放疗疗效的作用。根据中医辨证论治的原则，此时仍以扶正为主，增强机体的抵抗力，适时辅以祛邪或扶正与祛邪并用。

（三）围化疗期的辅助治疗

化疗药物治疗妇科恶性肿瘤同样存在着毒副作用大的缺点，特别是对机体免疫功能的影响，有的药物还具有远期毒性。根据扶正祛邪相结合的原则，化疗时配合中药治疗能减轻化疗药物的毒副作用，提高患者自身的抗癌能力和内环境的稳定，有利于提高疗效。化疗期间常出现的毒副反应及中医药治疗：

1. **全身反应** 主要症状有头晕眼花、疲乏无力、精神委靡、食欲不振等。中医辨证多属气血两虚、肝肾亏损，治宜补气养血，滋补肝肾，常选用八珍汤等。或可选用以下经验方：

（1）针对气血两虚证的温补气血方：人参、当归、熟地黄、鸡血藤、阿胶、三七末、黄精、紫河车、龙眼肉、红枣等。

（2）针对肝肾亏损的滋补肝肾方：枸杞子、女贞子、首乌、菟丝子、杜仲、补骨脂、旱莲草、五味子等。

2. **消化道反应** 主要症状有食欲不振、恶心呕吐、胃脘饱胀、腹痛腹泻等。中医辨证多属脾胃虚寒证或肝胃不和证，治以健脾和胃，疏肝止呕，方用香砂六君子汤等。或可选用以下方药：

（1）恶心呕吐：①呕吐清涎属脾胃虚寒，胃失和降者，可用陈夏六君子汤合丁香柿蒂散加减。②呕吐酸水、苦水属胃热者，宜用橘皮竹茹汤。如呕吐伤阴者，加用芦根、知母、天花粉、麦冬、石斛、竹茹等。

（2）胃脘饱胀、胸胁窜痛，属肝胃不和者，宜用逍遥散（《太平惠民和剂局方》）加减。

（3）腹痛腹泻，大便失调，甚至出现黏膜坏死、溃疡、出血，属脾胃失调者，宜用芍药甘草汤加白术、茯苓、石榴皮、木香、陈皮。

外用方可用吴茱萸散或砂仁粉穴位贴敷中脘穴、涌泉穴。化疗患者常有慢性疼痛，腹部冷痛、胃寒怕冷、手足麻木等症状，可选"雷火灸"治疗。

3. **骨髓造血功能抑制** 临床表现多属中医的气血两亏，治宜补气养血，可用八珍汤等，或重用参三七、骨碎补等。尤适用于预防和治疗化疗引起的白细胞及血小板减少等。民间食疗方五红汤深得患者欢迎：花生红衣、红豆、枸杞子、红枣、红糖适量，煮水代茶饮，对于全系骨髓抑制都适合，糖尿病患者不宜加入红糖。气血两虚的骨髓抑制患者红参10g，鹿茸10g加入鸡肉、猪肉等炖服可以促进造血。骨髓抑制还可用针灸辅助治疗。针刺取穴：合谷穴、大椎穴、中脘穴、足三里穴、三阴交穴、膈俞穴、三阴交穴、血海穴、地机穴，脾肾阳虚明显者，加肾俞、脾俞等穴。隔附子灸：选三阴交穴、足三里穴，每次20分钟，每日2次。

4. **免疫功能抑制** 多数抗肿瘤药物对机体免疫功能有不同程度的抑制作用。研究证实能提高免疫功能的中药有：含多糖类的香菇、猪苓、茯苓、灵芝、木耳等；补气类的人参、黄芪、刺五加、灵芝等；滋阴类的女贞子、山萸肉、沙参、生地黄、鳖甲等；活血化瘀类的莪术、三七、麝香等；清热解毒类的白花蛇舌草、白毛藤、蒲公英、山豆根、青黛、水牛角、黄柏、黄芩、黄连等。应结合临床辨证选用。

5. **炎症反应** 常见有发热、口腔炎、口腔溃疡、食管或胃肠道黏膜充血、水肿及溃疡等。中医辨证多属热毒证，治宜清热解毒。常用药：金银花、连翘、山豆根、射干、板蓝根、蒲公英、黄连等。

九、缓解不适症状，改善生存质量

（一）癌性疼痛的辅助治疗

1. 辨证要点及治疗原则

（1）根据疼痛性质，审证求因：疼痛的辨证应在四诊合参的基础上进行。一般来说，窜痛多为风；冷痛拘急多为寒；灼痛、肿痛多为火热炽盛；沉痛多为湿阻；胀痛多为气滞；刺痛多为血瘀。寒痛多表现为冷痛、掣痛、紧痛，有收束感，遇寒痛剧，得温痛减，多属于晚期癌症疼痛，阳气亏虚，脉络失养，治以温补阳气，散寒止痛。热痛多表现为切痛、跳痛、肿痛，痛处灼热，拒按，遇冷痛减，多为热毒壅盛，治宜清热解毒，缓急止痛。虚痛起病较缓，病程较长，痛势绵绵，可以忍耐，痛处喜按，多为隐痛、酸痛，劳累则甚，多为正虚不煦，营血不润，治宜补虚止痛。实痛疼痛剧烈，痛处不移，拒按，多为胀痛、刺痛、绞痛、暴痛，多为气滞、血瘀，治宜疏理气滞，活血化瘀。

（2）根据疼痛病位，区别气血：审察病位包括表里、上下、脏腑、经络、气血、阴阳等不同的病位和层次。如气痛者，多为胀痛，忽聚忽散，时痛时止，痛而无形，气行则舒，过后复痛如故，治宜疏肝理气；血痛者，为刺痛，痛有定处，久痛不移，拒按或痛而有形，治宜活血化瘀。

（3）审度用药，预防传变：如气虚之痛日久，既可因气不生血而见血虚，又可因气不行血而致血瘀，故在补气的同时当辅以补血或行血之品。热痛者易热盛伤阴，故在清热之中应少佐养阴之药。反之，寒痛者易寒盛伤阳，故在散寒之中应少佐温阳之品。

2. 辨证论治

1）气郁证

证候　疼痛部位闷胀，游走不定，时痛时缓；舌质暗红，脉弦。

治法　行气止痛。

方药　柴胡疏肝散（《景岳全书》）。

陈皮、柴胡、川芎、香附、枳壳、芍药、甘草。

2）血瘀证

证候　疼痛部位固定，拒按，入夜更甚，局部皮肤发紫，静脉怒张；舌质紫暗或有瘀斑，脉弦细涩或结代。

治法　活血化瘀，散结止痛。

方药　血府逐瘀汤（《医林改错》）。

桃仁、红花、当归、生地黄、牛膝、川芎、桔梗、赤芍、枳壳、甘草、柴胡。

3）痰湿证

证候　疼痛部位沉重，伴全身困重，嗜睡，胸腹满闷，不思饮食；舌质淡胖，苔白腻，脉沉滑。

治法　健脾燥湿，化痰止痛。

方药　陈夏六君子汤（《医学正传》）。

党参、白术、云苓、炙甘草、陈皮、半夏。

4）热毒证

证候　疼痛剧烈，持续，口渴欲饮，小便短赤，大便干结，局部红、肿、热、痛或酿脓，皮肤蜡黄，溃破后流出脓血，或有高热；舌质红绛，苔黄，脉数或洪大。

治法　清热解毒，凉血止痛。

方药　五味消毒饮（《医宗金鉴》）。

金银花、野菊花、蒲公英、紫花地丁、紫背天葵。

5）气血亏虚证

证候　疼痛隐隐，喜温喜按，畏寒怕冷，面色萎黄，精神不振，语声低微；舌质淡，苔白，脉细弱。

治法 益气养血，荣脉止痛。

方药 人参养荣汤（《三因极一病证方论》）。

黄芪、桂心、人参、白术、茯苓、甘草、熟地黄、白芍、当归、陈皮、五味子、远志。

在上述辨证治疗的基础上，可根据疼痛部位和性质，有针对性地选用以下药物。腹痛者选延胡索、香附、没药、白芍、甘草；腹胀者选大腹皮、厚朴；少腹痛者选刘寄奴、苏木；胸痛者选全瓜蒌、香橼、枳壳；肝区痛者选八月札、玫瑰花；胃胀者选九香虫、绿萼梅；腹部瘤块痛者选鳖甲、牡蛎、三棱、莪术。骨转移痛者一是根据"肾主骨生髓"的中医理论，重用补肾中药如熟地黄、山萸肉、菟丝子、补骨脂、骨碎补、肉苁蓉、淫羊藿、胡芦巴等，二是重用虫蚁搜剔类中药，如土鳖虫、蜈蚣、全蝎、蟋螂虫等。

3. 外治法 外治止痛的中成药中多有冰片、麝香、蟾酥、马钱子、雄黄等。如镇痛消肿膏用马钱子、蟾酥、生川乌、生南星、白芷、姜黄、冰片等研细末，调成糊状，用时敷在疼痛部位。中药外贴止痛，能缓解疼痛，改善症状，具有祛邪而不伤正的优点。

4. 针灸止痛治疗 针灸刺激可疏通经络，调和气血，以发挥止痛功效，其止痛机理是：①针刺激活了内源性镇痛系统，使内腓肽、脑腓肽、强腓肽等鸦片样物质大量释放，与疼痛敏感神经元的鸦片受体相结合，降低了该神经对损伤刺激的兴奋性，从而调整了脊髓上行传导疼痛途径的活动。②针刺穴位激活了中枢神经系统各级水平的结构，尤其是脊髓后角和丘脑内侧核群，通过其复杂的上行性和下行性联系及相互影响抑制了疼痛信号的传导。

（1）选穴原则：①选择与疼痛关系密切的穴位。②循经取穴：取疼痛部位所在经络的腧穴。③表里取穴：取互为表里之经络的四肢膝肘以下腧穴。④上下取穴：按《灵枢·终始》"病在上者下取之，病在下者上取之，病在头者取之足，病在腰者取之腘"的原则取穴。⑤取肿瘤附近的局部穴位。

（2）止痛原则：针刺止痛的原则主要是"盛则泻之，虚则补之，热则疾之，寒则留之"。灸法止痛的原则主要是"寒则温之，虚则补之"。具体应用时，阳证多实热，宜针宜泻，多针少灸，刺浅而不留，出针宜快；阴证多虚寒，宜灸宜补，多灸少针，刺较深而久留，出针宜慢。

（3）常选穴位：①腹部疼痛：取内关、足三里、中脘、关元、中极、归来、三阴交等穴。②腰部疼痛：取肾俞、大肠俞、夹脊、命门、腰阳关、阿是穴等穴。③臀部及下肢疼痛：取压痛点、夹脊、环跳、大肠俞、秩边、承扶、殷门、委中、阳陵泉、承山等穴。

（二）腹水的辅助治疗

妇科恶性肿瘤晚期出现腹水属于中医"膨胀"范畴。多为虚寒证。

1. 辨证论治

1）寒湿困脾证

证候 腹大，按之如囊裹水，胸腹胀满，全身浮肿，精神困倦，尿少，便溏；苔白腻，脉细缓。

治法 温运脾阳，化湿行水。

方药 实脾饮（《重订严氏济生方》）合胃苓汤（《丹溪心法》）。

实脾饮：白术、厚朴、木瓜、木香、草果仁、茯苓、干姜、制附子、炙甘草、厚朴。

胃苓汤：苍术、厚朴、陈皮、白术、茯苓、泽泻、猪苓、官桂、甘草。

2）肝脾血瘀证

证候 腹大坚满，脉络怒张，胁腹攻痛，面色暗黑，胸部有蜘蛛痣，朱砂掌，唇色紫暗；舌质紫暗或青紫斑，脉细涩。

治法 活血化瘀利水。

方药 膈下逐瘀汤（《医林改错》）。

五灵脂、当归、川芎、桃仁、牡丹皮、赤芍、乌药、延胡索、甘草、香附、红花、枳壳。

3）脾肾阳虚证

证候　腹大胀满，入暮较甚，神倦怯寒，脘闷纳呆，面色苍黄，小便短少，大便稀烂；舌质淡胖有齿痕，脉沉细无力。

治法　温补脾肾，化气行水。

方药　附子理中汤（《阎氏小儿方论》）合五苓散（《伤寒论》）。

人参、白术、干姜、制附子、炙甘草、泽泻、茯苓、猪苓、桂枝。

4）肝肾阴虚证

证候　腹大胀满，形体消瘦，面色晦滞，口干舌燥，五心烦热，小便短赤；舌质红绛少津，脉沉细。

治法　滋补肝肾，养阴利水。

方药　麦味地黄汤（《寿世保元》）。

熟地黄、山萸肉、山药、泽泻、茯苓、牡丹皮、麦冬、五味子。

2. 其他经验方

（1）牵牛子粉：每次服 1.5～3g，每日 1～2 次。

（2）禹功散：牵牛子 120g，小茴香 30g，共研细末，每次服 1.5～3g，每日 1～2 次。

（3）甘遂大戟散：甘遂、大戟等量，研末装入胶囊，每次 1g，每日 1～2 次。

3. 外治法

（1）中药敷脐疗法：药物可选择甘遂、商陆、麝香、牵牛子、肉桂、车前子等。

（2）中药灌肠治疗：中药保留灌肠除能发挥中药本身的药理作用，还能通过药物对肠道的直接刺激而改善肠道功能。研究证实经直肠给药，药物的吸收总量、吸收速度增加、药物的生物成分不易被破坏，且有利于肠道的吸收，有助于提高药物功效。

（3）隔物灸法：《备急千金要方》曰："诸疗之要，火艾为良，针、汤、散皆所不及……治病欲除其根，一灸胜于药力多矣。"《灸法秘传》在治疗本病时认为"臌胀在上，灸于上脘；在中，灸于中脘；在下，灸于下脘，或灸气海。至若胀及两胁者，灸于期门。胀及腰背者，灸于胃俞。胀至两腿者，灸足三里。胀至两足者，灸行间可也。"可用细辛、川椒目、桂枝、生黄芪、龙葵、醋甘遂研细末，敷于神阙穴，每日艾灸 1 小时，每日 1 次，对腹水的消除起到良好的效果。

（胡向丹　肖　静　王小云）

第十七章　妊娠滋养细胞疾病

妊娠滋养细胞疾病（gestational trophoblastic disease，GTD）是一组来源于胎盘绒毛滋养细胞的疾病。根据形态特征组织学将其分为葡萄胎、侵蚀性葡萄胎、绒毛膜癌（简称绒癌）和胎盘部位滋养细胞肿瘤等。侵蚀性葡萄胎、绒癌和胎盘部位滋养细胞肿瘤等又统称为妊娠滋养细胞肿瘤（gestational trophoblastic neoplasia，GTN）。

在临床上，由于侵蚀性葡萄胎和绒癌在临床表现、诊断和处理原则等方面基本相同，故将两者合称为妊娠滋养细胞肿瘤，但胎盘部位滋养细胞肿瘤在临床表现、发病过程及处理上与妊娠滋养细胞肿瘤明显不同，故另列一类。

第一节　葡　萄　胎

葡萄胎亦称水泡状胎块（hydatidiform mole，HM），是因妊娠后胎盘绒毛滋养细胞异常增生、间质水肿，终末绒毛转变为大小不一的水泡，水泡间借蒂相连成串，形如葡萄而得名。葡萄胎可分为完全性葡萄胎和部分性葡萄胎。其中大多数为完全性葡萄胎，且具较高的恶变率；少数为部分性葡萄胎，恶变罕见。

本病妊娠数月，腹部异常增大，隐隐作痛，阴道反复流血或下水泡如虾蟆子，在《诸病源候论》中称"鬼胎"；《胎产心法》称之为"伪胎"。

一、病因病理

（一）中医病因病机

1. **病因**　多与气血虚弱、气滞血瘀、寒湿郁结、痰浊凝滞有关。
2. **病机**　本病的主要病机是素体虚弱，七情郁结，内外湿浊凝滞不散，精血虽凝而终不成形，瘀滞胞宫，遂成"鬼胎"。

（二）西医病因病理

1. **病因**　现代医学认为葡萄胎的真正发病原因不明。完全性葡萄胎的发生与种族、营养状况、社会经济、年龄、既往葡萄胎史有关。其中后四者是其发生的高危因素。

（1）完全性葡萄胎：亚洲和拉丁美洲的发生率较高。根据我国的一次全国性调查，葡萄胎的发生率为平均每 1000 次妊娠 0.78 次，其中浙江省最高为 1.39 次，山西省最低为 0.29 次。近年完全性葡萄胎的发生率在亚洲国家有所下降。同一种族居住在不同地域，其葡萄胎发生率不一定相同。饮食中缺乏维生素 A 及其前体胡萝卜素和动物脂肪者发生葡萄胎的概率显著升高。年龄是其中的高危因素之一，大于 35 岁和 40 岁妇女的葡萄胎发生率分别是年轻妇女的 2 倍和 7.5 倍，而大于 50 岁的妇女妊娠时约 1/3 可能发生葡萄胎。相对小于 20 岁妇女的葡萄胎发生率也显著升高。既往葡萄胎史也是葡萄胎发生的高危因素，有过 1 次或 2 次葡萄胎妊娠者，再次发生率分别为 1%和 15%～20%。另外，流产和不孕史也可能是其高危因素。

（2）部分性葡萄胎：迄今对部分性葡萄胎高危因素了解较少，可能相关的因素有月经不规则和口服避孕药等，但与饮食因素及母体年龄无关。传统认为部分性葡萄胎的发生率低于完全性葡萄胎，但近年资料表明，部分性和完全性葡萄胎的比例基本接近甚至更高，如日本和英国报道分别为 0.78 和 1.13，其原因可能与完全性葡萄胎发生率的下降及对部分性葡萄胎诊断准确性的提高有关，许多伴有三倍体的早期流产其实为部分性葡萄胎。

完全性葡萄胎常常为二倍体，均来自父系，其中 90% 染色体核型为 46，XX，系由一个细胞核缺如或失活的空卵与一个单倍体精子（23，X）受精，经自身复制为 2 倍体（46，XX）。另外 10% 核型为 46，XY，系由一个空卵分别和两个单倍体精子（23，X 和 23，Y）同时受精而成。虽然完全性葡萄胎染色体基因为父系，但是线粒体 DNA 仍为母系来源。染色体父系来源是滋养细胞过度增生的主要原因并与基因组印迹紊乱有关。基因组印迹指父母双方来源的两个等位基因具有不同的表达活性，这种差异表达的基因被称为印迹基因。印迹基因可分为父源和母源两种，父源印迹基因只在母源染色体上表达，母源印迹基因只在父源染色体上表达。双亲染色体的共同参与是确保印迹基因正常表达的前提，也为胚胎正常发育所必需。但是完全性葡萄胎缺乏母源染色体，必然导致基因组印迹紊乱。部分性葡萄胎的染色体核型 90% 以上为三倍体，合并存在的胎儿也为三倍体。最常见的核型是 69，XXY，其余为 69，XYY 或 69，XXX，系由一看似正常的单倍体卵子和两个单倍体精子受精，或由一看似正常的单倍体卵子（精子）和一个减数分裂缺陷的双倍体精子（卵子）受精而成，所以有一套也来自父方的多余染色体。多余的父源基因物质也是部分性葡萄胎滋养细胞增生的主要原因。另外尚有极少数部分性葡萄胎的染色体核型为四倍体，但其形成机制尚不清楚。

2. 病理

（1）完全性葡萄胎：大体检查水泡状物大小不一，直径数毫米至数厘米不等，其间有纤细的纤维素相连，常混有血块蜕膜碎片。水泡状物占满整个宫腔，胎儿及其附属物缺如。镜下见：①可确认的胚胎或胎儿组织缺失；②绒毛水肿；③弥漫性滋养细胞增生；④种植部位滋养细胞呈弥漫和显著的异型性。

（2）部分性葡萄胎：仅部分绒毛呈水泡状，合并胚胎或胎儿组织，胎儿多已死亡，且常伴发育迟缓或多发性畸形，合并足月胎儿极少。镜下见：①有胚胎或胎儿组织存在；②局限性滋养细胞增生；③绒毛大小及其水肿程度明显不一；④绒毛呈显著的扇贝样轮廓、间质可见滋养细胞包涵体；⑤种植部位滋养细胞呈局限和轻度异型性。

二、临床表现

由于诊断技术的进展，目前大多数患者在尚未出现症状或仅有少量阴道出血时，就已得到诊治，所以症状典型的葡萄胎越来越少见。

（一）症状

（1）停经后阴道流血：80% 以上患者会出现阴道流血，为最常见症状。一般在停经 8～12 周开始不规则阴道流血，量多少不定。若大血管破裂，可造成大出血和休克，甚至死亡。葡萄胎组织有时可自行排出，但排出前和排出时常伴有大量流血。反复阴道流血若不及时治疗，可继发贫血和感染。

（2）妊娠呕吐：多发生于子宫异常增大和 HCG 水平异常升高者，出现时间一般较正常妊娠早，症状严重且持续时间长。发生严重呕吐且未及时纠正时易导致水电解质平衡紊乱。

（3）腹痛：因葡萄胎增长迅速和子宫过度快速扩张所致，表现为阵发性下腹痛，一般不剧烈，能忍受，常发生于阴道流血之前。若发生卵巢黄素化囊肿扭转或破裂，可出现急腹痛。

（4）其他症状：少数患者早期出现高血压、水肿和蛋白尿等妊娠高血压疾病症状，容易发展为子痫前期，也可发生心力衰竭、贫血或宫腔感染。7% 的患者可出现轻度甲状腺功能亢进表现，如心动过速、皮肤潮湿和震颤，血清游离 T_3、T_4 水平升高。

（二）体征

（1）子宫异常增大、变软：因葡萄胎迅速增长及宫腔内积血，约半数以上的患者子宫大于停经月份，质地变软，并伴 HCG 水平异常升高。约 1/3 患者的子宫与停经月份相符，另有少数子宫小于停经月份，原因可能与水泡退行性变有关。

（2）卵巢黄素化囊肿：由于大量 HCG 刺激卵巢卵泡内膜细胞发生黄素化而形成囊肿，常为双侧性，但也可单侧，大小不等，最小仅在光镜下可见，最大直径可达 20cm 以上。囊肿表面光滑，活动度好，切面为多房，囊肿壁薄，囊液清亮或琥珀色。一般无症状，偶因急性扭转而致急性腹痛。一般在葡萄胎排空前较难通过妇科检查发现，多由 B 型超声检查做出诊断。黄素化囊肿在清除水泡状胎块后，随着 HCG 水平下降，常于 2~4 个月内自行消退。

三、诊断

（一）病史

有停经史，停经时间长短不一，2~3 个月，或更长时间不等。

（二）临床表现

凡有停经后不规则阴道流血、子宫大于停经月份者，要考虑葡萄胎可能。若在早期妊娠出现子痫前期、阴道排出葡萄样水泡组织等支持葡萄胎诊断。常选择下列辅助检查以进一步明确诊断。

1. 超声检查　B 型超声是诊断葡萄胎的一项可靠和敏感的辅助检查，通常采用经阴道彩色多普勒超声。完全性葡萄胎的典型超声图像为子宫大于相应孕周，无妊娠囊或胎心搏动，宫腔内充满不均质密集状或短条状回生，呈"落雪状"，水泡较大时则呈"蜂窝状"。常可测到双侧或一侧卵巢囊肿。彩色多普勒超声检查可见子宫动脉血流丰富，但子宫肌层内无血流或仅稀疏血流信号。部分性葡萄胎可在胎盘部位出现由局灶性水泡状胎块引起的超声图像改变，有时还可见胎儿或羊膜腔，胎儿通常畸形。

2. 绒毛膜促性腺激素测定　血清 HCG 测定是诊断葡萄胎的另一项重要辅助检查。正常妊娠时，在受精卵着床后数日即已形成滋养细胞并开始分泌 HCG。葡萄胎时因滋养细胞高度增生，产生大量 HCG，血清中 HCG 浓度通常大大高于正常妊娠相应月份值，利用这种差别可作为辅助诊断。血清 HCG 滴度常明显高于正常孕周的相应值，而且在停经 8~10 周以后继续持续上升。约 45% 的完全性葡萄胎患者的血清 HCG 水平在 10 万 U/L 以上，最高可达 240 万 U/L。大于 8 万 U/L 支持诊断。但也有少许葡萄胎，尤其是部分性葡萄胎因绒毛退行性变，HCG 升高不明显。

3. DNA 倍体分析　流式细胞计数是最常用的倍体分析方法。完全性葡萄胎的染色体核型为二倍体，部分性葡萄胎为三倍体。

4. 母源表达印迹基因检测　部分性葡萄胎拥有双亲染色体，所以表达父源印迹、母源表达的印迹基因（如 P57^{KIP2}），而完全性葡萄胎无母源染色体，故不表达该类基因，因此检测母源表达印迹基因可区别完全性和部分性葡萄胎。

5. 其他检查　血细胞和血小板计数、肝肾功能、X 线胸片或胸部 CT 等。

四、鉴别诊断

1. 流产　葡萄胎病史与流产相似，极易混淆。流产有停经史及阴道流血症状，妊娠试验可阳性，而葡萄胎患者子宫多大于同期妊娠子宫，孕期超过 12 周时 HCG 水平仍高。B 型超声图像显示葡萄胎特点，有助于鉴别诊断。但部分性葡萄胎与不全流产或过期流产不仅临床表现相似，在病理检查时也因绒毛水肿、滋养细胞增生不明显等造成鉴别困难，需要通过 DNA 倍体分析和 P57^{KIP2} 免疫组化染色等检查进行鉴别。

2. 双胎妊娠 子宫较同期单胎妊娠大，HCG 水平亦稍高，易与葡萄胎混淆，但双胎妊娠无阴道流血，B 型超声显像可确诊。

3. 羊水过多 可使子宫迅速增大，虽多发生于妊娠后期，但发生在中期妊娠者需与葡萄胎鉴别。羊水过多时不伴阴道流血，HCG 水平较低，B 型超声显像可确诊。

4. 子宫肌瘤合并妊娠 两者均可有子宫大于停经月份。但子宫肌瘤合并妊娠子宫形态不规则，软硬不均，HCG 在正常范围，B 超检查除可见胎心、胎动外，尚可见到子宫肌瘤光团。

五、治疗

葡萄胎一经确诊，应及时清宫。吸刮术是首选的治疗方法。术后注意抗感染，配合中医辨证论治。

（一）中医治疗

中医辨证应根据体质、阴道流血及腹痛情况，并结合四诊资料和舌脉综合分析。治疗应以补虚化瘀、扶正祛邪为指导原则。虚者补之，瘀者化之。

1）气血虚弱证

证候 孕后阴道不规则流血，量多，色淡，质稀，腹大异常，时有腹部隐痛，无胎动、胎心，神疲乏力，头晕眼花，心悸失眠，面色苍白。舌淡嫩，脉细弱。

治法 益气养血，活血下胎。

方药 救母丹（《傅青主女科》）加枳壳、牛膝。

人参、当归、川芎、益母草、赤石脂、荆芥穗（炒黑）、枳壳、牛膝。

2）气滞血瘀证

证候 孕后阴道不规则流血，量或多或少，血色紫暗有块，腹大异常，时有腹部胀痛，拒按，无胎动、胎心，胸胁胀满，烦躁易怒。舌紫暗有瘀点，脉涩或沉涩。

治法 理气活血，祛瘀下胎。

方药 荡鬼汤（《傅青主女科》）。

人参、当归、大黄、雷丸、川牛膝、红花、牡丹皮、枳壳、厚朴、桃仁。

3）寒湿郁结证

证候 孕后阴道不规则流血，量少，色紫暗有块，腹大异常，小腹冷痛，无胎动、胎心，形寒肢冷。苔白腻，脉沉紧。

治法 散寒除湿，逐水下胎。

方药 脱花煎（《景岳全书》）。

当归、川芎、肉桂、牛膝、红花、车前子。

4）痰浊凝滞证

证候 孕后阴道不规则流血，量少色暗，腹大异常，无胎动、胎心，形体肥胖，胸胁满闷，呕恶痰多。舌淡，苔腻，脉滑。

治法 化痰除湿，行气下胎。

方药 平胃散（《太平惠民和剂局方》）加芒硝、枳壳。

苍术、厚朴、陈皮、甘草、芒硝、枳壳。

（二）西医治疗

1. 清除宫腔内容物 葡萄胎确诊后应及时清除宫腔内容物。由于葡萄胎子宫大而软，甚易发生子宫穿孔，一般采用吸刮术，手术较安全，且能迅速排空宫腔，即使子宫增大至妊娠 6 个月左右大小，仍可使用负压吸引。注意在输液、配血准备下，充分扩张子宫颈管，选用大号吸管吸引，待子宫缩小后轻柔刮宫，刮出物选取宫腔内及近种植部位组织分别送病理检查。术时使用缩宫素静脉滴注加强宫缩可减少失血及子宫穿孔，但需在宫口扩大后给药，以防滋养细胞压入宫壁血窦，促使发生肺栓塞或转移。子宫大于妊娠 12 周者，一般吸刮 2 次，1 周后行第二次刮宫，每次刮出物均需送病理检查。

2. 黄素化囊肿的处理　因囊肿可自行消退，一般不需处理，即使并发扭转，在 B 型超声或腹腔镜下穿刺吸液后多可自然复位。若扭转时间较长，血运恢复不良，则需做患侧附件切除术。

3. 预防性化疗　不常规推荐。研究显示，预防性化疗可降低高危葡萄胎发生妊娠滋养细胞肿瘤的概率，因此预防性化疗仅适用于有高危因素（①年龄大于 40 岁；②子宫明显大于停经月份；③血 HCG>$5×10^5$MIu/ml；④黄素化囊肿直径>6cm；⑤重复性葡萄胎患者和随访困难的完全性葡萄胎患者），但也非常规。预防性化疗应尽可能在清宫前 2～3 日开始，选用甲氨蝶呤、氟尿嘧啶或放线菌素 D 等单一药物，如一疗程后 HCG 尚未恢复正常，应重复化疗至完全正常为止。部分性葡萄胎不做预防性化疗。

4. 子宫切除术　单纯子宫切除术不能预防葡萄胎发生子宫外转移，所以不作为常规处理。对于年龄接近绝经、无生育要求者可行全子宫切除术，两侧卵巢可保留。当子宫小于妊娠 14 周大小时可直接切除子宫。手术后仍需定期随访。

5. 随访　定期随访可早期发现持续性或转移性滋养细胞肿瘤。随访应包括以下内容：①葡萄胎清除后每周 1 次做 HCG 定量测定，直至连续 3 次阴性。以后每个月一次共 6 个月，然后再每 2 个月一次共 6 个月，自第一次阴性后共计 1 年。②注意询问病史，包括月经状况，有无阴道流血、咳嗽、咯血等症状。③妇科检查，必要时可选择盆腔 B 型超声及 X 线胸片或 CT 检查等。

葡萄胎处理后应可靠避孕 1 年，最好用阴茎套；不宜使用宫内节育器，因可混淆子宫出血原因；含有雌激素的避孕药可能促进滋养细胞生长，不用为妥。

六、中西医临床诊疗思路

葡萄胎是妊娠滋养细胞疾病。主要发生在育龄期妇女。早期症状不典型，需与流产、双胎妊娠、羊水过多、妊娠合并子宫肌瘤等相鉴别。凡停经后有阴道流血、腹痛、呕吐者，应根据病史、HCG 定量和 B 超检查，以明确诊断。本病一经确诊，应由有经验的医生进行清宫。

中医治疗本病的优势在于术前、术后调理。葡萄胎为正虚邪实，瘀毒壅滞胞宫，应根据其阴道流血的量、色、质，全身症状和舌脉以辨别其虚为主还是瘀毒为主，以扶正祛邪为治疗原则。在吸刮宫术后，由于阴血大量流失，气随血耗，可有不同程度的气血亏虚表现，根据其寒热虚实，补中有化，在补虚固本之中兼顾化瘀调经，以善其后。

七、预防与调护

（1）实行计划生育，做好避孕措施。
（2）葡萄胎排空后，严格执行随访工作。
（3）注意保持外阴清洁。

古医籍精选

《景岳全书·妇人规·胎孕类·鬼胎》曰："妇人有鬼胎之说，岂虚无之鬼气果能袭人胞宫而遂得成形者乎？此不过由本妇人气质。盖或以邪思蓄注，血随气结而不散，或以冲任滞逆，脉道壅瘀而不行，是皆内因之病，而必非外来之邪。盖即血气瘕之类耳，当即以之瘕法治之。凡鬼胎之病，必以血气不足而兼凝滞者多有之。但见经候不调而预为调补，则必无是病。若其既病则亦当以调补元气为主，而继以去积之药，乃可也。"

《胎产心法》曰："凡夫人气血充实，脏腑调和，秉心正真，则无鬼胎证矣。若营卫虚损，精神衰弱，邪思蓄注，冲任滞逆，脉道壅瘀不行，状如怀妊，故曰鬼胎。然细究其理，鬼胎者，伪胎也……此子宫真气不全，精血虽凝，而阳虚阴不能化，终不成形，每至产时而下血块血胞。"

《竹林寺女科》曰："月经不来二三月或七八月，腹大如孕，一日血崩下血泡，内有物如虾蟆子，昏迷不省人事。"

病 案 分 析

患者女性，27岁，职员，已婚，孕3人流2，因"停经52日，不规则阴道流血10日"来诊。患者平素月经正常，周期28日，经期6日，经量中等，血块（+），痛经（+）。末次人流为半年前。本次停经52日，10日前开始出现少许阴道流血，时下时止，色暗红，夹小血块，停经35日时自查尿妊娠试验阳性，因要求终止妊娠来诊。发病以来下腹隐痛，无腰痛。纳寐可，二便调。

查体：全身体格检查无异常。妇检：外阴正常，阴道少许咖啡色血污，宫颈光滑，宫颈口闭，未见组织物嵌顿，子宫前位，增大如孕2+月，质软，活动可，无压痛，双附件正常。舌暗红，舌底络脉迂曲，苔薄黄，脉弦细。

辅助检查：来诊后即查血常规：正常。血清HCG：30万U/L。全胸正侧位片均正常。B超提示：子宫增大如孕2+月，宫腔内未见孕囊，宫腔内充满闪亮密集光点及大小不等蜂窝状小暗区。

根据上述资料，请提出你的诊断思路。

（肖 静 董 燕 王小云）

第二节 妊娠滋养细胞肿瘤

妊娠滋养细胞肿瘤（Gestational Trophoblastic Neoplasia，GTN），是指妊娠滋养细胞疾病（Gestational Trophoblastic Disease，GTD）中除了葡萄胎以外的全部病变，包括较常见的侵蚀性葡萄胎（invasive mole，IM）、绒毛膜癌（choriocarcinoma，CC，简称绒癌）及较为少见的胎盘部位滋养细胞肿瘤（placental site trophoblastic tumor，PSTT）和上皮样滋养细胞肿瘤（epithelioidal trophoblastic tumor，ETT）。

妊娠滋养细胞肿瘤60%继发于葡萄胎妊娠，30%继发于流产，10%继发于足月妊娠或异位妊娠，其中侵袭性葡萄胎全部继发于葡萄胎妊娠，绒癌可继发于葡萄胎妊娠，也可继发于非葡萄胎妊娠。换言之，葡萄胎妊娠后可继发侵袭性葡萄胎或绒癌，非葡萄胎妊娠后只继发绒癌。侵袭性葡萄胎恶性程度一般不高，大多数仅造成局部侵犯，仅4%的患者并发远处转移，预后较好。绒癌恶性程度极高，发生转移早而广泛，在化疗药物问世以前，其死亡率高达90%以上。随着诊断技术及化疗的发展，绒癌患者的预后已得到极大的改善。

本病属中医学"鬼胎""癥瘕"等范畴。

一、病因病理

（一）中医病因病机

1. 病因 中医学认为本病的病因病机主要是子宫真气不全，伪胎排出之后，瘀毒未尽，蕴结胞宫，损伤冲任，或日久成积，侵蚀脏腑，腐肉败血，而成本病。

2.病机

（1）瘀毒蕴结：伪胎排出后，瘀毒未尽，蕴结胞宫、胞脉、胞络。

（2）邪毒蕴肺：瘀毒蕴结胞宫，稽留不去，循经走窜，邪蕴肺脏。

（3）气血两亏：瘀毒留恋日久，或冲任、胞宫损伤，阴道出血不止，以致气血两亏。

（4）肝肾亏虚：瘀毒久恋，化燥伤阴，阴虚则内热，热扰冲任，迫血妄行，致阴血不足，肝肾亏虚。

（二）西医病因病理

1.病因和发病机制　迄今不明，可能与母体免疫功能降低、葡萄胎滋养细胞的侵袭能力增强有关。

2.病理　侵袭性葡萄胎的大体检查可见子宫肌壁内有大小不等、深浅不一的水泡状组织，宫腔内可有原发病灶，也可以没有原发病灶。当侵袭病灶接近子宫浆膜层时，子宫表面可见紫蓝色结节。侵蚀较深时可穿透子宫浆膜层或阔韧带，镜下可见侵入肌层的水泡状组织的形态与葡萄胎相似，可见绒毛结构及滋养细胞增生和分化不良。但绒毛结构也可退化，仅见绒毛阴影。

绒癌大多数原发于子宫，但也有极少数原发于输卵管、宫颈、阔韧带等部位。肿瘤常位于子宫肌层内，也可突向宫腔或穿破浆膜，单个或多个，大小 0.5～5cm，但无固定形态，与周围组织分界清，质地软而脆，呈海绵样，暗红色，常伴出血、坏死及感染。镜下特点为滋养细胞不形成绒毛或水泡状结构，成片高度增生，排列紊乱，并广泛侵入子宫肌层及破坏血管，造成出血坏死。组织学上绒癌与一般癌肿有很大区别，绒癌没有一般癌肿所固有的结缔组织性间质细胞，也没有固有的血管，癌细胞靠侵蚀母体血管而获取营养物质。

二、临床表现

（一）病史

明确先前妊娠是葡萄胎、流产、足月妊娠或异位妊娠。继发于葡萄胎排空半年以内的妊娠滋养细胞肿瘤的多数为侵袭性葡萄胎；而一年以上者多数为绒癌；半年至一年者，绒癌和侵袭性葡萄胎均有可能，但一般来说时间间隔越长，绒癌可能性越大；继发于流产、足月妊娠、异位妊娠之后的诊断则应为绒癌。由于侵蚀性葡萄胎和绒癌在临床表现、诊断和处理原则等方面基本相同，故目前国内外各类教材均倾向于合并叙述。

（二）症状和体征

1.无转移性滋养细胞肿瘤　多为侵蚀性葡萄胎或葡萄胎后绒癌，仅少数为流产或足月产后绒癌。

（1）阴道流血：最主要症状是阴道不规则流血，发生在葡萄胎排空、流产或足月产后，量多少不定。也可表现为一段时间的正常月经后再停经，然后再出现阴道流血。长期阴道流血可继发贫血。

（2）子宫复旧不全或不均匀性增大：妇科检查子宫复旧延迟，葡萄胎排空后 4～6 周子宫未恢复正常大小，质地偏软。也可因肌层内病灶部位和大小的影响，表现出子宫不均匀性增大。

（3）卵巢黄素化囊肿：由于滋养细胞肿瘤分泌 HCG 的持续作用，在葡萄胎排空后、流产或足月产后，两侧或一侧黄素化囊肿可持续存在。

（4）腹痛：一般无腹痛，因癌组织侵及子宫壁或子宫腔积血可引起下腹胀痛，当癌组织穿破子宫、脏器转移灶破裂或黄素化囊肿发生扭转或破裂时可出现急性腹痛。

（5）假孕症状：由于滋养细胞肿瘤分泌 HCG 及雌、孕激素的作用，表现为乳房增大，乳头及乳晕着色，甚至有初乳样分泌，外阴、阴道、宫颈着色，生殖道质地变软。

（6）感染：因贫血致患者抵抗力下降，或宫内肿瘤出血、坏死，极易发生宫内感染。可出现体温升高、蛋白尿及白细胞计数上升等现象。

2. 转移性滋养细胞肿瘤 多为绒癌，尤其是继发于非葡萄胎妊娠后绒癌。肿瘤主要经血行播散，转移发生早且广泛。最常见部位是肺，其次是阴道、宫旁，脑转移少见。转移灶症状、体征视转移部位而异。由于滋养细胞的生长特点是破坏血管，所以各转移部位症状的共同特点是局部出血。转移性滋养细胞肿瘤可以同时出现原发灶和继发灶症状，但也有不少患者原发灶消失而继发灶发展，仅表现为继发灶症状，若不注意容易误诊。

（1）肺转移：可无症状，仅通过 X 线胸片或肺 CT 做出诊断。癌肿侵及支气管，多有咳嗽、血痰或反复咯血；阻塞支气管，则形成肺不张；转移灶接近胸膜，可出现胸痛及血胸；急性肺栓塞，表现为肺动脉高压及呼吸循环功能障碍。

（2）阴道转移：为宫旁静脉逆行性转移所致，转移灶多位于阴道下段前壁，呈紫红色结节突起，破溃后可引起大出血。

（3）肝转移：同时有肺或阴道转移，是预后不良因素之一。病灶小时可无症状，也可表现右上腹部或肝区疼痛，出现黄疸。通过 B 型超声等影像学检查可及时诊断。

（4）脑转移：常继发于肺转移后，预后凶险。临床病程分为三期：首先是瘤栓期，因脑组织缺血出现一过性症状，如猝然跌倒、失明、失语等；继而发展为脑瘤期，出现头痛、喷射样呕吐、偏瘫、抽搐以至昏迷；病情逐渐加重，颅压不断升高，进入脑疝期易致死。

（5）其他转移：包括转移到脾、肾、膀胱、消化道、骨等，其症状视转移部位而异。

三、诊断

1. 临床诊断 根据葡萄胎排空后或流产、足月妊娠、异位妊娠后出现阴道流血和（或）转移灶及其相应症状和体征，应考虑滋养细胞肿瘤可能，结合血 HCG 测定、影像学等检查，滋养细胞肿瘤的临床诊断可以确立。

血 HCG 测定：对于葡萄胎后滋养细胞肿瘤，HCG 水平是主要诊断依据。凡符合下列标准中的任何一项且排除妊娠物残留或妊娠即可确诊为滋养细胞肿瘤：①HCG 测定 4 次呈平台状态（±10%），并持续 3 周或更长时间，即 1、7、14、21 日；②HCG 测定 3 次升高（>10%），并至少持续 2 周或更长时间，即 1、7、14 日；③HCG 水平持续异常达 6 个月或更长。

非葡萄胎后滋养细胞肿瘤的诊断标准：足月产、流产和异位妊娠后 HCG 多在 4 周左右转为阴性，若超过 4 周血 HCG 仍持续高水平，或一度下降后又上升，在除外妊娠物残留或再次妊娠后，应考虑滋养细胞肿瘤。

2. 影像学检查 B 型超声是诊断子宫原发病灶最常用的方法。宫壁显示局灶性或弥散性强光点或光团与暗区相间的蜂窝样病灶，应考虑为侵蚀性葡萄胎或绒癌。彩色多普勒超声因可反映绒癌所致的低阻抗血流丰富信号，故能进一步提高子宫绒癌诊断的正确性。X 线胸片作为肺转移的常规检查，CT 用以诊断普通 X 线片难以发现的早期肺部病灶。MRI 主要用于诊断脑转移。

3. 组织学检查 在子宫肌层内或子宫外转移灶组织中若见到绒毛或退化的绒毛阴影，则诊断为侵袭性葡萄胎；若仅见成片滋养细胞浸润及坏死出血，未见绒毛结构者，则诊断为绒癌。若原发灶和转移灶诊断不一致，只要在任一组织切片中有绒毛结构，均诊断为侵袭性葡萄胎。

4. 临床分期 采用国际妇产科联盟（FIGO，2000 年）妇科肿瘤委员会制订的临床分期。该分期包含了解剖学分期预后评分两个部分（表 17-1、表 17-2），其中规定预后评分≤6 分者为低危，≥7 分者为高危。如绒癌肺转移患者，预后评分为 8 分，诊断描述应为绒癌（Ⅲ：8）。预后评分是妊娠滋养细胞肿瘤治疗方案制订和预后评估的重要依据，而解剖学分期有助于明确肿瘤进程和各医疗单位之间比较治疗效果。

表 17-1　滋养细胞肿瘤解剖学分期（FIGO，2000 年）

Ⅰ期	病变局限于子宫
Ⅱ期	病变扩散，但仍局限于生殖器官（附件、阴道、阔韧带）
Ⅲ期	病变转移至肺，有或无生殖系统病变
Ⅳ期	所有其他转移

表 17-2　改良 FIGO 预后评分系统（FIGO，2000 年）

评分	0	1	2	4
年龄（岁）	<40	≥40	—	—
前次妊娠	葡萄胎	流产	足月产	—
距前次妊娠时间（月）	<4	4~7	7~13	≥13
治疗前血 HCG（U/ml）	<103	103~104	104~105	≥105
最大肿瘤直径（cm）	—	3~4	≥5	
转移部位	肺	脾、肾	胃肠道	肝、脑
转移病灶数目		1~4	5~8	>8
先前失败化疗		—	单药	两种或两种以上联合化疗

四、鉴别诊断

1. 葡萄胎未排净（葡萄胎残留）　再行刮宫 1 次，如刮出葡萄胎组织，血及尿测定即转正常，子宫出血停止，子宫大小迅速恢复正常，即可诊断为葡萄胎残留。

2. 肺、脑等转移病灶与原发疾病的鉴别　主要依据病史，临床表现，妇科检查及血、尿 HCG 的测定相鉴别。

五、治疗

（一）中医治疗

1. 化疗前辨证论治　以阴道流血为主，结合全身症状及舌脉等，综合分析，治疗以下胎祛瘀为主，佐以调补气血，以善其后。

1）瘀毒蕴结证

证候　阴道出血淋漓不断，或突然下血量多，腹痛拒按，或发热，或少腹扪及包块；恶心呕吐，口干舌燥，胸闷不适，食少纳呆，大便秘结，小便短赤；舌暗红或紫暗，苔黄，脉弦数或弦涩。

治法　清热解毒，活血化瘀。

方药　解毒散结汤（经验方）。

野菊花、蒲公英、马齿苋、牡丹皮、紫草、三棱、莪术、大黄、半枝莲、山慈菇、七叶一枝花。

2）邪毒蕴肺证

证候　阴道流血不止，色红质稠，发热，咳嗽，咯血或痰中带血，胸闷作痛；舌红苔黄，脉数。

治法　清热解毒，凉血散结，润肺止咳。

方药　清肺解毒散结汤（经验方）。

金银花、连翘、鱼腥草、薏苡仁、瓜蒌仁、川贝母、沙参、生地黄、麦冬、牡丹皮、桃仁、山慈菇、白茅根、生甘草。

3）气血两虚证

证候 阴道流血不止，色淡红，质稀薄，心悸怔忡，神疲乏力，纳少便溏，面色萎黄或无华，形体消瘦；舌淡苔白，脉细弱。

治法 益气养血，扶正祛邪。

方药 圣愈汤（《医宗金鉴·妇科心法要诀》）加减。

熟地黄、白芍、川芎、人参、黄芪、杜仲、续断、砂仁、阿胶、白术、半枝莲、白花蛇舌草。

4）肝肾亏虚证

证候 阴道出血淋漓不净，量少，色鲜红，头晕目眩，双目干涩，口干咽燥，腰膝酸软，手足心热，午后潮热，大便秘结；舌红无苔或少苔，脉细数。

治法 滋肾养肝，清热解毒。

方药 六味地黄丸（《小儿药证直诀》）加减。

熟地黄、山萸肉、山药、泽泻、茯苓、牡丹皮、紫草。

2. 化疗后扶正治疗

1）脾肾两虚，气血两亏证（化疗后白细胞数下降）

证候 侵蚀性葡萄胎或绒癌化疗后，头晕耳鸣，神疲乏力，纳食不香，嗜睡，二便正常。舌质淡，苔白厚稍腻，脉细弱。

治法 益气养血，健脾补肾。

方药 升血调元汤（经验方）。

党参、黄芪、骨碎补、何首乌、鸡血藤、女贞子、麦芽、佛手。

2）肝胃不和，气阴两伤证（化疗后消化道反应）

证候 侵蚀性葡萄胎或绒癌化疗后，恶心呕吐，纳食不香，腹胀腹泻，小便正常。舌质红，苔白腻，脉弦滑。

治法 养阴益气，和胃降逆止呕。

方药 柴胡疏肝散合生脉散。

柴胡、陈皮、川芎、香附、枳壳、白芍、炙甘草、人参、麦冬、五味子。

（二）西医治疗

西医的治疗原则为采用以化疗为主、手术和放疗为辅的综合治疗。在制订治疗方案之前，必须在明确临床诊断的基础上，根据病史、体征及各项辅助检查结果，做出正确的临床分期，并根据预后评分将患者评定为低危无转移、低危转移或高危转移，再结合骨髓功能、肝肾功能及全身情况等评估，制订合适的治疗方案，以达到分层和个体化治疗。

1. 化疗 可用于滋养细胞肿瘤化疗的药物很多，目前常用的一线化疗药物有甲氨蝶呤（MTX）、氟尿嘧啶（5-FU）、放线菌素 D（Act-D）或国产更生霉素（KSM）、环磷酰胺（CTX）、长春新碱（VCR）、依托泊苷（VP-16）等。

化疗方案的选择目前国内外已基本一致，低危患者选择单一药物化疗，而高危患者选择联合化疗。

（1）单一药物化疗：目前常用的单药化疗药物及用法见表 17-3。

表 17-3 推荐常用单药化疗药物及用法

药物	剂量、给药途径、疗程日数	疗程间隔
MTX	0.4mg/（kg·d），肌内注射，连续 5 日	2 周
WeeklyMTX	50mg/m², 肌内注射	1 周
MTX+	1mg/（kg·d），肌内注射，第 1、3、5、7 日	2 周
四氢叶酸（CF）	0.1mg/（kg·d），肌内注射，第 2、4、6、8 日	（24 小时后用）

药物	剂量、给药途径、疗程日数	疗程间隔
Act-D	10～12μg/（kg·d），静脉滴注，连续 5 日	2 周
	1.25mg/m²，脉冲给药，静脉注射	2 周
5-FU	28～30mg/（kg·d），静脉滴注，连续 8～10 日	2 周

（2）联合化疗：首选 EMA-CO 方案或氟尿嘧啶为主的联合化疗方案（表 17-4）。

表 17-4 联合化疗方案及用法

方案	剂量、给药途径、疗程日数	疗程间隔
5-FUKSM		3 周
5-FU	26～28mg/（kg·d），静脉滴注，连续 8 日	
KSM	6μg/（kg·d），静脉滴注，连续 8 日	
EMA-CO		2 周
第一部分 EMA		
第 1 日	VP-16 100mg/m² 静脉滴注	
	Act-D 0.5mg 静脉滴注	
	MTX 100mg/m² 静脉注射	
	MTX 200mg/m² 静脉滴注 12 小时	
第 2 日	VP-16 100mg/m² 静脉滴注	
	Act-D 0.5mg 静脉滴注	
	四亚叶酸钙（CF） 15mg 肌内注射（从静脉注射 MTX 开始算起 24 小时给，每 12 小时 1 次，共 2 次）	
第 3 日	四亚叶酸钙（CF）15mg 肌内注射，每 12 小时 1 次，共 2 次	
第 4～7 日	休息（无化疗）	
第二部分 CO		
第 8 日	VCR 1.0mg/m² 静脉注射（化疗前 3 小时）	
	CTX 600mg/m² 静脉滴注 2 小时	
	补液 1500～2000ml	

（3）疗效评价：在每一疗程结束后，应每周测定血 HCG，结合妇科检查、超声、胸片、CT 等检查。在每疗程化疗结束至 18 日内，血 HCG 下降至少 1 个对数称为有效。

（4）毒副反应防治：化疗主要的毒副反应为骨髓抑制，其次为消化道反应、肝肾功能损害等。化疗前应检查骨髓及肝肾功能情况，用药期间严密观察，注意防治。

（5）停药指征：一般认为化疗应持续到症状体征消失，原发和转移灶消失，HCG 每周测定一次，连续 3 次阴性，低危患者至少给予 1 个疗程 HCG 下降缓慢和病变广泛者可给予 2～3 个疗程的化疗；高危患者继续化疗 3 个疗程，其中第 1 个疗程必须为联合化疗。

2. 手术 主要作为辅助治疗手段。对控制大出血等各种并发症、切除耐药病灶、减少肿瘤负荷和缩短化疗疗程等方面有一定作用，在一些特定的情况下应用。

（1）子宫切除：对于大病灶、耐药病灶或病灶穿孔出血时应在化疗的基础上给予手术。手术范围一般为全子宫切除术，生育期年龄妇女应保留卵巢。对于有生育要求的年轻女性，若血 HCG 水平不高，耐药病灶为单个及子宫外转移病灶控制，可考虑做病灶剜出术。对于无生育要求的低危无转移患者的初次治疗时可首选全子宫切除术，并在术中开始给予单药辅助化疗，直至 HCG

水平正常。

（2）肺叶切除：对于多次化疗未能吸收的耐药病灶，可考虑做肺叶切除。

3. **放射治疗**　应用较少，主要用于肝、脑转移和肺部耐药病灶的治疗。

六、中西医临床诊疗思路

本病一经确诊，首选化学药物治疗，可辅以手术及放射治疗。治疗原则以化疗为主，手术和放疗为辅。化疗前要做出正确的临床分期和预后评分，配合中医药辨证论治，可增强疗效，减轻化疗副反应。手术治疗在控制出血、感染等并发症及切除残存或耐药病灶方面仍占重要地位。

七、预防与调护

（1）本病与妊娠有关，因此要做好计划生育工作，减少计划外妊娠。

（2）治疗后，加强随访，定期检查血 HCG 及胸部 X 线或 CT 检查，以便早期发现和治疗。

（3）在应用化学药物时，应严格掌握用药方法、药物不良反应及其处理方法。

（4）治疗期间加强营养，积极治疗并发症。

八、预后与随访

妊娠滋养细胞肿瘤预后较好，多数可以完全治愈，但仍有个别病例死于脑转移。保留了卵巢和子宫的年轻患者在治愈后可以正常妊娠及分娩，其子代生长和发育均无异常。

治疗结束后应严密随访，第 1 次随访在出院后 3 个月，以后每 6 个月 1 次直至 3 年，再每年 1 次直至 5 年，以后每 2 年 1 次。随访内容同葡萄胎，随访期间应严格避孕。

古医籍精选

《景岳全书》曰："妇人有鬼胎之说，岂虚无之鬼气，果能袭人胞宫而遂得成形者乎？此不过由本妇之气质，盖或以邪思蓄注，血随气结而不散，或以冲任滞逆，脉道壅瘀而不行，是皆内因之病，而必非外来之邪，盖即血癥气瘕之类耳，当即以癥瘕之法治之。"

《景岳全书》曰："又凡鬼胎之病，必以血气不足而兼凝滞多有之，但见经候不调而预为调补，则必无是病。若其既病，则亦当以调补元气为主，而继以去积之药乃可也。"

《产鉴》曰："妊娠鬼胎，壮如怀妊，腹内如包一瓮，如下血或肠水物，可服斩鬼丹。"

病 案 分 析

患者，周某，女，39 岁，G3P1（15 年前顺产 1 孩）。因"阴道不规则出血半年余"入院。患者半年前因停经 39 日在当地医院查尿 HCG（＋），B 超检查提示：官内囊状回声 0.9cm×0.8cm；血常规、凝血功能正常，行药物流产。自诉口服米索前列醇后 4 小时见绒毛排出，未经医生证实。此后持续阴道流血，量时多时少。自服止血药物，未到医院诊治。3 个月前因出血量多于私人诊所就诊，B 超检查提示官腔内不均质团块，考虑药物流产不全行诊刮术，刮出暗红色血凝块及蜕膜组织约 15g，未见绒毛，亦未行病理检查。术后口服缩官止血药，阴道流血不多，月经未正常来潮。遂来就诊。

查体：神清，精神好，对答合理，查体配合；心肺听诊未及明显异常；腹平软，无压痛反跳痛；妇检：外阴正常，阴道前壁可见紫蓝色结节，宫颈已产式、光滑，宫体增大如孕 2 月，无压痛，双附件未及明显异常。

辅助检查：尿 HCG 阳性；血常规：Hb 90g/L；凝血功能基本正常；妇科彩超：子宫增大；宫腔内及肌壁可见增强、蜂窝状光团范围约 6cm×5cm，血流信号较丰富；双附件未见明显占位。根据上述资料，请提出你的诊断思路。

（肖　静　蔡林儿　王小云）

第三节　胎盘部位滋养细胞肿瘤

胎盘部位滋养细胞肿瘤（placental site trophoblastie tumor，PSTT）是指来源于胎盘种植部位的一种特殊类型的滋养细胞肿瘤。临床较罕见，占妊娠滋养细胞肿瘤的 1%～2%。多数不发生转移，预后良好。

本病属于中医学"癥瘕"的范畴。

一、病因病理

（一）中医病因病机

参照"妊娠滋养细胞肿瘤"章节。

（二）西医病因病理

1.病因和发病机制　尚未明确。

2.病理　大体检查见肿瘤可为突向宫腔的息肉样组织；也可局限于子宫肌层内，与子宫肌层界限清楚；也可呈弥漫性浸润至深肌层、甚至达浆膜层或子宫外扩散，与子宫肌层界限不清。镜下见肿瘤几乎完全由中间型滋养细胞组成，无绒毛结构，呈单一或片状侵入子宫肌纤维之间，仅有灶性坏死和出血。免疫组化染色见部分肿瘤细胞 HCG 和人胎盘生乳素（HPL）阳性。

二、临床表现

（一）病史

本病发生于生育期年龄，可继发于足月产、流产和葡萄胎，但后者相对少见，偶尔合并活胎妊娠。

（二）症状

本病症状多表现为闭经后不规则阴道流血或月经过多。

（三）体征

本病体征为子宫均匀性或不规则增大。

三、诊断

本病症状、体征不典型，容易误诊。常用血 HCG、HPL 测定及超声检查辅助诊断，而组织病理学检查配合 HPL 免疫组化染色是有效的确诊手段。

1.血 HCG 测定　多数阴性或轻度升高。

2. HPL 测定　一般为轻度升高或阴性，但免疫组化常阳性。

3. 超声检查　B 型超声表现为类似于子宫肌瘤或其他滋养细胞肿瘤的声像图，彩色多普勒检查显示子宫和病灶血流丰富。

四、鉴别诊断

本病主要通过病理检查与绒毛膜癌相鉴别（表 17-5）。

表 17-5　胎盘部位滋养细胞肿瘤与绒毛膜癌的病理鉴别

	胎盘部位滋养细胞肿瘤	绒毛膜癌大体观察
大体观察	质地较软，切面呈斑点状出血	以大量出血坏死为特征，病灶不规则，瘤质较松脆
镜检	仅有中间型滋养细胞一种成分	细胞异型性大，三种滋养细胞共存，但以郎格罕细胞增生为主，核分裂象多
免疫组化	强 HPL 弱 HCG	弱 HPL 强 HCG

五、治疗

（一）中医治疗

参见"妊娠滋养细胞肿瘤"章节。

（二）西医治疗

本病以手术治疗为主要方法，同时结合化疗和中医治疗，疗效较好。但如发生转移，则化疗效果较差。

1. **手术治疗**　手术是首选治疗方法。手术范围为全子宫及双侧附件切除，年轻女性若病灶局限于子宫，卵巢外观正常应保留卵巢。疑有淋巴结转移者同时行盆腔淋巴结清扫术。

2. **化疗**　此类肿瘤对化疗药物不够敏感，对于无高危因素者不主张辅助性化疗。有高危因素的患者考虑给予辅助性化疗。其高危因素为：①肿瘤细胞有丝分裂指数＞5 个/10HPF；②距前次妊娠时间＞2 年；③有子宫外转移病灶。首选的化疗方案为 EMA-CO。

六、中西医临床诊疗思路

本病以手术治疗为主，术后根据是否存在高危因素给予辅助性化疗，配合中医药辨证论治，可增强疗效，减轻化疗不良反应。

七、预防与调护

（1）本病与妊娠有关，因此要做好计划生育工作，减少计划外妊娠。

（2）治疗后，加强随访，关注异常阴道出血，注意配合影像学检查，以便早期发现和治疗。

（3）在应用化学药物时，应严格掌握用药方法、药物不良反应及其处理方法。

（4）治疗期间加强营养，积极治疗并发症。

八、预后与随访

治疗后应随访，随访内容同妊娠滋养细胞肿瘤。由于通常缺乏肿瘤标志物，所以随访时临床表现和影像学检查更有价值。

（肖　静　蔡林儿）

第十八章 生殖内分泌疾病

女性生殖内分泌病是妇科常见病，通常由下丘脑-垂体-卵巢轴功能异常或靶细胞效应异常所致，部分还涉及遗传因素、女性生殖器官发育异常。

中医学认为肾为先天之本，随着人体的生长发育，脏腑渐充，肾气渐盛，肾气盛，则化生天癸，任通冲盛，血溢胞宫月经来潮。所以在月经产生的机理中，肾气盛是起主导作用和决定作用的。"肾气-天癸-冲任-胞宫"这一月经调节的轴，与现代医学的"下丘脑-垂体-卵巢-子宫"轴基本一致。除了上述主要轴线，还有一些相关因素，如脏腑、气血和督带二脉参与了月经的调节。

第一节 异常子宫出血

异常子宫出血（abnormal uterine bleeding，AUB；排卵障碍型）指月经的出血量、持续时间或周期异常。本病是一种常见的临床症状，占妇科内分泌门诊量的 1/3。

既往月经异常的临床术语很多，如功能失调性子宫出血、月经过多、月经频多、月经稀发等，为了避免以往定义不明确或术语混乱使用，2011 年国际妇产科联盟（International Federation of Gynecology and Obstetrics，FIGO）引入了非妊娠育龄妇女 AUB 的修订术语体系。AUB 可由各种各样的局部和全身性疾病引起，或与药物有关。未妊娠妇女中 AUB 最常见的病因是器质性子宫疾病、不排卵、止血功能障碍或肿瘤形成。这些导致异常子宫出血的病因英文的第一个字母组成了此分类系统名称，称作 PALM-COEIN 系统（字母代表依次为子宫内膜息肉、子宫腺肌病、平滑肌瘤、恶性肿瘤和增生、凝血病、排卵功能障碍、子宫内膜性的、医源性的和尚未分类的疾病）。

本节主要论述排卵功能障碍型，即 AUB-O 类型。排卵障碍包括稀发排卵、无排卵及黄体功能不足，主要由于下丘脑-垂体-卵巢轴功能异常引起，常见于青春期、绝经过渡期，生育期也可因多囊卵巢综合征、高催乳素血症、甲状腺疾病等引起。本病可发生于月经初潮至绝经间的任何年龄，50%患者发生于绝经前期，育龄期占 30%，青春期占 20%。AUB-O 中无排卵型相当于既往我国有关 AUB 分类中的无排卵性功能失调性子宫出血，简称无排卵性功血；AUB-O 中有排卵型相当于我国 AUB 分类中有排卵性月经失调，主要指的是黄体功能不全。

无排卵性功血相当于中医学的"崩漏"范畴；排卵性月经失调常见的黄体功能异常，相当于中医学"月经先期""经期延长""经间期出血"的范畴。

无排卵性功能失调性子宫出血

一、病因病理

（一）中医病因病机

1.病因 生活失度、内伤七情、外感邪气、体质偏颇、瘀血痰饮等引起脏腑损伤、气血失调等，导致冲任损伤。

2. 病机　中医学认为无排卵性功能失调性子宫出血（AUB-O 中无排卵型）可参照"崩漏"范畴辨证论治，本病的发病机制主要是冲任损伤，不能约制经血，故经血从胞宫非时妄行。常见病因有血热、肾虚、脾虚、血瘀等。崩漏损血耗气，日久均可转化为气血俱虚，或气阴两虚，或阴阳俱虚。无论病起何脏，"四脏相移，必归脾肾""五脏之伤，穷必及肾"，以至肾脏受病。也有崩漏久不愈而复感邪气，或久漏致瘀，证见虚实夹杂，反复难愈的。可见崩漏发病机制复杂，常是因果相干，气血同病，多脏受累，故属妇科难症、重症。《女科证治约旨》说："崩中者，势急症危，漏下者，势缓症重，其实皆属危重之候。"

（二）西医病因病理

1. 病因　机体内部和外界许多因素通过大脑皮质和中枢神经系统，影响下丘脑-垂体-卵巢轴的相互调节，使得促性腺激素或卵巢激素在释出或调节方面发生变化，或对激素的合成、转运和对靶器官的效应发生改变，从而发生不规则阴道出血。排卵障碍常见原因如下：

（1）原发性下丘脑-垂体功能障碍：主要包括青春期下丘脑-垂体-卵巢轴的调节功能未成熟及围绝经期下丘脑-垂体-卵巢轴功能下降；功能性下丘脑功能障碍（过度运动、饮食失调、应激等所致）、特发性促性腺激素减退、高催乳素血症、垂体腺瘤或其他垂体肿瘤、空蝶鞍综合征、淋巴细胞性垂体炎（自身免疫性疾病）等。

（2）其他内分泌疾病：多囊卵巢综合征、早发性卵巢功能不全、甲状腺功能亢进或者甲状腺功能减退、肾上腺或卵巢产生激素肿瘤、库欣综合征、先天性肾上腺增生。

2. 发病机制　无排卵性功血主要发生于青春期和围绝经期妇女，但两者的发病机制不完全相同。在青春期，下丘脑和垂体的调节功能未臻成熟，它们与卵巢间尚未建立稳定的周期性调节，尤其对雌激素的正反馈作用存在缺陷，此时垂体分泌 FSH 呈持续低水平，LH 无高峰形成，因此，虽有成批的卵泡生长，却无排卵，卵泡发育到一定程度即发生退行性变，形成闭锁卵泡。而围绝经期妇女，由于卵巢功能衰退，卵泡几乎已耗尽，尤其剩余卵泡对垂体促性腺激素的反应性低下，雌激素分泌量锐减，对垂体的负反馈变弱，于是促性腺激素水平升高，导致无排卵。育龄期妇女可因为内分泌疾病或各种应激而导致无排卵。

各种原因的无排卵均可导致子宫内膜受单一雌激素刺激而无孕激素对抗发生雌激素突破出血或撤退性出血。雌激素突破出血有两种类型：低水平的雌激素维持在阈值水平，可发生间断性的少量出血，内膜修复慢，出血时间长；高水平的雌激素维持在有效浓度，引起长时间闭经，内膜增厚易发生急性突破出血，血量大。雌激素撤退性出血是子宫内膜在单一雌激素的刺激下持续增生，此时可因一批卵泡闭锁导致雌激素水平下降，内膜失去激素支持而剥脱出血。另外无排卵性功血还与子宫内膜自限机制缺陷有关，主要表现为组织脆性增加、子宫内膜脱落不完全致修复困难、血管结构功能异常、凝血与纤溶异常、血管舒张因子异常等。

3. 病理　子宫内膜可因为无排卵而长期受到雌激素刺激，缺乏孕激素的拮抗，从而发生不同程度的增生改变，少数发生萎缩性变化。

（1）根据国际妇科病理协会（ISGP，1998），子宫内膜增生症分型如下：

1）单纯型增生（simple hyperplasia）：镜下所见如瑞士干酪，又称瑞士干酪样增生。增生涉及腺体和间质细胞，呈弥漫性。镜下特点是腺体数量增加，腺腔囊性扩大，大小不一。腺上皮为单层或假复层，细胞呈高柱状，无异型性。间质也有增生，将腺体分开。单纯型增生发展为子宫内膜腺癌的概率仅约 1%。

2）复杂型增生（complex hyperplasia）：增生只涉及腺体，呈局灶型。腺体增生明显，拥挤，结构复杂，出现腺体与腺体相邻呈背靠背现象。由于腺上皮细胞增生，可向腺腔内呈乳头状或向间质呈出芽样生长。腺上皮细胞呈柱状，可见复层排列，但无细胞不典型，由于腺体增生明显，使间质减少。复杂型增生约 3% 可发展为子宫内膜腺癌。

3）不典型增生（atypical hyperplasia）：增生只涉及腺体，呈弥漫性或局灶性，通常为局灶性。腺体增生并有细胞不典型。表现为在单纯型或复杂型增生的基础上，腺上皮细胞增生，层次增多，细胞极性紊乱，体积增大，核浆比例增加，核深染，见核分裂象。只要腺上皮细胞出现不典型，应归类于不典型增生。不典型增生不属于功血范畴。

（2）增殖期子宫内膜（proliferative phase endometrium）：子宫内膜所见与正常月经周期中的增生期内膜无区别，只是在月经周期后半期甚至月经期仍表现为增生期形态。

（3）萎缩型子宫内膜（atrophic endometrium）：子宫内膜菲薄萎缩，腺体少而小，腺管狭而直，腺上皮细胞为单层立方形或低柱状细胞，间质少而致密，胶原纤维相对增多。

二、临床表现

（一）病史

医者应注意询问患者的年龄、月经史、婚育史及避孕措施，全身有无慢性病史如肝病、血液病及甲状腺、肾上腺或垂体疾病等，有无精神紧张、情绪打击等影响正常月经的因素。了解病程经过，如发病时间、目前流血情况、流血前有无停经史及以往治疗经过。

（二）临床表现

无排卵性功血患者可有各种不同的临床表现，常表现为不规律的月经，经量、经期长度、周期频率、规律性均可异常。临床上最常见的症状是子宫不规则出血，特点是月经周期紊乱，经期长短不一，出血量时多时少，甚至大量出血，出血量多或时间延长可能会导致贫血，甚至休克。有时先有数周或数月停经，然后发生阴道不规则流血，血量往往较多，持续2～3周或更长时间，不易自止；有时则一开始即为阴道不规则流血，也可表现为类似正常月经的周期性出血。通常没有经前不适。

异常子宫出血表现为以下几种类型。①月经过多（menorrhagia）：周期规则，但经量过多（>80ml）或经期延长（>7日）。②月经频发（polymenorrhea）：周期规则，但短于21日。③子宫不规则出血（metrorrhagia）：周期不规则，经期长而经量不太多。④子宫不规则过多出血（menometrorrhagia）：周期不规则，血量过多。

（三）体征

1.全身检查注意　出血期无下腹疼痛或其他不适，出血多或时间长者常伴贫血等。还需要寻找全身性疾病的征象，如发热、瘀斑、甲状腺增大或有雄激素过多症的证据（多毛、痤疮、阴蒂肥大等）。黑棘皮病可能见于多囊卵巢综合征的妇女。溢乳提示存在高泌乳素血症。

2.盆腔检查要注意

（1）外阴、阴道、宫颈、尿道、肛门或会阴可能的出血部位。沿着生殖道的任何异常（如肿块、撕裂、溃疡、脆弱部位、阴道或宫颈分泌物、异物）发现。

（2）子宫大小和形态：子宫增大可能是由于妊娠、子宫平滑肌瘤、子宫腺肌病或子宫恶性肿瘤。应该注意子宫活动性的受限情况。

（3）子宫出血情况：应注意子宫颈口出血是否存在及出血量。应该注意阴道穹隆处的鲜血或血块。对因主诉严重阴道出血而就诊的患者应进行急性出血评估。

（4）是否存在附件包块或压痛。

三、辅助检查

1.诊断性刮宫或子宫内膜取样　无排卵所致长时间闭经的妇女会产生无孕酮拮抗的雌激素暴露，有子宫内膜增生或子宫内膜癌的风险，因此可能需要进行子宫内膜采样检查。为排除子宫颈及宫腔内膜病变或达到止血目的，必须进行分段刮宫，应注意宫颈情况，宫腔大小、形态，宫壁是否平滑，刮出物的性质和量。为了解黄体功能，应在经前期或月经来潮 6 小时内刮宫；不规则流血者可随时刮宫，组织物送病检。若仅为病理检查，推荐使用 karman 套管或小刮匙进行内膜取样，不但创面小而且可以获得足够的组织用于诊断。

2. **宫腔镜检查**　在宫腔镜直视下选择病变区进行活检，可提高早期宫腔病变如子宫内膜息肉、子宫黏膜下肌瘤、子宫内膜癌的诊断率。

3. **排卵检查**　①基础体温测定：是测定排卵的简易可行方法。基础体温呈单相型，提示无排卵。②宫颈黏液结晶检查：经前出现羊齿植物叶状结晶提示无排卵。③阴道脱落细胞涂片检查：涂片一般表现为中、高度雌激素影响。④激素测定：为确定有无排卵，可测定血清黄体酮。

4. **血分析**　通过全血细胞计数、血红蛋白和（或）血细胞比容来评估贫血；评估是否存在血小板减少。

5. **凝血功能检查**　排除凝血和出血性疾病。

6. **人绒毛膜促性腺素（human chorionic gonadotropin，HCG）检查**　排除妊娠。

7. **盆腔超声**　是 AUB 女性的一线影像学检查。应该进行经阴道超声检查，除非有不能进行阴道检查的理由（如无性生活患者）。如果经阴道超声不能充分评估子宫或附件情况或如果存在巨大盆腔肿块时，也应该进行经腹部的超声检查。

四、诊断

本病诊断主要依据病史、体格检查、排卵测定及其他辅助检查。其诊断流程如图 18-1 所示。

五、鉴别诊断

诊断本病必须排除生殖道局部病变或全身性疾病所导致的生殖道出血。

（1）全身性疾病：如血液病、肝损害、甲状腺功能亢进或低下等。

（2）生殖道病变。

（3）异常妊娠或妊娠并发症：如流产、异位妊娠、葡萄胎、子宫复旧不良、胎盘残留、胎盘息肉等。

（4）生殖道感染：如急性或慢性子宫内膜炎、子宫肌炎等。

（5）生殖道肿瘤：如子宫内膜癌、宫颈癌、绒毛膜癌、子宫肌瘤、卵巢肿瘤等。

（6）性激素类药物使用不当。

六、治疗

（一）中医治疗

1. **辨证方药**　崩漏的主证是血证，故辨证当根据出血的量、色、质变化，参合舌脉及发病的久暂，辨其虚、实、寒、热。一般而言，崩漏虚证多而实证少，热者多而寒者少，但"即使是火，亦是虚火，非实火可比"。崩漏有以崩为主的，有以漏为主的，或崩与漏交替出现的，或停经日久而突然血大下的。久崩多虚，久漏多瘀。"崩为漏之甚，漏为崩之渐"，即崩可转漏，漏可成崩。临证时必须根据其转化情况，审其轻重虚实。此外，患者不同的年龄阶段亦是崩漏辨证的重要参考，如青春期患者多属先天肾气不足，育龄期患者多见肝郁血热，更年期患者多因肝肾亏损或脾气虚弱。

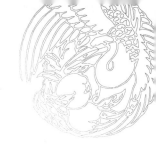

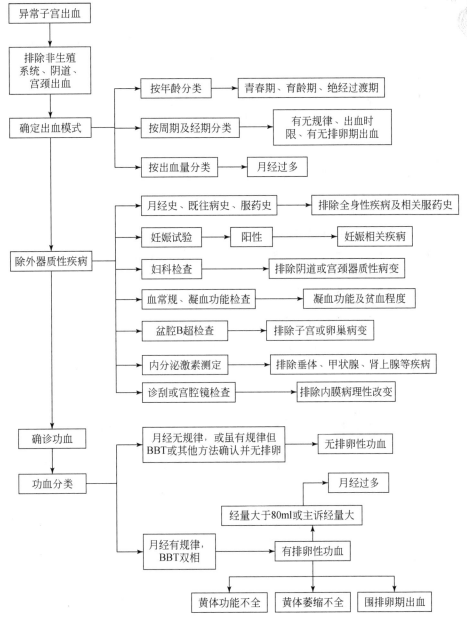

图 18-1　异常子宫出血诊断流程

　　由于崩漏发病缓急不同，出血的新旧各异，因此，治疗崩漏，尚需本着"急则治其标，缓则治其本"的原则，灵活掌握塞流、澄源、复旧三法。①塞流即止血，暴崩之际，急当止血防脱，一般采用固气摄血法，当即煎服生脉散，或用参附汤加炮姜炭，同时针刺人中、合谷，灸百会。②澄源即正本清源，亦是求因治本，乃治疗崩漏的重要阶段。一般用止血法后，待血势稍缓便需根据不同证情辨证论治，切忌不问缘由，概投寒凉或温补之剂，或专事止涩，致犯虚虚实实之戒。③复旧即固本善后，治法或补肾、或调肝、或扶脾。然经病之本在肾，故总宜益肾固冲调经，本固血充则经水自调。治崩漏三法又不可截然分割，塞流需澄源，澄源当固本。治崩宜升提固涩，不宜辛温行血；治漏宜养血理气，不可偏于固涩。青春患者，重在补肾气、益冲任；育龄期患者重在疏肝养肝、调冲任；更年期患者重在滋肾调肝、扶脾固冲任。

（1）血热证

1）虚热证

证候 经血非时突然而下，量多势急或量少淋漓，血色鲜红而质稠，心烦潮热，小便黄少，或大便干结。苔薄黄，脉细数。

治法 滋阴清热，止血调经。

方药 保阴煎（《景岳全书》）合生脉散加味。

保阴煎：生地黄、熟地黄、白芍、黄芩、黄柏、续断、山药、甘草。

生脉散：人参、麦冬、五味子。

2）实热证

证候 经血非时忽然大下，或淋漓日久不净，色深红质稠，口渴烦热，或有发热，小便黄或大便干结。苔黄或黄腻，脉洪数。

治法 清热凉血，止血调经。

方药 清热固经汤（《简明中医妇科学》）加减。

黄芩、焦栀子、生地黄、地骨皮、地榆、阿胶（烊化）、生藕节、陈棕炭、炙龟板、牡蛎粉、生甘草。

如心烦易恼怒、脉弦者可选用清经散。

（2）肾虚证

1）肾阳虚证

证候 经来无期，出血量多或淋漓不尽，色淡质清，畏寒肢冷，面色晦暗，腰腿酸软，小便清长。舌质淡，苔薄白，脉沉细。

治法 温肾固冲，止血调经。

方药 右归丸（《景岳全书》）加味。

熟地黄、山药、山萸肉、枸杞子、鹿角胶、菟丝子、杜仲、当归、肉桂、制附子。

2）肾阴虚证

证候 经乱无期，出血量少，或淋漓不净，色鲜红，质黏稠，伴头晕耳鸣，腰膝酸软，或心烦。舌质偏红，苔少，脉细数。

治法 滋肾益精，止血调经。

方药 左归丸（《景岳全书》）合二至丸加减。

左归丸：熟地黄、山药、山萸肉、牛膝、枸杞子、龟板胶、鹿角胶、菟丝子。

二至丸：女贞子、墨旱莲。

（3）脾虚证

证候 经血非时暴下，量多或淋漓不止，血色淡而质清稀，面色苍白或浮肿，神倦懒言。舌淡，苔薄白，脉弱或沉弱。

治法 补气摄血，养血调经。

方药 固本止崩汤（《傅青主女科》）合举元煎（《景岳全书》）加减。

固本止崩汤：人参、黄芪、白术、熟地黄、炮姜、当归。

举元煎：人参、黄芪、白术、升麻、炙甘草。

（4）血瘀证

证候 经血淋漓不断或骤然下血量多，或时下时止，或经闭日久又忽然崩中下血，继而淋漓不断，色紫黑有块，小腹疼痛或胀痛。舌质紫暗，苔薄白，脉涩。

治法 活血化瘀，止血调经。

方药 四物汤合失笑散。

四物汤：当归、熟地黄、白芍、川芎。

失笑散：蒲黄、五灵脂。

2. 其他疗法

（1）针灸：①虚证：取穴：关元穴、三阴交穴、肾俞穴、交信穴。配穴：气虚配气海穴、脾俞穴、膏肓穴、足三里穴；阳虚配气海穴、命门穴、复溜穴；阴虚配然谷穴、阴谷穴。操作：针刺用补法，酌情用灸。②实证：取穴：气海穴、三阴交穴、隐白穴。配穴：血热配血海穴、水泉穴；湿热配中极穴、阴陵泉穴；气郁配太冲穴、支沟穴、大敦穴；血瘀配地机穴、气冲穴、冲门穴。操作：针刺用泻法。

（2）耳针：取穴：子宫、卵巢、内分泌、肝、肾、神门。操作：每次选用 3～4 穴，每日或隔日 1 次，中等刺激，留针 30～60 分钟，也可耳穴埋针。

（3）穴位注射：①三七当归注射液：取穴：子宫穴、关元穴、肾俞穴、内关穴、合谷穴。操作：局部皮肤常规消毒，用 2ml 注射器 7～8 号针头抽吸三七当归注射液后，在预选的穴位上刺入，边进针边左右旋转注射器并进退针等反复刺激，得气后推注三七当归注射液 1ml。每次封闭 2 个穴位，每日封闭 1 次，7 次为 1 个疗程，疗程间隔为 3 日。②5%当归注射液：取穴：血海穴、气海穴、足三里穴、然谷穴、三阴交穴。操作：每次选 2 个穴，用 5%当归注射液每穴注入 0.5～1ml，每日 1 次，7 次为 1 个疗程，疗程间隔 5～7 日。

（二）西医治疗

治疗原则是出血期止血并纠正贫血。伴随贫血患者可补充铁剂、维生素 C 和蛋白质，严重者尚需输血。出血期间患者避免过度疲劳和剧烈运动，保证充分的休息。流血时间长者给予抗生素预防感染，适当应用凝血药物以减少出血量。血止后调整周期预防子宫内膜增生和 AUB 复发，有生育要求者促排卵治疗。

1. 止血治疗　止血的方法包括孕激素子宫内膜脱落法、大剂量雌激素内膜修复法、短效口服避孕药或高效合成孕激素内膜萎缩法和诊刮。辅助止血的药物还有氨甲环酸等。使用性激素治疗时应周密计划，制订合理方案，尽可能使用最低有效剂量，并严密观察，以免性激素应用不当而引起出血。对大量出血患者，要求在性激素治疗 8 小时内见效、24～48 小时内出血基本停止，若 96 小时以上仍不止血，应考虑有器质性病变存在。

（1）孕激素（progestogen）：称为"子宫内膜脱落法"或"药物性刮宫"，适用于体内有一定的雌激素水平，血红蛋白水平>80g/L，生命体征平稳的患者。运用孕激素可将持续增生的内膜转换为分泌期达到止血目的，停药后会发生激素撤退性出血。合成孕激素分为两类，常用的为 17-羟孕酮衍生物（甲羟孕酮、甲地孕酮）和 19-去甲基睾酮衍生物（炔诺酮、双醋炔诺酮等）。可选用对内膜作用效价高的炔诺酮（妇康片）5～7.5mg 口服，每 6 小时一次，一般用药 4 次后出血量明显减少或停止，则改为 8 小时一次，再逐渐减量，每 3 日递减 1/3 量，直至维持量每日 5mg，持续用到血止后 21 日左右停药，停药后 3～7 日发生撤药性出血。

（2）雌激素（estrogen）：称为"内膜生长法"，适用于内源性雌激素不足者，主要用于青春期功血，绝经期禁用，另外因大剂量雌激素容易诱发血栓，故对于高凝状态或血栓性疾病病史患者禁用。应用大剂量雌激素可迅速提高血内雌激素浓度，促使子宫内膜生长，短期内修复创面而止血。目前多选用妊马雌酮（ConjugatedEstrogens）1.25～2.5mg，每 4～6 小时一次，血止后每 3 日递减1/3 量直至维持量 1.25mg/d；必要时可口服微粒化 17β 雌二醇、戊酸雌二醇，或苯甲酸雌二醇（benzestrofol）肌内注射，以达到快速止血目的。不论应用何种雌激素，血红蛋白水平>90g/L 后需要加用孕激素，使子宫内膜转化，可用甲羟孕酮（medroxyprogesterone）10mg 口服，每日一次，共 10 日停药。雌、孕激素的同时撤退，有利于子宫内膜同步脱落，一般在停药后 3～7 日发生撤药性出血。

（3）雌孕激素联合用药：由于性激素联用药的止血效果优于单一药物，对于青春期及育龄期功血患者常常建议使用口服避孕药止血。常使用三代短效口服避孕药，每次 1~2 片，每 8~12 小时一次，血止后按上法递减至维持量，每日 1 片，共 21 日停药。

（4）其他止血药：酚磺乙胺（etamsylate）可减少微血管通透性，氨基己酸、氨甲苯酸、氨甲环酸等可抑制纤维蛋白溶酶（plasmin），有减少出血量的辅助作用，但不能赖以止血。

（5）刮宫术：对于绝经期功血或病程较长的育龄期功血建议使用刮宫术为排除子宫颈及宫腔内膜病变，并且达到止血目的。最好在宫腔镜下行分段诊断性刮宫。青春期功血刮宫应持慎重态度。

2. 调整月经周期　性激素止血效果一般良好，若骤然停药所造成的撤药性出血，必将使流血已久的患者增添困扰，故在止血后应继续用药以控制周期，使无流血期延长至 21 日左右，为此，宜将止血时所用较高剂量的激素，于血止后逐渐减量，减量不能过速，否则子宫内膜可再次发生局部性脱落出血。一般连续用药 3 个周期。在此过程中务必积极纠正贫血，加强营养，以改善体质。常用的调整月经周期方法如下。

（1）雌、孕激素序贯疗法：即人工周期，为模拟自然月经周期中卵巢的内分泌变化，将雌、孕激素序贯应用，使子宫内膜发生相应变化，引起周期性脱落。适用于青春期功血或育龄期功血内源性雌激素水平较低者。17β 雌二醇 2mg 或妊马雌酮 1.25mg，于出血第 5 日起，每晚 1 次，连服 21日，至服药第 11 日，每日加甲羟孕酮 8~10mg 口服或地屈孕酮 10~20mg，两药同时用完，停药后 3~7 日出血。于出血第 5 日重复用药，一般连续使用 3 个周期。若体内有一定的雌激素水平，雌激素用量可以减半。

（2）雌、孕激素合并应用：雌激素使子宫内膜再生修复，孕激素用以限制雌激素引起的内膜增生程度。适用于育龄期功血内源性雌激素水平较高者。可用三代短效口服避孕药，于出血第 5 日起，每晚一片，连服 21 日，撤药后出现出血，血量较少。连用 3~6 个周期。短效口服避孕药主要适合于有避孕要求的妇女。避孕药有血栓风险，故有血栓性疾病、心脑血管高危因素或 40 岁以上吸烟的女性不宜使用。

（3）孕激素后半周期疗法：适用于有一定雌激素水平患者，于月经周期后半期（撤退性出血的 16~25 日）服用甲羟孕酮 10mg，或地屈孕酮 10~20mg，每日一次，连服 10 日以调节周期，共 3~6 个周期为 1 个疗程。青春期及生育年龄患者宜选用天然或接近天然的孕激素（如地屈孕酮），有利于卵巢轴功能的建立及恢复。

（4）宫内孕激素释放系统：对已完成生育或近 1 年无生育计划者可放置左炔诺孕酮宫内节育器（levonorgestrel intrauterine device，LNG-IUD），使孕激素在局部直接作用于子宫内膜，可减少无排卵患者的出血量，降低子宫内膜增生或子宫内膜癌的风险。在放置含左炔诺酮的宫内节育器 12 个月后，可使月经量减少 97%。

3. 促排卵治疗　适用于育龄期功血，尤其适用于无排卵有生育要求的患者，可同时纠正 AUB，具体方法取决于无排卵的病因。

（1）氯米芬（clomiphene，CC）：为非甾体化合物，有微弱雌激素作用。它在下丘脑竞争性结合雌激素受体产生抗雌激素作用。通过抑制内源性雌激素对下丘脑的负反馈，诱导促性腺激素释放激素的释放而诱发排卵。适用于体内有一定水平雌激素的功血患者。于出血第 5 日起，每晚服 50mg，连续 5 日。若排卵失败，可重复用药，CC 剂量逐渐增至 100~200mg/d。若内源性雌激素不足，可配伍少量雌激素。一般连用 3 个月，不宜长期应用，以免发生卵巢过度刺激综合征或引起多胎妊娠。排卵率为 80%，妊娠率仅为其半数。

（2）绒促性素（choriogonadotrophin，HCG）：具有类似 LH 作用而诱发排卵，适用于体内 FSH 有一定水平、雌激素中等水平者，一般与其他促排卵药联用。B 超监测卵泡发育接近成熟时，可大剂量肌内注射 HCG 5000~10 000U 以诱发排卵。

（3）尿促性素（human menopausal gonadotropin，HMG）：每安瓿含 FSH 及 LH 各 75U。FSH 刺激卵泡发育成熟，所产生的雌激素通过正反馈使垂体分泌足量 LH 而诱发排卵。出血干净后每日肌内注射 HMG 1～2 支，直至卵泡发育成熟，停用 HMG，加用 HCG 5000～10 000U，肌内注射，以提高排卵率。应注意应用 HMG 时易并发卵巢过度刺激综合征，故 HMG 仅用于对氯米芬效果不佳、要求生育的功血患者。

4.手术治疗 已完成生育、药物治疗无效或有禁忌证的患者可考虑子宫内膜切除术或切除子宫。

七、中西医临床诊疗思路

本病以月经周期紊乱，不规则阴道出血为主，首先需要根据诊断流程排除器质性病变，明确为功能性子宫出血后进行治疗。治疗以针对病因止血为先，最终以调整月经周期节律为目的。部分患者因月经紊乱、量多出现继发性贫血，需要加强营养，补充铁剂、维生素、叶酸片纠正贫血，并可给予凝血药物对症治疗。

中医临证在止血方面具有一定优势，出血期间重视固气摄血，滋养肝肾。虽然一些患者临床有一定热象表现，但因大量出血，热随血泄，阴随血耗，故服凉血止血药出血反多。遵照《医宗金鉴》之义，仍当以补虚为主，但必须补而不燥，并能养阴涩血。同时可结合中医针灸疗法，如艾灸隐白穴、针刺断红穴。若中医对证治疗无效下，可规范使用性激素治疗，制订合理方案，尽可能使用最低有效剂量，并严密观察，以免性激素应用不当而引起出血。止血后的调整月经周期治疗中，建议病症结合，充分发挥中医治疗优势。

八、预防与调护

注意调节情志，避免过度精神刺激。重视饮食调养，勿过食辛辣、生冷食品。注意经期卫生。早期治疗月经先期、月经量多、经期延长等月经失调疾病。出血期间避免重体力劳动，必要时卧床休息。禁性生活。青春期无排卵性功血患者可随年龄的增长，生殖轴发育逐渐成熟，经过适当治疗，可建立正常的排卵月经周期。少数患者病程长，治疗效果差则难以治愈，且容易复发。绝经过渡期功血相对病程短，以止血为目标，但需要排除恶性病变。

古医籍精选

《东垣十书·兰室秘藏》曰："脾胃有亏，下陷于肾，与相火相合，湿热下迫，经漏不止，其色紫黑。"

《薛己医案·女科撮要·经漏不止》曰："其为患脾胃虚损，不能摄血归源；或因肝经有火，血得热而下行；或因肝经有风，血得风而妄行；或因怒动肝火，血热而沸腾；或因脾经郁结，血伤而不归经；或因悲哀太过，胞络伤而下崩。"

《景岳全书·妇人规》曰："崩漏不止，经乱之甚者也，盖乱则或前或后，漏则不时妄行，由漏而淋，由淋而崩，总因血病，而但以其微甚耳。崩淋之病，有暴崩者，有久崩者。暴崩者，其来骤，其治亦易；久崩者，其患深，其治亦难。且凡血因去，势必渐少，少而不止，病则为淋，此等证候，未有不由忧思郁怒，先损脾胃，次及冲任而然者。崩淋既久，真阴日亏，多致寒热咳嗽，脉见弦数或豁大等证，此乃元气亏损、阴虚假热之脉，尤当用参、地、归、术甘温之属，以峻培本源，庶可望生。若素多忧郁不调之患，而见此过期阻隔，便有崩决之兆。若隔之浅者，其崩尚轻；隔之久者，其崩必甚。此因隔而崩者，也当预服四物、八珍之类以调之，否则恐其郁久而决，则为患滋大也。"

排卵性月经失调

排卵性月经失调（ovulatory menstrual disorder；AUB-O 中有排卵型）较无排卵性功能性子宫出血少见，多发生于生育年龄妇女。患者虽有排卵功能，但黄体功能异常。常见有两种类型：黄体功能不足（luteal phase defect，LPD）和子宫内膜不规则脱落（irregular shedding of endometrium）。

一、黄体功能不足

月经周期中有卵泡发育及排卵，但黄体期孕激素分泌不足或黄体过早衰退，导致子宫内膜分泌反应不良和黄体期缩短。

（一）病因病理

1. 中医病因病机 中医学认为本病的发病机制，主要是冲任不固，经血失于制约，月经提前而致。常见的分型有气虚和血热。

（1）气虚：饮食失节，或劳倦过度，或忧思过极，损伤脾气；或素体脾气虚弱。脾伤则中气虚弱，统摄无权，冲任不固，故月经提前而至。脾为心之子，脾气既虚，则赖心气以自救，久则心气亦伤，以致心脾气虚。或病延日久，脾损及肾，使肾气渐衰，又可成为脾肾气虚。

（2）血热：分为阴虚血热、阳盛血热和肝郁化热。

1）阴虚血热：素体阴虚或失血伤阴，产多乳众，耗损精血，或思虑过度，营阴暗耗，阴血虚少，虚热内生，热扰冲任，冲任不固，不能制约经血，遂致月经提前而至。

2）阳盛血热：素体阳盛或过食温燥、辛辣之品，或感受热邪，热伤冲任，迫血妄行，遂致月经提前而至。

3）肝郁化热：素性抑郁或情志内伤，抑郁不乐，肝气郁结，郁久化热，热伤冲任，迫血妄行，遂致月经提前而至。

2. 西医病因病理 现代医学认为黄体功能不足由多种因素所致：神经内分泌调节功能紊乱，可导致增生期 FSH 缺乏，使卵泡发育缓慢，雌激素分泌减少，从而正反馈不足；LH 脉冲频率虽增加，但峰值不高，排卵后 LH 脉冲不足使排卵后黄体发育不全，孕激素分泌减少；LH/FSH 比率异常也可造成性腺轴功能紊乱，使卵泡发育不良，排卵后黄体发育不全，以致子宫内膜分泌反应不足；卵巢本身颗粒细胞LH受体缺陷，排卵后颗粒细胞黄素化不良；有时黄体分泌功能正常，但维持时间短。部分患者在黄体功能不足的同时，表现为血催乳激素（prolactin，PRL）水平增高。此外，生理性因素如初潮、分娩后及绝经前，也可能出现下丘脑-垂体-卵巢轴功能紊乱，导致黄体功能不足的发生。

子宫内膜病理呈现为分泌期内膜，但腺体分泌不良，与间质细胞发育不同步。内膜活检显示分泌反应落后2日。

（二）临床表现

1. 病史 常有月经周期缩短，不孕或早孕时流产病史。注意有无盆腔感染史，有无使用宫内节育环及输卵管结扎术史。

2. 症状 一般表现为月经周期缩短而月经频发。有时月经周期虽在正常范围内，但增生期延长，黄体期缩短，以致患者不易受孕或易于在孕早期流产。

3. 体征 通常体格检查及盆腔检查无明显阳性体征，若合并高催乳素血症，可能有溢乳。

（三）辅助检查

基础体温双相型，但排卵后体温上升缓慢，上升幅度偏低，升高时间仅维持9～10日即下降。子宫内膜活检显示分泌反应不良。

（四）诊断

根据病史、症状、检查排除引起异常子宫出血的器质性病变及无排卵性功血，结合基础体温呈现的高温相异常，甚或结合内膜活检（分泌期内膜分泌不良），即可作出诊断。

（五）鉴别诊断

与卵巢衰退早期的月经周期缩短相鉴别，基础体温或卵泡监测提示，卵巢衰退早期的月经提前大多由于卵泡发育及排卵提前所致。

（六）治疗

1. 中医治疗 月经先期的辨证，着重于周期的提前及经量、经色、经质的情况，结合形、气、舌、脉综合分析。通常以周期提前或兼量多、色淡、质稀薄、唇舌淡、脉弱的属气虚；周期提前或兼量多、色鲜红或紫而黏稠、舌质红、脉数者为血热；脉虚而数者为虚热。

本病的治疗原则，应按其疾病的属性，或补或泻，或养或清。如虚而夹火，则重在补虚，当以养血安营为主。如脉证无火，而月经先期者，则应视病位所在，或补中气，或固命门，或心脾同治，或脾肾双补，切勿妄用寒凉，致犯虚虚之戒。

（1）脾气虚弱证

证候 月经周期提前，经量增多，色淡、质稀，神疲肢倦，或小腹空坠，纳少便溏。舌淡，脉细弱。

治法 补气摄血调经。

方药 补中益气汤（《脾胃论》）加减。

人参、黄芪、白术、炙甘草、当归、升麻、柴胡、陈皮。

（2）肾气不固证

证候 月经周期提前，经量少，色淡、质稀，腰背酸痛腿软，或夜尿频多；舌淡嫩苔白润，脉细弱。

治法 补肾调冲。

方药　归肾丸（《景岳全书》）。

熟地黄、山药、山萸肉、茯苓、当归、枸杞子、菟丝子、杜仲。

（3）阳盛血热证

证候　月经周期提前，量多，色紫红，质稠，心胸烦闷，渴喜冷饮，大便燥结，小便短赤，面色红赤。舌红，苔黄，脉滑数。

治法　清热降火，凉血调经。

方药　清经散（《傅青主女科》）。

牡丹皮、地骨皮、黄柏、茯苓、熟地黄、青蒿、白芍。

（4）阴虚血热证

证候　月经周期提前，量少，色红，质稠，颧赤唇红，手足心热，咽干口燥。舌红，苔少，脉细数。

治法　养阴清热，凉血调经。

方药　两地汤（《傅青主女科》）。

生地黄、地骨皮、玄参、麦冬、阿胶、白芍。

（5）肝郁化热证

证候　月经周期提前，量多或少，经色紫红有块，经前乳房、胸胁、少腹胀痛，烦躁易怒，口干咽苦。舌红，苔黄，脉弦数。

治法　清肝解郁，凉血调经。

方药　丹栀逍遥散（《内科摘要》）。

牡丹皮、栀子、当归、柴胡、白芍、茯苓、白术、煨姜、薄荷、甘草。

2.西医治疗

（1）促进卵泡发育：黄体功能不足的治疗方法较多，首先应针对其发病原因，调整性腺轴功能，促使卵泡发育和排卵，以利于正常黄体的形成。首选药物是 CC，适用于黄体功能不足增生期过长者。CC 疗效不佳尤其不孕者考虑用 HMG-HCG 疗法，以加强卵泡发育和诱发排卵，促使正常黄体形成。对基础雌激素偏低患者可在卵泡期给予低剂量雌激素如妊马雌酮 0.625mg 或戊酸雌二醇 1mg，每日一次，连续共 5～7 日，协同 FSH 促进卵泡发育。

（2）促进排卵前 LH 峰值的形成：B 超检测卵泡成熟后，给予 HCG 5000～10 000U，加强 LH 峰值水平，促进卵泡的最后成熟及排卵后分泌孕酮的能力。

（3）黄体功能刺激疗法：通常应用 HCG 以促进及支持黄体功能。于基础体温上升后开始，隔日肌内注射 HCG 1000～2000U，共 5 次，可使血浆黄体酮明显上升，随之正常月经周期恢复。

（4）黄体功能补充疗法：一般选用天然黄体酮制剂，自排卵后开始，每日肌内注射黄体酮 10mg，共 10～14 日，用以补充黄体分泌黄体酮的不足。

（5）黄体功能不足催乳素水平升高者：宜用溴隐亭（bromocriptine）治疗。随着催乳素水平下降，可调节垂体分泌促性腺激素及卵巢分泌雌、孕激素增加，从而改善黄体功能。

（6）短效避孕药：对于有避孕需求患者，可使用避孕药调理月经周期。

二、子宫内膜不规则脱落

本类黄体功能异常与前述不同。在月经周期中，患者有排卵，黄体发育良好，但萎缩过程延长，导致子宫内膜不规则脱落。

（一）病因病理

1.中医病因病机　中医学认为本病的病因病机，主要是气虚、虚热和血瘀。因为气能摄血，气虚则统摄无权，冲任不固；血热则流行散溢，以致血海不宁；瘀血内停，瘀阻冲任，血不归经，均可使经期淋漓不尽。

2. 西医病因病理 现代医学认为子宫内膜不规则脱落是由于下丘脑-垂体-卵巢轴调节功能紊乱或溶黄体机制紊乱，引起黄体萎缩不全，内膜持续受孕激素影响，以致不能如期完整脱落。正常月经期第3~4日时，分泌期内膜已全部脱落，代之以再生的增生期内膜。但在子宫内膜不规则脱落时，于月经期第5~6日仍能见到呈分泌反应的内膜。

子宫内膜病理表现为混合型，即残留的分泌期内膜与出血坏死组织及新增生的内膜混杂共存。

（二）临床表现

1. 病史 需要询问有无宫腔操作、有无上环、有无盆腔炎病史。
2. 症状 本病表现为月经间隔时间正常，但经期延长，可达9~10日，且出血量多。
3. 体征 通常体格检查及盆腔检查无明显阳性体征。

（三）辅助检查

本病除典型的临床表现外，基础体温双相型，但下降缓慢。诊断性刮宫在月经期第5~6日进行，内膜切片检查仍能见到呈分泌反应的内膜，且与出血期及增生期内膜并存。

（四）诊断

根据病史、症状、检查排除引起异常子宫出血的器质性病变及无排卵性功血，结合基础体温呈现的高温相异常，月经第5~6天行内膜活检，呈现混合型内膜表现，即可作出诊断。

（五）鉴别诊断

（1）需要与妊娠相关疾病鉴别，可以通过检查血HCG明确诊断。
（2）需要与宫腔器质性病变（如内膜息肉、子宫内膜炎、子宫肌瘤等）鉴别，可以通过盆腔B超、宫腔声学造影或宫腔镜明确诊断。

（六）治疗

1. 中医治疗 以经期延长或月经量多而月经周期正常为辨证要点。治疗以固冲调经为大法，气虚者重在补气升提，阴虚血热者重在养阴清热，瘀血阻滞者以通为止，不可概投固涩之剂，误犯虚虚实实之戒。
（1）气虚证
证候 经行时间延长，量多，经色淡红，质稀，肢倦神疲，气短懒言，面色㿠白。舌淡，苔薄，脉缓弱。
治法 补气升提，调经固冲。
方药 归脾汤（《正体类要》）加减。
白术、人参、黄芪、当归、甘草、茯神、远志、酸枣仁、木香、龙眼肉、生姜、大枣。
（2）气滞血瘀证
证候 经行时间延长，量或多或少，经色紫暗有块，经行小腹疼痛拒按。舌紫暗或有小瘀点，脉涩有力。
治法 活血祛瘀，固冲调经。
方药 血府逐瘀汤（《医林改错》）加减。
当归、生地黄、赤芍、红花、桃仁、枳壳、柴胡、川芎、桔梗、牛膝、甘草。
（3）湿热蕴结证
证候 经行时间延长，量或多或少，质稠色暗，秽臭，伴腰腹胀痛，带下量多，色黄，小便黄，大便干；舌红苔黄腻，脉濡数。

治法 清热利湿，调经止血。

方药 四妙丸（《成方便读》）加减。

苍术、黄柏、生薏苡仁、怀牛膝。

2.西医治疗

（1）孕激素：自下次月经前 10～14 日开始，每日口服甲羟孕酮 10mg，有生育要求者肌内注射黄体酮或口服天然微粒化黄体酮。其作用是调节下丘脑-垂体-卵巢轴的反馈功能，使黄体及时萎缩，内膜及时完整脱落。

（2）绒促性素：用法同黄体功能不足，HCG 有促进黄体功能的作用。

（3）复方短效口服避孕药：对有避孕要求的患者，可给予避孕药调节月经周期。

第二节 闭 经

闭经（amenorrhea）是妇科的常见病症，表现为无月经或月经停闭。通常根据既往是否有月经来潮分为原发性闭经（年龄超过 13 岁，仍然无第二性征发育，或年龄超过 15 岁，第二性征已发育，仍无月经初潮）和继发性闭经（既往月经周期规律的女性超过 3 个月的月经停闭或既往月经不规律的女性超过 6 个月的月经停闭）。

青春期前、妊娠期、哺乳期、绝经后的无月经状态均属于生理现象，不需要医疗干预。

中医对闭经的论述最早记载于《素问·阴阳别论》，将闭经称为"女子不月""月事不来""血枯"等，其后又有"月闭""血闭""经水断绝""血分""经水不通""月水不通""经闭"等名称，属于月经疾病中疑难症之一。

一、病因病理

（一）中医病因病机

1.病因 闭经病因病机复杂，外因有外感六淫、跌仆损伤；内因有起居无常、饮食无节、情志失调。另有先天体质因素等及内生瘀血和痰饮稽留体内，直接或间接影响冲任气血，导致闭经。

2.病机 中医学认为闭经的病因有虚、实之分，虚者主要是经血的生成障碍致胞宫、胞脉空虚，无血可下；实者多为胞宫、胞脉壅塞致经血的运行受阻，或经隧不通，或气血瘀滞。虚实可单独为病，也可相兼为病。闭经的病因病机虚者多责之心、肾、肝、脾之虚损，精、气、血之不足，血海空虚，经血无源以泻；实者多责之气血、寒、痰之瘀滞，胞脉不通，经血无路可行；尚有虚实相兼为病，临床当辨虚实以补益通调。本病虚多实少，虚实可并见或转换。

（1）气虚血弱：《兰室秘藏·妇人门·经闭不行有三论》曰："《阴阳别论》云：二阳之病发心脾，有不得隐曲，女子不月，其传为风消，为息贲者，死不治。妇人脾胃久虚，或形羸气血俱衰，而致经水断绝不行"。脾胃一虚，百病由生，若脾胃久虚，气血生化乏源，则致闭经发生。

（2）肝肾不足：张介宾注《素问·腹中论》云："血枯者，月水断绝也。致此之由，其源有二：一则以少时有所大脱血，如胎产既多及崩淋吐衄之类皆是也；一则以醉后行房，血盛而热，因而纵肆，则阴精尽泄，精去则气去，故中气竭也。夫肾主闭藏，肝主疏泄，不惟伤肾，而且伤肝，及至其久，则三阴俱亏，所以有先见诸证如上文所云，而终必至于血枯，则月事衰少不来也。"闭经责之于大脱血而致血虚，肝藏血，肝劳伤过度，则肝血枯涸不荣，肾气竭精伤。

（3）阴虚血燥：《太平圣惠方·治妇人骨蒸劳诸方》曰："妇人骨蒸劳，身体壮热，手臂疼痛，月水不通，日渐瘦瘁，两胁气刺，四肢羸弱。"热毒之气，熏蒸于骨，致阴虚内热，经血枯竭，月经不行。

（4）气滞血瘀：《本草衍义·序例上》言："夫人之生以气血为本，人之病未有不先伤其气血者，世有童男室女，积想在心，思虑过当，多致劳损。男则视色先散，女则月水先闭。何以致然？盖愁忧思虑则伤心，心伤血逆竭"，说明少阳心火下降受阻则月经不潮，正如《素问·评热病论》曰："月事不来者，胞脉闭也。胞脉者，属心而络于胞中。今气上迫肺，心气不得下通，故月事不来也。"

（5）痰湿阻滞：《万氏妇人科·调经章·经闭不行》亦曰："妇人女子，闭经不行，其候有三：……一则躯肢迫塞，痰涎壅滞，而经不行者。"《丹溪治法心要·疸》亦曰："经不行者，非无血也，为痰所凝而不行也。积痰可下流于胞宫，痰多占住血海，所以痰多血虚，继而发为闭经。"

（6）寒凝血瘀：《诸病源候论·妇人杂病诸候》曰："月水不通而无子者，由风寒邪气客于经血。夫血得温则宣流，得寒则凝结，故月水不通。冷热血结，搏子脏而成病，致阴阳之气不调和，月水不通而无子也"，说明风冷所搏，血结于内，令月水不通也。

（二）西医病因病理

1. 病因　正常月经周期的建立有赖于下丘脑-垂体-卵巢轴（H-P-O）之间的神经内分泌调节功能正常，子宫内膜对性腺激素变化的周期反应正常及生殖道的通畅，无论其中任何一个环节发生功能或器质性病变均可引起闭经。

原发性闭经的主要病因：性腺发育不全，包括特纳综合征，占43%；生殖道发育异常，占20%；青春期的生理延迟，占14%；孤立性促性腺激素释放激素（GnRH）缺乏，占5%；减肥/神经性厌食症，占2%；垂体功能减退，占2%；多囊卵巢综合征7%。比例≤1%最常见的病因包括：高泌乳素血症、垂体泌乳素腺瘤、其他垂体肿瘤、中枢神经系统缺陷、颅咽管瘤、先天性肾上腺皮质增生症、库欣综合征、甲状腺功能减退等。

继发性闭经发病率明显高于原发性闭经，可以按照月经周期的控制水平来考虑各种疾病。常见的病因是以下部位的疾病：卵巢性疾病，占40%；下丘脑性疾病，占35%；垂体性疾病，占19%；子宫性疾病，占5%；其他部位疾病占1%。

2. 发病机制

（1）原发性闭经往往由于遗传学原因或生殖道解剖异常引起，然而所有的继发性闭经的原因均可以引发原发性闭经。

根据第二性征的发育情况，原发性闭经分为第二性征存在和第二性征缺乏两类。①第二性征存在的原发性闭经常见为米勒管发育不全综合征（阴道缺如，有时会同时伴随子宫缺如）、生殖道闭锁（阴道横隔或处女膜闭锁）、对抗性卵巢综合征（卵巢不敏感综合征）、完全性雄激素不敏感综合征（因X染色体上雄激素受体基因缺陷所致的男性假两性畸形）等。②第二性征缺乏的原发性闭经常见为低促性腺激素性腺功能减退、高促性腺激素性腺功能减退。

按照疾病在性腺轴发生部位进行分类。①下丘脑-垂体疾病，包括功能性下丘脑性闭经（由多种因素，如进食障碍、运动和压力导致）、孤立的促性腺激素释放激素缺乏（特发性低促性腺激素性腺功能减退征，如果合并嗅觉缺失则被称为卡尔曼综合征）、体质性的青春期延迟（在女性中罕见，尽管青春期启动是延迟的，但今后的青春期发展完全正常）、高泌乳素血症（泌乳素异常升高，在继发性闭经中常见，在原发性闭经中罕见）、下丘脑和垂体浸润性和肿瘤性疾病（如颅咽管瘤、朗格汉斯组织细胞增生症等）。②性腺发育不全疾病：最常见的是染色体异常引起的，导致过早耗尽所有卵巢卵母细胞和卵泡，包括特纳综合征（50%~60%患者有一条X染色体的缺失，45，XO，另外还有45，XO/46，XX或45，XO/47，XXX等嵌合型），46，XY单纯性腺的发育不全，46，XX单纯性腺发育不全。③多囊卵巢综合征（对青春期发育正常的原发性闭经，若有明确的高雄激素的临床或生化证据，并缺乏其他导致闭经和雄激素过多的原因便可以下诊断）。④生殖道发育障碍，包括处女膜闭锁、阴道横隔、米勒管发育不全综合征（先天性无阴道，伴不同发育程度的子宫）。

⑤受体异常和酶缺乏，包括完全性雄激素不敏感综合征、5α还原酶缺乏、17α羟化酶缺乏、P450氧化还原酶缺乏、对抗性卵巢综合征等。

（2）继发性闭经

1）下丘脑功能障碍：由于下丘脑功能失调相继影响了垂体、卵巢的内分泌功能而致闭经，可因中枢神经器质性病变、精神运动等因素、全身性疾病、药物和其他内分泌功能紊乱而引起。

A. 功能性下丘脑性闭经：功能性下丘脑性 GnRH 缺乏排除了病理性疾病。其特征为下丘脑性GnRH 分泌减少，导致促性腺激素脉冲减少、黄体生成素峰值缺失、卵泡发育障碍和低血清雌二醇浓度。多种因素可能会促成其发病机制，包括进食障碍（如神经性厌食）、运动和应激。中枢神经对体重急剧下降极为敏感。严重的神经性厌食通常在内在情感的剧烈矛盾或为保持体型而强迫节食时发生，影响丘脑下部的促性腺激素释放激素与生长激素的合成与分泌，从而抑制促性腺激素导致闭经。环境改变、精神刺激等均可扰乱中枢神经系统与下丘脑下部的功能，使排卵功能障碍而致闭经。长期剧烈运动后 GnRH 的释放抑制也引起闭经，运动后身体脂肪下降和营养不良引起的瘦素下降是生殖轴功能抑制的原因之一。然而，在少数女性中，没有出现明显的诱发因素，可能与遗传基础有关。

B. 浸润性病变或肿瘤类疾病：下丘脑的浸润性疾病（如淋巴瘤、郎格汉斯细胞组织细胞增生症和结节病）可能导致 GnRH 分泌降低、血清促性腺激素水平降低或正常及闭经。颅咽管瘤增大可压迫下丘脑和垂体引起闭经、视力障碍等，也成为肥胖生殖无能营养不良症。

C. 药物性闭经：口服避孕药，长期服用利血平、氯丙嗪、奋乃静等，抑制下丘脑泌乳素抑制因子的分泌或多巴胺降低导致异常泌乳，促性腺激素释放激素分泌不足而引起闭经。但此类闭经常为可逆性，一般停药 3～6 个月即可自然恢复。

D. 全身性疾病：当全身性疾病严重到足以导致下丘脑 GnRH 分泌减少和（或）引起营养缺乏时，则可能会导致月经周期紊乱，如乳糜泻。

2）垂体疾病泌乳素腺瘤是最常见的垂体性闭经病因，占继发性闭经 20%，其他类型的垂体腺瘤、垂体疾病及其他鞍区肿块导致其余的垂体性闭经。

A. 高催乳素血症：每名闭经女性都应该测定血清催乳激素水平。应激、睡眠、性交、进餐和乳头刺激也可以升高血清催乳激素水平。因此，明确诊断前至少需要检查检测血清催乳激素 2 次。催乳激素通过抑制下丘脑 GnRH 分泌而引起闭经，从而导致低促性腺激素和雌二醇浓度。催乳激素的释放主要受下丘脑多巴胺抑制作用调控，外伤或大肿瘤造成的垂体破坏会导致高泌乳素血症。由于先天或后天原因，使脑脊液流入蝶鞍的垂窝体，垂体受压，称为空蝶鞍综合征，也可出现闭经和高催乳素血症。某些药物、雌激素及甲状腺功能减退所致促甲状腺素释放激素释放增加，也能可逆地刺激催乳激素的分泌。

B. 其他鞍区肿块：任何其他鞍区肿块（如其他类型的垂体腺瘤、颅咽管瘤、脑膜瘤和囊肿等）也可以导致促性腺激素分泌不足，从而出现闭经，伴或不伴高泌乳素血症。

C. 垂体疾病：席汉综合征、辐射、梗死、垂体浸润性病变（如血色病）及淋巴细胞性垂体炎都是促性腺激素缺乏的不常见病因（参见"垂体前叶功能减退症的病因"）。如果有相应的家族史，或者女性有铁过载的表现（如青铜色皮肤、糖尿病、或不明原因的心脏或肝脏疾病），则应该进行血色病的铁检查。

3）卵巢疾病：主要疾病包括多囊卵巢综合征和早发性卵巢功能不全（早发性卵巢功能不全）。值得注意的是，多囊卵巢综合征不单单是一种卵巢疾病，其发病机制较为复杂。

A. 多囊卵巢综合征：是女性中最常见的内分泌疾病之一，在闭经病例中约占 20%。其主要特征包括雄激素过多、排卵功能障碍和（或）多囊卵巢。

B. 早发性卵巢功能不全（早发性卵巢功能不全）：女性 40 岁前卵母细胞耗尽被称为过早绝经或早发性卵巢功能不全，但更好的术语是早发性卵巢功能不全或原发性卵巢功能不全。雌二醇和抑制素对下丘脑和垂体的负反馈效应缺失可导致血清 FSH 浓度增高。早发性卵巢功能不全可能是由 X 染色体缺失（Turner 综合征）、X 脆性基因前突变、自身免疫性卵巢破坏或医源性所致，但大多是不明原因，称为特发性。

C. 卵巢功能性肿瘤：如颗粒细胞瘤、睾丸母细胞瘤分泌过量的雌激素或雄激素抑制了卵巢功能。

4）子宫疾病：闭经的原因在于子宫，因子宫内膜损伤对卵巢性激素不能产生正常的反应，而月经调节功能及卵巢功能是正常的。

Asherman 综合征是继发性闭经唯一的子宫性原因。该综合征的原因是获得性子宫内膜层瘢痕，通常继发于宫腔操作或子宫内膜感染后。内膜瘢痕化阻碍了子宫内膜细胞的正常增长和脱落，从而导致月经量很少或闭经。

5）其他：内分泌功能异常如肾上腺、甲状腺、胰腺等功能紊乱，发生甲状腺功能亢进或减退、肾上腺皮质功能亢进等也可引起闭经。

二、临床表现

闭经是一种症状，诊断时必须首先寻找闭经原因，确定病变环节，然后再确定是何种疾病引起。通过病史、体格检查和辅助检查进行。

（一）病史

（1）原发性闭经者，医者应询问其第二性征发育情况，生长发育过程，有无发育缺陷，幼年时健康情况，是否患过某些严重急、慢性疾病（如结核），其母妊娠过程中有无急性传染病如风疹等病毒感染，有无接受激素或其他致畸药物、放射线等治疗，同胞姊妹及母亲的初潮年龄等。

（2）继发性闭经者，医者应询问其末次月经时间、停经前的月经情况（包括初潮，周期，经期，经量、色、质及伴随症状等）；有无精神刺激、生活环境改变、体重增减、剧烈运动等诱因；是否使用过避孕药、激素类药物、抗精神类药物、生殖毒性药物等；是否有放疗或卵巢手术病史，有无近期分娩、流产、刮宫、产后大出血史、哺乳史等；是否伴有其他疾病病史（如肾上腺疾病、甲状腺疾病、结核等病）；是否有家族史；是否伴有痤疮、多毛症或声音低沉症状，是否有其他下丘脑-垂体疾病的症状，包括头痛、视野缺损、乏力或者多尿和多饮等症状；是否伴有雌激素缺乏的症状，包括潮热、阴道干涩、睡眠不佳或性欲降低；停经后有无自觉症状（如周期性腹胀痛、头痛、视觉障碍、乳汁自溢，或头昏厌食、恶心呕吐、倦怠思睡、择食嗜酸等）；停经后的诊治经过，是否接受过激素类药物治疗和治疗后情况等。

（二）症状

1. 局部症状 月经停闭，或有阴道干涩，带下量少。

2. 与病因有关的症状

（1）处女膜闭锁、阴道横隔或宫颈粘连所致闭经有周期性下腹疼痛。

（2）垂体泌乳素肿瘤可导致闭经溢乳。

（3）空泡蝶鞍综合征可有闭经头痛。

（4）席汉综合征可有闭经、无力、嗜睡、脱发、黏液水肿、怕冷、饮食较差。

（5）下丘脑孤立的促性腺激素释放激素缺乏可以伴有嗅觉丧失、体重下降。

（6）多囊卵巢综合征可有闭经、痤疮、多毛。

（7）早发性卵巢功能不全可有闭经、更年期综合征的有关症状。

（三）体征

1. 原发性闭经 最重要的体格检查是明确是否存在子宫，另外，需要检查生殖道是否有解剖异常，包括阴蒂的大小，阴毛发育，处女膜的发育，阴道长度，是否存在宫颈、子宫和卵巢。如果阴道不能用小棉棒（棉签）或手指进行探查，则需要通过直肠检查。体格检查还应包括用 Tanner 分级方法评估乳房的发育，挤压乳房有无乳汁分泌。评估体格发育情况（身高、体重、四肢与躯干的比例及生长曲线）。怀疑有 Turner 综合征患者评估是否有发际低、蹼颈、盾胸、乳头间距较宽等表现。怀疑有多囊卵巢综合征患者需要检查是否存在多毛及痤疮等症状。

2. 继发性闭经 观察患者的精神状态、体质、发育、营养状况，测量身高和体重，计算体重指数。检查患者是否有多毛症、痤疮、紫纹、黑棘皮病、白癜风和易发瘀斑等皮肤表现。妇科检查了解内、外生殖器的发育情况，有无缺失、畸形、萎缩、增大、包块或结节等，是否有雌激素缺乏的征象，注意排除妊娠、哺乳所致的停经。检查乳房有无溢乳的证据。

三、辅助检查

生育年龄妇女闭经首先需要排除妊娠。通过病史及体格检查，对闭经病因病变部位有初步了解，再通过有选择的辅助检查明确诊断。

1. 功能试验

（1）药物撤退试验：用于评估体内雌激素水平，以确定闭经程度。

1）孕激素试验：用药方法见表 18-1，停药后出现撤退性出血（阳性反应），提示子宫内膜已受一定水平雌激素影响。停药后无撤药性出血（阴性反应），应进一步行雌孕激素序贯试验。

表 18-1　孕激素试验用药方法

药物	剂量	用药时间
黄体酮针	20mg/次，1 次/日，肌内注射	3～5 日
醋酸甲羟孕酮	10mg/次，1 次/日，口服	8～10 日
地屈孕酮	10～20mg/次，1 次/日，口服	10 日
微粒化黄体酮	100mg/次，2 次/日，口服	10 日
黄体酮凝胶	90mg/次，1 次/日，阴道	10 日

2）雌孕激素序贯试验：适用于孕激素试验阴性的闭经患者。每晚睡前服妊马雌酮 1.25mg，最后 10 日加用醋酸甲羟孕酮，每日口服 10mg，停药后发生撤药性出血者为阳性，提示子宫内膜功能正常，可排除子宫性闭经，引起闭经的原因是患者体内雌激素水平低落，应进一步寻找原因。无撤药性出血者为阴性，应重复一次试验，若仍无出血，提示子宫内膜有缺陷或被破坏，可诊断为子宫性闭经。

（2）垂体兴奋试验：又称 GnRH 刺激试验，了解垂体对 GnRH 的反应性。注射 LHRH 后 LH 值升高，说明垂体功能正常，病变在下丘脑；经多次重复试验，LH 值无升高或升高不显著，说明垂体功能减退，如希恩综合征。

2. 激素测定 建议停用雌孕激素药物至少两周后行 FSH、LH、PRL、TSH 等激素测定，以协助诊断。

（1）血甾体激素测定：包括雌二醇、孕酮及睾酮测定。血孕酮水平升高，提示排卵。雌激素水平低，提示卵巢功能不正常或衰竭；睾酮水平高，提示可能为多囊卵巢综合征或卵巢支持-间质细胞瘤等。

（2）催乳素及垂体促性腺激素测定：PRL>25μg/L 时称为高催乳素血症。PRL 升高者测定 TSH，TSH 升高为甲状腺功能减退；TSH 正常，而 PRL>100μg/L，应行头颅 MRI 或 CT 检查，排除垂体肿瘤。PRL 正常应测定垂体促性腺激素。若两次测定 FSH>40U/L，提示卵巢功能衰竭；若 LH>25U/L 或 LH/FSH>3 时，应高度怀疑多囊卵巢综合征；若 LH、FSH 均<5U/L，提示垂体功能减退，病变可能在垂体或下丘脑。

（3）肥胖、多毛、痤疮患者还需行胰岛素、雄激素测定，口服葡萄糖耐量试验（OGTT），胰岛素释放试验等,以确定是否存在胰岛素抵抗、高雄激素血症或先天性 21-羟化酶功能缺陷等。Cushing 综合征可测定 24 小时尿皮质醇或 1mg 地塞米松抑制试验排除。

3.**影像学检查**

(1)盆腔超声检查:观察盆腔有无子宫,子宫形态、大小及内膜厚度,卵巢大小、形态、卵泡数目等。

(2)子宫输卵管造影:了解有无宫腔病变和宫腔粘连。

(3)CT 或磁共振显像(MRI):用于盆腔及头部蝶鞍区检查,了解盆腔肿块和中枢神经系统病变性质,诊断卵巢肿瘤、下丘脑病变、垂体微腺瘤、空蝶鞍等。

(4)静脉肾盂造影:怀疑米勒管发育不全综合征时,用以确定有无肾脏畸形。

4.**宫腔镜检查**　能精确诊断宫腔粘连。

5.**腹腔镜检查**　能直视下观察卵巢形态、子宫大小,对诊断多囊卵巢综合征等有价值。

6.**染色体检查**　对鉴别性腺发育不全病因及指导临床处理有重要意义。

7.**其他检查**　如靶器官反应检查,包括基础体温测定、子宫内膜取样等。怀疑结核或血吸虫病,应行内膜培养。

四、诊断

首先区分是原发性闭经还是继发性闭经。若为原发性闭经,首先检查乳房及第二性征、子宫的发育情况,然后按图 18-2 的诊断步骤进行;若为继发性闭经,按图 18-3 的诊断步骤进行。

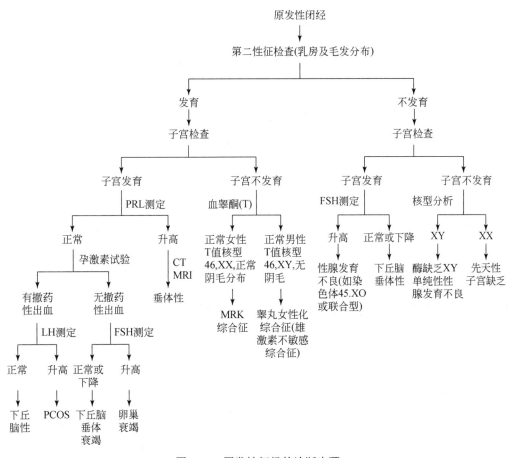

图 18-2　原发性闭经的诊断步骤

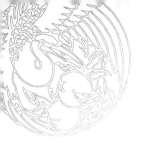

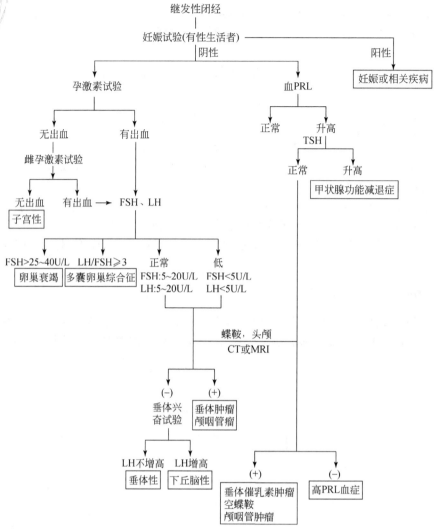

图 18-3　继发性闭经的诊断步骤

五、鉴别诊断

闭经的临床特点是月经停闭不来，需要与早孕相鉴别。临诊时应详细询问病史，并做有关检查，如基础体温测定、妇科检查、尿妊娠试验、B超检查等明确诊断。闭经与胎死不下的鉴别：胎死腹中者，除月经停闭外，尚应有妊娠的征象，但子宫的增大可能小于停经月份，也有与停经月份相符者。B超检查，宫腔内可见孕囊、胚芽或胎体，但无胎心搏动。

六、治疗

（一）中医治疗

1.辨证方药

辨证首先根据局部及全身症状，结合闭经的病史、病程进行虚实辨证，在此基础上，再进行脏腑气血辨证。①辨虚证：年逾15周岁尚未行经，或已行经而月经渐少，经色淡，经期延后，继而停闭，伴形体偏瘦、面色少华、头晕失眠、疲倦乏力、纳食不佳、带下量少、阴道干涩、潮热汗出、烦躁等症状，舌淡或红，脉或细或弱或细数等虚弱征象。病程长者多属虚，也有因骤伤精血、冲任损伤而致月经突然停闭也属虚证（如刮宫太过、内膜基底层受损等）。②辨实证：平素月经正常，骤然停闭。属实者，有感寒饮冷、涉水、郁怒等诱因，尤出现在经前或行经之初，多见形体壮实或丰腴，或伴胸胁胀满、腰腹疼痛或脘闷痰多等症状，脉多有力。

治疗原则是虚者补而通之；实者泻而通之；虚实夹杂者，应补中有通，攻中有养。他病而致闭经者，当先治他病，病愈经水自通。具体的治法为虚证补肝肾，填精血，健脾胃，盈气血；实证温经散寒，活血调气，除湿化痰。闭经之实证中，全实者少，虚而夹实者多，忌妄行攻破。同时，无论虚实证的治疗，非见血即停药，应当调治至月经期、量、色、质正常。

（1）气虚血弱证

证候　月经逐渐停闭，头晕耳鸣，腰膝酸软，少气懒言，神疲乏力，心悸气短，少寐多梦，面色萎黄，或色白无华；舌淡，苔薄白，脉虚细。

治法　补气养血调经。

方药　人参养营汤（《太平惠民和剂局方》）。

人参、黄芪、白术、茯苓、远志、陈皮、五味子、当归、白芍、熟地黄、桂心、炙甘草。

（2）肝肾不足证

证候　既往月经正常，由于堕胎、小产、分娩后，或大病久病后，出现或月经骤然停闭，或月经逐渐减少、延后以至停闭，或腰酸腿软，或足跟痛，或带下量少，或阴道干涩，或手足心热，心烦少寐，或形体瘦削，面色少华，毛发脱落，神疲倦怠；舌红，苔少或无苔，脉多沉弱或细数无力。

治法　补益肝肾，养血通经。

方药　归肾丸（《景岳全书》）。

熟地黄、山药、山萸肉、茯苓、当归、枸杞子、菟丝子、杜仲。

（3）阴虚血燥证

证候　月经量少或后期淋漓无期，经色紫暗，质稠，渐至停闭，潮热或五心烦热，咽干舌燥，甚则盗汗骨蒸，形体消瘦，咳嗽咯血；舌红，苔少，脉细数。

治法　滋阴益血，通盛冲任。

方药　加减一阴煎（《景岳全书》）加味。

生地黄、熟地黄、白芍、知母、麦冬、地骨皮、炙甘草、当归、北沙参。

（4）气滞血瘀证

证候　既往月经正常，突然停闭不行，伴情志抑郁或易怒，胁痛或少腹胀痛拒按；舌质正常或暗，或有瘀斑，苔正常或薄黄，脉弦或紧。

治法　活血化瘀，调理冲任。

方药　血府逐瘀汤（《医林改错》）。

当归、生地黄、赤芍、桃仁、红花、枳壳、柴胡、川芎、桔梗、牛膝、甘草。

（5）痰湿阻滞证

证候　月经量少、延后渐至停闭，形体日渐肥胖，或面部生痤疮，或带下量多色白质清稀，或胸胁满闷，或呕恶痰多，或神疲倦怠；舌淡胖嫩，苔白腻多津，脉滑或沉。

治法　除湿化痰，调理冲任。

方药　苍附导痰丸（《叶天士女科证治秘方》）。

陈皮、半夏、茯苓、甘草、苍术、香附、南星、枳壳、生姜、神曲。

（6）寒凝血瘀证

证候　既往月经正常，突然停闭不行，少腹胀痛拒按，得热痛减，四肢不温或带下量多，色白；舌质正常或暗，或有瘀斑，苔正常或薄黄，脉弦或紧。

治法　温经祛寒，活血化瘀，调理冲任。

方药 温经汤（《金匮要略》）加减。

桂枝、吴茱萸、川芎、当归、芍药、牡丹皮、人参、阿胶、生姜、麦冬、半夏、甘草。

2. 针灸推拿治疗

闭经的治疗目的是建立或恢复正常连续自主有排卵月经，或周期规律月经。

（1）虚证

1）肾气不足：取穴：肾俞穴、气海穴、三阴交穴、太溪穴。操作：肾俞穴直刺 1.5～2 寸，提插捻转运针，局部酸胀感。三阴交穴直刺 0.5～1 寸，补法，局部酸胀感。太溪穴直刺 0.5～1 寸，捻转补法，局部胀感。气海穴直刺 0.5 寸，轻轻提插或徐徐捻转，小腹部胀重感。留针 20 分钟，隔日治疗一次。

2）气血虚弱：取穴：足三里穴、三阴交穴、气海穴、归来穴、脾俞穴、胃俞穴。操作：手法宜轻柔。足三里穴直刺 0.5～1 寸，提插或捻转补法，局部酸胀感。三阴交穴直刺 0.5～1 寸，补法，局部酸胀感。气海穴、归来穴直刺 0.5 寸，轻轻提插或徐徐捻转，小腹部胀重感。脾俞穴、胃俞穴均斜刺 0.5～1 寸，捻转补法，局部酸胀感。留针 20 分钟，隔日治疗一次。

（2）实证：气滞血瘀型：取穴：合谷穴、三阴交穴、地机穴、血海穴、气冲穴。操作：合谷直刺 0.5～1 寸，提插补法，局部胀重感或向指端放散。三阴交穴向上斜刺 1～1.5 寸，提插泻法，使针感沿小腿内侧向上放散。地机穴直刺 0.5～1 寸，提插泻法，使针感向上放散。血海穴直刺 1 寸，提插或捻转泻法。气冲穴直刺 1 寸，提插平补平泻法，小腹部胀麻感。留针 20 分钟，间歇行针。

（二）西医治疗

所有的闭经患者需要明确诊断，审查病因，根据患者的治疗需求制订治疗方案。积极纠正基础病理变化；恢复或建立正常月经周期；如果有生育要求，帮助患者获得生育力；对无生育能力患者积极治疗以预防病程中出现的并发症（如预防骨质疏松）。

1. 针对病因治疗

（1）生殖道发育异常和性腺发育不全：治疗原发性闭经中生殖道发育异常患者主要是手术纠正存在的生殖道畸形，如阴道出口梗阻的进行外科矫正使得生殖道通畅。米勒管发育不全综合征患者在女性发育成熟，有充分心理准备后进行阴道成形术。在性腺发育不全患者携带 Y 基因的患者要在其青春期发育之后进行性腺去除术以免发生性腺肿瘤。对于米勒管发育不全综合征及染色体异常的患者需要进行及时的心理辅导。

（2）下丘脑性闭经：对于无生育要求的患者给予激素替代疗法，无子宫患者仅仅给予雌激素，口服结合雌激素 0.625mg/d 或其等效剂量药物（口服雌二醇 1mg/d，透皮雌二醇 0.05mg）持续 21 日，停药 1 周后重复治疗。有子宫患者给予雌激素，后 10 日加服黄体酮（通常是甲羟孕酮 10mg/d）。

对于功能性的下丘脑性闭经可以通过生活方式的改变（如减少运动量、摄入充足能量、匹配足够的营养、恢复体重或认知行为治疗等）可以使月经恢复。

（3）高催乳素血症：高催乳素血症所致闭经女性的治疗主要是去除诱因或通过药物（主要为溴隐亭）降低其催乳素水平（见第十八章第八节高催乳素血症）。

（4）早发性卵巢功能不全：应该评估原发性卵巢功能不全的女性关于激素治疗的益处和风险。对年轻女性来说，激素疗法的益处和风险明显不同于正常绝经女性。一般来说，育龄期低雌激素女性使用激素替代对预防骨质流失和预防潜在冠心病的风险是十分重要的（见第十八章第七节早发性卵巢功能不全）。

（5）多囊卵巢综合征：雄激素过多症的治疗是为了实现女性患者的治疗目标（如减轻多毛症、恢复月经及生育）及预防 PCOS 的长期后果（如子宫内膜增生、肥胖和代谢缺陷）。对于具有 PCOS 的女性，治疗的类型取决于是否有生育要求（见第十八章第四节多囊卵巢综合征）。

（6）宫内粘连：Asherman 综合征的治疗首先是宫腔镜下粘连松解，然后放置宫内支撑 7～10

日，同时给予大剂量雌激素（如结合雌激素 2.5mg）21 日以刺激子宫内膜组织再生，后 7 日加用甲羟孕酮 10mg，共 7 日，上述治疗重复 3～6 个月。

（7）其他：甲状腺素适用于甲状腺功能低下引起的闭经。30～40mg，口服，每日 1～3 次，连续服用，根据患者症状及基础代谢率调整剂量。肾上腺皮质激素适用于先天性肾上腺皮质功能亢进所致闭经，一般用泼尼松或地塞米松。

2. 针对有生育需求的治疗　对有生育要求的排卵障碍所致闭经患者，需要在建立月经周期基础上恢复排卵才有妊娠的可能。

（1）促排卵治疗：①对有一定基础雌激素浓度的患者使用口服促排卵药物，常用的是枸橼酸氯米芬：50～100mg/d，口服，连续 5 日，自撤药性出血第 3～5 日开始。用药剂量从小量开始，若无效，下一周期可逐步加量。②对基础雌激素水平低或口服促排卵无效患者则使用尿促腺激素（HMG）或卵泡刺激素（FSH）：自撤药出血第 3～5 日起，从小剂量开始（50～150U），每日一次，卵巢无反应，则每 7～14 日进行加量（37.5U）直至卵泡成熟，B 超测定卵泡直径≥18mm 时，停用 HMG，加用 HCG 5000～10 000U 肌内注射，以诱发排卵。

以上促排卵方法均可以用于多囊卵巢综合征治疗，而下丘脑性闭经则使用外源性促性腺激素治疗，另外还可以用促性腺激素释放激素（GnRH），脉冲式皮下或静脉给药，尤其针对先天性 GnRH 缺乏症患者，GnRH 脉冲治疗为首选，具有高妊娠及低多胎率优势。至于高泌乳素血症患者，通过溴隐亭降低催乳素水平，大部分患者可以恢复排卵，若仍无排卵则可以采用口服枸橼酸氯米芬或外源性促性腺激素治疗。

（2）辅助生殖技术：对以上反复促排卵治疗未能受孕或非促排卵适应证患者，如女性性腺发育不全或早发性卵巢功能不全患者可以通过辅助生殖技术（ART）完成妊娠的愿望。主要是使用捐赠的卵子和伴侣的精子体外受精。针对米勒管发育不全综合征没有子宫的女性，可以用自己的卵母细胞进行体外受精，然后将受精卵移植到代孕女性的子宫内（参见第十九章第一节不孕症）。

七、中西医临床诊疗思路

闭经是临床的常见病证，病因复杂，建议中西医结合进行诊治。首先在治疗前需要通过询问病史，妇科检查及实验室检查，遵循诊断流程，明确病因及疾病类型。在排除妊娠相关问题及无法用药物解决的问题（如米勒管发育不全综合征、生殖道障碍等），才可考虑药物治疗。其次需要评估病情，选择合适的药物治疗方案。对于功能性下丘脑性闭经建议开始治疗阶段以激素周期疗法为主，中药治疗为辅，在生殖轴功能逐渐恢复后，可用中药治疗为主；对于早发性卵巢功能不全则根据病情发展阶段选择用药，在卵巢衰退尚未进入最后终末阶段均可使用中药，中医药治疗在卵巢衰退过渡期中有恢复月经周期的作用，一旦进入衰退的终末期，建议在评估激素治疗利弊基础上，以激素治疗为主；对于多囊卵巢综合征，中医和西药治疗各有优劣，不少患者可单纯使用中药恢复规律月经，或中西医结合方法进行调经。总之，闭经的诊治治疗需要中西医并重。在选择中医药进行治疗时值得注意的是：闭经一证，原因复杂，病有虚实寒热，但以虚证寒证为多，治疗多宜先补后攻，先使脏腑和调，冲任气血充盈，然后加以引导，适当攻逐通利。切不可不分虚实概以活血理气通之，特别是虚者因血海空虚，源断无血可下，若一概泻而通之必会伤及脏腑、气血、经络，适得其反。

八、预防与调护

闭经病因复杂，对于原发性闭经需要尽早诊断，尤其对于第二性征已经发育伴有周期性腹痛的闭经患者需要及时排查是否存在生殖道梗阻，一旦诊断明确则积极手术治疗，以免继发盆腔子宫内膜异位症和（或）盆腔粘连。对于伴随低雌激素状态闭经，在评估激素治疗利弊基础上，采用激素治疗可预防远期疾病（如骨质疏松或心血管疾病），提高患者的生活质量。继发性闭经中相当一部分病因与日常生活起居有关，所以合理的情绪、饮食、运动及环境调适与维护生殖轴功能密切相关。

古医籍精选

《太平圣惠方·治妇人月水久不通诸方》曰："夫妇人月水久不通者，由脏腑虚损，气血劳伤，风冷客于胞内，伤于冲、任之脉，并手少阴、太阳之经故也。夫手少阴心也，手太阳小肠也，二经以为表里，其经血上为乳汁，下为月水也。凡血得温则流通，得冷则壅结。令风冷留于经络，搏于血，气血枯竭，胞络闭结，故令久不通也。"

《圣济总录·妇人血气门·妇人月水不通》曰："月水不通者，所致不一，有气不化血，微不通，有先期太过、后期不通，有大病后热燥不通，有寒凝结滞不通，有积聚气结不通，有心气抑滞不通。凡此所受不同，治之亦异。盖妇人假血为本，以气为用。血气稽留，则涩而不行，其为病，或寒或热，脐腹坚痛，肌肉消瘦，久则为劳瘵之证。"

《景岳全书·妇人规》曰："血枯之与血隔，本自不同。盖隔者阻隔也，枯者枯竭也。阻隔者因邪气之隔滞，血有所逆也。枯竭者因冲任之亏败，源断其流。凡妇女病损至旬月半载之后，则未有不闭经者。正因阴竭所以血枯。枯之为义，无血而然，故以羸弱，或以困倦，或以咳嗽，或以夜热，或以食饮减少，或以亡血失血，及一切无胀无痛、无阻无隔、而经有久不至者，即无非血枯经闭之候。欲其不枯无如养营，欲以通之无如充之。但使雪消则春水自来，血盈则经脉自至。源泉混混，又孰有能阻之者奈何。今之为治者，不论有滞无滞，多兼开导之药。其有甚者，则专以桃仁、红花之类通利为事。岂知血滞者可通，血枯者不可通也。血既枯矣，而复通之，则枯者愈枯。其与榨干汁者何异？为不知枯字之义耳，为害不小，无或蹈此弊也。"

《万病回春·经闭》曰："妇人壮盛经闭者，此血实气滞，宜专攻也；妇人虚弱经闭者，此血脉枯竭，宜补，经自通也；妇人半虚半实经闭者，宜攻补兼施也；妇人经闭有积块者，宜养血破积也；妇人经通之后，宜调理之剂也。"

《金匮要略·妇人杂病脉证并治第二十二》曰："妇人之病，因虚、积冷、结气，为诸经水断绝，至有历年，血寒积结胞门，寒伤经络，凝坚在上。

《兰室秘藏·妇人门》曰："妇人脾胃久虚，或形羸气血俱衰，而致经水断绝不行。或病中有消胃热，善食渐瘦，津液不生。夫经者血脉津液所化，津液既绝，为热所灼，肌肉消瘦，时见渴燥，血海枯竭，病名曰血枯经绝。直泻胃之燥热，补益气血，经自行矣……或因劳心，心火上行，月事不来，安心和血、泻火，经自行矣。"

《景岳全书·妇人规》曰："血枯之与血隔，本自不同……凡妇女病损至旬岳半载之后，则未有不闭经者。正因阴竭，所以血枯。枯之为义，无血而然，故或以羸弱，或以困倦，或以咳嗽，或以夜热，或以食饮减少，或以亡血失血，及一切无胀无痛，无阻无隔，而经有久不至者，即无非血枯经闭之候。欲其不枯，无如养营；欲以通之，无如充之。但使雪消热春水自来，血盈则经脉自至。源泉混混，又孰有能阻之者奈何。今之为治者，不论有滞无滞，多兼开导之药。其有甚者，则专以桃仁、红花之类，通利为事。岂知血滞者可通也。血既枯矣，而复通之，则枯者愈枯，其与榨乾汁者何异，为不知枯字之义耳，为害不小，无或蹈此弊也。"

《叶天士女科证治·调经下·心虚闭经》曰："心为气血之主，而脾为气血之本也。若忧虑伤心，心气虚耗，不能生血；脾乃心之子。脾失所养，则不嗜饮食，绝生化之源矣。"

病案分析

马某，女，24岁，未婚。初诊：2001年12月2日。主诉：停经8个月余。现病史：患者素性急躁，1年前与其男友言语龃龉，争执动怒，致月经行而骤止，从此月事愆期，色深有块，经量逐月递减，末次月经为 2001 年 4 月 26 日，至今未潮，从 5 月下旬起，腹痛如刺，不欲按揉，小腹胀硬，胁痛胫肿，烦躁易怒，大便干结，小便时黄，舌质暗红，苔薄腻根部腻黄，脉沉细弦。

经带胎产史：12 岁初潮，月经 28～32 日一潮，行经 7 日，色红，有血块，痛经（－），经前乳房胀痛，孕 1 产 0 人流 1。

妇科检查：外阴阴道正常，宫颈光滑，子宫后位，大小、形态正常，双附件未扪及包块。尿妊娠试验：阴性。B 超检查：子宫大小、形态正常，内膜增厚，双附件未探及包块。内分泌检查：性激素为卵泡期激素水平。甲状腺检查：正常。

根据上述资料，请提出你的诊断思路。

（杨洪艳　黎小斌）

第三节　痛　经

痛经（dysmenorrhea），为妇女伴随月经的疼痛，在月经期或行经前后出现下腹疼痛、坠胀，伴有腰酸和其他不适，症状严重影响生活质量。痛经可分为原发性和继发性两种，前者系指生殖器官无器质性病变者，亦称为"功能性痛经"，占痛经 90%以上，常见于年轻未育者，多原因不明，常发生于初潮的几年内；后者系指因盆腔器质性病变，有明确病因，如子宫内膜异位症、子宫腺肌症、盆腔炎或宫颈狭窄等疾病而致的痛经，常见于育龄期妇女。本节仅讨论原发性痛经的有关问题。继发性痛经可详见于各论第十三章子宫内膜异位症及子宫腺肌症。

本病属于中医学"痛经""经行腹痛""妇人腹痛""腹痛"等范畴。

一、病因病理

（一）中医病因病机

1.**病因**　中医学认为痛经的发生，外因由七情失和、摄生不慎或六淫为害等不同病因造成，内因与素体、经期及经期前后特殊的生理变化有关。

2.**病机**　痛经的发病机制主要是妇女在行经期间受到致病因素的影响，加之素体寒、热、虚、实的不同，十二经气血下注冲任，导致冲任胞宫气血运行不畅，"不通则痛"；或血海空虚，冲任胞宫失于濡养，"不荣而痛"。本病表现为痛证，病位在冲任、胞宫，变化在气血。有寒、热、虚、实之分，以实证为多。常见病机有气滞血瘀、寒凝血瘀、湿热瘀阻、气血虚弱和肝肾不足。

（1）气滞血瘀：素体抑郁，或暴怒伤肝，肝气不舒，气滞血瘀，瘀阻胞宫、冲任。经期气血下注冲任，胞宫气血更加壅滞，经血运行不畅，"不通则痛"，发为痛经。

（2）寒凝血瘀：素体阳虚，或经期冒雨、涉水、贪凉、贪食生冷，内伤于寒，风冷寒邪客于冲任、胞宫，以致胞宫、冲任气血凝滞。经期气血下注冲任，寒凝血脉，使经血运行迟滞，发为痛经。

（3）湿热瘀阻：经期、产后摄生不慎，感染湿热邪毒，湿热与血搏结，流注于冲任，蕴结于胞宫，阻滞气机。经期气血下注冲任，胞宫气血更加壅滞不畅，发为痛经。

（4）气血虚弱：素体脾胃虚弱生化乏源，或大病、久病、大失血后，气血虚弱，冲任气血虚少。经期、经后血海更加空虚，冲任、胞宫失于濡养，"不荣则痛"，发为痛经。

（5）肝肾不足：先天禀赋不足，或房劳多产，损及肝肾，精血亏少，血海不充，冲任不盛，胞宫失养。经期、经后血海更加空虚，冲任、胞宫失于濡养，发为痛经。

（二）西医病因病理

（1）前列腺素释放增多：原发性痛经的发生主要与月经时子宫内膜释放前列腺素（prostaglandin，PG）含量增高有关，已被证实痛经患者子宫内膜和月经血中前列腺素含量，尤其 $PGF_{2\alpha}$ 和 PGE_2 较正常女性明显升高，且内膜中 PG 浓度越高，痛经也越严重。$PGF_{2\alpha}$ 和 PGE_2 是花生四烯酸脂肪酸的衍生物，分泌期子宫内膜 PG 浓度较增生期内膜高。月经期由于溶酶体不稳定，释放酶而摧毁胞膜，使子宫内膜细胞溶解，并释放 $PGF_{2\alpha}$ 和 PGE_2。PG 含量增高诱发子宫平滑肌收缩，产生血管挛缩，造成子宫缺血、乏氧状态而出现痛经。增多的 PG 进入血液循环，还可引起心血管和消化道等症状。血管加压素、内源性缩宫素及 β-内啡肽等物质的增加也与原发性痛经有关。

（2）精神、神经因素：原发性痛经的发生还受精神、神经因素影响，疼痛的主观感受也与个体痛阈有关。无排卵的增生期子宫内膜因无孕酮刺激，所含前列腺素浓度很低，通常不发生痛经。

二、临床表现

（一）症状

（1）多见于青春期，一般于初潮后1～2年发病。疼痛的时间最早于月经前12小时开始，以经行第1日疼痛最剧烈，持续2～3日后缓解。

（2）疼痛的特点是呈阵发性下腹部耻骨上绞痛、胀痛、坠痛，并放射到腰骶部及大腿内侧。

（3）患者可出现如恶心、呕吐、腹泻、头晕、乏力等症状，腹痛剧烈时，可伴有面色苍白、出冷汗、手足发凉，甚至产生晕厥、虚脱等症状。

（二）体征

妇科检查未见明显异常。

三、辅助检查

血前列腺素测定可显示 $PGF_{2\alpha}$ 有异常增高。必要时可行妇科 B 超和腹腔镜检查以排除器质性病变。

四、诊断

根据周期性月经期或前后下腹坠痛，妇科检查无阳性体征，临床即可诊断。

五、鉴别诊断

原发性痛经当与以下疾病相鉴别：

1. 子宫内膜异位症　痛经为继发性，呈进行性加重，多发生于育龄期妇女。妇科检查多后位子宫，可于子宫直肠陷凹及宫骶韧带处扪及单个或多个触痛性包块或硬结。腹腔镜或活组织检查可证实。

2. 异位妊娠破裂　异位妊娠破裂之腹痛，多有停经史及妊娠资料可查，孕后可有一侧少腹隐痛，不规则阴道流血史。发作时突然一侧腹痛如撕裂，剧痛难忍，伴面色苍白、冷汗淋漓、手足厥冷，或伴有恶心呕吐。血 β-HCG 及 B 超检查有助于诊断。

3. 盆腔炎性疾病后遗症　平素小腹部及腰骶部坠痛，经期加重，带下量多，伴有异味，可伴有月经量多，甚至月经期延长，妇科检查有阳性发现。

其他内、外科之腹痛，如急性阑尾炎等，亦需根据病史、症状、体征，仔细鉴别。

六、治疗

（一）中医治疗

1. 辨证方药 痛经的辨证要点是根据疼痛的性质、部位、程度、时间，结合月经的期、量、色、质与兼证、舌脉，辨明寒、热、虚、实。疼痛性质辨证，如掣痛、绞痛、刺痛、拒按多属实证；隐痛、坠痛、喜揉喜按多属虚证；下腹冷痛，得温痛减，属于寒证；下腹痛如针刺，得热痛剧，属于热证；胀甚于痛，矢气则舒，属于气滞；痛甚于胀，经行血块排出腹痛减轻，属于血瘀。疼痛发生时间辨证，发作于经前或经潮 1～2 日内多属实证；经后腹痛绵绵多是虚证。疼痛部位辨证，痛在两侧少腹病多在肝；小腹痛引腰脊者病多在肾。总而言之，痛经病位在冲任、胞宫，变化在气血。临床上寒证多而热证少，实证多而虚证少，夹虚者多，而全实者少。审因论治，方能药到病除。

痛经治疗以调理冲、任气血为主。治疗分两个阶段进行：月经期行气和血止痛以治其标，由通着手，虚则补而通之，实则泻而通之；平时审证求因以治本，以调为法，调气和血，调理冲任。同时还应兼顾素体情况，或调肝，或益肾，或扶脾，使之气顺血和，冲任流通，经血畅行则无痛经。此外，因痛经与月经关系密切，故不论对何种病因病机的痛经，均宜在月经来潮前夕加用理气药，月经期中加用理血药，月经净后加用养血和血药。经期不宜用过于滋腻或寒凉的药物以免滞血。治疗时间一般主张 3 个周期以上，并应预防用药，经前 3～5 日即开始治疗。

（1）气滞血瘀证

证候 每于经前一两日或经期小腹胀痛，胀甚于痛，拒按，或伴乳房胀痛、胸胁胀满不适，或月经先后无定期，量少，或经行不畅，经色紫暗有块，血块排出后痛减，常伴有烦躁易怒，甚或恶心呕吐；舌紫暗或瘀点，脉弦滑或弦涩。

治法 理气活血，祛瘀止痛。

方药 膈下逐瘀汤（《医林改错》）。

当归、川芎、赤芍、桃仁、红花、枳壳、延胡索、五灵脂、牡丹皮、乌药、香附、甘草。

（2）寒凝血瘀证

证候 经前或经期小腹冷痛拒按，得热痛减，或经期延后，月经量少，经色瘀暗有块，或畏寒身痛，手足欠温，面色青白；舌暗，苔白润或腻，脉沉紧。

治法 温经散寒，化瘀止痛。

方药 少腹逐瘀汤（《医林改错》）。

小茴香、干姜、延胡索、没药、当归、川芎、肉桂、赤芍、蒲黄、五灵脂。

（3）湿热瘀互结证

证候 经前或经期小腹疼痛拒按，有灼热感，或伴腰骶胀痛，或平时即感小腹疼痛、经期加剧，或低热起伏，伴有月经先期、月经过多或经期延长，经色暗红，质稠有块，或平时带下黄稠、阴痒，小便黄短，大便不爽；舌红苔黄腻，脉弦数或滑数。

治法 清热除湿，化瘀止痛。

方药 清热调血汤（《古今医鉴》）加减。

牡丹皮、黄连、生地黄、当归、白芍、川芎、红花、桃仁、莪术、香附、延胡索。

（4）气血虚弱证

证候 经期或经后 1～2 日，小腹隐隐作痛，喜按，伴见小腹或阴部空坠，经血量少，色淡，质清稀，或月经后期，面色萎黄无华，神疲倦怠，气短懒言；舌淡苔白，脉细弱。

治法 益气养血，调经止痛。

方药 八珍汤加减。

当归、川芎、白芍、熟地黄、人参、白术、茯苓、甘草。

（5）肝肾不足证

证候　经期或经后少腹绵绵作痛，腰部酸胀，经色淡红，量少，质稀薄，或有潮热，或耳鸣，或头晕目眩；舌淡苔薄白或薄黄，脉细弱。

治法　滋养肝肾，和营止痛。

方药　调肝汤加减（《傅青主女科》）。

山药、阿胶、当归、白芍、山茱萸、巴戟天、甘草。

2. 外治法

（1）敷脐疗法：神阙穴为冲、任经气汇聚之地，且渗透力强，采取敷脐疗法可达到调理冲任气血以止痛的治疗目的。可选用当归、川芎、吴茱萸等研为细末，加白酒和凡士林调为膏糊状于经前3日敷脐部，经至敷关元穴，可疏通经络，祛寒止痛。

（2）针灸

1）毫针针刺：以合谷穴、三阴交为主穴，留针15～20分钟，实证用泻法，虚证用补法。夹血块者加血海穴；湿邪重者加阴陵泉穴、太冲穴、行间穴；肝郁者加太冲穴、气海穴、内关穴；气血虚弱者加足三里穴、脾俞穴、血海穴；肝肾不足者加关元穴、肝俞穴、肾俞穴。经期每日1次，非经期每周2～3次，连用3个周期。

2）电针：可选中极穴、关元穴、三阴交穴、血海穴、地机穴、足三里穴，针刺得气后，接上电针治疗仪，通以疏密波或连续波，电量以中度刺激为宜，每次通电15～30分钟，每日1～2次。于经前3日施治，至疼痛缓解为止。

3）平衡针：取穴膻中穴。患者取仰卧位，充分暴露胸部，医者常规消毒局部皮肤后，用3寸毫针向前平刺，使针尖沿皮下向前刺入2寸左右，上下提插3次，同时嘱患者深呼吸3次，出针。或选取胃痛穴，位于口角下1寸或下颌正中点旁开3cm（1.5寸）。平刺，进针25～40mm，针感以局部酸、麻、胀为主。获得针感后立即出针，针刺时间在3秒以内。

4）灸法取关元穴、气海穴、曲骨穴、上、三阴交穴，每次取3穴，于经前3日用艾条温和灸，每穴施灸20分钟，每日1次，连续治疗，4日为1个疗程，适用于各型痛经。

（3）穴位注射：当归注射液4ml，双侧三阴交穴位注射，一般10分钟后疼痛可缓解。若气滞血瘀，可配太冲穴；寒湿凝滞，配内关穴；气血虚弱，配足三里穴；肝肾不足，配关元穴。

（4）耳穴疗法：取耳穴皮质下、内分泌、交感、子宫、卵巢，于月经来前3～5日，用王不留行籽或小磁珠压穴，每天按揉数次，调和气血以止痛；疼痛较重者可用埋针法。气滞血瘀可加耳穴肝、神门；痰湿凝滞加耳穴脾、胃；湿热瘀滞加耳穴三焦、腹；气血虚弱加耳穴心、脾；肝肾亏虚加耳穴肝、肾。

（5）梅花针疗法：用梅花针从腰椎至尾椎，脐部至耻骨联合处轻叩（不出血为宜）。此督、任脉之循位，梅花针刺可调节冲脉、任脉、督脉之气，以达行气止痛之功。每次月经前3～5日开始，每日1次，每次15分钟，连用3个周期。

（二）西医治疗

1. 一般治疗　重视精神心理治疗，阐明月经时轻度不适是生理反应。疼痛不能忍受时可做非麻醉性镇痛治疗，适当用镇痛、镇静、解痉药。

2. 药物治疗

（1）前列腺素合成酶抑制剂：通过抑制前列腺素合成酶的活性，减少前列腺素产生，防止过强子宫收缩和痉挛，从而减轻或消除痛经。该类药物治疗有效率可达80%。月经来潮即开始服用药物效果佳，连服2～3日。常用药物有布洛芬、酮洛芬、甲氯芬那酸、双氯芬酸、萘普生等。布洛芬200～400mg，每日3～4次；或酮洛芬50mg，每日3次。

（2）口服避孕药：通过抑制排卵减少月经血前列腺素含量。适用于要求避孕的痛经妇女，疗效达90%以上。

七、中西医临床诊疗思路

1.**首辨虚实寒热**　《医宗金鉴》曰："腹痛经后气血弱，痛在经前气血凝，气滞腹胀血凝痛，更审虚实寒热情。"实者疼痛多发生在经前或经中，此时正值血海充实，易生瘀滞。如若气郁，或寒、热、湿邪侵袭，则易导致气滞血瘀、寒凝血瘀、湿热瘀滞而引发疼痛，因此治疗多以此三证为主，结合妇女经期气血特点辨证用药。气滞血瘀者疏肝理气、活血化瘀、通络止痛，方药多以膈下逐瘀汤为基础方加减；寒凝血瘀者温经散寒、活血化瘀、通络止痛，多用少腹逐瘀汤、温经汤、当归四逆汤加减；湿热瘀滞者清热除湿、活血化瘀、通络止痛，多采用清热调血汤，因本证临床较前两种少见，故大多在前两型上加以利湿祛热的药物。虚者疼痛多于经后期发生，此时月经将净，血海空虚，胞脉失于濡养。故临床多见气血虚弱、肾气亏虚，因此经后期用药多活血化瘀，通络止痛中加以补益气血、调理肝肾的药物，达到标本兼顾、寓通于补。有医家认为，痛经的服药时间应分虚实，对于虚证应在行经前 3～7 日即开始服用，而实证者可以在其排卵期开始服药。

2.**调理气血，以通为用**　"不通则痛"是原发性痛经主要病因病机之一。本病证型虽有虚有实，但主要病机不离乎滞和瘀，实者因气滞、寒凝致气血运行不畅，瘀而作痛；虚者，因虚致瘀，而致痛经。因此原发性痛经无论何因，其必然存在胞宫气血瘀滞，由此在临床中辨证和治疗原发性痛经时调理气血是关键。选方用药过程中应该注意的是，行气之药多芳香辛燥，易伤血耗阴；化瘀药多为攻伐破峻之品，容易损气伤阳。故气滞宜疏，药以甘淡辛平为宜，如枳壳、香附、陈皮、郁金、素馨花、佛手花、合欢花、玫瑰花等行气解郁之品；血瘀宜化，药以辛平或辛而微温，如益母草、酒川牛膝、当归、川芎、赤芍、丹参、蒲黄、五灵脂、莪术等。

3.**中西结合，急则治其标，缓则治其本**　本病伴随月经周期而发，与女性经期及经期前后的特殊生理状态有关。未行经期间，由于冲任气血平和，致病因素尚不致引起冲任、子宫气血瘀滞或不足，故平时不生疼痛。经期前后子宫冲任血海变化较平时急剧，血海由盈而亏，气血由实而虚，易受致病因素侵袭。加之素体寒（寒湿凝滞）、热（湿热瘀阻）、虚（肾气亏虚、气血虚弱）、实（气滞血瘀），十二经气血下注冲任，冲任、胞宫气血瘀阻更甚，导致子宫、冲任气血运行不畅，"不通则痛"而致痛经。经净后子宫冲任气血渐复，则疼痛自止。若病因未除，素体状况未改善，则每次月经来潮，疼痛反复发作，形成周期性疼痛。在具体治疗上，分缓急治疗，即经前、经期为标，故滋补肝肾的基础上给予活血通络止痛；经后为本，主以调补肝脾肾，临证加减。

同时注意中西结合诊疗，多数痛经患者经期腹痛时就诊，甚至已痛甚晕厥，此时应当尽快给予西药止痛后，方能配合中药的治疗，同时我们对痛经的认识需全面，运用现代医学的各种检查手段，在辨证论治的同时，结合患者的临床症状、体征及辅助检查，病症结合，及时确诊原发病，对病诊疗，中西结合治疗效果更好。

4.**循周期治疗痛经**　在月经的产生过程中，随着阴阳的消长、气血的盈亏变化而有月经期、经后期、经间期、经前期的生理节律，从而构成了月经周期。因此临床上依据中医月经周期四个时期阴阳消长转化理论而立中药调周法。行经期，重阳必阴，是阳转阴，故以益肾通经为主；经后期，阴长阳消，阴长至重，故以滋阴养血为主；经间期，重阴必阳，是阴转阳，故以补肾调血为主；经前期，阳长阴消，阳长至重，故以补肾疏肝为主。对于痛经患者在应用中有所变化，因此在经净痛止后则宜审证求因以固本，以防再发。宜结合证候的虚实寒热，平时采用行气活血，或温经散寒，或清热除湿，或益肾养肝，或补肾健脾等法，达到治未病的效果。

5.**谨守病因，心身同治**　《素问·上古天真论》曰："上古之人，其知道者，法于阴阳，和于术数，食饮有节，起居有常。"原发性痛经不仅与生理因素，如 PG、性激素、免疫调节、等内分泌代谢有关，而且与生活习惯、社会、心理、体质因素有关，是生物、心理、社会等诸多因素综合作用的结果。因此，对原发性痛经的治疗也应该是以心理治疗辅以药物治疗，会有更显著的疗效。同时嘱咐痛经患者饮食宜清淡，少吃生冷食品，少穿暴露腹部等着装，保持心情舒畅。

6. 多途径综合治疗　原发性痛经虽无生殖器官器质性改变，但往往对患者的生活和工作造成很大的影响。中西医均对其有了较深刻的认识，并形成了系统的治疗方法。中医治疗上有中药汤剂、中成药、针灸、艾灸、推拿、音乐、情志、理疗等综合使用，疗效甚显。

八、预防与调护

（1）注意精神、神志调养。青春期女子应消除经前恐惧心理，学习有关女性生理卫生知识。

（2）注意饮食、起居有常。经期多增强营养，补充维生素和矿物质。

（3）注意经期卫生及产后摄生保健。

古医籍精选

《格致余论》曰："将行而痛者，气之滞也；来后作痛者，气血俱虚也。"

《景岳全书·妇人规》曰："经行腹痛，证有虚实。实者，或因寒滞，或因血滞，或因气滞，或因热滞；虚者，有因血虚，有因气虚。然实痛者，多痛于未行之前，经通而痛自减。虚痛者，于既行之后，血去而痛未止，或血去而痛益甚。大都可按、可揉者为虚，拒按、拒揉者为实。有滞无滞，于此可察。但实中有虚，虚中亦有实，此当于形气禀质兼而辨之，当以察意，言不能悉也。"

《傅青主女科》曰："妇人有经前腹疼数日，而后经水行者，其经来多是紫黑块，人以为寒极而然也，谁知是热极而火不化乎！夫肝属木，其中有火，舒则通畅，郁则不扬。经欲行而肝不应，则抑拂其气而疼生。然经满则不能内藏，肝中之郁火焚烧，内逼经出，则其火亦因之怒泄。其紫黑者，水火两战之象也；其成块者，火煎成形之状也。经失其为经者，正郁火内夺其权耳。治法似宜大泄肝中之火，然泄肝之火，而不解肝之郁，则热之标可去，而热之本未除也，其何能益?! 妇人有少腹疼于行经之后者，人以为气血之虚也，谁知是肾气之涸乎！夫经水者，乃天一之真水也，满则溢而虚则闭，亦其常耳，何以虚能作疼哉？盖肾水一虚则水不能生木，而肝木必克脾土，木土相争，则气必逆，故尔作疼。治法必须以舒肝气为主，而之以补肾之味，则水足肝气益安，肝气安而逆气自顺，又何疼痛之有哉！"

病案分析

某某，女，30岁，工人，已婚，孕0。初诊：2016年8月17日。主诉：经下腹胀痛2年。现病史：患者在2014年因和丈夫争执后大怒，以后逢经前7日开始乳房胀痛，经期下腹胀痛剧烈，而卧床数日，服用大量止痛药，直至膜样物整块排出后，腹痛才减轻，膜状物送病检，为子宫内膜组织。月经周期规律，末次月经7月25日，经色紫暗，血块多。舌紫暗，苔薄白。

妇科检查：外阴发育正常，阴道壁平滑，宫颈光滑，子宫后位，大小正常，双附件正常。B超检查：子宫大小、形态正常。血常规：正常；HCG：阴性。

根据上述资料，请提出你的诊疗思路。

（刘铭山　黎小斌　黄旭春）

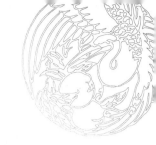

第四节　多囊卵巢综合征

多囊卵巢综合征（polycystic ovarian syndrome，PCOS）是一种妇女最常见且复杂的妇科内分泌疾病。在临床上以雄激素过高的临床或生化表现、持续无排卵、卵巢多囊改变为特征，常伴有胰岛素抵抗和肥胖。1935 年由 Stein 和 Leventhal 首先报道，故又称 Stein-Leventhal 综合征。

据其症状，属中医"月经后期""闭经""不孕"等疾病的范畴。多发于 17～30 岁的妇女。

一、病因病理

（一）中医病因病机

1. **病因**　肾虚、痰湿阻滞、肝经郁热、气滞血瘀为本病的主要原因。

2. **病机**

（1）肾虚：禀赋薄弱，肾气不盛，天癸不至，冲任失养，或房劳多产伤肾，精血亏少，冲任虚损，导致闭经、月经稀少、不孕等症。

（2）痰湿阻滞：素体肥胖或过食膏粱厚味，或饮食失节，损伤脾胃，痰湿内生，肺气不宣，气机不畅，经脉受阻，冲任失调而致经水不调，不孕；脂膜壅塞，肺气不宣，痰湿凝聚，而致体肥多毛、痤疮等症。

（3）肝经湿热：情志不畅或郁怒伤肝，肝气郁结，疏泄失常，郁久化火，木克脾土，脾虚生湿，湿热内蕴，冲任失调，致月经不调、不孕、面部痤疮、毛发浓密等症。

（4）气滞血瘀：七情内伤，肝气郁结，气机阻滞，经脉不畅，经血凝滞，或经期产后，余血未尽，久而成瘀，瘀血内阻，新血不生，瘀血稽留胞宫，胞脉阻滞，导致闭经、不孕、癥瘕等症。

（二）西医病因病理

1. **病因**　PCOS 病因至今尚未明确，PCOS 的雄激素过多和持续无排卵可能与某些遗传基因与环境因素相互作用引起卵巢、肾上腺、垂体、下丘脑及周围脂肪的内分泌活动异常有关。

2. **发病机制**　内分泌特征有：雄激素过多，雌酮过多，黄体生成激素/卵巢刺激素（LH/FSH）比值增大，胰岛素过多。产生这些变化的可能机制是：

（1）下丘脑-垂体-卵巢轴调节功能异常：由于垂体对促性腺激素释放激素敏感性增加，分泌过量 LH，刺激卵巢间质、卵泡膜细胞产生过量的雄激素。卵巢内高雄激素抑制卵泡成熟，不能形成优势卵泡，但卵巢中的小卵泡仍能分泌相当于早卵泡期水平的雌二醇，加之雄烯二酮在外周组织芳香化酶作用下转化为雌酮，形成高雌酮血症。持续分泌的雌酮和一定水平雌二醇作用于下丘脑和垂体，对 LH 分泌呈正反馈，使 LH 分泌幅度及频率增加，呈持续高水平、无周期性，不形成月经中期 LH 高峰，故无排卵发生。雌激素又对 FSH 分泌呈负反馈，使 FSH 水平相对降低，LH/FSH 比值增大。高水平 LH 又促进卵巢分泌雄激素，低水平 FSH 持续刺激，使卵巢内小卵泡发育停止，无优势卵泡形成，从而形成雄激素过多、持续无排卵的恶性循环，导致卵巢多囊样改变。

（2）胰岛素抵抗和高胰岛素血症：外周组织对胰岛素的敏感性降低，胰岛素的生物学效能低于正常，称为胰岛素抵抗。约 50%患者存在不同程度的胰岛素抵抗及代偿性高胰岛素血症。过量胰岛素作用于垂体的胰岛素受体，可增强 LH 释放并促进卵巢和肾上腺分泌雄激素，又通过抑制肝脏性激素结合球蛋白合成，使游离睾酮增加。

（3）肾上腺内分泌功能异常：50%患者存在脱氢表雄酮及脱氢表雄酮硫酸盐升高，可能与肾上腺皮质网状带 P450c17α酶活性增加、肾上腺细胞对促肾上腺皮质激素敏感性增加和功能亢进有关。

脱氢表雄酮硫酸盐升高提示过多的雄激素来自肾上腺。

3. 病理

（1）卵巢的变化：典型病例可见双侧卵巢均匀性增大，呈灰白色，包膜增厚硬化，包膜下可见大小不等的呈珍珠串样≥12个囊性卵泡，直径2～9mm。光镜下见皮白膜增厚、硬化，皮质表层纤维化，细胞少，血管显著存在。包膜下含有很多闭锁卵泡和处于不同发育期的卵泡，但无成熟卵泡生成，更无排卵迹象。

（2）子宫内膜变化：因无排卵，子宫内膜的组织学变化因卵巢分泌的雌激素水平不同而不同。卵泡发育不良时，子宫内膜呈增生期；当卵泡持续分泌少量或较大量雌激素时，可刺激内膜使其增生过长；更重要的是由于长期持续无排卵，仅有单一无对抗的雌激素作用，增加子宫内膜癌的发生概率。

二、临床表现

（一）病史

病发于青春期，渐现月经稀发、闭经，或月经频发、淋漓不净。

（二）症状

（1）月经失调：主要表现是月经稀发（月经周期35日至6个月）或闭经，绝大多数为继发性闭经，闭经前常有月经稀发或过少。也可表现为不规则子宫出血，月经周期或经量无规律性。

（2）不孕：生育期妇女因排卵障碍导致不孕。

（3）多毛与痤疮：是高雄激素血症最常见的表现。可出现不同程度的多毛，以性毛为主，阴毛浓密，分布常呈男性型，延及肛周、腹股沟及腹中线，也有上唇细须或乳晕周围有长毛出现等。油脂性皮肤及痤疮常见，与体内雄激素积聚刺激皮脂腺分泌旺盛所致。

（4）肥胖：为一重要特征，体重指数（BMI）≥25，常呈腹部肥胖型（腰围/臀围≥0.80）。肥胖与胰岛素抵抗、雄激素过多、游离睾酮比例增加及瘦素抵抗有关。

（5）黑棘皮症：雄激素过多的另一体征是黑棘皮症。常在阴唇、颈背部、腋下、乳房下和腹股沟等处皮肤出现灰褐色色素沉着，呈对称性，皮肤增厚，轻抚软如天鹅绒。

（三）合并症

PCOS常伴有代谢异常，如脂代谢异常、胰岛素抵抗和糖代谢异常、心血管疾病等。妊娠后PCOS患者自然流产率高，妊娠糖尿病发生率高，或合并妊娠高血压等。

三、辅助检查

1. 基础体温测定　基础体温表现为单相，月经周期后半期体温无升高。

2. B超检查　超声图像显示一侧或双侧卵巢均匀性增大，包膜回声增强，轮廓较光滑。内部回声强弱不均，可见12个以上直径为2～9mm的无回声区围绕卵巢边缘，呈车轮状排列，称为"项链征"，有时散在分布于卵巢内和（或）见卵巢体积≥10ml。

3. 诊断性刮宫　于月经前数日或月经来潮6小时内行诊断性刮宫，子宫内膜呈增生期或增生过长，无分泌期变化。年龄＞35岁的患者应常规行诊断性刮宫，以早期发现子宫内膜不典型增生或子宫内膜癌。

4. 腹腔镜检查　通过腹腔镜直接窥视，见一侧或双侧卵巢增大，包膜增厚坚韧，表面光滑，呈灰白色，有新生血管。包膜下显露多个卵泡，无排卵孔、无血体黄体等排卵征象。镜下取卵巢活组织检查可确诊。

5. 内分泌测定

（1）血清雄激素：睾酮水平通常不超过正常范围上限 2 倍。雄烯二酮浓度增高。脱氢表雄酮（DHEA）、脱氢表雄酮硫酸盐（DHEAS）浓度正常或轻度升高。

（2）血清 LH 、FSH：FSH 值偏低而 LH 值升高，LH/FSH 比值增高 2～3 以上。

（3）血清雌激素：雌酮（E_1）明显增多，雌二醇（E_2）相当于早、中卵泡期水平，$E_1/E_2 > 1$，高于正常周期。

（4）尿 17-酮皮质类固醇：正常或轻度升高，正常时提示雄激素来源于卵巢，升高时提示肾上腺功能亢进。

（5）血清催乳素（PRL）：20%～35%的 PCOS 患者可伴有血清 PRL 轻度增高。

（6）其他：检查 PCOS 尤其肥胖患者，应测定空腹血糖及口服葡萄糖耐量试验（OGTT），有条件时则测定空腹胰岛素水平（正常<20mU/L）及葡萄糖负荷后血清胰岛素最高浓度（正常<150mU/L）。肥胖型患者可有三酰甘油增高。

四、诊断

目前，中华医学会妇产科分会推荐采用 2003 年欧洲人类生殖与胚胎协会（ESHRE）和美国生殖医学会（ASRM）荷兰鹿特丹专家会议标准。

（1）稀发排卵或无排卵：初潮 2～3 年不能建立规律月经；闭经（停经时间超过 3 个以往月经周期或≥6 个月）；月经稀发，即月经周期≥35 日及每年≥3 个月不排卵者；基础体温（BBT）单相，B 超监测提示无排卵。

（2）高雄激素的临床表现和（或）高雄激素血症：痤疮（复发性痤疮，常位于额、双颊、鼻及下颌等部位）、多毛（上唇、下颌、乳晕周围、下腹正中线等部位出现粗硬毛发）。雄激素水平升高的生化指标：总睾酮、游离睾酮指数或游离睾酮高于实验室参考正常值；

（3）卵巢多囊改变：超声提示一侧或双侧卵巢中直径 2～9mm 的卵泡≥12 个和（或）卵巢体积≥10ml。

上述三条中符合两条，并排除其他致雄激素水平升高的病因，如先天性肾上腺皮质增生、库欣综合征、分泌雄激素的肿瘤等，以及其他引起排卵障碍的疾病，如高泌乳素血症、早发性卵巢功能不全和垂体或下丘脑性闭经及甲状腺功能异常。

五、鉴别诊断

1. **卵泡膜细胞增殖征**　临床和内分泌征象与 PCOS 相仿，但更严重，本症患者比 PCOS 更肥胖，发病年龄偏大，男性化更明显，睾酮水平也高于 PCOS，可高达 5.2～6.9nmol/L，而 DHEAS 正常。LH/FSH 比值可正常。卵巢活组织检查，镜下见卵巢皮质黄素化的卵泡膜细胞群，皮质下无类似 PCOS 的多个小卵泡。

2. **分泌雄激素的卵巢肿瘤**　卵巢睾丸母细胞瘤、卵巢门细胞瘤、肾上腺残迹肿瘤均可产生大量雄激素，但当血清睾酮值＞6.9nmol/L 时，即应排除此种类型肿瘤。多为单侧性、实性肿瘤，进行性增大明显，可做 B 超、CT 或 MRI 诊断。

3. **肾上腺皮质增生或肿瘤**　当血清 DHEAS＞18.2μmol/L 时，应与肾上腺皮质增生或肿瘤鉴别。肾上腺皮质增生患者对 ACTH 兴奋试验反应亢进，地塞米松抑制试验时抑制率≤0.70，肾上腺皮质肿瘤患者则对这两项试验反应均不明显。结合影像学诊断，如肾上腺超声、CT 扫描或 MRI、核素肾上腺扫描等可找出占位病变，则更可鉴别。

六、治疗

（一）中医治疗

1. 辨证方药

（1）肾阴虚证

证候 月经后期，量少，色淡，渐致闭经，或月经周期紊乱，经血淋漓不净，婚后日久不孕，形体瘦弱，头晕耳鸣，腰膝酸软，五心烦热，便秘溲黄；舌红少苔或无苔，脉细数。

治法 滋阴补肾，调补冲任。

方药 左归丸（《景岳全书》）。

熟地黄、菟丝子、牛膝、龟板胶、鹿角胶、山药、山茱萸、枸杞子。

（2）肾阳虚证

证候 月经后期，量少，色淡，质稀，渐致闭经，不孕，伴头晕耳鸣，腰膝酸软，形寒肢冷，小便清长，大便不实，性欲淡漠，形体肥胖，多毛；舌淡，苔白，脉细无力。

治法 补肾填精，调补冲任。

方药 右归丸（《景岳全书》）。

熟地黄、山药、山茱萸、枸杞子、菟丝子、鹿角胶、当归、杜仲、附子、肉桂。

若月经量多者，去附子、肉桂、当归等温阳活血之品，酌加党参、黄芪、炮姜炭、艾叶、淫羊藿、巴戟天等以益气温阳。

（3）痰湿阻滞证

证候 月经量少，经行延后甚或闭经，婚久不孕，或带下量多，头晕头重，胸闷泛恶，四肢倦怠，形体肥胖，多毛，大便不实；苔白腻，脉滑或濡。

治法 燥湿除痰，理气行滞。

方药 苍附导痰丸（《叶天士女科证治秘方》）合佛手散（《普济本事方》）。

苍附导痰丸：茯苓、法半夏、陈皮、甘草、苍术、香附、胆南星、枳壳、生姜、神曲。

佛手散：当归、川芎。

若痰多湿甚，形体肥胖，多毛明显者，酌加山慈菇、穿山甲、皂角刺、石菖蒲以化痰通络；若小腹结块者，加昆布、海藻、夏枯草以软坚散结。

（4）肝经湿热证

证候 闭经，或月经稀发、量少，或先后无定期，崩漏，婚久不孕，毛发浓密，面部痤疮，经前乳房、胸胁胀痛，或有溢乳，口干喜冷饮，大便秘结；苔黄腻，脉弦数。

治法 疏肝解郁，除湿调经。

方药 龙胆泻肝汤（《医宗金鉴》）。

龙胆草、黄芩、栀子、柴胡、生地黄、车前子、泽泻、木通、当归、生甘草。

若大便秘结明显者，加生大黄以清热泻火、通腑；溢乳者，加牛膝、炒麦芽以回乳；胸胁、乳房胀甚者，加郁金、王不留行、路路通以行气解郁消胀。

（5）气滞血瘀证

证候 月经延后，或量少不畅，经行腹痛，拒按，或闭经，婚后不孕，精神抑郁，胸胁胀满；舌质紫暗，或舌边尖有瘀点，脉沉弦或沉涩。

治法 行气导滞，活血化瘀。

方药 膈下逐瘀汤（《医林改错》）。

当归、川芎、赤芍、桃仁、红花、枳壳、延胡索、五灵脂、牡丹皮、乌药、香附、甘草。

若心烦易怒者，加青皮、木香、柴胡以疏肝解郁，行气宽中；若腹内有癥块，加三棱、莪术以活血化瘀、消癥块。

2. 中医外治法

（1）针灸：选关元穴、中极穴、子宫穴、大赫穴、三阴交穴，用平补平泻法加电针。每次留针20分钟，每日1次，20次为1个疗程。肾虚证型加脾俞穴、肾俞穴、足三里穴、太白穴、公孙穴。肝经郁湿热型加肝俞穴、厥阴穴、期门穴。

（2）艾灸：取关元、气海、足三里、三阴交等穴，每穴施灸20分钟，每日1次，连续治疗。

（3）耳穴疗法：取肾、肾上腺、卵巢、内分泌、神门等穴，用王不留行籽或小磁珠压穴，每天按揉数次。

（二）西医治疗

1. 调整生活方式　运动、饮食疗法等可通过体重的减轻而降低雄激素和血脂水平，增加胰岛素敏感性，有助于肥胖型PCOS患者月经的恢复和排卵率的提高。

2. 药物治疗

（1）调整月经周期

1）口服避孕药：可选择各种短效口服避孕药，为雌孕激素联合周期疗法。孕激素可使子宫内膜转换，从而减少子宫内膜癌的发生。雌激素可促进肝脏产生性激素结合球蛋白，导致游离睾酮减少。常用短效口服避孕药，为周期性服用，疗程一般为3~6个月，可重复使用。口服避孕药可纠正高雄激素血症，改善雄激素水平升高，能有效抑制毛发生长和治疗痤疮；同时可有效避孕，周期性撤退性出血还可改善宫内膜状态，预防子宫内膜癌的发生。但需特别注意的是：PCOS患者是特殊人群，常常存在糖、脂代谢紊乱，用药期间应监测血糖、血脂变化；另外对于青春期女孩应用口服避孕药前应进行充分的知情同意；服药前需排除口服避孕药的禁忌证。

2）孕激素后半周期疗法：对无明显雄激素水平升高的临床和实验室表现，且无明显胰岛素抵抗的无排卵患者，可单独采用定期孕激素治疗，以周期性撤退性出血改善子宫内膜状态。常用的孕激素有安宫黄体酮（MPA）、微粉化孕酮（micronized progesterone，其他名称：琪宁）、地屈孕酮（其他名称：达芙通）、黄体酮等。常规用法是在月经周期后半期MPA 6mg/d，或琪宁200mg/d，或地屈孕酮10~20mg/d，每月10日，至少每两个月撤退出血1次；撤退出血可以肌内注射黄体酮5~7日，如长期应用仍需肌内注射10日以上才能保护子宫内膜。使用孕激素的优点是调整月经周期，保护子宫内膜，预防子宫内膜癌的发生。

（2）降低血雄激素水平

1）复方醋酸环丙孕酮：（其他名称：达英-35）治疗高雄激素血症首选的一种短效避孕药。其可通过抑制下丘脑-垂体LH分泌，而抑制卵泡膜细胞高水平雄激素生成。通常痤疮需治疗3个月，多毛需治疗6个月，但停药后雄激素水平升高的症状将恢复。常规用法同口服避孕药。

2）螺内酯（spironolactone）：为人工合成的螺内酯甾类化合物，近年发现其除利尿作用外，尚具有抑制卵巢和肾上腺生物合成雄激素，并在毛囊竞争雄激素受体。抗雄激素剂量为40~200mg/d，治疗多毛需要用药6~9个月。出现月经不规则者可与口服避孕药联合应用。

3）糖皮质激素：适用于PCOS雄激素过多为肾上腺来源或混合性来源者。常用地塞米松0.25mg每晚口服，即可有效抑制脱氢表雄酮硫酸盐浓度。剂量不宜超过0.5mg/d，以免过度抑制垂体-肾上腺轴功能。

（3）改善胰岛素抵抗：二甲双胍适用于治疗肥胖或有胰岛素抵抗的患者；二甲双胍通过增强周围组织对葡萄糖的摄入、抑制肝糖原产生并在受体后水平增强胰岛素敏感性、减少餐后胰岛素分泌，改善胰岛素抵抗，预防代谢综合征的发生。常规用法是：500 mg，每日2~3次，治疗时每3~6个月复诊，了解月经和排卵恢复情况，有无不良反应，复查血清胰岛素。如果月经不恢复，仍须加用孕激素调经。二甲双胍的不良反应最常见的是胃肠道反应，如腹胀、恶心、呕吐及腹泻，这些症状为剂量依赖性，2～3周逐渐加至足量及餐中服用药物可减少不良反应。严重的不良反应是可能发生肾功能损害和乳酸性酸中毒。须定期复查肾功能。

（4）促排卵治疗：对有生育要求者在生活方式调整、抗雄激素和改善胰岛素抵抗等基础治疗后，进行促排卵治疗。

1）枸橼酸氯米芬（clomiphene citrate，CC）：一线促排卵治疗。从自然月经或撤退出血的第5日开始，50 mg/d，共5日。如无排卵则每周期增加50 mg/d，直至150mg/d。为防止过多卵泡生长或观察确切疗效也可采用经阴道或直肠B超监测卵泡发育。枸橼酸氯米芬具有弱的抗雌激素作用，可影响宫颈黏液，精子不宜生存与穿透；还可影响输卵管蠕动及子宫内膜发育，不利于胚胎着床，可于近排卵期适量加用戊酸雌二醇等天然雌激素；另外枸橼酸氯米芬还可引起血管舒缩性潮热、腹部膨胀或不适、胸部疼痛、恶心和呕吐、头痛和视觉症状，偶有患者不能耐受此药。

2）促性腺激素二线促排卵治疗：常用的促性腺激素为人绝经期促性腺激素（HMG）、高纯度FSH（HP-FSH）和基因重组FSH（r-FSH）。适用于耐枸橼酸氯米芬的无排卵不孕患者（已除外其他不孕原因）；具备盆腔超声及雌激素监测的技术条件，并具有治疗卵巢过度刺激综合征（OHSS）和减胎技术的医院。禁忌证包括：血FSH水平升高，提示卵巢性无排卵；无监测卵泡发育和排卵技术条件的医院。用法：低剂量逐渐递增的FSH方案和逐渐减少的方案。使用促性腺激素的并发症有：多胎妊娠、OHSS。故在使用促性腺激素的过程中，需要反复超声和雌激素监测。文献报道，直径>16mm卵泡4个或4个以上时，发生多胎妊娠和OHSS的可能性极大提高，应取消该周期。

3. 手术治疗 腹腔镜下卵巢打孔术（laparoscopic ovarian drilling，LOD）主要用于枸橼酸氯米芬抵抗、因其他疾病需腹腔镜检查盆腔、随诊条件差、不能进行促性腺激素治疗监测者，建议选择体重指数（BMI）≤34，LH>10 U/L，游离睾酮水平高的患者作为治疗对象。LOD的促排卵机制为，破坏产生雄激素的卵巢间质，间接调节垂体-卵巢轴，使血清LH及睾酮水平下降，增加妊娠机会，并可能降低流产的危险。在腹腔镜下对多囊卵巢用电凝或激光技术穿刺打孔，每侧卵巢打孔4个为宜，既能获得90%排卵率和70%妊娠率，又能减少粘连形成。LOD可能出现的问题有：治疗无效、盆腔粘连、卵巢功能低下。

4. 体外受精-胚胎移植 以上方法促排卵失败的患者可采用体外受精-胚胎移植助孕。其机制是通过促性腺激素释放激素降调节垂体，抑制内源性FSH和LH分泌，降低高水平LH的不良作用，改进卵巢对HMG或FSH的反应。可能出现的问题是获得的卵子数多、质量不佳、成功率低、OHSS发生率高，解决方法是取卵受精后可不在本周期雌激素水平高时移植胚胎，冷冻保存后在下个自然周期移植，或行未成熟卵母细胞的体外成熟（in vitro maturation，IVM）。

七、中西医临床诊疗思路

PCOS诊治，应该根据患者不同的年龄阶段及生育要求而选择适合她们的中医、西医或中西医结合治疗方案，使治疗具有针对性及个体化。

（1）优先考虑使用中医治疗，对于青春期月经稀发的PCOS患者，或偶发排卵暂无迫切生育要求PCOS患者，或原来月经周期正常后来由于某种原因发病的患者，均可优先考虑中医药治疗。中医治疗中应探讨病因，辨证施治，走病证结合道路。

（2）选用中医为主西医为辅治疗闭经、子宫内膜无明显增厚且伴有高雄激素血症、高促黄体生成素（LH）血症患者，或单纯中药治疗效果不佳的PCOS患者，可选择中医为主、西医为辅、中西医结合的治疗，增强疗效。

（3）选用西医为主、中医为辅治疗对于有迫切生育要求的育龄期妇女，PCOS并发代谢综合征、生殖器肿瘤等疾病，优先使用西医药物或手术治疗，辅助中医药调理躯体。PCOS不孕患者IVF前后或腹腔镜治疗后，辅助中医药可明显提高排卵率及妊娠成功。

（4）临床中应注意问题，月经稀发的PCOS患者，在长期雌激素作用下的子宫内膜会导致增生过长甚至恶变，故对病程久者应做子宫内膜组织学检查。在治疗过程中应注意患者月经情况，保证45~60日应有一次正常量月经来潮，必要时定期使用孕激素撤退性出血。注意代谢综合征的年轻化。

八、预防与调护

（1）积极锻炼，控制体重及饮食。积极治疗月经不调，调理月经周期。

（2）对肥胖、多毛、痤疮患者要及早查出病因，早期治疗。

（3）避免不良精神刺激、不良的饮食习惯，适劳逸。

古医籍精选

《丹溪心法》曰："若是肥盛妇人，禀受甚厚，恣于酒食，经水不调，不能成胎，谓之躯脂满溢，闭塞子宫，宜行湿燥痰，用……导痰汤之类。"

《石室秘录》曰："痰气盛者，必肥妇也……难以受精。"

《医宗金鉴·妇科心法要诀》曰："……因体盛痰多，脂膜壅塞胞中而不孕。"

病 案 分 析

徐某，女，20岁，学生，未婚，孕0。初诊：2016年9月17日。主诉：月经稀少3年，停经6个月。现病史：患者16岁月经初潮。1年后月经逐渐稀少，甚至两三个月一行。偶到妇科门诊治疗。因学业紧张，现半年未来月经。身体逐渐肥胖，且有多毛现象，晨起喉中痰多，时有神疲倦怠，纳差。舌淡胖，苔白腻，脉细滑。

妇科肛检：外阴发育正常，阴道因未婚未检。子宫前位，大小正常，双附件正常。B超检查：子宫大小形态正常，双侧卵巢增大，考虑多囊样改变。内分泌检查：FSH 11.3IU/L，LH 26.5IU/L，T 5.2nmol/L，HCG 阴性。

根据上述资料，请提出你的诊疗思路。

（刘铭山　黎小斌　王小云）

第五节　经前期综合征

经前期综合征（premenstrual syndrome，PMS）是指妇女反复在黄体期周期性出现以躯体、精神及行为改变症状为特征的综合征，月经来潮后症状自然消失。

本病属于中医学"经行乳房胀痛""经行浮肿""经行泄泻""经行头痛""经行身痛""经行情志异常""经行发热"等疾病范畴。

一、病因病理

（一）中医病因病机

1.**病因**　经前期综合征具有周期性发作的特点，与月经前后气血变化及体质有密切关系。经前期综合征的发生尤与肾、肝、脾功能失调，气血失和密切相关，而素体禀赋又是引发本病的关键因素。

2. 病机

（1）肝郁气滞：肝脏属木，主条达，若素性抑郁，情志不舒，或患怒伤肝，肝失条达，气血运行不畅；经期阴血下注血海，肝血不足，失于濡养，肝气更郁。肝气不舒，气机阻滞，肝血不足，失于濡养，可见经行情志异常，乳房胀痛。肝郁日久化热，形成肝经郁火，经行之际，冲气旺盛，冲气挟肝火上逆，灼伤血络，可见经行吐衄；热灼口舌脉络，可见口舌生疮、糜烂。

（2）肝肾阴虚：素体阴血偏虚，经期阴血下注胞宫，阴血更虚，阴虚水不涵木，则肝阳上亢，可见经行头晕头痛，经行呕吐，烦躁失眠；阴虚火旺可见经行发热，经行口糜；热伤阴络，可见经行便血，经行衄血等。

（3）脾肾阳虚：先天不足或后天失养，脾肾亏虚，经期阳气随阴血下行，脾肾阳虚更甚。脾失温煦，失于运化，则水湿内停，痰浊内生；肾阳不足，则气化无力，关门不利。水湿泛溢肌肤可见经行肿胀；水湿下注肠腑可见经行泄泻；脾不统血，血不归经，可见大便下血；脾虚清阳不升，则清窍失养，可见经行头晕头痛；经期冲气偏盛，挟痰浊上扰清窍，亦可见头痛、眩晕。

（4）气血虚弱：素体亏虚，气血不足，经期阴血下注，气血更虚，经脉失充，机体失养，可见经行身痛或酸楚麻木，经行头痛，经行头晕等；血虚生风，搏于肌肤，可见经行风疹团块。

（5）瘀血阻滞：经期、产后遇寒饮冷，血为寒凝；或跌仆外伤；或气机不畅，气不行血，瘀血阻滞。经期阴血下注受阻，不通则痛，可见经未行而身先痛或小腹疼痛；瘀血随冲气上逆，可见经行头痛头昏。

（二）西医病因病理

1. 病因　现代医学认为经前期综合征其病因尚无定论，可能与精神社会因素、卵巢激素失调和神经递质异常有关。

2. 发病机制

（1）精神社会因素：经前期综合征部分患者精神症状突出，且情绪紧张时症状加重，而安慰剂对经前期综合征治疗的反应率可高达30%～50%，表明社会环境与患者精神心理因素相互作用，并参与经前期综合征的发生。

（2）卵巢激素失调：目前认为经前期综合征可能与黄体后期雌、孕激素撤退有关。临床补充雌、孕激素合剂可减少性激素周期性生理性变动，能有效缓解症状。

（3）神经递质异常：经前期综合征患者在黄体后期循环中类阿片肽浓度异常降低，表现内源性类阿片肽撤退症状，影响精神、神经及行为方面的变化。其他还包括5-羟色胺等活性改变等。

二、临床表现

（一）病史

本病多见于25～45岁的妇女，伴随月经周期性发作，症状出现于月经来潮前7～14日，行经前2～3日症状明显，月经来潮后症状减轻或消失。常因工作压力、人际关系紧张等因素诱发。

（二）症状

本病临床症状多样、轻重不一，或以一症为主，或几种症状并存。常见的症状可归为三类：

（1）躯体症状：乳房胀痛、头痛、背痛、腹部胀满、便秘、肢体浮肿、体重增加及运动协调功能减退等。

（2）精神症状：易怒、焦虑、抑郁、情绪不稳定、疲乏及饮食、睡眠、性欲改变，而易怒是其主要症状。

（3）行为改变：注意力不集中、工作效率低、记忆力减退、神经质、易激动等。周期性反复出现为其临床表现特点。

（三）体征

出现躯体症状的经前期综合征患者可随月经周期出现部分体征改变。如浮肿者，可见颜面及下肢凹陷性水肿；乳房胀痛明显者，检查时可发现乳房触痛性结节；经前有黏膜变化者，可有口腔溃疡，皮肤可见荨麻疹或痤疮。程度轻重不一，或可多症并存，月经干净后症状逐渐消失。妇科检查无器质性病变。

三、辅助检查

月经后半期血清 P 水平低下或正常，E_2 浓度偏高。E_2/P 比值增高，PRL 水平升高，对本病的诊断有参考意义。

四、诊断

诊断主要根据病史及典型的临床症状，诊断多不困难。诊断一般需要考虑以下三个因素：一是经前期综合征的症状；二是黄体晚期持续反复发生；三是对日常工作、学习生活产生不良影响。

五、鉴别诊断

1.**精神病** 精神病的发病与月经周期无关，在卵泡期仍有症状。

2.**乳房肿瘤** 乳房疾病如乳腺囊性增生病、乳腺癌等，虽可出现乳房或胀或痛，但均有乳房肿块存在，一般不呈周期性发作，肿块在经后也不消退，肿块组织活检可以明确诊断。经行乳房胀痛每随月经周期而发，经后消失，检查多无器质性改变。

3.**血管性头痛** 多由于发作性血管舒缩功能障碍引起，以女性多见。常有高血压、动脉硬化病史，头痛的发生时间与血压波动及血管痉挛的程度有关，一般时间间隔数周复发，呈周期性发作，但与月经周期无明显关系。

4.**心、肝、肾疾病引起的水肿或营养缺乏性水肿** 常伴有内科疾病症状。血常规、尿常规、心肝肾功能检查或 B 超可助于鉴别诊断。

六、治疗

治疗以中医为主，重在健脾补肾、疏肝理气、活血化瘀，使脏腑功能平衡，阴阳气血互济。

（一）中医治疗

1.**辨证方药** 经前期综合征的症状多样，证候复杂，故临床辨证当综合分析，审因论治，辨病与辨证相结合，根据患者的主症可细分为"经前乳胀""经行头痛""经行身痛""经行眩晕""经行浮肿""经行泄泻"等疾病。

（1）经行乳胀

1）肝郁气滞证

证候 经前或经行乳房、乳头胀痛，甚则痛不可触衣，精神抑郁，时欲叹息，或烦躁易怒，胸胁胀满，小腹胀痛，经行不畅，血色暗红。舌质淡红，苔薄白，脉弦。

治法 疏肝理气，解郁调经。

方药 柴胡疏肝散（《景岳全书》）。

柴胡、白芍、川芎、枳壳、香附、陈皮、炙甘草。

乳房胀硬，内有结块者，可加橘核、荔枝核、夏枯草以通络散结；小腹胀痛、经行不畅者，可加王不留行、延胡索以理气调经止痛。若心烦易怒，经前或经期发热为主，伴有口苦口干、尿黄便结，舌边尖红，苔黄，脉弦数者，为肝郁化热之象，治宜舒肝清热，方选丹栀逍遥散加减。

2）肝肾阴虚证

证候 经前或经期两乳胀痛，乳房柔软无块，经后消失，伴月经量少，色红，耳鸣目涩咽干，腰膝酸软，耳鸣；舌红苔少，脉细数。

治法 滋肾养肝。

方药 一贯煎（《柳州医话》）。

北沙参、麦冬、当归、生地黄、枸杞子、川楝子。

若月经量少者，加熟地黄、山萸肉养血填精；若潮热汗出，加龟板以育阴潜阳，滋阴降火。若烦躁易怒，口苦咽干，手足心热，口舌糜烂，疼痛，口燥咽干，五心烦热，眠差梦多，为阴虚火旺之象，治宜滋阴降火，方选知柏地黄汤加减。

（2）经行头痛

1）阴虚阳亢证

证候 经行头痛，甚或巅顶掣痛，月经量稍多，色鲜红，烦躁易怒，口苦咽干，手足心热。舌质红，苔少，脉弦细数。

治法 滋阴潜阳，平肝止痛。

方药 杞菊地黄丸（《医级》）加钩藤、石决明。

枸杞子、菊花、熟地黄、山药、山茱萸、茯苓、牡丹皮、泽泻。

肝火旺，头痛剧烈者，加夏枯草、苦丁茶以清泄肝火。

2）血瘀证

证候 经前或经期头痛剧烈，经行量少不畅，经色紫暗有块，腹痛拒按，胸闷不舒；舌质暗，有瘀斑或瘀点，苔白，脉涩或弦。

治法 活血化瘀，通窍止痛。

方药 通窍活血汤（《医林改错》）。

桃仁、红花、赤芍、川芎、麝香、红枣、老葱、生姜、黄酒。

痛如锥刺，久痛不已者，加地龙、全蝎、蜈蚣等通经活络止痛。

3）气血两虚证

证候 经行前后绵绵头痛，或头晕眼花，神疲乏力，心悸气短，面色不华，伴月经量少，色淡，质稀，唇甲色淡；舌质淡，苔白，脉细弱。

治法 养血益气。

方药 八珍汤（《正体类要》）加减。

党参、白术、茯苓、甘草、当归、芍药、川芎、熟地黄。

头痛绵绵不绝者，加枸杞子、桑椹子益肾生精化血，加鸡血藤养血通络，蔓荆子清利头目止痛。

（3）经行身痛

1）气血两虚证

证候 经行时肢体酸楚，疼痛麻木，肢软乏力，月经量少，色淡质稀，面色无华；舌质淡红，苔白，脉细弱。

治法 益气养血，柔筋止痛。

方药 黄芪桂枝五物汤（《金匮要略》）加当归、鸡血藤。

黄芪、桂枝、白芍、生姜、大枣。

2）血瘀证

证候 经前或经期周身疼痛，腰膝关节酸痛，活动不利，伴经行量少不畅，经色紫暗有块，腹痛拒按，胸闷不舒；舌质暗，有瘀斑或瘀点，苔白，脉涩或弦。

治法 活血化瘀，通络止痛。

方药　身痛逐瘀汤（《医林改错》）。

桃仁、红花、川芎、当归、秦艽、地龙、羌活、没药、五灵脂、香附、牛膝、甘草。

若兼寒者，症见经行身痛，得热痛减，遇寒加重，加桂枝、川乌散寒止痛。

（4）经行眩晕

1）气血两虚证

证候　经期或经后，头晕目眩，月经量少，色淡质稀，唇甲色淡，心悸少寐。舌质淡，苔薄白，脉细弱。

治法　益气养血。

方药　归脾汤（《济生方》）加枸杞、首乌。

白术、人参、黄芪、当归、甘草、茯神、远志、酸枣仁、木香、龙眼肉、生姜、大枣、枸杞、首乌。

心悸少寐、多梦者，加首乌藤、柏子仁、五味子养心安神。

2）阴虚阳亢证

证候　经行头晕目眩，月经量少，色鲜红，质稍稀，烦躁易怒，口干咽燥，腰酸耳鸣；舌质红，苔薄黄，脉弦细数。

治法　滋阴潜阳。

方药　天麻钩藤饮（《杂病证治新义》）。

天麻、钩藤、石决明、山栀、黄芩、川牛膝、杜仲、益母草、桑寄生、首乌藤、茯神。

若肝火上炎，口苦目赤，烦躁易怒者，酌加龙胆草、牡丹皮、夏枯草；若肝肾阴虚较甚，目涩耳鸣，腰酸膝软，舌红少苔，脉弦细数者，酌加枸杞子、首乌、生地黄、麦冬、玄参。

3）痰浊上扰证

证候　经前、经期头重眩晕，胸闷食少，口中黏腻，恶心欲呕，平素带下量多，色白质黏，大便涩滞不爽；舌质淡，苔白腻，脉濡滑。

治法　燥湿化痰。

方药　半夏白术天麻汤（《医学心悟》）。

半夏、天麻、茯苓、橘红、白术、蔓荆子、甘草、生姜、大枣。

若眩晕较甚，呕吐频作，视物旋转，可酌加代赭石、竹茹、生姜以降逆止呕；耳鸣重听者，加菖蒲、郁金通阳开窍。

（5）经行浮肿

1）脾肾阳虚证

证候　经前或经期面浮肢肿、按之没指，面色晦暗，倦怠嗜睡，纳呆腹胀，腰酸腿软，畏寒肢冷，经血色淡，平时带下量多，质稀；舌质淡，苔白滑或腻，脉沉迟无力。

治法　温肾健脾，化水祛湿。

方药　苓桂术甘汤（《伤寒论》）。

茯苓、桂枝、白术、甘草。

若见水湿较重，水肿明显者，加猪苓、泽泻利水消肿；阳虚恶寒喜暖者，加巴戟天、淫羊藿温肾助阳。

2）气滞证

证候　经行头面肢体肿胀，皮色不变，按之随手而起；月经量少，色暗有块，胸胁、乳房胀痛，善叹息；苔薄白，脉弦。

治法　理气行滞，化湿消肿。

方药　八物汤（《医垒元戎》）去熟地黄，加泽兰、茯苓皮。

当归、川芎、芍药、延胡索、川楝子、炒木香、槟榔、泽兰、茯苓皮。

（6）经行泄泻

1）脾虚证

证候　经前或经期大便泄泻，倦怠嗜睡，纳呆腹胀，月经量多，色淡，平时带下量多，质稀；舌质淡，苔白滑或腻，脉濡。

治法　健脾益气，除湿止泻。

方药　参苓白术散（《太平惠民和剂局方》）。

人参、白术、扁豆、茯苓、山药、甘草、莲肉、桔梗、薏苡仁、砂仁。

若肝郁脾虚，症见经行腹痛即泻，泻后痛止，兼胸胁痞闷，嗳气不舒。治宜柔肝扶脾，理气止泻，方用痛泻要方（《丹溪心法》）。

2）肾虚证

证候　经行或经行前后大便泄泻，或五更泄泻，面色晦暗，腰膝酸软，头晕耳鸣，畏寒肢冷；月经量少，经色淡，质清稀；舌淡，苔白，脉沉迟。

治法　温肾健脾，除湿止泻。

方药　健固汤（《傅青主女科》）合四神丸（《证治准绳》）。

健固汤：党参、白术、茯苓、薏苡仁、巴戟天。

四神丸：肉豆蔻、补骨脂、五味子、吴茱萸。

若泻下滑脱不禁，可改用真人养脏汤涩肠止泻。

临床患者的主症不仅仅局限于上述六种疾病，还可表现为情志异常、呕吐、衄血、便血、风疹、发热等多种情况，但万变不离其宗，辨证根据其主症的部位、性质、特点等，参考月经的量、色、质，结合全身症状及舌脉，辨别其肾、肝、脾等相关脏腑功能及机体气血的失衡情况，治疗重在疏肝、健脾、补肾、养血活血，使其脏腑功能恢复平衡，阴阳气血和调，从而顺利度过月经这个生理过程。

2. 针灸推拿治疗

（1）体针：治以调肝补肾，理脾宁心为法，取膻中穴、气海穴、三阴交穴、内关穴、太冲穴、公孙穴。肝郁气滞证加合谷穴、肝俞穴；肝肾阴虚证加肾俞穴、太溪穴、肝俞穴；脾肾阳虚证加脾俞穴、肾俞穴、关元穴；气血虚弱证加膈俞穴、肝俞穴、血海穴、百会穴；瘀血阻滞证，加合谷穴、阿是穴。毫针针刺，按补虚泄实原则，脾肾阳虚、气血虚弱加灸法；肝郁气滞、瘀血阻滞可适当加刺络。

（2）推拿疗法：按摩头面颈部诸穴，循肝经拍打，适用于实证患者。虚证患者以健脾补肾为法，行摩腹、揉脐，揉脾俞、肾俞、长强等穴，介质用滑石粉。每日 1 次，每穴各 100 次。

（3）穴位注射：取肝俞、肾俞、脾俞、心俞等穴，用丹参注射液穴位注射，适用于实证。

（4）热敏灸：取背部足太阳经、督脉和腹部任脉、胃经、脾经进行热敏灸，适用于脾肾阳虚、气血虚弱证。

（二）西医治疗

1. 心理治疗　医者给予心理安慰与疏导，让患者精神放松，帮助患者调整心理状态。症状严重者可予以认知-行为心理治疗。

2. 调整生活状态　包括合理饮食及营养，戒烟，限制钠盐和咖啡的摄入。适当的身体锻炼，可协助缓解神经紧张和焦虑。

3. 药物治疗

（1）抗焦虑剂：阿普唑仑 0.25mg，每日 2～3 次口服，经前用药，逐渐增量，最大剂量为每日 4mg，用至月经来潮第 2～3 日。适用于有明显焦虑症状者。

（2）抗忧郁症剂：氟西汀能选择性抑制中枢神经系统 5-羟色胺的再摄取，剂量 20mg，每日 1 次口服，于黄体期用药，可明显缓解精神症状及行为改变，但对躯体症状疗效不佳。适用于有明显忧郁症状者。

（3）口服避孕药：是通过抑制排卵缓解症状，并可减轻水钠潴留症状，抑制循环和内源性激素波动的方法。也可用促性腺激素激动剂抑制排卵。连用 4～6 个周期。

（4）醛固酮受体的竞争性抑制剂：口服螺内酯 20～40mg，每日 2～3 次，可拮抗醛固酮而利尿，减轻水潴留，对改善神经症状也有效。

（5）维生素 B_6：可调节自主神经系统与下丘脑-垂体-卵巢轴的关系，还可抑制催乳素的合成。剂量 10～20mg，每日 3 次口服，可改善症状。

七、中西医临床诊疗思路

根据病史及典型临床症状，经前期综合征的诊断及鉴别诊断应无困难，治疗方面，中医药治疗本病有明显的优势和良好的治疗效果，而且无明显不良反应。治疗上应以中医药治疗为主，治疗时机上应着重于经前用药，根据患者出现症状的时间于经前 1～2 周开始，辨证施治同时结合心理治疗、调整生活状态及针刺、推拿等治疗手段。一般以 3 个月经周期为一个疗程。经行情志行为异常之重症者当配合西药抗焦虑抑郁以迅速控制症状，以免发生严重后果（如自杀、犯罪等）。

八、预防与调护

经前期综合征的发生与禀赋体质、精神、社会环境因素密切相关，因而经前期综合征患者要注意增强体质，调节情志，并要注意饮食调理，避免各种诱发因素。正如《黄帝内经》所言："恬淡虚无，真气从之。精神内守，病安从来"，妇女当从适寒温、节饮食、调情志、劳逸结合中获得健康。

1. **适寒温** 经期应避免感寒受风，避免接触外邪。

2. **节饮食** 饮食应富于营养，戒烟，限制盐和咖啡的摄入，适当控制饮水量。经前经期勿过食寒凉，以免损伤脾阳；亦勿过食辛辣之品，以免伤阴。

3. **调情志** 本病还应重视调节情志，保持心情舒畅和良好的心态，尤其在经期，应保持心情舒畅、愉快，使气血调和，减少本病的发生。若遇少女对月经认识不够，有惊惧、烦恼心理，医者及家长还需要做细致的宣教开导工作，使患者消除紧张心理，利于本病的治疗。

4. **劳逸结合** 不宜过度消耗脑力或体力，以免损气伤血，劳伤心脾。进行适当的身体锻炼增强体质。

古医籍精选

《医宗金鉴·妇科心法要诀·调经门》曰："经行泄泻乃脾虚也。若鸭溏冷痛，是寒湿也……经来泄泻乃脾虚也，宜用理中汤，肌热渴泻乃虚热也，宜用七味白术散。"

《沈氏女科辑要笺正·卷上·月事异常》曰："倒经一证，亦为逆经，乃有升无降，倒行逆施，多由阴虚于下，阳反上冲，非重剂抑降，无以复其下行为顺之常。甚者且需破攻，方能降顺。盖气火之上扬，为病最急。"

《医宗金鉴·妇科心法要诀·调经门》曰："妇女经血逆行，上为吐血、衄血，及错行下为崩血者，皆因热盛也。伤阴络则下行为崩，伤阳络则上行为吐衄也。"

病 案 分 析

患者张某，女性，38 岁，已婚。因"反复月经前头痛 2 年"就诊。患者平素月经周期正常，2 年前因工作调动后压力剧增，每当月经来潮前 5 日左右开始出现头痛，剧烈难忍，情绪烦躁不能控制，烦躁易怒，经前逐日加重，月经来潮后上述症状自然消失，伴口苦咽干，手足心热，眠差梦多。舌红，苔薄少，脉细数。

体格检查：血压、心率正常，生理征存在，病理征全为阴性。妇科检查及头颅 CT 检查：均无异常。

根据上述资料，请提出你的诊断思路。

（韩丽琳　黎小斌）

第六节　更年期综合征

更年期综合征（menopause syndrome）指妇女绝经前后出现性激素波动或减少所致的一系列躯体及精神心理症状。绝经分为自然绝经和人工绝经。前者指卵巢内卵泡生理性耗竭所致绝经；后者是指两侧卵巢经手术切除或受放射线毁坏而致的绝经。人工绝经者更易发生更年期综合征。

更年期综合征属于中医学"绝经前后诸证"的范畴，又称"经断前后诸证"。

一、病因病理

（一）中医病因病机

1. **病因**　本病之本在肾，常累及心、肝、脾等多脏、多经，致使本病证候复杂。但因妇女一生经、孕、产、乳，数伤于血，往往"有余于气，不足于血"，所以临床上以阴虚证居多。

2. **病机**　本病的发生主要是由于妇女在绝经前后，肾气渐衰，天癸将竭，冲任亏损，精血不足，生殖机能逐渐减退以致丧失，脏腑失于濡养，使机体阴阳失于平衡所致。肾虚乃是致病之本，由于肾的阴阳失去平衡则出现肾阴不足、水不涵木，肝阳上亢；或肾阳虚衰，脾失温煦；或肾精不足，肾水不能上济于心而致心肾不交；此外，肝肾同源，肾精不足导致肝失所养，肝气郁结，失于条达，或思虑过度，劳伤心脾，心脾两虚导致气血失调，影响冲任，亦可引起绝经前后诸证。

（二）西医病因病理

绝经前后的最早变化是卵巢功能衰退，然后才表现为下丘脑和垂体功能退化。绝经后妇女卵巢体积缩小，血管硬化，动脉分支减少。卵巢皮质变薄，原始卵泡几已耗尽，遗留的少数卵泡对促性腺激素刺激又不敏感，以致卵泡成熟发生障碍，不再排卵。

1. **雌激素**　卵巢功能衰退的最早征象是卵泡对 FSH 敏感性降低，FSH 水平升高。绝经过渡早期雌激素水平波动很大，由于 FSH 升高对卵泡过度刺激引起雌二醇分泌过多，甚至可高于正常卵泡期水平，因此整个绝经过渡期雌激素水平并非逐渐下降，只是在卵泡完全停止生长发育后，雌激素水平才迅速下降。绝经后卵巢极少分泌雌激素，但妇女循环中仍有低水平雌激素，主要来自肾上腺皮质和来自卵巢的雄烯二酮经周围组织中芳香化酶转化的雌酮。绝经后妇女循环中雌酮（E_1）高于雌二醇（E_2）。

2. **孕酮**　绝经过渡期卵巢尚有排卵功能，仍有孕酮分泌。但因卵泡期延长，黄体功能不全，导致孕酮分泌减少。绝经后无孕酮分泌。

3. **雄激素**　绝经后雄激素来源于卵巢间质细胞及肾上腺，总体雄激素水平下降。其中雄烯二酮主要来源于肾上腺，量约为绝经前的一半。卵巢主要产生睾酮，由于升高的 LH 对卵巢间质细胞的刺激增加，使睾酮水平较绝经前增高。

4. **促性腺激素**　绝经过渡期 FSH 水平升高，呈波动型，LH 仍在正常范围，FSH/LH 仍<1。绝经后雌激素水平降低，诱导下丘脑释放促性腺激素释放激素增加，刺激垂体释放 FSH 和 LH 增加，

其中 FSH 升高较 LH 更显著，FSH/LH＞1。卵泡闭锁导致雌激素和抑制素水平降低及 FSH 水平升高，是绝经的主要信号。

5. 促性腺激素释放激素　绝经后 GnRH 的分泌增加，并与 LH 相平衡。

6. 抑制素　绝经期妇女血抑制素浓度下降，较雌二醇下降早且明显，可能成为反映卵巢功能衰退更敏感的标志。

二、临床表现

（一）近期症状

1. 月经紊乱　是绝经过渡期的常见症状，由于稀发排卵或无排卵，表现为月经周期不规则、经行时间延长及月经量增多或减少。此期症状的出现取决于卵巢功能状态的波动性变化。围绝经期及绝经后妇女出现异常子宫出血，一定要警惕子宫内膜癌的发生，应取子宫内膜作活检。此外，尚需考虑宫颈癌、子宫息肉或肌瘤可能。

2. 血管舒缩症状　常表现为潮热，是因血管舒缩功能不稳定所致，是雌激素降低的特征性症状。其特点是反复出现短暂的面部和颈部及胸部皮肤阵阵发红，伴有烘热，继之出汗。一般持续 1～3 分钟。症状轻者每日发作数次，严重者 10 余次或更多，夜间或应激状态易促发。该症状可持续 1～2 年，有时长达 5 年或更长。潮热严重时可影响妇女的睡眠、生活和工作，是绝经后期妇女需要性激素治疗的主要原因。

3. 自主神经失调症状　常出现如心悸、失眠、头痛、眩晕、耳鸣等自主神经失调症状。

4. 精神神经症状　围绝经期（perimenopausal period）妇女常表现为注意力不易集中，并且情绪波动大，如激动易怒、焦虑不安或情绪低落、抑郁、不能自我控制等情绪症状。记忆力减退也较常见。

（二）远期症状

1. 泌尿生殖道症状　主要表现为泌尿生殖道萎缩症状，出现阴道干涩、性交困难、反复阴道感染，以及尿路感染，如排尿困难、尿痛、尿急等。

2. 骨质疏松　绝经后妇女因雌激素缺乏使骨质吸收增加，导致骨量快速丢失而出现骨质疏松。50 岁以上妇女半数以上会发生绝经后骨质疏松（postmenopausal osteoporosis），一般发生在绝经后 5～10 年内，最常发生在椎体。

3. 心血管病变　绝经后妇女糖脂代谢异常，可能与雌激素低下有关，致动脉硬化、冠心病的发病风险较绝经前明显增加。

4. 阿尔茨海默病（Alzheimer's disease）　绝经后期妇女比老年男性患病风险高，可能与绝经后内源性雌激素水平降低有关。

三、辅助检查

1. 血清 FSH 值及 E_2 值测定　检查血清 FSH 值及 E_2 值了解卵巢功能。绝经过渡期血清 FSH＞10U/L，提示卵巢储备功能下降。闭经、FSH＞40U/L 且 E_2＜10～20pg/ml，提示卵巢功能衰竭。

2. 氯米芬兴奋试验　月经第 5 日起口服氯米芬，每日 50mg，共 5 日，停药第 1 日测血清 FSH＞12U/L，提示卵巢储备功能降低。

四、诊断

本病根据病史及临床表现不难诊断。但需注意除外相关症状的器质性病变及精神疾病，卵巢功能评价等实验室检查有助于诊断。

五、鉴别诊断

1.高血压 舒张压及收缩压持续升高（>140/90mmHg），常合并有心、脑、肾等器官病变；更年期综合征患者血压不稳定，成波动状态。

2.冠心病 心电图异常，胸前区疼痛，服用硝酸甘油症状可缓解；而更年期综合征患者胸闷、胸痛服用硝酸甘油无效。

3.甲状腺功能亢进症 甲状腺功能亢进症患者血清 TSH 减低、FT_4 升高；而更年期综合征患者甲状腺功能正常。

4.更年期精神病 更年期精神病患者以精神神经症状为最主要临床表现，往往较更年期综合征者的精神神经症状严重。

六、治疗

（一）中医治疗

本病以肾虚为本，虚多实少，即便有实证，亦多为虚中夹实，纯实证不多见。在治疗上以调理肾阴肾阳为则，使之恢复平衡。若涉及他脏者，则兼而治之。

1.辨证论治

1）肾阴虚证

证候 经断前后出现烘热汗出，失眠多梦，五心烦热，头晕耳鸣，腰酸腿软，口燥咽干，或皮肤瘙痒，月经周期紊乱，量少或多，经色鲜红；舌红，苔少，脉细数。

治法 滋肾潜阳。

方药 左归丸（《景岳全书》）加减。

熟地黄、山药、枸杞子、山茱萸、龟板胶、鹿角胶、菟丝子、川牛膝。

头目眩晕者可加天麻、钩藤、石决明；皮肤瘙痒者加蝉蜕、防风、白鲜皮；若兼烦躁易怒，胁痛口苦，面红潮热，可加郁金、生龙骨、生牡蛎。

2）肾阳虚证

证候 经断前后出现面目肢体浮肿，尤以下肢明显，腹胀便溏，腰腹冷痛，形寒肢冷，精神委靡，面色晦暗，小便清长，夜尿增多，月经紊乱或崩中漏下，带下量多，色淡质稀；舌淡或胖嫩，边有齿痕，苔白滑，脉沉细而迟。

治法 温肾扶阳，佐以健脾。

方药 右归丸（《景岳全书》）加减。

熟地黄、山药、枸杞子、杜仲、菟丝子、鹿角胶、制附子、肉桂、白术、党参。

便溏者加肉豆蔻；面浮肢肿者加茯苓、猪苓、泽泻；小便频数者加益智仁、覆盆子；阴道流血淋漓不止者，去肉桂，加艾叶、炮姜。

3）肾阴阳两虚证

证候 经断前后出现头晕耳鸣，腰酸乏力，四肢欠温，时而畏寒恶风，时而潮热汗出，五心烦热，月经紊乱，量少或多；舌淡红，苔薄白，脉沉弦细。

治法 滋肾扶阳。

方药 大补元煎（《景岳全书》）合二仙汤（《中医方剂临床手册》）合二至丸（《医便》）。

熟地黄、山药、枸杞子、山茱萸、仙茅、淫羊藿、当归、巴戟天、知母、女贞子、旱莲草。

便溏者减当归、熟地黄，加肉豆蔻、补骨脂。

2.针灸治疗

（1）体针：肾阴虚证取肾俞、心俞、太溪、三阴交、太冲等穴，施补法。肾阳虚证取关元、肾俞、脾俞、章门、足三里等穴，温针或艾灸。

（2）耳针：取卵巢、内分泌、神门、交感、皮质下、心、肝、脾等穴。每次选 3~4 个穴位，中等刺激，隔日针 1 次。

（二）西医治疗

1. 一般治疗　通过心理疏导，使绝经过渡期妇女了解绝经过渡期的生理过程，并以乐观的心态相适应。鼓励其建立健康生活方式，包括坚持身体锻炼，健康饮食，增加日晒时间，摄入足量蛋白质及含钙丰富的食物，预防骨质疏松。

2. 对症治疗　必要时选用适量镇静药以助睡眠，如睡前服用艾司唑仑 2.5mg。谷维素有助于调节自主神经功能，口服 20mg，每日 3 次。

3. 激素补充治疗　适于有适应证且无禁忌证时选用。

（1）适应证：①绝经相关症状：潮热，盗汗，睡眠障碍，疲倦，情绪障碍如易激动、烦躁、焦虑、紧张或情绪低落等；②泌尿生殖道萎缩相关的问题：阴道干涩、疼痛、排尿困难、性交痛、反复发作的阴道炎、反复泌尿系统感染、夜尿多、尿频和尿急；③低骨量及骨质疏松症：有骨质疏松症的危险因素（如低骨量）及绝经后期骨质疏松症。

（2）禁忌证：已知或可疑妊娠、原因不明的阴道流血、已知或可疑患有乳腺癌、已知或可疑患有性激素依赖性恶性肿瘤、近 6 个月内患有活动性静脉或动脉血栓栓塞性疾病、严重肝肾功能障碍、血卟啉症、耳硬化症、脑膜瘤（禁用孕激素）。

（3）慎用：子宫肌瘤、子宫内膜异位症、子宫内膜增生史、尚未控制的糖尿病及严重高血压、血栓形成倾向、胆囊疾病、癫痫、偏头痛、哮喘、高催乳素血症、系统性红斑狼疮、乳腺良性疾病、乳腺癌家族史，以及已完全缓解的部分妇科恶性肿瘤如宫颈鳞癌、子宫内膜癌、卵巢上皮性癌等。

（4）制剂及剂量的选择：原则上尽量选用天然性激素。单用雌激素治疗仅用于子宫已切除者，单用孕激素治疗适用于绝经过渡期功能失调性子宫出血患者。剂量和用药方案应个体化，以取最小有效量为佳。

1）雌激素：① 戊酸雌二醇：每日口服 0.5~2mg；②结合雌激素：每日口服 0.3~0.625mg；③ 17β 雌二醇经皮贴膜：每周更换 2 次和 1 次剂型；④ 尼尔雌醇：每 2 周服 1~2mg。

2）组织选择性雌激素活性调节剂：替勃龙，根据靶组织不同，其在体内的三种代谢物分别表现出雌激素、孕激素及弱雄激素活性。每日口服 1.25~2.5mg。

3）孕激素制剂：常用醋酸甲羟孕酮，每日口服 2~6mg。现多用天然孕激素制剂，如微粒化孕酮，每日口服 100~300mg。

（5）用药途径及方案

1）口服：由于疗效肯定，迄今口服仍是绝大多数绝经期综合征妇女的一线治疗途径，除非患有肝病或血栓栓塞性疾病，因口服给药对肝脏有一定损害，还可刺激产生肾素底物及凝血因子。用药方案有：①单用雌激素，用于子宫已切除者。②雌孕激素联合，适用于有完整子宫的妇女，包括序贯用药和联合用药，前者模拟生理周期，在用雌激素的基础上，每后半月加用孕激素 10~14 日。两种用药又分周期性和连续性，前者每周期停用激素 5~7 日，有周期性出血，适用于年龄较轻、绝经早期或愿意有月经样定期出血的妇女；后者连续性用药，避免周期性出血，适用于年龄较长或不愿意有月经样出血的绝经后期妇女。

2）胃肠道外途径：包括阴道、皮肤及皮下给药。能缓解潮热，防止骨质疏松，避免肝脏首过效应，对血脂影响较小，但尚未证明能否降低心血管疾病发生率。①阴道给药：常用药物有 E_2 栓和 E_2 阴道环及结合雌激素霜。主要用于治疗下泌尿生殖道局部低雌激素症状。②皮肤给药：包括皮肤贴膜及涂胶，主要药物为 17β 雌二醇，可提供恒定的雌激素水平，方法简便。

（6）用药剂量与时间：选择最小剂量和与治疗目的相一致的最短时期，在卵巢功能开始衰退并出现相关症状时即可应用。需定期评估，明确受益大于风险时方可继续使用。停止雌激素治疗时一般主张缓慢减量或间歇用药，逐步停药，防止症状复发。

（7）不良反应及危险性

1）子宫出血：性激素补充治疗时的异常子宫出血，必须作诊断性刮宫以排除子宫内膜病变。

2）性激素的不良反应：①雌激素：剂量过大时可引起乳房胀、白带多、头痛、水肿、色素沉着等，应酌情减量，或改用雌三醇；②孕激素：不良反应包括抑郁、易怒、乳腺痛和浮肿，患者常不易耐受；③雄激素：有发生高血脂、动脉粥样硬化、血栓栓塞性疾病的危险，大量应用出现体重增加、多毛及痤疮。口服时影响肝功能。

3）子宫内膜癌：单一雌激素的长期应用使子宫内膜癌和子宫内膜异常增殖的危险增加，此种危险性依赖于用药持续时间长短及用药剂量的大小。而联合应用雌孕激素不增加子宫内膜癌的发病风险。

4）乳腺癌：尽管应用天然或接近天然的雌孕激素可减小乳腺癌的发病风险，但乳腺癌仍是性激素补充治疗的禁忌证。

5）卵巢癌：长期应用性激素补充治疗，卵巢癌发病风险可能增加。

6）心血管及血栓性疾病：绝经对心血管疾病的发生有负面影响，性激素补充治疗对降低心血管疾病的发生有益，但不主张作为心血管疾病的二级预防。对有血栓性疾病的患者尽量选择经皮给药。

7）糖尿病：性激素补充治疗能改善胰岛素抵抗，从而降低糖尿病风险。

目前，通过雌、孕激素的合理配伍，以及治疗期间的监测，性激素补充治疗已可较安全地长期应用。

4. 其他非激素类药物

（1）钙剂：可用氨基酸螯合钙胶囊，每日口服 1 粒，可减缓骨质丢失。

（2）维生素 D：适用于围绝经期妇女缺少户外活动者，每日口服 400～500U。与钙剂合用有利于钙的吸收完全。

（3）选择性 5-羟色胺再摄取抑制剂：帕罗西汀 20mg，每日早晨口服 1 次，可有效改善血管舒缩症状及精神神经症状。

七、中西医临床诊疗思路

1. 激素与中药联合应用　更年期综合征是由于卵巢功能衰退，雌激素分泌减少所引起的，因此对本病的治疗以雌激素治疗为主，因其有使子宫内膜增殖、癌变的危险性，故多主张尽量用能控制症状的最小剂量，或同时加用孕激素治疗。如果采用中西医结合治疗，则可以先用小剂量雌激素，以补充雌激素减少的一部分，同时配合中药辨证施治，重在补肾。肾与生殖功能密切相关，通过调整肾的阴阳，可使已失去平衡的阴阳在新的基础上重新平衡，而使症状得到改善。待症状减轻后即可停服激素类药物，继用中药汤剂或中成药巩固疗效。

2. 镇静剂和中药联合应用　有些更年期综合征患者以精神神经症状为主，用激素有时不能缓解症状，可使用一些镇静剂治疗，使患者情绪稳定，保证睡眠；同时用中药治疗，或滋补肝肾，清心安神，或益气养血，以平衡阴阳，心有所养，则诸证可消。

3. 注重心身同治　围绝经期妇女处于特殊的年龄阶段，常常面临家庭、事业、社会的诸多矛盾，极易由于生理的改变引起心理的异常，而心理的异常又加剧躯体症状，故心身失调是更年期综合征的突出特点。围绝经期妇女面临着潜在的内分泌变化，某些社会、心理因素往往诱发更年期综合征。这些易感因素包括负性生活事件（如退休、下岗、被辞退等）、生活和心理状态不良、个性缺陷、社会支持度低等。在治疗更年期综合征的过程中，药物治疗并不能完全解决患者心理困扰，因此心理治疗必不可少。通过说理开导，解除疑惑，疏导解郁，移情易性，安静养神等来达到七情调和的目的。根据患者的个性特点及对疾病的认识，帮助其正确认识绝经前后的生理变化和身心反应。通过心理治疗，可有效缓解患者抑郁、焦虑、恐惧等心理障碍，从而达到减轻绝经期综合征诸多症状的目的。

4. 刮宫止血，继用中药治本　对于围绝经期月经紊乱，阴道流血不止的患者，应先刮宫以迅速止血，同时又可明确诊断。术后配合中医中药辨证治疗，重在滋肾调肝，扶脾固冲任，使得血不妄行，患者平稳度过此期。

八、预防与调护

为更好的预防更年期综合征，适龄妇女应该提前接受针对更年期的健康宣传教育，以便延迟更年期的年龄，改善更年期生活质量。针对更年期的妇女保健绝不能在出现更年期综合征以后才开始，而应该在进入绝经期就开始进行自我调理。

1. 要正确认识更年期的生理特点　应有充分的思想准备，及时发现更年期的"信号"，并采取必要的治疗措施。应注意月经变化，如果经期延长太久、经量太多，或停经后又出现阴道流血，或出现潮热汗出、心烦失眠等症状，要注意是更年期症状的发生。

2. 讲究心理卫生　由于每个人的社会认知能力不同，对疾病的认识也参差不齐，有的表现为烦躁、易激动、失眠、注意力不集中、哭闹等兴奋型精神症状；有的则表现为忧郁、焦虑、多疑、恐惧、记忆力减退、对生活和工作冷漠等忧郁型症状。因此，应当努力控制自己，保持情绪的稳定，陶冶自己的情操，遇事不烦、不急、不怒，切不可焦虑不安。

3. 注意合理的饮食和营养　更年期由于脏腑功能渐衰，脾胃运化无力，饮食减少，营养欠佳，常引起记忆减退，体倦乏力等症。因此，要注意更年期的营养。总的要求是：三低两高一适，即低热量、低脂肪、低糖类，高蛋白、高维生素，适当的无机盐类。

4. 坚持体育锻炼，多晒太阳　经常锻炼可以减少骨钙流失，增加骨骼强度，而且太阳中的紫外线可以使皮肤合成维生素 D 的能力增强，促进体内钙和磷的吸收，推迟骨骼老化。

5. 注意安排好工作、生活与休息　在更年期中，饮食起居要有规律，劳逸适度，保持充分的睡眠时间，并要节制性生活，以每周一次较为合适。妇女进入更年期后，阴道酸性降低，黏膜变薄，局部抵抗力减弱，容易受细菌、滴虫和霉菌感染，所以更应注意阴部清洗卫生。

古医籍精选

《素问·上古天真论》曰："七七，任脉虚，太冲脉衰少，天癸竭，地道不通，故形坏而无子也。"

《金匮要略》曰："妇人脏燥，喜悲伤欲哭，象如神灵所作，数欠伸，甘麦大枣汤主之。"

《妇人良方大全·调经门·妇人天癸过期经脉不调方论第十九》曰："妇人天癸过期而经脉不调，或三、四月不行，或一月再至，腰腹疼痛。"

《女科百问》曰："问云七损八益，谓女子七七数尽，而经脉不依时者，血有余也，不可止之。但令得依时，不腰痛为善，宜服当归散。"

《医宗金鉴·订正金匮要略注·妇人杂病脉证并治》曰："藏，心藏也，心静则神藏。若为七情所伤，则心不得静，而神燥扰不宁也。故喜悲伤欲哭，是神不能主情也，象如神灵所凭，是心不能神明也，即今之失志癫狂病也。"

《医宗金鉴·妇科心法要诀·经闭门》曰："妇人七七天癸竭，不断无疾血有余，已断复来审其故，邪病相干随证医。经断复来血热甚，芩心醋丸温酒吞，益阴知柏龟生地黄，缩砂炙草枣姜寻。血多热去伤冲任，十全大补与八珍。暴怒忧思肝脾损，逍遥归脾二药斟。"

《妇科玉尺·月经》曰："妇人四十九岁，经当止，今每月却行过多，及五旬外，月事比少时更多者，血热或血不归经也，宜芩心丸、琥珀丸。"

《傅青主女科·女科上卷·血崩》曰："妇人有年老血崩者……方用加减当归补血汤……老妇阴精既亏，用此方以止其暂时之漏，实有奇功，而不可责其永远之绩者，以补精之味尚少也。服此四剂后，再增入白术五钱，熟地一两，山药四钱，麦冬三钱，北五味一钱。服百剂，则崩漏之根可尽除矣。"

病 案 分 析

患者女，50岁，退休，已婚，孕3产1人流2，因"绝经1年余，烦躁易怒伴烘热汗出3个月"来诊。

现病史：患者于1年前绝经，近3月出现烦躁易怒，阵发性烘热汗出，心烦不宁，伴腰酸膝软，口干眼涩，纳尚可，多梦，夜尿多，大便正常。

全身体格检查：无异常。

妇检：外阴正常，阴道分泌物量少，宫颈光滑，子宫后位，稍小，活动正常，无压痛，双附件正常；舌质暗红，少苔，脉弦细数。

实验室和其他检查：FSH 71.18U/ml；LH 37.36U/ml；E_2 17pg/ml。妇科B超：子宫萎缩，双附件未探及异常。

1. 本病特点

（1）绝经1年余。

（2）主要表现烦躁易怒，烘热汗出，伴腰酸膝软，口干眼涩，纳可，睡眠多梦，夜尿多，大便正常。

（3）舌质暗红，少苔，脉弦细数。

（4）FSH 71.18U/ml；LH 37.36U/ml；E_2 17pg/ml。心电图：正常。B超：子宫萎缩。

2. 诊断思路

（1）中医诊断：①确定中医病名：患者以"绝经1年余，烦躁易怒伴烘热汗出3个月"为主诉，故中医诊断"经断前后诸症"可以成立；②确定中医证型：综合分析患者主要表现烦躁易怒，烘热汗出，伴腰酸膝软，口干眼涩，纳可，多梦，夜尿多，大便正常，舌质暗红，少苔，脉弦细数。四诊合参属于肾阴虚；③进行类证鉴别：与本病肾阳虚型相鉴别。虽然都具有腰酸膝软，夜尿多，但肾阳虚者多伴有畏寒肢冷，且舌质淡暗，苔薄白，脉沉弱。可资鉴别。

（2）西医诊断：依据如下：①50岁女性，绝经1年余；②症状主要表现为烦躁易怒，伴烘热汗出；③经体格检查及实验室检查无器质性病变。

3. 治疗思路

（1）中医治疗：以虚则补之为治则，以滋肾养阴为治法。方取六味地黄汤化裁。

（2）西医治疗：该病症出现的症状通过中医药治疗完全可以达到良好的治疗效果，可以单用纯中医治疗。若西医治疗，可给予补充天然雌激素如戊酸雌二醇、结合雌激素等。

（3）中西医结合治疗思路：西医采用雌激素治疗在调节内分泌方面可起较好的调节作用，但对服药的时限、禁忌等有较高要求，对某些临床症状疗效欠佳；而中医立足于整体治疗，处方可随症加减，对调理机体阴阳平衡、改善症状有着较好疗效，而且对脏腑功能有双向调节作用，不良反应少，长期服用安全可靠。

（王小云　朱　敏）

第七节　早发性卵巢功能不全

早发性卵巢功能不全（premature ovarian insufficiency，POI），指女性在 40 岁之前卵巢活动衰退的临床综合征，以月经紊乱（如停经或稀发月经）伴有高促性腺激素和低雌激素为特征。停经或月经稀发 4 个月，间隔>4 周连续两次 FSH>25U/L（ESHRE 的诊断阈值）或 FSH>40U/L（IUS 的诊断阈值）。

中医学无早发性卵巢功能不全之名，早发性卵巢功能不全与古籍记载的"月水先闭""经水早断"最为相似。

一、病因病理

（一）中医病因病机

1. 病因　出现本病多责之于肾气、天癸、冲任、胞宫的失衡。

2. 病机　肾精匮乏、冲任虚衰是本病发病的基本病机；脾失健运、肝郁不疏是本病发病的促动因素。本病属虚实夹杂之证，虚为本，实为标，虚多实少。属虚者责之于肾、肝、脾之虚损，精、气、血之不足，血海空虚，经血无源以泻；属实者多责之于气、血、寒、痰之瘀滞，胞脉不通，经血无路可行。故本病的发生与肾虚密切相关，累及肝、心、脾多脏。

（1）肝肾阴虚：为先天禀赋不足，肾气未盛、久病及肾，或房事过度，或多产、坠胎、小产等耗竭精血，损伤及肾。肝肾同源，肾主藏精，肝藏血，若肝肾阴虚，导致冲任不能充养，不能化为经血，乃至经水渐少直至闭经。

（2）脾肾阳虚：多由感受寒邪较重，或久病耗气损伤脾肾之阳气，或其他脏腑的亏虚，累及脾肾两脏等引起。脾虚阳气不足，冲任气血不充，血海不能满溢，遂致月经停闭。

（3）肾虚肝郁：为精神刺激、长期工作生活压力较大，七情内伤、情志抑郁或其他脏腑病证长期不愈，影响了肝的疏泄功能，或肾的藏精功能，而致肝气郁滞，血行不畅，肾虚胞宫失养致经闭不行。

（4）心肾不交：思虑过度，或者心情抑郁，心火亢盛，向下损耗肾水，肾失阴液濡养，或者过劳伤肾，引起心肾不交，肾精亏损，血海不能满溢，遂致月经停闭。

（5）肾虚血瘀：患者久病脏腑功能低下，精气血不能互化，冲任气血不足，虚瘀互结；或手术伤损经络经脉，不能传送脏腑化生气血；或离经之血瘀滞冲任，损伤肾气，致肾虚血瘀，经血当至未至，胞宫新血不生，血海不能满溢，遂致月经停闭。

（6）气血虚弱：《本草衍义•衍义总叙》曰："夫人之生以气血为本……思虑过当，多致劳损……女则月水先闭。"平素思虑过度，损伤心脾，或大病久病耗伤气血，冲任气血衰少而致闭经。

（二）西医病因病理

早发性卵巢功能不全的病因机制尚未完全明确，可能与遗传、免疫、酶缺乏、医源性及环境等因素有关。

1. 遗传因素　早发性卵巢功能不全的发生有家族倾向，有阳性家族史者为 5%～37.5%。已研究证实有较多基因参与 POF 的发病，如 *BMP*15、*FMR*1、*FMR*2、*LHR*、*FSHR*、*INHA*、*FOXL*2、*FOXL*3、*ERα*、*ERβ* 及 *CYP*19*A*1 基因等。这些基因通过不同的作用机制和致病途径影响卵巢功能，分为 X 染色体候选基因、常染色体候选基因、多效遗传性疾病相关基因和线粒体基因四类。

2. 免疫因素　5%～30%的早发性卵巢功能不全患者合并其他内分泌腺体或系统的自身免疫性

疾病，以桥本甲状腺炎最常见，其次为 Addison 病、类风湿关节炎、系统性红斑狼疮、重症肌无力等疾病。早发性卵巢功能不全常被认为是全身多腺体综合征的一部分，自身免疫性疾病可能在早发性卵巢功能不全症状出现之前。

3. 酶缺乏因素　17α羟化酶及 17, 20-碳链裂解酶等是性激素合成中非常重要的甾体激素合成关键酶，其缺乏导致性激素水平低下，促性腺激素反馈性增高，使卵巢内卵泡闭锁速度快，出现早发性卵巢功能不全。半乳糖磷酸尿苷转移酶缺乏所致的半乳糖血症约 81% 患者可出现早发性卵巢功能不全。

4. 医源性（手术、化疗及放疗）因素

（1）手术：各种卵巢周围组织手术可能损伤卵巢血液供应，过去认为切除一侧卵巢，对侧卵巢可以维持正常的内分泌功能。近年来的研究提示，一侧卵巢切除后，卵巢分泌的激素下降，使垂体分泌的 FSH 升高，另一侧卵巢发生早发性卵巢功能不全或较早衰退的机会增加。传统的卵巢囊肿剥除术在剥除囊肿的同时，造成了正常卵巢组织的丧失，也丧失了储备的卵泡。术中的结扎、止血、缝合也会对卵巢组织造成一定程度的损伤。

（2）化疗：化疗药物尤其是烷化剂对卵巢功能有损害作用，化疗药物对卵巢功能的影响与患者年龄、用药方法、药物种类及用药时间等密切相关，烷化剂较易引起早发性卵巢功能不全。化疗可致卵巢包膜增厚、间质纤维化。多柔比星、长春新碱等，以及长时间服用抗类风湿药物如雷公藤，对卵巢也存在一定程度的损害。

（3）放疗：接受大剂量或长时期的放射线，可破坏卵巢功能引起早发性卵巢功能不全。目前已明确放疗对卵巢有严重的损害作用。放射线损害卵巢的主要变化是卵泡丧失、间质纤维化和玻璃样变、血管硬化等。

5. 环境因素　生活中的不良习惯及环境中的毒素均可影响卵巢储备功能。如烟草燃烧过程中释放出来的多环芳香族烃（PAHs）能激活芳香族烃受体（Ahr），而由 Ahr 驱动的 Bax 转录是环境毒素导致卵巢功能衰竭的一个异常而有进行性细胞死亡的重要途径。吸烟是影响卵巢功能的危险因素，乙醇同样对女性的卵巢功能具有损害作用。染发剂是女理发师卵巢衰退的因素之一。多次人工流产与卵巢衰退有相关性。环境污染如使用大量的杀虫剂，以及氟、砷、汞等均可损伤卵巢组织，引起早发性卵巢功能不全。

二、临床表现

（一）病史

多数患者无明确诱因，少数可有家族遗传史。自身免疫性疾病引起的免疫性卵巢炎病史；幼时腮腺炎及结核、脑炎、盆腔器官感染史；盆腔放射、全身化疗、服用免疫抑制剂及生殖器官手术等医源性损伤史；吸烟饮酒、有毒有害物质接触史；或在发病前有突发的惊恐或持续不良的精神刺激史。

（二）症状

1. 月经改变　40 岁以前的月经停止，包括原发性和继发性闭经。有染色体缺陷的早发性卵巢功能不全患者多有先天性卵巢发育不全，可表现为原发性闭经、无第二性征发育。发生在青春期后表现为继发闭经，患者可有正常生育史，然无诱因而突然出现闭经，或在月经周期改变一段时间后出现长期闭经。

2. 雌激素缺乏的表现　由于卵巢功能衰退，早发性卵巢功能不全患者常出现雌激素低落的症状：潮热、出汗、抑郁、焦虑、情绪低落、失眠、记忆力减退，以及阴道干涩、外阴瘙痒、性交痛、排尿困难、骨质疏松等绝经相关症状。

3. 伴发的自身免疫性疾病的表现　一些早发性卵巢功能不全患者可同时存在自身免疫性、内分泌疾患，如艾迪生病、桥本甲状腺炎、甲状腺功能亢进或减退、系统性红斑狼疮、风湿性关节炎、重症肌无力等，会伴随这些疾病的临床表现。

（三）体征

（1）Turner 综合征：患者可有身材矮小、智力低下表现，此外还有蹼颈、桶状胸、肘外翻、贯通手、乳头间距宽、内眦赘皮、眼裂下斜、耳壳大而低、后发际低、第四和第五掌骨及跖骨短、条索状卵巢。

（2）染色体异常：引起原发性闭经的早发性卵巢功能不全患者可有第二性征发育不全，如乳房发育不全，内生殖器未发育，阴毛、腋毛稀少甚至缺如等表现。

（3）盆腔检查：可发现外阴萎缩、阴道萎缩、阴道黏膜变薄、点状充血出血等萎缩性阴道炎、子宫萎缩、卵巢萎缩，极少数有淋巴细胞性甲状腺炎患者可触及增大的卵巢。

（4）此外，还应注意有无各种病因病变的体征。如艾迪生病患者有疲乏、无力、手皮肤皱褶及牙龈色素沉着、体重减轻、血压下降等。甲状腺功能亢进患者可有突眼、甲状腺肿大、心率加快。甲状腺功能减退患者可有眼睑浮肿、舌大、毛发稀疏干燥、眉毛外 1/3 脱落等特殊面容，以及声音嘶哑、皮肤干燥、心率缓慢等。类风湿关节炎患者可有指关节肿胀如梭形，甚至畸形。系统性红斑狼疮患者具有特殊面容，出现面颊和鼻梁处的蝶形红斑等。

三、辅助检查

1. **妇科检查**　外阴、阴道、子宫可有不同程度的萎缩，阴道分泌物减少。

2. **基础性激素水平测定**　连续两次间隔 4 周以上的 FSH>25U/L。

3. **B 超检查**　有阴道不规则出血的妇女，应进行 B 超检查，以排除生殖系统器质性病变。早发性卵巢功能不全患者超声可见子宫和双侧卵巢萎缩，卵巢皮质减少，基质增加，缺乏窦卵泡声像，约 1/3 以上染色体核型正常的患者提示尚有卵泡存在。

4. **自身免疫指标和内分泌功能测定**　对可疑自身免疫性疾病患者应检查包括血钙、血磷、空腹血糖、清晨皮质醇、游离 T_4、TSH、甲状腺抗体、全血计数、红细胞沉降率、总蛋白、白蛋白/球蛋白、风湿因子等。

5. **遗传学检查**　检测染色体数目和结构异常。对于有不良孕产史的妇女应进行 X 染色体的脆性基因检查。

6. **卵巢活检**　仅用于组织学和病因学的研究，卵巢活检术可在腹腔镜下或剖腹手术时进行。

四、诊断

女性年龄<40 岁，出现停经或月经稀发 4 个月，并有连续两次间隔 4 周以上的 FSH>25U/L。

五、鉴别诊断

1. **多囊卵巢综合征**　可出现月经稀发或闭经、不孕，临床以高雄激素血症、高胰岛素血症及代谢综合征表现为主，血清 FSH 水平在正常范围。常伴有肥胖、多毛、痤疮及黑棘皮病等。

2. **高泌乳素血症**　临床表现是月经稀发、闭经及非哺乳期乳汁自溢。PRL≥25μg/L。B 超可见卵巢内有发育的卵泡。血清 LH、FSH 及 TSH 的水平均正常。

3. **希恩综合征**　产后大出血和休克持续时间过长导致垂体梗死和坏死，引起低促性腺激素性闭经，同时伴有肾上腺皮质、甲状腺功能减退。临床表现为脱发、闭经、阴毛和腋毛脱落、低血压、畏寒、嗜睡、贫血、消瘦等症状。

4. **中枢神经-下丘脑性闭经**　包括精神应激性、神经性厌食、体重下降、剧烈体育运动、药物等引起的下丘脑分泌促性腺激素释放激素功能失调或抑制引发闭经。

5. 抵抗性卵巢综合征 又称卵巢不敏感综合征，亦属 FSH 升高之高促性腺闭经。镜下卵巢形态饱满，具有多数始基卵泡及初级卵泡，很易与早发性卵巢功能不全相鉴别。

六、治疗

（一）中医治疗

1. 辨证方药 早发性卵巢功能不全以肾虚为本，常累及心、肝、脾等脏腑，注意有无气滞、痰湿、瘀血之类兼夹证。辨证当审证求因，结合舌脉综合分析。

1）肝肾阴虚证

证候 月经周期延后，量少，色红，质稠，或闭经；五心烦热，烘热汗出，失眠多梦，阴户干涩、灼热痛，头晕耳鸣，腰膝酸软，两目干涩，视物昏花；舌红，少苔，脉弦细数或脉细数。

治法 滋养肝肾，养血调经。

方药 左归丸（《景岳全书》）加减。

熟地黄、山药、山茱萸、菟丝子、鹿角胶、龟板胶、枸杞子、川牛膝。

若阳气偏亢而见头痛剧烈，夜睡不寐，加石决明以平肝潜阳。

2）肾虚肝郁证

证候 月经周期延后，量少，色暗，夹有血块或闭经；腰膝酸软，烘热汗出，精神抑郁，胸闷叹息，烦躁易怒；舌质淡暗，苔薄黄，脉弦细尺脉无力。

治法 补肾疏肝，理气调经。

方药 一贯煎（《续名医类案》）。

北沙参、麦冬、当归、地黄、川楝子、枸杞子。

若潮热盗汗加糯稻根、浮小麦以止汗、益气、除热；心悸明显加煅龙骨、煅牡蛎以重镇降逆；失眠多梦加首乌藤、百合以养心安神；腰痛甚者加川续断、杜仲以补肝肾，强筋骨。

3）心肾不交证

证候 月经周期延后，量少，色红，质稠或闭经；心烦不寐，心悸怔忡，失眠健忘，头晕耳鸣，腰酸膝软，口燥咽干，五心烦热；舌尖红，苔薄白，脉细数或尺脉无力。

治法 清心降火，补肾调经。

方药 黄连阿胶汤（《伤寒论》）。

黄连、阿胶、黄芩、鸡子黄、白芍。

若潮热盗汗，情志异常，悲伤欲哭，加百合、浮小麦、甘草、大枣以养阴安神；若严重失眠，坐卧不宁者，加龙骨、牡蛎以安神定志；若心火过亢而见口舌糜烂，心烦不寐，加淡竹叶、黄柏、知母以清降心火。

4）肾虚血瘀证

证候 月经周期延后，量少，色暗，质稠或闭经；头晕耳鸣，腰膝酸软，口干不欲饮，胸闷胁痛，口唇紫暗；舌质紫暗，边有瘀点或瘀斑，苔薄白，脉沉涩无力。

治法 补肾益气，活血调经。

方药 肾气丸（《金匮要略》）合失笑散（《太平惠民和剂局方》）。

地黄、山药、山茱萸、茯苓、牡丹皮、桂枝、泽泻、附子、五灵脂、蒲黄。

若肾气不足者可选加淫羊藿、巴戟天以温补肾阳；血瘀较甚者，加泽兰、刘寄奴、川牛膝以活血化瘀通经；兼肝郁气滞者加柴胡、香附以疏肝解郁。

5）脾肾阳虚证

证候 月经周期延后，量少，色淡，质稀或闭经；腹中冷痛，面浮肢肿，畏寒肢冷，腰膝酸软，带下清冷，性欲淡漠，久泻久痢或五更泻；舌淡胖，边有齿印，苔白滑，脉沉迟无力或脉沉迟弱。

治法 温肾健脾，养血调经。

方药 毓麟珠（《景岳全书》）。

鹿角霜、川芎、白芍、白术、茯苓、花椒、人参、当归、杜仲、炙甘草、菟丝子、熟地黄。

若肾虚而见腰酸，加淫羊藿、川续断以温补肾阳；寒滞者加桂枝、细辛以辛温香窜，通阳祛瘀，温经通络；子宫发育不良者，加紫石英、紫河车粉以养肾气，益精血。

6）气血虚弱证

证候 月经周期延后，量少，色淡，质稀，或闭经；神疲肢倦，头晕眼花，心悸气短，面色萎黄；舌淡，苔薄白，脉细弱或沉缓。

治法 补气养血，和营调经。

方药 人参养荣汤（《太平惠民和剂局方》）加减。

人参、黄芪、白术、茯苓、陈皮、甘草、熟地黄、当归、白芍、五味子、远志、肉桂。

若腰酸者加杜仲、川续断、菟丝子以补肾；失眠者加酸枣仁、柏子仁以养心安神。

2. 针灸

（1）体针：A组：关元穴、归来穴、子宫穴、中极穴、三阴交穴、足三里穴、血海穴、太冲穴、太溪穴；B组：膈俞穴、肝俞穴、脾俞穴、肾俞穴、关元俞穴、次髎穴。两组穴位交替使用。留针30分钟，每隔10分钟行针1次。隔日1次，3个月为1个疗程。

（2）腹针：中脘穴、下脘穴、气海穴、关元穴、中极穴、气穴（双）。医者将患者穴位的皮肤进行常规消毒，避开毛孔及血管把管针弹入穴位，针尖抵达预计的深度后，留针20分钟，无需行针。开始每日治疗1次，连续3日，以后隔3日治疗1次，共治疗4周。

（3）灸法：选用艾箱进行。穴位选取肾俞穴、脾俞穴、气海穴、足三里穴。操作：患者仰卧，艾箱置于穴位上。每穴1壮，每日1次，每周治疗5次，20次为1个疗程。

3. 穴位埋线 选取肝俞穴、脾俞穴、肾俞穴、胆俞穴、三阴交穴、阳陵泉穴（均双侧）。操作：将3/0号外科医用羊肠线剪成1.0cm装入消毒液中浸泡备用。施治时，医者在患者穴位处皮肤常规消毒，选用8号注射针头，28号毫针（1.5寸长）作针芯。医者先将针芯由外拔出约2cm，镊取一段约1.0cm已消毒的羊肠线从针头斜口植入，左手拇指、食指绷紧或捏起进针部位皮肤，右手持针快速刺入穴内，并上下提插，得气后，向内推针芯，同时缓慢将注射针头退出，将羊肠线植入穴位深处，检查羊肠线断端无外露，无出血，按压针孔片刻，敷以创可贴。埋线区当天不得触水，以防感染。疗程：15日埋线1次，4次为1个疗程。

（二）西医治疗

由于早发性卵巢功能不全的发病机制尚不明确，到目前为止还没有确切有效的方法能恢复卵巢的功能。总的治疗原则：对于青春期早发性卵巢功能不全女性，主要治疗目的是促进性征发育，使月经来潮，保护生殖功能，改善性心理状况；对于生育期早发性卵巢功能不全患者，维持女性正常的性生活，改善低雌激素引发的症状，预防骨质疏松，有生育要求者可行赠卵的体外受精-胚胎移植。

1. 一般处理 包括遗传咨询、心理疏导、钙剂和维生素D的补充。早发性卵巢功能不全确诊后应给予遗传咨询及心理上的疏导。口服钙尔奇600mg/d或维生素D400~500U/d，防治由于雌激素水平低下导致的骨质疏松症及骨折。

2. 激素替代治疗 激素替代治疗是早发性卵巢功能不全患者经典的治疗方法，可纠正患者低雌激素的状态。治疗方法分为雌孕激素序贯疗法和雌孕激素连续联合疗法，前者在使用雌激素的基础上，于周期后半期加孕激素10~14日；后者雌、孕激素合并应用。早发性卵巢功能不全激素治疗的剂量尽可能与生理剂量接近，且使用至少应持续至平均绝经年龄。但长期应用雌孕激素有一些潜在风险，如可能增加乳腺疾病的危险性，增加血栓、胆囊炎等疾病的发生率，所以需要定期的健康评估。推荐的雌激素剂量：17β-雌二醇 2mg/d 结合雌激素 1.25mg/d 或经皮雌二醇 75～100μg/d。有子宫的女性雌激素治疗时应添加孕激素以保护子宫内膜。在 50 岁前，有子宫的女性推荐雌孕激素序贯疗法，以产生周期性的月经样出血。

3. 针对不同病因早发性卵巢功能不全的治疗

（1）基因因素：明确致病基因是防治疾病的基础，但目前对这些基因的认识十分不足，许多通过动物模型发现的候选基因在人体中的作用还不清楚，卵子发生调控仍存在大量未知领域。所以基因检测家族高发人群，建议尚未发生早衰而发现相关基因缺陷者可以采取尽快妊娠、或者收集卵子并低温保存的方法。

（2）免疫性因素

1）免疫抑制或针对原发疾病的免疫治疗：伴有自身免疫系统疾病，或者伴有卵巢自身抗体阳性，应用糖皮质激素泼尼松或地塞米松进行治疗；抗心磷脂抗体阳性者，用阿司匹林进行治疗。在临床治疗中对早发性卵巢功能不全伴 TG-Ab 阳性者给予低剂量的甲状腺素片，已取得了一定临床效果。但目前缺乏设计良好的临床研究，缺乏高级别循证医学的证据，所以尚无规范的临床诊治方案。但部分研究提示免疫因素的早发性卵巢功能不全可能是可逆的，残存的卵泡功能在免疫功能紊乱得以改善后可能再复活。

2）雄激素治疗：低剂量雄激素可以促进卵泡的启动募集使得更多卵泡从储备池进入生长发育池，并作用于窦前卵泡和小窦卵泡上的雄激素受体，促进卵泡膜间质细胞和颗粒细胞增生，减少卵泡的凋亡和闭锁。低剂量的雄激素促进卵泡的生长和发育，具体机制还不甚清楚，可能是雄激素促进了胰岛素样生长因子-1（IGF-1）的分泌，后者通过放大促性腺激素的作用从而提高了卵巢的反应性。临床研究报道对于卵巢功能低下的患者使用雄激素能够改善卵巢的反应性。脱氢表雄酮（dehydroepiandrosterone，DHEA）对男性、女性抗衰老作用的研究方兴未艾。自 2000 年 DHEA 可改善卵巢反应低下患者临床结局的研究首次被报道以来，许多研究者开展了 DHEA 在卵巢衰老领域的研究，针对卵巢反应低下、卵巢储备功能下降、卵巢早老化或者早发性卵巢功能不全的患者应用 DHEA 可增加获卵数，提高 IUI 和 IVF 妊娠率已获得公认。但目前关于服用 DHEA 改善卵巢功能的观察性研究，也有临床无效的报道，结果仍有待于更大样本的随机化前瞻性对照研究证实。

（3）医源性因素：保护卵巢避免盆腔感染，避免医源性手术或治疗造成的卵巢损伤。

1）卵巢组织的移植：对于需要放化疗的肿瘤患者，可采用卵巢冷冻保存后移植技术。保存卵巢功能包括冷冻胚胎、冷冻卵母细胞及冷冻卵巢皮质三种方法。目前卵子冷冻成功有效率和稳定性不如胚胎冷冻。人体卵巢组织冷冻的研究从 20 世纪 90 年代开始，有研究将卵巢带蒂冷冻，有早发性卵巢功能不全危险的患者在发生早发性卵巢功能不全之前通过开腹或腹腔镜技术在卵巢不同位置取几块标本用于冻存。另外卵巢移植可恢复患者的卵巢功能。卵巢移植研究可分为三个部分：卵巢异种移植、卵巢异体移植和卵巢自体移植。

2）促性腺激素释放激素（GnRH）类似物的使用：临床观察发现，化疗药物对有丝分裂活跃的卵泡损害大，对于静止的原始卵泡作用较小，有研究人员期望利用药物阻止原始卵泡成熟，从而达到最大限度的保存卵泡的目的。目前有不少临床和试验研究验证了在化疗前使用 GnRH 类似物可能有保护卵巢功能的作用。但此类治疗存在一些问题，这样的治疗是否影响了肿瘤的治疗，或是否影响化疗药物的疗效尚有待于观察。

4. 有关早发性卵巢功能不全生育的治疗

（1）促排卵治疗：一般使用激素替代或 GnRH-a 抑制内源性促性腺激素（主要是 FSH）至较低水平（<20U/L），降调节能使促排卵成功的理论依据是降调节后内源性 FSH 水平降低，颗粒细胞表面 FSH 受体增多，增加了卵巢的敏感性，然后予足量 HMG/HCG 促排卵同时 B 超监测，要求 HMG 用量大、持续时间长。但这样的治疗并未提高 IVF 的取卵率和胚胎成活率，所以目前多采用指导患者增加对偶发排卵的捕获，根据患者病情可积极采取措施指导同房或行 IUI 或自然周期/改良自然周

期的 IVF，增加受孕机会。

（2）赠卵胚胎移植术：赠卵胚胎移植对早发性卵巢功能不全患者来说仍是获得妊娠的最有效的治疗。但目前世界上各个治疗中心普遍存在卵母细胞来源困难的问题，我国原卫生部规定今后赠卵的来源仅限于辅助生育技术获得的剩余卵母细胞，所以赠卵来源就更为局限了。

七、中西医临床诊疗思路

目前西医学还没有确切有效的方法恢复卵巢功能，而是根据患者个体情况分别处理，以采用激素替代治疗为主。西医方面多采用人工周期（hormone replacement therapy，HRT）治疗，在临床上已经证实 HRT 可使患者出现周期性月经，改善患者生殖器官萎缩及围绝经期症状，减少骨质疏松的发生。但对早发性卵巢功能不全引发的不孕，采用 HRT 对子代安全性的风险尚存在着争议，且存在加大子宫内膜增生、子宫内膜癌、乳腺癌、卒中等疾病的发病风险。

中医药对早发性卵巢功能不全的治疗，研究多从辨证论治、辨病论治、方药加减、中成药治疗、中医药调整月经周期节律等方面入手，并已取得了明显的临床疗效，既能控制早发性卵巢功能不全的症状，又能预防其发生及发展，且无 HRT 所致的不良反应。特别是中药具有多系统、多环节的整体调节作用。中医临证要强调"个体化治疗"，从患者个体的生活环境、生活方式、既往病史中寻找信息，发现"因"与"病"的关系，方可辨证准确，一击即中。但从临床来看，辨证早发性卵巢功能不全属虚证者居多，纯属实证者较少，即使有实，亦多虚实夹杂之证。经本阴血，血以充经，气以行经，又经本于肾，因此，治疗早发性卵巢功能不全应以补养脏腑为主、疏络通经为辅。滋肾为主，兼以健脾补肺，佐以理气消导，疏肝祛瘀。

中医药的优势不仅在于治已病，而且更体现于"治未病"的防治思想。对早发性卵巢功能不全亦应预防重于治疗，对于未病者应善于调节情绪，建立科学生活方式，做到起居有常、饮食有节，心情舒畅、气血调和，避免各种因素诱发本病，以使卵巢功能保持健康平衡状态。高危及有前期病变的人群要提早干预；对于已病者，要稳定情绪，正确认识该病，积极接受治疗，防止骨质疏松症和冠心病等并发症的发生。

八、预防与调护

1. **正确地认识和对待早发性卵巢功能不全**　近年来，患早发性卵巢功能不全的女性人数呈上升趋势，除了遗传、酶缺乏等因素外，其他因素所致的早发性卵巢功能不全均可通过平素的保健或治疗措施的改善得到相应的预防，所以做好健康宣教，进行早发性卵巢功能不全知识的普及，并采用多层次和综合性防治保健措施，维持自身生殖生理和生殖内分泌功能，积极防治早发性卵巢功能不全相关的疾病，可避免早发性卵巢功能不全的发生。

2. **定期做健康及卵巢功能检查**　月经规律的女性一旦发生月经周期改变时，需要积极进行生殖内分泌的检查。本病最常见的临床表现是绝经相关症状，远期的退行性病变是代谢综合征、心血管疾病、骨质疏松症和老年痴呆等。在全面体检的基础上，遵照个体化原则制定合理的治疗方案以保证治疗的有效性和安全性。

3. **调节情绪**　要重视调节患者的情感，去忧悲、防惊恐、和喜怒，消除不良情绪对本病造成的影响。

4. **调整睡眠**　尽量避免晚睡、熬夜等。

5. **运动健身**　运动宜有氧运动，从低强度、小运动量开始，循序渐进，逐渐增加到设定的运动强度。

6. **戒烟少酒**　可以适量饮用红酒。

古医籍精选

《素问·阴阳别论》曰："二阳之病发心脾，有不得隐曲，女子不月。"

《妇科玉尺·月经》曰："妇人二三月经不行，宜用验胎法以验之，未可遽用攻伐通利之剂也。如果验之无胎，斯可随症而通之。"

《金匮要略·妇人杂病脉证并治第二十二》曰："妇人之病，因虚、积冷、结气，为诸经水断绝，至有历年，血寒积结胞门，寒伤经络，凝坚在上。"

《景岳全书》曰："经闭有血隔、血枯之不同，隔者病发于暂，通之而愈，枯者其来渐，补养乃充。"

病 案 分 析

患者，女，32岁。主诉：闭经5个月。患者17岁初潮，月经稀发，30~90日一行、三四日净、量少。末次月经为2012年7月8日。平素情绪抑郁，易疲倦，潮热汗出明显，带下量少，阴道干涩，性欲下降，记忆力明显减退，腰酸，纳一般，眠差、多梦易醒，二便调，舌暗红、苔薄黄，脉细数。既往史：平素身体健康。婚产史：已婚，孕0。

辅助检查：就诊时性激素水平测定，结果：雌二醇（E_2）11pg/ml；卵泡刺激素（FSH）98.29U/L；黄体生成素（LH）24.55U/L；1个月前性激素水平结果：E_2 28pg/ml，FSH 68.24U/L，LH 22.41U/L。妇科B超示：子宫后位，大小41mm×32mm×45mm，内膜5mm，左卵巢24mm×15mm，右卵巢26mm×15mm，双卵巢偏小，内均未见优势卵泡回声。

根据上述资料，请提出你的诊断思路。

第八节　高催乳素血症

高催乳素血症（hyperprolactinemia，HPRL）是指各种原因导致外周血催乳素持续升高的状态。血清催乳素（PRL）>1.14nmol/L（25μg/L）可确诊为高催乳素血症。月经紊乱和溢乳是高催乳素血症的典型症状，月经紊乱包括月经量少、稀发甚至闭经；溢乳通常表现为双乳流出或可挤出非血性乳白色或透明液体。高催乳素血症还可引起不孕。垂体瘤等压迫会出现头晕、眼花及视觉障碍等症状；低雌激素状态引起骨质疏松、生殖器官萎缩、性欲减低、性生活困难等症状。

有报道，25~34岁妇女中高催乳素血症的年发病率为23.9/10万。继发性闭经及闭经泌乳患者中高催乳素血症各占10%~25%及70%~80%。高催乳素血症中异常泌乳约占90%。月经正常的妇女中5%~10%可有泌乳，月经正常伴泌乳的妇女中27%有高催乳素血症。

本病属于中医学"月经不调""闭经""不孕"及"溢乳"等范畴。

一、病因病理

（一）中医病因病机

1.**病因**　本病的发生与肝郁、肾虚、脾虚有关。

2.**病机**　本病的发生主要与肝、脾、肾三脏功能失调有关。肝失条达、肾亏脾虚、痰湿阻滞、气滞血瘀以致气血紊乱、冲任失调是高催乳素血症的主要病机。病位主要在肝肾脾。

（1）肝郁气滞：素性抑郁，情志不舒，或恚怒伤肝，肝失条达，肝气郁结，气滞血瘀，冲脉气机失于调畅，瘀血阻络，冲气无由下达，血不化经而上逆为乳，下则闭经。

（2）肾虚肝郁：禀赋不足，肾气未盛；或因多产、堕胎，以致肾精耗损；或久病及肾，肝肾同源，由肾及肝，肝木失养，出现肾虚肝旺，肝疏泄太过，肾闭藏失职，致气血紊乱；或情志抑郁，皆可使冲气上逆，血不化经而导致闭经泌乳。

（3）肝肾亏虚：多产、堕胎，以致肾精耗损，或久病及肾，肝血亦虚，精血匮乏，源断其流，冲任亏损，胞宫无血可下，而成闭经。血不化经而上逆为乳，乳汁自出。

（4）脾虚痰湿：脾胃为后天之本，气血生化之源，如肝旺克土，致脾胃虚弱，或过食辛辣，致胃热壅滞，皆可使气血不足，血海空虚而致经闭；或使脾胃运化失职，水湿停聚为湿为痰湿，痰湿扰乱冲任气机失调而造成冲气上逆、血无下循之路，不化经而上逆为乳，出现溢乳闭经。

（二）西医病因病理

1. 病因　高催乳素血症可由多种药理、病理等情况引起。

（1）药理性：主要是多巴胺类制剂或激素等药物通过拮抗下丘脑多巴胺或增强 PRL 释放因子（PRF）刺激而引起催乳素升高。

（2）病理性：包括下丘脑或邻近部位疾病、垂体疾病、原发性甲状腺功能低减低、慢性肾功能不全、多囊卵巢综合征等引起催乳素升高。

（3）特发性：指血 PRL 水平轻度增高并伴有症状，但未发现任何使血 PRL 水平升高的原因。

2. 发病机制

（1）下丘脑或邻近部位疾病：肿瘤如颅咽管瘤、神经胶质瘤等；脑膜炎等炎症病变影响催乳素抑制因子的分泌，导致催乳素升高。

（2）垂体疾病：垂体腺瘤是引起高催乳素血症最常见的原因，以垂体催乳素瘤最常见。1/3 以上患者为垂体微腺瘤（直径<1cm）。空泡蝶鞍综合征也可使催乳素升高。

（3）原发性甲状腺功能减低：促甲状腺激素释放激素水平升高，促使 PRL 细胞增生，垂体可增大，刺激垂体催乳素分泌。

（4）特发性高催乳素血症：血清催乳素升高达 2.73～4.55nmol/L，但未发现垂体或中枢神经系统疾病，可能为 PRL 分泌细胞弥漫性增生所致，部分患者数年后发现垂体微腺瘤。

二、临床表现

1. 月经紊乱及不孕　高催乳素血症患者 85%有月经紊乱，以继发性闭经多见，也可为月经量少、稀发或无排卵月经；生育年龄患者可不排卵或黄体期缩短，表现为月经少、稀疏甚闭经。青春期前或青春期早期可出现原发性闭经，生育期多为继发性闭经。无排卵可导致不孕。

2. 溢乳　是本病的特征之一。闭经-溢乳综合征患者约 2/3 存在高催乳血症，其中有 1/3 患垂体微腺瘤。溢乳通常表现为双乳流出或挤出非血性乳白色或透明液体。

3. 头痛、眼花及视觉障碍　垂体微腺瘤增大明显时，影响脑脊液回流及压迫视神经，可出现头痛、眼花、呕吐、视野缺损及动眼神经麻痹等症状。

4. 性功能改变　由于 LH 及 FSH 分泌受抑制，出现低雌激素状态，出现阴道壁变薄或萎缩，分泌物减少，性欲减低。

三、诊断

（一）病史

多数患者无明确诱因，有月经稀发或闭经、溢乳病史；可能有长期服用精神病药、抗癫痫药、抗高血压药、抗胃溃疡药和阿片类药物史。

（二）临床表现

对出现月经紊乱及不孕、溢乳、闭经、青春期延迟者，应考虑本病。

（三）辅助检查

1. **血催乳素（PRL）测定** 血清 PRL＞1.14nmol/L（25μg/L）可确诊为高催乳素血症。检测最好在上午 9～12 点。

2. **影像学检查** 若血清 PRL＞4.55nmol/L（100μg/L），应行垂体 MRI 检查明确是否存在垂体微腺瘤或腺瘤。

3. **眼底检查** 垂体腺瘤可侵犯或（和）压迫视交叉，引起视乳头水肿；也可肿瘤压迫视交叉引起视野缺损，因而眼底、视野检查有助于确定垂体腺瘤的大小、部位。

四、鉴别诊断

1. **多囊卵巢综合征（PCOS）** 主要病理生理特征是高雄激素血症、高胰岛素血症。症状以月经稀发多见。非肥胖 PCOS 患者血清 LH 水平升高，肥胖患者常有糖脂代谢异常、血雌二醇相当于中卵泡期水平。血 PRL 水平轻度升高。超声检查显示卵巢体积>10ml，鞍区影像学检查未见异常，可以鉴别。应按 PCOS 处理，一般不需使用溴隐亭。

2. **其他垂体肿瘤** 生长激素分泌型瘤（GH 瘤）可有高 PRL 血症及溢乳，但体型或面貌有特征性，血 GH 功能试验可以鉴别。垂体无功能腺瘤压迫垂体柄引起血 PRL 水平中度升高，多巴胺激动剂治疗后血 PRL 水平降低但瘤体不缩小，MRI 检查也有助于鉴别。

3. **空泡蝶鞍综合征** 临床表现与垂体瘤相仿，但程度较轻。2/3 的患者内分泌检查正常。鞍区 MRI 检查可识别。

五、治疗

（一）中医治疗

1. **辨证方药** 本病虚中夹实，治疗当以泻实兼顾本虚，根据病位脏腑及病证的虚实，虚者补益肝肾，健脾益气以调经；实者疏肝解郁，化痰除湿，理气通经。

1）肝郁气滞证

证候 乳汁自出，或挤压乳房有乳汁溢出，量少或多，质稠，月经稀发、量少甚至经闭不孕，胸闷胁胀，经前乳胀或乳头疼痛，口干心烦；舌淡红，苔薄白，脉弦。

治法 疏肝解郁，和血调经。

方药 逍遥散（《太平惠民和剂局方》）或柴胡疏肝散（《景岳全书》）加减。

逍遥散：当归、白芍、柴胡、茯苓、白术、甘草、煨姜、薄荷。

柴胡疏肝散：柴胡、川芎、香附、枳壳、芍药、陈皮、炙甘草。

若见心烦易怒、口干口苦、舌苔薄黄、脉弦数者为肝郁化热，宜加牡丹皮、山栀子、知母、黄柏以疏肝清热；若伴有腰膝酸软为肾虚，腰腑失养，宜加桑寄生、川续断、菟丝子以补肾固腰；若见胸胁满闷、舌体紫暗、脉沉弦或沉涩为气滞血瘀，宜加郁金、丹参、川芎等以行气活血化瘀。

2）肾虚肝郁证

证候 月经后期量少，甚至停闭不孕，头晕耳鸣，腰膝酸软，性欲减退，乳汁自出，或挤压乳房有乳汁溢出，量少或多，胸闷胁胀，经前乳胀或乳头疼痛；舌淡红，苔少，脉沉细或弦细。

治法 滋肾养阴，疏肝解郁。

方药 知柏地黄丸（《医宗金鉴》）合柴胡疏肝散（《景岳全书》）加减。

知柏地黄丸：知母、黄柏、熟地黄、山药、山萸肉、茯苓、牡丹皮、泽泻。

柴胡疏肝散：柴胡、川芎、香附、枳壳、芍药、陈皮、炙甘草。

若小便淋漓不畅，加瞿麦、泽泻利水通淋；若溢乳症较重，可加生麦芽重用加强回乳之效；若乳房胀痛，下腹胀甚拒按，带下黏腻，头痛目糊伴有垂体腺瘤，为痰瘀阻络，可加石菖蒲、凌霄花舒肝通窍，行血祛瘀；合并有甲状腺功能不全或甲状腺结节，可加夏枯草、蒲公英、橘核等清热散结。

3）肝肾虚损证

证候 月经后期量少，渐至经闭不行，记忆力衰减，乳汁自出，或挤压乳房有乳汁溢出，量少质稀；舌淡红，苔少，脉沉弦细。

治法 补益肝肾，养血通经。

方药 归肾丸（《景岳全书》）加味。

熟地黄、山药、山萸肉、茯苓、当归、杜仲、枸杞子、菟丝子。

若手足心热，伴烦躁易怒、寐差、舌质偏红、脉细略数，为阴虚火旺、虚热内生，宜加地骨皮、女贞子、旱莲草、龟板、生地等滋阴降火。

4）脾虚痰湿证

证候 乳汁自出，或挤压乳房有乳汁溢出，质清稀或质黏稠，月经稀发量少，量少，色淡，甚至停闭不孕，神疲肢倦，食欲不振，形体肥胖，胸胁满闷，呕恶痰多；舌淡红，舌体胖大苔厚腻，脉沉滑。

治法 健脾益气，养血调经。

方药 补中益气汤（《脾胃论》）合丹溪治湿痰方（《丹溪心法》）加减。

补中益气汤：黄芪、人参、白术、升麻、柴胡、当归、陈皮、炙甘草。

丹溪治湿痰方：苍术、白术、半夏、茯苓、滑石、香附、川芎、当归。

若肠鸣形寒为脾阳虚衰，加炮姜、小茴香以温运脾土；若见小腹隐痛、舌质紫暗或边尖有瘀点、脉细涩为脾络血瘀，宜加丹参、鸡血藤、牛膝等以化瘀调经；若见便溏、小便清长、泛恶纳差、舌质淡、苔薄白或白腻、脉沉滑为脾肾阳虚，宜加党参、菟丝子、补骨脂、鹿角霜等以温肾健脾。

2. 针灸推拿治疗

（1）体针：主穴：中极、大赫、子宫、关元、足三里、三阴交、百会、气海、天枢等穴。配穴：肝郁气滞配太冲穴、肝俞穴；肾阳虚配肾俞穴、命门穴；肝肾阴虚配肝俞穴、太溪穴；脾虚痰湿配脾俞穴、丰隆穴、公孙穴。不孕加子宫穴，闭经加血海穴，泌乳加膻中穴，面部痤疮加行间穴。手法：用平补平泻、捻转补泻的手法，或虚证用补法（烧山火）加温针灸，实证用泻法（透天凉）。

（2）腹针：针刺处方：①引气归元（中脘穴、下脘穴、气海穴、关元穴）、膻中穴、足三里穴、三阴交穴；调泌针法：丘脑穴、下丘脑穴、泌乳穴、垂体穴。②命门穴、肝俞穴、肾俞穴、腰阳关穴、三阴交穴；调泌针法取穴：缓泌穴（即涌泉穴）、颈三穴。针刺手法：头部穴位采用轻刺、浅刺，关元穴用补法，余穴平补平泻。处方①和处方②交替使用。每周3次，12次为1个疗程。

（二）西医治疗

确诊后应明确病因，及时治疗。治疗手段有药物治疗、手术治疗和放射治疗。

1. 药物治疗

（1）甲磺酸溴隐亭：是麦角生物碱衍生物，选择性激动多巴胺受体，能有效降低催乳激素。溴隐亭对功能性或肿瘤引起的 PRL 升高水平均能产生抑制作用。溴隐亭治疗后能缩小垂体肿瘤体积，使闭经-溢乳妇女月经和生育能力恢复。

溴隐亭的疗效与个体敏感性有关，不一定与剂量正相关。为减轻不良反应一般从小剂量开始，治疗微腺瘤，第 1 周 1.25mg，每晚 1 次；第 2 周 1.25mg，每日 2 次；第 3 周 1.25mg，每日晨服 2.5mg，每晚服；第 4 周以后 2.5mg，每日 2 次，3 个月为 1 个疗程。主要不良反应是胃肠道反应（恶心、呕吐、便秘）和体位性低血压（头晕、头痛），用药数日后可自行消失。

（2）α二氢麦角隐亭（奎高利特）：是高选择性多巴胺 D_2 激动剂。多用于甲磺酸溴隐亭不良反应无法耐受时。25μg，连服 3 日，随后每 3 日增加 25μg，直至获得最佳效果。

（3）维生素：B_6：20～30mg，每日 3 次口服，和甲磺酸溴隐亭同时使用起协同作用。

2. 手术治疗 当垂体肿瘤产生明显压迫及神经系统症状或药物治疗无效时，应考虑手术切除肿瘤。手术前短期服用甲磺酸溴隐亭能使垂体肿瘤缩小，减少术中出血，有助于提高疗效。

3. 放射治疗 用于药物治疗无效或不能耐受、有手术禁忌或拒绝手术、不愿长期服药的患者。放射治疗显效慢，且可能引起垂体功能减低、视神经损伤、诱发肿瘤等并发症，因此不主张单纯放疗。

六、中西医临床诊疗思路

高催乳素血症西医病因病理机制明确，临床表现极具特征，近年来中医理论在认识高催乳素血症的病因病机及辨证施治方面已有明显的提高，运用中医药治疗高催乳素血症具有治法灵活、疗效肯定、无明显不良反应、价格相对便宜等优点，在临床诊治中治疗手段的多样化改变了过去西医单一方法，尤其在远期疗效方面越来越显示出中医药的优越性。因此，中西医的有效结合，有助于更好地认识及防治本病。

本病临证需要首先需明确诊断，排除早孕、多囊卵巢综合征、早发性卵巢功能不全、宫腔粘连等可引起闭经的疾病，以及乳腺局部病变引起的溢乳。诊断明确后，其病因也不尽相同，可合并垂体泌乳素瘤、原发性甲状腺功能低下、服用抗精神病、避孕药物等，详查病因后，根据相应疾病加减用药，或采取预防措施，或尽量减少致 PRL 升高因素。如 PRL 升高至 50μg/L 以上，需行垂体MRI 进行垂体肿瘤排除，现代检测技术的提高，一些轻度增高的高催乳素血症即可检出垂体微腺瘤，即使是无明确原因的特发性高催乳素血症，治疗后反复升高的，也需定期垂体 MRI 排查，部分患者会发展出现垂体肿瘤。

治疗上临床见病情较轻者若效果好可以单纯用中药治疗，若效果欠佳或者病情较重者需要中西医结合治疗。根据病因选择相应西药或手术治疗，确诊垂体泌乳素瘤，需服用溴隐亭之类多巴胺受体激动剂；如发现甲状腺功能下降，促甲状腺激素升高，则需补充甲状腺素；有手术指征的先手术后用药。在此基础上联合中医辨证治疗，中药或针灸贯穿治疗始终，可以有效减少西药的不良反应，增加治病疗效，预防远期复发。中医治疗虽然无统一的辨证分型标准，但要抓住其主要病因病机"肝郁气滞、肾虚肝郁、肝肾亏虚、脾虚痰湿以致气血紊乱、冲任失调"，顾护关键脏腑肝肾脾，遵循"血滞宜通、血枯宜补"的原则，虚者补而通之，实者泻而通之，根据病位脏腑及病证的虚实，虚者补益肝肾，健脾益气，养血调经；实者疏肝解郁，化痰除湿，理气通经。

七、预防与调护

1. 注意尽量避免使用用影响血清 PRL 水平的药物 如酚噻嗪类、丁酰苯类、多潘立酮、舒必利等多巴胺受体拮抗剂；甲基多巴、利血平等多巴胺耗竭剂；阿片肽、吗啡、可卡因等多巴胺转化抑制剂；诺米芬辛等多巴胺重吸收阻断剂或苯妥英、地西泮等二苯氮类衍生物等类药物。

2. 高 PRL 血症患者应长期随访 无论带瘤妊娠，分娩后及垂体瘤手术、放疗后，都需严密随访血 PRL 水平，以决定药物治疗的选择。在多巴胺受体激动剂治疗期间，也应定期监测血 PRL 水平，以调整剂量。

病 案 分 析

患者女性，29岁，已婚。因"月经稀发伴溢乳3年余"就诊。患者平素月经周期尚正常，近3年月经常后期，周期40~90日不等，经量中，色暗红，时有乳汁自溢，心烦易急躁，胸闷胁胀，乳房胀痛，婚后同居未避孕未孕1年余。

查体：挤压双乳房有乳汁溢出，量少，质稠，舌淡暗，苔薄白，脉弦。

门诊辅助检查：血PRL 86μg/L。

根据上述资料，请提出你的诊断思路。

（王小云　刘　建）

第十九章　不孕症与辅助生殖技术

不孕症是一组由多种病因导致的生育障碍状态，是育龄夫妇的生殖健康不良事件。近十几年辅助生育技术发展迅猛，帮助许多不孕夫妇获得后代，但因技术本身存在一些伦理和法律问题，需要严格管理和规范。

中医学认为不孕的原因十分复杂，夫妇双方任何一方的生育力下降均会引起生育障碍。导致女方不孕的原因有肾虚、血虚、肝郁、痰湿、湿热、血瘀等。肾主生殖，故肾虚是不孕症的重要原因，并与天癸、冲任、胞宫的功能失调或脏腑气血不和密切相关。

第一节　不　孕　症

不孕症（Infertility）是指凡婚后未避孕、有正常性生活、夫妇同居 1 年而未受孕。在男性则称为不育症。不孕症分为原发性不孕和继发性不孕两大类。婚后未避孕而从未妊娠者称为原发性不孕；曾有过妊娠而后未避孕连续 1 年不孕者称继发性不孕。不孕症的发生率有上升趋势，因国家、民族和地区不同存在差别，我国不孕症发病率为 7%～10%。

本病中医亦称"不孕症"，或"无子""全不产""断绪"等。原发性不孕为"无子""全不产"，而继发性不孕属中医学"断绪"的范畴。

一、病因病理

（一）中医病因病机

1. 病因　导致女方不孕的原因有肾虚、血虚、肝郁、痰湿、湿热、血瘀等。肾主生殖，"胞络者系于肾""肾者，主蛰，封藏之本，精之处也""肾主冲任，冲为血海，任主胞胎"，故肾虚是不孕症的重要原因，并与天癸、冲任、胞宫的功能失调或脏腑气血不和密切相关。此外，先天畸形，如真假两性阴阳人、"五不女"（螺、纹、鼓、角、脉），除"脉"中或许有可能用药物调治外，大多非药物所能奏效。

2. 病机

（1）肾虚："肾主生殖"，故肾虚直接影响孕育。

1）肾阳虚：先天禀赋不足，肾气不充，天癸不能按时而至，或至而不盛；房事不节，久病及肾，或阴损及阳等，导致肾阳虚弱，命门火衰，冲任不足，胞宫失于温煦，宫寒不能摄精成孕。

2）肾阴虚：房劳多产、失血伤精、精血两亏，或素体性燥多火、嗜食辛辣、暗耗阴血而导致肾阴不足，肾精亏损，精血不足，冲任失滋，子宫干涩，不能摄精成孕。或由肾阴不足，阴虚火旺，血海太热，不能摄精成孕。

3）肾阴阳两虚：肾阴虚和肾阳虚的证候可先后或同时出现，兼有上述两型的证候特点。

（2）血虚：血是月经的物质基础。若体质素弱，阴血不足；或脾胃虚损，化源衰少；或久病失血伤津，导致冲任血虚，胞脉失养。因为血虚，就没有摄精成孕的物质基础，而导致不孕。

（3）肝郁：女子以血为本，肝主藏血，喜疏泄条达，冲脉隶属于肝，司血海，为机体调节气血的枢纽。如因七情六欲之纷扰，致使肝失条达，气机郁滞，肝气郁结，疏泄失常，则气滞血瘀。气为血帅，血赖气行，郁而不舒，气血失和，冲任不能相资而月事不调，则难以受孕。或肝郁化火，郁热内蕴，伏于冲任，胞宫血海不宁，难于摄精成孕。又肝郁克伐脾土，脾伤不能通任脉而达带脉，任、带损伤，胎孕不受。

（4）痰湿：痰湿成因，关乎脾肾两脏，脾肾阳虚，运化失调，水精不能四布，反化为饮，聚而成痰，痰饮黏滞缠绵，纯属阴邪，最易阻滞气机，损伤阳气，痰湿阻滞，气机不畅，冲任不通，月事不调，故成不孕。或寒湿外侵，困扰脾胃；或恣食膏粱厚味，阻碍脾胃，运化失司，痰湿内生，流注下焦，滞于冲任，壅塞胞宫而致不孕。

（5）湿热：湿热可因脾虚生湿，遏而化热酿成；或因肝脾不和，土壅木郁而生；或恣食肥甘酿生；也可因淋雨涉水，久居湿地，或受湿邪熏蒸而成。湿热流注下焦或湿热之邪直接犯及胞脉、胞络、胞宫、阴户，客于冲任带脉，任带失约，冲任受阻，终难成孕。

（6）血瘀：瘀血既是病理产物，又是致病因素。寒、热、虚、实、外伤均可引发瘀滞胞宫，导致不孕。多因情志内伤，气机不畅，血随气结；或经期产后，余血未净续外感内伤致使宿血停滞，凝结成瘀；或寒凝瘀阻；或热郁血凝；导致血瘀气滞，癥瘕积聚于胞中，阻碍气血，经水失调，精难纳入，更难于受孕。此外，气弱血运无力、气虚血瘀，或病邪流滞、留塞胞门者，必难受孕。

上述各病机既可独立发病，又常因脏腑相生相克，气血、脏腑、经络间的有机联系而兼夹发病。更由于不孕症病程长，以年为计，病因往往并非单一，病机涉及多脏受损，往往脏腑、气血、经络同病，如肾虚宫寒、肾虚肝郁、肾虚血瘀、肾虚痰湿或瘀痰互结、气滞血瘀、瘀阻冲任胞脉等。临证中必须细加分析主要病机及其兼夹病机。

（二）西医病因病理

1. 病因 现代医学认为受孕是一个复杂而又协调的生理过程，必须具备下列条件：卵巢排出正常卵子；精液正常并含有正常的精子；卵子和精子能够在输卵管内相遇并结合成为受精卵，受精卵被顺利地输送入子宫腔；子宫内膜已充分准备适合于受精卵着床。如果上述任何一个环节障碍，便能阻碍受孕。阻碍受孕的因素可能在女方、男方或男女双方。据调查，不孕夫妇中，女方因素占40%～55%，男方因素占25%～40%，男女双方共同因素占20%～30%，不明原因的约占10%。

2. 发病机制

（1）女性不孕因素

1）排卵障碍：各种因内分泌紊乱或者异常引起的排卵障碍也是女性不孕的主要因素之一。其中，主要是由于卵巢功能紊乱导致持续不排卵，主因有：①卵巢病变，如先天性卵巢发育不全、多囊卵巢综合征、卵巢功能早衰、卵巢功能性肿瘤、卵巢子宫内膜异位囊肿、卵巢对促性腺激素不敏感综合征等；②下丘脑-垂体-卵巢轴功能紊乱，包括下丘脑性无排卵性、垂体功能障碍引起无排卵；③肾上腺及甲状腺功能异常也能影响卵巢功能紊乱导致不排卵。此外，黄体功能不足也可影响囊胚植入，导致不孕。

2）输卵管因素：输卵管阻塞和通而不畅是主要原因。慢性输卵管炎（淋菌、结核菌、沙眼衣原体等）引起伞端闭锁或输卵管黏膜破坏时输卵管闭塞，导致不孕。此外，输卵管发育不全（过度细小扭曲、纤毛运动及管壁蠕动功能丧失等）、盆腔粘连等，也可导致输卵管阻塞。

3）子宫因素：子宫先天畸形、子宫巨大壁间肌瘤、子宫黏膜下肌瘤可造成不孕或孕后流产；子宫内膜炎、内膜结核、内膜息肉、宫腔粘连，或子宫内膜分泌反应不良等影响受精卵着床，因卵巢孕酮分泌不足，致使子宫内膜分泌反应不良等因素都影响受精卵着床而致不孕。

4）宫颈因素：宫颈黏液量与精子能否进入宫腔关系密切，雌激素不足，或宫颈管感染、宫颈息肉、宫颈过小均可影响精子通过而致不孕。

5）外阴与阴道因素：阴道损伤后形成的粘连瘢痕性狭窄，或先天无阴道、阴道横隔、无孔处女膜，均能影响性交并阻碍精子进入宫颈口。严重阴道炎时，大量白细胞消耗精液中存在的能量物资，降低精子活力，缩短其存活时间而影响受孕。

6）染色体异常：引起性腺发育异常或生殖道异常。

（2）男性不孕因素：主要是生精障碍与输精障碍。

1）精液异常：先天性或后天性原因导致精液异常，表现为无精、少精、精子发育停滞、精子畸形率高或精液液化不全等。

2）性功能异常：外生殖器发育不良或阳痿致性交困难等。

3）免疫因素：在男性生殖道免疫屏障被破坏的条件下，精子、精浆在体内产生对抗自身精子的抗体，即抗精子抗体（anti-sperm antibody，AsAb），使射出的精液产生自身凝集而不能穿过宫颈黏液。

（3）免疫因素：生殖道的免疫反应极其复杂，不论卵子、精子、受精卵、性激素、促性腺激素以至精浆，都有一定的抗原性而导致免疫反应，造成不孕。免疫性不孕分为同种免疫、局部免疫和自身免疫三类。

1）同种免疫：指男子的精子、精浆作为抗原，在女方体内产生抗体，使精子凝集或使精子失去活力。当女性生殖道黏膜炎症破损或精浆中的免疫抑制物受到破坏时，精子或精浆中的抗原物质会引起女方的同种免疫反应。宫颈上皮细胞产生致敏的分泌型 IgA、IgG 与精子结合后被覆在精子表面，使精子制动，难以进入宫腔；而 IgG 又可起补体固定作用，发挥直接细胞毒作用，使精子发生凝集。

2）局部免疫：指有些不孕妇女的子宫颈黏液或子宫内膜含有产生免疫球蛋白 IgG 或 IgA 的淋巴样细胞，子宫颈黏液内含有抗精子的免疫球蛋白 IgG、IgA 和 IgM，故子宫颈及女性生殖道对精子具有局部免疫作用。子宫内膜局部的免疫细胞如 NK 细胞、T 细胞和 B 细胞功能异常都可导致种植失败和不孕。

3）自身免疫：指不孕妇女血清中存在透明带自身抗体，与透明带起反应可阻止精子穿透卵子，因而阻止受精。抗心磷脂抗体可引起种植部位小血管内血栓形成，导致胚胎种植失败。

（4）男女双方因素

1）性生活不正常。

2）免疫因素：精子、精浆、透明带和卵巢这些生殖系统抗原在特定的情况下均可产生自身免疫或同种免疫。同种免疫是指男方的精子、精浆作为抗原，在女方体内产生抗体，使精子与卵子不能结合或受精卵不能着床。而自身免疫是指不孕妇女血清中存在多种自身抗体可能阻止精卵结合。

3）不明原因：经临床系统检查仍不能确认的不孕原因。

二、临床表现

（一）病史

注意结婚的年龄，不孕时间、健康状况、性生活情况、月经史、既往生育史（如足月分娩、人工流产、中孕引产、异位妊娠等）。有无痛经史与性交痛，有无生殖器感染史，是否采取避孕措施，有无结核史、内分泌病史及腹部手术史。

（二）症状

无保护、规律性生活 1 年以上未孕为不孕症的主要临床表现。患者可无其他不适症状，仅表现为受孕障碍；也可依照导致不孕原因出现对应的临床表现。

1. 排卵功能障碍引起的不孕 常伴有月经紊乱、闭经等症状；多囊卵巢综合征所引起的不孕常伴有多毛、肥胖、月经稀发、闭经等症状。

2.**高催乳素血症或闭经溢乳综合征所导致不孕**　主要有闭经、溢乳或伴随病的症状。

3.**生殖器官病变引起的不孕症**　常因病位不同症状不一，如生殖器炎症引起的不孕症常伴有下腹痛、白带增多等症状；子宫内膜异位症引起的不孕，常伴有痛经、经量过多，或经期延长；宫腔粘连引起的不孕症常伴有周期性下腹疼痛、闭经或经量少；子宫肌瘤或子宫腺肌症所致不孕常伴有月经量多、经期延长、经行腹痛等。

一般而言，不孕症临床症状可见不同程度的月经失调、痛经、带下异常等，但也有临床症状不明显者。

（三）体征

不孕症的体征也因引起不孕症的原因不同而异。

1.**多囊卵巢综合征**　多有多毛、肥胖，妇检发现双侧卵巢增大或卵巢虽无明显增大但有韧胀感，多数患者增大的卵巢通过妇检不能扪及，需要通过腹腔镜检查方能发现，亦有卵巢为正常大小者。

2.**闭经溢乳综合征**　体检可见一侧或双侧乳房溢乳。

3.**子宫内膜异位症**　盆腔子宫内膜异位症患者妇检宫骶韧带、子宫直肠窝时常可触及单个或多个大小不等、表面不光滑，触痛明显、固定的硬结；卵巢子宫内膜异位症时，轻者仅卵巢表面种植，可无阳性体征；重者卵巢可形成大小不等的囊肿，常为双侧性，与周围组织粘连，触痛明显。

4.**盆腔炎性疾病**　妇检时子宫活动受限或粘连固定。如为输卵管炎，则在子宫的一侧或两侧可触到增粗的输卵管，呈条索状，并有轻度压痛；如有输卵管积水或输卵管卵巢囊肿，则可在盆腔的一侧或两侧摸到囊性肿物，活动受限；如为盆腔结缔组织炎，则在宫旁一侧或两侧可能扪到片状增厚、压痛，子宫骶韧带增粗、变硬、有压痛，或触及炎症包块。

5.**子宫肌瘤、子宫腺肌瘤**　妇检可触及增大的子宫，或表面凸凹不平，或于腹部触诊时触及下腹部包块。

6.**其他**　甲亢患者出现甲状腺肿、特殊眼征等。肾上腺皮质功能亢进者见肥胖、痤疮、毛孔粗糙等。亦有不表现任何阳性体征者。

三、诊断与检查步骤

（一）病史

病史包括：结婚年龄、男方健康状况、是否两地分居、性生活情况、是否采取避孕措施、月经史、既往史（有无结核病、内分泌疾病；男方有否腮腺炎、附睾炎、睾丸炎、结核病、外生殖器外伤及手术史，有无接触铅、磷或放射线等）、家族史（有无精神病、遗传病）。对继发不孕，应了解以往流产或分娩经过、有无感染史等。

（二）临床表现

育龄妇女，同居 1 年，男方生殖功能正常，未采取避孕措施而未曾妊娠。

（三）检查步骤

因不孕的原因较复杂，且通常是男女双方多种因素同时影响，因此检查需按计划、有步骤地进行。对男女双方全面检查，找出不孕的原因，是诊断不孕症的关键。

1.**女方检查**

（1）体格检查：注意第二性征发育情况，内外生殖器的发育情况，有无畸形、炎症、包块及乳房泌乳等。

（2）排除全身性疾病的检查：胸片排除结核，必要时做甲状腺功能检查、蝶鞍 CT 摄片和血催乳素激素测定排除甲状腺及垂体病变，测定尿 17-酮、17-羟及血皮质醇排除肾上腺皮质疾病。

（3）女性不孕特殊检查

1）卵巢功能检查：有 B 型超声检测卵泡发育、基础体温测定、阴道脱落细胞涂片检查、宫颈黏液结晶检查、月经来潮前子宫内膜活组织检查、女性激素水平测定等，了解卵巢有无排卵及黄体功能状态。

同时，要对女性卵巢储备功能进行评估，判断生育潜能，具体包括：基础激素水平测定：基础卵泡刺激素（bFSH）水平（月经周期第 2～5 日的血清 FSH 值）、基础 E_2 水平（月经周期第 2～5 日的血清 E_2 值）、基础 FSH/LH、抑制素 B（INHB）、抗苗勒管激素（AMH）等；多普勒超声检查：基础 AFC、卵巢体积、卵巢基质血流；卵巢储备功能动态检测试验：枸橼酸氯米芬刺激试验（CCCT）、外源性 FSH 卵巢储备试验（EFORT）、促性腺激素释放激素激动剂刺激试验（GAST）等。

为了排除其他内分泌系统疾病则应进行相应内分泌检查，如甲状腺、肾上腺等。

2）免疫因素检测：如抗精子抗体、抗透明带抗体、抗子宫内膜抗体、抗心磷脂抗体、抗绒毛膜抗体、封闭抗体和细胞病毒抗体等。

3）输卵管通畅试验：包括输卵管通液术、子宫输卵管碘油造影（彩图 19-1）及 B 型超声下输卵管过氧化氢液通液术。输卵管通液术除可检查输卵管是否通畅外、还可分离轻度管腔粘连，有一定治疗作用。子宫输卵管造影可明确阻塞部位、有无子宫畸形及黏膜下肌瘤、子宫内膜或输卵管结核等病变。

4）性交后精子穿透力试验：镜检性交后 2～8 小时的宫颈黏液，若高倍视野有 20 个活动精子为正常。若看到精子在颈管黏液中不是向前游走，而是原地摆动或抖颤，应疑有免疫问题。

5）宫颈黏液、精液相合试验：在显微镜下观察精子穿透宫颈黏液的能力，如精子穿过黏液并继续向前运行，表示精子活动力及宫颈黏液的性状都正常，黏液中无抗精子抗体。

6）宫腔镜检查：了解宫腔内情况，如子宫畸形、宫腔粘连、子宫内膜息肉、子宫黏膜下肌瘤等。

7）腹腔镜检查：可直接了解盆腔情况，观察子宫、输卵管、卵巢有无病变或粘连。配合用亚甲蓝输卵管通液术可直视输卵管通畅情况。亦可取活体组织检查，分离轻度粘连，以及电凝内膜异位灶等手术。约有 20% 的患者通过腹腔镜手术可以发现术前未能诊断的病变。

8）夫妇染色体核型分析。

2. 男方检查

（1）体格检查：除全身检查外，重点检查外生殖器，注意发育情况、是否存在炎症、畸形及瘢痕等异常。

（2）精液检查：精液常规检查根据 WHO，2010 年，第 5 版进行，参考指标：精液量≥1.5ml，精子浓度≥$20×10^6$/ml，前向运动精子（a 级+b 级）≥32%，总活动率≥40%，正常精子形态（严格形态学分析标准）≥4%，白细胞<$1×10^6$/ml。精子数目或者活动度低于以上指标为异常，常见的有无精、弱精、少精、畸精、精子发育停滞等。如检查为无精子症，视情况可能需行睾丸活检检查。

四、治疗

（一）中医治疗

1. 辨证方药　由于导致不孕症的环节甚多，临床证候较为复杂，辨证有肾虚、血虚、肝郁、血瘀、痰湿等不同证型，临证主要根据患者的禀赋情况，参合初潮年龄、月经的期、量、色、质以辨虚实。借鉴历代医籍对不孕症的理论指导，结合临床实际，不孕症的治疗应以补肾气、益精血、养冲任、调月经为总原则。但临床上致病因素可以多元性，证型也可以复合出现，甚至错综复杂，必须审证求因，审因论治。

（1）肾虚证

1）肾气虚

证候 婚久不孕，月经不调，经量或多或少，头晕耳鸣，腰痛腿软，精神疲倦，小便清长；舌淡，苔薄，脉沉细，两尺尤甚。

治法 补肾益气，添精益髓。

方药 毓麟珠（《景岳全书》）加减。

鹿角霜、川芎、白芍、茯苓、川椒、人参、当归、杜仲、菟丝子、熟地黄、白术、甘草。

兼脾虚者加党参、白术、黄芪以健脾益气。

2）肾阳虚证

证候 婚久不孕，月经后期，量少，色淡或闭经，少腹冷坠，面色晦暗无华，腰酸肢冷，小便清长或夜尿，性欲淡漠；舌质淡，脉沉迟。

治法 温肾暖宫，益冲种子。

方药 温胞饮或右归丸合二仙汤加减。

温胞饮：巴戟天、补骨脂、菟丝子、肉桂、附子、杜仲、白术、山药、芡实、人参。

右归丸合二仙汤：仙茅、淫羊藿、巴戟天、知母、当归、黄柏。

兼脾虚者加党参、白术、炙甘草、黄芪以健脾益气；肾虚痰湿加胆南星、苍术、陈皮以燥湿化痰。中成药用五子补肾丸。

3）肾阴虚证

证候 婚后不孕，月经先期或后期，经色红无血块，量少或闭经，头晕，眼花，五心烦热；舌红，脉细。

治法 滋肾益精，养冲种子。

方药 养精种玉汤（《傅青主女科》）或左归丸合二至丸加减。

养精种玉汤：当归、白芍、熟地黄、山萸肉。

左归丸合二至丸：熟地黄、菟丝子、牛膝、龟板胶、鹿角胶、山药、山茱萸、枸杞子。

肾阴虚有热者加知母、黄柏、龟板以滋阴清热；肝肾阴虚者加玉竹、沙参、桑椹子以滋养肝肾；若肾阴阳俱虚者加熟附子、巴戟天、补骨脂、益智仁以阴阳双补。

（2）血虚证

证候 婚后不孕，月经后期，量少色淡或闭经，头晕眼花，心悸怔忡，肌肤不润，面色白无华或萎黄；舌淡，苔白，脉细弱。

治法 益气养血，调经种子。

方药 毓麟珠（《景岳全书》）加减。

当归、川芎、白芍、熟地黄、党参、白术、茯苓、炙甘草、菟丝子、鹿角霜、杜仲、川椒。

夜寐欠佳加首乌藤、酸枣仁以养心安神；胃纳差去熟地黄加春砂仁、怀山药以健脾和胃。中成药用乌鸡白凤丸。

（3）肝郁证

证候 婚后多年不孕，月经先后无定期，有血块，经前乳胀，精神抑郁，心烦易怒；舌淡暗，苔薄白，脉弦。

治法 疏肝解郁，调冲种子。

方药 开郁种玉汤（《傅青主女科》）。

当归、白芍、香附、茯苓、白术、牡丹皮、天花粉。

肝郁化火者，加栀子、黄柏以清热；经前乳房胀痛明显或伴有溢乳者加炒麦芽、枳壳、猫爪草、全瓜蒌疏肝理气回乳；乳胀有块者，加王不留行、路路通、橘核以破气行滞；乳房胀痛灼热者，加炒川楝子、蒲公英以清热泻火；若梦多寐差者加炒枣仁、首乌藤以宁心安神。中成药用逍遥丸。

（4）瘀血阻滞证

证候　婚久不孕，月经后期，量少或多，色紫暗，有血块，经行不畅，甚或漏下不止，少腹疼痛拒按，经前痛剧；舌紫暗，或舌边有瘀点，脉弦涩。

治法　温经化瘀，活血调经。

方药　少腹逐瘀汤（《医林改错》）加减。

当归、川芎、赤芍、没药、蒲黄、五灵脂、官桂、延胡索、小茴香、干姜。

若腹痛剧烈者，加水蛭、莪术以增强祛瘀止痛之功；痛经者加广木香、乌药。若血瘀日久化热者，症见小腹灼痛，拒按，月经量多，色红，质稠有块，舌红，苔黄，脉滑数，治宜清热解毒，活血化瘀，方用血府逐瘀汤加红藤、败酱草、薏苡仁、金银花。若兼血虚者，伴头晕眼花，心悸少寐者，治宜养血活血，方用调经种玉汤。

（5）湿热证

证候　婚久不孕，带下量多，色黄质稠，或有臭气，或伴阴痒；舌红苔黄厚腻，脉濡。

治法　化湿解毒，清冲种子。

方药　五味消毒饮（《医宗金鉴》）加土茯苓、薏苡仁。

金银花、野菊花、蒲公英、紫花地丁、紫背天葵。

热重者加黄柏、牡丹皮、鱼腥草；湿重者加绵茵陈、佩兰。

（6）痰湿内阻证

证候　多年不孕，肥胖多痰，月经不调，带下量多，色白如涕，面色白，胸脘闷胀，倦怠乏力；舌淡苔白腻，脉滑。

治法　健脾燥湿，化痰种子。

方药　苍附导痰丸（《叶天士女科证治秘方》）。

苍术、香附、陈皮、半夏、茯苓、甘草、胆南星、枳壳、神曲、生姜。

若呕恶、胸满甚者加厚朴、枳壳、竹茹以宽中降逆化痰；如心悸甚者加远志化痰宁心安神；痰瘀互结者加昆布、海藻、三棱、莪术以软坚化痰消瘀。

2. 针灸推拿治疗

（1）体针：可用针刺促使排卵。针刺关元穴、中极穴、血海穴、三阴交穴、足三里穴、阴陵泉穴。于月经周期第 12 日开始，隔日 1 次，连续 3 次，观察 7～10 日，若基础体温未上升则可重复 2～3 个疗程。

（2）艾灸：取穴关元、神阙、气门、子宫、三阴交。治疗方法：①艾条灸：每穴 5～10 分钟，每日 1 次；②隔姜灸：中等艾炷 3～5 壮，隔日 1 次；③神阙穴隔盐灸，中、大等艾炷 3～5 壮，隔日 1 次。

（3）耳针：取内分泌、肾、子宫、皮质下、卵巢等耳穴。方法：①毫针刺法：中等刺激，每日 1 次，每次选上穴 2～3 个；②埋针：上穴选 2～3 个，每周 1 次，双耳交替使用；③耳穴贴压：每周 2 次，双耳交替使用。

3. 其他外治疗法　外治适用输卵管不通不孕患者。

（1）中药离子导入：红藤、败酱草、丹参、蒲公英、三棱、莪术、穿山甲、路路通，将上药水煎浓缩至 150ml，分 4 次使用，治疗时用离子导入治疗机（GZ-IA 治疗仪）将药液离子导入体内，每日 1 次。

（2）中药外敷法：皂角刺、大黄、黄柏、泽兰、薄荷、鸡血藤、川椒、威灵仙，上药切细末布包，先用水泡半小时后隔水蒸，热敷少腹，每日 1～2 次。

（3）中药灌肠法：红藤、败酱草、金银花、丹参、三棱、莪术、皂角刺、白芷，上药浓煎至 100ml，保留灌肠，每日 1 次，经净后 3 日始用，连续 7 日为 1 个疗程。

（二）西医治疗

以病因治疗为主。需在进行必要检查，明确导致不孕病因的基础上，针对病因治疗。首先要加强体育锻炼、增强体质、并保持良好乐观的生活态度，纠正营养不良和贫血；戒烟、不酗酒，养成良好的生活习惯；积极治疗内科疾病；掌握性知识、学会预测排卵日期性交（排卵前 2～3 日或在排卵后 24 小时内），性交次数应适度，以增加受孕机会。

1. 输卵管慢性炎症及阻塞的治疗

（1）经宫腔输卵管通液术：测定输卵管是否通畅的办法，但有较大的盲目性，难以对输卵管形态、功能做出较为正确的判断。对于轻微的疏通粘连有一定的治疗效果，为一种诊断性治疗的方法。在月经干净 3 日后至排卵前行输卵管通液术。

（2）输卵管成形术：对不同部位输卵管阻塞可行造口术、吻合术及输卵管子宫移植术等，应用显微外科技术或腹腔镜手术达到输卵管再通的目的。

（3）放射介导选择性输卵管造影和疏通术：多用于输卵管近端阻塞。

（4）输卵管内注药，有减轻局部充血、水肿，抑制纤维组织形成，达到溶解或软化粘连的目的。应用于月经干净后第 2～3 日起，每周 2 次，直至排卵期前。可连用 2～3 个周期。

（5）物理疗法可用超短波、短波透热、碘离子透入等促进局部血液循环，有利于炎症吸收。

2. 排卵障碍性不孕的治疗　促排卵西药治疗为主。在应用促排卵治疗前必须明确输卵管情况并排除男方因素。应用促排卵药，首先要明确不排卵的原因，观察患者的反应以调整药量或改变方案，避免引起严重的卵巢过度刺激综合征等不良反应。

（1）枸橼酸氯米酚（clomiphene citrate，CC）：有弱抗雌激素作用，可与下丘脑和垂体的内源性雌激素受体相竞争，解除对垂体分泌促性腺激素的抑制，促进 FSH 和 LH 的分泌，从而诱发排卵。为最广泛的、临床首选促排卵药，适用于体内有一定雌激素水平者。于月经周期或撤退性出血第 5 日起，每日口服 50mg（最大剂量达 150mg），连续 5 日，用药周期应行阴道超声监测卵泡生长，卵泡成熟后用绒促性素（HCG）5000U 肌内注射，36～40 小时后可自发排卵。若用药后有排卵但黄体功能不全，可加用黄体酮 20～40mg/d 肌内注射，或微粒化黄体酮 200mg，2 次/日口服，或地屈孕酮片 20mg/d 口服，或 HCG2000U，隔 3 日 1 次肌内注射，共 12～14 日进行黄体功能支持。

（2）来曲唑（letrozole，LE）：为芳香化酶抑制剂，能阻断雌激素产生，在卵巢内部可阻断雄激素向雌激素转化。于月经周期或撤退性出血第 5 日开始服药，每日 1 次，每次 50mg，连续 5 日。来曲唑不抑制子宫内膜的发育，并诱导单个优势卵泡的发生，可以防止多胎妊娠的发生，其妊娠率明显优于传统的 CC，将来有可能替代 CC 作为一线的诱发排卵药物。

（3）绒促性素（HCG）：具有类似 LH 作用，常与 CC 合用，即 CC/HCG 法，常在促排卵周期卵泡成熟后，一次性注射 5000U，模拟内源性 LH 峰值作用，诱导卵母细胞成熟分裂和排卵发生。

（4）人类绝经期促性腺激素（HMG）：又名尿促性素，含有 FSH 和 LH 各 75IU，促使卵泡生长发育成熟。应用于 CC 治疗无排卵或有排卵但未妊娠者，可单独应用或与 CC、LE 联合应用。自月经第 6 日起，每日或隔日肌内注射 HMG 50～150U 直至卵泡成熟。用药过程必须观察宫颈黏液，测定尿 LH 水平及 B 超监测卵泡发育，一旦卵泡发育成熟即停用 HMG。停药后 24～36 小时加用 HCG 5000～10 000U 肌内注射，促进排卵及黄体形成，即 HMG/HCG 法。

（5）卵泡刺激素（FSH）：适用于下丘脑、垂体性无排卵患者。常规用法：月经第 3～5 日起，每日肌内注射 75IU，监测卵泡发育，适时应用 HCG 诱导排卵。

（6）促性腺激素释放激素（GnRH）：模仿自然排卵周期，进行脉冲式静脉注射。可应用于下丘脑-垂体功能低落不排卵患者，可以避免多卵泡的发生；常用于 IVF 周期预防 LH 峰过早出现和 PCOS 无排卵的治疗。注射期间要监测卵泡的发育，指导患者性生活时间。

（7）溴隐亭（bromocriptine）：属多巴胺受体激动剂，能抑制垂体分泌催乳素。主要用于垂体微腺瘤或高催乳素血症引起的卵巢排卵障碍。从小剂量（1.25mg/d）开始，如无不良反应，1周后可改为日用量2.5mg，分2次口服，一般连续用药3～4周，直至血催乳素降至正常范围，多可排卵，排卵率为75%～80%，妊娠率为60%。

3. 黄体功能不足导致不孕的治疗 补充黄体分泌功能，于月经周期第15日（基础体温上升1～3日）开始，每日肌内注射HCG 1000～2000U，或于月经周期第20日开始每日肌内注射黄体酮10～20mg，共5日。

4. 子宫、宫颈、阴道与外因不孕的治疗 针对不同的病变，采用相应的治疗方法，包括药物和手术治疗。

宫腔粘连的治疗：可进行宫腔镜下扩展宫腔术或分离粘连术，术后可立即放宫内节育器。如月经来潮，则于2～3个月后取出。可加用雌、孕激素周期疗法刺激内膜生长。

改善宫颈黏液：于月经周期第5日起，己烯雌酚0.1～0.2mg，连服10日，使宫颈黏液稀薄，有利于精子穿过。

子宫发育不良：用己烯雌酚0.1～0.25mg，自月经周期第5日开始服用，连服20日，共用3～6个周期；并可用甲状腺素0.03g，每日1次口服。另外，于宫腔内放置小型节育器2～3个月，有促进子宫增大的作用。

5. 免疫性不孕的治疗

（1）避免抗原刺激：采用避孕套局部隔绝法、中断性交或体外排精法避孕6个月，避免因精子与女性生殖道接触而刺激女性体内持续产生抗精子抗体（AsAb）。

（2）免疫抑制剂应用：可用免疫抑制剂低剂量持续疗法：泼尼松每日15mg，连用3～12个月；或选择大剂量疗法泼尼松每日60mg，用1～2周；或用泼尼松每日90mg，用3～5日。大剂量应用不良反应较多，小剂量应用需疗程长而疗效差。抗心磷脂抗体阳性综合征患者可以运用小剂量的阿司匹林或肝素进行治疗。

（3）人工授精：通过非性交方式将精液放入女性生殖道内，可用丈夫精液或供精者精液。

6. 男方因素不孕的治疗 少弱精子症者可给予药物或者手术治疗，若无效可应用辅助生育技术；双侧输精管阻塞性无精子症，而经睾丸或附睾活检发现成熟精子者，也可采用辅助生育技术。

7. 体外受精及胚胎移植（in vitro fertilization and embryo transfer，IVF-ET） 即试管婴儿。从妇女体内取出卵子，放入试管内培养一段时间与精子受精后，待发育成早期胚泡（8～16个细胞）时，移植到妇女宫腔内使其着床发育成胎儿的全过程。此法主要适用于女性不可逆性输卵管损害，如输卵管阻塞严重不宜做成形术或输卵管切除术后。试管婴儿的主要步骤：①促进和监测卵泡发育；②取卵；③体外受精；④胚胎移植；⑤移植后处理。

以IVF-ET为代表的辅助生育技术经历20余年的发展，对不孕症治疗范围和人类优生学应用已有长足进步。通常1978年Steptoe和Edwards所创造的IVF-ET称为第一代试管婴儿技术；1992年Palermo的卵母细胞单精子显微注射（intracytoplasmic sperm injection，ICSI）称第二代试管婴儿技术，主要用于治疗男性不孕；种植前遗传学诊断（preimplantation genetic diagnosis，PGD）称第三代试管婴儿技术，是指从体外受精的胚胎取部分细胞进行基因检测，排除带致病基因的胚胎后移植，目前已有超过1200个PGD周期，166个健康婴儿诞生。随着临床的需要，人类自我控制的生殖调节将不断往更新一代技术发展。

五、中西医临床诊疗思路

在诊治不孕症的过程中，充分发挥中西医各自优势，查体格检查、妇科检查、借助基础体温、阴道B超、内分泌、免疫等现代检测技术审病求因，运用中医"望、闻、问、切"四诊资料进行辨证分析，结合病证、卵泡发育的时序特征及子宫内膜的消长规律，抓住"肾藏精、主生殖"这个根本，分期论治，择时用药，

1. **病、证结合**　病和证是西医和中医运用不同的理论体系、从不同的角度对于人类疾病过程的认识和概括，其研究对象都是人类的疾病过程，因此两者必然存在着内在本质的联系。病有种别，证在不同病种中表现出差异性，使证的临床表现、病理变化、动态演变规律及诊断与治疗因病种而异；证有型别，病在不同个体或不同时间和地点或不同发展阶段而表现出不同证型。病、证的这种互因互变，对疾病的把握也随之而变。

中医学认为"肾-天癸-冲任-胞宫"轴控制和调节女子的月经和孕育，与现代医学下丘脑-垂体-卵巢-子宫生殖轴的调节功能极其相似，任何环节出现病变即可导致不孕。不孕症的病因复杂多样，因此，对于不孕症的患者首先要查找不孕的病因，弄清导致不孕的基础疾病和相关因素尤为重要。通过详细地询问病史、详查体征，结合现代医学检查结果，如基础体温、女性内分泌六项及甲状腺功能、阴道B超、子宫输卵管造影、免疫检查、配偶精液检查等，围绕涉及下丘脑-垂体-卵巢-子宫生殖轴影响妊娠的每一个环节，对垂体、卵巢功能、输卵管、子宫及盆腔内环境、甲状腺、免疫性因素和配偶存在的基础疾病及影响孕育的因素进行排查，如输卵管是否有阻塞、不畅、粘连、积水、扭曲、僵硬、结扎、切除、整形等因素存在；是否有卵巢储备功能下降、早发性卵巢功能不全、多囊卵巢综合征、巧囊、囊肿、手术史、打孔、穿刺、卵泡生长速度、形态、内膜厚薄、卵泡数量多少、卵子质量差、胚胎质量差等卵巢功能不良的表现及影响因素存在；是否有引起卵巢低反应的因素如高龄、早衰、手术史、内异症等的存在；是否子宫发育不良、肌瘤、畸形、内膜薄、内膜厚、内膜炎、内膜息肉等。对以上各种存在的因素及问题进行排序，综合分析做出疾病的诊断，分清主要矛盾和次要矛盾，明确每个患者的不孕原因，即其不孕之西医病因所在。

2. **分期论治**　在辨病与辨证相结合的思路下，把疾病病理生理变化辨识与中医整体辨证相结合，应用西医的观念审视疾病，以中医的手段和方法诊治疾病，围绕引起不孕症的关键环节及影响孕育的不利因素，按月经期、卵泡期、排卵期和黄体期进行分期治疗。

（1）行经期（月经1～6日）：行经期胞宫经血外泄，肝气疏泄通畅，经血才能正常下泄而不致瘀血形成。此期治以通为用。若患者经量偏少，或正常月经量，经色暗红、血块多、下腹坠胀感，考虑为经行不畅，此时应用活血化瘀、引血下行方。

（2）卵泡期（月经7～11日）：月经期经血外泄，机体阴阳处于"消"的过程；月经过后血海空虚，冲任相对不足，因此月经后期至排卵期前，为冲任、胞宫气血复常之时，阴阳气血处于"长"的过程，是肾精充养之时。此期以促进卵泡充分发育成熟为治疗的关键所在。因此，本期应以补肾精为主，肾精的具体表现在肾阴肾阳，肾阴为卵子发育提供物质基础，肾阳则能促进卵子成熟，为排卵做好准备。此期用药需辨患者肾阴或肾阳不足，如肾阳虚者，可用温补肾阳方；若患者素体肾阴不足明显，常用滋补肾阴方；如肾精亏虚，肾阴阳皆虚者，宜用益肾填精方调理，一方面补肾阴以填精生血，另一方面补肾阳以益气。

（3）排卵期用药特点（月经12～16日）：排卵期前肾中阴阳气血已增长到一定程度，到排卵期阴血至充，阴长极而转阳，卵泡成熟破裂排出，内膜充血增厚，为受精、着床提供有利的条件，肾中阴阳的协调转化在此过程中起到至关重要的作用。治疗上，此期的治疗关键为补肾阳。此期肾阳对于卵子排出是非常重要的，要促使卵子排出，必须以补肾阳为主，故在排卵期前后宜用温补肾阳方，给卵泡排出以动力。

（4）黄体期用药特点（月经17～30日）：排卵后月经期前，肾中阳长阴消，脾化生的气血藏于肝，故此期的生理特点为阳气易于浮越，病理特点为气机失调。或因肝气不疏，或因脾气不升，故经前易见口腔溃疡、烦躁易怒、纳差、疲倦乏力、腰酸、腹胀、大便泄泻等经前期综合征。黄体功能健全，必须肝脾肾三脏并调，也是此期的重点所在。但就算是肝脾肾三脏并调，也是有主次的，补肾之阴阳是主要的，调肝脾是次要的，多用平补肾之阴阳、健脾养肝方。

3. **期、时结合**　"期"即是分期治疗，"时"是时空治疗。在治疗不孕症的过程中，针对引起不孕症的病因病机，结合卵泡发育的时空特征、肾-天癸-冲任-胞宫轴的生理功能及对卵泡发育、排出的时空调控机制。根据月经周期中阴阳的气化、消长转化规律等，抓住"肾藏精、主生殖"这一关键环节，借助基础体温和阴道B超等检测技术，结合胞宫藏泻有度，经泻有期的特点，分期治疗，标本兼治。在月经期以活血祛瘀通经为主，在卵泡期以改善卵巢功能、促进卵泡发育、提高卵泡治疗、促进内膜生长为主，促成"的候"的形成，指导患者适时同房，乐育助孕。

六、预防与调护

（1）适龄婚育。

（2）建立健康的生活方式。

（3）掌握性知识。

（4）提倡婚前检查，避免先天性生殖器畸形，对于可纠正者应进行治疗。

（5）婚后如暂无生育愿望或计划，应采取避孕措施，尽量避免人工流产，以防治发生生殖系统炎症导致继发性不孕。患结核、阑尾炎或急性淋球菌性生殖道感染时应积极治疗，以免造成输卵管或子宫内膜感染。

古医籍精选

《素问·骨空论》曰："督脉者……此生病……其女子不孕。"

《诸病源候论·无子候》曰："然妇人夹疾无子，皆由劳伤血气，冷热不调，而受风寒，客于子宫，致使胞内生病，或月经涩闭，或崩血带下，致阴阳之气不和，经血之行乖候，故无子也。"

《妇人秘科》曰："种子者，女贵平心定气……忧则气结，思则气郁，怒则气上，怨则气阻，血随气行，气逆则血亦逆。此平心定气，为女子第一紧要也。"

《丹溪心法》曰："若是肥盛妇人，禀受甚厚，恣于酒食之人，经水不调，不能成胎，谓之躯脂满溢，闭塞子宫，宜行湿燥痰。"

《景岳全书·妇人规》曰："妇人所重在血，血能构精，胎孕乃成。欲察其病，惟于经候见之，欲治其病，惟于阴分调之……凡此皆其阴之病也。真阴既病，则阴血不足者不能育胎，阴气不足者不能摄胎，凡此摄育之权，总在命门，正以命门为冲任之血海，而胎以血为主，血不自生而又以气为主，是皆真阴之谓也……而不阴之法即培根固本之道也……是以调经种子之法，亦惟于填补命门，顾惜阳气之主。然精血之都在命门，而精血之源又在二阳心脾之间……亦无非补阴之者，源也。使不知本末先后而妄为之治，则又无足以言调经种子之法。"

《傅青主女科·种子》曰："妇人有下身冰冷，非火不暖……夫寒冰之地，不能长草木，重阴之渊，不长鱼龙，今胞宫既寒，何能受孕，盖胞胎居于心肾之间，上系于心而下系于肾，胞胎之寒凉，乃心肾二火之衰微也。"

病案分析

患者女性，28岁，已婚，孕0产0，因"婚后同居2年余，未避孕至今未孕"就诊。

现病史：患者于2年前结婚，婚后性生活正常，未有子嗣，丈夫检查正常，既往PCOS病史，形体偏胖，平素月经5~6日/2~3个月一潮，经量正常，色红，痛经（−），腰酸（−）。LMP：2015年11月15日，至今未至，经量同前。平素带下量偏多，色白质黏无臭；大便溏，小便调，纳眠可。

体格检查：BP 100/75mmHg。心肺听诊无异常。妇检：外阴、阴道正常，宫颈光滑，子宫体后位，大小正常，活动可，无压痛，双侧附件无压痛。舌淡胖，苔白腻，脉滑。

（徐　珉　黎小斌　王小云　李丽芸）

第二节　辅助生育技术

辅助生育技术（assisted reproductive technique，ART），指在体外对配子和胚胎采用显微操作技术，帮助不孕夫妇受孕的一组方法，包括人工授精、体外受精-胚胎移植及其衍生技术等。

一、人工授精

人工授精（artificial insemination，AI）是指采用非性交方式将精子递送到女性生殖道，使其受孕的一种技术。按照精子来源，AI 可分为来自丈夫精子的夫精人工授精（artificial insemination with husband semen，AIH）和供精者精液人工授精（artificial insemination with donor semen，AID）。按照国家法规，目前 AID 精子来源一律由原卫生部认定的人类精子库提供和管理。

具备正常发育的卵泡、正常范围的活动精子数目、健全的女性生殖道结构、至少一条通畅的输卵管的不孕不育夫妇，均可实施人工授精治疗。目前临床上常用的方法为宫腔内人工授精，即将精液洗涤优化处理后，去除精浆，取 0.3～0.5ml 精子悬浮液，在女性排卵期，通过导管经宫颈管注入宫腔内授精。人工授精可在自然周期和促排卵周期进行，促排卵周期应控制卵泡数目，由于 2 个以上卵母细胞排出时，可能增加多胎妊娠的发生率，应予取消本周期受孕计划。

二、体外受精与胚胎移植

体外受精-胚胎移植（in vitro fertilization and embryo transfer，IVF-ET）技术，指从妇女卵巢内取出卵子，在体外与精子发生受精并培养 3～5 日，再将发育到卵裂期或囊胚期阶段的胚胎移植到宫腔内，使其着床发育成胎儿的全过程，俗称"试管婴儿"。1978 年 Edwards 和 Steptoe 成功完成的世界首例"试管婴儿"在英国剑桥诞生，成为 20 世纪医学史上的里程碑。1985 年 4 月和 1986 年 12 月，我国台湾、香港先后诞生了两地的首例"试管婴儿"。1988 年我国大陆第一例"试管婴儿"在北京医科大学第三医院张丽珠教授领导的生殖中心诞生。

（一）IVF-ET 适应证

（1）输卵管堵塞或功能障碍引起精卵运输障碍导致的不孕。

（2）排卵功能障碍性不孕，如未破裂卵泡黄体化综合征、难治性 PCOS 等，经反复促排卵治疗失败。

（3）子宫内膜异位症伴不孕，经药物治疗及其他助孕技术治疗后不孕者。

（4）男性少、弱、畸形精子症，精液处理后精子总数和活力可达到进行 IVF 所需的数量。

（5）免疫性不孕。

（6）原因不明的不孕。

（二）操作步骤

1. 控制性促排卵及监测卵泡发育　最初的 IVF-ET 是利用自然周期取卵，但每个周期一般仅有一个卵泡成熟只能得到一个卵。为了提高妊娠率，目前多采用控制性卵巢刺激获得多个卵母细胞，使用促性腺激素释放激素激动剂或者拮抗剂避免卵泡成熟时内源性 LH 峰造成提前排卵，给予超生理剂量促性腺激素，使一次促排卵周期多个卵泡同时发育，获得多个可用于受精的卵母细胞，以获得较多可移植的胚胎。在控制性卵巢刺激的过程中，适时 B 超监测卵泡发育，同时结合血 E_2、LH、P 或尿 LH 变化，以便适时调整用药，适时采卵。

2. 取卵　一般在超促排卵周期注射 HCG 后 36 小时左右，卵泡发育成熟尚未破裂时取卵。目前多采用阴道 B 超下经后穹隆穿刺采卵。

3. 卵细胞培养　抽出的卵泡液应立即送到胚胎实验室，在显微镜下找出成熟的卵母细胞-卵冠丘复合物（oocyte-corona-cumulus complex，OCCC），用培养液清洗去掉黏附的红细胞，然后移入卵细胞培养液中，置于培养箱中培养 4~6 小时。

4. 精液处理　取精前应禁欲 2~7 日，多采用手淫法采精，精液在室温下液化 30 分钟后进行精液处理，去除精浆，常用的精液处理方法有上游法和密度梯度离心法。

5. 体外受精　卵细胞体外培养 4~6 小时后，加入处理后的精子悬液，一般每个卵细胞培养皿中加入 10 万条精子，在受精后的 16~18 小时，将培养皿置于有恒温台的倒置显微镜下观察是否受精，将卵细胞周围的卵丘细胞和放射冠去掉以便观察原核，正常受精可见到卵细胞中有 2 个原核，有时卵周间隙还可见到 2 个极体。

6. 胚胎移植　受精卵在体外培养 3~5 日，用胚胎移植导管将卵裂期胚胎或囊胚期胚胎移植入宫腔内。

7. 黄体支持与随访　由于控制性促排卵抑制内源性 LH 分泌，抽吸取卵又将一定数量的卵泡颗粒细胞带出，在 IVF-ET 后一般都采用添加黄体酮的方法进行黄体支持。胚胎移植 2 周后测血 HCG 确定妊娠，移植 4~5 周后阴道超声确定临床妊娠。

（三）常见并发症

1. 卵巢过度刺激综合征（OHSS）　是一种人体对促排卵药物产生的过度反应，以双侧卵巢多个卵泡发育、卵巢增大、毛细血管通透性异常、急性体液和蛋白外渗进入人体第三间隙为特征而引发的一系列临床症状的并发症。在接受促排卵药物的患者中，OHSS 的总体发生率约为 20%，重度为 1%~4%。尽管 OHSS 的确切发病机制尚未完全阐明，但 OHSS 的发生依赖于 HCG 的应用是明确的。OHSS 有早发型和晚发型两种类型：早发型发生于 HCG 注射后 3~7 日，是外源性 HCG 促排卵时的急性反应，与卵巢对促性腺激素反应过度有关，可以发生在非妊娠患者；晚发型发生于 HCG 注射后 12~17 日，是由滋养细胞来源的内源性 HCG 引起的，仅在妊娠患者出现，由 HCG 在体内持续存在，症状体征将会持续 2~3 个月。如果流产或月经来潮，OHSS 症状可以自然痊愈，因此，HCG 是卵巢过度刺激征发生的重要因素。轻度仅表现为腹胀、卵巢增大；重度表现为腹部膨胀，腹水、胸腔积液甚至弥漫性水肿，血液浓缩、重要脏器功能损害、电解质紊乱，凝血功能障碍甚至血栓形成，严重者可引起死亡。治疗原则以增加胶体渗透压扩容为主，防止血栓形成，改善症状为辅。

2. 多胎妊娠　辅助生殖技术中多胎妊娠的发生与植入宫腔内多个胚胎有直接关系。诱导排卵药物导致多卵泡发育，多个胚胎移植，致使多胎妊娠发生率高达 30% 以上。多胎妊娠增加母婴并发症、流产和早产的发生率、围产儿患病率和死亡率风险。多胎妊娠并发症的发生率较单胎妊娠高 3~7 倍，胎儿及新生儿的发生率及死亡率增加 4~10 倍。目前国内规范限制移植胚胎的数目在 2~3 个以内，减少双胎妊娠，杜绝三胎（含三胎）以上妊娠分娩，降低多胎妊娠最有效的措施是进行单胚胎移植，多胎妊娠减胎术是出现多胎妊娠后改善妊娠结局的补救措施。

3. 损伤与出血　阴道 B 型超声引导下取卵一般是安全的，但可能损伤临近肠管、输尿管、膀胱甚至血管，进而引起发的问题如盆腔内出血。当必须穿过子宫时，也有可能伤及子宫内膜。临床可表现为疼痛、腹部刺激症状、休克等。

4. 感染 许多接受 IVF-ET 的患者中，生殖器官或盆腔可能存在慢性的炎症，经阴道操作导致重复感染的风险增加。盆腔感染的发生率为 0.4%～1.3%。

三、卵母细胞胞质内单精子注射

卵母细胞胞质内单精子注射（intracytoplasmic sperm injection，ICSI）是通过显微操作，将一条精子注射到一个成熟的卵母细胞细胞质内，从而辅助完成受精过程。1992 年 Palermo 等应用 ICSI 技术诞生人类首例单精子卵母细胞胞质内单精子注射技术的"试管婴儿"。对严重少、弱、畸形精子症，梗阻性无精子症，生精功能障碍造成的精液中无精子，但在睾丸活检组织中能分离出精子的患者，或者 IVF-ET 周期受精失败，ICSI 技术是行之有效的受精技术。ICSI 的主要步骤：控制性促排卵和卵泡监测同 IVF 过程，经阴道超声介导下取卵，去除卵丘颗粒细胞，在高倍倒置显微镜下行卵母细胞胞质内单精子显微注射授精，继后胚胎体外培养、胚胎移植及黄体支持治疗同 IVF 技术。

四、胚胎植入前遗传学诊断

植入前遗传学诊断（preimplantation genetic diagnosis，PGD）技术，是指通过体外受精获得的第 3 日卵裂期胚胎或第 5 日囊胚期胚胎在植入母体宫腔前，取 1～2 个卵裂球或部分滋养细胞，进行细胞和分子遗传学检测，检出带致病基因和异常核型的胚胎，将正常基因和核型的胚胎移植、获得健康后代的技术。1990 年该技术首先应用于 X-性连锁疾病的胚胎性别选择。该技术可以有效剔除有基因缺陷的胚胎，使得产前诊断提早到胚胎期，避免常规中孕期产前诊断可能导致引产对母体造成精神和肉体上的伤害，避免将一些严重遗传性疾病传给后代。目前因细胞和分子生物学技术的发展，微阵列高通量的芯片检测技术已经应用于临床，许多类型单基因疾病和染色体异常核型均能在胚胎期得到诊断。

辅助生殖技术因涉及伦理、法规和法律问题，需要严格管理和规范。随着新技术的蓬勃发展，例如卵浆置换、细胞核移植、治疗性克隆和胚胎干细胞体外分化等胚胎工程技术的进步，辅助生殖技术必将面临伦理和法律新的约束与挑战。

（陆 杉 黎小斌）

第二十章 计划生育

计划生育（family planning）是指对人口的出生增长实行计划调节和控制，以实现人口与经济、社会协调发展，同时也是妇女生殖健康的重要内容。其基本内容包括科学地控制人口数量，提高人口素质，这是关系到国家繁荣富强、民族兴旺发达的根本大计，是我国可持续发展的关键问题，是我国的一项基本国策。国家提倡一对夫妇生育两个子女，育龄夫妻自主选择计划生育避孕节育措施，预防和减少非意愿妊娠。通过计划生育工作，避免先天性缺陷代代相传，防止后天因素影响发育。

关于晚婚晚育，我国古代即有许多著名的论述。早在 1000 多年前，南齐褚澄主张晚婚，他提出男必三十而后娶，女必二十而后嫁。并在《褚氏遗书》中记载："……皆欲阴阳气完实而交合，则交而孕，孕而育，育而为子，坚壮强寿。"唐代王焘《外台秘要》就记载了若干堕胎断产方法，可见在唐代已开始注意节制生育问题。

第一节 避 孕

避孕（contraception）是采用科学手段使妇女暂时不受孕。避孕主要控制生殖过程中 3 个关键环节：①抑制精子与卵子产生；②阻止精子与卵子结合；③使子宫环境不利于精子获能、生存，或不适宜受精卵着床和发育。

药 物 避 孕

药物避孕包括激素避孕（hormonal contraception）和杀精药物避孕。激素避孕是指用女性甾体激素避孕，是一种高效避孕方法，大多由雌激素和孕激素配伍而成。杀精药物多为非甾体类药物，如离子表面活性剂醇醚类等。

一、药物避孕的原理

（1）负反馈抑制下丘脑释放 GnRH，垂体分泌 FSH、LH 减少，同时直接影响垂体对 GnRH 的反应，不出现排卵前 LH 峰，排卵受到抑制。此类药物多为由雌激素和孕激素配伍的复方制剂。

（2）改变宫颈黏液的性状，使宫颈黏液量减少，且黏稠度增加，拉丝度降低，不利于精子穿透；杀死精子或影响精子功能，阻碍受精。此类药物如低剂量的孕激素、外用杀精子剂。

（3）改变子宫内膜的功能和形态，使腺体和间质提早发生类似分泌期变化，抑制子宫内膜增殖变化，使子宫内膜与胚胎发育不同步，不适于受精卵着床。强效孕激素及其他事后避孕药均属此类避孕药。

（4）改变输卵管的功能，在雌、孕激素作用下，输卵管上皮纤毛功能、肌肉节断运动和输卵管液体分泌均受到影响；改变受精卵在输卵管内正常运动，干扰受精卵着床。

二、适应证

生育年龄的健康妇女均可服用。

三、禁忌证

（1）严重心血管疾病、血栓性疾病不宜应用，如高血压、冠心病、静脉栓塞等。雌激素有促凝功能，增加心肌梗死及静脉栓塞发生率。

（2）急、慢性肝炎或肾炎。

（3）恶性肿瘤、癌前病变。

（4）内分泌疾病：如糖尿病、甲状腺功能亢进症。

（5）哺乳期不宜使用复方口服避孕药，因雌激素可抑制乳汁分泌。

（6）年龄＞35岁的吸烟妇女服用避孕药，增加心血管疾病发病率，不宜长期服用。

（7）精神病患者。

（8）有严重偏头痛，反复发作者。

四、药物种类及使用方法

目前常用的激素避孕药种类详见表20-1。

表 20-1　国内女性用甾体避孕药

类别		名称	雌激素含量（mg）	孕激素含量（mg）	剂型
口服避孕药	短效片	复方炔诺酮片（避孕片1号）	炔雌醇 0.035	炔诺酮 0.6	22 片/板
		复方甲地孕酮片（避孕片2号）	炔雌醇 0.035	甲地孕酮 1.0	22 片/板
		复方避孕片（0号）	炔雌醇 0.035	炔诺酮 0.3	22 片/板
		复方去氧孕烯片	炔雌醇 0.03	甲地孕酮 0.5	21 片/板
		复方孕二烯酮片	炔雌醇 0.03	去氧孕烯 0.15	21 片/板
		炔雌醇环丙孕酮片	炔雌醇 0.035	孕二烯酮 0.075	21 片/板
		屈螺酮炔雌醇片	炔雌醇 0.03	环丙孕酮 2.0	21 片/板
		左炔诺孕酮/炔雌醇三相片		屈螺酮 3.0	21 片/板
		第一相（1～6 片）	炔雌醇 0.03	左炔诺孕酮 0.05	
		第二相（7～11 片）	炔雌醇 0.04	左炔诺孕酮 0.075	
		第三相（12～21 片）	炔雌醇 0.03	左炔诺孕酮 0.125	
	长效片	复方炔雌醚片（长效避孕1号）	炔雌醚 3.0	氯地孕酮 12.0	片
		三合一炔雌醚片	炔雌醚 2.0	氯地孕酮 6.0	片
				炔诺酮 6.0	
	探亲避孕药	炔诺酮探亲片（探亲避孕丸）		炔诺酮 5.0	片
		甲地孕酮探亲避孕片1号		甲地孕酮 2.0	片
		炔诺孕酮探亲避孕片		炔诺酮 3.0	片
		53 号抗孕片		双炔失碳酯 7.5	片
长效针	复方	复方己酸羟孕酮注射液（避孕针1号）	戊酸雌二醇 5.0	己酸羟孕酮 250.0	针
		美尔伊避孕注射液	雌二醇 3.5	甲地孕酮 25.0	针
	单方	庚炔诺酮注射液		庚炔诺酮 200.0	针

1. 复方短效口服避孕药　是雌、孕激素组成的复合制剂。复方炔诺酮片、复方甲地孕酮片，自月经周期第5日开始，每晚1片，连服22日，不能间断，一般在停药后2～3日发生撤药性出血，犹如月经来潮。若停药7日尚无月经来潮，则当晚开始服用第二周期药物。若再次无月经出现，应停药检查原因，酌情处理。复方去氧孕烯片、复方孕二烯酮片、屈螺酮炔雌醇片和炔雌醇环丙孕酮片，于月经第1日服药，连服21日，停药7日后服用第二周期的药物。若有漏服应及早补服，且

警惕有妊娠可能。若漏服 2 片,补服后要同时加用其他避孕措施。漏服 3 片应停药,待出血后开始服用下一周期药物。单相片在整个周期中雌、孕激素含量是固定的。三相片中每一相雌、孕激素含量,是根据妇女生理周期而制定不同剂量,药盒内的每一相药物颜色不同,每片药旁标有星期几,提醒服药者按箭头所示顺序服药。三相片的服用方法也是每日 1 片,连服 21 日。复方短效口服避孕药的主要作用为抑制排卵,正确使用避孕药的有效率接近 100%。

2. **复方长效口服避孕药**　由长效雌激素和人工合成孕激素配伍制成。最好在月经来潮第 5 日服第 1 片,第 10 日服第 2 片。以后按第 1 次服药日期每月服 1 片。服药 1 次可避孕 1 个月。不良反应及其临床表现类似短效口服避孕药,处理方法也相同。长效避孕药停药时,应在月经周期第 5 日开始服用短效口服避孕药 3 个月,作为停用长效避孕药的过渡。因为此时体内往往还有雌激素蓄积,可能有 2~3 个月发生月经失调。

3. **长效避孕针**　有单孕激素制剂和雌、孕激素复合制剂两类。有效率达 98% 以上。前者主要用于哺乳期避孕,后者则广泛应用。肌内注射 1 次可避孕 1 个月。第 1 个月于月经周期第 5 日和第 12 日各肌内注射 1 支,以后在每次月经周期第 10~12 日肌内注射 1 支,一般于注射后 12~16 日月经来潮。用药头 3 个月可能发生月经周期不规则或经量多,对症用止血药,或用雌激素、短效口服避孕药调整。

4. **探亲避孕药**　服用时间不受经期限制,适用于短期探亲夫妇。用法:

(1)探亲避孕片:若探亲时间在 14 日以内,于性交当晚及以后每晚口服 1 片;若已服 14 日而探亲期未满,可改用口服避孕片 1 号或 2 号至探亲结束。

(2)探亲片 1 号:性交前 8 小时服 1 片,当晚再服 1 片,以后每晚服 1 片,直到探亲结束次晨加服 1 片。

(3)18-甲基炔诺酮:性交前 1~2 日开始应用,服法同探亲避孕片。

(4)事后探亲片:此片即 53 号抗孕片。性交后立即服 1 片,次晨加服 1 片,服药时间不受月经周期限制。但不良反应发生率较高,现多用于意外性生活的紧急补救措施。

5. **缓释避孕药**　是将避孕药(主要是孕激素)与具备缓慢释放性能的高分子化合物制成多种剂型,在体内持续恒定进行微量释放,起长效避孕作用。

(1)皮下埋植剂:产品有 Noplant I 型、Noplant II 型。用法:在月经周期开始的 7 日内均可放置,在上臂内侧做皮下扇形插入。可避孕 3~5 年,优点是不含雌激素,随时可取出,恢复生育功能快,不影响乳汁质量,使用方便。不良反应主要是不规则少量阴道流血或点滴出血,少数闭经。一般 3~6 个月后可逐渐减轻及消失。可用止血剂或激素止血,常用炔雌醇,每日 1~2 片(0.05~0.1mg),连续数日,不超过 2 周,止血后停药。

(2)缓释阴道避孕环:此为哺乳期妇女避孕首选药具。国内研制的硅胶阴道环,又称甲地孕酮硅胶环,可避孕 1 年,经期不需取出。

(3)微球和微囊避孕针:是近年发展的一种新型缓释避孕针。采用具有生物降解作用的高分子化合物与甾体避孕药混合或包裹制成的微球或微囊,通过针头注入皮下,缓慢释放避孕药。每 3 个月皮下注射 1 次,可避孕 3 个月,此后药物作用自行消退。

6. **外用避孕药**　由阴道给药,以杀精或使精子灭活达到避孕目的。目前常用的避孕药膜以壬苯醇醚为主药,聚乙烯醇为水溶性成膜材料制成。性交前 5 分钟将药膜揉成团置阴道深处,待其溶解后即可性交。另有阴道泡腾片制剂及胶冻剂。

五、药物不良反应及治疗

甾体避孕药常见的药物不良反应有:

1. **类早孕反应**　可有食欲不振、恶心、呕吐以至乏力、头晕。轻症不需处理,较重者需考虑更换制剂或停药改用其他措施,治疗可参见妊娠恶阻,西医可口服维生素 B_6 20mg、维生素 C 100mg

及山莨菪碱 10mg，每日 3 次，连续 1 周。

2. **月经改变** 服药后可改变月经周期，经期缩短，经量减少，痛经减轻或消失。若用药后出现闭经，反映避孕药对下丘脑-垂体轴抑制过度，应停避孕药改用雌激素替代治疗或加用促排卵药物，仍无效者应进一步查找闭经原因。服药期间发生不规则少量出血，称突破性出血，多发生在漏服药后，少数人虽未漏服也能发生。若在服药前半周期出血，为雌激素不足以维持内膜的完整性所致。每晚加服炔雌醇 0.005mg（1 片）。在服药后半周期出血，多为孕激素不足引起，每晚增服避孕药 1/2～1 片，加服药物均应与避孕药同时服至停药。若出血量多如月经，应立即停药，作为一次月经来潮，于出血第 5 日再开始下一周期用药。

3. **体重及皮肤的变化** 早期研制的避孕药中其雄激素活性强，个别妇女服药后食欲亢进，体内合成代谢增加，体重增加；极少数妇女面部出现淡褐色色素沉着。近年来随着口服避孕药不断发展，雄激素活性降低，孕激素活性增强，用药量小，不良反应也明显降低，而且能改善皮肤痤疮等。雄激素引起的水钠潴留也是口服避孕药导致体重增加的原因之一，新一代口服避孕药屈螺酮炔雌醇片有盐皮质激素的作用，可减少水钠潴留。

4. **其他** 可能出现头痛、乳房胀痛、皮疹、瘙痒、食欲增加等。长期服用甾体避孕药不增加生殖器官恶性肿瘤的发生率，由于孕激素的保护作用，可减少子宫内膜癌、卵巢上皮癌的发生。避孕药对人体代谢中的影响是暂时性的，并是可逆的，长期应用不影响健康，但为避免避孕药对胎儿的致畸作用，应在停药 6 个月后再受孕。

六、长期应用甾体激素避孕药对人体的影响

1. **对机体代谢的影响** 长期应用甾体激素避孕药对糖代谢的影响与避孕药中雌、孕激素成分及剂量有关。部分使用者对胰岛功能有一定影响，可出现糖耐量改变，但无糖尿病征象，停药后恢复正常。对脂代谢的影响，目前认为雌激素使低密度脂蛋白降低，高密度脂蛋白升高，也可使三酰甘油升高，而孕激素可对抗三酰甘油升高，但高密度脂蛋白降低。高密度脂蛋白增高对心脏、血管起保护作用，防止动脉硬化。低密度脂蛋白增高，可使动脉硬化，对心血管不利。因此对心血管疾病发生存在潜在因素的妇女（如年龄较大长期吸烟者，有高血压等心血管病者）不宜长期用甾体激素避孕药。甾体激素避孕药对蛋白质代谢的影响较小，无临床症状。

2. **对心血管系统的影响** 由于甾体激素避孕药对脂代谢的影响，长期应用甾体激素避孕药对心血管系统有一定的影响，增加卒中、心肌梗死的发病概率。目前使用的低剂量甾体激素避孕药对心血管疾病的风险明显降低，尤其适合年轻（年龄＜35 岁）、无吸烟、无高血压史或服药期间血压不增高的妇女。

3. **对凝血功能的影响** 雌激素可使凝血因子升高，使用较大剂量的雌激素可发生血栓性疾病。目前国内使用的甾体避孕药含雌激素 30μg，出现不良反应的剂量为 35μg，属于低剂量甾体激素避孕药，并不增加血栓性疾病的发病率。

4. **对肿瘤的影响** 复方口服避孕药中孕激素成分对子宫内膜有保护作用，可减少子宫内膜癌的发病概率。长期服用复方口服避孕药也可降低卵巢癌的发病风险。长期用甾体激素避孕药是否增加乳腺癌的发生，近年仍有争议，有待进一步研究。

5. **对子代的影响** 有证据显示，复方短效口服避孕药停药后，妊娠不增加胎儿畸形的发生率。由于复方短效口服避孕药，激素含量低，停药后即可妊娠，不影响子代生长与发育。长效避孕药内含激素成分及剂量，与短效避孕药有很大不同，停药后 6 个月妊娠安全。

工 具 避 孕

宫内节育器（intrauterine device，IUD）是一种相对安全、有效、简便、经济、可逆的避孕工具。我国最早使用的是金属单环，因脱落率及带环妊娠率均较高，目前已停止生产。20 世纪 70 年代后

期发展了具有抗生育活性的含铜 IUD，经专家论证国内现有的 IUD，将 TCu-200、TCu-220C、Tcu-380A、MLCu375（母体乐）及左炔诺孕酮 IUD（LNG-IUD，曼月乐）五种列为推荐的宫内节育器。

一、避孕原理

（1）干扰着床：子宫内膜长期受异物刺激引起一种无菌性炎性反应，可能对胚胎有毒性作用，使受精卵着床受阻。并可损伤子宫内膜而产生前列腺素，从而改变输卵管蠕动，使受精卵运行速度与子宫内膜发育不同步，影响着床。

（2）杀精毒胚：带铜的 IUD 中的铜离子具有使精子头尾分离，不能获能的毒性作用。子宫内膜受压缺血，激活纤溶酶原，局部纤溶活性增强，致使囊胚溶解吸收。

（3）宫腔内自然环境改变：带铜 IUD 所致异物反应更重，长期缓慢释放的铜被宫内膜吸收，使子宫内膜细胞代谢受到干扰，不利于受精卵着床及囊胚发育。含孕激素 IUD 所释放的黄体酮主要引起子宫内膜腺体萎缩和间质蜕膜化、改变宫颈黏液黏稠度、影响精子的代谢从而阻碍精子运行及受精卵着床。

二、种类

1. 惰性宫内节育器（第一代 IUD） 由惰性原料如金属、硅胶、塑料等制成，由于金属单环脱落率及带器妊娠率高，故已淘汰。

2. 活性宫内节育器（第二代 IUD） 其内含有活性物质如金属、激素、药物及磁性物质等，借以提高避孕效果，减少不良反应。

（1）含铜宫内节育器：带铜 T 形宫内节育器（TCu-IUD）是我国目前临床首选的宫内节育器。T 形节育器纵杆末端系以尾丝，便于检查及取出。根据铜圈暴露于宫腔的面积不同分为 TCu-200、TCu-220、TCu-380A 等。不同种类放置时间不同，短则 5～7 年，长则 10～15 年。含铜宫内节育器的避孕效果与含铜表面积成正比，临床不良反应主要表现为点滴出血，避孕有效率在 90% 以上。国际公认性能最佳的是 TCu 380A。带铜 V 型宫内节育器（VCu-IUD）是我国常用的宫内节育器之一。其形状更接近宫腔形态，其带器妊娠、脱落率较低，但出血发生率较高，故因症取出率较高。

（2）药物缓释宫内节育器：曼月乐（含孕激素 T 形宫内节育器）放置时间为 5 年，含有尾丝，其优点为不仅妊娠率、脱落率低，且月经量少。主要不良反应为闭经和点滴出血。

（3）含其他活性物的宫内节育器：如含锌、磁、前列腺素合成酶抑制剂及抗纤溶药物等，尚处于研究阶段。

3. 第三代 IUD 已在研制 第三代 IUD 体积偏小，质地柔韧和容易放置，并能减少出血、疼痛等不良反应。有比利时的锚式固定式 IUD（无支架，表面积小，可弯曲）、产褥期应用的 IUD（铬肠线作固定锚，在 V 型聚乙烯制的支架上绕铜丝）等。

三、宫内节育器放置术

1. 适应证
（1）育龄妇女自愿要求放置宫内节育器而无禁忌证者。
（2）用于紧急避孕，更适于愿意继续以宫内节育器作为避孕方法而无禁忌证者。

2. 禁忌证
（1）妊娠或妊娠可疑者。
（2）生殖道急性炎症。
（3）人工流产出血多，怀疑有妊娠组织物残留或感染可能；中期妊娠引产、分娩或剖宫产胎盘娩出后，子宫收缩不良有出血或潜在感染可能。

（4）生殖器官肿瘤。

（5）生殖器官畸形如中膈子宫、双子宫等。

（6）宫颈内口过松、重度陈旧性宫颈裂伤或子宫脱垂。

（7）严重的全身性疾病。

（8）宫腔小于 5.5cm、大于 9cm（排除足月分娩后、大月份引产后或放置含铜无支架 IUD 后）。

（9）近 3 个月以内有月经失调或阴道不规则流血者。

（10）有铜过敏史者。

3. 放置时间

（1）月经干净后 3～7 日无性生活者。

（2）人工流产负压吸宫术和钳刮术后、中期妊娠引产流产后 24 小时内清宫术后可即时放置。

（3）自然流产于转经后放置，药物流产 2 次于正常月经后放置。

（4）产后 42 日恶露已净，会阴伤口已愈合，子宫恢复正常。

（5）含孕激素 IUD 在月经第 3 日放置。

（6）性交后 5 日内放置为紧急避孕方法之一。

（7）月经延期或哺乳期闭经者，应在排除妊娠后放置。

（8）剖宫产术后半年放置。

4. 节育器大小选择　T 型 IUD 依其横臂宽度（mm）分为 26、28、30 号三种。宫腔深度>7cm 者用 28 号，≤7cm 者用 26 号。

5. 放置方法

（1）受术者排空膀胱后，取膀胱截石位，外阴部常规消毒铺巾，双合诊检查子宫大小、位置及附件情况。

（2）阴道窥器暴露宫颈后消毒宫颈，以宫颈钳夹持宫颈前唇，用子宫探针顺子宫屈向探测宫腔深度以选择节育器。一般不需扩张宫颈管，宫颈管较紧者应以宫颈扩张器按顺序扩至 6 号。

（3）用放置器将节育器推送入宫腔，其上缘必须抵达宫底部，带有尾丝者在距宫口 2cm 处剪断尾丝。观察无出血即可取出宫颈钳及阴道窥器。

6. 术后注意事项

（1）术后休息 3 日，1 周内忌重体力劳动。

（2）2 周内忌性交及盆浴。

（3）定期进行随访。术后第一年每 3 个月内进行随访。以后每年随访 1 次，直至停用。特殊情况随时就诊。随访时了解 IUD 在宫腔内情况，发现问题及时处理，以保证 IUD 避孕的有效性。

四、宫内节育器取出术

1. 适应证

（1）生理情况：①计划再生育或已无性生活不再需要避孕者。②放置期限已满、需更换者。③绝经过渡期停经 1 年内。如绝经年限较长，子宫已萎缩，难以取出。临床无症状者，可定期随访，暂不取出，以减少因取器困难而引起的并发症。④改用其他避孕措施或绝育者。

（2）病理情况：①因不良反应治疗无效或出现并发症者。②带器妊娠者，包括宫内孕及宫外妊娠。

2. 禁忌证

（1）并发生殖道炎症，先给予抗感染治疗，治愈后再取出 IUD。

（2）全身情况不良或在疾病的急性期，应待疾病好转后再取出。

3. 取器时间　①一般以月经后 3～7 日为宜；②带器早期妊娠行人工流产同时取器；③带器异位妊娠术前诊断性刮宫时，或在术后出院前取出 IUD；④子宫不规则出血者，随时可取，取 IUD

同时进行诊断性刮宫，刮出组织送病理检查，排除子宫内膜病变。

4. 取器方法

（1）有尾丝者，用血管钳夹住后轻轻牵引取出。

（2）无尾丝者，先用子宫探针查清 IUD 位置，以长直血管钳放入宫颈管内夹住 IUD 纵杆牵引取出。多年前放置的金属单环，以取环钩钩住环下缘牵引取出，切忌粗暴用力。取器困难者可在 B 型超声监护下操作，也可暂予观察，下次经后再取，必要时在宫腔镜下取出。

5. 注意事项
①取器前应做 B 型超声检查或 X 线检查，确定节育器是否在宫腔内，同时了解 IUD 的类型；②使用取环钩取 IUD 时应十分小心，不能盲目钩取，更应避免向宫壁钩取，以免损伤子宫壁；③取出 IUD 后应落实其他避孕措施。

五、宫内节育器的不良反应

阴道不规则出血：表现为经量过多、经期延长或周期中点滴出血。出血系由于 IUD 刺激导致前列腺素含量增多，纤溶系统活性增加，导致月经过多。一般症状轻不需处理，3～6 个月后逐渐恢复。

1. 中医辨证治疗
中医将其归为"经期延长""月经过多""崩漏"等病范畴，本病病位在子宫，病机为血瘀，临床实证居多，或见虚实夹杂，纯虚证者少；热证多而寒证少，尤以瘀热者多见。

（1）肝郁血瘀证

证候　宫内置环后出现月经量多于既往月经量或经行时间延长，经色暗红，经行不畅或有血块，精神抑郁，善太息，胸胁、乳房胀痛，嗳气口苦；舌暗红苔薄，脉弦涩。

治法　理气化瘀止血。

方药　四草止血方（《中西医结合妇产科学》）。

炒蒲黄、香附、五灵脂、马鞭草、柴胡、白芍、女贞子、旱莲草、夏枯草、仙鹤草、甘草。

（2）阴虚血瘀证

证候　宫内置环后出现经量多于既往月经量或经行时间延长，经色暗红，有血块或经行不畅，潮热颧红，咽干口燥，手足心热；舌红苔少，脉细数。

治法　养阴清热，化瘀止血。

方药　二至丸加减（《医方集解》）。

女贞子、旱莲草。

（3）气虚血瘀证

证候　宫内置环后出现经量多于既往月经量或经行时间延长，经色淡暗，有血块或经行不畅，神疲肢倦，面色㿠白，气短懒言，小腹空坠；舌质淡苔薄，脉缓弱。

治法　益气化瘀止血。

方药　举元煎（《景岳全书》）合失笑散（《太平惠民和剂局方》）加减。

人参、黄芪、炙甘草、升麻、白术、蒲黄、五灵脂、血余炭、茜草。

（4）瘀热互结证

证候　宫内置环后出现经量多于既往月经量或经行时间延长，经色暗红，有血块或经行不畅，心烦口渴，或伴发热，溲黄便结；舌质红苔薄，脉弦数。

治法　清热凉血，化瘀止血。

方药　清经散（《傅青主女科》）加减。

牡丹皮、地骨皮、白芍、熟地黄、青蒿、茯苓、黄柏。

此外，可选用中成药，如宫宁颗粒，口服，用于瘀热互结证。

2. 西医处理
可选用一般止血药，并补充铁剂。按上述治疗 3 个周期仍未见效者，可能为 IUD 本身问题，应考虑取出或更换，仍无效应改用其他避孕措施。

（1）腰酸腹坠：IUD 若与宫腔大小或形态不符，可引起子宫频繁收缩而致腰酸或下腹坠胀。轻者宜中医辨证治疗，重者宜取出节育器。

（2）白带增多：多数不需治疗，一般数月后自行减少。

六、宫内节育器的并发症

（1）子宫穿孔、节育器异位至宫腔外：确诊节育器异位者，应根据所在部位，经腹或腹腔镜下将节育器取出。

（2）感染：一旦发生感染，应给予抗生素治疗，必要时将 IUD 取出。

（3）节育器嵌顿：一经诊断应及时取出，若取出困难应在 B 型超声下或在宫腔镜直视下取出 IUD，可减少子宫穿孔机会。

（4）宫内节育器的脱落：由于未将 IUD 放至子宫底部，操作不规范，或 IUD 与宫腔大小、形态不符，均能引起宫缩将 IUD 排出。IUD 制作材料的支撑力过小也易脱落。多发生于带器后第 1 年，尤其头 3 个月内，且常在月经期与经血一起排出。有时带器者未能察觉。因此，放器后第 1 年内应定期随访。

（5）带器妊娠：由于 IUD 未放置到宫底部，或型号偏小而 IUD 位置下移，余下宫腔可供囊胚着床而妊娠；IUD 嵌顿于肌壁或异位于盆腔或腹腔等情况，均可导致带器妊娠。一经确诊，行人工流产同时取出 IUD。

其他避孕方法

一、紧急避孕

紧急避孕（emergency contraception）是指在无防护性性生活后或者避孕失败后几小时或几日内，妇女为防止非意愿性妊娠的发生而采用的避孕方法。

1. 适应证

（1）在性生活中未使用任何避孕方法。

（2）避孕失败：包括避孕套破裂、滑脱，体外排精未能做到，安全期计算错误，漏服避孕药，宫内节育环脱落。

（3）遭到性暴力。

2. 方法　放置宫内节育器或口服紧急避孕药。放置宫内节育器特别适合那些希望长期避孕而且符合放环的妇女，一般应在无保护性生活后 5 日（120 小时）之内放入带铜 IUD。口服紧急避孕药适合于那些仅需临时避孕的妇女，一般应在无保护性生活后 3 日（72 小时）之内口服紧急避孕药，其常用种类有：

（1）雌、孕激素复方制剂：我国现有复方左炔诺酮片，在无保护性生活后 72 小时内即服 4 片，12 小时再服 4 片。

（2）单孕激素制剂：现有左炔诺酮片，在无保护性生活后 72 小时内服 1 片，12 小时再服 1 片。

（3）米非司酮：在无保护性生活后 120 小时之内服用米非司酮 10mg 或 25mg，1 片即可。有效率达 85% 以上，妊娠率为 2%。

二、安全期避孕法

排卵前后 4～5 日内为易孕期，其余时间不易受孕为安全期。通常根据基础体温测定、宫颈黏液检查或通过月经周期规律来推算。多数妇女月经周期为 28～30 日，预期在下次月经前 14 日排卵，排卵日及其前后 4～5 日以外时间即为安全期。但也有可能额外排卵，因此，安全期避孕法并不十分可靠，不宜推广。

三、外用避孕

1. **阴茎套**（condom） 也称避孕套，筒径有 29mm、31mm、33mm、35mm 四种，每次性交时均应更换新的阴茎套，选择合适阴茎套型号，吹气检查证实确无漏孔，排去小囊内空气后方可应用。阴茎套还具有防止性传播疾病的传染作用，故应用广泛。

2. **体外排精避孕法** 此法即在性交达高潮即将射精时，阴茎迅速自阴道退出，在体外射精。

第二节 输卵管绝育术

输卵管绝育术通过切断、结扎、电凝、钳夹、环套输卵管或用药物黏堵、栓堵输卵管管腔，使精子与卵子不能相遇而达到绝育目的，是一种安全、永久性节育措施，可复性高。手术操作可经腹壁或经阴道穹隆进入盆腔，也可直接经宫腔进行。

一、经腹输卵管结扎术

1. 适应证

（1）自愿接受绝育手术且无禁忌证者。

（2）患有严重全身疾病不宜生育行治疗性绝育术者。

2. 禁忌证

（1）各种疾病急性期。

（2）全身情况不良不能胜任手术者，如心力衰竭、血液病等。

（3）腹部皮肤有感染灶或患急、慢性盆腔炎者。

（4）患严重的神经官能症者。

（5）24 小时内两次体温达 37.5℃或以上者。

3. 术前准备

（1）解除受术者思想顾虑，做好解释和咨询。

（2）手术时间选择：非孕妇女绝育时间选择在月经干净后 3～4 日。人工流产或分娩后宜在 48 小时内施术。剖宫产同时。哺乳期或闭经妇女则应排除早孕后再行绝育术。

（3）详细询问病史，进行全身体格检查及妇科检查，检验血常规、出凝血时间、肝功能及白带常规。

（4）按妇科腹部手术前常规准备。

4. 麻醉 采用局部浸润麻醉或静脉全身麻醉或腰麻。

5. 手术步骤

（1）排空膀胱，取仰卧臀高位，手术野按常规消毒、铺巾。

（2）切口下腹正中耻骨联合上 4cm 处做 2cm 长纵切口，孕妇则在宫底下 2cm 做纵切口。

（3）提取输卵管：术者左手示指伸入腹腔，沿宫底后方滑向一侧，到达卵巢或输卵管后，右手持卵圆钳将输卵管夹住，轻轻提至切口外。亦可用指板法或吊钩法提取输卵管。

（4）辨认输卵管：用鼠齿钳夹持输卵管，再以两把无齿镊交替使用依次夹取输卵管直至暴露出伞端，证实为输卵管无误，并检查卵巢。

（5）结扎输卵管：我国目前多采用抽心包埋法。在输卵管峡部背侧浆膜下注入 0.5%利多卡因 1ml 使浆膜膨胀，用尖刀切开膨胀的浆膜层，再用弯蚊钳轻轻游离出该段输卵管，相距 1cm 处以 4 号丝线各做一道结扎，剪除其间的输卵管，最后用 1 号丝线连续缝合浆膜层，将近端包埋于输卵管系膜内，远端留于系膜外。同法处理对侧输卵管。

6. 术后并发症　一般不易发生。若发生，多系操作粗暴、未按常规进行所致。

（1）出血或血肿：过度牵拉、钳夹而损伤输卵管或其系膜造成，或因创面血管结扎不紧引起腹腔内积血或血肿。

（2）感染：体内原有感染灶未行处理，如牙龈、鼻咽、盆腔器官等，致术后创面发生内源性感染；手术器械、敷料消毒不严或手术操作无菌观念不强。

（3）脏器损伤：膀胱、肠管损伤，多因解剖关系辨认不清或操作粗暴。

（4）绝育失败：绝育措施本身缺陷，施术时技术误差引起。其结果多发生宫内妊娠，尚需警惕可能形成输卵管妊娠。

二、经腹腔镜输卵管绝育术

1. 禁忌证　主要为腹腔粘连、心肺功能不全、膈疝等，余同经腹输卵管结扎术。

2. 术前准备　同经腹输卵管结扎术，受术者应取头低臀高仰卧位。

3. 手术步骤　局部麻醉、硬膜外麻醉或静脉全身麻醉。脐孔下缘做 1～1.5cm 横弧形切口，将气腹针插入腹腔，充气（CO_2）2～3L，然后插入套管放置腹腔镜。在腹腔镜直视下将弹簧夹（spring clip）或硅胶环（falope ring）置于输卵管峡部，以阻断输卵管通道。也可采用双极电凝烧灼输卵管峡部 1～2cm 长。有学者统计比较各种方法的绝育失败率，以电凝术最低为 1.9‰，硅胶环为 3.3‰，弹簧夹高达 27.1‰，但机械性绝育术与电凝术相比，因毁损组织少，可能提高输卵管复通概率。

4. 术后处理

（1）术后静卧数小时后可下床活动。

（2）术后观察有无体温升高、腹痛、腹腔内出血或脏器损伤征象。

（肖　静　唐　薇　王小云）

第三节　避孕失败的补救措施

人工流产（artificial abortion）是指因意外妊娠、疾病等原因而采用人工方法终止妊娠，是避孕失败的补救措施。人工流产对妇女的生殖健康有一定的影响，仅作为避孕失败的补救措施，不能作为常规的避孕方法。

一、手术流产

手术流产（surgical abortion）是采用手术方法终止妊娠，包括负压吸引术（vacuum aspiration）和钳刮术（curettage）。

（一）负压吸引术

利用负压吸引原理，将妊娠物从宫腔内吸出，称为负压吸引术。

1. 适应证　妊娠 10 周内要求终止妊娠而无禁忌证，或患有某种严重疾病不宜继续妊娠。

2. 禁忌证　各种疾病的急性期；生殖道炎症；全身健康状况不良，不能耐受手术；术前两次体温在 37.5℃以上。

3. 术前准备

（1）详细询问病史，进行全身检查及妇科检查。

（2）血或尿 HCG 测定，超声检查确诊宫内妊娠。

（3）实验室检查包括阴道分泌物常规、血常规及凝血方面检测。

（4）术前测量体温、脉搏、血压。

（5）解除患者思想顾虑。

（6）排空膀胱。

4. 手术步骤

（1）体位：受术者取膀胱截石位。常规消毒外阴和阴道，铺无菌巾。做双合诊复查子宫位置、大小及附件等情况。阴道窥器扩张阴道，暴露宫颈并消毒阴道与宫颈。

（2）探测宫深：用宫颈钳夹持宫颈前唇。顺子宫位置的方向，用探针探测宫腔方向及深度。

（3）扩张宫颈：用宫颈扩张器扩张宫颈管，由小号到大号，循序渐进，扩张到比选用吸管大半号或 1 号。

（4）吸管负压吸引：吸引前，需进行负压吸引试验。无误后按孕周选择吸管大小。将吸管连接到负压吸引器上，将吸管缓慢送入宫底部，遇到阻力后略向后退。按孕周及宫腔大小给予负压，一般控制在 400～500mmHg。按顺时针方向吸引宫腔 1～2 圈。感到宫腔缩小、宫壁粗糙，吸头紧贴宫壁、移动受阻时提示组织吸净，此时将橡皮管折叠，取出吸管。

（5）检查宫腔是否吸净：用小号刮匙轻轻搔刮宫腔，尤其要注意宫底及两侧宫角，检查宫腔是否吸净。必要时重新放入吸管，再次用低负压吸宫腔 1 圈。

（6）术毕：取下宫颈钳，用棉球拭净宫颈及阴道血迹，术毕。将吸出物过滤，测量血液及组织容量，检查有无绒毛、胚胎或胎儿组织，有无水泡状物。未见绒毛及肉眼观察发现异常者需送病理检查。

5. 注意事项

（1）正确判别子宫大小及方向，动作轻柔，减少损伤。

（2）扩张宫颈管时用力均匀，以防宫颈内口撕裂。

（3）严格遵守无菌操作常规。

（4）目前静脉麻醉应用广泛，应由麻醉医师实施和监护，以防发生麻醉意外。

（5）若子宫屈曲严重，操作困难，可在 B 超监测下完成。

（二）钳刮术

钳刮术适用于妊娠 10～14 周内要求终止妊娠而无禁忌证，或因某种疾病不宜继续妊娠或其他流产方法失败者。禁忌证同负压吸引术。术中应充分扩张宫颈，可采用橡皮导尿管、口服或阴道放置前列腺素制剂软化宫颈及宫颈扩张器等方法扩张宫颈管。先夹破胎膜流尽羊水，钳夹胎盘与胎儿组织，酌情使用子宫收缩药。因胎儿较大，容易造成出血过多、宫颈裂伤、子宫穿孔、流产不全等并发症，近年来由于米非司酮、前列腺素等药物的应用，钳刮术将逐渐被药物引产取代。

（三）人工流产并发症及处理

1. 子宫穿孔 是手术流产的严重并发症。发生率与手术操作技术及子宫本身情况有关，如哺乳期妊娠子宫更软，剖宫产后子宫有瘢痕，子宫过度倾屈或有畸形等情况，子宫穿孔容易发生。术者应查清受术者子宫大小及位置，探针沿子宫屈向进入，动作要轻柔。如手术时突然出现"无底"感觉，或手术器械进入深度超过原来所测得宫腔深度，提示子宫穿孔，应立即停止手术。如穿孔小，无脏器损伤或内出血，手术已完成，可注射子宫收缩剂保守治疗，并给予抗生素预防感染。同时密切观察血压、脉搏等生命体征，有无腹痛、阴道流血及腹腔内出血征象。如子宫穿孔后，患者情况稳定，宫内组织未吸净，应由有经验的医师避开穿孔部位，也可在 B 超引导下或腹腔镜下完成手术。尚未进行吸宫操作等，则等待 1 周后再清除宫腔组织。破口大、有内出血或怀疑脏器损伤，应立即剖腹探查或腹腔镜检查，根据情况做相应处理。

2. 出血 其发生与子宫收缩不良、凝血功能障碍或宫腔感染等相关。妊娠月份较大时，因子宫较大，组织不能迅速排出，子宫收缩欠佳，出血量较多。可在扩张宫颈后，宫颈注射缩宫素，并尽快取出绒毛组织。吸管过细、胶管过软或负压不足引起出血，应及时更换吸管和胶管，调整负压。有凝血功能障碍者，可给予止血等相应治疗。

3. **人工流产综合反应**　指手术时由于疼痛或局部刺激，受术者在手术中或术毕出现心动过缓、心律不齐、恶心呕吐、面色苍白、头晕、胸闷、大汗淋漓的症状，严重者甚至出现血压下降、昏厥、抽搐等症状。主要是由于子宫颈和子宫受到机械性刺激引起迷走神经兴奋所致，还与受术者精神紧张、身体状况及不能耐受宫颈管扩张、牵拉和负压过高有关。发现症状应立即停止手术，给予吸氧，一般能自行恢复。严重者可加用阿托品 0.5～1mg 静脉注射。术前应重视精神安慰，术中动作轻柔，吸宫时掌握适当负压，减少不必要的反复吸刮，均能降低人工流产综合反应的发生率。

4. **吸宫不全**　是人工流产常见并发症，主要是部分妊娠组织物残留，与宫体过度屈曲或操作者技术不熟练有关。手术后阴道流血时间长，血量多或流血停止后再现多量流血，应考虑为吸宫不全，血或尿 HCG 检测和 B 超检查有助于诊断。无明显感染征象，应尽早行刮宫术，刮出物送病理检查。术后给予抗生素预防感染。若同时伴有感染，应控制感染后再行刮宫术。

5. **漏吸或空吸**　确定为宫内妊娠，术中未吸出胚胎及胎盘绒毛而导致继续妊娠或胚胎停止发育，称为漏吸。漏吸常见子宫过度屈曲、子宫畸形或操作不熟练引起。一旦发生漏吸，应 B 超监视下再次行负压吸引术。误诊宫内妊娠行人工流产术，称为空吸。术毕吸刮出组织物肉眼未见绒毛或胚胎组织，除考虑漏吸外，还应警惕宫外孕，必须复查 B 超，并将吸刮的组织物全部送病理检查。

6. **感染**　可发生急性子宫内膜炎、盆腔炎等，术后应预防性应用抗生素，口服或静脉给药。

7. **羊水栓塞**　少见，往往由于宫颈损伤、胎盘剥离使血窦开放，为羊水进入血液创造了条件，此时应用缩宫素更可促使其发生。由于妊娠早、中期羊水含细胞等物少，即使并发羊水栓塞，其症状及严重性不如晚期妊娠发病凶猛。治疗见"羊水栓塞"章节。

8. **远期并发症**　有宫颈粘连、宫腔粘连、慢性盆腔炎、月经失调、继发性不孕等。

9. **流产术后出血**　人工流产后阴道流血超过 10 日，淋漓不净，或血量过多，或流血停止后又有多量阴道流血者，称为流产术后出血。其发生与宫腔内部分妊娠组织物残留、子宫收缩不良、宫腔感染或凝血功能障碍等因素有关。

（1）西医治疗：如宫腔内有妊娠残留物且较大者，应行诊刮术，并将刮出物送病理；较小者，可注射缩宫素促进残留物排出，同时给予抗生素预防感染；子宫收缩不良者，给予缩宫素促进子宫收缩；宫腔感染者，给予广谱抗生素控制感染；有凝血功能障碍者，给予止血等相应治疗。

（2）中医辨证治疗

1）瘀阻胞宫证

证候　堕胎术后阴道流血时多时少，或淋沥不净，色紫暗，有血块，小腹阵发性疼痛，腰骶酸胀，头晕乏力，恶心欲呕，纳食欠佳，口渴不欲饮，大便秘结；舌紫暗，脉细涩。

治法　活血化瘀，固冲止血。

方药　生化汤（《傅青主女科》）加益母草、炒蒲黄。

当归、川芎、桃仁、炮姜、炙甘草、黄酒、童便、益母草、炒蒲黄。

2）肝郁血热证

证候　堕胎术后阴道流血，量时多时少，色鲜红或紫暗，质黏稠夹块，小腹隐痛，坠胀，性情抑郁；舌红，苔薄黄，脉弦数而滑。

治法　凉血解郁，凉血止血。

方药　舒郁清肝饮（《中医妇科治疗学》）。

当归、白芍、白术、柴胡、香附、郁金、黄芩、山栀子、牡丹皮、甘草。

3）气虚血瘀证

证候　堕胎术后神疲乏力，纳食欠佳，头晕心慌，小腹坠胀，阴道流血量多，或淋沥不尽净，色暗红。舌淡暗，边有齿痕，脉细无力。

治法　益气化瘀，固冲止血。

方药　四君子汤（《正体类要》）加当归、炒蒲黄、血余炭。

人参、白术、茯苓、炙甘草、当归、炒蒲黄、血余炭。

二、药物流产

药物流产（medical abortion or medical termination）是用药物而非手术终止早孕的一种避孕失败的补救措施。药物流产以米非司酮和米索前列醇配伍或米索前列醇单用（表 20-2）为目前常用方案，米非司酮是一种类固醇类的抗孕激素制剂，具有抗孕激素作用，对子宫内膜孕激素受体的亲和力比孕酮高，因而和孕酮竞争结合蜕膜的孕激素受体，从而阻断孕酮活性而终止妊娠。米索前列醇是前列腺素类似物，具有子宫兴奋和宫颈软化作用。两者配伍应用终止早孕完全流产率达 90% 以上。

表 20-2　2017 版 FIGO 米索前列醇单用推荐方案图表

<孕 13 周	孕 13～26 周	>孕 26 周[8]	产后使用
终止妊娠[a, b, 1] 800µg sl 间隔 3 小时 1 次或 pv*/bucc 间隔 3～12 小时 1 次（2～3 倍剂量）	**终止妊娠**[1, 5, 6] 13～24 周：400µg pv/sl/bucc 间隔 3 小时 1 次[a, e] 25～26 周：200µg pv*/sl/bucc 间隔 4 小时 1 次	**终止妊娠**[1, 5, 9] 27～28 周：200µg pv/sl/bucc 间隔 4 小时 1 次[f, g] >28 周：100µg pv/sl/bucc 间隔 6 小时 1 次	**产后出血一级预防**[12, 10] 600µg po 日一次 **产后出血二级预防**[11] （失血量约 350ml 左右）800µg sl 日一次
稽留流产[c, 2] 800µg pv* 间隔 3 小时 1 次日两次或 600µg sl 间隔 3 小时 1 次 日两次	**死胎**[t, g, 1, 5, 6] 200µg pv*/sl/bucc 间隔 4～6 小时 1 次	**死胎**[2, 9] 27～28 周：100µg pv*/sl/bucc 间隔 4 小时 1 次 >28 周：25 µg pv* 间隔 6 小时 1 次或 25µg po 间隔 2 小时 1 次	**治疗产后出血**[k, 2, 10] 800µg sl 日一次
不全流产[a, 2, 3, 4] 600µg po 日一次或 400µg sl 日一次或 400～800µg pv* 日一次	**难免流产**[g, 2, 3, 5, 6, 7] 200µg pv*/sl/bucc 间隔 6 小时 1 次	**引产**[h, 2, 9] 25µg pv* 间隔 6 小时 1 次或 25µg po 间隔 2 小时 1 次	
流产术前的宫颈准备[d] 400µg sl 术前 1 小时或 pv* 术前 3 小时	**流产术前的宫颈准备**[a] 13～19 周：400µg pv 术前 3～4 小时 >19 周：需联合其他方案一起处理		

注意事项：	给药途径：
1.如果有米非司酮可用，应联合使用米非司酮+米索前列醇用药方案；2.收录于《世界卫生组织基本药物标准清单》；3.对于不全流产/难免流产，其具体用药剂量应根据子宫大小而定；而不是末次月经的时间；4.可起效 1～2 周，除非存在大量出血或感染；5.在胎儿组织排出后 30 分钟仍未见胎盘组织排出，可加量；6.许多研究中提到用药的最大次数不应该超过 5 次，大多患者在用药剂量 5 倍前就能完全排出所有胎儿及其附属组织，少许研究发现即使超过 5 次剂量给药仍能获	pv-经阴道给药；sl-舌下含服；po-口服；bucc-口腔颊黏膜给药；*存在阴道出血抗感染迹象时避免经阴道给药

1. 适应证

（1）正常宫内妊娠，孕龄≤49 日，本人自愿，年龄<40 岁的健康妇女。

（2）手术流产的高危因素者，如瘢痕子宫、哺乳期、宫颈发育不良或严重骨盆畸形。

（3）多次人工流产术史，对手术流产有恐惧和顾虑心理者。

2. 禁忌证

（1）有使用米非司酮禁忌证：肾上腺疾病，与甾体激素相关的肿瘤如子宫肌瘤、乳腺癌、卵巢癌等，糖尿病及其他内分泌疾病，妊娠期皮肤瘙痒史，血液病，血管栓塞等病史。

（2）有使用前列腺素药物禁忌证：青光眼、哮喘、胃肠功能紊乱、高血压、哮喘、贫血等。

（3）其他：带器妊娠，宫外孕，过敏体质，妊娠剧吐，长期服用抗结核、抗癫痫、抗抑郁、抗前列腺素药等。

3. 用药方法

（1）顿服法：第 1 日顿服米非司酮 200mg，第 3 日晨起口服米索前列醇 0.6mg，前后空腹 1 小时。

（2）分服法：米非司酮 150mg 分次口服，第 1 日晨服 50mg，8～12 小时后服 25mg，第 2 日早晚各服 25mg，第 3 日上午 7 点再服 25mg。每次服药前后至少空腹 1 小时。第 3 日服用米非司酮后 1 小时服米索前列醇。

4. 注意事项　服药后应严密观察，除了服药过程中可出现恶心、呕吐、腹痛、腹泻等胃肠道症状外，出血时间长、出血量多是药物流产的主要不良反应，用药物治疗效果差。极少数人可大量出血而需急诊刮宫终止妊娠。此外，必须警惕异位妊娠误行药物流产甚至可以导致休克，危及生命。药物流产必须在有正规抢救条件的医疗机构进行。

第四节　计划生育措施的选择

避孕方法知情选择（informed choice of contraceptive methods）是计划生育优质服务的重要内容，指通过广泛深入宣传、教育、培训和咨询，育龄期妇女根据自身特点（包括家庭、身体、婚姻状况等），选择合适的安全有效的避孕方法。以下介绍生育年龄各期避孕方法的选择。

一、新婚期

1. 原则　新婚夫妇年轻，暂无生育要求，应选择使用方便、不影响生育的避孕方法。

2. 选用方法

（1）复方短效口服避孕药：使用方便，避孕效果好，不影响性生活，列为首选。

（2）男用阴茎套：是较理想的避孕方法，性生活适应后可选用阴茎套。偶有脱落或破损时，可用紧急避孕法。

（3）也可选用外用避孕栓、薄膜等。

（4）由于尚未生育，一般不选用宫内节育器。不适宜用安全期避孕法、体外排精避孕法及长效避孕药避孕。

二、哺乳期

1. 原则　不影响乳汁质量及婴儿健康。

2. 选用方法

（1）阴茎套是哺乳期选用的最佳避孕方式。

（2）也可选用单孕激素制剂长效避孕针或皮下埋植剂，使用方便，不影响乳汁质量。

（3）哺乳期放置子宫内节育器，操作要轻柔，防止子宫损伤。

（4）由于哺乳期阴道较干燥，不适用避孕药膜。哺乳期不宜使用雌、孕激素复合避孕药或避孕针及安全期避孕法。

三、生育后期

1. 原则　选择长效、安全、可靠的避孕方法，减少非意愿妊娠进行手术带来的痛苦。

2. 选用方法　各种避孕方法（宫内节育器、皮下埋植剂、复方口服避孕药、避孕针、阴茎套等）均使用，根据个人身体状况进行选择。对某种避孕方法有禁忌证者，则不宜使用此种方法。已生育两个或以上的妇女，宜采用绝育术为妥。

四、围绝经期

1.原则 围绝经期仍有排卵可能，应坚持避孕，选择以外用避孕药为主的避孕方法。

2.选用方法

（1）可采用阴茎套。

（2）原来使用宫内节育器无不良反应可继续使用，至绝经后半年取出。

（3）绝经过渡期阴道分泌物较少，不宜选择避孕药膜避孕，可选用避孕栓、凝胶剂。

（4）不宜选用复方避孕药及安全期避孕法。

（肖　静　黎霄羽　黄旭春）

第二十一章 妇产科常用特殊检查

第一节 阴道、宫颈管分泌物检查

阴道分泌物（vaginal discharga）是女性生殖系统分泌的液体，俗称"白带"，主要来自阴道黏膜的渗出液、前庭大腺及宫颈腺体的分泌液、阴道宫颈宫腔的脱落细胞，少量来自宫腔及输卵管的渗出液。常用于诊断女性生殖系统炎症、肿瘤及判断雌激素水平。阴道分泌物、宫颈管分泌物标本采集前24小时内禁止性交、盆浴、阴道灌洗。如使用抗生素局部或全身治疗后，建议停药2～3周后再检查。受检者取膀胱截石位，用阴道窥器暴露阴道和宫颈。取材所用的吸管或棉拭子必须消毒干燥、不粘有任何化学物质。取材应根据不同的检查目的而取自不同的部位。一般采用棉拭子自阴道侧壁或阴道后穹隆、宫颈管口等处取材，制成生理盐水涂片直接观察，或制备成薄涂片，经固定、染色后进行肿瘤细胞或病原微生物检查。部分病原体要求采用特定棉拭子取宫颈管分泌物检查。

一、正常阴道分泌物

（一）外观

正常阴道分泌物为白色或无色透明、无臭、黏而不稠、其量适度的液体。于近排卵期量多、清澈透明、稀薄，排卵后量减少并变为浑浊黏稠，行经前量又增加。妊娠期白带量可增多。

（二）pH

正常阴道分泌物呈酸性，pH≤4.5，多为3.8～4.4。

二、异常阴道分泌物

（一）外观

1. **大量无色透明黏性白带** 常见于应用雌激素药物后及卵巢颗粒细胞瘤者。
2. **脓性白带** 黄色或绿色有臭味，多为滴虫或化脓性细菌感染引起；泡沫状脓性白带，常见于滴虫阴道炎；其他脓性白带常见于慢性宫颈炎、萎缩性阴道炎、子宫内膜炎、宫颈积脓、阴道异物等。
3. **豆腐渣样白带** 豆腐渣样或凝乳状小碎块，常见于外阴阴道假丝酵母菌病。
4. **鱼腥臭味、质地稀薄的白带** 常见于细菌性阴道病。
5. **血性白带** 白带内混有血液，血量多少不定，有特殊臭味，应警惕恶性肿瘤的可能，如子宫颈癌、子宫内膜癌等。而宫颈息肉、子宫黏膜下肌瘤、萎缩性阴道炎、重度慢性宫颈炎和宫内节育器的不良反应也可引起血性白带。

（二）pH

阴道分泌物 pH 增高，见于各种阴道炎，也可见于幼女和绝经后的妇女。

三、阴道清洁度检查

（一）检查方法

取阴道分泌物与一滴生理盐水混合涂片，高倍镜下观察阴道杆菌、上皮细胞、白细胞（或脓细胞）及其他杂菌的数量，以进行阴道清洁度的判断。

（二）结果判断

阴道清洁度可分为以下四度（表 21-1）。

表 21-1　阴道清洁度结果与意义

清洁度	阴道杆菌	杂菌	上皮细胞	白细胞或脓细胞	临床意义
Ⅰ	++++	－	++++	0～5/HP	正常
Ⅱ	++	－	++	5～15/HP	正常
Ⅲ	－	++	－	16～30/HP	有炎症
Ⅳ	－	++++	－	>30/HP	严重炎症

（三）临床意义

1. **与病原体侵袭等因素有关**　单纯清洁度不佳而未发现病原微生物者，为非特异性阴道炎；当清洁度为Ⅲ～Ⅳ时，常可同时发现病原微生物，提示存在感染引起的阴道炎。

2. **与卵巢功能有关**　排卵前期雌激素增加，阴道上皮增生，糖原增多，阴道杆菌随之繁殖，pH下降则杂菌消失，阴道趋于清洁。当卵巢功能不足、雌激素下降、阴道上皮增生较少时，可见到阴道杆菌减少，易感染杂菌，导致阴道不清洁。

四、病原微生物检查

（一）阴道毛滴虫

最简便的方法是 0.9%氯化钠溶液湿片法检查；若多次湿片未能发现滴虫时，可送培养。

1. **0.9%氯化钠溶液湿片法**　取 0.9%氯化钠溶液一滴放于玻片上，在阴道侧壁取典型分泌物置于 0.9%氯化钠溶液中，立即在低倍光镜下寻找滴虫。阳性结果是显微镜下可见到呈波状运动的滴虫及增多的白细胞被推移。

2. **培养法**　若疑为滴虫感染而阴道分泌物经湿片法检查阴性时，可送培养，准确率达到 90%左右。

（二）假丝酵母菌

常用 0.9%氯化钠溶液湿片法；若有病理症状而多次湿片法均为阴性，可用培养法。

1. **0.9 氯化钠溶液湿片法**　取 0.9%氯化钠溶液一滴置于玻片上，取少许阴道分泌物置于其中。阳性结果是在高倍镜下见单个或成群卵圆形、无色透明的孢子，常为芽生或多个连成链状；如涂片行革兰染色油镜观察，可见到卵圆形革兰阳性孢子或出芽细胞相连的假菌丝，呈链状及分枝状。

2. 培养法 将分泌物接种于真菌培养基进行分离培养,根据培养特征、形态,以及菌落涂片镜下见到的假菌丝和芽生孢子进行诊断。

（三）加德纳尔菌

加德纳尔菌为革兰染色阴性或染色不定的小杆菌,是正常寄生在阴道的细菌。当菌群失调时,阴道内乳酸杆菌减少而其他细菌大量繁殖,主要有加德纳尔菌、动弯杆菌及其他厌氧菌,导致细菌性阴道病。

取少许分泌物置于玻片上,加一滴生理盐水混合,置于高倍镜下见到>20%的线索细胞。线索细胞即阴道脱落的表层细胞,于细胞边缘黏附大量颗粒状物即加德纳尔菌,细胞边缘不清。

（四）淋病奈瑟菌

淋病奈瑟菌(简称淋菌)为革兰阴性菌,对柱状上皮细胞和移行上皮有亲和力,极易侵犯并隐匿在女性泌尿道及生殖道而引起感染,导致淋病的发生。淋菌的检查方法有涂片法、培养法、免疫荧光检查及淋菌快速诊断法。

1. 涂片法 将宫颈表面的脓液拭去,用棉拭子插入宫颈管 1cm 深处旋转一周后取出涂片,经革兰染色后油镜检查,可见肾形、成对排列、凹面相对、存在于中性粒细胞胞质内或散于白细胞之外的革兰阴性双球菌,可作为淋病的初步诊断依据。但该法敏感性差,易漏诊,结果仅供参考。

2. 培养法 淋菌培养法是诊断淋病的重要手段。常用的培养基是巧克力琼脂或琼酯。培养基中含有抗生素,可选择性地抑制其他细菌。本法对女性患者阳性检出率高,但取材是培养成功与否的关键,插入深度需符合要求,应插入宫颈管 1cm 深处,转动并停留 10~30 秒。该法是 WHO 推荐的筛查淋病患者的唯一方法。

3. 直接荧光抗体染色法 将淋菌抗血清用荧光素标记,当遇到待测标本的淋菌时,抗体与抗原发生反应,在荧光显微镜下可见到发苹果绿荧光的双球菌。本法简便、快速,且对死菌也可呈现阳性,但特异性欠佳,且要求特殊设备。

4. 其他 如多种检测淋菌的基因探针,运用聚合酶链式反应（PCR 技术）及连接酶反应（LCR）进行特异、敏感、快速地检测。

（五）沙眼衣原体

沙眼衣原体是一类原核细胞型微生物,是常见的性传播疾病的病原体,只感染黏膜柱状上皮及移行上皮,故取材最好是黏膜表层的柱状细胞。临床上沙眼衣原体的标本为取自宫颈管分泌物的拭子或刮片。方法常用单层细胞分离培养和酶免疫或直接荧光抗体法,而血清学和细胞学检查法的敏感性较差。

1. 培养分离法 最常用的是经放线菌酮处理的单层 McCoy。本法最敏感、最可靠,但方法复杂,费时费钱,临床已很少用。

2. 细胞学检查 取宫颈管分泌物涂片,经染色后检查衣原体的包涵体。本法操作简便,但特异性和敏感性较差,阳性率较低。

3. PCR 法 是直接从分泌物中检测衣原体脱氧核糖核酸（DNA）并将标本中数目有限的目标 DNA 或 RNA 序列扩增上百万倍,为衣原体感染快速、特异、敏感的诊断依据。

4. LCR 反应 是另一种核酸扩增方法,是在 PCR 的基础上发展起来的,敏感性可达 90% 以上,且很少有非特异性扩增。

5. 附:血清特异抗体的检测 检测血清特异性 IgG、IgM 的常用方法有补体结合试验、酶联免疫吸附试验（ELISA）及免疫荧光法。

（1）酶免疫反应（EIA）：是用酶标试验检查患者标本中的衣原体抗原。本法敏感性较高，特异性强，阳性预期值基本可靠。

（2）直接荧光抗体检测（DFA）：是非培养方法中应用最多的检测方法之一。本法操作简便、特异性强，在检测子宫内膜和输卵管等部位的标本时较培养法敏感。辨认结果时易受主观因素影响，因而需要有经验的实验室技术人员操作。

（六）解脲支原体

解脲支原体是一类存在于泌尿生殖道的原核细胞微生物，可引起阴道炎、宫颈炎、盆腔炎性疾病、不孕症及流产等疾病。检测标本取自宫颈管分泌物的拭子或刮片。检测方法有直接镜检法、分离培养法 PCR 法及其他方法。

1. 直接镜检法　取涂片行姬姆萨染色，在镜下可见淡紫色环形、球形或小杆状支原体。本法较为简便，但临床意义不大，即使阳性，也需行分离培养法。

2. 分离培养法　是实验室诊断支原体感染的唯一可靠方法。

3. PCR 法　方法同上述，可为解脲支原体感染提供快速、特异敏感的诊断依据。

4. 附：血清学检查　检测特异性抗体 IgG、IgM，常用补体结合试验、间接免疫荧光染色检查法、EIA 法和 ELISA 法。

（七）梅毒螺旋体

梅毒螺旋体是梅毒的病原体，主要通过性交传播。临床常用的检验方法有病原学检查、梅毒血清学检查等。梅毒血清学检查包括非梅毒螺旋体抗原血清试验，是梅毒常规筛查方法，若为阳性，应做定量试验，最好能做梅毒螺旋体抗原血清试验，测定血清特异性抗体。

1. 病原学检查　在一期和二期梅毒患者的皮损处取少许渗出液行涂片，在暗视野显微镜下检查，如见纤细螺旋体，长为 6～16μm，有 8～14 个螺旋体，运动缓慢且有规律，并围绕轴旋转，前后移行，或全身弯曲如蛇行，或伸缩移动者，即可报告阳性。

2. 附：梅毒血清学检查

（1）类脂质抗原类试验（非梅毒螺旋体抗原血清试验）：可作为梅毒的诊断筛选试验，包括性病研究实验室试验（VDRL 试验）、不加热血清反应素试验（USR 试验）、快速血浆反应素环状卡片试验（RPR 试验）。这些方法简便易行，报告快速，并有一定的敏感性和特异性，可用于抗体的初筛及作为疗效观察、随访的指标。

（2）密螺旋体抗原类试验（梅毒螺旋体抗原血清试验）：荧光密螺旋体抗体吸收式样（FTA-ABS）被认为是权威的方法。此外，梅毒螺旋体血清凝集试验（TPHA）是以梅毒螺旋体作为抗原的间接血球凝集试验。TPHA 敏感性高、特异性强，是梅毒较高的确证试验。

3. PCR 法　能检测患者的病灶分泌物、渗出物、全血标本、羊水，或用于活体组织检查。

4. 附：脑脊液检查　用于诊断神经性梅毒，包括细胞计数、总蛋白测定、VDRL 试验及胶体全试验。VDRL 试验是神经梅毒的较可靠诊断依据。脑脊液白细胞计数也常是判断疗效的敏感指标。

（八）单纯疱疹病毒

单纯疱疹病毒是引起生殖器疱疹的一种病毒，属于疱疹病毒的一种。生殖器疱疹的病原体 90% 为 HSV-Ⅱ型。临床常用的检测方法为取病损处分泌物涂片进行细胞学检查、病毒分离培养和鉴定、血清学试验。

1. 细胞学检查　病损组织中存在病毒。用无菌棉拭子擦拭水疱至拭破并探及溃疡底部，采集有细胞的组织液，涂荧光素标记的Ⅱ型单克隆抗体或用瑞氏或姬萨姆染色，镜下可见多核原细胞内有病毒包涵体,有助于诊断。

2.组织培养法 Ⅱ型疱疹病毒是活细胞内寄生物,常用人胚肾细胞培养进行病毒分离和免疫荧光法鉴定。用结核菌素注射器、25 或 26 号针头取成熟的水疱疱液,注入病毒运送培养基小瓶中。也可刺破小疱,用无菌棉拭子取材,或去除表面物质后用无菌拭子搽试溃疡底部,将拭子置入病毒运送液小瓶中送检。本法较为敏感,如细胞出现典型病变,则报告 HSV 可疑;如单克隆抗体免疫荧光检查阳性,则病原学诊断确定。水疱疱液病毒培养的阳性率约为 90%,脓疱液阳性率为 70%~80%,痂皮阳性率为 25%。

3.核酸检测 PCR 通过大量特异性扩增 HSV-DNA,直接检测临床样本中极微量的病原体。

附:血清学诊断法

用维持液将病毒悬液稀释 10 倍,选择适当稀释度范围做病变法滴定。中和指数 1~9 为阴性,10~49 为可疑,50 以上为阳性。中和试验常用于诊断单纯疱疹病毒的原发感染,对恢复期和复发期生殖器疱疹的诊断无意义。检查同一患者双份血清,如果早期血清为阴性,后期阳性或强阳性,即可认为是新感染病例。也可用 EIA 法检测孕妇及新生儿血清 IgM、IgG。

(九)人乳头瘤病毒

人乳头瘤病毒(HPV)是一种去氧核糖核酸病毒,常寄生于细胞核内,分为高危型和低危型,可引起女性生殖道感染,并且因 HPV 型别的不同,其致病能力也有差别,低危型可导致尖锐湿疣,高危型可导致宫颈上皮内瘤变(CIN)和宫颈癌,而持续感染高危型 HPV 则是促使子宫颈癌发生的最主要因素。

大部分 HPV 感染无临床症状或为亚临床感染,不能作为一个普通的临床疾病或通过常规筛查计划或性传播疾病调查得以发现,只能通过 HPV 检测得知。由于 HPV 不能体外细胞培养,故不能用简便的血清学检测进行 HPV 诊断和分型。临床上用于检测 HPV 的方法包括细胞学检查、醋酸白试验、阴道镜检查、核酸检测和组织学检查。

1.细胞学检查 可采用液基薄层细胞学技术(TCT)、计算机辅助细胞检测系统(CCT)等。

2.醋酸白试验 在组织表面涂以 3%~5%的醋酸溶液,3~5 分钟后组织变白为阳性,不变色为阴性,但醋酸白试验在皮肤炎症时有一定假阳性。

3.阴道镜检查 阴道镜辅以醋酸试验有助于发现宫颈、阴道黏膜 HPV 感染的亚临床病变,尤其对宫颈病变颇有帮助。宫颈涂片异常或者存在对于癌症具有提示意义的症状时应采用。

4.核酸检测 目前常用的几种运用基因扩增技术的方法有实时荧光聚合酶链反应(PCR)法、基因芯片法、流式荧光法、杂交捕获法(HC-Ⅱ)、导流杂交法等。

附:组织学检查

HPV 感染的组织病理学表现包括:鳞状上皮呈疣状或乳头状增生,常伴有上皮脚延长、增宽呈假上皮瘤样增生;表皮角化不全,常伴角化不全层核肥大,显示一定的非典型性;棘层细胞增生层次增加;中表层出现灶性分布的挖空细胞等。

(十)人巨细胞病毒

人巨细胞病毒是先天感染的病原体。一次感染后终生潜伏于体内,在机体免疫力低下时病毒激活,可表现为巨细胞包涵体病。孕期胎儿中枢神经系统受到侵犯可致畸形。常用宫颈拭子采取分泌物送检。实验室诊断方法有 ELISA 法检测孕妇血清巨细胞病毒 IgG、IgM;孕妇宫颈脱落或尿液涂片行姬姆萨染色后,在光镜下检测脱离的细胞核内嗜酸性或嗜碱性颗粒,见到巨大细胞包涵体,这种特异细胞称为猫头鹰眼细胞,具有诊断价值;DNA 分子杂交技术检测巨细胞病毒 DNA,方法简便、快速、敏感；PCR技术扩增巨细胞病毒DNA，短时间内可获满意结果。

（黄旭春　肖　静　马　飞）

第二节　宫颈黏液检查

宫颈黏液是宫颈腺体的分泌物。正常育龄妇女在卵巢性激素影响下，宫颈黏液的理化性状有周期性变化。月经前和增殖早期黏液量最少；随雌激素增加，黏液量也增加，排卵期宫颈黏液稀薄、透明，黏液拉丝度可达10cm以上；排卵后在孕激素作用下，宫颈黏液浑浊、黏稠，黏液拉丝度仅为1～2cm。

宫颈黏液常见的结晶有四型（图21-1）。

Ⅰ型：典型羊齿植物叶状结晶，主梗直而粗，分支密而长。

Ⅱ型：类似Ⅰ型，但主梗弯曲较软，分支少而短，有如树枝着雪后的形态。

Ⅲ型：为不典型结晶，树枝形象较模糊，分支少而疏，呈离散状。

Ⅳ型：主要为椭圆体或梭形物体，无羊齿植物叶状结晶。椭圆体或梭形体顺同一方向排列成行，比白细胞长但窄，透光度大。

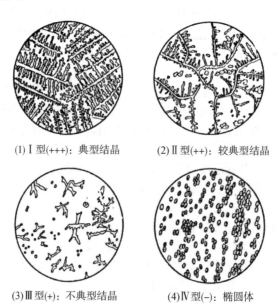

(1)Ⅰ型(+++)：典型结晶　　　　(2)Ⅱ型(++)：较典型结晶

(3)Ⅲ型(+)：不典型结晶　　　　(4)Ⅳ型(-)：椭圆体

图21-1　宫颈黏液涂片

正常月经周期中，一般在月经第8～10日出现Ⅲ型结晶，随着体内雌激素水平升高，转变为Ⅱ型，至排卵期见Ⅰ型典型的结晶。排卵后又转为Ⅱ型及Ⅲ型，在月经周期第22日左右转为排列成行的椭圆体。

一、检查方法

取材前先观察宫颈黏液性状，用大棉签或棉球拭净宫颈及阴道穹隆的分泌物。用干燥长钳伸入宫颈管内1cm夹取黏液，缓慢分开钳柄，观察其拉丝度，再将黏液置于玻片上，待其干燥后，低倍光镜下观察。宫颈黏液结晶的检查，应结合月经周期，多次取材观察其动态变化。

二、临床应用

1.预测排卵期 预测排卵期用以指导避孕及受孕。

2.诊断妊娠 若月经过期，宫颈黏液出现椭圆体持续2周以上，可能为妊娠；若早孕检查见到不典型结晶，提示孕激素不足，有可能发生先兆流产。

3.诊断闭经类型 若闭经患者宫颈黏液出现正常周期性变化，提示卵巢功能良好，闭经原因在子宫；若无周期性变化，则闭经原因在卵巢或卵巢以上部位。

4.诊断功能失调性子宫出血 了解有无排卵。功能失调性子宫出血患者若在流血前见到羊齿植物叶状结晶，提示无排卵。

（黄旭春 肖 静 王小云）

第三节 女性生殖道细胞学检查

女性生殖道细胞通常是指来自阴道、宫颈管、子宫及输卵管的上皮细胞，临床上常通过生殖道脱落上皮细胞检查来反映其生理及病理改变。生殖道脱落细胞包括阴道上段、宫颈阴道部、子宫腔、输卵管及腹腔的上皮细胞，其中以阴道上段、宫颈阴道部的上皮细胞为主。阴道上皮细胞受卵巢激素影响具有周期性变化，妊娠期也有相应变化。因此，检查生殖道脱落细胞既可反映体内性激素水平，又可协助诊断生殖器不同部位的恶性肿瘤及观察其治疗效果。但生殖道脱落细胞检查找到恶性细胞只能作为初步筛选，需要进一步检查才能确诊；如果未能找到恶性细胞，也不能完全排除恶性肿瘤可能，需结合其他检查综合考虑。

一、涂片种类及标本采集

（一）阴道涂片

阴道涂片的主要目的是了解卵巢或胎盘功能。刮取阴道侧壁上1/3处的分泌物（对已婚患者）或用消毒吸管吸取阴道侧壁上1/3处的分泌物（对未婚患者），薄而均匀地涂于玻片上。涂片用95%乙醇溶液固定10～15分钟，然后用巴氏法染色，观察细胞的分布与形态。阴道脱落细胞的检查，在每个月经周期可检查4～8次，每周一次或两次，在做涂片之前24小时应禁止性交、阴道上药或阴道冲洗等治疗。

（二）宫颈刮片

宫颈刮片的主要目的是筛查早期子宫颈癌。取材应在宫颈外口鳞-柱状上皮交界处，以宫颈外口为圆心，将木质铲形刮板轻轻刮取一周，制成涂片。若损伤宫颈组织引起出血或阴道内白带过多，均有可能影响检查结果。本法获取细胞数目较少，制片也较粗糙，因此多推荐涂片法。

（三）宫颈管涂片

宫颈管涂片是先将宫颈表面分泌物拭净，以小型刮板进入宫颈管内，轻轻刮取一周，制成涂片，也是筛查早期宫颈癌的重要方法。现在最好使用"细胞刷"（cytobrush）刮取宫颈管上皮。将"细胞刷"置于宫颈管，达宫颈外口上方10mm左右同一方向旋转5～7圈后取出，在培养液瓶中旋转"细胞刷"将附着于小刷子上的标本洗脱于保存液中。小刷子的摩擦力可使上皮细胞脱落，取材效果优于棉拭子或刮板。涂片时用薄层液基细胞学制片法（thin prep pap），则制作的单层细胞图片效果清晰，阅片容易，其与常规制片方法比较，改善了样本收集率并使细胞均匀分布在玻片上，提高了发现鳞状上皮低度和高度病变的敏感度。此外，本法一次取样可多次重复制片，并可供作HPV-DNA检测和自动阅片。

二、正常生殖道脱落细胞的形态特征

（一）鳞状上皮细胞

阴道及宫颈阴道部上皮细胞分为表层、中层及底层，其生长与成熟受卵巢雌激素影响。女性一生中不同时期及月经周期中不同时间，各层细胞比例均不相同。细胞由底层向表层逐渐成熟。鳞状细胞的成熟过程是：细胞由小逐渐变大；细胞形态由圆形变为舟形、多边形；胞质染色由蓝染变为粉染；胞质由厚变薄；胞核由大变小，由疏松变为致密（图21-2）。

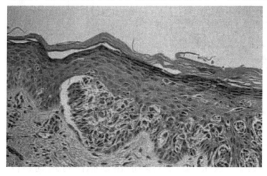

图21-2 鳞状上皮细胞

1. 底层细胞 相当于组织学的深棘层，又分为内底层细胞和外底层细胞。

（1）内底层细胞：又称生发层，只含一层基底细胞，是鳞状上皮再生的基础。细胞学表现为：圆形或椭圆形，细胞小，大小为中性粒细胞的4～5倍，胞质幅缘约与胞核直径相等，圆形核，巴氏染色胞质蓝染。育龄妇女的正常阴道涂片中此种细胞不出现。

（2）外底层细胞：为3～7层细胞。细胞学表现为：圆形，比内底层细胞大，为中性粒细胞的8～10倍，胞质幅缘大于胞核直径，巴氏染色胞质淡蓝，核为圆形或椭圆形，染色质细而疏松。卵巢功能正常时，涂片中很少出现。

2. 中层细胞 相当于组织学的浅棘层，是鳞状上皮中最厚的一层。根据其脱落的层次不同，形态各异。接近底层者细胞呈舟状，接近表层者细胞大小与形状接近表层细胞。胞质巴氏染色淡蓝，核小，呈圆形或卵圆形，染色质疏松为网状核。

3. 表层细胞 相当于组织学的表层。细胞大，为多边形，胞质薄、透明，胞质粉染或淡蓝，核小固缩。核固缩是鳞状细胞成熟的最后阶段。表层细胞是育龄期妇女宫颈涂片中最常见的细胞。

（二）柱状上皮细胞

柱状上皮细胞又分为宫颈黏膜细胞和子宫内膜细胞。

1. 宫颈黏膜细胞 有黏液细胞和带纤毛细胞两种。在宫颈刮片及宫颈管涂片中均可找到。黏膜细胞呈高柱状，核在底部，呈圆形或卵圆形，染色质分布均匀，胞质易分解而留下裸核。带纤毛细胞呈立方形或矮柱状，带有纤毛，核为圆形或卵圆形，位于细胞底部。

2. 子宫内膜细胞 较宫颈内膜细胞小，细胞为低柱状，为中性粒细胞的1～3倍。核呈圆形，核大小、形状一致，多成堆出现，胞质少，边缘不清。

3. 非上皮成分 如吞噬细胞、血细胞（白细胞、淋巴细胞、红细胞）等。

三、生殖道脱落细胞在内分泌检查方面的应用

阴道鳞状上皮细胞的成熟程度与体内雌激素水平成正比。雌激素水平越高，阴道上皮细胞分化越成熟。因此，观察阴道鳞状上皮细胞底、中、表层细胞的比例，可反映体内雌激素水平。

（一）成熟指数

成熟指数（maturation index，MI）是阴道细胞学卵巢功能检查最常用的一种。计算阴道上皮三层细胞百分比。按底层-中层-表层顺序写出，若底层细胞百分率高称左移，提示不成熟细胞增多，即雌激素水平下降；表层细胞百分率高称右移，表示雌激素水平升高；中层细胞百分率高称居中。一般有雌激素影响的涂片，基本上无底层细胞；轻度影响者表层细胞<20%；高度影响者表层细胞>60%。

（二）致密核细胞指数

致密核细胞指数（karyopyknotic inde，KI）指100个表层细胞中致密核细胞的百分比，其指数越高，表示上皮细胞越成熟。

（三）嗜伊红细胞指数

嗜伊红细胞指数（eosinophilic inde，EI）指100个表层细胞中嗜伊红细胞的百分比。通常在雌激素影响下出现红染表层细胞，用以表示雌激素水平。指数越高，提示上皮细胞越成熟。

（四）角化指数

角化指数（cornification index，CI）指鳞状上皮细胞中表层（最成熟细胞层）嗜伊红致密核细胞的百分比，用以表示雌激素的水平。

四、生殖道脱落细胞涂片在妇科疾病诊断上的应用

生殖道脱落细胞涂片用于妇科内分泌疾病及流产诊断目前已逐渐减少，并被其他方法取代，其在诊断生殖道感染性疾病中有重要意义。

（一）月经异常

1. 闭经　阴道涂片检查见有正常周期性变化，提示闭经原因在子宫及其以下部位，如宫颈、宫腔粘连，子宫内膜结核等。涂片见中层和低层细胞多，表层细胞极少或无，无周期性变化，提示病变在卵巢，如早发性卵巢功能不全。涂片表现不同程度雌激素低落，或持续雌激素轻度影响，提示为垂体或下丘脑或其他全身性疾病引起的闭经。

2. 功能失调性子宫出血

（1）无排卵性功能失调性子宫出血：涂片显示中至高度雌激素影响，但也有较长时期处于低至中度雌激素影响。雌激素水平高时MI右移显著，雌激素水平下降时出现阴道流血。

（2）排卵性月经失调：涂片显示有周期性变化，MI明显右移，排卵期出现高度雌激素影响，EI可以高达90%。

（二）流产

1. 先兆流产　由于黄体功能不足引起的先兆流产表现为EI于早孕期增高，经治疗后EI下降提示好转。若EI再度增高，细胞开始分散，流产可能性大。若先兆流产而涂片正常，显示流产并非黄体功能不足引起，用孕激素治疗无效。

2. 稽留流产　EI升高，出现圆形致密核细胞，细胞分散，舟形细胞少，较大的多边形细胞增多。

（三）生殖道感染性疾病

1. 细菌性阴道病　常见的有乳杆菌、球菌、加德纳菌和放线菌。涂片中炎性阴道细胞表现为豆状核细胞核，核破碎和核溶解，上皮细胞周有空晕，细胞质内有空泡。

2. 衣原体性感染 在宫颈涂片上可见化生的细胞质内有球菌样物及嗜碱性包涵体，感染细胞肥大多核。

3. 病毒感染 常见有人乳头瘤病毒（HPV）和单纯疱疹病毒（HSV）Ⅱ型。

（1）HPV感染：HPV病毒是小DNA病毒，主要侵犯鳞状上皮的基底层细胞及位于宫颈转化区的化生细胞。鳞状上皮细胞被HPV感染后具有典型的细胞学改变。在涂片标本中见挖空细胞、不典型角化不全细胞及反应性外底层细胞，即提示有HPV感染。典型挖空细胞表现为上皮细胞内有1～2个增大的核，核周有透亮空晕环或致密的透亮区。

（2）HSV感染：早期表现为感染细胞的核增大，染色质结构呈"水肿样"退变，染色质很细，散布在整个胞核中，呈淡的嗜碱性，染色均匀，犹如毛玻璃状，细胞多呈集结状，有许多胞核。晚期可见嗜伊红染色的核内包涵体，周围可见一个清亮晕环。

五、生殖道脱落细胞在妇科肿瘤诊断上的应用

（一）癌细胞特征

癌细胞主要表现为细胞核、细胞及细胞间关系的改变（图21-3）。

1. 细胞核的改变 表现为核增大，核质比例失常；核大小不等，形态各异；核圆形、卵圆形，核深染且染色质分布不均。呈颗粒状或块状，因核分裂异常，可见双核及多核。

2. 细胞形态改变 细胞大小不等，形态各异，胞质减少，若变性其内出现空泡。

3. 细胞间关系改变 癌细胞可单独或成群出现，排列紊乱。早期癌涂片背景干净清晰，晚期癌细胞涂片背景较脏，见成片坏死细胞、红细胞及白细胞等。

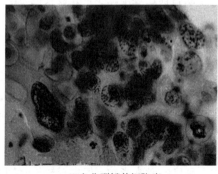 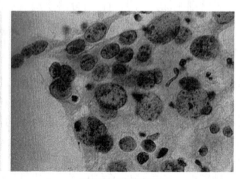

(1)角化型鳞状细胞癌　　　　　　(2)宫颈鳞状细胞癌

图21-3　鳞状上皮癌癌细胞示意图

（二）阴道细胞学诊断的报告形式

报告形式主要为分级诊断及描述性诊断两种。目前我国仍有医院仍采用分级诊断（巴氏五级分类法）。近年来更推荐应用TBS分类法及描述性诊断。

1. 阴道细胞巴氏五级分类法 诊断标准如下：

（1）巴氏Ⅰ级：正常。为正常阴道细胞涂片。

（2）巴氏Ⅱ级：炎症。细胞核普遍增大，核染色质较粗，但染色质分布尚均匀。一般属良性改变或炎症。临床分为ⅡA及ⅡB。ⅡB是指个别细胞核异质明显，但又不支持恶性；其余为ⅡA。

（3）巴氏Ⅲ级：可疑癌。主要是核异质，表现为核大深染，核形不规则或双核。对不典型细胞性质尚难肯定。

（4）巴氏Ⅳ级：高度可疑癌。细胞有恶性特征，但在涂片中恶性细胞较少。

（5）巴氏Ⅴ级：癌。具有典型的多量癌细胞。

巴氏五级分类法的缺点：未能与组织病理学诊断名词相对应，也未包括非癌的诊断，故已逐步被新的 TBS 分类法所取代。

2. TBS 分类法及描述性诊断内容　为了使宫颈/阴道细胞学的诊断报告与组织病理学术语一致，使细胞学报告与临床处理密切结合，1988 年美国制订阴道细胞 TBS 命名系统。国际癌症协会于 1991 年对宫颈/阴道细胞学的诊断报告正式采用了 TBS 分类法，2001 年修订了相关 TBS 术语。TBS 描述性诊断的细胞病理学诊断报告中包括：为临床医师提供有关标本（涂片）质量的信息；对病变的描述；细胞病理学诊断及对处理的建议。TBS 描述性诊断报告的主要内容包括：

（1）未见上皮内病变/恶性（细胞）：宫颈涂片中正常上皮细胞应包括复层鳞状上皮细胞和柱状上皮细胞。

1）病原体：有无真菌、细菌、原虫、病毒等感染。可诊断滴虫阴道炎、外阴阴道假丝酵母菌病、细菌性阴道病、支原体、衣原体感染、单纯疱疹病毒或巨细胞病毒感染及人乳头瘤病毒（HPV）等的感染。

2）非瘤样发现：①反应性细胞改变：与炎症有关的反应性细胞改变（包括典型的修复）；与放疗有关的反应性细胞改变；与宫内节育器相关的反应性细胞改变。②子宫切除术后的腺细胞。③萎缩（有或无炎症）：常见于儿童，绝经期和产后妇女。

3）其他：子宫内膜细胞出现在 40 岁以上妇女的涂片中，未见上皮细胞不正常。

（2）鳞状上皮细胞异常

1）不典型鳞状细胞（typical squamous cells，ASC）：包括无明确诊断意义的不典型鳞状细胞（atypical squamous cells of undetermined significance，ASCUS）和不能排除高级别鳞状上皮内病变不典型鳞状细胞（atypical squamous cells-cannot exclude，HIS，ASC-H）。

2）低度鳞状上皮内病变（low grade squamous intraepithelial lesions，LSILs）：包括 HPV 感染、鳞状上皮轻度不典型增生、宫颈上皮内瘤样病变Ⅰ级。

3）高度鳞状上皮内病变（HSILs）：包括鳞状上皮中度和重度不典型增生及原位癌、宫颈上皮内瘤样病变Ⅱ级和Ⅲ级。

4）鳞状细胞癌（squamous cell carcinoma）：若能明确组织类型，则按下述报告：角化型鳞癌；非角化型鳞癌；小细胞型鳞癌。

（3）腺上皮细胞异常

1）不典型腺上皮细胞（atypical glandular cells，AGC）：包括宫颈管 AGC 和子宫内膜细胞 AGC。

2）腺原位癌（adenocarcinoma in sit，AIS）。

3）腺癌（adenocarcinoma）：若可能，则判断来源。来自颈管、子宫内膜或子宫外。

（4）其他恶性肿瘤细胞：原发于子宫颈和子宫体的不常见肿瘤及转移癌。

六、宫颈癌的筛查策略

流行病学和分子生物学资料表明，人乳头瘤病毒（human papilloma virus，HPV）感染能够引起子宫颈上皮内瘤变（CIN）及子宫颈癌的发生，并且不同 HPV 型别的致病能力也存在差异，高危型 HPV 的持续感染是促使子宫颈癌发生的最主要因素。因此，HPV 感染检测作为子宫颈癌及其癌前病变的常规筛查已逐渐在临床推广运用。

（一）HPV 的分型

目前发现 HPV 病毒有 100 多个型别，其中 40 个以上的型别与生殖道感染有关。根据其引起宫颈癌的可能性，2012 年国际癌症研究机构（International Agency for Research on Cancer，IARC）将其分为高危型、疑似高危型和低危型。前两者与宫颈癌及高级别外阴、阴道、宫颈鳞状上皮内病变

（squamousintraepithelial lesion，SIL）相关，后者与生殖器疣及低级别外阴、阴道、宫颈 SIL 相关。常见的高危型有 16、18、31、33、35、39、45、51、52、56、58、59 共 12 型。疑似高危型有 26、53、66、67、68、70、73、82 共 8 型。低危型有 6、11、40、42、43、44、54、61、72、81、89 共 11 型。HPV 感染后机体产生的免疫机制可以清除 HPV，因此绝大多数生殖道 HPV 感染是一过性且无临床症状的。约 90%HPV 感染在 2 年内消退，其消退时间主要由 HPV 型别决定，低危型 HPV 需要 5～6 个月，高危型 HPV 需要 8～24 个月。只有极少数 HPV 感染者发生临床可见的下生殖道尖锐湿疣、鳞状上皮内病变和癌等。

（二）HPV 的检测方法

大多数 HPV 感染无临床症状，或为亚临床感染，只能通过 HPV 检测得知，由于 HPV 不能在体外细胞培养，故不能用简便的血清学检测进行 HPV 诊断和分型。临床用于检测 HPV 方法包括细胞学方法、免疫组化、原位杂交、杂交捕获核酸印迹和 PCR 法等。

（三）HPV 检测的临床价值

高危型 HPV 感染的检测对于预防和早期发现子宫颈癌及其癌前病变有非常重要意义。

（1）与细胞学检查联合或单独使用进行子宫颈癌的初复筛，可有效减少细胞学检查的假阴性结果。适用于大面积普查，初筛或聚焦高风险人群。2008 年欧洲生殖道感染和肿瘤研究组织（European Research Organization on Genital Infection and Neoplasia，EUROGIN）推荐将高危型 HPV 检测作为欧洲宫颈癌的初筛手段。2012 年 3 月美国国立综合癌症网络（National Comprehensive Cancer Network，NCCN）公布的《子宫颈癌筛查临床实践指南》，指南中指出高危型 HPV 检测已作为子宫颈癌的初筛和异常细胞学结果处理的组成部分。2015 年美国妇科肿瘤协会（Society of Gynecologic Oncology，SGO）及美国阴道镜及宫颈病理协会（American Society of Colposcopy and Cervical Pathology，ASCCP）等多个协会的 13 位专家提出了宫颈癌筛查的过渡期指南，在此指南中将高危型 HPV 初筛作为宫颈癌筛查的替代方案。

（2）可根据 HPV 感染基因型预测受检者患子宫颈癌的风险。HPV 感染型别与子宫病变的级别存在一定关系，各型别对宫颈上皮的致病力亦不相同，如 HPV 16 或 HPV 18 阳性患者其 ASCUS 或 LSIL 转变为 CIN Ⅲ的概率远高于其他 HPV 型别阳性或未检测出 HPV 者。细胞学阴性而其他高危型 HPV 阳性者，一般不做处理，但发病风险较高，对这类人群要坚持定期随访。

（3）对未明确诊断意义的不典型鳞状上皮细胞或腺上皮细胞（atypical cells of undetermined significance，ASCUS），应用 HPV 检测可进行有效的分流。HPV DNA 检测可应用于检测临床上可疑涂片，将 CIN 从细胞学结果为未明确诊断意义的非典型鳞状细胞/腺细胞中有效检出。在检测过的这些患者当中，仅高危型 HPV 检测阳性者需进一步进行阴道镜及活检。对 HPV DNA 检测为阴性患者进行严密随诊，从而减少阴道镜的使用频率，避免因过度诊断和治疗给患者及医生造成负担。

（4）HPV 可用于监测治疗效果：宫颈 SIL 经合理规范的治疗后，复发、持续和进展为浸润癌的发生率仍比正常人高，利用 HPV DNA 检测可以协助判断病灶是否切除干净，预测病变进展或术后复发风险，有效指导患者的术后追踪。

（5）监测疫苗：可运用 HPV 检查针对使用 HPV 疫苗的效果进行监测。

（四）推荐的筛查策略

宫颈癌筛查的发展历程最早是从细胞学筛查开始，随着人们对宫颈癌病因学的研究，发现其致病原因主要与 HPV 感染有关，所以现在除了细胞学检查，HPV 检测也列入到宫颈癌筛查的行列与细胞学一起进行联合筛查。联合筛查在临床中已经是普遍应用的方案，但我国幅员辽阔，人口众多，不同地区存在不同的医疗现状，对于细胞学人员队伍匮乏，基础医疗设施不足的地区，HPV 作为宫颈癌的初筛方法又是符合我国国情的。在宫颈癌筛查流程和相应结果的处理方面可参考一些学会的指南。

（1）2016年美国妇产科医师学会（ACOG）发布了《子宫颈癌的筛查和预防实践指南（No.157）》（表21-2）指出：普通人群中21～29岁女性不必行联合检查，应行单独细胞学检查，每3年筛查一次，不必每年行宫颈癌的筛查。30岁以下的人群不应该进行联合筛查。30～65岁女性推荐每5年行细胞学和HPV联合检查，但每3年单独行细胞学检查也是可行的，不必每年筛查。上述筛查策略不适用于已患子宫颈癌、HIV感染伴免疫抑制、宫颈曾暴露于己烯雌酚者。有CIN2、CIN3和宫颈原位腺癌病史的女性，即使已超过了65岁，也应该在CIN2、CIN3和AIS自然消退或妥善治疗后持续筛查20年。对于全子宫切除术后，但在过去20年间有CIN2或更高级别病变或曾患宫颈癌的患者，应继续进行筛查。对于这类患者，在初始治疗后的20年内，进行每3年一次的单独细胞学筛查是合理的。

表21-2　普通人群的子宫颈癌筛查方法（ACOG，2016年）

人群	推荐的筛查方法	建议
<21岁	不筛查	
21～29岁	每3年细胞学单独筛查	
30～65岁	每5年HPV+细胞学联合检测（最佳），或每3年细胞学单独检测（可接受）	单独HPV筛查不推荐
>65岁	既往筛查有足够的阴性结果且没有CIN2及以上病变者，则无需再行筛查	有过CIN2、CIN3或原位腺癌的患者，应该在上述病灶消退或处理后继续按照年龄进行筛查直到满20年
全子宫切除术后	无需筛查	用于没有宫颈且既往20年没有CIN2、CIN3、原位腺癌或宫颈癌的女性
接种HPV疫苗的女性	遵循相应年龄的筛查策略（和未接种者一样筛查）	

（2）宫颈癌筛查结果的处理流程：2012年美国肿瘤协会、阴道镜和子宫颈病理协会、临床病理学学会（ACS、ASCCP、ASCP）联合提出了不同宫颈癌筛查结果的处理方法（表21-3）。

表21-3　宫颈癌筛查结果的处理（ACS、ASCCP、ASCP，2012年）

筛查方式	结果	处理
单独细胞学筛查	细胞学阴性	3年后重复筛查
	ASC-US，后续HPV检测阴性	3年后联合筛查
	其他情况	参见ASCCP指南
联合筛查	细胞学阴性，HPV阴性	5年后联合筛查
	细胞学ASC-US，HPV阴性	3年后联合筛查
	细胞学阴性，HPV阳性	方法1：随访12个月后联合筛查
		方法2：HPV16、18分型
		如果HPV16或18阳性，则行阴道镜
		如果HPV16或18阴性，12个月后重复联合筛查
	其他情况	参见ASCCP指南

比如，联合筛查中若HPV阳性且细胞学阴性：则12个月后重新联合筛查，或者进行HPV16和18分型检测。若HPV16或18阳性，应行阴道镜检查；若HPV16或18阴性，则12个月后重复联合筛查。HPV阴性、细胞学检查为ASCUS：每3年进行1次联合筛查。另外细胞学为宫颈低度鳞状上皮内病变（LSIL）、宫颈高度鳞状上皮内病变（HSIL）及鳞状上皮细胞癌女性，无论HPV结果如何，均直接行阴道镜检查。

（肖　静　饶玲铭　黄旭春）

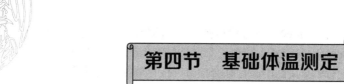

第四节　基础体温测定

基础体温（Basal Body Temperature，BBT）是指清晨醒后（睡觉或静卧休息≥6小时），未进行任何活动（包括起床、谈话和进食等）前所测得的体温，是机体在最基本的活动下的体温。基础体温反映机体静息状态下的能量代谢水平，又称静息体温。

一、原理

女性的基础体温随体内雌孕激素水平的变化而呈现周期性波动。卵泡期最低，排卵后48小时内受孕激素影响基础体温升高呈高温相，高于卵泡期0.3~0.5℃，持续12~14日，于月经前1~2日或月经第1日又下降。因此正常月经周期每天测得的基础体温呈双相曲线。

二、测量方法

每晚临睡前将体温表水银柱甩至36℃以下，将其放在床头柜或枕边。次日清晨睡醒后，在未进行任何活动情况下，取体温表置于舌下，测口腔体温5分钟。每日测体温时间尽量固定，一般在清晨5~7点。夜班工作者应在休息6~8小时后，刚睡醒时测定。按上述要求测量后，将测量的结果记录在基础体温表上，同时应记录月经时间、标记性生活时间等。如有其他情况需特别注明，以供诊疗时可以参考。一般需连续测量至少3个月经周期以上（图21-4~图21-6）。

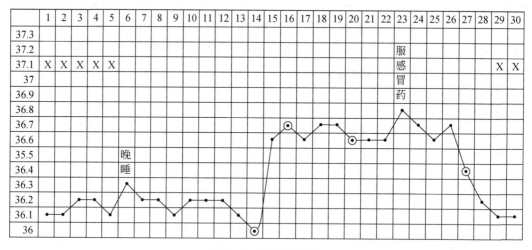

图21-4　BBT呈双相

三、临床应用

1. **指导避孕与受孕**　生育年龄妇女，排卵期约在下次月经来潮前的14日左右。基础体温上升4日后可肯定已排卵，此时至月经来潮前的10日称安全期。基础体温上升前后2~3日是排卵期范围，易受孕，称易孕期。可依此法指导避孕及受孕。

2. **协助预测排卵日期**　一般以月经中期体温最低日或体温升高的前一日可能为排卵日期。

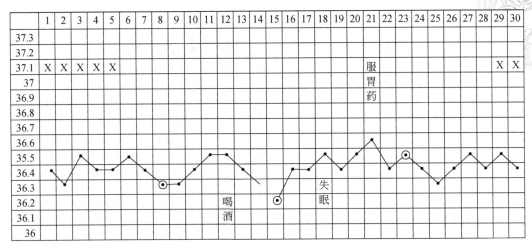

图 21-5　BBT 呈单相

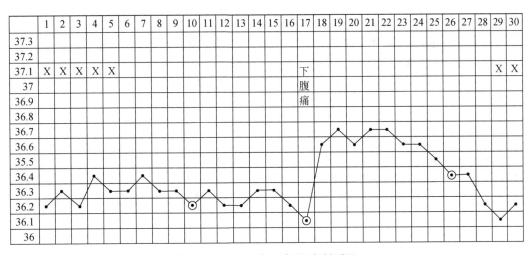

图 21-6　BBT 双相（高温项时间短）

3. 协助诊断妊娠　妊娠后由于妊娠黄体的作用，雌、孕激素水平增高，基础体温于排卵后持续升高，基础体温上升持续 18 日（排除药物干扰）即可协助诊断早孕，若超过 20 日，其早孕诊断准确率达 100%。

4. 协助诊断月经失调　基础体温可反映排卵功能，用以诊断月经失调疾病。无排卵型功能失调性子宫出血的基础体温为单相。排卵型月经失调，由基础体温上升持续时间、体温高低、下降方式等来推断黄体功能状态。黄体过早萎缩（短黄体期）高温相持续不足 12 日；黄体功能不全（发育不全）高温相体温上升不足 0.3℃，可能是黄体功能不全，发育不良，孕酮分泌不足；若基础体温虽为双相，但下降缓慢，为黄体萎缩过程延长，导致子宫内膜不规则脱落。也可用基础体温监测和判定药物治疗疗效。

5. 检查不孕原因　不孕患者测量基础体温，了解有无排卵，再结合其他辅助检查，明确诊断，以便做出正确治疗方案。

（肖　静　饶玲铭）

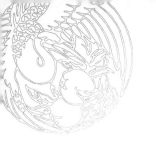

第五节　女性内分泌激素测定

妇产科某些疾病的诊断、疗效观察、预后的估计及生殖生理和避孕药物作用机制的研究，均需要测定有关激素。女性生殖内分泌系统激素包括下丘脑、垂体、卵巢分泌的激素。各类激素在中枢神经系统的影响及各器官间的相互协调作用下，发挥正常的生理功能。妇产科临床常需测定的激素有下丘脑促性腺激素释放激素（gonadotropin-releasing hormone，GnRH）、垂体促性腺激素（FSH、LH）、垂体催乳素（PRL）、雌激素、孕激素、雄激素、人绒毛膜促性腺激素（HCG）、人胎盘生乳素及胰岛素等。

一、下丘脑促性腺激素释放激素测定

下丘脑促性腺激素释放激素（gonadotropin-releasing hormone，GnRH）是由下丘脑弓状核神经细胞分泌的一种 10 肽激素。人工合成的 10 肽 GnRH 能使垂体分泌黄体生成素（luteinizing houmone，LH）的作用高于卵泡刺激素（follicle-stimulating hormone，FSH），故也有人称其为黄体生成激素释放激素（luteinizing hormone releasing factor，LHRH）。正常妇女月经周期中最显著的激素变化是在中期出现排卵前黄体生成激素（LH）高峰。由于 GnRH 在外周血流中含量很少，半衰期又短，故直接测定 GnRH 有困难，目前主要采用 GnRH 刺激试验（亦称垂体兴奋试验）与氯米芬试验来了解下丘脑和垂体的功能及其生理病理状态。

（一）GnRH 刺激试验

1. **原理**　LHRH 对垂体促性腺激素的释放有兴奋作用，给受试者注射外源性 LHRH 后在不同时间抽取外周血测定促性腺激素含量，以了解垂体功能。若垂体功能良好，促性腺激素水平反应性升高；反之，垂体功能不良，则反应性差或延迟反应，促性腺激素水平不升高或延迟升高。

2. **方法**　上午 8 点静脉注射 LHRH 100μg（溶于 0.9%氯化钠溶液 5ml 中），于注射前和注射后 15 分钟、30 分钟、60 分钟和 90 分钟分别抽取静脉血 2ml，测定 LH 值。

3. **结果分析**

（1）正常反应：静脉注射 LHRH 100μg 后，LH 值上升比基值升高 2～3 倍，其高峰出现在注射后 15～30 分钟。

（2）活跃反应：高峰值比基值升高 5 倍。

（3）延迟反应：高峰出现时间迟于正常反应出现的时间。

（4）无反应或低弱反应：注入 LHRH 后 LH 值无变化，一直处于低水平或稍有上升，但上升比基值不足 2 倍。

4. **临床意义**

（1）青春期延迟：GnRH 兴奋试验呈正常反应。

（2）垂体功能减退：如希恩综合征、垂体手术或放射治疗垂体组织遭到破坏等，GnRH 兴奋试验呈无反应或低弱反应。

（3）下丘脑功能减退：可能出现延迟反应或正常反应。

（4）卵巢功能不全：FSH、LH 基值均>30U/L，GnRH 兴奋试验呈活跃反应。

（5）多囊卵巢综合征：LH/FSH 比值>3，GnRH 兴奋试验呈现活跃反应。

（二）氯米芬试验

1. 原理 氯米芬（clomiphene）又称枸橼酸氯米芬，其化学结构与人工合成的己烯雌酚很相似，是一种具有弱雌激素作用的非甾体类雌激素拮抗剂，在下丘脑可与雌、雄激素受体结合，阻断性激素对下丘脑和（或）腺垂体促性腺激素细胞的负反馈作用，引起 GnRH 的释放，可用来评估闭经患者下丘脑-垂体-卵巢轴的功能，鉴别下丘脑和垂体病变。

2. 方法 月经来潮第 5 日开始每日口服氯米芬 50～100mg，连服 5 日。服药后 LH 可上升 85%，FSH 可上升 50%。停药后 LH、FSH 即下降。若停药后再出现 LH 上升达排卵前水平、诱发排卵，为排卵型反应，排卵一般出现在停药后的第 5～9 天。停药后 20 天不再出现 LH 上升为无反应。分别在服药后第 1、3、5 日测 LH、FSH，第 3 周经前抽血测孕酮。

3. 结果分析

（1）下丘脑病变：对 GnRH 有反应，而对氯米芬试验无反应。

（2）青春期延迟：可通过 GnRH 兴奋试验判断是否为下丘脑或垂体病变所致。

二、垂体促性腺激素测定

（一）来源及生理作用

腺垂体促性腺激素细胞在下丘脑 GnRH、卵巢激素和抑制素协同作用下分泌促性腺激素 FSH 和 LH。FSH 的生理作用主要是促进卵泡成熟及分泌雌激素。FSH 和 LH 是腺垂体促性腺激素细胞分泌的糖蛋白激素，在血中与 α_2 和 β 球蛋白结合，受下丘脑 GnRH、卵巢激素和抑制素的调节。育龄期妇女垂体促性腺激素随月经周期出现周期性变化。FSH 的生理作用主要是促进卵泡成熟及分泌雌激素。LH 的生理作用主要是促进排卵和黄体生成，促使黄体分泌孕激素和少量雌激素。

（二）正常值

各实验室给出的正常值范围存在一定差异，激素单位也不尽一致，表 21-4 中 FSH 及 LH 值仅供参考。

表 21-4 血 FSH 和 LH 正常范围（U/L）

分期	FSH	LH
卵泡期、黄体期	1～9	1～12
排卵期	6～26	16～104
绝经期	30～118	16～66

（三）临床应用

1. 鉴别闭经原因 FSH 及 LH 水平低于正常值，提示闭经原因在腺垂体或下丘脑。但需排除高催乳激素血症及口服避孕药的影响。行垂体兴奋试验，测得 LH 值明显升高，表明病变在下丘脑；若不增高，病变在垂体。FSH 及 LH 水平高于正常，病变在卵巢。

2. 协助诊断多囊卵巢综合征 测定 LH/FSH 比值，如 LH/FSH≥3，有助于诊断多囊卵巢综合征。

3. 排卵监测 测定 LH 峰值可以估计排卵时间及了解排卵情况，有助于不孕症的治疗及研究避孕药物的作用机制。

4. 诊断性早熟 有助于区别真性和假性性早熟。真性性早熟由促性腺激素分泌增加引起，FSH 及 LH 呈周期性变化；假性性早熟 FSH 及 LH 水平较低，且无周期性变化。

三、垂体催乳激素测定

（一）来源及生理作用

催乳激素（prolactin，PRL）是腺垂体催乳激素细胞分泌的一种多肽蛋白激素，受下丘脑催乳激素抑制激素（主要是多巴胺）和催乳激素释放激素的双重调节。在人体内可能还存在其他一些刺激或抑制因子，如促甲状腺激素释放激素（TRH）、雌激素、5-羟色胺等对其均有促进作用。PRL的主要功能是促进乳房发育及泌乳，与卵巢类固醇激素共同作用促进分娩前乳房导管及腺体发育。PRL还参与机体的多种功能，特别是对生殖功能的调节。正常情况下催乳激素（PRL）水平于睡眠、进食、哺乳、性交、服用某些药物、应激等情况下升高。一般上午10点取血测定的结果较稳定。

（二）正常值

不同时期血PRL正常范围为：非妊娠期<1.14mmol/L，妊娠早期<3.64mmol/L；妊娠中期<7.28mmol/L；妊娠晚期<18.20mmol/L。

（三）临床应用

（1）闭经、不孕及月经失调者，无论有无泌乳均应测PRL，以排除高催乳激素血症。

（2）垂体肿瘤患者，伴PRL异常增高时，应考虑有垂体催乳素瘤。

（3）PRL水平升高还见于性早熟，原发性甲状腺功能低下，早发性卵巢功能不全，黄体功能欠佳，长期哺乳，神经精神刺激，某些药物作用如氯丙嗪、避孕药、大量雌激素、利血平等因素。PRL降低多见于垂体功能减退、单纯性催乳激素分泌缺乏症等。

（4）10%～15%的多囊卵巢综合征患者表现为轻度的高催乳素血症，可能为雌激素持续刺激所致。

四、雌激素测定

（一）来源及生理作用

育龄期妇女体内雌激素主要由卵巢产生，孕妇体内雌激素主要由卵巢、胎盘产生，少量由肾上腺产生。雌激素（E）可分为雌酮（estrone，E_1）、雌二醇（estradiol，E_2）及雌三醇（estriol，E_3）。雌激素中以E_2活性最强，是卵巢产生的主要激素之一，对维持女性生殖功能及第二性征有重要作用。绝经后妇女的雌激素以雌酮为主，主要来自肾上腺皮质分泌的雄烯二酮，在外周转化为雌酮。多囊卵巢综合征时，雄烯二酮也在外周组织芳香化酶作用下转化为E_1，形成高雌酮血症。E_3是雌酮和雌二醇的代谢产物。妊娠期间，胎盘产生大量E_3，测血或尿中E_3水平，可反映胎儿胎盘功能状态。青春期前少女体内雌激素处于较低水平，随年龄增长自青春期起女性E_2水平逐渐增高，至育龄期呈周期性变化。在正常月经周期中，E_2随卵巢内分泌的周期性变化而波动。卵泡期早期雌激素水平最低，以后逐渐上升，至排卵前达高峰，以后又逐渐下降，排卵后达低点，以后又开始上升，排卵后7～8日出现第二个高峰，但低于第一个峰，以后迅速降至最低水平。绝经后妇女卵巢功能衰退，E_2水平低于卵泡期早期，雌激素主要来自雄烯二酮的外周转化。

（二）正常值

血E_1、E_2、E_3正常值见表21-5、表21-6。

表 21-5　血 E_2、E_1 参考值（pmol/L）

测定时间	E_2 正常值	E_1 正常值
青春前期	18.35～110.10	62.9～162.8
卵泡期	92.0～275.0	125～377.4
排卵期	734.0～2200.0	125～377.4
黄体期	367.0～1100.0	125～377.4
绝经后	<100.0	—

表 21-6　血 E_3 参考值（nmol/L）

测定时期	正常范围
成人（女，非妊娠状态）	<7
妊娠 24～28 周	104～594
妊娠 29～32 周	139～763
妊娠 32～36 周	208～972
妊娠 37～40 周	278～1215

（三）临床应用

1. 监测卵巢功能　测定血雌二醇或 24 小时尿总雌激素水平。

（1）判断闭经原因：①激素水平符合正常的周期变化，表明卵泡发育正常，应考虑为子宫性闭经；②雌激素水平偏低，闭经可能因原发或继发性卵巢功能低下或药物影响抑制卵巢功能；也可见于下丘脑、垂体功能失调，高催乳激素血症等。

（2）诊断有无排卵：雌激素无周期性变化，常见于无排卵性功能失调性子宫出血、多囊卵巢综合征、某些妇女绝经后子宫出血。

（3）监测卵泡发育：应用药物诱导排卵时，测定血中雌二醇作为监测卵泡发育、成熟的指标之一，用以指导 HCG 用药及确定取卵时间。

（4）诊断女性性早熟：临床多以 8 岁以前出现第二性征发育诊断性早熟，血雌二醇水平升高超过 275pmol/L 为诊断性早熟的激素指标之一。

（5）协助诊断多囊卵巢综合征：E_1 升高，E_2 正常或轻度升高，并恒定于早卵泡期水平，$E_1/E_2>1$。

2. 监测胎儿胎盘单位功能　妊娠期雌三醇主要由胎儿胎盘单位产生，测定孕妇尿雌三醇含量可反映胎儿、胎盘功能状态。妊娠 36 周后尿中雌三醇排出量连续多次均在 37nmol/24h 以下或骤减30%～40% 以上，提示胎盘功能减退。雌三醇在 22.2nmol/24h 以下或骤减 50% 以上，提示胎盘功能显著减退。但应注意，尿雌三醇排泄量受多种因素影响。因此，除连续动态监测外，还应配合其他胎儿监护措施，全面考虑才能做出正确判断。

五、孕激素测定

（一）来源及生理作用

人体孕激素由卵巢、胎盘和肾上腺皮质产生。孕酮含量随月经周期性变化而波动，卵泡期孕酮水平极低，排卵后卵巢黄体产生大量孕酮，血中孕酮水平迅速上升，在中期 LH 峰后的第 6～8 日，血清孕酮浓度达高峰，月经前 4 日逐渐下降至卵泡期水平。妊娠时血清孕酮水平随孕期增加而稳定上升，妊娠 6 周内，主要来自卵巢黄体，妊娠中晚期则主要由胎盘分泌。

（二）正常值

血孕酮正常值见表 21-7。

表 21-7　血孕酮正常范围（nmol/L）

时期	正常范围
卵泡期	<3.2
黄体期	9.5~89
妊娠早期	63.6~95.4
妊娠中期	159~318
妊娠晚期	318~1272
绝经后	<2.2

（三）临床意义

1. **监测排卵**　血孕酮水平>15.9nmol/L，提示有排卵。使用促排卵药物时，可用血孕酮水平观察促排卵效果。若孕酮水平符合有排卵，而无其他原因的不孕患者，需配合 B 型超声检查观察卵泡发育及排卵过程，以除外黄素化未破裂卵泡综合征（luteinized unruptured follicle syndrome，LUFS）。原发性或继发性闭经、无排卵性月经或无排卵性功能失调性子宫出血、多囊卵巢综合征、口服避孕药或长期使用 GnRH 激动剂，均可呈现孕酮水平偏低。

2. **评价黄体功能**　黄体期血孕酮水平低于生理值，提示黄体功能不足；月经来潮 4~5 日孕酮仍高于生理水平，提示黄体萎缩不全。

3. **观察胎盘功能**　妊娠期胎盘功能减退时，血中孕酮水平下降。异位妊娠时，孕酮水平较低，如孕酮水平>78.0nmol/L（25ng/ml），基本可排除异位妊娠。单次血清孕酮水平≤15.6nmol/L（5ng/ml），提示为死胎。先兆流产时，孕酮值若有下降趋势，有可能流产。妊娠期尿孕酮排出量个体差异较大，难以估计胎盘功能，故临床已很少应用。

4. **辅助诊断异常妊娠**　异位妊娠时，血孕酮水平较低，如孕酮>78nmol/L，基本可排除异位妊娠。

六、雄激素测定

（一）来源及生理变化

女性体内雄激素来自卵巢及肾上腺皮质。雄激素主要有睾酮及雄烯二酮。睾酮主要由卵巢和肾上腺分泌的雄烯二酮转化而来；雄烯二酮 50%来自卵巢，50%来自肾上腺皮质，其生物活性介于活性很强的睾酮和活性很弱的脱氢表雄酮之间。血清中的脱氢表雄酮主要由肾上腺皮质产生。绝经前，血清睾酮是卵巢雄激素来源的标志，绝经后肾上腺皮质是产生雄激素的主要部位。

表 21-8　血清睾酮正常范围（nmol/L）

时期	正常范围
卵泡期	<1.4
排卵期	<2.1
黄体期	<1.7
绝经后	<1.2

（二）正常值

血清睾酮正常值见表 21-8。

（三）临床意义

1. **卵巢男性化肿瘤**　女性短期内出现进行性加重的雄激素过多症状，往往提示卵巢男性化肿瘤。

2. **多囊卵巢综合征** 睾酮水平通常不超过正常范围上限 2 倍，雄烯二酮常升高，脱氢表雄酮正常或轻度升高。若治疗前雄激素水平升高，治疗后应下降，故血清雄激素水平可作为评价疗效的指标之一。

3. **肾上腺皮质增生或肿瘤** 血清雄激素异常升高。

4. **两性畸形的鉴别** 男性假两性畸形及真两性畸形，睾酮水平在男性正常范围内；女性假两性畸形则在女性正常范围内。

5. **女性多毛症** 测血清睾酮水平正常时，多考虑毛囊对雄激素敏感所致。

6. **应用睾酮或具有雄激素作用的内分泌药物** 如达那唑等，用药期间有时需做雄激素测定。

7. **高催乳激素血症** 女性有雄激素症状和体征，常规雄激素测定在正常范围者，应测定血清催乳激素水平。

七、人绒毛膜促性腺激素测定

（一）来源及生理变化

人绒毛膜促性腺激素（human chorionic gonadotropin，HCG）是一种糖蛋白激素，由 α 即 β 亚单位组成，主要由妊娠滋养细胞产生，妊娠滋养细胞疾病、生殖细胞肿瘤及其他恶性肿瘤如肺、肾上腺及肝脏肿瘤也可以产生 HCG。近年发现血中 HCG 的波动与 LH 脉冲平行，在月经中期也有上升，提示 HCG 由垂体分泌，因此临床分析应考虑垂体分泌 HCG 的因素。

正常妊娠的受精卵着床时，即排卵后的第 6 日受精卵滋养层形成时开始产生 HCG，约 1 日后能到外周血 HCG，以后每 1.7~2 日上升一倍，在排卵后 14 日约达 100U/L，妊娠 8~10 周达峰值（5000~100 000U/L），以后迅速下降，在妊娠中晚期，HCG 仅为高峰时的 10%。由于 HCG-α 链与 LH-α 链有相同结构，为避免与 LH 发生交叉反应，有时也测定特异的 β-HCG 浓度。

（二）正常值

在相同的妊娠周数，不同的孕妇血中 β-HCG 水平存在差异较大，表 21-9 中 β-HCG 值仅供参考。

表 21-9 血 β-HCG 参考值（U/L）

期别	范围
非妊娠妇女	<3.1
妊娠 7~10 日	>50
妊娠 30 日	>100
妊娠 40 日	>2000
滋养细胞疾病	>100 000

（三）临床意义

1. **诊断早期妊娠** 血 HCG 定量免疫测定浓度 >25U/L 定为妊娠阳性。采用 ELISA 法测定 HCG，敏感度一般在 20~50U/L，为孕后 10 日左右的 HCG 水平，故用于早早孕诊断较血浓度测定迅速、简便、价廉。目前常用的早早孕诊断试条，即单克隆抗体早孕检测，可检出尿中 HCG 最低量为 25U/L。

2. **估计先兆流产的预后** 当尿 HCG 降至 625U/L 或每隔 2~3 日测定 HCG 的浓度，如果无成倍上升，则可能为难免流产。

3. **异位妊娠的诊断** 异位妊娠时 HCG 值比正常妊娠低，间隔 2~3 日测定无成倍上升，超声检查无宫内妊娠征象，应高度怀疑异位妊娠。如果血 β-HCG 值 <100U/L，很少发生异位妊娠破裂。

4. **滋养细胞疾病的诊断和病情监测** 葡萄胎时 HCG 血浓度常超过 100 000U/L，且子宫≥妊娠 12 周大，HCG 维持高浓度不降，提示葡萄胎；在葡萄胎胎块清除术后，HCG 应呈大幅度下降。若下降缓慢或下降后上升，在排除妊娠物残留后，可诊断妊娠滋养细胞肿瘤。HCG 下降也与妊娠滋养细胞肿瘤治疗有效性一致，因此在化疗过程中，应每周检测 HCG 一次，连续 3 次阴性，为停止化疗的标准。

5. **其他肿瘤的辅助诊断及病情监测** 有一些肿瘤可分泌 HCG，如下丘脑或松果体胚细胞的绒毛膜瘤、卵巢绒癌、畸胎瘤、卵巢无性细胞瘤等，检测血 HCG 水平不仅有利于诊断，对病情监测也具有重要意义。此外，肝胚细胞瘤、肠癌、肝癌、肺癌、胰腺癌、胃癌等患者血 HCG 水平也可有一定程度的升高，临床诊断时应予注意，成年妇女突发月经紊乱伴 HCG 升高时，应考虑到上述肿瘤的异位分泌。

八、人胎盘生乳素测定

（一）来源及生理变化

人胎盘生乳素（human placental lactogen，HPL）是与胎儿生长发育有关的重要激素，由胎盘合体滋养细胞产生、储存及释放。HPL 与人生长激素（HGH）有共同的抗原决定簇，呈部分交叉免疫反应，与 PRL 无交叉反应。HPL 自妊娠 5 周时即能从孕妇血中测出。随妊娠进展，HPL 水平逐渐升高，于怀孕 39～40 周时达高峰，产后迅速下降。

（二）正常值

HPL 正常值见表 21-10。

表 21-10　不同时期血 HPL 正常范围（mg/L）

时期	正常范围
非孕期	<0.5
妊娠 22 周	1.0～3.8
妊娠 30 周	2.8～5.8
妊娠 40 周	4.8～12.0

（三）临床意义

1. 监测胎盘功能　妊娠晚期连续动态监测 HPL 可以监测胎盘功能。于妊娠 35 周后，多次测定血清 HPL 值均<4mg/L 或突然下降 50%以上，提示胎盘功能减退。

2. 糖尿病合并妊娠　HPL 水平与胎盘大小成正比，如糖尿病合并妊娠时胎盘较大，HPL 值可能偏高。但临床应用时还应配合其他监测指标综合分析，以提高判断的准确性。

九、口服葡萄糖耐量试验（OGTT）–胰岛素释放试验

（一）原理

胰岛素的分泌形式有两种，在无外来因素干扰的情况下，空腹状态时的胰岛素分泌称为基础分泌，各种刺激诱发的胰岛素分泌物称为刺激后分泌。葡萄糖是最强的胰岛素分泌刺激物。在 OGTT 同时测定血浆胰岛素，能了解胰岛素 β 细胞功能及有无胰岛素抵抗。

（二）方法

禁食 8～12 小时，清晨空腹抽取静脉血监测空腹血糖及胰岛素，于口服 75g 葡萄糖后 30 分钟、1 小时、2 小时、3 小时分别取静脉血，测定血糖及胰岛素水平。

（三）检测结果

OGTT-胰岛素释放试验检测结果见表 21-11。

表 21-11　OGTT-胰岛素释放试验结果正常范围

75g 口服葡萄糖耐量验（OGTT）	血糖水平（mmol/L）	胰岛素释放试验（口服 75g 葡萄糖）	胰岛素水平试（mU/L）
空腹	<5.1	空腹	4.2～16.2
1 小时	<10.0	1 小时	41.8～109.8
2 小时	<8.5	2 小时	26.2～89.0
		3 小时	5.2～43.0

（四）结果分析

1. **正常反应**　正常人基础血浆胰岛素为 5～20mU/L。口服葡萄糖 30～60 分钟上升至峰值（可为基础值的 5～10 倍，多数为 50～100mU/L），然后逐渐下降，3 小时后胰岛素降至基础水平。

2. **胰岛素分泌物不足**　空腹胰岛素及口服葡萄糖后胰岛素分泌绝对不足，提示胰岛 B 细胞功能衰竭或遭到严重破坏。

3. **胰岛素抵抗**　空腹血糖及胰岛素高于正常值，口服葡萄糖后血糖及胰岛素分泌明显高于正常值，提示胰岛素抵抗。

4. **胰岛素分泌延迟**　空腹胰岛素水平正常或高于正常，口服葡萄糖后呈迟缓反应，胰岛素分泌物高峰延迟，是 2 型糖尿病的特征之一。

（五）临床意义

1. **用于糖尿病分型**　胰岛素释放试验结合病史及临床特点有助于糖尿病的分型诊断。如果胰岛素分泌不足提示胰岛素功能严重受损，可能为 1 型糖尿病；胰岛素分泌高峰延迟则是 2 型糖尿病的特点。

2. **协助诊断某些妇科疾病**　高胰岛素血症及胰岛素抵抗有助于诊断多囊卵巢综合征、子宫内膜癌等。

（肖　静　董　燕　黄旭春）

第六节　妇科肿瘤标志物检查

肿瘤标志物是肿瘤细胞异常表达所产生的蛋白抗原或生物活性物质，可在肿瘤患者的组织、血液或体液及排泄物中检测出，有助于肿瘤的诊断、鉴别诊断及监测。

一、肿瘤相关抗原及胚胎抗原

（一）癌抗原 125

1. **检测方法及正常值**　癌抗原 125（cancer antigen 125，CA125）检测方法多选用放射免疫法（RIA）和酶联免疫法（ELISA），可使用标准试剂盒。常用血清检测阈值为 35U/ml。

2. **临床意义**　CA125 在胚胎时期的体腔上皮及羊膜有阳性表达，一般表达水平低并且有一定的时限。

（1）诊断卵巢恶性肿瘤、监测疗效及判断预后：①诊断：CA125 是目前世界上应用最广泛的卵巢上皮性肿瘤标志物，在多数卵巢浆液性囊腺癌表达阳性，一般阳性准确率可达 80% 以上，临床上广泛应用于鉴别诊断盆腔肿块。②监测疗效：有效的手术切除及成功的化疗后，血浆 CA125 水平明显下降；持续的血浆 CA125 高水平预示术后肿瘤残留、肿瘤复发或恶化；CA125 水平高低可反映肿瘤大小，但血浆 CA125 降至正常水平却不能排除直径小于 1cm 的肿瘤存在；血浆 CA125 的水平在治疗后明显下降者，如在治疗开始后 CA125 下降 30%，或在 3 个月内 CA125 下降至正常值，则可视为有效。③判断预后：若经治疗后 CA125 水平持续升高或一度降至正常水平随后再次升高，复发转移概率明显上升。一般认为，持续 CA125>35U/ml，在 2～4 个月内肿瘤复发危险性最大，复发率可达 92.3%，即使在二次探查未能发现肿瘤，很可能在腹膜后淋巴结群和腹股沟淋巴结已有转移。

（2）诊断其他肿瘤：CA125 对子宫颈腺癌及子宫内膜癌的诊断也有一定敏感性，对原发性腺癌，其敏感度为 40%～60%，而对腺癌的复发诊断敏感性达 60%～80%。CA125 的测定值还与子宫内膜癌的分期有关，当 CA125>40U/ml 时，有 90%的可能肿瘤已侵及子宫浆肌层。

（3）鉴别诊断：子宫内膜异位症、盆腔炎性疾病患者血 CA125 水平也可增高，但很少超过 200U/ml。

（二）糖链抗原 19-9

1. **检测方法及正常值**　糖链抗原 19-9（carbohydrate antigen 19-9，CA19-9）测定方法有单抗或双抗 RIA，血清正常值为 37U/ml。

2. **临床意义**　CA19-9 是由直肠癌细胞系相关抗原制备的单克隆抗体，除对消化道肿瘤如胰腺癌、结直肠癌、胃癌及肝癌有标记作用外，对卵巢上皮性肿瘤也有约 50%的阳性表达，卵巢黏液性囊腺癌阳性表达率达 76%，而浆液性肿瘤则为 27%。子宫内膜癌及子宫颈管腺癌也可阳性。

（三）甲胎蛋白

1. **检测方法及正常值**　甲胎蛋白（alpha-fetoprotein，AFP）是由胚胎肝细胞及卵黄囊产生的一种糖蛋白，通常应用 RIA 和 ELISA 检测，血清正常值为<20μg/L。

2. **临床意义**　AFP 是属于胚胎期的蛋白产物，但在出生后部分器官恶性病变时可以恢复合成 AFP 的能力，如肝癌细胞和卵巢的生殖细胞肿瘤都可有分泌 AFP 的能力。在卵巢生殖细胞肿瘤中，相当一部分类型肿瘤的 AFP 水平也明显升高。例如，卵黄囊瘤（内胚窦瘤）是原始生殖细胞向卵黄囊分化形成的一种肿瘤，其血浆 AFP 水平常>1000μg/L，卵巢胚胎性癌和未成熟畸胎瘤血浆 AFP 水平也可升高，部分也可>1000μg/L。上述肿瘤患者经手术及化疗后，血浆 AFP 可转阴或消失，若 AFP 持续一年保持阴性，患者在长期临床观察中多无复发；若 AFP 升高，即使临床上无症状，也可能有隐性复发或转移，应严密随访，及时治疗。因此，AFP 对卵巢恶性生殖细胞肿瘤尤其是内胚窦瘤的诊断及监测有较高价值。

（四）癌胚抗原

1. **检测方法及正常值**　癌胚抗原（carcinoembryonic antigen，CEA）检测方法多采用 RIA 和 ELISA 测定。血浆正常阈值因测定方法不同而有出入，一般不超过 2.5μg/L。在测定时应设定正常曲线，一般认为，当 CEA>5μg/L 可视为异常。

2. **临床意义**　CEA 属于一种肿瘤胚胎抗原，属糖蛋白，胎儿胃肠道及胰腺、肝脏有合成 CEA 的能力，出生后血浆中含量甚微。多种妇科恶性肿瘤如子宫颈癌、卵巢上皮性癌、阴道癌及外阴癌等均可表达阳性，因此 CEA 对肿瘤类别无特异性标记功能。在妇科恶性肿瘤中，卵巢黏液性囊腺癌 CEA 阳性率最高，其次为 Brenner 瘤，子宫内膜样癌及透明细胞癌也有相当 CEA 表达水平，浆液性肿瘤阳性率相对较低。肿瘤的恶性程度不同，其 CEA 阳性率也不同。实验室检测表明，卵巢黏液性良性肿瘤 CEA 阳性率为 15%，交界性肿瘤为 80%，而恶性肿瘤为 100%。50%的卵巢癌患者血浆 CEA 水平持续升高，尤其黏液性低分化癌最为明显。血浆 CEA 水平持续升高的患者常发展为复发性卵巢肿瘤，且生存时间短。借助 CEA 测定手段，对于动态监测跟踪各种妇科肿瘤的病情变化和观察治疗效果有较高临床价值。

（五）人睾丸分泌蛋白 4

1. **检测方法及正常值**　人睾丸分泌蛋白 4（human epididymin protein 4，HE4）可使用标准试剂盒。常用血清检测阈值为 150pmol/L。

2. **临床意义**　HE4 是继 CA125 之后又一被高度认可的上皮性卵巢癌肿瘤标志物。HE4 在正常卵巢表面上皮中是不表达的，而在浆液性卵巢癌和子宫内膜样卵巢癌中明显高表达。研究表明，93%的浆液性卵巢癌和100%的子宫内膜样卵巢癌组织中均有HE4的表达。因此，HE4联合CA125在上皮性卵巢癌的早期诊断、病情监测和术后复发监测中及与良性肿瘤的鉴别诊断中均显示出优越的临床价值。

HE4对子宫内膜癌的诊断也有一定的敏感性。HE4的测定值还与子宫内膜癌的分期、分化程度等密切相关。

（六）鳞状细胞癌抗原

1. **检测方法及正常值**　鳞状细胞癌抗原（squamous cell carcinoma antigen，SCCA）通用的测定方法为RIA和ELISA，也可采用化学发光方法，其敏感度明显提高。血浆SCCA正常阈值为1.5μg/L。

2. **临床意义**　SCCA是从子宫颈鳞状上皮细胞癌分离制备得到的一种肿瘤糖蛋白相关抗原。SCCA对绝大多数鳞状上皮细胞癌均有较高特异性。70%以上的宫颈鳞癌患者血浆SCCA升高，而对子宫颈腺癌仅有15%左右升高，对外阴及阴道鳞状上皮细胞癌敏感性为40%～50%。SCCA的血浆水平与宫颈腺癌患者的病情进展及临床分期有关，若肿瘤明显侵及淋巴结，SCCA明显升高。当患者接受彻底治疗痊愈后，SCCA水平持续下降。SCCA还可作为子宫颈癌患者疗效评定的指标之一，当化疗后SCCA持续上升，提示对此化疗方案不敏感，应更换化疗方案或改用其他治疗方法。SCCA对复发癌的预示敏感性可达65%～85%，而且在影像学方法确定前3个月，SCCA水平就开始持续升高。因此，SCCA对肿瘤患者有判断预后、监测病情发展的作用。

（七）NB70/K

1. **检测方法及正常值**　NB70/K测定多选用单克隆抗体RIA，正常血清检测阈值为50AU/ml。

2. **临床意义**　NB70/K是用人卵巢癌相关抗原制备出的单克隆抗体，对卵巢上皮性肿瘤敏感性达70%。早期卵巢癌患者50%血中可检出阳性。实验证明，NB70/K与CA125的抗原决定簇不同，NB70/K对黏液性囊腺瘤也可表达阳性，因此在临床应用中可互补检测，提高肿瘤检出率，特别对卵巢癌患者早期诊断有益。

二、雌激素受体与孕激素受体

1. **检测方法及正常值**　雌激素受体（ER）与孕激素受体（PR）多采用单克隆抗体组织化学染色定性测定，若从细胞或组织匀浆进行测定，则定量参考阈值ER为20pmol/ml，PR为50pmol/ml。

2. **临床意义**　ER和PR存在于激素的靶细胞表面，能与相应激素发生特异性结合，进而产生特异性生理或病理效应。激素与受体的结合有专一性强、亲和力高和结合容量低等特点。ER和PR主要分布于子宫、宫颈、阴道及乳腺等靶器官。实验研究表明，ER和PR在大量激素的作用下，可影响妇科肿瘤的发生和发展。一般认为，雌激素有刺激ER、PR合成的作用，而孕激素则有抑制ER合成，并间接抑制PR合成的作用。多数研究者报道，ER阳性率在卵巢恶性肿瘤中明显高于正常卵巢组织及良性肿瘤，而PR则相反，说明卵巢癌的发生与雌激素的过度刺激有关，导致其相应的ER过度表达。不同分化的恶性肿瘤其ER、PR的阳性率也不同。卵巢恶性肿瘤随分化程度的降低，PR阳性率也随之降低；同样，子宫内膜癌和宫颈癌ER、PR阳性率在高分化肿瘤中阳性率明显较高。此外有证据表明，受体阳性患者生存时间明显较受体阴性者长。ER受体在子宫内膜癌的研究较多。有资料表明约48%的子宫内膜癌患者组织标本中可同时检出ER和PR，31%的患者ER和PR均为阴性，7%只检出ER，14%只检出PR。这些差异提示ER和PR受体在不同患者中的表达有很大变化，这种变化对子宫内膜癌的发展及转归有较大影响，特别是对指导应用激素治疗具有确定价值。

三、妇科肿瘤相关的癌基因和肿瘤抑制基因

（一）Myc 基因

Myc 基因属于原癌基因，其核苷酸编码含有 DNA 结合蛋白的基因组分，参与细胞增殖、分化及凋亡的调控，特别在细胞周期 G_0 期过渡到 G_1 期的调控过程，所以认为 Myc 基因是细胞周期的正性调节基因。Myc 基因的改变往往是扩增或重排所致。在卵巢恶性肿瘤、子宫颈癌和子宫内膜癌等妇科恶性肿瘤可发现有 Myc 基因的异常表达。Myc 基因的过度表达在卵巢肿瘤患者中约占 20%，多发生在浆液性肿瘤，而 30% 的子宫颈癌有 Myc 基因过度表达，表达量可高于正常 2~40 倍。Myc 基因的异常扩增意味着患者预后极差。

（二）ras 基因

作为原癌基因类的 ras 基因家族（N-ras、K-ras 和 H-ras），对某些动物和人类恶性肿瘤的发生、发展起重要作用。在子宫颈癌患者中均可发现有 3 种 ras 基因的异常突变；子宫内膜癌仅发现 K-ras 基因突变；而部分卵巢癌患者可有 K-ras 和 N-ras 的突变，但至今未发现与 H-ras 基因突变有关联。有研究表明 20%~35.5% 卵巢恶性肿瘤有 K-ras 基因的突变，其中多见于浆液性肿瘤，K-ras 的过度表达往往提示病情已进入晚期或有淋巴结转移。因此认为 K-ras 可以作为判断卵巢恶性肿瘤患者预后的指标之一。子宫颈癌 ras 基因异常发生率为 40%~100% 不等，在 ras 基因异常的子宫颈癌患者中，70% 患者同时伴有 Myc 基因的扩增或过度表达。提示这两种基因共同影响子宫颈癌的预后。

（三）C-erb B2 基因

C-erb B2 基因也称 neu 或 HER2 基因，其核苷酸编码含有 185kDa 膜转运糖蛋白。卵巢癌和子宫内膜癌的发生也与 C-erb B2 密切相关。据报道，20%~30% 的卵巢肿瘤患者有 C-erb B2 基因的异常表达，并预示预后不佳；10%~20% 子宫内膜癌患者过度表达 C-erb B2。一些初步研究表明，C-erb B2 的过度表达与不良预后相关。通过组织化学方法可较容易地检测到细胞及其间质中 C-erb B2 阳性蛋白抗原。

（四）P53 基因

P53 基因是研究最为广泛的人类肿瘤抑制基因。P53 基因全长 20Kb，位于 17 号染色体短臂。P53 蛋白与 DNA 多聚酶结合，可使复制起始复合物失活，此外，P53 蛋白含有一段转录活性氨基酸残基，可将肿瘤的抑制效应通过激活其他抑制基因得以表现。P53 基因的异常包括点突变、等位片段丢失、重排及缺乏等方式。这些变化使其丧失与 DNA 多聚酶结合的能力，当 DNA 受损后，由于 P53 缺陷，使细胞不能从过度复制状态解脱出来，更不能得以修复改变，进而导致恶性肿瘤细胞过度增殖。50% 卵巢恶性肿瘤有 P53 基因的缺陷，在各期卵巢恶性肿瘤中均发现有 P53 异常突变，这种突变在晚期患者中远远高于早期患者，提示预后不良。已知 P53 与细胞 DNA 损伤修复及导向凋亡有关。当 HPVS 基因产物 E_6 与 P53 蛋白结合后能使后者迅速失活，这在病毒类癌基因表达的子宫颈癌尤为明显。在子宫内膜癌患者中，20% 样本有 P53 的过度表达。P53 突变导致该基因的过度表达，这种异常过度表达往往与子宫内膜癌临床分期、组织分级、肌层侵蚀度密切相关。

（五）MMR 基因

Lynch 综合征，又称遗传性非息肉性结直肠癌综合征（HNPCC），是一种由 DNA 错配修复（MMR）基因突变引起的常染色体显性遗传病。目前发现，人类 MMR 基因有 MLH1、MSH2、MSH6、PMS2、

*PMS*1、*TGFBR*2 和 *MLH*3 等。微卫星是人类基因组中的短串联 DNA 重复序列，DNA 的 *MMR* 基因功能缺陷会引起微卫星不稳定（MSI），MSI 在超过 90%的 Lynch 综合征相关肿瘤中发生。最常见的 Lynch 肠道外肿瘤是子宫内膜癌，等于或超过她们患结直肠癌的风险。Lynch 综合征的女性患者，一生中发生子宫内膜癌的风险是 40%～60%，而发生卵巢癌的风险是 7%～12%。不同基因突变导致卵巢癌的发病风险不同，*MSH*2 基因突变发病风险为 36%，*MLH*1、*MSI*-12、*MSH*6 基因突变者 70 岁前的发病风险分别为 20%、24%和 1%。

（六）*P*16 基因

*P*16 是一种抑癌基因，对 CDK4-cyclinD/Rb-E2F 环路起负性调控作用，*P*16 基因的任何变异都会导致该环路的无限进行，使肿瘤细胞增殖和分化失控，促进肿瘤恶性进展并易于转移。*P*16 在宫颈癌组织中的表达水平明显高于正常宫颈组织，与 HPV 关系密切。*P*16 随着 CIN 级别增高而出现表达增加的现象是高危型 HPV 感染引起了宫颈上皮细胞内 *P*16 抑癌基因表达负反馈调节失控所致，提示细胞周期出现严重紊乱、癌前病变的概率在增加。*P*16 与宫颈癌的进展及预后密切相关。*P*16 有可能促进宫颈癌的恶性进展，有助于辅助宫颈癌的早期诊断，可作为预测宫颈癌预后的指标之一。对宫颈癌病理组织结果 *P*16 基因阳性者临床应高度重视，制定个体化综合治疗方案，严密随访，适当增加随访次数，缩短随访间隔，以降低宫颈癌治疗后的复发和转移。

（七）*BRCA*1/2 基因

*BRCA*1/2 基因属于肿瘤抑制基因，它可能涉及细胞周期的调控以及 DNA 的修复，在许多组织（乳腺、卵巢等）中有表达，位于染色体 17q21，具有 23 个外显子，编码 1863 个氨基酸。由 Hall 等 1990 年最初发现，1994 年这一基因位点被克隆鉴定。1995 年又发现了另一个与遗传性乳腺癌-卵巢癌（HBOC）有关的易感基因位点，命名为 *BRCA*2。这一基因位于染色体 13q12 上，其基因序列与 *BRCA*1 无明显关系，也是一个抑癌基因，参与 DNA 的修复，包括 27 个外显子，编码 3418 个氨基酸。这两个基因的病理性突变可以引起蛋白功能的丧失，女性中 *BRCA*1 和 *BRCA*2 基因的突变使个体发生乳腺癌和卵巢癌的风险明显增高。*BRCA*1/2 基因的检测已成为卵巢癌高危人群重要的筛查方法。卵巢癌患者 5%～10%为遗传性，其中遗传性卵巢癌患者中有 80%～90%伴有易感基因 *BRCA*1/2 的突变。*BRCA*1/2 基因均属于肿瘤抑制基因，可有上千种突变发生。普通人群患乳腺癌和卵巢癌的终身危险度分别为 10%～14%和 1%～2%。而 *BRCA* 基因突变具有很高的外显率，所以女性携带者发生相关肿瘤的终身危险度为 80%～90%。

（八）其他肿瘤抑制基因

另一种肿瘤抑制基因 *nm*23 主要针对肿瘤转移，也称肿瘤转移抑制基因，其基因产物为核苷酸二磷酸激酶（NDPK）。NDPK 通过信号转导，影响微管的组合和去组合，并且通过影响 G 蛋白的信号传递，最终控制细胞增殖和蛋白结合 GDP 的磷酸化过程。*nm*23 的表达水平与卵巢恶性肿瘤的转移侵蚀性密切相关，为负相关关系。*C-erb* B2 基因过度表达可使 *nm*23 基因失活，*nm*23 表达受抑制的结果则伴随卵巢癌淋巴结转移和向远处转移。

（陈志霞　肖　静　黄旭春）

第七节　输卵管通畅检查

输卵管通畅检查的主要目的是检查输卵管是否畅通，了解宫腔和输卵管腔的形态及输卵管的阻塞部位。常用方法有输卵管通液术、子宫输卵管X线碘对比剂造影术及输卵管超声造影术。输卵管通气术因有发生气栓的潜在危险，准确率仅为45%～50%，临床上已逐渐被其他方法所取代。近年来随着内镜的临床应用，腹腔镜直视下输卵管通液检查、宫腔镜下经输卵管口插管通液检查和腹腔镜联合检查等方法也成为临床常用的检查方法。

一、输卵管通液术

输卵管通液术（hydrotubation）是检查输卵管是否通畅的一种方法，且具有一定的治疗功效。检查者通过导管或通水头向宫腔内注入液体，根据注液阻力大小、有无液体回流及注入液体量和患者感觉等判断输卵管是否通畅。操作简便，无需特殊设备，在临床中应用广泛。

（一）适应证

（1）不孕症，男方精液正常，疑有输卵管阻塞者。
（2）检验和评价输卵管绝育术、输卵管再通术或输卵管成形术的效果。
（3）对输卵管黏膜轻度粘连有疏通作用：输卵管再通术后经宫腔注射药液，可防止吻合处粘连。

（二）禁忌证

（1）内外生殖器急性炎症或慢性炎症急性或亚急性发作患者。
（2）月经期或有不规则阴道流血者。
（3）可疑妊娠。
（4）严重的全身性疾病，如心、肺功能异常等，不能耐受手术者。
（5）体温高于37.5℃者。

（三）术前准备

（1）月经干净3～7日，月经干净后禁性生活。
（2）术前半小时可肌内注射阿托品0.5mg解痉。
（3）排空膀胱。

（四）器械与药物

1. **常用器械**　阴道窥器、宫颈钳、妇科钳、橡胶锥形通液头或双腔气囊导管、注射器等。
2. **常用液体**　生理盐水20ml或抗生素溶液（庆大霉素8万U、地塞米松5mg、糜蛋白酶4000U或透明质酸酶1500U、注射用水20ml），可加用0.5%的利多卡因2ml以减少输卵管痉挛。

（五）操作方法及步骤

（1）患者排尿后取膀胱截石位，外阴、阴道常规消毒后铺无菌巾，双合诊了解子宫位置及大小。
（2）放置阴道窥器充分暴露宫颈，再次消毒阴道穹隆及宫颈，以宫颈钳钳夹宫颈前唇。沿宫腔方向置入宫颈导管，并使其与宫颈外口紧密相贴。
（3）通液头塞入宫颈管紧贴宫颈外口，尾部接以备有生理盐水或抗生素溶液的注射器，将液体徐徐推入，注射液体完成后停留2～5分钟，注意其阻力大小、有无漏出、有无回流等情况。若用双腔气囊导管，则将注射器与导管的注液口相连，并使导管内充满液体，排出空气后沿宫腔方向将其置入宫颈管内，从注气口注入空气充盈气囊，轻拔导管感觉有阻力后缓慢推注液体。为更客观了解阻力大小及宫腔压力，亦可用压力表测压。用Y形管将宫颈导管与压力表、注射器相连。推注液体时观察压力表变化情况，一般压力不超过160mmHg。
（4）术毕取出通液头或导管，再次消毒宫颈、阴道，取出阴道窥器。

（六）结果评定

（1）输卵管通畅：顺利推注 20ml 液体无阻力，或开始稍有阻力，随后阻力消失，无液体回流，患者也无不适感，提示输卵管通畅。

（2）输卵管阻塞：勉强注入 5 ml 液体即感有阻力，患者感下腹酸胀痛，加压注射时下腹酸胀痛加重，停止推注后液体又回流至注射器内，术者觉阻力大，回流液体在 10ml 以上，表明输卵管阻塞。

（3）输卵管通而不畅：注射液体有阻力，再经加压注入又能推进，说明有轻度粘连已被分离，患者感轻微腹痛。

（七）注意事项

（1）所用无菌生理盐水温度以接近体温为宜，以免液体过冷而致输卵管痉挛。

（2）注入液体时必须使宫颈导管紧贴宫颈外口，以防止液体外漏。

（3）术后 2 周禁盆浴及性生活，酌情给予抗生素预防感染。

二、子宫输卵管 X 线碘对比造影

子宫输卵管 X 线碘对比造影，即传统的子宫输卵管造影（hysterosalp-ingography，HSG），是以碘对比剂作为造影剂，将其通过导管注入宫腔及输卵管，行 X 线透视及摄片，根据造影剂在输卵管及盆腔内的显影情况了解输卵管是否通畅、阻塞部位及宫腔形态。该检查损伤小，能对输卵管阻塞作出较正确诊断，准确率可达 80%，且具有一定的治疗功效。

（一）适应证

（1）了解输卵管是否通畅及其形态、阻塞部位。

（2）了解宫腔形态，确定有无子宫畸形及类型，有无宫腔粘连、子宫黏膜下肌瘤、子宫内膜息肉及异物等。

（3）内生殖器结核非活动期。

（4）不明原因的习惯性流产，了解宫颈口是否松弛，宫颈及子宫有无畸形。

（二）禁忌证

（1）内、外生殖器急性或亚急性炎症。

（2）严重的全身性疾病，不能耐受手术。

（3）妊娠期、月经期。

（4）产后、流产、刮宫术后 6 周内。

（5）碘过敏者。

（6）体温高于 37.5℃者。

（三）术前准备

（1）造影时间以月经干净 3～7 日为宜，月经干净后禁性生活。

（2）某些造影剂需要进行碘过敏试验，注意备好造影剂过敏抢救药物。

（3）术前半小时肌内注射阿托品 0.5mg 解痉。

（4）术前排空膀胱，便秘者术前行清洁灌肠，以使子宫保持正常位置，避免出现外压假象。

（四）器械及造影剂

1.设备及器械　X 线放射诊断仪、子宫导管、阴道窥器、宫颈钳、妇科钳及 20ml 注射器等。

2. 造影剂　目前国内外均使用碘对比剂作为造影剂，分油溶性与水溶性两种。油剂（40%碘化油）密度大，显影效果好，刺激小，过敏少，但因碘化油弥散速度慢，检查时间长，吸收慢，易引起异物反应，形成肉芽肿或油栓等缺点；目前已逐步被76%泛影葡胺液、碘海醇、碘普罗胺等水剂取代。水剂吸收快，检查时间短，但子宫输卵管边缘部分显影欠佳，细微病变不易观察，有的患者在注药时有刺激性疼痛。

（五）操作步骤

（1）患者取膀胱截石位，常规消毒外阴及阴道，铺无菌巾，双合诊检查子宫位置及大小。

（2）以阴道窥器扩张阴道，充分暴露宫颈，再次消毒阴道穹隆及宫颈，用宫颈钳钳夹宫颈前唇，探查宫腔。

（3）将造影剂充满宫颈导管，排出空气，沿宫腔方向将其置入宫颈管内，徐徐注入造影剂，在X线透视下观察造影剂流经输卵管及宫腔情况并摄片。若用水溶性碘对比剂如泛影葡胺，需在10～20分钟后第二次摄片，观察泛影葡胺液流入盆腔情况。若用碘化油，则需在24小时后再摄盆腔平片，以观察腹腔内有无游离碘化油。

（4）注入造影剂后子宫角圆钝而输卵管不显影，考虑输卵管痉挛，可保持原位肌内注射阿托品0.5mg，20分钟后再透视、摄片；或停止操作，下次摄片前先使用解痉药物。

（六）结果评定

（1）正常子宫、输卵管：宫腔呈倒三角形，双侧输卵管显影形态柔软，用碘油者，24小时后摄片盆腔内见散在造影剂。

（2）宫腔异常：患子宫内膜结核时子宫失去原有的倒三角形态，内膜呈锯齿状不平；患子宫黏膜下肌瘤时可见宫腔充盈缺损；子宫畸形时有相应显示。

（3）输卵管异常：输卵管结核显示输卵管形态不规则、僵直或呈串珠状，有时可见钙化点；输卵管积水见输卵管远端呈气囊状扩张；24小时后盆腔X线摄片未见盆腔内散在造影剂，说明输卵管不通；输卵管发育异常，可见过长或过短的输卵管、异常扩张的输卵管、输卵管憩室等。

（七）注意事项

（1）造影剂充盈宫颈导管时必须排尽空气，以免空气进入宫腔造成充盈缺损，引起误诊。

（2）宫颈导管与宫颈外口必须紧贴，以防造影剂流入阴道内。

（3）宫颈导管不要插入太深，以免损伤子宫或引起子宫穿孔。

（4）注造影剂时用力不可过大，推注不可过快，防止损伤输卵管。

（5）透视下发现造影剂进入异常通道，同时患者出现咳嗽，应警惕发生油栓，立即停止操作，取头低脚高位，严密观察。

（6）造影后2周禁盆浴及性生活，可酌情给予抗生素预防感染。

（7）有时因输卵管痉挛造成输卵管不通的假象，必要时重复进行。

三、子宫输卵管超声造影

子宫输卵管超声造影（hysterosalpingo-contrast sonography，HyCoSy）是将超声造影剂经置入宫腔的导管注入子宫和输卵管，显示子宫腔和输卵管腔的形态、位置，在B超声像下观察宫腔和输卵管内病变、畸形及评估输卵管通畅性的一种检查方法，临床上应用了30余年。随着新型超声造影剂如声诺维（SonoVue）和特异性谐波成像技术的发展，以及经阴道二维和三维超声造影成像方式的临床应用，子宫输卵管超声造影在评估输卵管通畅性方面获得了快速的发展，逐步成为临床评估输卵管通畅情况的常用筛查方法。

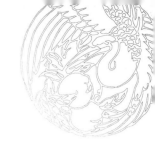

（一）适应证

（1）男方精液正常，女方疑有输卵管阻塞的不孕症患者。

（2）下腹部手术史（阑尾、剖宫产等）、盆腔炎史、内膜异位症等不孕症患者。

（3）绝育术、输卵管再通术或其他术后和药物治疗后疗效评估。

（4）腹腔镜发现宫腔外粘连者。

（5）子宫畸形或宫腔病变。

（6）对碘及碘对比剂过敏的患者。

（7）拒绝接受 X 线检查患者。

（二）禁忌证

（1）内外生殖器急性炎症或亚急性炎症。

（2）妊娠期、月经期或子宫出血性疾病。

（3）产后、流产、刮宫术后 6 周内。

（4）盆腔活动性结核。

（5）宫颈或宫腔疑有恶性病变者。

（6）造影剂过敏者。

（7）体温高于 37.5℃者。

（三）术前准备

（1）造影时间以月经干净 3～7 日为宜，月经干净后无性生活。

（2）妇科检查无急慢性生殖道炎症，白带检查正常。

（3）术前半小时肌内注射阿托品 0.5mg 解痉。

（四）器械及造影剂

1. 设备及器械　具备特异性造影成像技术的彩色多普勒超声成像仪、经阴道二维或经阴道三维超声造影探头、子宫导管、阴道窥器、宫颈钳、妇科钳、20ml 及 5ml 注射器等。

2. 造影剂　超声造影剂分负性和正性造影剂两种。负性造影剂呈无回声，如生理盐水、葡萄糖等，注入宫腔后使宫腔扩张，在无回声的衬托下显示宫腔内情况，有利于诊断宫腔病变，但与周围组织对比较差。正性造影剂呈强回声，如过氧化氢、晶氧和各种微泡型造影剂等，在它通过的宫腔和输卵管呈强回声显影，用于评价输卵管通畅度时，强回声的造影剂填充输卵管腔，能更好显示其走形、形态及清晰显示盆腔、卵巢周围造影剂的弥散情况，但其气泡较大，气体表面不具有保护层，易被超声冲击碎，造影维持时间短。新型微泡型造影剂如声诺维，气泡小、稳定性较好，维持时间更长，显影效果更好。

3. 超声造影剂配制　以声诺维为例，在使用前注入 5ml 生理盐水配制震荡完成后备用。造影时抽取 2.5～5ml 微泡混悬液与生理盐水混合配置成 20ml 输卵管造影剂，必要时可补充配制输卵管造影剂 10ml。

（五）操作步骤

（1）患者取膀胱截石位，常规消毒外阴及超声探头，铺无菌巾，双合诊检查子宫位置及大小。宫腔置入双腔导管，气囊内注入生理盐水 1.5～3.0ml，水囊位置以刚好堵闭宫颈内口为宜，具体操作注意事项同上。

（2）常规经阴道二维超声检查：了解子宫附件的一般情况，如有无子宫畸形、子宫肌瘤、子宫腺肌症、子宫内膜息肉、宫腔粘连及瘢痕憩室等，双卵巢有无囊肿，有无输卵管积水，盆腔有无积液和粘连带、钙化灶等病变。观察并记录子宫和卵巢的位置及两者的空间位置关系。手持探头分别轻轻推移子宫和两侧卵巢，观察其移动度大小，采用探头推移子宫卵巢的检查方法类似于妇科检查。盆腔无粘连或轻度粘连，推移子宫和卵巢，活动度较大，移动度好；盆腔粘连严重时移动度明显减少。

（3）注入生理盐水：子宫横切面显示两侧宫角处，在造影前经导管缓慢注入 5ml 生理盐水，同时轻轻前后摆动探头，观察液体进入宫腔及向输卵管方向移动情况，并追踪扫查至卵巢周围和盆腔有无液体回声。宫腔内注入生理盐水至宫腔充盈时，可发现实宫腔内有无病变，如有无息肉、黏膜下肌瘤、宫腔粘连等病变。

（4）经阴道三维子宫输卵管超声造影：选用经阴道三维子宫输卵管超声造影，需用经阴道三维容积探头，进入仪器设置的输卵管造影条件。显示子宫横切面，启动 3D 模式键，进行 3D 预扫查，将感兴趣区（ROI）设置在采集图像的容积框内，启动造影模式键（contrast）进入造影模式。造影模式有经阴道静态三维造影和实时三维造影模式两种，分别激活 3D 键和 4D 键启动后，进行造影剂的注入，其方法同前。记录输卵管造影全过程的影像，并进行储存，以备分析。

（5）退出双腔管，分析图像，撰写报告。

（六）观察内容

（1）宫腔显影像：观察宫腔大小、形态是正常或是异常，宫腔有无充盈凹陷或凸起，或有无充盈缺损。

输卵管显影像：观察输卵管走行是否柔顺、光滑或是僵硬、纤细等，输卵管形态有无过度扭曲、反折、盘旋和局部膨大等，输卵管内造影剂流动连续性，两侧显影时间是否一致或存在同步性差异。

（3）盆腔显影像：观察造影剂从伞端溢出的形态，方向是否指向卵巢及两侧输卵管伞端造影剂溢出的时间是否一致，量的多少；观察造影剂在卵巢周围包绕的形态是环状或半环状；子宫周围造影剂环绕是否连续；盆腔内造影剂分布是否均匀、左右是否对称。

（4）逆流子宫肌层和子宫周围静脉丛内有无造影剂逆流，逆流的形态是云雾状或树枝状、毛发状等；有逆流时观察髂血管内有无造影剂回声。

（七）注意事项

（1）子宫输卵管造影宫腔置管后，如果患者出现迷走神经兴奋症状，如恶心呕吐、心动过缓、心律不齐、面色苍白、头晕、胸闷、大汗淋漓等人流综合征时，按规定流程处理，症状缓解后再行造影；若处理后症状仍未减轻者，应经阴道超声检查，观察是否水囊过大，若过大可适当缩小水囊，减轻因此引起的机械刺激。

（2）造影剂或生理盐水的温度尽量接近体温，避免过冷的液体注入宫腔，刺激子宫引起子宫收缩挤压输卵管，从而影响输卵管间质部显影，造成假阳性结果。

（3）推注生理盐水时注意观察有无气体或液体进入子宫肌层，如发现进入子宫肌层时，建议停止注入生理盐水，避免由于生理盐水主任造成子宫肌层血管或淋巴管过多开放，使随后的造影剂主任逆流量增加，影响造影图像观察和分析。

（4）宫腔插管后适当将造影管向外牵拉形成持续张力，让造影管头离开避免直接堵塞于单侧输卵管开口，形成假阳性结果。

（5）造影后 2 周禁盆浴及性生活，可酌情给予抗生素预防感染。

四、妇科内镜输卵管通畅检查

近年随着妇科内镜的大量采用，为输卵管通畅检查提供了新方法，包括腹腔镜直视下输卵管通液检查、宫腔镜下经输卵管口插管通液检查和腹腔镜联合检查等方法，其中腹腔镜直视下输卵管通液检查准确率达 90%～95%。内镜手术对器械要求较高，且腹腔镜仍是创伤性手术，故并不推荐作为常规检查方法。通常仅在对不孕、不育患者行内镜检查时例行输卵管通液（加用亚甲蓝染液）检查。内镜检查注意事项同上，具体操作步骤见相关章节。

第八节　女性生殖器官活组织检查

生殖器官活组织检查指生殖器官病变处或可疑部位取小部分组织作病理学检查，简称活检。绝大多数的活检可以作为诊断的最可靠依据。常用的取材方法有局部活组织检查、诊断性宫颈锥形切除、诊断性刮宫、组织穿刺检查。

一、外阴活组织检查

1. 适应证
（1）确定外阴色素减退疾病的类型及需排除恶变者。
（2）外阴部赘生物或久治不愈的溃疡需明确诊断及需排除恶变者。
（3）外阴特异性感染，如结核、尖锐湿疣、阿米巴等。
2. 禁忌证
（1）外阴急性化脓性感染。
（2）月经期。
（3）疑恶性黑色素瘤。
3. 方法　患者取膀胱截石位，常规外阴消毒，铺盖无菌孔巾，取材部位以 0.5%利多卡因做局部浸润麻醉。小赘生物可自蒂部剪下或用活检钳钳取，局部压迫止血，病灶面积大者行部分切除。标本置于 10%甲醛溶液中固定后送病检。

二、阴道活组织检查

1. 适应证　阴道赘生物、阴道溃疡灶。
2. 禁忌证　急性外阴炎、阴道炎、子宫颈炎、盆腔炎。
3. 方法　患者取膀胱截石位，阴道窥器暴露活检部位并消毒。活检钳咬取可疑部位组织，对表面有坏死的肿物，要取至深层新鲜组织。无菌纱布压迫止血，必要时阴道内放置无菌带尾纱布或棉球压迫止血，嘱其 24 小时后自行取出。活检组织常规送病理检查。

三、宫颈活组织检查

宫颈活组织检查是取部分宫颈组织做病理学检查，以确定病变性质。临床上常用的有点切法、宫颈管搔刮术及诊断性宫颈锥切术。

（一）点切法

1. 适应证
（1）宫颈脱落细胞学涂片检查巴氏Ⅲ级或Ⅲ级以上；宫颈脱落细胞学涂片检查巴氏Ⅱ级经抗感

染治疗后仍为Ⅱ级；TBS分类鳞状上皮细胞异常LSIL及以上者；HPV-DNA高危阳性同时TBS分类鳞状上皮细胞异常ASCUS及以上者；HPV16，18型阳性者。

（2）阴道镜检查时反复可疑阳性或阳性者。

（3）疑有子宫颈癌或慢性特异性炎症，需进一步明确诊断者。

2. 方法

（1）患者取膀胱截石位，阴道窥器暴露宫颈，用大棉签揩净宫颈黏液及分泌物，局部消毒。

（2）用活检钳在宫颈外口鳞-柱状交接处或特殊病变处取材。取材时可在醋酸白试验、碘试验后行多点活检。在宫颈表面涂抹3%～5%的醋酸溶液1分钟后，根据宫颈上皮对醋酸的反应程度，醋白上皮的形态、厚度、边界作出初步判断，再在宫颈阴道部涂以碘溶液，选择不着色区取材。为提高取材准确性，应尽量在阴道镜检查指引下行定位活检。临床已明确为子宫颈癌，只为明确病理类型或浸润程度时可做单点取材。

（3）宫颈局部填带尾纱布或棉球压迫止血，嘱患者24小时后自行取出或返院取纱。

3. 注意事项

（1）患有阴道炎症（阴道毛滴虫及真菌感染等）应治愈后再取活检。

（2）妊娠期原则上不做活检，以避免流产、早产，但临床高度怀疑子宫颈恶性病变者仍应检查。月经前期不宜做活检，以免与活检处出血相混淆，且月经来潮时创口不易愈合，有增加内膜在切口种植的机会。

（二）宫颈管搔刮术

宫颈管搔刮术是用以确定宫颈管内有无病变或癌灶是否已侵犯宫颈管。宫颈活检与颈管搔刮术同时进行，可早期发现宫颈上皮内瘤变及早期宫颈癌。

1. 适应证

（1）可疑宫颈管病变，如宫颈细胞学筛查提示异常腺细胞。

（2）阴道镜下病变累及宫颈管。

（3）阴道镜检查鳞-柱交接部上移至宫颈管内，呈现不满意阴道镜图像。

（4）细胞学异常而阴道镜检查阴性或不满意。

2. 禁忌证　急性阴道炎、急性子宫颈炎，急性或亚急性盆腔炎性疾病。

3. 方法　宫颈管搔刮术是用细小刮匙伸入宫颈管全面搔刮1～2圈，所得组织送病理检查。

（三）诊断性宫颈锥切术

1. 适应证

（1）宫颈刮片细胞学检查多次找到恶性细胞，而宫颈多处活检及分段诊刮病理检查均未发现癌灶者。

（2）宫颈活检CINⅢ需要确诊，或可疑为早期浸润癌，为明确病变累及程度及决定手术范围者。

（3）临床可以恶性病变但活检及宫颈管搔刮病理未发现异常者。

2. 禁忌证

（1）阴道、宫颈、子宫及盆腔有急性或亚急性炎症。

（2）有血液病等出血倾向。

3. 方法

（1）受检者可选择在静脉全麻下取膀胱截石位，外阴、阴道消毒，铺无菌巾。

（2）导尿后，用阴道窥器显露宫颈并消毒阴道、宫颈及宫颈外口。

（3）冷刀锥切：宫颈3、9点处注射垂体后叶素以减少出血，宫颈钳钳夹宫颈前唇向外牵引，扩张宫颈管并做宫颈管搔刮术。宫颈涂碘液在病灶外或碘不着色区外约0.5cm处，以尖刀在宫颈表面做环形切口。按 30°～60°向内做宫颈锥形切除。根据不同的手术指征，可深入宫颈管 2～2.5cm，呈锥形切除。也可采用环行电切除术（LEEP）行锥形切除。

（4）于切除标本的 12 点处做一标志，以 10%甲醛溶液固定，送病理检查。

（5）冷刀锥切创面肠线缝扎止血，行宫颈成形缝合术或荷包缝合术，术毕探查宫颈管。LEEP术后一般局部电凝可止血。

（6）将要行子宫切除者，子宫切除手术最好在锥切术后 72 小时内进行。

4. 注意事项　用于诊断者，尽量减少用电刀、激光刀，以免破坏边缘组织而影响诊断。用于治疗者，应在月经干净后 3～7 日内施行。对于需要保留宫颈机能者，或仅为了解宫颈早期浸润癌术前了解浸润宽度深度者，推荐选用 LEEP 术；对于需要尽量切净病灶者推荐选用冷刀锥切。术后用抗生素预防感染。术后 6 周探查宫颈管有无狭窄。3 个月内禁性生活及盆浴。

四、诊断性刮宫

诊断性刮宫简称诊刮，是诊断宫腔疾病最常采用的方法。其目的是刮取子宫内膜和内膜病灶行活组织检查，做出病理学诊断。怀疑同时有宫颈管病变时，需对宫颈管及宫腔分别进行诊断性刮宫，简称分段诊刮。

（一）一般诊断性刮宫

1. 适应证

（1）子宫异常出血或阴道排液需证实或排除子宫内膜癌、或其他病变如流产、异位妊娠、子宫内膜炎等。

（2）无排卵性功能失调性子宫出血或怀疑子宫性闭经，需了解子宫内膜改变及其对性激素的反应，排查子宫内膜结核。

（3）不孕症行诊断性刮宫有助于了解有无排卵，并能发现子宫内膜病变。

（4）宫腔内有组织残留或功能失调性子宫出血长期多量出血时，彻底刮宫有助于诊断，并有迅即止血效果。

2. 禁忌证

（1）滴虫、假丝酵母菌感染或细菌感染所致急性阴道炎、急性子宫颈炎，急性或亚急性盆腔炎性疾病。

（2）急性严重全身性疾病。

（3）体温＞37.5℃者。

3. 方法　一般不需麻醉、对宫颈口较紧者，酌情给予镇痛剂、局部麻醉或静脉麻醉。

（1）排尿后，受检者取膀胱截石位，查明子宫大小及位置。

（2）常规消毒外阴，铺孔巾。阴道窥器暴露宫颈，碘酊、乙醇消毒宫颈及宫颈外口。

（3）以宫颈钳夹持宫颈前唇或后唇，用探针测量宫颈管及宫腔深度。若宫颈内口过紧，可用宫颈扩张器扩张至小刮匙能进入为止。

（4）阴道后穹隆处置无菌盐水纱布一块，将刮匙送达宫底部，自上而下沿宫壁刮取（避免来回刮）宫腔内组织置于纱布上，特别注意刮宫底及两侧宫角处。查看有无活动性出血。术毕，取下宫颈钳，取下纱布上的全部组织固定于 10%甲醛溶液中送病理检查。

（二）分段诊断性刮宫

为区分子宫内膜癌及宫颈管癌，应做分段诊刮。先不探查宫腔深度，以免将宫颈管组织带入宫腔混淆诊断。用小刮匙自宫颈内口至外口顺序刮宫颈管一周，将所刮取组织置于纱布上，然后用探针测量宫腔深度，再用刮匙进入宫腔刮取子宫内膜。刮出宫颈管黏膜及宫腔内膜组织分别装瓶、固定，送病理检查。若刮出物肉眼观察高度怀疑为癌组织时，不应继续刮宫，以防出血、子宫穿孔及癌扩散。若肉眼观察未见明显癌组织时，应全面刮宫，以防漏诊。

1.适应证 分段诊刮多在出血时进行，适用于绝经后子宫出血或老年患者疑有子宫内膜癌，或需要了解宫颈管是否被累及时。

2.禁忌证 分段诊刮禁忌证与诊刮禁忌证相同。

（三）诊刮时注意事项

1）不孕症或功能失调性子宫出血患者应选在月经前或月经来潮 6 小时内刮宫，以判断有无排卵或黄体功能不良。有生育要求患者的诊刮术前要确定本周期无性生活。

2）出血、子宫穿孔、感染是刮宫的主要并发症。有些疾病可能导致刮宫时大出血。应术前输液、配血并做好开腹准备。哺乳期、绝经后及子宫患有恶性肿瘤者均应查清子宫位置并仔细操作，以防子宫穿孔。长期有阴道流血者宫腔内常有感染，刮宫能促使感染扩散，术前术后应给予抗生素。术中严格无菌操作。刮宫患者术后 2 周内禁性生活及盆浴，以防感染。

3）疑子宫内膜结核者，应于经前 1 周或月经来潮 6 小时内诊刮。诊刮前 3 日及术后 4 日每日肌内注射链霉素 0.75g 及口服异烟肼 0.3g，以防诊刮引起结核病灶扩散。刮宫时要特别注意刮子宫两角部，因该部位阳性率较高。

4）术者在操作时唯恐不彻底，反复刮宫，不但伤及子宫内膜基底层，甚至刮出肌纤维组织，造成子宫内膜炎或宫腔粘连，导致闭经，应注意避免。

（王彦彦　肖　静　王小云）

第九节　常用穿刺检查

妇产科常用的穿刺检查有经腹壁腹腔穿刺、经阴道后穹隆穿刺及羊膜腔穿刺。腹腔穿刺又分为经腹壁与经阴道后穹隆两种途径。羊膜腔穿刺检查通常采用经腹壁入羊膜腔途径。

一、经腹壁腹腔穿刺术

经腹壁腹腔穿刺术是通过腹壁穿刺进入腹腔，抽出腹腔液体或组织，对被吸出物进行化验或病理检查，以协助诊断，兼有治疗作用。抽出的液体应观察其颜色、浓度及黏稠度，并可以行常规化验检查、细胞学检查、细菌培养、药敏实验等以明确盆、腹水性质或查找肿瘤细胞。细针穿刺活检用于盆腔及下腹部肿块的组织学确诊，一般在超声引导下进行。

（一）适应证

（1）明确腹水的性质。
（2）鉴别贴近腹壁的盆腔或下腹部肿物性质。
（3）腹水过多者，可通过腹腔穿刺放出腹腔液，降低腹压，减轻腹胀，暂时缓解呼吸困难等。
（4）腹腔穿刺必要时可向腹腔内注药行腹腔内化疗。
（5）腹腔穿刺注入二氧化碳气体，做气腹 X 线造影，盆腔器官可清晰显影。

（二）禁忌证

（1）疑有腹腔内严重粘连，特别是晚期卵巢癌广泛盆、腹腔转移致肠梗阻者。
（2）疑为巨大卵巢囊肿者。

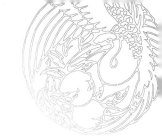

（3）大量腹水伴有严重电解质紊乱者禁大量放腹水。

（4）精神异常不能配合者。

（5）中、晚期妊娠。

（6）弥散性血管内凝血。

（三）方法

（1）腹水量较多或囊内穿刺时，患者取仰卧位；腹水量少时取半卧位或侧斜卧位。术前排空膀胱。

（2）可选择使用 B 超指引下确定穿刺点。也可取脐与髂前上棘连线中外 1/3 交界处为穿刺点。

（3）按常规消毒下腹部穿刺区皮肤，铺无菌巾，术者带无菌手套。

（4）穿刺一般不需麻醉，对于精神过于紧张者，可用 0.5%利多卡因在穿刺点及其周围做局部浸润麻醉，深达腹膜。

（5）持 7 号穿刺针从选定的穿刺点垂直刺入，通过腹膜时有抵抗消失感，拔去针芯，即有液体溢出，连接注射器或以橡皮管连接引流瓶，按需要抽取足够数量液体，并送化验或病理检查。

（6）细针穿刺活检常用特制的穿刺针，在超声引导下穿入肿块组织，抽取少量组织，送病理学检查。

（7）穿刺术毕，拔出穿刺针，局部敷以无菌纱布。穿刺引流者必须缝合伤口并固定导管。若针眼有腹水溢出可稍加压迫（图 21-7）。

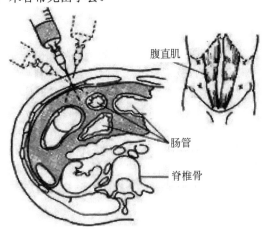

图 21-7　经腹壁腹腔穿刺术

（四）注意事项

（1）术前注意患者生命体征，测量腹围，检查腹壁体征。

（2）严格无菌操作，以免腹腔感染。

（3）控制针头进入深度，以免刺伤血管及肠管

（4）移动性浊音阴性，腹水较少，腹腔经多次手术或疑有广泛粘连者均不宜行腹腔穿刺。

（5）腹水量较多时，放液过程中应注意患者血压、脉搏、呼吸等生命体征，控制放液速度不可太快，每小时放液量不应超过 1000ml，一次放液量不应超过 4000ml。放液过程中可使用束腹带，并逐渐收紧，防止腹压骤降，内脏血管扩张而引起休克。若出现休克征象，应立即停止腹腔放液。大量放液时，针头必须固定好，以免针头移动损伤肠管。

（6）向腹腔注入药物应慎重，当行腹腔化疗时，应注意观察过敏反应或者药物引起的毒副作用。

（7）穿刺液应首先观察其性状，再做常规生化及细胞学检查。疑炎性腹水者，应做细菌培养及药敏试验。

（8）术后卧床休息 8～12 小时，必要时给予抗生素预防感染。

二、经阴道后穹隆穿刺术

直肠子宫陷凹是腹腔最低的位置，盆、腹腔积血、积液、积脓最易积聚于此，亦为盆腔病变最易累及的部位。通过阴道后穹隆穿刺，进行抽出物的肉眼观察、化验、病理检查，是妇产科临床常用的辅助诊断方法。

（一）适应证

（1）疑有腹腔内出血时，如宫外孕、卵巢黄体破裂等。

（2）疑盆腔内有积液、积脓时，可做穿刺抽液检查，以了解积液性质。以及盆腔脓肿的穿刺引流及局部注射药物。

（3）盆腔肿块位于直肠子宫陷凹内，经后穹隆穿刺直接抽吸肿块内容物做涂片，行细胞学检查以明确性质。若怀疑恶性肿瘤需明确诊断时，可行细针穿刺活检，送组织学检查。一旦穿刺诊断为恶性肿瘤，应及早手术。

（4）B 型超声引导下行卵巢子宫内膜异位囊肿或输卵管妊娠部位注射药物治疗。

（5）在 B 型超声引导下行阴道后穹隆穿刺取卵，用于各种助孕技术。

（二）禁忌证

（1）盆腔严重粘连，直肠子宫陷凹被粘连块状组织完全占据，并已凸向直肠。

（2）疑有肠管与子宫后壁粘连，穿刺易损伤肠管或子宫。

（3）异位妊娠准备采用非手术治疗时应避免穿刺，以免引起感染。

（三）方法

（1）患者排尿后取膀胱截石位，外阴、阴道常规消毒，铺无菌巾，盆腔检查了解子宫、附件情况，注意后穹隆是否膨隆。

（2）放阴道窥器充分暴露宫颈及阴道后穹隆，消毒阴道及宫颈，以宫颈钳钳夹宫颈后唇，向前提拉，充分暴露后穹隆，再次消毒。

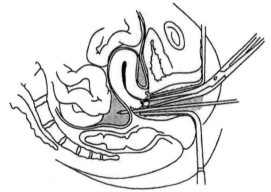

（3）用 22 号长针头接 5～10ml 注射器，于后穹隆中央或稍偏病侧（最膨隆处），即宫颈后唇与阴道后壁之间，取与宫颈平行稍向后的方向刺入 2～3cm，有落空感后抽吸，如无液体抽出，边抽吸边缓慢退针，必要时适当改变方向。见注射器内有液体抽出时，停止退针，继续抽吸至满足化验检查需要为止。行细针穿刺活检时采用特制的穿刺针，方法相同。

（4）抽吸完毕，拔针。若穿刺点渗血，用无菌纱布填塞压迫止血，待血止后连同阴道窥器取出（图 21-8）。

图 21-8　经阴道后穹隆穿刺术

（四）注意事项

（1）抽吸物若为血液，放置 4～5 分钟，血液凝固为血管内血液；若放置 6 分钟以上仍为不凝血，可判定为腹腔内出血，多见于异位妊娠、滤泡破裂、黄体破裂或脾破裂等引起的血腹症。若抽出为不凝固的陈旧血或有小血块，可能为陈旧性宫外孕。若抽吸的液体为淡红、微浑、稀薄甚至脓液，多为盆腔炎性渗出液。

（2）穿刺时针头进入直肠子宫陷凹不可过深，以免超过液平面吸不出积液。穿刺时一定要注意进针方向，应与子宫颈管平行，避免伤及子宫或直肠。

（3）有条件或病情允许时，可先行 B 超检查，协助诊断直肠子宫陷窝有无液体及液体量。

（4）阴道后穹隆穿刺未抽出血液，不能完全除外宫外孕和腹腔内出血。内出血量少，血肿位置高或与周围组织粘连时，均可造成假阴性。

（5）抽出的液体应根据初步判断，分别进行涂片、常规检查、药敏实验、细胞学检查等，抽取的组织送组织学病理检查。

三、经腹壁羊膜腔穿刺术

经腹壁羊膜腔穿刺术是在中晚期妊娠时，用穿刺针经腹壁、子宫壁进入羊膜腔抽取羊水供临床分析诊断，或注入药物或生理盐水用于治疗的一种方法。

（一）适应证

1. 治疗
（1）胎儿异常或死胎需做羊膜腔内注药（依沙吖啶等）引产终止妊娠。

（2）胎儿未成熟，但必须短期内终止妊娠，需行羊膜腔内注入皮质激素（地塞米松 10mg）以促进胎儿肺成熟。

（3）胎儿宫内发育受限者，可于羊膜腔内注入白蛋白、氨基酸等促进胎儿发育。

（4）母儿血型不合需给胎儿输血。

（5）胎儿无畸形，羊水过多，需放出适量羊水以改善症状及延长孕期，提高胎儿存活率。

（6）胎儿无畸形，羊水过少，可间断于羊膜腔内注入适量生理盐水，以预防胎盘和脐带受压，减少肺发育不良或胎儿窘迫。

2. 产前诊断
（1）需行羊水细胞染色体核型分析，基因及基因产物检测，通过检查以明确胎儿性别，诊断或估价胎儿染色体病或遗传病可能。包括孕妇曾生育过遗传疾病患儿；夫妻或其亲属中有患遗传性疾病；近亲婚配；孕妇年龄>35 岁；孕早期接触大量放射线或可致畸药物；性连锁遗传病基因携带者等。

（2）需做羊水生化测定。怀疑胎儿神经管缺陷需测定 AFP，孕 37 周前因高危妊娠引产须了解胎儿成熟度者；疑母儿血型不合需检测羊水中血型物质、胆红素、雌三醇以判定胎儿血型及预后者。

（3）羊膜腔造影可显示胎儿体表有无畸形及直肠是否通畅。

（二）禁忌证

（1）用于产前诊断时：①孕妇曾有流产征兆；②术前 24 小时内两次体温在 37.5℃以上。

（2）用于羊膜腔内注射药物引产时：①心、肝、肺、肾疾患在活动期或功能严重异常；②各种疾病的急性阶段；③有急性生殖炎症；④术前 24 小时内两次体温在 37.5℃以上。

（三）准备方法

1. 孕周选择
①胎儿异常引产者，宜在妊娠 16～26 周之内；②产前诊断者，宜在妊娠 16～22 周，此时子宫轮廓清楚，羊水量相对较多，易于抽取，不易伤及胎儿，且羊水细胞易存活，培养成功率高。

2. 穿刺部位定位
①手法定位：助手固定子宫，于宫底下 2～3 横指中线或两侧选择囊性感明显部位作为穿刺点。②B 超定位：穿刺前可先行胎盘及羊水暗区定位标记后操作，穿刺时应尽量避开胎盘，在羊水量相对较多的暗区进行，也可在 B 超引导下直接穿刺。

3. 中期妊娠引产术前准备
①测血压、脉搏、体温，进行全身检查及妇科检查，注意有无盆腔肿瘤、子宫畸形及宫颈发育情况；②测血、尿常规，出凝血时间，血小板计数和肝功能；③会阴部备皮。

（四）操作方法

孕妇排尿后取平仰卧位，腹部皮肤常规消毒，铺无菌孔巾。在选择好的穿刺点，0.5%利多卡因行局部浸润麻醉。用 22 号或 20 号腰穿针垂直刺入腹壁，穿刺阻力第一次消失，表示已进入腹腔，继续进针又有阻力表示进入宫壁，阻力再次消失表示已达羊膜腔。拔出针芯即有羊水溢出。抽取所需羊水量或直接注射药物。将针芯插入穿刺针内，迅速拔针，辅以无菌干纱布，加压 5 分钟后胶布固定（图 21-9、图 21-10）。

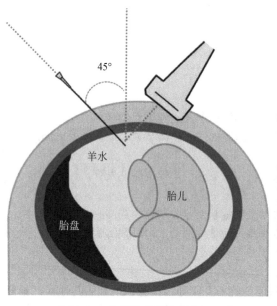

图 21-9　经腹壁羊膜穿刺术

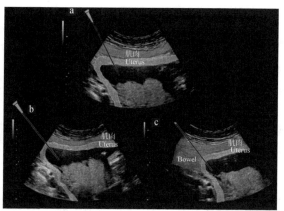

图 21-10　B 超监测下羊膜腔穿刺术

（五）注意事项

（1）严格无菌操作，以防感染。

（2）穿刺针应细，进针不可过深过猛，尽可能一次成功，避免多次操作。最多不得超过两次。

（3）穿刺前应查明胎盘位置，勿伤及胎盘。经胎盘穿刺，羊水可能经穿刺孔进入母体血循环而发生羊水栓塞。穿刺与拔针前后，应注意孕妇有无呼吸困难、发绀等异常。警惕发生羊水栓塞的可能。

（4）抽不出羊水常因针被羊水中的有形物质阻塞；用有针芯的穿刺针可避免。有时穿刺方向、深度稍加调整即可抽出羊水。

（5）抽出血液出血可来自腹壁、子宫壁、胎盘或刺伤胎儿血管，应立即拔除穿刺针并压迫穿刺点，加压包扎穿刺点。若胎心无明显改变，待 1 周后再行穿刺。

（6）医护人员应严密观察受术者穿刺后有无不良反应。

四、绒毛穿刺活检术

胎盘绒毛和胎儿是由相同组织起源的，因此，绒毛活检术（chorionicvillussample，CVS）对胎儿的遗传研究提供了可靠的研究材料。绒毛活检术的另一显著优点是：可在孕早期细胞生长活跃时通过组织培养迅速获得较羊水更多的细胞，从而更早期、准确地实现产前诊断。绒毛活检术的适应证与羊膜腔穿刺术相同，标本可直接用于细胞染色体核型分析，或培养后进行生化或基因图谱。

（一）经阴道绒毛活检术

经阴道绒毛活检术是在腹部 B 超指引下，经阴道置入导管后连接注射器，经宫颈、宫腔于胎盘最厚部位抽吸绒毛滋养细胞。通常 5mg 以上足够直接进行染色体分析，也可用少量进行细胞培养后分析，DNA 研究或酶学分析常需要约 40mg 的绒毛组织。

（二）经腹绒毛活检术

经腹绒毛活检术的主要优点是可避免经阴道引起的感染。经腹绒毛活检术与羊膜腔穿刺术相似，需用针头抽取绒毛，在 B 超指引下，21G 穿刺针经腹壁、子宫壁肌层穿入，将针呈切线方向穿过胎盘，其后旋上注射器，针头便边上下移动边抽吸约 10 秒，直至足量。

五、胎儿脐血穿刺术

胎儿脐血穿刺术（fetal blood sample）是在 B 超指引下从脐带较固定处或脐带进入胎盘根部取样，用 20 或 22 号针头穿过腹壁进入目标血管，针头一旦定位，尾部立即连接肝素化的注射器并轻轻抽吸 2~4ml，完成后拔出针头观察穿刺点出血情况，操作过程前后检测胎心变化。用胎儿血标本进行各种测定，以了解胎儿有无先天性缺陷及评价胎儿在宫内状况，进一步扩大了产前诊断的范畴，脐带血作细胞培养染色体分析，成功率更高，诊断更迅速，有关凝血因子检查、IgM 抗体检测，使宫内某些遗传病、宫内感染的诊断更准确，并且为宫内治疗开辟了一个新的途径。

（一）适应证

（1）胎儿染色体核型分析，是对结构畸形的诊断。

（2）胎儿感染：通过宫内胎血分析可诊断弓形体病、风疹、巨细胞病毒等，直接分离胎血和羊水对胎儿进行诊断，可判断胎儿感染的程度和治疗的效果。

（3）胎儿血细胞、网织红细胞计数：测定血型、血红蛋白、血清胆红素、血浆蛋白、IgG 抗体，了解胎儿体内酸碱平衡情况。

（4）血友病凝血因子检查。

（5）双胎输血综合征的诊断分析。

（二）危险性与并发症

胎儿脐血分析不能作为常规操作，因为操作的危险性较大。胎儿死亡率为 1.9%~2.3%，早产儿发生率为 4.2%。最常见的并发症是瞬时胎心过缓，是一种潜在的严重并发症，发生率为 9%，但大多数持续不久。有些病例出现脐带血肿，如果穿刺脐动脉而非脐静脉，可能发生动脉血管痉挛。

（三）操作方法

选择经腹穿刺，脐带穿刺部位选择脐带胎盘侧或脐带根部，也可在脐带游离段，尽量避开胎盘。穿刺针线进入羊膜腔，快速、用力垂直刺入脐血管。用 5ml 注射器抽取脐血 0.5~1.5ml。可以抽到胎盘血窦血时，可作抗碱变性试验，或血红蛋白电泳鉴别。持续观察胎儿心率 10 分钟，并注意穿刺点渗血及胎盘血肿情况，次日超声复查宫内情况。

（肖 静 唐 虹）

第十节 影像学检查

影像检查包括超声检查、X 线检查、电子计算机断层扫描（CT）、磁共振成像（MRI）及正电子发射体层显像（PET）等，均属于影像诊断的范畴。超声检查由于其具有对人体损伤小，可重复性强、诊断快速、准确等优点，现已成为妇产科首选的影像学诊断方法。X 线检查简便易行，且价廉，是临床经常使用的辅助诊断方法，缺点是不能显示软组织的病变。CT 与 MRI 能显示人体不同切面上各组织器官的结构，病灶的部位、大小及其与周围组织的关系，有助于软组织病变的诊断，且后者不接触放射线，无放射损害。正电子发射体层显像（PET）能检出其他方法难以发现的某些隐蔽病灶，但由于设备条件要求高，费用昂贵，难以普及，临床应根据病情选择使用。

一、超声检查

妇产科应用的超声检查仪器常用"灰阶实时二维（B型）超声诊断仪"及"彩色多普勒超声仪"。

（一）B型超声检查

B型超声检查（B超）是应用二维超声诊断仪，在荧光屏上以强弱不等的光点、光团、光带或光环，显示探头所在部位脏器或病灶的断面形态及其与周围器官的关系，并可做实时动态观察和照相。检查途径主要为经腹部及经阴道两种。

1.检查方法

（1）经腹部B超检查：选用弧阵探头和线阵探头，常用频率为3.5MHz，检查前适度充盈膀胱，形成良好的"透声窗"，便于观察盆腔内脏器和病变。患者取仰卧位，暴露下腹部，检查区皮肤涂耦合剂。检查者持探头探测观察。根据需要做纵断、横断和斜断等多断层面扫查（图21-11）。

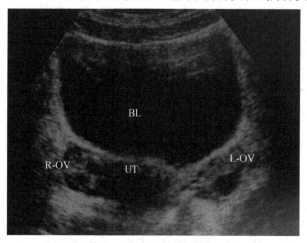

图21-11　经腹部B超显示子宫和双侧卵巢

（2）经阴道B超检查：一般选用高频探头（5～7.5MHz）。检查前，探头常规消毒，套上一次性使用的橡胶套（常用避孕套），套内外涂耦合剂。患者排空膀胱，取膀胱截石位，将探头轻柔地放入患者阴道内，根据探头与监视器的方向标记，把握探头的扫描方向。对肥胖患者或盆腔深部器官的观察，阴道超声效果更佳。但对超出盆腔的肿物则难以显示完整图像。无性生活史者不宜选用。

（3）经直肠B超检查：在妇产科可应用于经腹探查图像模糊但又不适宜用经阴道扫查的情况，是妇产科超声检查的辅助检查途径。可以采用经阴道探头，检查前排空大小便，取膀胱截石位。检查时会有便意等不适感，检查前应向患者做必要的解释，嘱患者尽量放松。在套好消毒避孕套的探头外加上适量耦合剂作润滑剂，注意探头进入肛门时动作要轻柔，扫查方法和经阴道B超相似。经直肠B超主要用于未婚无性生活妇女、老年性阴道萎缩、阴道畸形等。

2.B型超声的临床应用

（1）产科应用：通过B超可测定胎儿发育是否正常，有无胎儿畸形，可测定胎盘位置，胎盘成熟度及羊水量。

1）早期妊娠：妊娠5周时可见妊娠囊图像，宫腔内见到圆形或椭圆形妊娠囊，图像见圆形光环，中间为羊水呈无回声区；妊娠6周时妊娠囊检出率达100%，可见到胚芽和原始心管搏动；妊娠8周胚胎初具人形，可测量头臀径（CRL），以估计胎儿的孕周。妊娠12周前，测量胎儿CRL能较准确的估计孕周，即孕周=头臀径（单位cm）+6.5，误差在4日内。妊娠9～14周超声检查可以排除严重的胎儿畸形，如无脑儿。超声测量胎儿颈项透明层（NT）、鼻骨长度等，可作为孕早期染色体疾病筛查的指标。

2）中、晚期妊娠

A.胎儿主要生长径线测量：根据测量的胎儿生长的各种参数，如双顶径、头围、胸围、腹围、股骨长度等。其中双顶径表示胎儿总体发育情况（双顶径≥8.5cm，提示胎儿成熟），股骨长度表示胎儿长骨发育情况，腹围表示胎儿软组织的发育。另外根据胎头、脊柱及双下肢的位置可确定胎产式、胎先露及胎方位。

B. 估计胎儿体重：胎儿体重是判断胎儿成熟度的一项重要指标。超声估测胎儿体重的方法有多种。如胎儿腹围预测法、双顶径与腹围联合预测法。连续动态观察，推算出胎儿的体重，可协助诊断胎儿宫内发育迟缓（IUGR）。

C. 胎盘定位及胎盘成熟度检查：妊娠 12 周后，胎盘轮廓清楚，可进行胎盘定位，显示为半月形弥漫光点区，通常位于子宫前壁、后壁和侧壁。胎盘位置判定对临床有指导意义，协助判断前置胎盘和胎盘早剥等，指导羊膜穿刺术时可避免损伤胎盘和脐带。随着孕周增长，胎盘逐渐发育成熟。胎盘成熟过程可分为四级。0 级为未成熟，多见于中孕期；Ⅰ级为开始趋向成熟，多见于 29～36 周；Ⅱ级为成熟期，多见于 36 周以后；Ⅲ级为胎盘已成熟并趋向老化，多见于 38 周以后。从胎盘分级判断胎儿成熟度时，还需结合其他参数及临床资料如胎盘钙化分度等等，做出综合分析。目前国内常用的胎盘钙化分度是：Ⅰ度：胎盘切面见强光点；Ⅱ度：胎盘切面见强光带；Ⅲ度：胎盘切面见强光圈（或光环）。

D. 探测羊水量：羊水呈无回声的暗区、清亮。妊娠晚期，羊水中有胎脂，表现为稀疏的点状回声漂浮。最大羊水暗区垂直深度（AFV）≥8cm 时为羊水过多，AFV≤2cm 为羊水过少。以脐水平线为标志将子宫分为四个象限，测量各象限最大羊水池的最大垂直经线，四者之和为羊水指数（AFI）。AFI≥25cm 诊断为羊水过多，AFI≤5cm 诊断为羊水过少。

E. 确定胎儿性别：超声检查辨认胎儿性别的准确率可达 97.1%，一般妊娠中晚期在胎儿两大腿间有羊水衬托就能显示外生殖器的形态。男性胎儿在膀胱下面阴囊呈两个对称的椭圆形中等回声区，阴茎呈小三角形回声。女性胎儿在会阴部可见大阴唇呈三条平行短小回声带。超声检查对胎儿性别鉴定应有医疗指征，不能随意发出诊断报告。

3）异常妊娠

A. 葡萄胎：典型的完全性葡萄胎的声像特点是：①子宫增大，多数大于孕周；②宫腔内无胎儿及其附属物；③宫腔内充满弥散性分布的蜂窝状大小不等的无回声区，其间可见边缘不整、境界不清的无回声区，或合并宫腔内出血图像。④当伴有卵巢黄素化囊肿时，可在子宫一侧或两侧探到大小不等的单房或多房的无回声区。

B. 鉴别胎儿是否存活：若胚胎停止发育则胚囊变形，不随孕周增大反而缩小；胚芽枯萎，超声探查原有胎心者，复诊时胎心搏动消失。胎死宫内的声像图表现为胎体萎缩，胎儿轮廓不清，可见颅骨重叠，无胎心及胎动，脊柱变形，肋骨排列紊乱，胎儿颅内、腹内结构不清，羊水暗区减少等。

C. 判断前置胎盘及胎盘早剥：前置胎盘表现为胎盘组织部分或全部覆盖宫颈内口。胎盘早剥：胎盘与子宫肌壁间出现形状不规则的强回声或无回声区。

D. 探测多胎妊娠：妊娠早期见两个或多个妊娠囊或胚芽；中晚期显示两个或多个胎头光环、两条或多条脊柱象或心脏搏动象。

E. 判断异位妊娠：子宫大小与停经时间不符，宫腔内无妊娠囊图像，附件区可探及边界不十分清楚、形状不规则的包块，若在包块处探及圆形妊娠囊，其内有胚芽或胎心搏动，则能在流产或破裂前得到确诊。宫外孕流产或破裂时，还可见到直肠子宫陷凹内或盆腹腔内不同程度的液性暗区。

F. 探测胎儿畸形如脑积水、无脑儿、先天性脊柱裂或多囊肾等。

（2）妇科应用

1）子宫肌瘤：子宫增大且形态异常，切面呈凹凸不平的隆起。肌瘤常为低回声、等回声或中强回声，肌瘤变性时可见瘤体内回声减低甚至为低回声；B 型超声可对肌瘤进行较精准定位，准确区分肌壁间肌瘤、黏膜下肌瘤及浆膜下肌瘤。

2）子宫腺肌病和腺肌瘤：子宫均匀性增大，子宫断面回声不均匀，有低回声和强回声区，也可见小的无回声区。腺肌瘤时子宫呈不均匀增大，其内散在小蜂窝状无回声区。

3）盆腔炎性疾病：盆腔炎性包块与周围组织粘连，界限不清；积液或积脓时为无回声或回声不均。

4）盆腔子宫内膜异位症：与周围组织较少粘连的异位症囊性肿块，边界清晰；而与周围粘连的囊性肿块，边界不清。囊肿大小不等，多为中等大小，内可见颗粒状细小回声或因血块机化呈较密集粗点状影像。

5）卵巢肿瘤：卵巢囊肿在子宫一侧或双侧显示边缘清晰的液性暗区，多为单纯性囊腺瘤。若显示液性暗区，其中出现明显的间隔反射，多为多房性黏液性囊腺瘤。囊性畸胎瘤因其内容物特殊，介于液性与实性之间，且杂有毛发、骨骼等，故虽呈液性暗区，边界明显，但出现杂乱光团，有牙齿等组织回声。恶性肿瘤因增生较快，并有坏死液化灶，较正常组织疏松，故在癌瘤的液性暗区内有大小不规则的光团出现，常累及双侧卵巢并伴腹水。

6）探测宫内节育器：通过对宫体的扫查可准确地显示宫内节育器在宫腔的位置及节育器的形状。可诊断节育器位置下移、嵌顿、穿孔或子宫外游走。嵌顿的节育器最好在超声指导下取出。

7）监测卵泡发育：一般从月经周期第 10 天开始监测卵泡大小，正常卵泡直径每天增长 1.6mm，排卵前卵泡直径约达 20mm。

（二）彩色多普勒超声检查

彩色多普勒超声一般指用相关技术获得的血流多普勒信号经彩色编码后实时地叠加在二维图像上，形成的彩色多普勒超声血流图像。因此，彩色多普勒超声既具有二维超声的结构图像，又同时提供了血流动力学信息。彩色超声探头也包括腹部和阴道探头。患者受检前的准备及体位与 B 型超声相同。彩色多普勒在妇产科领域常用于评估血管收缩期和舒张期血流状态的常用三个指数为：阻力指数（resistance index，RI）、搏动指数（pulsation index，PI）、收缩期与舒张期比值（systolic phase/diastolic phase，S/D）。其临床应用如下：

1. 在产科领域中的应用　应用彩色多普勒超声进行母胎血流监护，可获取母体和胎儿血管，如孕妇双侧子宫动脉、胎儿脐动脉、脐静脉、静脉导管、大脑中动脉、脑大静脉等的血流超声参数。

（1）母体血流：子宫动脉血流是评价子宫胎盘血循环的良好指标之一。在妊娠早期，子宫动脉的血流与非孕期相同，呈高阻力低舒张期血流型。从妊娠 14～18 周开始逐渐演变成低阻力并伴有丰富舒张期血流。子宫动脉的 RI、PI 和 S/D 均随孕周的增加而减低，具有明显相关性。阻力升高预示子宫-胎盘血流灌注不足，血流波形在舒张期初出现切迹与子痫前期有关。此外，还可以测定卵巢和子宫胎盘床血流。

（2）胎儿血流：目前医生可以对胎儿脐动脉（UA）、脐静脉（UV）静脉导管（DV）、大脑中动脉（MCA）、主动脉及肾动脉血流等进行监测。尤其是测定脐带血流变化已成为母胎血流监测的常规检查手段。在正常妊娠期间，脐动脉血流的 RI、PI 和 S/D 与妊娠周数有密切相关性。在判断胎儿宫内是否缺氧时，脐带动脉的血流波形具有重要意义，如果脐带动脉血流舒张末期血流消失，进而出现舒张期血流逆流，提示胎儿处于濒危状态。

（3）胎儿心脏超声：彩色多普勒可以从胚胎时期原始心管一直监测到分娩前的胎儿心脏和大血管的解剖结构及活动状态。一般认为妊娠 24 周后对胎儿进行超声心动监测较清楚。主要针对有心脏病家族史、心脏畸形胎儿生育史、胎儿心率异常及常规超声检查怀疑胎儿心脏畸形的高危孕妇。

目前产科超声检查分为四级：①一般产科超声检查（Ⅰ级）：主要观察胎儿生长发育，测量胎儿大小，不检查胎儿畸形；②常规产科超声筛查（Ⅱ级）：在Ⅰ级产科超声检查的范围上，筛查六大类致死性胎儿畸形，如无脑畸形、严重脑膜膨出、严重开放性脊柱裂、腹壁缺损内脏外翻、致死性短肢畸形、单腔心；③系统胎儿超声检查（Ⅲ级）：建议所有孕妇在妊娠 18～24 周时对胎儿各器官进行一次系统超声检查，包括对颅脑、唇、鼻、眼、心脏、肝、胃、肾、膀胱、肠、腹壁、脊柱和四肢；④胎儿特定部位回声超声检查（Ⅳ级）：对可以胎儿特定部位异常，进行专家会诊超声检查，包括胎儿超声心动图检查、NT 超声检查、胎儿唇、鼻、眼、耳、四肢的针对性超声检查。

以筛查胎儿结构异常为主要目的的产科超声检查时机是：①妊娠 11~14 周进行 NT 超声检查，并结合孕妇年龄和实验室检查，评估胎儿染色体异常的风险；②妊娠 18~24 周进行Ⅱ级产科超声检查和Ⅲ级产科超声检查；③妊娠 30~34 周的产科超声检查主要针对胎儿主要解剖结构进行生长对比观察，胎儿附属物的动态观察（如胎盘、脐带、羊水等）及筛查晚发畸形（肢体短缩、脑积水等）。

2. 在妇科领域中的应用　利用彩色多普勒超声可以很好地判断盆、腹腔肿瘤的边界及肿瘤内部血流的分布和血流状态，尤其对恶性滋养细胞疾病及卵巢恶性肿瘤，其内部血流信号明显增强。

（三）三维超声影像

三维超声影像（3-dimension ultrasound imaging，3-DUI）是将二维超声及彩色多普勒超声采集的二维图像通过计算机软件重建，形成立体的三维图像。三维超声因其可以较清晰地显示组织或病变的立体结构，呈现二维超声难以达到的立体逼真图像。产科方面在观察胎儿外形和脏器结构方面有优势，有助于提高胎儿体表及内脏畸形诊断的准确性。三维超声透明成像模式可以用于观察胎儿唇裂、腭裂、脑畸形、耳朵和颅骨畸形及心脏畸形。对妇科疾病尤其妇科良、恶性肿瘤的诊断和鉴别诊断方面具有独特优势（图 21-12）。

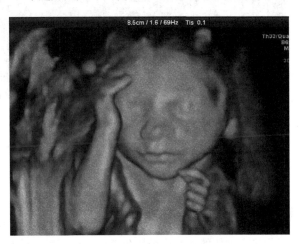

图 21-12　三维超声显示宫内胎儿和脐带

（四）超声造影

超声造影（contrast-enhanced ultrasound，CEUS），是指使用微泡超声造影剂（ultrasound contrast agent，UCA）和低机械指数（mechanical index，MI）的造影成像技术超声造影是利用造影剂增强"后散射"回声，提高图像分辨力的一种超声诊断技术。微气泡（直径小于 10μm）对一定频率的声波产生数倍于发射频率的回波（谐波），人体组织无此特性。将含有惰性气体的微气泡造影剂注入血管内，通过血液循环到达靶器官或组织；或注入空腔器官腔内，使微泡造影剂对谐波背向散射强度远高于人体组织，形成超声造影剂灌注部位与周围组织声阻抗差，有效地增强实质性器官或空腔器官的超声影像和血流多普勒信号，提高图像的对比分辨率。超声造影主要用于检查普通超声难以确诊的妇科病变、子宫肌瘤非手术治疗后的疗效评估及怀疑女性输卵管阻塞的患者。

造影时应使用具备超声造影功能的超声检查仪及与其匹配的探头。造影剂按说明书的要求配制后，可采用以下两种方式给药。①经周围静脉注射，最常用的是经肘前静脉团注射，其次经腕部浅静脉注射。②经管道注入（如输卵管、引流管等）。

临床主要运用于检查：

（1）附件区肿块

1）对于造影时内部无血流灌注的附件区肿块，绝大部分为良性病变。

2）对于附件区的囊实性肿块，有回声的类实性成分如有造影剂灌注增强，则提示其为活性组织；反之则提示该部分为无活性组织。如子宫内膜异位囊肿及畸胎瘤中的类实性成分常无增强；而囊腺瘤内的类实性成分常有增强。

3）附件区恶性病灶常表现为增强时间早且消退较快；增强水平稍高或等增强；增强形态不均匀。良性病灶常表现为增强时间晚于子宫肌层，呈等或低增强，增强形态较均匀。

4）某些病灶造影表现具有一定的特点，可为其鉴别诊断提供信息。①卵巢转移瘤造影表现具有多样性。但来源于胃肠道的转移瘤常有如下表现：注入造影剂后肿瘤内部较大的供血动脉首先增强，而后向周边部分支，肿瘤灌注血管呈"树枝状"。②典型的子宫肌瘤可表现为周边环状增强而后内部均匀性增强，与子宫肌层增强水平一致或稍高；消退时则顺序相反，内部造影剂消退较快而外部消退较慢，有包膜感。该表现可为子宫肌瘤与卵巢来源乏血供实性肿块的鉴别提供参考。③卵

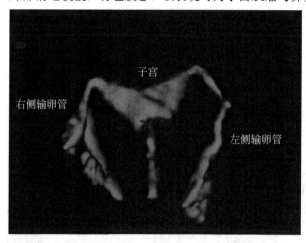

图 21-13　子宫双侧输卵管造影

巢性索间质来源的实性肿瘤造影时主要表现为增强时间晚于子宫肌层，瘤体呈整体等增强或低增强，与浆膜下肌瘤增强模式不同，有助于两者的来源鉴别。④附件区脓肿造影时常表现为较典型的不均匀多房环状增强，环内呈无增强。

（2）子宫肌瘤消融或动脉栓塞术后若热消融和栓塞有效则应显示病灶区无造影剂灌注，治疗后随访复查病灶区始终无造影剂灌注，病灶逐渐缩小。

（3）输卵管堵塞评估：主要根据声像图进行输卵管通畅性的评价，分为通畅及阻塞两种（图 21-13）。

（4）宫腔超声造影：可以较清晰地观察到子宫内膜息肉、黏膜下肌瘤。子宫内膜癌和子宫畸形等病变。

（五）介入超声

介入超声用于：阴道超声引导下对成熟卵泡进行采卵；对于部分盆腔肿块可在超声引导下进行细胞学或组织学检查，以明确肿块性质；或可在肿块内给药做局部治疗，为某些疾病的保守性治疗提供了一种新的治疗途径。介入超声还用于减胎术。

二、X 线平片检查

X 线平片检查借助造影剂可了解子宫腔和输卵管的腔内形态，因此是诊断先天性子宫畸形和输卵管通畅程度常用的检查方法。X 线胸片是诊断妇科恶性肿瘤肺转移的重要手段。此外，X 线平片对骨性产道的各径线测定、骨盆入口的形态、骶骨的屈度、骶坐骨切迹的大小等方面的诊断可为临床判断有无自然分娩可能性提供重要参考。

（一）诊断先天性子宫畸形

1. **单角子宫造影**　造影仅见一个宫腔呈梭形，只有一个子宫角和同侧输卵管，偏于盆腔一侧。

2. **双子宫造影**　造影见两个子宫腔，每个子宫有一个子宫角和输卵管相通。两个宫颈可共有一个阴道，或有纵隔将阴道分隔为二。

3. **双角子宫造影**　造影见一个宫颈和一个阴道，宫腔上部呈双角状。

4. **鞍形子宫造影**　造影见子宫底凹陷，犹如鞍状。

5. **中隔子宫造影**　可分为完全性和部分性中隔子宫。完全性中隔子宫造影见宫腔形态呈两个梭形单角子宫，但位置很靠近；部分性中隔子宫造影显示宫腔大部被分割成两份，宫底部凹陷较深呈分叉状，宫体部仍为一个腔。

（二）骨盆测量

1. **仰卧侧位片**　可了解骨盆的前后径，中骨盆及盆腔的深度，骨盆的倾斜度，骶骨的高度和曲

度及骶骨联合高度。

2. **前后位片** 可观察中骨盆横径，耻骨弓横径，骨盆侧壁集合度。

3. **轴位片** 观察骨盆入口的形态，左右斜径及耻骨联合后角。

4. **耻骨弓片** 可测量耻骨弓角度。

（三）X 线胸片

X 线胸片主要用于妇科恶性肿瘤肺转移的诊断，X 线胸部平片检查是诊断妊娠滋养细胞肿瘤肺转移的首选方法。妊娠滋养细胞肿瘤肺转移的 X 线征象多种多样，最初为肺纹理增粗，随即发展为串珠样、粟粒状和片状团块状阴影；可同时伴有单侧或双侧气胸、胸腔积液。

三、CT 检查

计算机体层扫描（computerized tomography，CT）的基本原理是 X 线对人体不同密度组织的穿透能力不同，从而产生所接收的信号差异，再由计算机对数字信息进行处理，显示出图像。CT 除显示组织器官的形态外，还可高分辨显示组织密度。在妇产科领域，主要用于肿瘤的诊断，协助诊疗方案的制订、预后估计、疗效观察及术后复发的诊断。CT 可以显示肿瘤的结构特点、周围侵犯及远处转移情况。CT 诊断良性肿瘤的敏感性达90%，确诊率达 93.2%，而对恶性卵巢肿瘤诊断的准确性 79.1%～83%，敏感性 73.9%，特异性 81.8%。CT 检查的缺点是卵巢实性病变直径<2cm 难以检出，腹膜转移癌灶直径 1～2cm 也易遗漏，交界性肿瘤难以判断，卵巢癌则易与盆腔内结核混淆（图 21-14）。

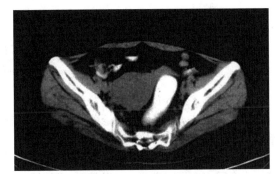

图 21-14　CT 显示盆腔器官

四、磁共振检查

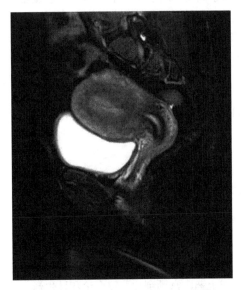

图 21-15　磁共振成像显示盆腔器官

磁共振成像（magnetic resonance imaging，MRI）检查是利用原子核在磁场内共振所产生的信号经重建的一种影像技术。MRI 检查无放射性损伤，无骨性伪影，对软组织分辨率高。能清晰地显示肿瘤信号与正常组织的差异，可以从多方位观察病灶的情况，显示子宫壁三层的信号，故能准确判断肿瘤大小及浸润转移情况。MRI是妇科恶性肿瘤术前分期方面最佳影像学诊断手段。

目前 MRI 在产科领域也得到了应用，胎儿 MRI 可克服超声观察视野小、软组织对比度较差等缺点，减少孕妇腹部肥厚的脂肪、肠道气体、骨盆骨骼、胎儿羊水较少、胎位不正对成像质量的影响。可以以照片的形式清晰地展示胎儿解剖细节结构，对复杂性病理表现或胎儿畸形显像良好。由于 MRI 的热效应是潜在的危险因素，故不建议在早孕期行 MRI 检查。对于孕中晚期胎儿，MRI 检查仅适用于超声诊断难以确定的病例。目前认为合适 MRI 检查的胎儿需大于 18 周（图 21-15）。

五、正电子发射体层显像

正电子发射体层显像（PET）是一种通过示踪原理，以显示体内脏器或病变组织生化和代谢信息的影响技术，为功能成像。目前 PET 最常用的示踪迹为 "F 标记的脱氧葡萄糖"，其在细胞内的浓聚程度与细胞内糖代谢水平高低呈正相关。由于恶性肿瘤细胞内糖酵解代谢率明显高于正常组织和良性肿瘤细胞，因此 PET 被用于妇科恶性肿瘤的诊断、鉴别诊断、预后评价及复发诊断等。PET 可发现 10mm 以下的肿瘤，诊断各种实体肿瘤的准确率达 90% 以上，高于传统的结构成像技术。PET 假阳性主要见于子宫内膜异位症、盆腔急性炎症及育龄期妇女卵巢月经末期的高浓聚等。PET-CT 是将 PET 与 CT 两种不同成像原理的设备同机组合。利用同一扫描床对病变同时进行 PET 和 CT 扫描图像采集，用同一个图像处理工作站对 PET 图像和 CT 图像进行融合。融合后的图像既能显示病灶的精细解剖结构，又显示病灶的病理生理变化，明显提高诊断的准确性，从而实现功能与结构成像的有机融合。

（肖　静　唐　虹　黄旭春）

第十一节　妇产科内镜检查

内镜检查（endoscopy）是用冷光源探视镜头经人体自然孔道或人造孔道探视人体管、腔或组织内部的窥视系统。仅在内镜下诊断疾病称为诊断内镜（diagnostic endoscopy）。在内镜下同时行手术治疗疾病则称为手术内镜（operative endoscopy）。目前妇产科常用的内镜有阴道镜（colposcope）、宫腔镜（hysterscope）和腹腔镜（laparoscope）、输卵管镜（falloposcope）及羊膜镜、胎儿镜（fetoscope）等。本章重点介绍阴道镜、宫腔镜和腹腔镜。

一、阴道镜检查

阴道镜检查是将充分暴露的阴道和宫颈光学放大 10～40 倍，直接观察这些部位血管形态和上皮结构来评估病变。因此，阴道镜可借以观察肉眼看不到的较微小病变，用于发现子宫颈部与癌或癌前病变有关的异型上皮、异型血管及早期浸润癌，指导选择可疑部位做活组织检查，以提高宫颈疾病的确诊率。阴道镜也用于外阴皮肤的相应病变的观察。阴道镜分为光学阴道镜和电子阴道镜两大类，均可与计算机和监视器相连。阴道镜观察不到宫颈管，对位于宫颈管内的鳞柱移行带的观察受限。

（一）适应证

（1）宫颈细胞学检查 ASCUS 伴高危型 HPV DNA 阳性、LSIL 及以上或 AGC 者。
（2）HPV DNA 检测 16 或 18 型阳性者。
（3）妇科检查怀疑子宫颈病变者。
（4）宫颈锥切术前确定病变范围。
（5）可以外阴、阴道上皮内瘤样病变；阴道腺病、阴道恶性肿瘤。
（6）宫颈、阴道及外阴病变治疗后复查和评估。

（二）检查方法

检查前应排除阴道毛滴虫、假丝酵母菌、淋病奈瑟菌等感染。检查部位出血或阴道、宫颈急性炎症，不宜进行检查，应先治疗。检查前 24 小时避免阴道冲洗或上药、宫颈刮片、双合诊和性生活。

（1）患者取膀胱截石位，用阴道窥器充分暴露宫颈阴道部，用棉球轻轻擦净宫颈分泌物，不可用力涂擦，以免引起出血，妨碍观察。

（2）移动阴道镜物镜距离阴道口 10cm（镜头距离宫颈 15～20cm 处），打开照明开关，调整好焦距，调至物像清晰为止。先在白光下用 10 倍低倍镜观察宫颈外形、颜色、血管及有无白斑，注意必须要完全暴露鳞-柱交界。

（3）醋酸白试验：用 3%冰醋酸棉球涂擦宫颈表面（至少 30 秒钟以上），使宫颈柱状上皮肿胀、发白，呈葡萄状改变，鳞柱上皮交界处更清楚。上皮内癌时，细胞含有蛋白质较多，涂醋酸后蛋白质凝固，上皮变白。

（4）精密观察血管时应加绿色滤光镜片并放大 20 倍观察，进行更精确的血管检查可加用红色滤光镜片。

（5）碘试验：用复方碘溶液（碘 30g、碘化钾 0.6g，加蒸馏水至 100ml）棉球涂擦宫颈表面，富含糖原的成熟鳞状上皮细胞会被染成棕褐色，称为碘试验阳性；柱状上皮、未成熟化生上皮、角化上皮及不典型增生上皮不含糖原，涂碘后均不着色，称为碘试验阴性。观察不着色区域的分布，在异常图像部位或可疑病变部位取多点活检送病理检查。

（三）结果分析

1. 正常阴道镜图像

（1）正常鳞状上皮：光滑，呈粉红色，醋酸白试验后不变色，碘试验阳性。

（2）正常柱状上皮：原始鳞-柱上皮位于宫颈管外口，即柱状上皮外移，肉眼观呈红色，血管可见，镜下呈微小乳头状，醋酸白试验后呈葡萄状结构，碘试验阴性。合并炎症时，血管增多、水肿，称为假性糜烂（pseudoerosion）。

（3）正常转化区：为原始鳞-柱状交接部和生理鳞-柱交接部之间的化生区。镜下见毛细血管丰富，形态规则，呈树枝状；由化生上皮环绕形成葡萄状的柱状上皮小岛。在化生上皮区域内可见针眼状的腺体开口，或被化生上皮遮盖的潴留囊肿（宫颈腺囊肿）。醋酸白试验后化生上皮与圈内的柱状上皮界限明显。涂碘后，碘着色深浅不一。病理学检查为鳞状上皮化生。

（4）正常血管：为均匀分布的微小血管点。

2. 异常的阴道镜图像　几乎均出现在转化区内，其碘试验均为阴性。

（1）白色上皮：醋酸白试验后上皮呈局灶性白色，边界清楚，无血管。病理学检查可能为化生上皮或上皮内瘤变。

（2）点状血管：为血管异常增生的早期变化，醋酸白背景下可见极细的红色小点。病理学检查可能为上皮内瘤变。

（3）镶嵌：不规则的血管将醋白上皮分割成边界清楚形态不规则的小块状，如同红色细线镶嵌的花纹。早期镶嵌是一群点状病变形成的镶嵌轮廓。一旦病变进展，这些圆点融合形成一个实性的血管分界线。边界清楚、锐利的镶嵌提示病变严重，在白色上皮中的灶性镶嵌，其毛细血管间距宽，应注意癌变。病理学检查常为上皮内瘤变。

（4）白斑：又称单纯性白斑、真性白斑、角化病。涂醋酸前肉眼或镜下即可见到表面粗糙、稍隆起的白色斑块，表面无血管，病理学检查为角化亢进、角化不全，有时为人乳头瘤病毒感染。白斑深层或周围可能有恶性病变，应常规取活检。

（5）异型血管：指血管口径、大小、形态、分支、走向及排列极不规则，如螺旋形、逗点形、发夹形、树叶形、线球形、杨梅形等，走向紊乱。病理检查可以为各种级别的宫颈上皮内瘤变。

（6）早期宫颈浸润癌：醋白上皮增厚，表面结构不清，呈云雾、脑回、猪油状，表面稍高或稍凹陷。局部血管异常增生，管腔扩大，失去正常血管分枝状，相互距离变宽，走向紊乱，形态特殊，可呈蝌蚪形、发夹形、棍棒形、螺旋形或绒球等改变。血管反应性减退，涂醋酸后呈玻璃样水肿或熟肉状，常合并有异型上皮。碘试验阴性或着色极浅。

二、宫腔镜检查与治疗

宫腔镜检查（hysteroscopy）采用膨宫介质扩张宫腔，通过纤维导光束和透镜将冷光源经子宫颈导入宫腔内，直视下观察子宫颈管、宫颈内口、宫内膜及输卵管开口的生理及病理情况，以便针对病变组织直观准确取材并送病理检查；也可在直视下行宫腔内的手术治疗。

（一）宫腔镜检查适应证

（1）异常子宫出血。
（2）疑宫腔粘连及畸形。
（3）超声检查宫腔内异常回声及占位病变。
（4）原因不明的不孕、复发性流产。
（5）节育器定位。
（6）子宫造影异常。

（二）宫腔镜治疗适应证

（1）子宫内膜息肉。
（2）子宫黏膜下肌瘤及部分突出宫腔的肌壁间肌瘤。
（3）宫腔粘连分离。
（4）子宫中隔切除。
（5）子宫内膜切除。
（6）宫腔内异物取出，如嵌顿节育器及流产残留物等。
（7）宫腔镜引导下输卵管插管通液、注射药物及行绝育术。

（三）禁忌证

1. 绝对禁忌证
（1）生殖器急性或亚急性感染。
（2）近期（3个月内）子宫穿孔或子宫手术史。
（3）心、肝、肾衰竭急性期及其他不能耐受手术者。
2. 相对禁忌证
（1）宫颈瘢痕，难以扩张者。
（2）宫颈裂伤或松弛，灌注液大量外漏者。

（四）术前准备

1. 检查时间　月经干净1周内为宜。此时子宫内膜处于增生期早期，薄而不易出血，黏液分泌少，宫腔内病变易显露，宫腔镜下图像清晰。
2. 体检及阴道准备　详问病史，行全身检查、妇科检查及宫颈脱落细胞学、阴道分泌物检查。带宫内节育器者，B超估计节育器位置。
3. 术前禁食　患者术前禁食6～8小时。
4. 麻醉　宫腔镜检查无需麻醉或行宫颈局部麻醉，宫腔镜手术多采用硬膜腔外麻醉或静脉麻醉。

（五）操作步骤

（1）排空膀胱后，取膀胱截石位，外阴、阴道消毒、铺无菌巾单。放置阴道窥器，以碘伏消毒宫颈，钳夹宫颈。探针了解子宫方向及宫腔深度，用宫颈扩张器扩张至大于镜管外鞘直径半号。将宫腔镜与冷光源及膨宫泵相连，调整膨宫泵压力至最低有效膨宫压力，约 100mmHg，排空管内气体后，边向宫腔注入 5%葡萄糖注射液，宫腔镜直视下按其宫颈管轴径缓慢插入宫腔，顺便观察宫颈管情况；进入宫腔后，先行冲洗，至流出液清净为止，继而调整液体流量，以使宫腔扩张，即可看清宫腔和宫颈管。

（2）观察宫腔：先观察宫腔全貌，按顺序观察宫底、宫腔前后壁、输卵管开口，在退出过程中观察宫颈内口和宫颈管。将宫腔镜退出宫颈管。

（3）宫内操作：简单的手术操作可在确诊后立即进行，如节育环嵌顿、易切除的息肉、内膜活检等。其他的手术宜在做好相关准备后进行。

（4）膨宫介质的选择：使用单极电切或电凝时，膨宫液体必须选用非导电的 5%葡萄糖注射液。双极电切或电凝时则选用生理盐水，后者可减少过量的低渗液体灌注导致的过度水化综合征。合并糖尿病患者可选用 5%甘露醇。

（六）并发症

主要包括盆腔感染、子宫损伤穿孔、泌尿系和肠管损伤、出血、过度水化综合征、心脑综合征、术后宫腔粘连等。

三、腹腔镜检查与治疗

腹腔镜检查（laparoscopy）是将接有冷光照明的腹腔镜自腹壁插入腹腔内，连接摄像系统，将盆、腹腔内脏器显示于监视屏幕上。通过视屏检查诊断疾病的称为诊断腹腔镜（diagnostic laparoscopy）。在体外操纵进入盆、腹腔的手术器械，直视屏幕对疾病进行手术治疗称为手术腹腔镜（operative laparoscopy）。由于腹腔镜设备、器械的不断更新，国际妇产科联盟（FIGO）提出 21 世纪应有 60%以上妇科手术在内镜下进行。

（一）适应证

1.诊断腹腔镜
（1）子宫内膜异位症（腹腔镜是该病诊断的金标准）。
（2）盆腹腔肿物性质的确定。
（3）确定不明原因的急、慢性腹痛和盆腔痛的原因。
（4）明确或排除不孕的盆腔疾病。
（5）计划生育并发症的诊断，如寻找并取出异位的子宫内节育器，确诊吸宫术导致的子宫穿孔等。

2.手术腹腔镜
（1）有适应证实施经腹手术的各种妇科良性疾病。
（2）早期子宫内膜癌分期手术和早中期宫颈癌根治术。
（3）中晚期子宫颈癌放、化疗前后腹膜淋巴结取样。
（4）计划生育节育手术，如异位的子宫内节育器的取出、绝育术等。

（二）禁忌证

1.绝对禁忌证
（1）严重心、肺功能不全。
（2）凝血功能障碍。
（3）绞窄性肠梗阻。
（4）大的腹壁疝或膈疝。
（5）弥漫性腹膜炎。

（6）结核性腹膜炎等盆腹腔严重粘连。

（7）腹腔内大出血。

2. 相对禁忌证

（1）盆腔肿块过大，超过脐水平。

（2）妊娠超过 16 周。

（3）晚期卵巢癌。

（三）检查前准备

1. 患者准备　详细采集病史，术前检查同一般妇科腹壁手术。术前灌肠、备皮，注意清洁脐窝部。手术当日禁食，术前排尿或持续安置导尿管，冲洗并消毒外阴、阴道。

2. 体位　取膀胱截石位，在进行检查时需头低臀高，倾斜 15°～25°，使肠管滑向上腹部，以暴露盆腔手术野。

3. 麻醉选择　诊断腹腔镜可选用局麻或硬膜外麻醉。手术腹腔镜选用全身麻醉。

（四）操作步骤

1. 常规消毒　腹部及外阴、阴道，放置导尿管和举宫器（处女或放置困难者可不予置放）。

2. 人工气腹　先取平卧位，根据套管针外鞘直径沿脐孔下缘切开皮肤 10～12mm，提起腹壁，由切口处与腹壁呈 90°插入气腹针，若生理盐水顺利流入，说明穿刺成功，针头在腹腔内，接 CO_2 气腹机，以 1～2L/min 的速度充入 CO_2，总量以 1.5～3L 为宜。腹腔内压力达到 12～15mmHg 时停止充气，拔去气腹针。

3. 放置腹腔镜　用布巾钳钳于切口外侧，向外向上提起绷紧腹壁，将套管针垂直于腹壁旋插入腹腔，当套管针从切口穿过腹壁筋膜层时有突破感，使套管针方向转为 45°，穿过腹膜层进入腹腔，拔出套管芯，接通光源，腹腔镜调焦，插入腹腔镜，调整患者体位成头低臀高 15°位，行镜下检查并继续缓慢充气，打开冷光源，即可见盆腔视野。

4. 腹腔镜观察　按顺序观察子宫及各韧带、卵巢及输卵管、直肠子宫陷凹。观察时助手可移动举宫器，改变子宫位置配合检查。必要时可取可疑病灶组织送病理检查。

5. 腹腔镜手术　在腹腔镜监测下，根据不同的手术种类选择下腹部不同部位的第二、三或第四穿刺点，分别穿刺套管针，插入必要的器械操作，穿刺时应避开下腹壁血管。

6. 手术结束　用生理盐水冲洗盆腔，检查确认无内出血及脏器损伤后，停止充入 CO_2 气体，放尽腹腔内 CO_2，取出腹腔镜及各穿刺点套管针鞘，缝合腹部切口，覆以无菌纱布，胶布固定。

（五）常见并发症及处理

1. 与气腹相关的并发症　包括皮下气肿、气胸、气体栓塞等。皮下气肿多由套管针切口太大脱出腹壁穿刺孔或套管针反复进出腹壁或腹膜外充气所致。皮下气肿多在 24 小时内消失。若术后患者出现上腹部不适或肩痛，多由于 CO_2 刺激膈肌所致，数天后可自行消失。若发生气体栓塞，应按急症处理。

2. 脏器损伤　主要是膀胱、输尿管及肠管损伤。多因周围组织粘连导致解剖异常或手术操作器械使用不熟练所致，严格掌握适应证及仔细操作常可避免。一旦发生损伤，可视情况采取腹腔镜下修补或开腹手术修补，以免发生并发症。

3. 出血性损伤　可分腹膜后大血管、腹壁毛细小血管及术野出血。小血管出血可采用压迫、电凝、缝扎等方法止血。若发生大血管出血，应在输血同时立即行开腹手术。

4. 腹腔镜切口疝　大于 10mm 直径的穿刺孔，其筋膜层应予以缝合。

（黎小斌　陈　玮　王小云）

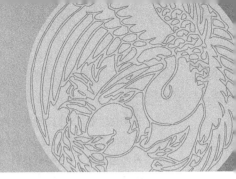

附录一 常用方剂

一 画

一贯煎（《柳州医话》） 北沙参 麦冬 当归身 生地黄 枸杞 川楝子

二 画

八物汤（《医垒元戎》） 当归 川芎 芍药 延胡索 川楝子 炒木香 槟榔 熟地黄

八珍汤（《正体类要》） 熟地黄 当归 白芍 川芎 党参 茯苓 甘草 白术

八正散（《《太平惠民和剂局方》） 车前子 萹蓄 瞿麦 木通 大黄 滑石 炙甘草 山栀子仁

二陈汤（《太平惠民和剂局方》） 炙甘草 橘红 半夏 茯苓

二丹茜草汤（《中西医结合妇产科学》） 当归 牡丹皮 青皮 栀子 茜草 丹参 茵陈 益母草 蒲公英 生地黄 桑寄生 杜仲 甘草

二仙汤（《中医方剂临床手册》） 仙茅 淫羊藿 巴戟天 知母 黄柏 当归

二至丸（《医方集解》） 女贞子 旱莲草

人参黄芪汤（《证治准绳》） 人参 黄芪 白术 当归 白芍 艾叶 阿胶

人参生化汤（《会约》） 人参 当归 川芎 炙甘草 炮姜 熟地黄

人参养荣汤（《三因极一病证方论》） 白芍 当归 陈皮 黄芪 桂心 人参 白术 甘草 熟地黄 五味子 茯苓 远志

人参养营汤（《太平惠民和剂局方》） 人参 炙甘草 当归 白芍 熟地黄 肉桂 大枣 白术 茯苓 五味子 远志 橘皮 生姜 黄芪

十全大补汤（《太平惠民和剂局方》） 熟地黄 白芍 当归 川芎 人参 白术 茯苓 炙甘草 黄芪 肉桂

三 画

大补阴丸（《丹溪心法》） 熟地黄 龟板 黄柏 知母 猪脊髓

大补元煎（《景岳全书》） 人参 山药 熟地黄 杜仲 当归 山茱萸 枸杞子 炙甘草

大黄䗪虫丸（《金匮要略》） 大黄 水蛭 虻虫 蛴螬虫 干漆 桃仁 杏仁 黄芩 干地黄 白芍 甘草 地鳖虫

大黄牡丹皮汤（《金匮要略》） 大黄 牡丹皮 桃仁 冬瓜仁 芒硝

三黄四物汤（《医宗金鉴》） 当归 白芍 川芎 生地黄 黄芩 黄连 大黄

下乳涌泉散（《清太医院配方》） 当归 川芎 花粉 白芍 生地黄 柴胡 青皮 漏芦 桔梗 通草 白芷 穿山甲 王不留行 甘草

小半夏加茯苓汤（《金匮要略》） 半夏 生姜 茯苓

小承气汤（《伤寒论》） 大黄 川朴 枳实

小蓟饮子（《济生方》） 生地黄 小蓟 滑石 木通 蒲黄 藕节 淡竹叶 当归 山栀子 甘草

四　画

长胎白术散（《叶氏女科证治》）　炙白术　川芎　川椒　干地黄　炒阿胶　黄芪　当归　牡蛎　茯苓

丹溪治湿痰方（《丹溪心法》）　苍术　白术　半夏　茯苓　滑石　香附　川芎　当归

丹栀逍遥散（《内科摘要》）　白芍　当归　柴胡　茯苓　甘草　白术　生姜　薄荷　牡丹皮　山栀子

丹栀逍遥散（《女科撮要》）　牡丹皮　炒栀子　当归　白芍　柴胡　白术　茯苓　甘草　煨姜　薄荷

开郁二陈汤（《万氏妇人科》）　陈皮　茯苓　苍术　香附　川芎　制半夏　青皮　莪术　槟榔　甘草　木香　生姜

开郁种玉汤（《傅青主女科》）　白芍　香附　当归　白术　牡丹皮　茯苓　花粉

六味地黄丸（《小儿药证直诀》）　熟地黄　山茱萸　山药　牡丹皮　泽泻　茯苓

木通散（《妇科玉尺》）　枳壳　槟榔　木通　滑石　冬葵子　甘草

内补丸（《女科切要》）　鹿茸　菟丝子　潼蒺藜　黄芪　肉桂　桑螵蛸　肉苁蓉　制附子　白蒺藜　紫菀茸

牛黄清心丸（《痘疹世医心法》）　牛黄　郁金　黄连　黄芩　栀子　朱砂

少腹逐瘀汤（《医林改错》）　小茴香　干姜　延胡索　没药　当归　川芎　肉桂　赤芍　蒲黄　五灵脂

升血调元汤（《妇产科学》）　黄芪　首乌　麦芽　党参　女贞子　佛手　鸡血藤　骨碎补

天麻钩藤饮（《杂病证治新义》）　天麻　钩藤　石决明　山栀　黄芩　川牛膝　杜仲　益母草　桑寄生　首乌藤　朱茯神

天王补心丹（《摄生秘剖》）　人参　丹参　玄参　茯苓　五味子　远志　桔梗　当归身　天冬　麦冬　柏子仁　酸枣仁　生地黄　辰砂

天仙藤散（《校注妇人良方》）　天仙藤　香附　陈皮　甘草　乌药　生姜　木瓜　紫苏叶

五苓散（《伤寒论》）　泽泻　茯苓　猪苓　白术　桂枝

五味消毒饮（《医宗金鉴》）　金银花　野菊花　蒲公英　紫花地丁　紫背天葵子

月华丸（《医学心悟》）　天冬　麦冬　生地黄　熟地黄　山药　百部　沙参　川贝母　茯苓　阿胶　三七　獭肝　白菊花　桑叶

止带方（《世补斋》）　茯苓　猪苓　泽泻　赤芍　牡丹皮　茵陈　黄柏　栀子　牛膝　车前子

五　画

白头翁汤（《伤寒论》）　白头翁　黄连　黄柏　秦皮

白术散（《全生指迷方》）　陈皮　大腹皮　茯苓　生姜皮　白术

半夏白术天麻汤（《医学心悟》）　半夏　天麻　茯苓　橘红　白术　甘草　生姜　大枣　蔓荆子

甘麦大枣汤（《金匮要略》）　甘草　小麦　大枣

瓜蒌牛蒡子汤（《医宗金鉴》）　牛蒡子　瓜蒌　天花粉　黄芩　陈皮　青皮　生栀子　金银花　柴胡　连翘　皂角刺　甘草

归脾汤（《济生方》）　白术　茯神　黄芪　龙眼肉　酸枣仁　人参　木香　当归　远志　甘草　生姜　大枣

归脾丸（《医学六要》）　黄芪　龙眼肉　酸枣仁　木香　炙甘草　人参

归脾丸（《中华人民共和国药典》2010年版）　白术　当归　白茯苓　炙黄芪　龙眼肉　制远志　酸枣仁　木香　炙甘草　党参　大枣（去核）

归肾丸（《景岳全书》）　熟地黄　山药　山茱萸　茯苓　当归　枸杞子　杜仲　菟丝子

加减一阴煎（《景岳全书》）　生地黄　白芍　麦冬　熟地黄　炙甘草　知母　地骨皮

加味生化汤（《胎产秘书》）　当归　川芎　人参　天麻　黄芪　荆芥　炙甘草　大枣

加味寿胎丸（《医学衷中参西录》）　菟丝子　桑寄生　续断　黄芪　白术　阿胶　莲房炭

加味四物汤（《医宗金鉴》）　熟地黄　白芍　当归　川芎　蒲黄　瞿麦　桃仁　牛膝　滑石　甘草梢　木香　木通

加味温胆汤（《医宗金鉴》）　竹茹　枳实　半夏　橘红　甘草　生姜　茯苓　黄连　黄芩　麦冬　芦根

加味五淋散（《医宗金鉴》）　黑栀子　赤茯苓　当归　白芍　甘草梢　车前子　黄芩　生地黄　泽泻　滑石　木通

龙胆泻肝汤（《医宗金鉴》）　龙胆草　柴胡　山栀子　黄芩　车前子　木通　泽泻　生地黄　当归　甘草

平胃散（《太平惠民和剂局方》）　苍术　厚朴　陈皮　甘草

生化汤（《傅青主女科》）　当归　川芎　桃仁　炮姜　炙甘草　黄酒　童便

生脉散（《内外伤辨惑论》）　麦冬　五味子　人参

圣愈汤（《脉因证治》）　熟地黄　白芍　当归　川芎　人参　黄芪

圣愈汤（《兰室秘藏》）　生地黄　熟地黄　川芎　人参　当归　黄芪

圣愈汤（《医宗金鉴》）　人参　当归　熟地黄　白芍　川芎　黄芪　柴胡

失笑散（《太平惠民和剂局方》）　五灵脂　炒蒲黄

四草止血方（《中西医结合妇产科学》）　炒蒲黄　香附　五灵脂　马鞭草　柴胡　白芍　女贞子　旱莲草　夏枯草　仙鹤草　甘草

四二五合方（《刘奉五妇科经验》）　当归　白芍　熟地黄　川芎　仙茅　淫羊藿　车前子　菟丝子　枸杞子　覆盆子　五味子　牛膝

四君子汤（《太平惠民和剂局方》）　白术　人参　甘草　茯苓

四磨汤（《重订严氏济生方》）　党参　槟榔　沉香　乌药

四妙丸（《成方便读》）　苍术　黄柏　牛膝　薏苡仁

四妙勇安汤（《验方新编》）　玄参　金银花　当归　甘草

四逆汤（《伤寒论》）　附子　干姜　炙甘草

四神丸（《校注妇人良方》）　补骨脂　吴茱萸　肉豆蔻　五味子

四物汤（《太平惠民和剂局方》）　当归　川芎　白芍　熟地黄

仙方活命饮（《校注妇人良方》）　金银花　甘草　穿山甲　皂角刺　当归尾　赤芍　乳香　没药　天花粉　陈皮　防风　贝母　白芷

右归丸（《景岳全书》）　熟地黄　山药　山茱萸　枸杞子　鹿角胶　菟丝子　杜仲　当归　肉桂　制附子

右归饮（《景岳全书》）　熟地黄　山药　山茱萸　枸杞子　炙甘草　杜仲　肉桂　制附子

玉女煎（《景岳全书》）　生石膏　熟地黄　麦冬　知母　牛膝

玉烛散（《卫生宝鉴》）　当归　芍药　川芎　甘草　芒硝　熟地黄　大黄　黄芩

玉屏风散（《医方类聚》）　防风　黄芪　白术

正气天香散（《医学纲目》）　香附　陈皮　乌药　甘草　干姜　紫苏叶

左归丸（《景岳全书》）　熟地黄　山药　山茱萸　枸杞子　川牛膝　菟丝子　鹿角胶　龟板胶

六　　画

安宫牛黄丸（《温病条辨》）　牛黄　郁金　犀角　黄芩　黄连　雄黄　栀子　朱砂　冰片　麝香　珍珠

安老汤（《傅青主女科》）　党参　黄芪　白术　当归　熟地黄　山茱萸　阿胶　黑芥穗　制香附　木耳炭　甘草

百合固金汤（《医方集解》）　生地黄　熟地黄　当归身　炒芍药　甘草　百合　贝母　麦冬　桔梗　玄参

导赤散（《小儿药证直诀》）　生地黄　木通　生甘草梢　淡竹叶

当归补血汤（《内外伤辨惑论》）　黄芪　当归

当归建中汤（《千金翼方》）　芍药　桂枝　炙甘草　生姜　大枣　饴糖　当归

夺命散（《妇人大全良方》）　没药　血竭

血府逐瘀汤（《医林改错》）　桃仁　红花　当归　生地黄　川芎　赤芍　牛膝　桔梗　柴胡　枳壳　甘草

阳和汤（《外科证治全生集》）　鹿角胶　熟地黄　麻黄　白芥子　肉桂　甘草　炮姜炭

至宝丹（《太平惠民和剂局方》）　朱砂　麝香　安息香　金箔　银箔　犀角　牛黄　琥珀　雄黄　生玳瑁　龙脑

七　画

补气通脬饮（《女科撮要》）　黄芪　麦冬　通草

补肾固冲丸（《中医学新编》）　菟丝子　续断　阿胶　鹿角霜　巴戟天　杜仲　当归　枸杞子　党参　白术　砂仁　熟地黄　大枣

补肾固血汤（《当代名医临证精华》）　党参　鹿角霜　补骨脂　菟丝子　阿胶　续断　姜炭　白术　杜仲

补肾化瘀汤（武汉医学院附属二院方）　当归　赤芍　川芎　红花　丹参　鸡血藤　党参　锁阳　炙甘草

补肾祛瘀方（李祥云经验方）　淫羊藿　仙茅　熟地黄　山药　香附　鸡血藤　三棱　莪术　丹参

补天大造丸（《医学心悟》）　人参　白术　当归　枣仁　炙黄芪　远志　白芍　山药　茯苓　枸杞子　紫河车　龟板　鹿角　大熟地

补阳还五汤（《医林改错》）　黄芪　当归尾　赤芍　地龙　川芎　桃仁　红花

补中益气汤（《脾胃论》）　黄芪　炙甘草　人参　当归　陈皮　升麻　柴胡　白术

苍附导痰丸（《叶天士女科诊治秘方》）　苍术　香附　茯苓　半夏　陈皮　甘草　南星　枳壳　生姜　神曲

苍附导痰丸（《广嗣纪要》）　苍术　香附　陈皮　南星　枳壳　半夏　川芎　滑石　茯苓　神曲

肠宁汤（《傅青主女科》）　当归　熟地黄　人参　阿胶　山药　续断　肉桂　麦冬　甘草

陈夏六君子汤（《医学正传》）　党参　白术　云茯苓　炙甘草　陈皮　法半夏

佛手散（《普济本事方》）　当归　川芎

扶阳救脱汤（《中医妇科治疗学》）　高丽参　熟附子　黄芪　浮小麦　乌贼骨

附子理中汤（《阎氏小儿方论》）　人参　白术　干姜　制附子　炙甘草

两地汤（《傅青主女科》）　生地黄　玄参　白芍　麦冬　地骨皮　阿胶

麦味地黄丸（《寿世保元》）　熟地黄　山药　山萸肉　泽泻　茯苓　牡丹皮　麦冬　五味子

牡丹皮汤（《罗元恺论医集》）　牡丹皮　冬瓜仁　败酱草　瓜蒌仁　蒲公英　太子参　枳实　车前草

免怀散（《济阴纲目》）　红花　赤芍　当归尾　川牛膝

启宫丸（《医方集解》）　黄芪　党参　川芎　白术　半夏曲　香附　茯苓　神曲　橘红　甘草

杞菊地黄丸（《医级》）　熟地黄　山药　山茱萸　茯苓　泽泻　牡丹皮　枸杞子　菊花

身痛逐瘀汤（《医林改错》）　秦艽　川芎　桃仁　红花　甘草　羌活　没药　当归　五灵脂　香附　牛膝　地龙

沙参麦冬饮（《温病条辨》）　沙参　玉竹　甘草　冬桑叶　麦冬　扁豆　天花粉

寿胎丸（《医学衷中参西录》）　菟丝子　桑寄生　续断　阿胶

完带汤（《傅女主女科》）　白术　山药　人参　白芍　苍术　车前子　甘草　陈皮　柴胡　黑荆芥

张氏助产汤（《中西医结合妇产科学》）　太子参　炙甘草　熟地黄　菟丝子　牛膝　当归　川芎　红花　白术　枸杞子　枳壳　车前子

八　画

固本止崩汤（《傅青主女科》）　人参　黄芪　白术　熟地　炮姜　当归

金铃子散（《太平圣惠方》）　金铃子　延胡索

苓桂术甘汤（《伤寒论》）　茯苓　桂枝　白术　甘草

参附汤（《校注妇人良方》）　人参　附子

参苓白术散（《太平惠民和剂局方》）　莲子肉　薏苡仁　砂仁　桔梗　白扁豆　茯苓　人参　甘草　白术　山药

参芪启宫汤（《中西医结合妇产科学》）　黄芪　党参　当归　牛膝　血余炭　川芎　炙龟板　王不留行　玄

参　麦冬　甘草

实脾饮（《重订严氏济生方》）　白术　厚朴　木瓜　木香　草果　槟榔　茯苓　干姜　制附子　炙甘草　生姜　大枣

肾气丸（《金匮要略》）　干地黄　山药　山茱萸　茯苓　泽泻　牡丹皮　桂枝　附子

易黄汤（《傅青主女科》）　山药　芡实　黄柏　车前子　白果

知柏地黄丸（《医宗金鉴》）　熟地黄　山药　山茱萸　茯苓　牡丹皮　泽泻　黄柏　知母

九　画

柏子养心丸（《体仁汇编》）　柏子仁　枸杞子　麦冬　当归　石菖蒲　茯神　玄参　熟地黄　甘草

保产无忧散（《傅青主女科》）　当归　川芎　荆芥穗　炙黄芪　艾叶　厚朴　枳壳　菟丝子　川贝　白芍　羌活　甘草　生姜

保阴煎（《景岳全书》）　生地黄　熟地黄　白芍　山药　续断　黄芩　黄柏　甘草

保真汤（《景岳全书》）　人参　黄芪　白术　甘草　赤茯苓　五味子　当归　茯苓　生地黄　熟地黄　天冬　麦冬　赤芍　白芍　柴胡　厚朴　地骨皮　黄柏　知母　陈皮　生姜　大枣

促黄体汤（经验方）　山药　熟地黄　首乌　续断　阿胶　龟甲　枸杞子　肉苁蓉

促卵泡汤（经验方）　熟地黄　山药　首乌　续断　枸杞子　菟丝子　黄芪　当归　香附

促排卵汤（经验方）　山药　首乌　枸杞子　菟丝子　肉苁蓉　淫羊藿　丹参　赤芍　红花　刘寄奴　川芎　香附

荡鬼汤（《傅青主女科》）　人参　当归　大黄　川牛膝　雷丸　红花　牡丹皮　枳壳　厚朴　桃仁

独参汤（《十药神书》）　人参

独活寄生汤（《备急千金要方》）　独活　桑寄生　秦艽　防风　细辛　当归　川芎　干地黄　杜仲　牛膝　人参　茯苓　甘草　桂心　芍药

茯苓导水汤（《医宗金鉴》）　木香　木瓜　槟榔　大腹皮　白术　茯苓　猪苓　泽泻　桑白皮　砂仁　苏叶　陈皮

宫颈抗癌汤（《现代中医妇科学》）　黄柏　茵陈　薏苡仁　土茯苓　赤芍　牡丹皮　蒲公英　半枝莲　黄药子　白花蛇舌草　败酱草　紫草

宫外孕Ⅰ号方（山西医学院附属第一医院方）　赤芍　丹参　桃仁

宫外孕Ⅱ号方（山西医学院附属第一医院方）　赤芍　丹参　桃仁　三棱　莪术

活血化湿方（自拟方）　赤芍　牡丹皮　泽泻　车前子　厚朴　枳实

济生肾气丸（《济生方》）　炮附子　茯苓　泽泻　山茱萸　炒山药　车前子　牡丹皮　官桂　川牛膝　熟地黄

济生汤（《辨证录》）　熟地黄　玄参　麦冬　山茱萸　山药　茯苓　白芍　柴胡　神曲　竹茹

举元煎（《景岳全书》）　人参　黄芪　白术　升麻　炙甘草

顺经汤（《傅青主女科》）　当归　熟地黄　白芍　牡丹皮　茯苓　沙参　黑芥穗

胎元饮（《景岳全书》）　人参　当归　杜仲　白芍　熟地黄　白术　炙甘草　陈皮

胃苓汤（《丹溪心法》）　猪苓　泽泻　白术　茯苓　官桂　苍术　厚朴　陈皮　甘草

香棱丸（《济生方》）　木香　丁香　三棱　莪术　枳壳　青皮　川楝子　小茴香

香砂六君子汤（《古今名医方论》）　党参　白术　茯苓　广木香　半夏　陈皮　甘草　砂仁　生姜

养精种玉汤（《傅青主女科》）　熟地黄　山茱萸　白芍　当归

养荣壮肾汤（《叶天士女科证治》）　当归　川芎　独活　肉桂　防风　杜仲　川断　桑寄生　生姜

养心汤（《证治准绳》）　黄芪　茯苓　茯神　当归　川芎　半夏　柏子仁　远志　五味子　人参　酸枣仁　炙甘草　肉桂

茵陈二黄汤（《中西医结合妇产科学》）　茵陈　黄芪　制大黄　栀子　木香　白术　白芍　甘草　苎麻根

石莲　益母草

茵陈蒿汤（《伤寒论》）　茵陈蒿　栀子　大黄

茵陈寄生汤（《中西医结合妇产科学》）　茵陈　桑寄生　杜仲　黄芪　炒山栀　川断　当归　白芍　椿根皮　甘草

栀子清肝汤（《外科正宗》）　栀子　牡丹皮　柴胡　当归　白芍　茯苓　川芎　牛蒡子　黄芩　黄连　海藻　夏枯草　菟丝子　甘草

十　画

柴胡疏肝散（《景岳全书》）　柴胡　白芍　枳壳　川芎　香附　炙甘草　陈皮

调肝汤（《傅青主女科》）　山药　阿胶　当归　白芍　巴戟天　甘草　山茱萸

调经种玉汤（《万氏妇人科》）　当归身　川芎　熟地黄　香附　白芍　茯苓　陈皮　吴茱萸　牡丹皮　延胡索

桂枝茯苓丸（《金匮要略》）　桂枝　茯苓　赤芍　牡丹皮　桃仁

海藻玉壶汤（《外科正宗》）　青皮　海藻　独活　昆布　贝母　川芎　甘草　连翘　当归　半夏　海带　陈皮

健固汤（《傅青主女科》）　党参　茯苓　白术　巴戟天　薏苡仁

宽带方（《傅青主女科》）　白术　巴戟天　补骨脂　杜仲　熟地黄　人参　麦冬　五味子　肉苁蓉　白芍　当归　莲子

泰山磐石散（《景岳全书》）　人参　黄芪　当归　续断　黄芩　川芎　白芍　熟地黄　白术　炙甘草　砂仁　糯米

桃红四物汤（《医宗金鉴》）　桃仁　红花　当归　川芎　白芍　熟地黄

通经汤（经验方）　红花　当归　川芎　赤芍　熟地黄　丹参　泽兰　牛膝　鸡血藤　生蒲黄　茺蔚子　香附　肉桂

通窍活血汤（《医林改错》）　赤芍　川芎　桃仁　红花　老葱　麝香　大枣　生姜　黄酒

通乳丹（《傅青主女科》）　人参　黄芪　当归　麦冬　木通　桔梗　猪蹄

透脓散（《外科正宗》）　黄芪　穿山甲　川芎　当归　皂角刺

消渴方（《丹溪心法》）　黄连末　天花粉末　生地汁　藕汁　人乳汁　姜汁　蜂蜜

逍遥散（《太平惠民和剂局方》）　柴胡　当归　白芍　白术　茯苓　甘草　煨姜　薄荷

真武汤（《伤寒论》）　茯苓　芍药　白术　生姜　附子

十 一 画

萆薢渗湿汤（《疡科心得集》）　萆薢　薏苡仁　黄柏　赤茯苓　牡丹皮　泽泻　通草　滑石

淡竹茹汤（《证治准绳》）　淡竹茹　麦冬　小麦　半夏　茯苓　党参　生姜　大枣　甘草

黄连阿胶汤（《伤寒论》）　黄连　阿胶　黄芩　鸡子黄　白芍

黄连解毒汤（《外台秘要》）　黄连　黄柏　黄芩　栀子

黄芪当归散（《医宗金鉴》）　黄芪　当归　人参　白术　白芍　甘草　生姜　大枣　猪尿脬

黄芪桂枝五物汤（《金匮要略》）　黄芪　桂枝　白芍　生姜　大枣

救母丹（《傅青主女科》）　当归　川芎　人参　炒芥穗　益母草　赤石脂

理冲汤（《医学衷中参西录》）　生黄芪　党参　白术　生山药　天花粉　知母　三棱　莪术　鸡内金

理中汤（《伤寒论》）　党参　白术　干姜　炙甘草

羚角钩藤汤（《重订通俗伤寒论》）　羚羊角　桑叶　川贝　生地黄　钩藤　菊花　茯神　白芍　甘草　鲜竹茹

麻子仁丸（《伤寒论》）　麻子仁　芍药　枳实　大黄　厚朴　杏仁

清肺解毒散结汤（经验方）　金银花　连翘　鱼腥草　薏苡仁　瓜蒌仁　川贝母　沙参　生地黄　麦冬　牡丹皮　桃仁　山慈菇　白茅根　生甘草

清肝引经汤（《中医妇科学》四版教材）　当归　白芍　生地黄　牡丹皮　山栀子　黄芩　川楝子　茜草　白茅根　牛膝　甘草

清宫消癥汤（经验方）　半枝莲　白花蛇舌草　皂角刺　夏枯草　败酱草　石见穿　紫草　莪术　三棱　桃仁　赤芍　丹参

清海丸（《傅青主女科》）　熟地黄　桑叶　炒白术　玄参　山茱萸　五味子　麦冬　沙参　地骨皮　牡丹皮　白芍　龙骨　炒山药　石斛

清经散（《傅青主女科》）　牡丹皮　白芍（酒炒）　熟地黄（蒸）　青蒿　地骨皮　茯苓　黄柏（盐水浸炒）

清热安胎饮（《刘奉五妇科经验》）　山药　石莲　黄芩　黄连　椿根皮　侧柏炭　阿胶

清热固经汤（《简明中医妇科学》）　黄芩　焦栀子　生地黄　地骨皮　地榆　阿胶（烊化）生藕节　陈棕炭　炙龟板　牡蛎粉　生甘草

清热调血汤（《古今医鉴》）　牡丹皮　黄连　生地黄　当归　白芍　川芎　红花　桃仁　莪术　香附　延胡索

清营汤（《温病条辨》）　犀角（水牛角代）　生地黄　玄参　竹叶心　麦冬　丹参　黄连　金银花　连翘

脱花煎（《景岳全书》）　当归　肉桂　川芎　牛膝　车前子　红花

银花蕺菜饮（《中医妇科治疗学》）　炒荆芥　金银花　土茯苓　甘草　蕺菜

银甲丸（《中医妇科临床手册》）　金银花　鳖甲　连翘　升麻　红藤　蒲公英　紫花地丁　生蒲黄　椿根皮　大青叶　茵陈　琥珀末　桔梗

十 二 画

黑神散（《太平惠民和剂局方》）　熟地黄　白芍　当归　干姜　肉桂　蒲黄　黑大豆　炙甘草

黑逍遥散（《太平惠民和剂局方》）　柴胡　白芍　当归身　白术　茯苓　熟地黄　生姜　薄荷　甘草

散聚汤（《三因极一病证方论》）　半夏　槟榔　当归　陈皮　杏仁　桂心　茯苓　炙甘草　炮附子　川芎　枳壳　厚朴　吴茱萸

舒郁清肝饮（《中医妇科治疗学》）　当归　白芍　白术　柴胡　香附　郁金　黄芩　山栀子　牡丹皮　甘草

痛泻要方（《景岳全书》）　白术　白芍　陈皮　防风

温胞饮（《傅青主女科》）　巴戟天　补肾脂　菟丝子　肉桂　附子　杜仲　白术　山药　芡实　人参

温经汤（《金匮要略》）　当归　川芎　赤芍　吴茱萸　人参　桂枝　阿胶　生姜　牡丹皮　麦冬　半夏　甘草

温土毓麟汤（《傅青主女科》）　巴戟天　覆盆子　白术　人参　怀山药　神曲

犀角地黄汤（《备急千金要方》）　水牛角　生地黄　芍药　牡丹皮

犀角散（《备急千金要方》）　犀角（水牛角代）　黄连　茵陈　焦山栀　升麻

紫雪丹（《温病条辨》）　滑石　石膏　寒水石　磁石　羚羊角　青木香　犀角　沉香　丁香　升麻　玄参　甘草　朴硝　朱砂　麝香　黄金　硝石

十 三 画

催生饮（《济阴纲目》）　当归　川芎　大腹皮　枳壳　白芷

解毒活血汤（《医林改错》）　连翘　葛根　柴胡　枳壳　当归　赤芍　生地黄　红花　桃仁　甘草

解毒散结汤（经验方）　野菊花　蒲公英　马齿苋　牡丹皮　紫草　三棱　莪术　大黄　半枝莲　山慈菇　七叶一枝花

解毒四物汤（《医林改错》）　连翘　葛根　柴胡　枳壳　当归　赤芍　生地黄　红花　桃仁　甘草

十 四 画

蔡松汀难产方（经验方） 黄芪（蜜炙） 当归 茯神 党参 龟板（醋炙） 白芍（酒炒） 枸杞子 川芎

膈下逐瘀汤（《医林改错》） 当归 川芎 赤芍 桃仁 红花 枳壳 延胡索 五灵脂 牡丹皮 乌药 香附 甘草

毓麟珠（《景岳全书》） 鹿角霜 川芎 白芍 白术 茯苓 川椒 人参 当归 杜仲 炙甘草 菟丝子 熟地黄

十五画及以上

增液汤（《温病条辨》） 生地黄 玄参 麦冬

鲤鱼汤（《备急千金要方》） 鲤鱼 白术 生姜 白芍 当归 茯苓

橘皮竹茹汤（《金匮要略》） 橘皮 竹茹 人参 甘草 大枣 生姜

薏苡仁汤（《证治准绳》） 薏苡仁 牡丹皮 瓜蒌仁 桃仁

癫狂梦醒汤（《医林改错》） 桃仁 柴胡 香附 木通 赤芍 半夏 大腹皮 青皮 陈皮 桑白皮 苏子 甘草

（黄健玲 苏晓梅）

附录二　常用妇产科专有名词中英文对照

A

abnormal fetal position　胎位异常

abnormal labor　异常分娩

abnormal uterine action　产力异常

abnormal uterine bleeding，AUB　异常子宫出血

abortion　流产

abscess of bartholin gland　前庭大腺脓肿

acute appendicitis in pregnancy　妊娠合并急性阑尾炎

acute cervicitis　急性子宫颈黏膜炎

acute mastitis　急性乳腺炎

additional criteria　附加标准

adenocarcinoma　腺癌

adenocarcinoma in sit，AIS　腺原位癌

adenomyoma　子宫腺肌瘤

adenomyosis　子宫肌腺病

adenosarcoma　腺肉瘤

alpha-adrenergic agonist　α-肾上腺素能激动剂

alpha fetoprotein，AFP　甲胎蛋白

Alzheimer's disease　阿尔茨海默病

amenorrhea　闭经

amitriptyline　阿米替林

amnioscope　羊膜镜

amnioscopy　羊膜镜检查

amniotic fluid embolism，AFE　羊水栓塞

amniotic fluid volume，AFV　羊水最大暗区垂直深度

ampulla portion　壶腹部

androblastoma　睾丸母细胞瘤

android type　男型

anterior asynelitism　前不均倾位

anthropoid type　类人猿型

anti-sperm antibody，AsAb　抗精子抗体

artificial abortion　人工流产

artificial insemination，AI　人工授精

artificial insemination with donor semen，AID　供精者精液人工授精

artificial insemination with husband semen，AIH　夫精人工授精

assisted reproductive techniques，ART　辅助生育技术

atresia of vagina　阴道闭锁

atrophic endometrium　萎缩型子宫内膜

atrophic vaginitis　萎缩性阴道炎

atypical glandular cells，AGC　不典型腺上皮细胞

atypical hyperplasia　不典型增生

atypical squamous cell of undetermined significance，ASCUS　无明确诊断意义的不典型鳞状细胞

atypical squamous cells-cannot exclude HIS，ASC-H　不能排除高级别鳞状上皮内病变不典型鳞状细胞

B

bacterial vaginosis，BV　细菌性阴道病

bartholin cyst　前庭大腺囊肿

bartholin gland　巴多林腺

bartholinitis　前庭大腺炎

basal body temperature，BBT　基础体温

basal metabolic rate，BMR　基础代谢率

battledore placenta　球拍状胎盘

benzestrofol　苯甲酸雌二醇

bonney test　指压试验

borderline mucinous cystadenoma　交界性黏液性囊腺瘤

borderline serous cystadenoma　交界性浆液性囊腺瘤

broad ligament　阔韧带

bromocriptine　溴隐亭

C

cancer antigen 125，CA125　癌抗原 125

carbohydrate antigen 19-9，CA19-9　糖链抗原 19-9

carboprost　卡前列酸

carboprost methylate　卡前列甲酯

carcinoembryonic antigen，CEA　癌胚抗原

carcinosarcoma　癌肉瘤

cardinal ligament　主韧带

cervical canal　子宫颈管

cervical intraepithelial neoplasia，CIN　子宫颈上皮内瘤变

cervicitis　子宫颈炎症

choriocarcinoma　绒毛膜癌

chorion frondosum　叶状绒毛膜

chorionic gonadotropin，HCG　绒促性素

chorionicvillussample，CVS　绒毛活检术

chronic cervicitis　慢性子宫颈炎

clitoris　阴蒂

clomiphene citrate，CC　枸橼酸氯米芬

clue cell　线索细胞

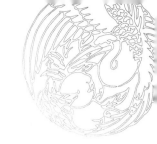

coccyx 尾骨

colposcopy 阴道镜检查

combined fistula 混合性瘘

common iliac lymph nodes 髂总淋巴结

complete abortion 完全流产

complex hyperplasia 复杂型增生

compound presentation 复合先露

computerized tomography，CT 计算机体层扫描

condom 阴茎套

congenital absence of uterus 先天性无子宫

congenital absence of vagina 先天性无阴道

conjugated estrogens 妊马雌酮

contraception 避孕

contrast-enhanced ultrasound，CEUS 超声造影

cord entanglement 脐带缠绕

cord velamentous insertion 脐带帆状附着

cornification index，CI 角化指数

cornua uteri 子宫角

corpus uteri 子宫体

coxae 髋骨

curettage 钳刮术

cystic degeneration 囊性变

cystoscopy 尿道膀胱镜检查

cytobrush 细胞刷

D

danazol 达那唑

degeneration with calcification 钙化

dehydroepiandrosterone，DHEA 脱氢表雄酮

dermoid cyst 皮样囊肿

diabetes mellitus，DM 原有糖尿病

diagnostic curettage 诊断性刮宫

diagnostic endoscopy 诊断内镜

diagnostic laparoscopy 诊断腹腔镜

diane-35 达英-35

diazepam 地西泮

3-dimension ultrasound imaging，3-DUI 三维超声影像

dostinex 诺果宁

drospirenone，DRSP 屈螺酮

dydrogesterone tablets 地屈孕酮

dysgerminoma 无性细胞瘤

dysmenorrhea 痛经

dystocia 难产

E

early abortion　早期流产

early onset　早发型

ectopic pregnancy，EP　异位妊娠

emergency contraception　紧急避孕

endocervical curettage，ECC　子宫颈管内膜刮取术

endodermal sinus tumor　内胚窦瘤

endometrial aspiration biopsy　子宫内膜抽吸活检

endometrial carcinoma　子宫内膜癌

endometrial stromal sarcoma，ESS　子宫内膜间质肉瘤

endometrioid carcinoma　卵巢子宫内膜样癌

endometrioid tumor　卵巢子宫内膜样肿瘤

endometriosis，EMT　子宫内膜异位症

endometritis　子宫内膜炎

endoscopy　内镜检查

eosinophilic index，EI　嗜伊红细胞指数

epithelial ovarian tumor　卵巢上皮性肿瘤

epithelioidal trophoblastic tumor，ETT　上皮样滋养细胞肿瘤

estradiol benzoate　苯甲酸雌二醇

estradiol cypionate　环戊丙酸雌二醇

estradiol valerate　戊酸雌二醇

estradiol，E_2　雌二醇

estriol，E_3　雌三醇

estrogen　雌激素

estrone，E_1　雌酮

estrogen-dependent　雌激素依赖型

estrogen-independent　非雌激素依赖型

etamsylate　酚磺乙胺

ethinyl estradiol，EE　炔雌醇

ethinylestradiol and cyproterone acetate tablets　炔雌醇环丙孕酮片

excessive long cords　脐带过长

excessive short cords　脐带过短

external genitalia　外生殖器

external iliac lymph nodes　髂外淋巴结

F

face presentation　面先露

fallopian tube or oviduct　输卵管

falloposcope　输卵管镜

falope ring　硅胶环

false knots　假结

family planning　计划生育

fasting plasma glucose，FPG　空腹血糖

fecal fistula　粪瘘

fetal blood sample　胎儿脐血穿刺术

fetal distress　胎儿窘迫

fetal fibronectin，fFN　胎儿纤连蛋白

fetal growth restriction，FGR　胎儿生长受限

fetoscope　胎儿镜

fetoscopy　胎儿镜检查

FHR-baseline，BFHR　胎心率基线

fibroma　纤维瘤

fimbrial portion　伞部

follicle-stimulating hormone，FSH　卵泡刺激素

fractional curettage　分段诊刮

fundus uteri　子宫底

G

gemeprost　吉美前列素

genital tuberculosis　生殖器结核

gestational diabetes mellitus，GDM　妊娠期糖尿病

gestational trophoblastic disease，GTD　妊娠滋养细胞疾病

gestational trophoblastic neoplasia，GTN　妊娠滋养细胞肿瘤

gestrinone　孕三烯酮

gonadotropin-releasing hormone agonist，GnRHa　促性腺激素释放激素激动剂

gonadotropin-releasing hormone，GnRH　促性腺激素释放激素

granulosa-stromal cell tumor　颗粒细胞-间质细胞肿瘤

gynecoid type　女型

H

hereditary non-polyposis colorectal cancer syndrome，HNPCC　遗传性非息肉结直肠癌综合征

hidradenoma　汗腺瘤

hormonal contraception　激素避孕

hormone replacement therapy，HRT　激素补充治疗

human chorionic gonadotropin，HCG　人绒毛膜促性腺激素

human epididymis protein 4，HE4　人睾丸分泌蛋白 4

human menopausal gonadotropin，HMG　尿促性素

human papilloma virus，HPV　人乳头瘤病毒

human placental lactogen，HPL　人胎盘生乳素

hyaline degeneration　玻璃样变

hydatidiform mole，HM　葡萄胎、水泡状胎块

hydrotubation　输卵管通液术

hymen　处女膜

hyperemesis gravidarum　妊娠剧吐

hyperprolactinemia，HPRL　高催乳素血症

hypertensive disorders complicating　pregnancy　妊娠期高血压疾病

hypoplasia of uterus　子宫发育不良

hysterosalpingo-contrast sonography，HyCoSy　子宫输卵管超声造影

hysterosalpingography，HSG　子宫输卵管造影

hysteroscopy　宫腔镜检查

I

idiopathic thrombocytopenic purpura，ITP　特发性血小板减少性紫癜

ilium　髂骨

imiquimod　咪喹莫特

immature teratoma　未成熟畸胎瘤

imperforate hymen　处女膜闭锁

inadequate luteal function　黄体功能不足

incomplete abortion　不全流产

inevitable abortion　难免流产

infertility　不孕症

informed choice of contraceptive methods　避孕方法知情选择

infundibulopelvic ligament　骨盆漏斗韧带

in labor　临产

internal genitalia　内生殖器

internal iliac lymph nodes　髂内淋巴结

interstitial portion　间质部

intracytoplasmic sperm injection，ICSI　卵细胞质内单精子注射

intrahepatic cholestasis of pregnancy，ICP　妊娠期肝内胆汁淤积症

intrauterine device，IUD　宫内节育器

intrauterine growth retardation，IUGR　胎儿宫内生长迟缓

invasive　hydatidiform mole，IHM　侵蚀性葡萄胎

in vitro fertilization and embryo transfer，IVF-ET　体外授精-胚胎移植

in vitro maturation，IVM　熟卵母细胞体外成熟

irregular shedding of endometrium　子宫内膜不规则脱落

ischium　坐骨

isthmic portion　峡部

isthmus uteri　子宫峡部

K

karyopyknotic index，KI　致密核细胞指数

Krukenberg tumor　库肯勃瘤

L

labetalol　拉贝洛尔

labium majus　大阴唇

labium minus　小阴唇

laparoscopy　腹腔镜检查

laparoscope 腹腔镜

laparoscopic ovarian drilling，LOD 腹腔镜下卵巢打孔术

late onset 晚发型

late puerperal hemorrhage 晚期产后出血

lateral versial lymph nodes 膀胱外侧淋巴结

leiomyoma 平滑肌瘤

leiomyosarcoma 子宫平滑肌肉瘤

letrozole，LE 来曲唑

levator ani muscle 肛提肌

levonorgestrel-releasing intrauterine device，LNG-IUD 左炔诺孕酮宫内节育器

lichen sclerosus of vulva 外阴硬化性苔藓

livial 利维爱

longitudinal vaginal septum 阴道纵隔

low-grade squamous intraepithelial lesions，LSILs 低度鳞状上皮内病变

Lynch syndrome 林奇综合征

luteal phase defect，LPD 黄体功能不足

luteinized unruptured follicle syndrome，LUFS 黄素化未破裂卵泡综合征

luteinizing hormone，LH 黄体生成素

luteinizing hormone releasing hormone，LHRH 黄体生成素释放激素

M

magnetic resonance imaging，MRI 磁共振成像

major vestibular gland 前庭大腺

malignant mesodermal mixed tumor，MMMT 恶性中胚叶混合瘤

Manchester 曼氏手术

maturation index，MI 成熟指数

mature teratoma 成熟畸胎瘤

mechanical index，MI 低机械指数

medical abortion or medical termination 药物流产

medroxyprogesterone 醋酸甲羟孕酮

megestrol 甲地孕酮

Meigs syndrome 梅格斯综合征

menometrorrhagia 子宫不规则出血过多

menopause syndrome 更年期综合征

menorrhagia 月经过多

menotrophin 尿促性素

methyldopa 甲基多巴

methyltestosterone 甲睾酮

metrorrhagia 子宫不规则出血

micronized progesterone 微粉化孕酮

mifepristone 米非司酮

mininum criteria 最低标准

misoprostol 米索前列醇

missed abortion 稽留流产

mons pubis 阴阜

mucinous cystadenocarcinoma 黏液性囊腺癌

mucinous cystadenoma 黏液性囊腺瘤

N

nandrolonephenylpropionate 苯丙酸诺龙

nicardipine 尼卡地平

nifedipine 硝苯地平

nilestriol tablets 尼尔雌醇片

nimoldipine 尼莫地平

nitroglyyeerin 硝酸甘油

non-neoplastic epithelial disorders of vulva 外阴上皮非瘤样病变

non-specific vulvitis 非特异性外阴炎

norethisterone 炔诺酮

O

oligohydramnios 羊水过少

oocyte corona complex，OCCC 卵母细胞-卵冠丘复合物

operative endoscopy 手术内镜

operative laparoscopy 手术腹腔镜

ovarian artery 卵巢动脉

ovarian germ cell tumor 卵巢生殖细胞肿瘤

ovarian granulosa cell tumor 卵巢颗粒细胞瘤

ovarian sex cord stromal tumor 卵巢性索间质肿瘤

ovarian tumor 卵巢肿瘤

ovarian tumor like condition 卵巢瘤样病变

ovary 卵巢

ovulatory menstrual dysfunction 排卵性月经失调

oxytocin 缩宫素

P

pararectal lymph nodes 直肠旁淋巴结

paraurethral glands 尿道旁腺、斯基思腺

parauterine lymph nodes 子宫旁淋巴结

paravaginal lymph nodes 阴道旁淋巴结

paraversical lymph nodes 膀胱旁淋巴结

pathologic retraction ring 病理缩复环

pelvic cavity 骨盆腔

pelvic diaphragm 盆膈

pelvic floor 骨盆底

pelvic floor dysfunction，PFD 盆底功能障碍

pelvic inflammatory disease，PID 盆腔炎性疾病

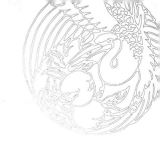

pelvic inlet　骨盆入口

pelvic organ prolapse quantitation examination，POP-Q　盆腔器官脱垂定量分度法

pelvic outlet　骨盆出口

pelvic-parietal lymph nodes　盆壁淋巴结

pelvic peritonitis　盆腔腹膜炎

pelvis　骨盆

perimenopausal period　围绝经期

perimenopausal syndrome　围绝经期综合征

perineum　会阴

peritoneoscope　腹腔镜检查

persistent occiput posterior position　持续性枕后位

persistent occiput transverse position　持续性枕横位

Peutz-Jeghers syndrome　皮-杰综合征

pituitrin　垂体后叶素

phentolamine　酚妥拉明

placental abruption　胎盘早剥

placental site trophoblastic tumor，PSTT　胎盘部位滋养细胞肿瘤

placenta previa　前置胎盘

plasmin　纤维蛋白溶酶

platelet associated immunoglobulin，PAIg　血小板相关免疫球蛋白

platypelloid type　扁平型

polycystic ovarian syndrome，PCOS　多囊卵巢综合征

polyhydramnios　羊水过多

polymenorrhea　月经频发

postmenopausal osteoporosis　骨质疏松

postpartum abdominal pain　产后腹痛

postpartumarthralgiaparalysis　产后关节痛

postpartum astriction　产后便秘

postpartum depression，PPD　产褥期抑郁症

postpartum hemorrhage，PPH　产后出血

postpartum hypogalactia　产后缺乳

postterm pregnancy　过期妊娠

pouch of Douglas　道格拉斯陷凹

preimplantation genetic diagnosis，PGD　植入前遗传学诊断

premature ovarian failure，POF　早发性卵巢功能不全

premature rupture of membrane，PROM　胎膜早破

premenstrual syndrome，PMS　经前期综合征

presentation of umbilical cord　脐带先露

preterm birth　早产

preterm neonates　早产儿

preterm premature rupture of membranes，PPROM　未足月胎膜早破

prevesial lymph nodes　膀胱前淋巴结

primary carcinoma of the fallopian tube　原发性输卵管癌

primary dysmenorrhea，PD　原发性痛经

primordial uterus　始基子宫

progesterone　黄体酮

progestogen　孕激素

progynova　补佳乐

prolactin，PRL　催乳素

prolapse of umbilical cord　脐带脱垂

proliferative phase endometrium　增生期子宫内膜

PROM of term　足月胎膜早破

promontory　骶岬

prostaglandin，PG　前列腺素

pseudoerosion　假性糜烂

pubic symphysis　耻骨联合

pubis　耻骨

puerperal infection　产褥感染

puerperal morbidity　产褥病率

pulsation index，PI　搏动指数

Q

Q-tip test　棉签试验

R

rectal-vaginal fistula　直肠阴道瘘

rectouterine pouch　直肠子宫陷凹

rectum　直肠

recurrent spontaneous abortion，RSA　复发性流产

recurrent vulvovaginal candidiasis，RVVC　复发性外阴阴道假丝酵母菌病

red degeneration　红色样变

resistance index，RI　阻力指数

round ligament　圆韧带

rudimentary horn of uterus　残角子宫

rupture of uterus　子宫破裂

S

sacrococcygeal joint　骶尾关节

sacroiliac joint　骶髂关节

sacrum　骶骨

saddle form uterus　鞍状子宫

salpingitis　输卵管炎

sarcomatous change　肉瘤样变

secondary dysmenorrhea　继发性痛经

septic abortion　流产合并感染

sequelae of PID　盆腔炎性疾病后遗症

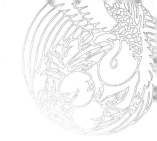

serous cystadenocarcinoma　浆液性囊腺癌

serous cystadenoma　浆液性囊腺瘤

sertoli-leydig cell tumor　支持细胞-间质细胞瘤

shock index，SI　休克指数

shoulder presentation　肩先露

simple hyperplasia　单纯型增生

sincipital presentation　胎头高直位

single umbilical cord　单脐动脉

small for gestation age，SGA　小于孕龄儿

sodium nitroprusside　硝普钠

specific criteria　特异标准

spironolactone　螺内酯

spring　clip　弹簧夹

squamous cell carcinoma　鳞状细胞癌

squamous cell carcinoma antigen，SCCA　鳞状细胞癌抗原

squamous cell hyperplasia of vulva　外阴鳞状上皮增生

squamousintraepithelial lesion，SIL　鳞状上皮内瘤变

stress test　压力试验

stress urinary incontinence，SUI　压力性尿失禁

struma ovarii　卵巢甲状腺肿

sulprostone　硫前列酮

surgical abortion　手术流产

suspensory ligament of ovary　卵巢悬韧带

systolic phase/diastolic phase，S/D　收缩期/舒张期比值

T

testosterone propionate　丙酸睾酮

theca cell tumor　卵泡膜细胞瘤

thin prep pap　薄层液基细胞学制片法

threatened　abortion　先兆流产

tibolone tablets　替勃龙

torsion of　cord　脐带扭转

total bile acid，TBA　血清总胆汁酸

transverse vaginal septum　阴道横隔

trichomonal vaginitis　滴虫阴道炎

true knots　真结

tubo-ovarian abscess，TOA　输卵管卵巢脓肿

tumor of the fallopian tube　输卵管肿瘤

typical squamous cells，ASC　不典型鳞状细胞

U

ultrasound contrast agent，UCA　微泡超声造影剂

ureter　输尿管

urethra　尿道

urethral orifice　尿道外口

urinary bladder　膀胱

urinary fistula　尿瘘

urodynamics　尿动力学检查

urogenital fistula　泌尿生殖瘘

urogenital fold　泌尿生殖褶

urogenital ridge　泌尿生殖嵴

urogenital sinus　泌尿生殖窦

uterian artery　子宫动脉

uterine adnexa　子宫附件

uterine artery embolization，UAE　子宫动脉栓塞术

uterine cavity　子宫腔

uterine myoma　子宫肌瘤

uterine prolapse　子宫脱垂

uterine sarcoma　子宫肉瘤

uterosacral ligament　宫骶韧带

uterus　子宫

uterus bicornis　双角子宫

uterus didelphys　双子宫

uterus septum　中隔子宫

uterus unicornis　单角子宫

V

vacuum aspiration　负压吸引术

vagina artery　阴道动脉

vaginal discharga　阴道分泌物

vaginal fornix　阴道穹隆

vaginal orifice　阴道口

vagina　阴道

vaginal vestibule　阴道前庭

vaginitis　阴道炎

vasa previa　前置血管

vermiform appendix　阑尾

vestibular bulb　前庭球

vulva　外阴

vulvar intraepithelial neoplasia，VIN　外阴上皮内瘤样变

vulvar papillomatosis　外阴乳头瘤

vulvitis and bartholinitis　外阴及前庭大腺炎

vulvo vaginal candidiasis，VVC　外阴阴道假丝酵母菌病

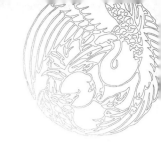

W

whiff test　胺臭味实验

Y

yolk sac tumor　卵黄囊瘤

（黄健玲　苏晓梅）

3-DUI	3-dimension ultrasound imaging	三维超声诊断法
AC	abdominal circumference	腹围
ACA	Anti-cardiolipin antibody	抗心磷脂抗体
ACOG	American College of Obstetricians Gynecologists	美国妇产科医师学会
AD	abdominal diameter	腹径
ADH	antidiuretic hormone	抗利尿激素
AFE	amniotic fluid embolism	羊水栓塞
AFI	amniotic fluid index	羊水指数
AFLP	acute fatty liver of pregnancy	妊娠期急性脂肪肝
AFP	alpha fetoprotein	甲胎蛋白
AFV	amniotic fluid volume	羊水最大暗区垂直深度
AGC	atypical glandular cells	不典型腺上皮细胞
AI	artificial insemination	人工授精
AID	artificial insemination with donors semen	供精者精液人工授精
AIH	artificial insemination with husband semen	丈精人工授精
AIS	adenocarcinoma in situ	腺原位癌
AMH	anti-mullerian hormone	抗苗勒管激素
AMPS	acid mucopolysaccharide	酸性黏多糖
APA	American Psychiatric Association	美国精神病学会
AR	autosome recessive	常染色体隐性遗传
ART	assisted reproductive technique	辅助生殖技术
AsAb	anti-sperm antibody	抗精子抗体
ASC	typical squamous cells	不典型鳞状细胞
ASCCP	American Society of Colposcopy and Cervical Pathology	美国阴道镜及宫颈病理协会
ASCUS	atypical squamous cell of undetermined significance	无明确诊断意义的不典型鳞状细胞
AUB	abnormal uterine bleeding	异常子宫出血
AUC	area under the curve	曲线下面积
BBT	basal body temperature	基础体温

BCG	bacille Calmette-Guerin	卡介苗
BFHR	FHR-baseline	胎心率基线
BPD	biparietal diameter	双顶径
bpm	beat per minute	每分钟心搏次数
BPPs	biophysical profile scores	胎儿生物物理评分
BV	bacterial vaginosis	细菌性阴道病
CA125	cancer antigen 125	癌抗原 125
CA19-9	carbohydrate antigen 19-9	糖链抗原 19-9
CC	choriocarcinoma	绒毛膜癌
CC	clomiphene citrate	枸橼酸氯米酚
CCCT	clomiphene citrate stimulation test	氯米芬刺激试验
CCT	computer-assisted cytology test	计算机辅助细胞检测系统
CDC	Centers for Disease Control	美国疾病控制中心
CEA	carcinoembryonic antigen	癌胚抗原
CEE	3 cyclopentyl-17-ethinyl estradiol ether	炔雌醇环戊醚
CEUS	contrast-enhanced ultrasound	超声造影
CHM	complete hydatidiform mole	完全性葡萄胎
CI	cornification index	角化指数
CIN	cervical intraepithelial neoplasia	宫颈上皮瘤样病变
CIS	carcinoma in situ	原位癌
CMV	cytomegalovirus	巨细胞病毒
COH	controlled ovarian hyperstimulation	控制性超排卵与卵泡监测
CPD	cephalopelvic disproportion	头盆不称
CRL	crown-rump length	头臀径
CRP	c-reaction protein	C 反应蛋白
CRS	congenal rubella syndrome	先天性风疹综合征
CST	contraction stress test	宫缩应激试验
CT	chlamydia trachomatis	沙眼衣原体
CT	chorionic thyrotropin	绒毛膜促甲状腺激素
CT	computerized tomography	计算机体层扫描
CVR	contraceptive vaginal ring	阴道避孕环
CVS	chorionic villus sample	绒毛活检术
D&C	dilatation and curettage	刮宫术
DC	diagonal conjugate	对角径
DES	diethylstilbestrol	己烯雌酚

DHEA	dehydroepiandrosterone	脱氢表雄酮
DHEAS	dehydroepiandrosterone sulfate	硫酸脱氢表雄酮
DIC	disseminated intravascular coagulation	弥散性血管内凝血
DRSP	drospirenone	屈螺酮
DUB	dysfunctional uterine bleeding	功能失调性子宫出血
DV	ductus venosus	静脉导管
E	ethambutol	乙胺丁醇
E1	estrone	雌酮
E2	estradiol	雌二醇
E3	estriol	雌三醇
EC	external conjugate	骶耻外径
ECC	endocervical curettage	子宫颈管内膜刮取术
ED	early deceleration	早期减速
EDC	expected date of confinement	预产期
EE	ethinyl estradiol	炔雌醇
EI	eosinophilic index	嗜伊红细胞指数
EIN	endometrial intraepithelial neoplasia	子宫内膜上皮内瘤样病变
EMT	endometriosis	子宫内膜异位症
EP	ectopic pregnancy	异位妊娠
ER	estrogen receptor	雌激素受体
ESS	endometrial stromal sarcoma	子宫内膜间质肉瘤
ETT	epithelioid trophoblastic tumor	上皮样滋养细胞肿瘤
EUROGIN	European Research Organization on Genital Infection and Neoplasia	欧洲生殖道感染和肿瘤研究组织
FAD	fetal activity acceleration detemination	胎儿活动加速测定
FAT	fetal acceleration test	胎心率加速试验
FDA	Food and Drug Administration	（美）食品药品监督管理局
FECG	fetal electrocardiography	胎儿心电图
fFN	fetal fibronectin	胎儿纤连蛋白
FGF	fibroblast growth factor	成纤维细胞生长因子
FGR	fetal growth restriction	胎儿生长受限
FHR	fetal heart rate	胎心率
FIGO	International Federation of Gynecology and Obstetrics	国际妇产科联盟
FL	femur length	股骨长
FM	fetal movement	胎动
Fn	fibrio-nectin	纤维结合蛋白

FPFD	female pelvic floor dysfunction	女性盆底功能障碍
FPG	fasting plasma glucose	空腹血糖
FSH	follicle-stimulating hormone	卵泡刺激素
FSH-RH	follicle-stimulating hormone releasing hormone	卵泡刺激素释放激素
GAST	gonadotropin-releasing hormone agonist stimulation test	促性腺激素释放激素激动剂刺激试验
GDM	gestational diabetes mellitus	妊娠期糖尿病
GFR	glomerular filtration rate	肾小球滤过率
GIFT	gamete intrafallopian transfer	配子输卵管内移植
GIUT	gamete intrauterine transfer	配子宫腔内移植
Gn	gonadotropin	促性腺激素
GnRH	gonadotropin-releasing hormone	促性腺激素释放激素
GnRHa	gonadotropin-releasing hormone aopnist	促性腺激素释放激素激动剂
GS	gestational sac	妊娠囊
GTD	gestational trophoblastic disease	妊娠滋养细胞疾病
GTN	gestational trophoblastic neoplasia	妊娠滋养细胞肿瘤
GTT	gestational trophoblastic tumor	妊娠滋养细胞肿瘤
Gy	gray unit	辐射吸收剂量单位，1Gy=100rads
HC	head circumference	头围
HCA	the syndrome of hyperandrogenic chronic anovulation	雄激素过多持续无排卵综合征
HCG	human chorionic gonadotropin	人绒毛膜促性腺激素
HCT	heat color test	热色试验
HCT	human chorionic thyrotropin	（人）绒毛膜促甲状腺激素
HDN	hemolytic disease of newborn	新生儿溶血性疾病
HE4	human epididymin protein 4	人睾丸分泌蛋白4
HELLP	hemolytic anemia，elevated liver enzymes and low platelets syndrome	溶血、肝酶升高及血小板减少综合征
HGH	human growth hormone	人生长激素
HM	hydatidiform mole	葡萄胎
HMG	human menopausal gonadotropin	尿促性素
HNPCC	hereditary non-polyposis colorectal cancer syndrome	遗传性非息肉结直肠癌综合征
HPG	human pituitary gonadotropin	（人）垂体促性腺激素
HPL	human placental lactogen	人胎盘生乳素
H-P-O axis	hypothalamus-pituitary-ovary axis	下丘脑-垂体-卵巢轴
HPRL	hyperprolactinemia	高催乳素血症

HPV	human papilloma virus	人乳头瘤病毒
HRT	hormone replacement therapy	激素补充治疗
HSAP	heat-stable alkaline phosphatase	耐热性碱性磷酸酶
HSG	hysterosalpingography	子宫输卵管造影
HSILs	high grade squamous intraepithelial lesions	高度鳞状上皮内病变
HSV	herpes simplex virus	单纯疱疹病毒
HyCoSy	hysterosalpingo-contrast sonography	子宫输卵管超声造影
IARC	International Agency for Research on Cancer	国际癌症研究机构
IC	intercristaldiameter	髂嵴间径
ICP	intrahepatic cholestasis of pregnancy	妊娠期肝内胆汁淤积症
ICSI	intracytoplasmic sperm injection	卵细胞质内单精子注射
IM	invasive mole	侵蚀性葡萄胎
IS	interspinal diameter	髂棘间径
ISGYP	International Society of Gynecological Pathologists	国际妇科病理学家协会
ISSVD	International Society for the Study of Vulvar Disease	国际外阴疾病研究协会
IT	intertuberal diameter	坐骨结节间径
ITP	idiopathic thrombocytopenic purpura	特发性血小板减少性紫癜
IUD	intrauterine device	宫内节育器
IUGR	intrauterine growth retardation	胎儿宫内生长迟缓
IUI	intrauterine insemination	宫腔内人工授精
IVF-ET	in vitro fertilization and embryo transfer	体外受精-胚胎移植
IVM	in vitro maturation	卵母细胞体外成熟
KI	karyopyknotic index	致密核细胞指数
L/S	lecithin/sphingomyelin	卵磷脂/鞘磷脂
LAG	large for gestational age	大于孕龄
LD	late deceleration	晚期减速
LD50	median lethal dose	半数致死量
LE	letrozole	来曲唑
LEEP	loop electrosurgical excision procedure	环形电切术
LH	luteinizing hormone	黄体生成素
LHRH	luteinizing hormone releasing hormone	黄体生成素释放激素
LMA	left mento anterior	颏左前
LMP	last menstrual period	末次月经日期
LMP	left mento posterior	颏左后
LMT	left mento-transverse	颏左横

LNG-IUD	levonorgestrel-releasing intrauterine device	左炔诺酮宫内节育器
LOA	left occipito anterior	枕左前
LOD	laparoscopic ovarian drilling	腹腔镜下卵巢打孔术
LOP	left occipito posterior	枕左后
LOT	left occipito transverse	枕左横
LPD	luteal phase defect	黄体功能不足
LRF	luteinizing hormone releasing factor	黄体生成激素释放因子
LSA	left sacro anterior	骶左前
LScA	left scapula-anterior	肩左前
LScP	left scapula-posterior	肩左后
LSILs	low-grade squamous intraepithelial lesions	低度鳞状上皮内病变
LSP	left sacro posterior	骶左后
LST	left sacro transverse	骶左横
LUFS	luteinized unruptured follicle syndrome	黄素化未破裂卵泡综合征
MAS	meconium aspiration syndrome	胎粪吸入综合征
MCA	middle cerebral artery	大脑中动脉
MG	mycoplasma genitalium	生殖支原体
MH	mycoplasma hominis	人型支原体
MI	mechanical index	低机械指数
MI	maturation index	成熟指数
MMMT	malignant mesodermal mixed tumor	恶性中胚叶混合瘤
MMP	matrix metalloproteinase	基质金属蛋白酶
MP	mycoplasma pneumonia	肺炎支原体
MPA	medroxyprogesterone	甲羟孕酮、安宫黄体酮
MPC	mucopurulent cervicitis	黏液脓性宫颈炎
MRI	magnetic resonance imaging	磁共振成像
NCCN	National Comprehensive Cancer Network	美国国立综合癌症网络
NCI	national cancer institute	美国国立癌症研究所
NGU	non-gonococcal urethritis	非淋菌性尿道炎
NPF	natural family planning	自然避孕法
NST	non-stress test	无应激试验
NT	nuchal translucency	胎儿颈项后透明带厚度
OCCC	oocyte corona complex	卵母细胞-卵冠丘复合物
OCT	oxytocin challenge test	缩宫素激惹试验
OGTT	oral glucose tolerance test	口服葡萄糖耐量试验

OHSS	ovarian hyperstimulation syndrome	卵巢过度刺激综合征
OMI	oocyte maturation inhibition	卵母细胞成熟抑制因子
P	progesterone	孕酮
PAI	plasminogen activator inhibitor	纤溶酶原激活抑制物
PAIg	platelet associated immunoglobulin	血小板相关免疫球蛋白
PAPP-A	pregnancy associated plasma protein-A	妊娠相关性血浆蛋白
PCOS	polycystic ovarian syndrome	多囊卵巢综合征
PCR	polymerase chain reaction	聚合酶链反应法
PET	positron emission tomography	正电子发射体层显像
PFD	pelvic floor dysfunction	盆底功能障碍
PG	prostaglandin	前列腺素
PGD	preimplantation genetic diagnosis	植入前遗传学诊断
PI	pulsation index	搏动指数
PID	pelvic inflammatory disease	盆腔炎性疾病
PIF	prolactin inhibiting factor	催乳激素抑制因子
PIF	prolactin inhibitory factor	催乳素抑制因子
PMP	previous menstrual period	前次月经
PMS	premenstrual syndrome	经前期综合征
POF	premature ovarian failure	早发性卵巢功能不全
POP	pelvic organ prolapse	盆腔脏器脱垂
POP-Q	pelvic organ prolapse quantitative examination	盆腔器官脱垂定量分度法
PPD	postpartum depression	产褥期抑郁症
PPROM	preterm premature rupture of membrane	未足月胎膜早破
PR	progestogen receptor	孕激素受体
PRL	prolactin	催乳激素
PROM	premature rupture of membrane	胎膜早破
PSTT	placental site trophoblastic tumor	胎盘部位滋养细胞肿瘤
PSβ1G	pregnancy specific β_1-glycoprotein	妊娠特异性 β_1 糖蛋白
RI	resistance index	阻力指数
RMA	right mento anterior	颏右前
RMP	right mento posterior	颏右后
RMT	right mento transverse	颏右横
ROA	right occipito anterior	右枕前
ROP	right occipito posterior	右枕后
ROT	right occipito transverse	右枕横

ROT	roll over test	翻身试验
RPF	renal plasma flow	肾血浆流量
RSA	right sacro anterior	骶右前
RScA	right scapula anterior	肩右前
RScP	right scapula posterior	肩右后
RSP	right sacro posterior	骶右后
RST	right sacro transverse	骶右横
RVVC	recurrent vulvovaginal candidiasis	复发性外阴阴道假丝酵母菌病
S/D	systolic phase/diastolic phase	收缩期舒张期比值
SCCA	squamous cell carcinoma antigen	鳞状细胞癌抗原
SCJ	squamo-columnar junction	鳞柱交界
SGA	small for gestation age	小于孕龄儿
SGO	Society of Gynecologic Oncology	美国妇科肿瘤协会
SHBG	sex hormone binding globulin	性激素结合球蛋白
SI	shock index	休克指数
STD	sexually transmitted diseases	性传播疾病
SUI	stress urinary incontinence	压力性尿失禁
T	testosterone	睾酮
TBA	total bile acid	血清总胆汁酸
TBG	thyroxine binding globulin	甲状腺素结合球蛋白
TC	thoracic circumference	胸围
TCC	transitional cell carcinoma	移行细胞癌
TD	thoracal diameter	胸径
TDF	testis-determining factor	睾丸决定因子
TET	Tube embryo transfer	胚胎输卵管移植术
TIMP	tissue inhibitors of metalloproteinase	组织基质金属蛋白酶抑制物
TO	transverse outlet	出口横径
TOA	tubo-ovarian abscess	输卵管卵巢脓肿
tPA	tissue-type plasminogen activator	组织型纤溶酶原激活物
TRH	thyrotropin releasing hormone	促甲状腺激素释放激素
TSH	thyroid stimulating hormone	促甲状腺激素
TTTS	twin to twin transfusion syndrome	双胎输血综合征
TVL	total vaginal length	阴道总长度
UA	umbilical artery	胎儿脐动脉
UAE	uterine artery embolization	子宫动脉栓塞术

UCA	ultrasound contrast agent	微泡超声造影剂
UICC	International Union Against Cancer	国际抗癌协会
UPSC	uterine papillary serous carcinoma	子宫乳头状浆液性腺癌
UU	ureaplasmaurealyticum	解脲支原体
UV	umbilical veins	胎儿脐静脉
VD	variable deceleration	变异减速
VEGF	vascular endothelial growth factor	血管内皮生长因子
VIN	vulvar intraepithelial neoplasia	外阴上皮内瘤样变
VSM	vasculo-syncytial membrane	血管合体膜
VVC	vulvovaginal candidiasis	外阴阴道假丝酵母菌病
WHO	world health organization	世界卫生组织
ZIFT	zygote intrafallopian transfer	合子输卵管内移植术

附录四 妇产科常用实验室检查项目参考值

检查项目	参考值	检查项目	参考值
1.血液			
（1）一般检查			
红细胞计数		白细胞计数	
新生儿	$(6.0 \sim 7.0) \times 10^{12}$/L	新生儿	$(15 \sim 22) \times 10^9$/L
成人（女）	$(3.5 \sim 5.0) \times 10^{12}$/L	成人（女）	$(4 \sim 10) \times 10^9$/L
血红蛋白		孕产妇	$(6 \sim 20) \times 10^9$/L
新生儿	180～190g/L	白细胞分类	
成人（女）	110～150g/L	中性粒细胞	0.50～0.70
孕妇	100～130g/L	嗜酸粒细胞	0.005～0.05
网织红细胞计数		嗜碱粒细胞	0～0.01
新生儿	0.03～0.06	淋巴细胞	0.20～0.40
成人（女）	0.005～0.015	单核细胞	0.03～0.08
红细胞沉降率（Westergren法）		血小板计数	$(100 \sim 300) \times 10^9$/L
成人（女）	0～20mm/h		
血细胞比容			
成人（女）	0.37～0.43		
孕妇	<0.35		
（2）凝血功能和纤溶检测			
活化部分凝血活酶时间（APTT）		纤维蛋白原（FIB）	
仪器（磁珠法）	28～40s	仪器测定法	2～4g/L
凝血酶原时间（PT）		纤维蛋白降解产物（FDP）	
仪器（磁珠法）	11.5～14.3s	ELISA法	<10mg/L
凝血酶时间（TT）		乳胶凝集简易法	1：64～1：16
仪器（磁珠法）	13.5～18.5s	D-二聚体	<0.5mg/L
（3）电解质及其他无机物			
钾		氯	100～106mmol/L
新生儿	3.5～5.1mmol/L	无机磷	
成人	3.5～5.5mmol/L	脐带血	1.20～2.62mmol/L
钠		成人（女）	0.90～1.32mmol/L
新生儿	134～146mmol/L	镁	0.65～1.20mmol/L
成人	135～145mmol/L		（月经期稍高）
氯	96～106mmol/L	铁	
钙总量	2.03～2.54mmol/L	新生儿	18～45μmol/L
离子钙		成人（女）	7～27μmol/L
脐带血	(1.37±0.07) mmol/L	总铁结合力	
新生儿	1.07～1.27mmol/L	成人（女）	54～77μmol/L
成人	1.10～1.34mmol/L		

检查项目	参考值	检查项目	参考值
（4）有机化合物（代谢物）检查			
胆红素总量		成人（女）	53～97μmol/L
脐带血	<0.5μmol/L	酶法	
生后 1～2 日		成人（女）	45～84μmol/L
早产儿	<137μmol/L	尿酸	
足月儿	<103μmol/L	尿酸酶紫外法	
生后 3～5 日		成人（女）	155～357μmol/L
早产儿	<274μmol/L	尿素	
足月儿	<205μmol/L	脐带血	7.5～14.3mmol/L
成人（女）	3.4～20.5μmol/L	成人（女）	2.5～6.4mmol/L
直接胆红素	0～6.84μmol/L	胱抑素 C	0.59～1.03mg/L
总胆汁酸		葡萄糖（空腹）	
循环酶法	0～10μmol/L	新生儿	2.0～5.5mmol/L
甘胆酸		成人	3.9～6.1mmol/L
化学发光法	0～270μg/dl	孕妇	3.6～5.1mmol/L
放射免疫法	0～261μg/dl	75g 口服葡萄糖耐量试验（OGTT）	
蛋白总量		孕 24～28 周 GDM 筛查	
早产儿	36～60g/L	空腹血糖	<5.1mmol/L
足月儿	46～70g/L	1 小时血糖	<10.0mmol/L
成人	60～82g/L	2 小时血糖	<8.5mmol/L
白蛋白	35～50g/L	胰岛素释放试验（口服 75g 葡萄糖）	
球蛋白	20～30g/L	空腹胰岛素	4.2～16.2mU/L
白蛋白/球蛋白比值	1.35∶1～2.5∶1	1 小时胰岛素	41.8～109.8mU/L
C 反应蛋白	0～5mg/L	2 小时胰岛素	26.2～89.0mU/L
叶酸（FOL）	>12.9nmol/L	3 小时胰岛素	5.2～43.0mU/L
维生素 B$_{12}$	156～672pmol/L	C-肽	0.29～1.32nmol/L
三酰甘油	0.25～1.71mmol/L	空腹	4.2%～6.3%
总胆固醇	3.49～5.55mmol/L	糖化血红蛋白	11.0%～16.0%
铁蛋白		糖化白蛋白	1.10～1.74mmol/L
新生儿	25～200μg/L	高密度脂蛋白胆固醇	2.07～3.10mmol/L
成人（女）	12～150μg/L	低密度脂蛋白胆固醇	
肌酐			
Jaffe 苦味酸法			
脐带血	53～106μmol/L		
（5）血液气体、酸碱分析及临床酶学检验			
血浆碳酸氢根		氧分压	10.64～13.30kPa
成人	23～29mmol/L	（动脉血）	（80～100mmHg）
二氧化碳分压（动脉血）	4.65～5.98kPa	天门冬氨酸转氨酶	
丙氨酸转氨酶	（35～45mmHg）	连续监测法	<40U/L
连续监测法	5～40U/L	乳酸脱氢酶	
碱性磷酸酶		乳酸→丙酮酸法	
速率法	40～160U/L	成人	109～245U/L
谷氨酰转肽酶	7～32U/L	肌酸激酶	26～140U/L
酸碱度（pH）37℃			
成人	7.35～7.45		

检查项目	参考值	检查项目	参考值
（6）血临床免疫学检验			
癌胚抗原	$<5\mu g/L$	癌抗原125	$<35U/ml$
甲胎蛋白	$<20\mu g/L$	癌抗原153	$<25U/ml$
绒毛膜促性腺激素		糖链抗原19-9	$<37U/ml$
非妊娠	$<3.1U/L$	鳞状细胞癌抗原	$<1.5\mu g/L$
		肿瘤坏死因子	$(43\pm2.8)\mu g/L$

2. 尿液

（1）尿液物理性状及一般检查			
比重		尿胆原定量（24h）	$0\sim5.92\mu mol$
新生儿	$1.002\sim1.004$	尿蛋白定量（24h）	
成人	$1.003\sim1.030$	成人	$20\sim80mg$
尿量（24h）	$1500\sim2000ml$	尿沉渣检查	$<3/HP$
酸碱度（pH）	$4.5\sim8.0$	白细胞	$0\sim$偶见/HP
尿糖定量		红细胞	$0\sim$少量/LP
新生儿	$<1.11mmol/L$	上皮细胞	$0\sim$偶见/LP
成人（24h）	$0.56\sim5.00mmol/L$	透明管型	

（2）尿液生化检查			
钙（24h）	$2.5\sim7.5mmol$	肌酐（24h）	$5.3\sim15.9mmol$
钾（24h）	$51\sim102mmol$	肌酸（24h）	$0\sim608\mu mol$
钠（24h）	$130\sim260mmol$	尿素氮（24h）	$357\sim535mmol$
氯化物（24h）	$170\sim255mmol$	尿素（24h）	$250\sim600mmol$
酮体定性	阴性	尿酸（24h）	$2.38\sim5.95mmol$

3. 内分泌功能测定

（1）下丘脑-垂体			
促甲状腺激素（TSH）	$0.27\sim4.20mIU/L$	排卵期	$6\sim26U/L$
成人（女）		绝经期	$30\sim118U/L$
促甲状腺激素释放激素	$14\sim168pmol/L$	黄体生成激素（LH）	
（TRH）		卵泡期、黄体期	$1\sim12U/L$
促肾上腺皮质激素（ACTH）	$2.2\sim17.6pmol/L$	排卵期	$16\sim104U/L$
上午8时	$1.1\sim8.8pmol/L$	绝经期	$16\sim66U/L$
下午4时	$2.5\sim14.6\mu g/L$	生长激素（GH）	
催乳激素（PRL）	$<3.2mU/L$	脐血	$0.47\sim2.35nmol/L$
缩宫素		新生儿	$0.71\sim1.88nmol/L$
卵泡刺激素（FSH）		成人（女）	$<0.47nmol/L$
卵泡期、黄体期	$1\sim9U/L$		

（2）甲状腺			
总三碘甲状腺原氨酸（TT$_3$）		甲状腺素总量（TT$_4$）	
脐带血	$0.5\sim1.1nmol/L$	新生儿	$129\sim271nmol/L$
成人（女）	$0.89\sim2.44nmol/L$	孕后5个月	$79\sim227nmol/L$
游离三碘甲状腺原氨酸		成人（女）	$62.7\sim150.8nmol/L$
（FT$_3$）	$2.62\sim5.70pmol/L$	游离甲状腺素（FT$_4$）	$9.0\sim19.1pmol/L$

检查项目	参考值	检查项目	参考值
（3）肾上腺相关激素			
17-羟皮质类固醇		总皮质醇（血清）	
成人（女）（血清）	248～580 nmol/L	上午8～9时	138～635nmol/L
成人（女）24h尿	5.5～22.1μmol	下午3～4时	83～441nmol/L
17-酮类固醇总量（24h尿）		游离皮质醇（24h尿）	28～276nmol
成人（女）	21～52μmol		
（4）性激素			
雌二醇（血清）		孕酮（血清）	
卵泡期	92～275pmol/L	卵泡期	<3.2nmol/L
排卵期	734～2200pmol/L	黄体期	9.5～89nmol/L
黄体期	367～1100pmol/L	绝经期	<2.2nmol/L
绝经后	<100pmol/L	睾酮（血清）	
雌三醇（血清）		卵泡期	<1.4nmol/L
成人（女）	<7nmol/L	黄体期	<2.1nmol/L
孕24～28周	104～594nmol/L	绝经期	<1.2nmol/L
孕29～32周	139～763nmol/L		
孕33～36周	208～972nmol/L		
孕37～40周	278～1215nmol/L		
（5）胎盘激素			
人绒毛膜促性腺激素（血清）		胎盘生乳素（血清）	
孕7～10日	>5.0U/L	成人（女）	<0.5mg/L
孕30日	>100U/L	孕22周	1.0～3.8mg/L
孕8～10周	50～100kU/L	孕30周	2.8～5.8mg/L
孕14周	10～20kU/L	孕42周	4.8～12mg/L
4. 精液			
精液量	≥1.5ml	向前运动精子率	≥32%
pH	≥7.2	精子总活力	≥40%
精子数（每次射精）	≥39×10^6	正常形态精子率	≥4%
精子浓度	≥15×10^6/ml		
5. 羊水			
羊水量		卵磷脂/鞘磷脂比率	
足月妊娠	0.80～1.0L	早期妊娠	<1：1
雌三醇		足月妊娠	>2：1
早期妊娠	<0.35μmol/L	胆红素	
足月妊娠	>2.1μmol/L	早期妊娠	<1.28μmol/L
		足月妊娠	<0.43μmol/L
6. 其他			
静脉压	0.30～1.42kPa	血压	
	（30～145mmH$_2$O）	收缩压	90～139mmHg
中心静脉压	0.59～0.98kPa	舒张压	60～89mmHg
	（60～100mmH$_2$O）	脉压	30～40mmHg

（黄健玲　朱静妍）